MANUAL DA RESIDÊNCIA DE **CUIDADOS PALIATIVOS**

Abordagem multidisciplinar

MEDICINA USP

HC FMUSP

Cuidados Paliativos HCFMUSP

2ª EDIÇÃO

MANUAL DA RESIDÊNCIA DE **CUIDADOS PALIATIVOS**

Abordagem multidisciplinar

EDITORES

Ricardo Tavares de Carvalho

Juraci Aparecida Rocha

Ednalda Maria Franck

Douglas Henrique Crispim

Sumatra M. C. Pereira Jales

Milena R. Bezerra Souza

manole editora

"A edição desta obra foi financiada com recursos da Editora Manole Ltda., um projeto de iniciativa da Fundação Faculdade de Medicina em conjunto e com a anuência da Faculdade de Medicina da Universidade de São Paulo – FMUSP."

Produção editorial: Flávia Pereira
Capa: Ricardo Yoshiaki Nitta Rodrigues
Diagramação e Arte: Formato Editoração e HiDesign Estúdio
Ilustrações: Sirio Cançado, Elisabeth Miyuki Fucuda

CIP-BRASIL. Catalogação na Publicação
Sindicato Nacional dos Editores de Livros, RJ

M251
2. ed.

Manual da residência de cuidados paliativos: abordagem multidisciplinar / editores Ricardo T. Carvalho ... [et al.]. - 2. ed. - Santana de Parnaíba [SP] : Manole, 2022.

Inclui índice.
ISBN: 9786555767728

1. Residência médica. 2. Cuidados paliativos. 3. Assistência terminal. 4. Pacientes terminais – Cuidado e tratamento. I. Carvalho, Ricardo T.

22-76975 CDD: 616.029
CDU: 676-036.8

Meri Gleice Rodrigues de Souza - Bibliotecária - CRB-7/6439

2ª edição 2022

Editora Manole Ltda.
Alameda América, 876 - Tamboré
Santana de Parnaíba
06543-315 - SP - Brasil
Fone: (11) 4196-6000 | www.manole.com.br | https://atendimento.manole.com.br
Impresso no Brasil | *Printed in Brazil*

EDITORES

Ricardo Tavares de Carvalho
Médico Cardiologista com atuação em Medicina Paliativa pela Associação Médica Brasileira (AMB). Doutor em Ciências pela Faculdade de Medicina da Universidade de São Paulo (FMUSP). Coordenador do Núcleo de Cuidados Paliativos do Hospital das Clínicas da FMUSP. Diretor do Instituto Paliar.

Juraci Aparecida Rocha
Doutora em Ciências da Saúde pela Faculdade de Medicina da USP. Especialista em Terapia Intensiva com área de atuação em Cuidados Paliativos. Médica Assistente do Núcleo de Cuidados Paliativos do HC- FMUSP. Coordenadora Pedagógica do Programa de Residência em Medicina Paliativa do NCP – FMUSP. Coordenadora do Núcleo de Cuidados Paliativos do Hospital Cruz Azul.

Ednalda Maria Franck
Estomaterapeuta e mestre em Ciências da Saúde pela Escola de Enfermagem da USP. Especialista em Cuidados Paliativos pelo Instituto Paliar, coordenadora de Enfermagem do Núcleo Técnico Científico em Cuidados Paliativos do Hospital das Clínicas da FMUSP, tutora de Enfermagem do Programa de Residência Multiprofissional em Saúde do Idoso em Cuidados Paliativos HCFMUSP. Docente do Instituto Paliar, docente do Curso de pós-graduação em Enfermagem em Estomaterapia do Hospital das Clínicas da Faculdade de Medicina da USP e vice-presidente da Academia Nacional de Cuidados Paliativos Estadual São Paulo (2020-2021).

Douglas Henrique Crispim
Médico Geriatra. Atuação em Cuidados Paliativos pelo Instituto Pallium Latinoamérica. Secretário Geral da Academia Nacional de Cuidados Paliativos (ANCP). Diretor Técnico da Associação Sênior de Apoio à Saúde. Fundador e Líder do Instituto Brasileiro de Comunicação em Saúde.

Sumatra M. C. Pereira Jales

Coordenadora da Área da Odontologia do Programa de Residência Multiprofissional Saúde do Idoso em Cuidados Paliativos da Faculdade de Medicina da Universidade de São Paulo (FMUSP). Cirurgiã-dentista Assistente da equipe de Dor Orofacial, Divisão de Odontologia das Unidades Médicas e de Apoio do Instituto Central do Hospital das Clínicas (HC) da FMUSP. Cirurgiã-dentista Assistente do Núcleo Técnico Científico em Cuidados Paliativos do HCFMUSP. Docente do Instituto Paliar. Cirurgiã-dentista pós-graduada em Odontologia Hospitalar pelo HCFMUSP. Doutora em Ciências pela FMUSP.

Milena dos Reis Bezerra de Souza

Coordenadora pedagógica da equipe de Cuidados Paliativos do Instituto do Câncer do Estado de São Paulo – Octavio Frias de Oliveira (Icesp). Área de atuação em Medicina Paliativa pela Sociedade Brasileira de Clínica Médica. Membro da equipe de Algologia do Hospital Santa Paula em São Paulo. Médica formada pela Faculdade de Medicina de São José do Rio Preto (Famerp). Especialista em Clínica Médica pela Faculdade de Medicina da Universidade de São Paulo (FMUSP). Pós-graduação lato sensu pelo Pallium Latinoamérica (Argentina). Tesoureira da Academia Nacional de Cuidados Paliativos (2017-2019).

COLABORADORES

Alessandra Garcia Braz
Médica Pneumologista do Hospital Ipiranga. Área de atuação em Cuidados Paliativos pelo Hospital das Clínicas da Faculdade de Medicina da Universidade de São Paulo (HCFMUSP). Graduação em Medicina pela Faculdade de Medicina de Catanduva.

Alessandra Teixeira Cassis
Médica graduada pela UFMT, residência médica em Medicina de Família e Comunidade pelo HUJM/UFMT, pós-graduada em Preceptoria em Medicina de Família e Comunidade pela UFCSPA, residência médica em Medicina Paliativa pelo HC-FMUSP, doutoranda pelo Programa de Ciências Médicas da Faculdade de Medicina da USP na área de ensino em Cuidados Paliativos.

Almir Gomes de Oliva Filho
Especialista em Odontogeriatria pelo Conselho Federal de Odontologia. Gerontólogo titulado pela Sociedade Brasileira de Geriatria e Gerontologia (SBGG). Pós-graduado em Cuidados Paliativos pelo Instituto Paliar. Diretor Científico da Associação Brasileira de Odontologia para Pacientes Especiais.

Ana Beatriz Brandão
Psicóloga do Núcleo de Cuidados Paliativos do Hospital das Clínicas da Faculdade de Medicina da Universidade de São Paulo (HCFMUSP).

Ana Carolina de Andrade Buhatem Medeiros
Cirurgiã-Dentista do Hospital das Clínicas da Faculdade de Medicina da Universidade de São Paulo (Hospital Auxiliar de Cotoxó e Núcleo Técnico Científico de Cuidados Paliativos - HCFMUSP). Cirurgiã-Dentista da Seção de Odontologia do Instituto Dante Pazzanese de Cardiologia (IDPC). Diretora Executiva do Departamento de Odontologia da Sociedade de Cardiologia do Estado de São Paulo (SOCESP). Especialista em pacientes com necessidades especiais pelo Conselho Federal de Odontologia (CFO). Preceptora da área de Odontologia da Residência Multiprofissional Saúde do Idoso em Cuidados Paliativos HC-FMUSP.

Ana Paula de Souza Borges
Médica Assistente das Equipes de Cuidados Paliativos do Instituto do Câncer do Estado de São Paulo e de Suporte, Controle de Sintomas e Cuidados Paliativos do Hospital Sírio-Libanês. Residência em Clínica Médica e ano adicional no Hospital das Clínicas da Faculdade de Medicina da Universidade de São Paulo (HCFMUSP). Graduada em Medicina pela Universidade Federal de Uberlândia.

Ana Paula Mirachi
Mestranda em Enfermagem pelo Programa de Pós-Graduação em Enfermagem na Saúde do Adulto (Proesa) da Escola de Enfermagem da Universidade de São Paulo (USP). Enfermeira da Equipe de Cuidados Paliativos e Dor do Instituto do Câncer do Estado de São Paulo – Octavio Frias de Oliveira (Icesp).

André Filipe Junqueira
Coordenador do Serviço de Cuidados Paliativos da Unidade de Emergência do Hospital das Clínicas de Ribeirão Preto (2014-2017) e do Instituto Oncológico de Ribeirão Preto. Vice-presidente da Academia Nacional de Cuidados Paliativos (2017-2019). Médico Geriatra pela Faculdade de Medicina de Ribeirão Preto. Área de atuação em Cuidados Paliativos.

Angélica Massako Yamaguchi
Coordenadora Clínica do Núcleo de Assistência Domiciliar Interdisciplinar (NADI) do Hospital das Clínicas da Faculdade de Medicina da Universidade de São Paulo (HCFMUSP). Doutorado em Ciências pela FMUSP. Professora Colaboradora do Departamento de Clínica Médica Geral e Propedêutica da mesma faculdade.

Ariane Gianfelice Castro
Médica especialista em Medicina de Família e Comunidade com pós-graduação em Geriatria pela Universidade Federal de São Paulo (Unifesp) e Formação Avançada em Cuidados Paliativos pelo Instituto São Camilo.

Bruna Mezan Algranti
Médica assistente da Unidade de Internação do Núcleo Técnico Científico em Cuidados Paliativos do Hospital das Clínicas da Faculdade de Medicina da Universidade de São Paulo (HCFMUSP). Especialista em Geriatria pela Sociedade Brasileira de Geriatria e Gerontologia (SBGG).

Camila Cristófero Yamashita
Doutora em Enfermagem pelo A. C. Camargo Cancer Center. Enfermeira da Equipe de Cuidados Paliativos do Instituto do Câncer do Estado de São Paulo (Icesp).

Caroline Tessinari Pupim
Membro titular da Sociedade Brasileira de Geriatria e Gerontologia (SBGG). Paliativista pelo Hospital das Clínicas da Universidade de São Paulo (HCFMUSP). Geriatra pelo Hospital das Clínicas da Faculdade de Medicina da Universidade de São Paulo (HCFMUSP). Mestranda em Políticas Públicas e Desenvolvimento Local pela Escola Superior de Ciências da Santa Casa de Misericórdia de Vitória (EMESCAM).

Célia Maria Kira
Médica, especialização em Clínica Médica, Infectologia, Cuidados Paliativos e Acupuntura. Graduação e Doutorado pela Faculdade de Medicina da Universidade de São Paulo (FMUSP). Professora colaboradora da graduação e pós-graduação da Faculdade de Medicina da Universidade de São Paulo (FMUSP) e do Hospital das Clíni-

cas (HC-FMUSP). Área de atuação em Cuidados Paliativos pela Pallium Latinoamerica - Oxford University. Docente do curso de Medicina da Universidade Municipal de São Caetano do Sul, campus Bela Vista-SP.

Claudia Regina Furquim de Andrade
Professora Titular de Fonoaudiologia da Faculdade de Medicina da Universidade de São Paulo (FMUSP), Departamento de Fisioterapia, Fonoaudiologia e Terapia Ocupacional.

Daniel Battacini Dei Santi
Médico cardiologista com formação pelo InCor e título de especialista pela SBC, especialista em terapia intensiva (AMIB), e área de atuação em Medicina Paliativa. Médico assistente do Núcleo de Cuidados Paliativos do HC-FMUSP, doutorando em cardiologia pelo InCor, Diretor do Grupo de Estudos em Cuidados Paliativos da SOCESP.

Daniel Neves Forte
Doutor em Ciências pela Faculdade de Medicina da Universidade de São Paulo (FMUSP). Assistente da Unidade de Terapia Intensiva Clínica do Hospital das Clínicas da FMUSP. Coordenador do Núcleo de Assistência, Ensino e Pesquisa em Cuidados Paliativos do Hospital Sírio-Libanês.

Daniela Cristina Rodrigues Bernardes
Psicóloga Clínica e Domiciliar com formação em Tanatologia. Psicóloga Hospitalar pelo Hospital das Clínicas da Faculdade de Medicina da Universidade de São Paulo (HCFMUSP). Neuropsicóloga pelo IPAF Lev Vygotsky – Instituto de Psicologia Aplicada e Formação.

Débora Genezini
Psicóloga Especialista em Psicologia Hospitalar. Mestre em Gerontologia. Coordenadora e Docente dos cursos de Pós-graduação em Medicina Paliativa e Cuidados Paliativos do Instituto Paliar, parceria com o Centro Universitário São Camilo. Membro do Comitê de Cuidados Paliativos da Associação Brasileira de Leucemia e Linfoma (Abrale). Membro do Comitê de psicologia da Academia Nacional de Cuidados Paliativos (ANCP). Atuação Assistencial em Cuidados Paliativos, Cuidado com Equipes de Saúde e Luto.

Diego de Araujo Toloi
Graduado em Medicina pela Universidade de São Paulo. Residência Médica em Clínica Médica pela Universidade de São Paulo. Residência Médica em Cancerologia Clínica pela Universidade de São Paulo. Especialização em Cuidados Paliativos pelo Instituto Sírio-Libanês de Ensino e Pesquisa. Editor associado e autor do livro *Espiritualidade e Oncologia - Conceitos e Prática*.

Dimitri Sales
Professor da Escola Superior do Ministério Público do Estado de São Paulo. Mestrado e Doutorado em Direito Constitucional pela Pontifícia Universidade de São Paulo (PUC-SP). Representante do Instituto Latino Americano de Direitos Humanos. Professor Visitante da Universidade de Buenos Aires. Membro da Comissão de Diversidade Sexual da OAB/SP e Ex-coordenador de Políticas para a Diversidade Sexual do Estado de São Paulo.

Douglas Henrique Crispim
Médico Geriatra. Atuação em Cuidados Paliativos pelo Instituto Pallium Latinoamérica. Secretário Geral da Academia Nacional de Cuidados Paliativos (ANCP). Diretor Técnico da Associação Sênior de Apoio à Saúde. Fundador e Líder do Instituto Brasileiro de Comunicação em Saúde.

Ednalda Maria Franck
Estomaterapeuta e mestre em Ciências da Saúde pela Escola de Enfermagem da USP, especialista em Cuidados Paliativos pelo Instituto Paliar, coordenadora de Enfermagem do Núcleo Técnico Científico em Cuidados Paliativos do Hospital das Clínicas da FMUSP, tutora de Enfermagem do Programa de Residência Multiprofissional em Saúde do Idoso em Cuidados Paliativos HCFMUSP. Docente do Instituto Paliar, docente do Curso de pós-graduação em Enfermagem em Estomaterapia do Hospital das Clínicas da Faculdade de Medicina da USP e vice-presidente da Academia Nacional de Cuidados Paliativos Estadual São Paulo (2020-2021).

Elaine Barbosa
Médica Geriatra formada pelo Hospital das Clínicas da Faculdade de Medicina da Universidade de São Paulo (HCFMUSP). Área de atuação em Cuidados Paliativos pelo Instituto Paliar. Responsável pela enfermaria de Cuidados Paliativos do Hospital Santa Marcelina.

Elci Almeida Fernandes
Nutricionista Clínica da Divisão de Nutrição e Dietética do Instituto Central do Hospital das Clínicas da Faculdade de Medicina da Universidade de São Paulo (IC-HCFMUSP). Coordenadora dos cursos de Especialização e Atualização em Gerontologia do Serviço de Geriatria do IC-HCFMUSP. Mestre em Nutrição Humana Aplicada, Especialista em Gerontologia pela Sociedade Brasileira de Geriatria e Gerontologia (SBGG) e em Nutrição Clínica pela Associação Brasileira de Nutrição (ASBRAN). Membro da Diretoria da Sociedade Brasileira de Geriatria e Gerontologia de São Paulo (SBGG-SP).

Eliete Ramos
Especialista em Geriatria pela Sociedade Brasileira de Geriatria e Gerontologia.

Elisa Miranda Aires
Membro da comissão de Ética Médica no Instituto de Infectologia Emílio Ribas pelo Conselho Regional de Medicina do Estado de São Paulo. Médica Infectologista da Secretaria de Estado da Saúde. Preceptora da Residência Médica do Instituto de Infectologia Emílio Ribas. Médica Infectologista da Prefeitura do Município de São Paulo. Residência em Doenças Infecciosas e Parasitárias no Instituto de Infectologia Emílio Ribas. Graduação em Medicina pela Universidade Federal do Ceará.

Erika Souza Garcia Ramos
Graduada em Medicina pela Escola Superior de Ciências da Santa Casa de Misericórdia de Vitória (2012), residência em Clínica Médica no Hospital Ipiranga (2015), residência em Cuidados Paliativos no Hospital das Clínicas de São Paulo (2016), aprimoramento em luto no Instituto 4 estações de psicologia (2017), com título de especialista de Clínica Médica pela SBCM (2016) e de Cuidados Paliativos pela AMB (2017), aperfeiçoa-

mento em clínica psicanalítica: conflito e sintoma no Sedes (2018). Mestrado profissional Inovação no Ensino Superior em Saúde da USCS (2021).

Fabiana Tomie Becker Chino dos Santos
Enfermeira da Equipe de cuidados paliativos do Instituto do Câncer do Estado de São Paulo (Icesp).

Fernanda de Souza Lopes
Mestre em Serviço Social pela Pontifícia Universidade Católica de São Paulo (PUC-SP). Especialista em Serviço Social em Hospital Geral pelo Hospital das Clínicas da Faculdade de Medicina da Universidade de São Paulo (HCFMUSP). Assistente Social da Divisão de Serviço Social Médico alocada no Núcleo Técnico Científico em Cuidados Paliativos do HCFMUSP. Assistente Social do Programa de Cuidados Paliativos do Instituto do Câncer do Estado de São Paulo (Icesp).

Flávia Renata Topciu
Médica Geriatra, especializada pela Sociedade Brasileira de Geriatria e Gerontologia. Área de atuação em Cuidados Paliativos pelo Instituto Paliar e Pallium Latinoamérica.

Francimar Felipa da Silva Costa
Graduação em Serviço Social pelo Centro Universitário das Faculdades Metropolitanas Unidas (FMU). Assistente Social da Divisão de Serviço Social Médico do Instituto Central do Hospital das Clínicas Faculdade de Medicina da Universidade São Paulo (HC-FMUSP). Membro da equipe do Núcleo Técnico Científico em Cuidados Paliativos do (HC-FMUSP) Jan /2011 a Abril /2019. Especializada em Gerontologia Social pela Universidade Federal do Estado de São Paulo (UNIFESP). Aperfeiçoamento em Envelhecimento e Saúde da Pessoa Idosa Escola Nacional de Saúde Pública Sergio Arouca , Fundação Oswaldo Cruz (ENSP/Fiocruz). Aperfeiçoamento Multiprofissional em Cuidados Paliativos (Instituto Paliar – São Paulo). Mestre em Gerontologia Social pela Pontifícia Universidade Católica de São Paulo (PUC-SP). Doutoranda em Serviço Social pela Pontifícia Universidade Católica de São Paulo (PUC-SP). Atualmente Supervisora do Serviço Social do Hospital Santa Marcelina Cidade Tiradentes; Assistente Social Programa Saúde Mental da Amil Saúde

Gisele Chagas de Medeiros
Doutora em Ciências da Reabilitação pela Faculdade de Medicina da Universidade de São Paulo (FMUSP), Departamento de Fonoaudiologia do Instituto Central do Hospital das Clínicas da FMUSP (IC-HCFMUSP).

Gisele Maria Campos Fabri
Graduada em Odontologia pela Faculdade de Odontologia da Universidade Federal de Juiz de Fora, especialização em Periodontia pela Faculdade de Odontologia da Universidade de São Paulo Campus Bauru. Aprimoramento em Odontologia Hospitalar pelo Hospital das Clínicas da Faculdade de Medicina da Universidade de São Paulo, especialização em Odontologia para pacientes portadores de necessidades especiais pelo CFO, doutorado em Fisiopatologia Experimental pela Faculdade de Medicina da Universidade de São Paulo e pós-doutora pela Faculdade de Medicina da Universidade de São Paulo. Possui habilitação em Odontologia Hospitalar reconhecida pelo CROMG. Atualmente é professora na Faculdade de Odontologia da Universidade Federal de Juiz de Fora.

Gustavo Cassefo
Médico Assistente da Equipe de Cuidados Paliativos do Instituto do Câncer do Estado de São Paulo – Octavio Frias de Oliveira (Icesp).Graduado em Medicina pela Faculdade de Medicina do ABC. Médico especialista em Geriatria pela Sociedade Brasileira de Geriatria e Gerontologia (SBGG).

Henrique A. Parsons
Professor-assistente da Divisão de Cuidados Paliativos no Departamento de Medicina da Universidade de Ottawa (Canadá).

Henrique Gandara Canosa
Especialização em Clínica Médica pela Irmandade da Santa Casa de Misericórdia de São Paulo. Especialização em Cardiologia Adulto e em Terapia Intensiva Adulto pelo Instituto do Coração do Hospital das Clínicas da Faculdade de Medicina da Universidade de São Paulo (InCor-HCFMUSP). Área de atuação em Cuidados Paliativos pelo Instituto Paliar. Título de Área de Atuação em Medicina Paliativa pela Associação Médica Brasileira (AMB). Especialista em Clínica Médica pela AMB e pela Sociedade Brasileira de Clínica Médica (SBCM). Graduação em Medicina pela Faculdade de Ciências Biológicas e da Saúde da Universidade Iguaçu.

Henrique Ribeiro
Médico Assistente do *Hospice* Infantil de Cuidados Paliativos da Santa Casa de São Paulo. Médico Colaborador do Núcleo de Cuidados Paliativos do Hospital das Clínicas da Faculdade de Medicina da Universidade de São Paulo (HCFMUSP). Pós-graduação em Psiquiatria pela FMUSP.

Henrique Ramos Grigio
Médico do Núcleo de Cuidados Paliativos do Hospital das Clínicas da Faculdade de Medicina da Universidade de São Paulo (HCFMUSP).

Isabela Castro
Coordenadora de Equipe de Odontologia Hospitalar da Clínica São Vicente da Gávea (Rio de Janeiro). Avaliadora de Acreditação de Serviços de Saúde do Instituto Brasileiro para Excelência em Saúde (IBES). Pós-graduada em Odontopediatria pela Escola de Saúde do Exército e em Odontologia para Pacientes com Necessidades Especiais pela Universidade de São Paulo (USP). Mestre em Odontopediatria pela Universidade do Estado do Rio de Janeiro (UERJ). Atualização em Estomatologia pela Aeronáutica e em Odontologia Hospitalar pela USP. Habilitação em Óxido Nitroso pela Universidade Federal do Rio de Janeiro (UFRJ) e em Laserterapia pelo Laboratório Especial de Laser em Odontologia da Universidade de São Paulo (LELO-USP).

Ivone Bianchini de Oliveira
Assistente Social da Divisão de Serviço Social Médico do Instituto Central do Hospital das Clínicas da Faculdade de Medicina da Universidade de São Paulo (IC-HCFMUSP), realizando atividades no Ambulatório de Clínica Médica Geral (ACMG) e no Núcleo de Assistência Domiciliar Interdisciplinar (NADI) ambos do HCFMUSP. Graduada em Serviço Social pela Faculdade Paulista de Serviço Social e em Comunicação Social pela Universidade Católica de Santos.

Izabel Pernambuco Nicodemo
Médica Geriatra pelo Hospital das Clínicas da Faculdade de Medicina da Universidade de São Paulo (HCF-MUSP). Responsável pela Onco-Geriatria e pelos Cuidados Paliativos do Hemomed Instituto de Oncologia e Hematologia. Médica do Ambulatório de Geriatria – Hospital Santa Helena.

Janete Maria da Silva
Fisioterapeuta do Hospital Alemão Oswaldo Cruz. Docente do Instituto Paliar e da JMS Ciência e Saúde. Membro do Time de Melhores Práticas em Cuidados Paliativos do Hospital Alemão Oswaldo Cruz e do Comitê de Cuidados Paliativos da Associação Brasileira de Leucemia e Linfoma (ABRALE).

Jozinete Xavier da Costa Oliveira
Enfermeira graduada pela Universidade Bandeirante de São Paulo. Especialista em Clínica Médica e Cirúrgica pela Universidade Federal de São Paulo (Unifesp) e em Gerenciamento de Enfermagem pela Universidade São Camilo. Enfermeira Encarregada da Enfermaria de Cuidados Paliativos do Hospital das Clínicas da Faculdade de Medicina da Universidade de São Paulo.

Juliana Bertoldi Franco
Cirurgiã-Dentista Responsável pelo Serviço de Odontologia do Hospital Auxiliar de Suzano do Hospital das Clínicas da Faculdade de Medicina da Universidade de São Paulo (HCFMUSP). Cirurgiã-dentista Assistente da Divisão de Odontologia do Instituto Central do HCFMUSP. Supervisora da Área da Odontologia do Programa de Residência Multiprofissional em Trauma e Urgência do HCFMUSP. Especialista em Odontologia para Pacientes Especiais. Membro da Câmara Técnica de Odontologia para Pacientes com Necessidades Especiais do Conselho Regional de Odontologia de São Paulo (CROSP).

Juliana Monteiro de Barros
Doutora em Ciências pela Universidade de São Paulo. Área de atuação em Cuidados Paliativos pelo Instituto Pallium Latinoamérica, com extensão para Docência em Cuidados Paliativos. Pós-graduação *lato sensu* em Medicina Integrativa pelo Hospital Israelita Albert Einstein.

Juraci Aparecida Rocha
Doutora em Ciências da Saúde pela Faculdade de Medicina da USP. Especialista em Terapia Intensiva com área de atuação em Cuidados Paliativos. Médica Assistente do Núcleo de Cuidados Paliativos do HC- FMUSP. Coordenadora Pedagógica do Programa de Residência em Medicina Paliativa do NCP – FMUSP. Coordenadora do Núcleo de Cuidados Paliativos do Hospital Cruz Azul.

Katia Emi Nakaema
Médica formada pela Escola Paulista de Medicina da Universidade Federal de São Paulo (Unifesp). Pós-graduação lato sensu pelo Pallium Latinoamérica (Argentina). Médica-assistente da Equipe de Cuidados Paliativos do Instituto do Câncer do Estado de São Paulo – Octavio Frias de Oliveira (Icesp).

Keila Tomoko Higa-Taniguchi
Doutora em Ciências pelo Instituto de Ciências Biomédicas da Universidade de São Paulo. Graduada em Medicina pela Faculdade de Medicina da Universidade de São Paulo (FMUSP). Especialista em Geriatria pela Sociedade Brasileira de Geriatria e Gerontologia (SBGG).

Laura Cardia Gomes Lopes
Médica-assistente do Hospital das Clínicas da Universidade Estadual Paulista – Botucatu (Unesp). Graduada em Medicina pela Faculdade de Ciências Médicas da Santa Casa de São Paulo. Especialista em Neurologia e Cuidados Paliativos pela Universidade de São Paulo (USP). Doutoranda em Neurologia pela USP.

Leonardo de Oliveira Consolim
Médico Coordenador do Serviço de Cuidados Paliativos do Hospital Regional do Câncer e da Santa Casa de Misericórdia de Passos (Minas Gerais). Professor da Faculdade de Medicina da Universidade Estadual de Minas Gerais (UEMG), Unidade de Passos. Especialista em Clínica Médica com área de atuação em Medicina Paliativa.

Letícia Andrade
Assistente Social da Divisão de Serviço Social Médico do Instituto Central do Hospital das Clínicas da Faculdade de Medicina da Universidade de São Paulo (IC-HCFMUSP). Membro da Equipe do Núcleo de Assistência Domiciliar Interdisciplinar (Nadi), do HCFMUSP. Especialista em Serviço Social Médico pelo HCFMUSP. Mestrado, Doutorado e Pós-doutorado em Serviço Social pela Pontifícia Universidade Católica de São Paulo (PUC-SP). Docente do Instituto Paliar, Casa do Cuidar e Instituto Israelita de Ensino e Pesquisa Albert Einstein.

Ligia Stungis Spedanieri
Assistente Social da Divisão de Serviço Social Médico do Instituto Central do Hospital das Clínicas da Faculdade de Medicina da Universidade de São Paulo (IC-HCFMUSP). Graduada em Serviço Social pelo Centro Universitário das Faculdades Metropolitanas Unidas (FMU).

Luciana Suelly Barros Cavalcante
Psicóloga Hospitalar, membro do Núcleo de Cuidados Paliativos do Hospital das Clínicas da Faculdade de Medicina da Universidade de São Paulo (HCFMUSP). Supervisora do programa de Residência Multiprofissional em Saúde do Idoso em Cuidados Paliativos do HCFMUSP. Área de atuação em Cuidados Paliativos pelo Instituto Paliar e em Gerontologia pelo HCFMUSP. Docente do Instituto Paliar.

Luciene Ribeiro
Graduada em Enfermagem pelo Centro Universitário das Faculdades Metropolitanas Unidas (FMU). Especialista em Enfermagem Médica Cirúrgica pela Universidade Federal de São Paulo (Unifesp). Enfermeira da Enfermaria de Cuidados Paliativos do Hospital das Clínicas da Faculdade de Medicina da Universidade de São Paulo.

Luiz Filipe Gottgtroy Lopes de Carvalho
Médico-assistente da Equipe de Cuidados Paliativos do Instituto do Câncer do Estado de São Paulo – Octavio Frias de Oliveira (Icesp). Especialista em Clínica Médica pela Faculdade de Medicina da Universidade de São Paulo (FMUSP). Área de atuação em Cuidados Paliativos pelo Instituto de Ensino e Pesquisa do Hospital Sírio-Libanês.

Márcia Bovaroti Armando Maranho

Especialista em Serviço Social em Hospital Geral pelo Hospital das Clínicas da Faculdade de Medicina da Universidade de São Paulo (HCFMUSP). Residência Multiprofissional de Serviço Social em Saúde do Idoso em Cuidados Paliativos pelo HCFMUSP. Graduada em Serviço Social pelo Centro Universitário das Faculdades Metropolitanas Unidas (FMU).

Marcia Cossermelli Cana Brasil Dias

Diretora Técnica de Serviço no Hospital das Clínicas da Faculdade de Medicina da Universidade de São Paulo (HCFMUSP). Mestre em Administração de Serviços de Enfermagem pela Escola de Enfermagem da USP.

Márcio Veronesi Fukuda

Médico do Núcleo Técnico Científico em Cuidados Paliativos do Hospital das Clínicas da Faculdade de Medicina da Universidade de São Paulo (HCFMUSP) e do Grupo de Cuidados de Suporte do Hospital Municipal Vila Santa Catarina/RS. Hospital Israelita Albert Einstein (HIAE). Especialista em Cuidados Paliativos pelo Instituto Pallium Latinoamérica. Especialista em Clínica Médica pela Sociedade Brasileira de Clínica Médica (SBCM).

Maria Fernanda Ferreira Angelo

Enfermeira do Núcleo Técnico Científico de Cuidados Paliativos do Hospital das Clínicas da Faculdade de Medicina da Universidade de São Paulo (HCFMUSP). Graduada pela Universidade Mogi das Cruzes. Especialista em Unidade de Terapia Intensiva e Gerenciamento pelo Centro Universitário São Camilo. Pós-graduanda em Estomaterapia pela Faculdade de Medicina do ABC (FMABC).

Maria Perez Soares D'Alessandro

Médica-assistente da Equipe de Cuidados Paliativos do Instituto do Câncer do Estado de São Paulo – Octavio Frias de Oliveira (Icesp). Atuação na Área de Medicina Paliativa pela Sociedade Brasileira de Clínica Médica. Formada pela Faculdade de Medicina da Universidade de São Paulo (FMUSP). Especialista em Clínica Médica pela FMUSP.

Mariana Furugen Cesar de Andrade Issaka

Graduação e Clínica Médica pela Faculdade de Ciências Médicas de Botucatu da Universidade Estadual de São Paulo (Unesp). Geriatria e Paliativos pelo HC-FMUSP. Titulada em Geriatra pela Sociedade Brasileira de Geriatria e Gerontologia (SBGG) e área de atuação em Cuidados Paliativos pela AMB. Trabalhou na equipe de Cuidados Paliativos do Icesp e atualmente é médica da equipe de Cuidados Paliativos do Grupo Carinho de Clínicas Oncológicas.

Mariana R. de Siqueira

Assistente do Ambulatório de Cuidados Paliativos do Centro de Atenção Integral à Saúde da Mulher Dr. Jose Aristodemo Pinotti da Universidade Estadual de Campinas (CAISM/Unicamp). Membro da equipe multidisciplinar de Suporte Integrado ao Paciente de Alta Dependência (SIAD) do Hospital Santa Helena SBC.

Marina Guimarães Oliveira Marques

Médica formada pela Escola Bahiana de Medicina e Saúde Pública. Especialista em Medicina de Família e Comunidade pela Fundação Estatal de Saúde da Família (FESF/Fiocruz), com área de atuação em Medicina Paliativa pelo Hospital das Clínicas da Faculdade de Medicina da Universidade de São Paulo (HCFMUSP). Médica assistente da Enfermaria de Cuidados Paliativos do HCFMUSP.

Maryanne Miranda Matias
Graduação em medicina pela Universidade Federal do Maranhão (UFM). Especialização em clínica médica pelo Hospital Regional de Presidente Prudente (HRPP). Residência em cuidados paliativos pelo HCFMUSP. Médica da equipe de cuidados paliativos do Hospital Universitário da Universidade Federal de Santa Catarina (HUUFSC).

Mateus Marcheti Gomes
Médico do Centro de Atendimento de Intercorrências Oncológicas do Instituto do Câncer do Estado de São Paulo – Octavio Frias de Oliveira (Icesp). Médico graduado pela Faculdade de Ciências Médicas da Universidade Estadual de Campinas (Unicamp). Pós-graduação lato sensu pelo Pallium Latinoamerica (Argentina).

Mayra de Almeida Frutig
Médica formada pela Universidade Gama Filho. Médica-assistente da equipe de Cuidados Paliativos do Instituto do Câncer do estado de São Paulo – Octavio Frias de Oliveira (Icesp).

Melina Filgueiras
Médica Geriatra do Hospital das Clínicas da Faculdade de Medicina da Universidade de São Paulo (HCFMUSP).

Milena dos Reis Bezerra de Souza
Coordenadora pedagógica da Equipe de Cuidados Paliativos do Instituto do Câncer do Estado de São Paulo – Octavio Frias de Oliveira (Icesp). Área de atuação em Medicina Paliativa pela Sociedade Brasileira de Clínica Médica. Membro da equipe de Algologia do Hospital Santa Paula em São Paulo. Médica formada pela Faculdade de Medicina de São José do Rio Preto (Famerp). Especialista em Clínica Médica pela Faculdade de Medicina da Universidade de São Paulo (FMUSP). Pós-graduação *lato sensu* pelo Pallium Latinoamérica (Argentina). Tesoureira da Academia Nacional de Cuidados Paliativos (2017-2019).

Mônica Estuque Garcia de Queiroz
Coordenadora do Núcleo de Cuidados Paliativos Domiciliar e Hospitalar do Instituto de Infectologia Emílio Ribas de São Paulo. Terapeuta Ocupacional do Hospital Totalcor de São Paulo. Docente do Instituto Paliar. Graduada em Terapia Ocupacional pela Faculdade de Fonoaudiologia, Fisiotereapia e Terapia Ocupacional da Universidade de São Paulo (Fofito-USP).

Monira Samaan Kallás
Dentista em consultório, *home care* e hospitalar. Especialista e mestre em Odontologia Coletiva e da Família pela Universidade de São Paulo (USP). Dentista habilitada em Odontologia Hospitalar pelo Conselho Federal de Odontologia. Doutora em Ciências da Saúde pelo Instituto de Ensino e Pesquisa(IEP)/ Hosp. Sírio Libanês. Coordenadora do Curso de Odontologia e Gerontologia do IEP / Hosp. Sírio Libanês.

Nikolas Friedrich Karl Heine
Pós-graduação em Psicoterapia Fenômeno Estrutural pela Faculdade de Ciências Médicas da Santa Casa de São Paulo. Residência Médica em Psiquiatria pelo Instituto de Psiquiatria do Hospital das Clínicas da Faculdade de Medicina da Universidade de São Paulo (IPq-HCFMUSP). Graduação em Medicina pela FMUSP.

Patrícia Domingues Vilas Boas
Graduada em Odontologia pela Faculdade de Odontologia de Piracicaba da Universidade Estadual de Campinas (Unicamp). Pós-graduada *lato sensu* em Odontologia Hospitalar com Área de Concentração em Pacientes Especiais pelo Hospital das Clínicas da Faculdade de Medicina da Universidade de São Paulo (HCFMUSP).

Pedro Alexandre Barreto Coelho
Especialista em Medicina de Família e Comunidade. Residência Médica em Medicina Paliativa pelo Hospital das Clínicas da Faculdade de Medicina da Universidade de São Paulo (HCFMUSP).

Rafaela Braga
Médica Geriatra do Hospital São Lucas da Pontifícia Universidade Católica do Rio Grande do Sul (PUC-RS). Especialista em Geriatria pela Faculdade de Medicina da Universidade de São Paulo (FMUSP). Complementação Especializada em Geriatria pela USP. Especialista em Clínica Médica pelo Instituto de Assistência Médica ao Servidor Público do Estado de São Paulo.

Renata Diniz Moreno
Geriatra assistente no Hospital Israelita Albert Einstein. Médica da equipe multidisciplinar de Suporte Integrado ao Paciente de Alta Dependência (SIAD) do Hospital Santa Helena SBC.Geriatra titulada pela Sociedade Brasileira de Geriatria e Gerontologia (SBGG).

Ricardo Tavares de Carvalho
Médico Cardiologista com atuação em Medicina Paliativa pela Associação Médica Brasileira (AMB). Doutor em Ciências pela Faculdade de Medicina da Universidade de São Paulo (FMUSP). Coordenador do Núcleo de Cuidados Paliativos do Hospital das Clínicas da FMUSP. Diretor do Instituto Paliar.

Sérgio Seiki
Médico Assistente do Núcleo Técnico Científico em Cuidados Paliativos do Hospital das Clínicas da Faculdade de Medicina da Universidade de São Paulo (HCFMUSP). Médico da Equipe de Suporte e Cuidados Paliativos do Hospital Samaritano de São Paulo. Graduação em Medicina pela Faculdade de Medicina de Ribeirão Preto da USP (FMRP). Residência em Clínica Médica pelo Hospital das Clínicas da FMRP e em Medicina Paliativa pelo HCFMUSP.

Simone Henriques Bisconsin Torres
Médica Geriatra pelo Hospital das Clínicas da Faculdade de Medicina da Universidade de São Paulo (HCFMUSP). Área de atuação em Cuidados Paliativos pela Pallium Latinoamérica – Oxford University e pelo Instituto Paliar. Área de atuação em Cuidados Paliativos no HCFMUSP. Médica Assistente do Núcleo de Cuidados Paliativos do HCFMUSP. Preceptora da Residência de Cuidados Paliativos HCFMUSP.

Suelen Medeiros e Silva
Coordenadora da Equipe de Suporte e Cuidados Paliativos do Hospital Sírio-Libanês – Unidade Brasília. Residência em Clínica Médica e em Medicina Paliativa pelo Hospital das Clínicas da Faculdade de Medicina da Universidade de São Paulo (HCFMUSP).

Sumatra Melo da Costa Pereira Jales
Coordenadora da Área da Odontologia do Programa de Residência Multiprofissional Saúde do Idoso em Cuidados Paliativos da Faculdade de Medicina da Universidade de São Paulo (FMUSP). Cirurgiã-dentista Assistente da equipe de Dor Orofacial, Divisão de Odontologia das Unidades Médicas e de Apoio do Instituto Central do Hospital das Clínicas (HC) da FMUSP. Cirurgiã-dentista Assistente do Núcleo Técnico Científico em Cuidados Paliativos do HCFMUSP. Docente do Instituto Paliar. Cirurgiã-dentista pós-graduada em Odontologia Hospitalar pelo HCFMUSP. Doutora em Ciências pela FMUSP.

Tatiane Coelho Pinto
Médica formada pela Faculdade de Medicina da Universidade de São Paulo. Especialista em Clínica Médica pela Faculdade de Medicina da Universidade de São Paulo. Pós-graduação *lato sensu* pelo Pallium Latinoamérica Study Centre (Argentina). Médica-assistente da Equipe de Cuidados Paliativos do Instituto do Câncer do Estado de São Paulo – Octavio Frias de Oliveira (Icesp).

Tiago Pugliese Branco
Médico-assistente da Equipe de Cuidados Paliativos do Instituto do Câncer do Estado de São Paulo – Octavio Frias de Oliveira (Icesp). Graduado em Medicina pela Faculdade de Medicina da Pontifícia Universidade Católica de Campinas (PUCCamp). Especialista em Clínica Médica pela Sociedade Brasileira de Clínica Médica e em Geriatria pela Sociedade Brasileira de Geriatria e Gerontologia (SBGG).

Toshio Chiba
Especialista em Geriatria pela Sociedade Brasileira de Geriatria e Gerontologia (SBGG). Pós-graduação *lato sensu* pelo Pallium Latinoamerica Study Centre (Argentina). Graduado em Medicina pela Faculdade de Medicina da Universidade de São Paulo (FMUSP). Atuação na Área de Medicina Paliativa pela Sociedade Brasileira de Clínica Médica. Coordenação da equipe de Cuidados Paliativos do Instituto do Câncer do Estado de São Paulo – Octavio Frias de Oliveira (Icesp).

Veruska Menegatti A. Hatanaka
Chefe da Equipe Médica do Centro de Atendimento de Intercorrências Oncológicas do Instituto do Câncer do Estado de São Paulo – Octavio Frias De Oliveira (Icesp). Docente do Pallium Latinoamérica Study Centre (Argentina). Especialista em Clínica Médica pela Faculdade de Medicina da Universidade de São Paulo. Atuação na Área de Medicina Paliativa pela Sociedade Brasileira de Clínica Médica.

SÚMARIO

Seção 3 – Síndromes clínicas e tópicos específicos

Seção 4 – Interface dos cuidados paliativos com outras especialidades

Seção 5 – Interação com o paciente e a família

Seção 6 – Tópicos específicos de enfermagem

Seção 7 – Tópicos específicos em psicologia

Seção 8 – Tópicos específicos em serviço social

Seção 9 – Tópicos específicos em fisioterapia, terapia ocupacional, fonoaudiologia e nutrição

Seção 10 – Tópicos específicos em odontologia

Seção 11 – Assistência à fase final da vida

A HISTÓRIA DOS CUIDADOS PALIATIVOS NO HOSPITAL DAS CLÍNICAS DA FACULDADE DE MEDICINA DA UNIVERSIDADE DE SÃO PAULO

No início de 1995 iniciei meu ambulatório de cuidados paliativos no espaço ambulatorial da Disciplina de Clínica Médica Geral como projeto piloto para atendimento de pacientes e familiares com doenças ameaçadoras da vida. Nosso time era inicialmente composto por médico, enfermeiro, assistente social e psicólogo, restrito a um período da semana e limitado ao atendimento de seis pacientes. O ambulatório era precedido por reunião que tinha por objetivo sensibilizar os profissionais colaboradores.

Com o passar dos anos, crescemos exponencialmente, expandimos os horários de atendimento e agregamos grandes parceiros: Dr. Luís Alberto Saporetti (médico), Lectícia Andrade e Ivone Bianchini (ambas assistentes sociais), Cláudia Fló (fisioterapeuta), Solange Bricola (farmacêutica) e Valmari Cristina Aranha (psicóloga), além de médicos residentes e especializandos de diversas profissões ligadas à área de saúde.

Em 2008, iniciamos nossas atividades no Instituto do Câncer do Estado de São Paulo – Octavio Frias de Oliveira (Icesp). Contamos com equipe multiprofissional atuando em enfermaria, ambulatório e interconsulta, além de 25 leitos de *hospice*. Já em 2009, aceitamos o desafio de contribuir com a formação de médicos residentes e estagiários de diversas áreas, atualmente cerca de 120 residentes por ano.

Escrever a apresentação desta obra é motivo de grande orgulho e tenho a certeza de que colaborará com a formação de todos os residentes e estagiários.

Toshio Chiba

Chefe da equipe de Cuidados Paliativos do Instituto do Câncer do Estado de São Paulo – Octavio Frias de Oliveira (Icesp).

A crescente demanda de pacientes clinicamente complexos, gravemente enfermos, com doenças crônicas que padeciam de dor incentivou, em 1999, a criação inicial de um Grupo de Dor focado em pediatria no Instituto da Criança do Hospital das Clínicas da Faculdade de Medicina da Universidade de São Paulo (ICr-HCFMUSP), com o objetivo de melhorar a qualidade de vida. Inicialmente, as reuniões eram semanais, com a participação de médicos pediatras de diversas especialidades; posteriormente ocorreu a inclusão da equipe multiprofissional.

Em 2001, ocorreu a primeira contratação de um médico pediatra para se dedicar ao tratamento da dor e aos cuidados paliativos. Em 2002, houve mudança de nome de Grupo de Dor para Unidade de Dor e Cuidados Paliativos, e nesse mesmo ano iniciou-se o atendimento ambulatorial e interconsultas nas diversas unidades de internação.

Com o crescente interesse, trouxemos em 2006 o Instituto Pallium Latinoamérica, realizando a formação de aproximadamente 70 pessoas entre médicos e outros profissionais de saúde. Entre 2008 e 2009 ocorreu o início do atendimento multiprofissional em ambulatório, com a participação voluntária de enfermeira, nutricionista, assistente social e psicóloga. Em 2011, a equipe foi acrescida de uma enfermeira e, em 2012, de outro médico.

Desde então, o atendimento ambulatorial ocorre no ICr em todas as quintas-feiras à tarde, para doenças não oncológicas, e no Serviço de Onco-Hematologia (ITACI) às quartas e quintas-feiras pela manhã.

Desenvolvendo ensino, assistência e pesquisa, a Unidade de Dor e Cuidados Paliativos ICr-HCFMUSP é modelo de trabalho com reconhecimento nacional e internacional.

Silvia Maria de Macedo Barbosa

Chefe da Unidade de Dor e Cuidados Paliativos do Instituto da Criança do Hospital das Clínicas da Faculdade de Medicina da Universidade de São Paulo (ICr-HCFMUSP)

APRESENTAÇÃO

Nesta segunda edição do *Manual da Residência de Cuidados Paliativos: abordagem multidisciplinar*, estão contemplados, de forma sintética e sistematizada, os principais aspectos dessa prática que está em vias de se tornar uma especialidade médica no Brasil e, por consequência, resultará no aumento de um para dois anos o tempo requerido para a formação dos profissionais médicos residentes, assim como já ocorria com a residência multiprofissional.

Trata-se de um reconhecimento de que o número de competências ligadas aos cuidados paliativos é de tal monta que não seria de fato possível capacitar bem os profissionais de forma completa em apenas um ano. Esse fato só aumenta mais a responsabilidade de levar ao conhecimento de todos, em toda sua amplitude, o arsenal de informação existente e que cresce de forma acelerada nessa área.

Em 11 seções, o livro aborda desde aspectos gerais da prática médica em cuidados paliativos, abordando controle de sintomas e aspectos específicos da ação de cada profissional, até as particularidades da assistência à fase final da vida.

Nesta nova edição, os tópicos referentes ao cuidado paliativo pediátrico foram retirados por entendermos que os aspectos particulares dessa prática são de grande magnitude e que por si só comporiam o conteúdo de uma outra obra. Entretanto, outros aspectos novos, como a atuação de uma equipe de cuidados paliativos na pandemia da Covid-19, controles de sintomas nesse contexto, além de aspectos ligados ao gerenciamento de unidades de cuidados paliativos e especificidades ligadas ao cuidado de pacientes sobreviventes a um evento de acidente vascular encefálico, foram incluídos.

Esperamos que tenham a oportunidade de apreciar o conteúdo do manual de forma reflexiva e integrada ao contexto da prática clínica de cada um de vocês.

Boa leitura.

Doutor Ricardo Tavares de Carvalho
Coordenador do Núcleo de Cuidados Paliativos
do Hospital das Clínicas da FMUSP.

PREFÁCIO

Quem transita por caminhos desconhecidos, anseia por um guia para conduzi--lo. Na falta dele, um mapa, de preferência com os pontos referenciais, para que se possa perceber "estar no caminho certo".

Hoje, a tecnologia nos provê imagens por satélites e de sensíveis algoritmos que nos fornecem informações, em tempo real, de quais as melhores opções de acesso ao local desejado, mas não nos informam qual será o caminho mais agradável e/ou seguro para quem por ele transita. Isso porque o conforto, bem estar e segurança, por exemplo, continuam sendo percepções humanas e individuais e, por isso, inalcançáveis à descriminação eletrônica.

Essa visão se aplica, ao meu entender, em grande intensidade, à abrangência e profundidade dos Cuidados Paliativos, em que os novos conceitos do cuidar se incorporam a tudo aquilo em que a ciência e a tecnologia postularam chamar de progresso, mas o qual, em última instância, as afastou dos valores humanitários e espirituais. Esse afastamento é descabido. Não há por que se rivalizarem um e outro, visto que são as faces de uma mesma moeda e atendem a uma só demanda: a saúde, dividida nos seus componentes físico, social e emocional.

Como avaliar e intervir no período de maior sofrimento, no qual as causas das enfermidades já não podem mais ser combatidas a contento, mas as consequências continuam sendo caracterizadas pela dor e pelo desconforto?

O doutor Ricardo Tavares de Carvalho e seu pares trazem nesta segunda edição do *Manual da Residência de Cuidados Paliativos: abordagem multidisciplinar* um aprimoramento daquilo que mostrou anteriormente, o norteador da busca pela atenção adequada à saúde de quem vive a fase avançada das doenças crônicas em que o "não há mais nada a fazer" pode e deve ser substituído pelo "tudo que há por ser feito está ou estará sendo feito".

Cada capítulo deste manual nos conduz ao conhecimento do "o que, o quanto, o quando e o como" podemos preconizar cada medida em prol do maior benefício e menor risco, evitando a omissão e a futilidade.

Não tenho dúvida de que este será um dos grandes desafios, se não o maior, da atenção à saúde no século XXI: os cuidados com a doença crônica, da prevenção primária à quaternária, na busca pela otimização dos recursos para que cada um disponha daquilo que realmente necessita.

Esta segunda edição do manual suprime alguns capítulos e inclui outros, de fundamental importância na contextualização dos cuidados paliativos aos tempos atuais, após o advento da pandemia causada pela Covid-19 e suas nefastas consequências.

Sugiro que leiam e reflitam sobre o conteúdo de cada capítulo, entendendo a importância de incorporar a sistematização de um conteúdo científico que por muitos anos permaneceu indevidamente permeado de aleatoriedades circunstanciais, o que trouxe enorme prejuízo a quem os cuidados deveriam ser melhor organizados.

Somos nós os responsáveis por adquirir e disseminar este conhecimento, para que se torne um patrimônio coletivo de todos os profissionais da saúde ou áreas afins, em prol daqueles que necessitam de um cuidar personalizado para as suas demandas, suas crenças e, principalmente, suas perspectivas.

Prof. Dr. Wilson Jacob Filho
Professor Titular da disciplina de Geriatria da
Faculdade de Medicina da Universidade de São Paulo

SEÇÃO 1

CONCEITOS GERAIS

CAPÍTULO 1

CUIDADOS PALIATIVOS - CONCEITOS E PRINCÍPIOS

Ricardo Tavares de Carvalho
Alessandra Teixeira Cassis

Um dos desafios para implementação de Cuidados Paliativos (CP) tem sido a ausência de consenso sobre o que é cuidado paliativo, quando e por quem deve ser aplicado, e para quem deve ser destinado[1]. Desta forma, os conceitos sobre Cuidados Paliativos sofreram reformulações desde a sua primeira definição, elaborada pela Organização Mundial de Saúde (OMS), em 1990.

Historicamente, CP se baseavam no alívio de sofrimento no final da vida. No entanto, atualmente, o cuidado paliativo é considerado uma boa prática e é adotado, cada vez mais, no início da trajetória de doenças ameaçadoras de vida. Além do mais, o desenvolvimento histórico de CP foi largamente focado em pacientes com câncer, enquanto hoje é integrado ao tratamento de todas as falências, sejam oncológicas, sejam orgânicas[1].

Assim, o entendimento sobre as mudanças de conceitos que os CP sofreram desde a sua primeira definição vem ao encontro do desenvolvimento dos próprios CP.

HISTÓRICO DOS CONCEITOS DE CUIDADOS PALIATIVOS

A primeira definição de CP, feita pela OMS em 1990, declara:

> "cuidado ativo e total para pacientes cuja doença não é responsiva ao tratamento de cura. O controle da dor, de outros sintomas e de problemas psicossociais e espirituais é primordial. O objetivo do Cuidado Paliativo é proporcionar a melhor qualidade de vida possível para pacientes e familiares." [1]

Em 2002, foi feita a primeira atualização da definição, que ampliou o escopo de atuação dos Cuidados Paliativos e considerou a necessidade de intervenção multiprofissional. Porém, essa definição limitava a ação dos CP a problemas associados a doenças ameaçadoras de vida e não considerava as necessidades dos pacientes com condições crônicas, severas e complexas, a saber:

"Cuidados Paliativos consistem na assistência promovida por uma equipe multidisciplinar, que objetiva a melhoria da qualidade de vida do paciente e seus familiares, diante de uma doença que ameace a vida, por meio da prevenção e alívio do sofrimento, por meio de identificação precoce, avaliação impecável e tratamento de dor e demais sintomas físicos, sociais, psicológicos e espirituais." [1]

Em 2017, a OMS reformulou a definição para:

"Cuidados paliativos são uma abordagem que melhora a qualidade de vida de pacientes (adultos e crianças) e suas famílias que enfrentam problemas associados a doenças que ameacem a vida. Previne e alivia o sofrimento por meio da identificação precoce, avaliação correta e tratamento da dor e de outros problemas, sejam eles físicos, psicossociais ou espirituais. O cuidado paliativo é a parte crucial dos serviços de saúde integrados e centrados na pessoa, em todos os níveis de cuidado: tem o objetivo de aliviar o sofrimento, seja ele causado por câncer, falência orgânica, tuberculose resistente, estágio final de doenças crônicas, prematuridade extrema ou fragilidade extrema no idoso."[2]

Nesse mesmo ano, a Lancet Commission on Global Access to Palliative Care and Pain Relief publicou um relatório intitulado Alleviating the Access Abyss in Palliative Care and Pain Relief—An Imperative of Universal Health Coverage e desenvolveu uma ferramenta para medir a sobrecarga do sofrimento relacionado a uma grave condição de saúde. Essa nova abordagem da Comissão (Lancet Comission) resultou em um conceito ainda mais amplo de CP, fazendo com que a Comissão recomendasse à OMS a revisão do conceito de Cuidados Paliativos.

Como uma organização que tem relações diretas com a OMS, e seguindo a recomendação da Lancet Comission, a Associação Internacional para *Hospice care* e Cuidados Paliativos (IAHPC, em inglês) desenvolveu, ao longo de 2018, uma nova definição para Cuidados Paliativos, publicada em 2020, semelhante à definição da OMS de 2017:

"Cuidado Paliativo é o cuidado holístico de indivíduos de todas as idades, com sofrimento (sofrimento relacionado à saúde pode ser definido quando associado a doença ou injúria de qualquer tipo que não pode ser aliviado sem intervenção médica e quando compromete funcionalidades física, social, espiritual e/ou emocional), relacionado a uma grave condição de saúde (definida como uma condição com alto risco de mortalidade, que impacta negativamente na qualidade de vida e funcionalidade diária e/ou é uma sobrecarga em sintomas, tratamentos e estresse do cuidador), especialmente em pacientes em fase final de vida. CP tem o objetivo de melhorar a qualidade de vida dos pacientes, seus familiares e cuidadores."[1]

A definição da IAHPC inclui familiares e cuidadores como uma unidade de cuidado, além de reconhecer que o cuidado paliativo deve ser aplicado às necessidades dos pacientes, e não apenas ao prognóstico. Assim, os CP são praticados em todos os níveis de cuidado e englobam cuidados gerais e especializados. Essa definição foi apresentada à OMS em setembro de 2018 e, até a publicação do artigo da IAHPC, em outubro de 2020, a OMS ainda não havia revisado a definição de 2017[1].

De todo modo, fica cada vez mais claro que a indicação de CP não se relaciona ao prognóstico clínico dos pacientes, principalmente em termos de tempo, mas sim ao conjunto de necessidades complexas que eles e suas famílias enfrentam no contexto de sofrimento humano.

Em consonância com a definição da OMS/IAHPC, foi publicada a Resolução nº 41 da Comissão Intergestores Tripartite (CIT), fruto de um trabalho realizado em conjunto pela Academia Nacional de Cuidados Paliativos (ANCP), o Ministério da Saúde, o Conselho Nacional de Secretários de Saúde (CONASS), o Conselho Nacional de Secretarias Municipais de Saúde (CONASEMS), o Conselho Federal de Medicina (CFM) e dezenas de profissionais e instituições que são lideranças nacionais e internacionais em Cuidados Paliativos.

A determinação foi publicada no Diário Oficial da União de 23 de novembro de 2018 e dispõe sobre as diretrizes para a organização dos Cuidados Paliativos no âmbito do SUS. Ela estabelece que os CP deverão fazer parte dos cuidados continuados integrados ofertados pela Rede de Atenção à Saúde (RAS). Define, ainda, em seu Art. 2º que:

> "Cuidados paliativos consistem na assistência promovida por uma equipe multidisciplinar, que objetiva a melhoria da qualidade de vida do paciente e seus familiares, diante de uma doença que ameace a vida, por meio da prevenção e alívio do sofrimento, da identificação precoce, avaliação impecável e tratamento de dor e demais sintomas físicos, sociais, psicológicos e espirituais."[3, 4]

PRINCÍPIOS DE ATUAÇÃO DOS CUIDADOS PALIATIVOS

Os princípios de atuação dos CP, desde a definição da OMS de 2002, podem ser definidos como[5]:

- Promover alívio da dor e de outros sintomas responsáveis por sofrimento.
- Afirmar a vida e reconhecer a morte como um processo natural.
- Não antecipar, nem prolongar ou adiar a morte.
- Integrar aspectos psicológicos e espirituais ao cuidado.

- Oferecer um conjunto de cuidados e suporte para ajudar o paciente a viver da maneira mais ativa possível até a morte.
- Oferecer suporte para a família compreender o quadro do familiar e se organizar durante o processo de doença e de luto.
- Acessar, por meio de uma equipe multiprofissional, as necessidades do paciente e da família, incluindo assistência ao luto, se necessário.
- Melhorar a qualidade de vida, influenciando positivamente a evolução da doença.
- Instituir cuidados paliativos precocemente no curso de evolução da doença em conjunto com tratamentos modificadores da doença responsáveis por prolongar a vida (como quimioterapia ou radioterapia).
- Incluir investigações diagnósticas necessárias para melhor compreensão e manejo das complicações clínicas que possam gerar sofrimento.

De maneira prática, o cuidado é estabelecido por meio de uma relação que envolve boa comunicação, vínculo, responsabilização, respeito e empatia com o paciente, a família e a rede de apoio. Nessa prática, os profissionais trabalham em conjunto, integrando conhecimentos técnicos e particularidades pessoais com foco na prevenção e no cuidado do sofrimento humano.

A assistência é focada na **pessoa** e não na **doença**. Por esse motivo não se pode cuidar adequadamente de alguém que não se conheça bem como pessoa.

Na conceituação, a OMS indica que o cuidado paliativo deve ocorrer de maneira continuada a partir do diagnóstico e em paralelo ao tratamento modificador da doença (aquele que busca a cura ou o controle da doença). Nesse processo, com a evolução do quadro, a importância do cuidado paliativo aumenta proporcionalmente até que se torne a única terapêutica cabível durante o processo ativo de morte (Figura 1)[6,7].

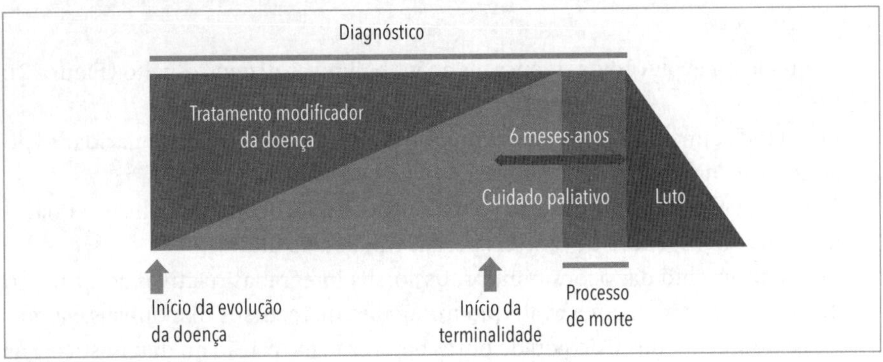

Figura 1 Cuidado paliativo contínuo em todas as fases da doença[5].

A interpretação da Figura 1 auxilia na compreensão dos conceitos e da sistemática do trabalho em cuidados paliativos, podendo ser aplicada ao processo de evolução natural de qualquer doença crônica com risco de vida:

- O gráfico representa as modalidades terapêuticas durante o curso de evolução de uma doença.
- O diagnóstico pode ser feito em qualquer fase da doença.
- O eixo horizontal representa o tempo decorrido desde o início da evolução da doença até a morte.
- O eixo vertical representa a necessidade relativa de assistência, variando entre terapêutica modificadora da doença e cuidado paliativo. A proporção se modifica com a evolução da doença ao longo do tempo.
- A terminalidade se inicia quando não há mais intervenções (exceto transplante de órgão, se cabível) que consigam modificar a doença, mas que possam contribuir para melhorar a qualidade de vida. A duração é variável (meses a anos) e depende do diagnóstico.
- O período de terminalidade se encerra com a fase final da vida ou processo ativo de morte. A duração é variável (dias a semanas) e depende do diagnóstico. A assistência prestada se baseia integralmente nos valores do paciente e da família e não mais na doença. O cuidado paliativo é comumente designado exclusivo. Na prática, não cabem mais ações voltadas à doença em si, posto que ela já está levando o paciente à morte, irreversivelmente. Essa fase de cuidado também é chamada de *hospice care*.
- Após a morte do paciente, o cuidado se aplica à família de luto. A necessidade dessa assistência diminui com o tempo.

Dessa forma, não é adequado questionar se o paciente tem indicação ou necessidade de cuidado paliativo, mas sim cabe indagar qual o tipo de cuidado e de alocação de recurso necessários em cada fase da história natural da doença.

No início da evolução da doença, as ações paliativas dizem respeito (Figura 2):

- Ao estabelecimento de vínculo. É preciso conhecer bem as particularidades do paciente e da família (dados biográficos) e seus valores.
- Às habilidades de comunicação sobre o processo de doença, sua história natural, evolução esperada e possíveis perdas funcionais futuras.
- Ao planejamento das ações multiprofissionais integradas relativas ao processo de doença, que incluem a avaliação minuciosa de recursos disponíveis e a presença de sofrimento físico ou de outra natureza em relação ao diagnóstico e às expectativas.

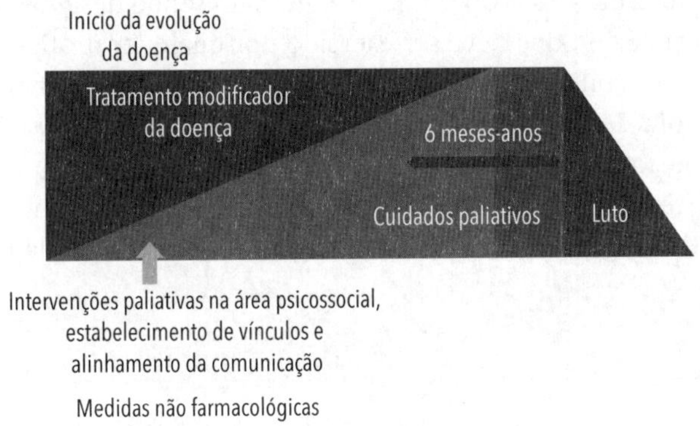

Figura 2 Representação gráfica da alocação de cuidados paliativos, segundo a OMS. Destaque para as intervenções paliativas no início da evolução da doença.

Posteriormente, com a progressão da doença/cronicidade, as terapêuticas que objetivam modificar o curso da doença começam a falhar ou não conseguem mais conter os sintomas. Nessa fase, o objetivo das ações paliativas são (Figura 3):

- Dar continuidade a todo o trabalho já iniciado.
- Questionar e atuar ativamente nos sintomas físicos cujo controle não estiver adequado.
- Questionar e procurar ajudar de forma pragmática se houver algum sofrimento, de qualquer natureza, relativo ao processo de adoecimento.
- Prever possíveis complicações e tomar medidas para evitá-las.
- Iniciar discussão sobre diretivas antecipadas de vontade.

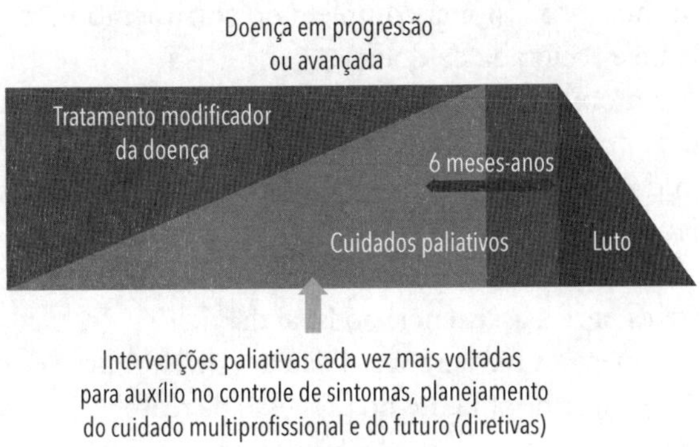

Figura 3 Representação gráfica da alocação de cuidados paliativos, segundo a OMS. Destaque para as intervenções paliativas na doença em progressão ou em fase avançada.

A prática descrita nessas duas fases é a que vem sendo designada como cuidado paliativo primário[4], que deve ser exercido por qualquer profissional de saúde. Nesse sentido, as habilidades e ações práticas voltadas para o cuidado paliativo, até essa fase da evolução da doença, são fundamentais para a estruturação do cuidado na fase seguinte, que é a de terminalidade.

Na fase de terminalidade (Figura 4), as necessidades do paciente e da família se tornam muito mais complexas, as quais exigem o chamado cuidado paliativo especializado[7].

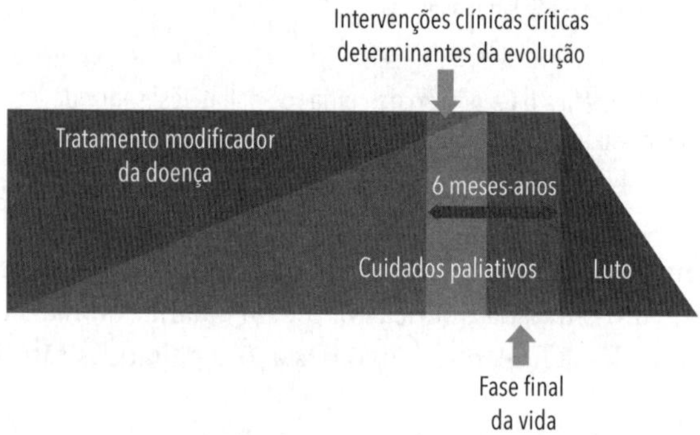

Figura 4 Representação gráfica da alocação de cuidados paliativos, segundo a OMS. Destaca-se a importância das medidas modificadoras da doença que devem ser criticamente avaliadas e focadas na terminalidade antecedente à fase final da vida. São medidas voltadas à doença, que têm objetivos fundamentalmente paliativos.

Nesta etapa, as principais ações são:

- A abordagem multiprofissional completa do sofrimento na condição de progressão evidente e acelerada da doença.
- O controle de sintomas físicos de tratamento mais difícil (para os quais apenas o tratamento da doença não é suficiente).
- A abordagem do processo de elaboração das perdas funcionais progressivas e da proximidade do contexto da morte (luto antecipatório).
- Aprofundar a discussão sobre diretivas antecipadas de vontade, tentando estabelecer diretrizes para a assistência ao final da vida.
- A discussão de questões burocráticas ligadas a direitos previdenciários.
- A organização e o aprimoramento do processo de reabilitação, visando conter o ritmo das perdas funcionais ou readaptando funções com economia de energia.

Nessa fase, as intervenções que visam modificar a doença têm, em geral, o objetivo de melhorar a qualidade de vida. Não há como conter a evolução, em tempo variável, para a morte.

Existe exceção, quando cabível, em circunstâncias em que um transplante de órgãos é indicado, e o paciente tem, concretamente, condições clínicas de submeter-se ao procedimento. Nesse caso, as ações destinadas a manter a função orgânica para a espera de um órgão se justificam desde que haja viabilidade e factibilidade reais para o transplante. Ainda assim, essas medidas, mesmo que intervencionistas e em ambiente de UTI, são essencialmente paliativas, posto que apenas o procedimento de transplante pode, de fato, modificar a trajetória de doença.

Na terminalidade da vida, condutas intempestivas e desproporcionais levam o paciente a um prolongamento inadequado do processo de evolução para morte ou podem antecipá-la. Nesse momento, é crucial uma discussão técnica realística em composição com os valores trazidos pelo paciente e pela família para as tomadas de decisões clínicas.

Portanto, a indicação de medidas agressivas e sustentadoras de vida deve ser feita com extremo critério e baseada na chance real de reversibilidade de qualquer evento agudo subjacente (novas descompensações por evolução de doenças primárias ou secundárias, no caso de infecções, falhas na aderência terapêutica etc.).

Nesse contexto, todas as medidas pertinentes são de cunho paliativo, seja para controle clínico na perspectiva de um transplante de órgão, seja na manutenção da qualidade de vida no contexto de proximidade da morte.

Se a evolução continua progressivamente pior, apesar da aplicação de medidas pertinentes e proporcionais ao risco, há a possibilidade de estarmos diante da fase final da vida ou do processo ativo de morte (Figura 1). Essa fase caracteriza-se por ser irreversível e deve ser diagnosticada clinicamente por meio de critérios específicos[8].

Nesse estágio, o cuidado paliativo cabe em plenitude e deve ser voltado para os interesses de qualidade de vida e o cumprimento das diretrizes traçadas previamente, em processo gradual de decisão compartilhada com o paciente e a família. Sendo assim, tais decisões serão a expressão da manifestação autônoma e livre da vontade e em respeito aos valores do paciente.

REFERÊNCIAS BIBLIOGRÁFICAS

1. Radbruch L, et al. Redefining Palliative Cared – A New Consensus-Based. Journal of Pain Symptom Management. 2020;60:754e764. [Internet]. [acesso em: 2021 abr. 01]. Disponível em: https://www.jpsmjournal.com/action/showPdf?pii=S0885-3924%2820%2930247-5.
2. World Health Organization (WHO). 10 facts on palliative care, 2017. [Internet]. [acesso em: 2021 abr. 01]. Disponível em: https://www.who.int/features/factfiles/palliative-care/en.
3. Diário Oficial da União. [Internet]. [acesso em: 2021 abr. 01]. Disponível em: https://portalarquivos2.saude.gov.br/images/pdf/ 2018/novembro/23/RESOLUCAO-N41.pdf.
4. Santos AFJ. Atlas dos cuidados paliativos no Brasil 2019. Santos AFJ, Ferreira EAL, Guirro UBP. Messa L, organização; Piovezan S, coordenação. São Paulo: ANCP, 2020. [Internet]. [acesso em: 2021 abr. 01].

Disponível em: https://api-wordpress.paliativo.org.br/wp-content/uploads/2020/05/ATLAS_2019_final_compressed.pdf.

5. National Cancer Control Programmes. Policies and managerial guidelines. 2nd ed. WHO Library; 2002.
6. Adapted from American Medical Association Institute for Medical Ethics (1999) EPEC – education for physicians on end-of-life care. Chicago: III: American Medical Association: EPEC project, The Robert Wood Johnson Foundation.
7. Quill TE, Abernethy AP. Generalist plus Specialist Palliative Care – Crea – ting a More Sustainable Model. N Engl J Med. 2013;368(13):1173-5.
8. Lacey L. Management of the actively dying patient. In: Cherny N, Fallon M, Kaasa S, Portenoy RK, Currow DC. Oxford Textbook of Pallitive Medicine. 5th ed. Oxford University Press; 2015. p. 1126-33.

CAPÍTULO 2

ABORDAGEM ESPIRITUAL

Diego de Araujo Toloi
Tiago Pugliese Branco

INTRODUÇÃO

Espiritualidade pode ser definida como a relação entre uma pessoa e o que ela considera como transcendente -personalizado ou não como Deus. É relacionada com o significado e o propósito que cada um possui em relação à vida. É ampla e ao mesmo tempo singular a cada ser humano. Um instrumento comumente utilizado no exercício da espiritualidade é a religião.

Religião é definida como um conjunto de crenças, usualmente composta por práticas, textos e rituais. O conceito de religiosidade envolve dogmas e também abrange variações na vivência de cada pessoa[1]. Portanto, a definição de espiritualidade é composta por crenças, práticas, interpretações, consciências e experiências, que, em sua maioria, vão além do plano material, manifestando-se de maneiras diversas entre as pessoas, o que pode incluir ou não ritos religiosos[2].

Historicamente, espiritualidade e saúde caminharam em proximidade até o século XX, quando o avanço econômico e industrial passou a reduzir o espaço da espiritualidade dentro do contexto de um cuidado mais técnico e científico[1]. Nesse sentido, a espiritualidade é associada à maneira como as pessoas lidam com o adoecer e com a própria evolução de algumas doenças. Ela é dinâmica, tem influência em decisões médicas e apresenta demandas que precisam ser consideradas, pois é relacionada ao cuidado integral de um indivíduo[3]. Portanto, um modelo científico reducionista pode ser considerado inadequado e incompleto para o cuidado dos pacientes enquanto pessoas[4]; logo, retomar a espiritualidade na atenção aos pacientes é um dos desafios da medicina atual.

Uma maneira de reaproximar estes caminhos começa no próprio reconhecimento da espiritualidade dos profissionais da equipe de saúde, levantando-se questionamentos sobre os motivos e os propósitos do sofrimento, perguntas que também estão presentes nos pacientes que são por eles cuidados, e que estão no dia a dia das práticas de saúde[1]. A atenção à espiritualidade também apresenta implicações no vínculo empático na relação médico-paciente, sendo importante uma abordagem centrada no paciente, holística, pautada no discernimento e que promova acompanhamento e tolerância, atentando-se para se evitar proselitismo[5].

As publicações e estudos sobre a espiritualidade em saúde têm aumentado exponencialmente durante as últimas décadas[6]. Artigos que avaliam e comentam conceitos, abordagens, intervenções, questões éticas e seu acompanhamento longitudinal aliado ao tratamento de saúde. Merecem destaque, ainda, o dinamismo da espiritualidade, o impacto na comunicação e tomada de decisão, na relação com outros domínios de qualidade de vida, a associação com hábitos e vícios e a sua importância para a rede de convívio do paciente: familiares, cuidadores e profissionais de saúde[7-10].

CONCEITOS

O estudo, a pesquisa e a prática do cuidado da espiritualidade com pacientes, cuidadores, familiares e profissionais de saúde possuem terminologias e conceitos importantes, que são elencados na Tabela 1[4,11]. Essas definições não têm por objetivo restringir ou engessar as discussões e abordagens sobre a espiritualidade, servindo apenas como um referencial para promover e estimular a atenção aos diver-

TABELA 1 Terminologias e conceitos relacionados à espiritualidade

Religiosidade	Prática e vivência a partir de um determinado conjunto de crenças, conhecimentos, rituais e orações.
Saúde espiritual	Habilidade de uma pessoa em manter o bem-estar espiritual e a paz por meio de valores e crenças, que podem incluir religião.
Bem-estar espiritual	Domínio da qualidade de vida relacionado ao estado atual de espiritualidade e ao estresse espiritual de um indivíduo.
Necessidade espiritual	Expressão de uma pessoa pela busca por significado em suas experiências de vida; relação dinâmica com os outros, consigo mesmo e com os seus valores; pode ser contemplada por meio de relacionamentos, práticas e rituais, dentre outros.
Enfrentamento religioso e suporte espiritual	Resposta de um indivíduo a situações de estresse, utilizando-se dos valores que lhe dão significado e/ou por meio de atitudes e práticas religiosas. O *coping* (traduzido como "enfrentamento") pode ser positivo, ao ajudar, ou negativo, ao acarretar sofrimento.
Dor espiritual	Sentimento de perda de conexão com o que promove transcendência, relacionada à desesperança, ao abandono e ao medo. Por exemplo: "Deus esqueceu de mim, pois não consigo mais conversar com ele".
Dor religiosa	Sentimento motivado por violação a códigos e valores dentro de determinado dogma, relacionado à culpa, à autocrítica, ao julgamento e à punição. Exemplo: "Deus está me punindo, pois eu sou pecador e não merecerei salvação"

sos fatores que podem se relacionar nesse campo, que é diverso, e ao mesmo tempo único, para cada pessoa, em cada momento de sua vida.

IMPACTO DA ESPIRITUALIDADE NO CUIDADO DE SAÚDE

Durante o cuidado de saúde, pacientes desejam e consideram importante que a equipe de saúde aborde e converse sobre a espiritualidade. Pesquisas nacionais e internacionais apontam que os pacientes consideram importante e apropriado que se pergunte sobre esse tema.

Em algumas dessas pesquisas, os próprios profissionais de saúde também julgam que o suporte espiritual e religioso é importante para o cuidado dos pacientes. Há ainda uma interessante relação entre pacientes que apresentam necessidades espirituais não satisfeitas e uma avaliação negativa que fazem da qualidade de seus cuidados de saúde. Entretanto, os dados mostram que, infelizmente, a abordagem da espiritualidade é ainda infrequente na prática clínica[12-14].

A espiritualidade influencia decisões médicas – desde atos que se deparam com preceitos religiosos até sobre definições quanto ao uso ou não de medidas avançadas e invasivas para a manutenção do suporte de vida. A fé e as crenças religiosas dos pacientes têm influência nas decisões, principalmente quando se trata de cenários de doença que possam ameaçar a vida[15,16].

Um estudo multicêntrico norte-americano, chamado "*Coping with cancer*", foi realizado com pacientes portadores de câncer avançado após uma linha de tratamento sistêmico. Esse estudo mostrou que a comunicação envolvendo discussões relacionadas ao final de vida e o suporte espiritual, pela equipe médica, aumentou o uso de *hospice*, além de diminuir a frequência de intervenções invasivas e de óbito em unidade de terapia intensiva (UTI), em comparação a quando o suporte ocorria apenas pelas comunidades religiosas.

Uma reflexão importante deste dado é a necessidade de contextualizar o suporte espiritual do paciente à própria condição de saúde: alinhar expectativas e promover um suporte adequado, que permitam a priorização de medidas que enfoquem o não sofrimento em condições nas quais não sejam possíveis terapias modificadoras de doença[8].

O bem-estar espiritual, como componente da qualidade de vida, possui curso flutuante durante a história natural das doenças. Ao final da vida, é um dos domínios que pode ser cuidado, influenciando positivamente o estado global de saúde de uma pessoa[9,17]. Em cuidados paliativos, há o conceito de que um cuidado integral permite, em todos os momentos de vida, intervir para que o paciente e sua família vivam da melhor maneira possível, respeitando-se os valores e o que traz sentido a quem é cuidado, lembrando que significado e propósito são conceitos intimamente conectados à espiritualidade de uma pessoa.

FORMAS DE INCLUIR A ESPIRITUALIDADE NO ATENDIMENTO

Estudos mostram que profissionais da área da saúde reconhecem a importância da assistência espiritual vinculada ao cuidado, mas não o fazem por falta de treinamento e tempo, principalmente[18]. A abordagem espiritual vai além de conhecer a tradição religiosa do paciente, pois esse aspecto é apenas uma das facetas da espiritualidade. Uma adequada estratégia de comunicação, utilizando empatia, honestidade e compaixão na abordagem do prognóstico, é pré-requisito fundamental para uma boa avaliação espiritual.

A constatação da finitude da vida e a reflexão acerca do que foi feito, além das perspectivas de uma vida que está no fim, permitem profunda experiência de significado[19]. A partir dessa experiência, surgirão recursos que ajudarão no enfrentamento, na compreensão e aceitação da condição. Contudo, também podem aparecer conflitos diante do inevitável. Quando o profissional de saúde aborda o prognóstico de forma adequada e oferece ao paciente a possibilidade de falar sobre significados de vida, ele assume um papel de parceiro na finita jornada. Ao expor as limitações da atuação médica, ele ajuda o paciente no reconhecimento de valores e metas pessoais que poderão se cumprir ou não.

Portanto, se as habilidades de comunicação constituem um dos pilares para a prática de um cuidado paliativo de qualidade, também o são para adequada abordagem espiritual. Essa última propõe-se a adentrar o universo dos valores do paciente, respeitando seus limites e suas crenças.

Nesse momento, o profissional deixa suas crenças de lado para aprender sobre a vida do paciente. O momento sugerido para adentrar nesse assunto durante o atendimento é a avaliação de aspectos sociais[20]. Nela, pergunta-se sobre a rede de suporte, os recursos externos para lidar com momentos de crise, assim como os recursos internos.

O tema da espiritualidade e religião pode surgir, então, de forma espontânea e aberta. Em geral, pacientes não têm expectativa de falar sobre esses assuntos durante a consulta médica, devendo ser convidados pelo profissional. Para tanto, necessitam de ambiente seguro, com privacidade, de forma que se sintam à vontade para expor aspectos íntimos de sua vida. Esse ato, por si, já aprofunda o vínculo médico-paciente e oferece oportunidade para uma relação terapêutica. O paciente percebe não ser visto apenas sob a ótica científica de um diagnóstico, mas como um indivíduo. Resgate-se algo perdido na atual prática de saúde, planejada para atendimento em grande quantidade, por meio do uso de alta tecnologia, em que o contato entre as pessoas ficou desvalorizado.

Parte da insegurança de profissionais em abordar o tema se dá pelo receio de não possuírem respostas a possíveis dilemas apresentados pelo paciente. Contudo, estudo mostra que pacientes não querem uma orientação espiritual do médico, mas desejam acesso facilitado à espiritualidade, oportunidade para dividir sua fonte de suporte espiritual e tratamento holístico, com abertura para discussão de medos e incertezas[21].

A utilização de questionários fechados não contemplará as peculiaridades de cada indivíduo. Contudo, podem nortear profissionais de saúde, treinados para coleta de dados objetivos, permitindo introdução do tema e avaliação dos principais aspectos pertinentes.

A abordagem espiritual deve ser encarada como uma das metas do cuidado, vista de forma contínua e não pontual. O encontro inicial pode não ser o momento ideal para iniciar o assunto. A criação de vínculo com os profissionais é, muitas vezes, determinante para o estabelecimento de um terreno fértil para uma avaliação espiritual bem-sucedida. Por outro lado, uma condição de saúde mais crítica ou um tempo de atendimento restrito pode limitar a oportunidade de acompanhamento prolongado. Para essa última situação, perguntas simples de rastreio espiritual permitem a identificação de sofrimento ou bem-estar nesse quesito.

Estudo revelou correlação positiva entre a pergunta "Você está em paz?" e avaliação de bem-estar espiritual e emocional por meio de escalas em portadores de doença avançada de diferentes etiologias[22].

As ferramentas mais conhecidas para nortear a anamnese espiritual são a FICA[23] (*faith, importance, community* e *address*) e a SPIRIT[24] (*spiritual belief system, personal spirituality, integration within spiritual community, ritualized practices and restrictions, implications for medical care* e *terminal events planning*), apresentadas a seguir.

Ferramenta FICA[23]:

- *Faith* (fé): "Você se considera espiritualizado ou religioso?"; "Você tem crenças que o ajudam a lidar com estresse?"; "O que dá significado à sua vida?" (caso o paciente responda negativamente às duas primeiras perguntas).
- *Importance* (importância): "Qual a importância disso em sua vida?"; "Essas crenças influenciam na forma como enfrenta a doença?"; "Qual a importância destas crenças em relação à sua saúde?".
- *Community* (comunidade): "Você faz parte de alguma comunidade religiosa?"; "Recebe alguma ajuda? Qual?"; "Existe algum grupo importante para você?".
- *Address* (abordagem): "Como você gostaria que eu incluísse essas questões em seu cuidado à saúde?".

Ferramenta SPIRIT[24]:

- *Spiritual belief system* (afiliação religiosa): "Qual a sua religião?".
- *Personal spirituality* (espiritualidade pessoal): "Descreva as crenças e práticas de sua religião ou sistema espiritual que você aceita ou não.".

- *Integration within spiritual community* (integração em comunidades espirituais e religiosas): "Você pertence a alguma igreja ou a outra forma de comunidade espiritual? Qual a importância que você dá a isso?".
- *Ritualized practices and restrictions* (rituais e restrições): "Quais são as práticas específicas de sua religião ou comunidade espiritual (por ex., medita ou reza)? Quais os significados e restrições dessas práticas?".
- *Implications for medical care* (implicações nos cuidados de saúde): "A qual desses aspectos espirituais/religiosos você gostaria que eu estivesse atento?".
- *Terminal events planning* (planejamento de fim de vida): "No planejamento de final da sua vida, como sua fé interfere nas suas decisões?".

CONSIDERAÇÕES FINAIS

A avaliação espiritual cabe a todos os profissionais da equipe que estiverem dispostos a oferecer tratamento de acordo com os desejos e valores do paciente. O questionamento do significado da vida é inevitável, tanto para pacientes que enfrentam situações de finitude quanto para profissionais que os assistem. O bem-estar espiritual tem que ser uma meta da equipe, e o sofrimento espiritual ou religioso sempre deve ser investigado.

REFERÊNCIAS BIBLIOGRÁFICAS

1. Sulmasy DP. Is medicine a spiritual practice? Acad Med. 1999;74(9):1002.
2. King MB, Koenig HG. Conceptualising spirituality for medical research and health service provision. BMC Health Serv Res. 2009;9:116.
3. Puchalski CM. The role of spirituality in health care. Proc Bayl Univ Med Cent. 2001;14(4):352.
4. Sulmasy DP. A biopsychosocial-spiritual model for the care of patients at the end of life. Gerontologist. 2002;3:24.
5. Sulmasy DP. Ethical principles for spiritual care. In: Cobb M, Puchalski CM, Rumbold B (editors). Oxford textbook of spirituality in healthcare. New York City: Oxford University Press; 2014.
6. Damiano RF, Costa LA, Viana MTSA, Almeida MA, Lucchetti ALG, Lucchetti G. Brazilian scientific articles on "Spirituality, Religion and Health". Arch Clin Psychiatry. 2016;43(1):11.
7. Koenig HG. Religion, spirituality, and health: the research and clinical implications. ISRN Psychiatry. 2012;2012:278740.
8. Balboni TA, Balboni M, Enzinger AC, Gallivan K, Paulk ME, Wright A, et al. Provision of spiritual support to patients with advanced cancer by religious communities and associations with medical care at the end of life. JAMA Inter Med. 2013;173(12):1109.
9. Murray SA, Kendall M, Grant E, Boyd K, Barclay S, Sheik A. Patterns of social, psychological, and spiritual decline toward the end of life in lung cancer and heart failure. J Pain Symptom Manage. 2007;34(4):393.
10. Bai M, Lazenby M. A systematic review of associations between spiritual well-being and quality of life at the scale and factor levels in studies among patients with cancer. J Palliat Med. 2015;18(3):286.
11. Bèphage G. Promoting spiritual comfort in Palliative care settings. Nurs Resident Care. 2009;11(9):463.
12. Camargos MG, Paiva CE, Barroso EM, Carneseca EC, Paiva BS. Understanding the differences between oncology patients and oncology health professionals concerning spirituality/religiosity: a cross-sectional study. Medicine (Baltimore). 2015;94(47):e2145.

13. Astrow AB, Wexler A, Teixeira K, He MK, Sulmasy DP. Is failure to meet spiritual needs associated with cancer patients' perceptions of quality of care and their satisfaction with care? J Clin Oncol. 2007;25(36):5753.
14. King DE, Bushwick B. Beliefs and attitudes of hospital inpatients about faith healing and prayer. J Fam Pract. 1994;39(4):349.
15. Silvestri GA, Knitting S, Zoller JS, Nietert PJ. Importance of faith on medical decisions regarding cancer care. J Clin Oncol. 2003;21(7):1379.
16. Ehman JW, Ott BB, Short TH, Ciampa RC, Hansen-Flaschen J. Do patients want physicians to inquire their spiritual or religious beliefs if they become gravely ill? Arch Inter Med. 1999;159(15):1803.
17. Murray SA, Kendall M, Mitchell G, Moine S, Novellas JA, Boyd K. Palliative care from diagnosis to death. BMJ. 2017;356:j878.
18. Balboni MJ, Sullivan A, Amobi A, Phelps AC, Gorman DP, Zolfrank A, et al. Why is spiritual care infrequent at the end of life? Spiritual care perceptions among patients, nurses, and physicians and the role of training. J Clin Oncol. 2012;31:461-7.
19. Frankl V. Em busca de sentido: um psicólogo no campo de concentração. Traduzido por Walter O. Schlupp e Carlos C. Aveline. 25. ed. São Leopoldo: Sinodal/Petrópolis: Vozes; 2008.
20. Puchalski CM. Spiritual assessment in clinical practice. Psychiatric Annals. 2006;36(3):150-5.
21. Best M, Butow P, Olver I. Spiritual support of cancer patients and the role of the doctor. Support Care Cancer. 2014;22(5).
22. Steinhauser KE, Voils CI, Clipp EC, Bosworth HB, Christakis NA, Tulsky JA. "Are you at peace?" One item to probe spiritual concerns at the end of life. Arch Intern Med. 2006;166:101-5.
23. Puchalski CM, Romer AL. Taking a spiritual history allows clinicians to understand patients more fully. J Palliat Med. 2000;3:129-37.
24. Maugans TA. The spiritual history. Fam Med. 2001;5:11-6.

CAPÍTULO 3

INDICAÇÕES DE CUIDADO PALIATIVO: OS CUIDADOS PALIATIVOS RECOMENDADOS PARA CADA PACIENTE

Izabel Pernambuco Nicodemo
Simone Henriques Bisconsin Torres

INTRODUÇÃO

Um dos grandes desafios para equipe de saúde que assiste o paciente é realizar uma avaliação correta quanto à indicação de cuidado paliativo (CP) e à identificação de que tipo de abordagem é mais adequada para cada paciente de acordo com as peculiaridades individuais e o estágio em que se encontra a evolução de sua doença. De acordo com a definição de CP da Organização Mundial da Saúde (OMS), trata-se da abordagem que visa melhorar a qualidade de vida dos pacientes e suas famílias diante dos problemas associados a doenças ameaçadoras de vida, por meio da prevenção e do alívio do sofrimento com a identificação precoce, manejo e tratamento da dor e outros problemas físicos, psíquicos e espirituais (2012). Considerando esse amplo conceito nas doenças ameaçadoras de vida de acordo com a fase em que se encontram, os pacientes apresentam indicação de diferentes abordagens de CP. Inicialmente o atendimento deve ser realizado pelo médico especialista e equipe multiprofissional. De acordo com a progressão da doença, indica-se o seguimento em conjunto pela equipe de CP e, nas fases mais avançadas, deve-se priorizar a ampla abordagem da equipe multiprofissional de CP.

Neste capítulo abordaremos alguns aspectos facilitadores na sistematização do atendimento e da avaliação para indicação de CP. Ressaltamos que para uma avaliação adequada é necessária, além do conhecimento técnico refinado, a percepção do ser humano como agente de sua história e como determinante de seu próprio curso de adoecer e morrer. Dessa forma as avaliações são únicas e individuais.

É possível realizar essa avaliação de acordo com as seguintes etapas:

- Quem é o paciente?
- Qual é a sua funcionalidade atual?
- Qual é o diagnóstico?
- Qual a fase da doença?

Quem é o paciente?

Para esta avaliação é fundamental considerarmos a história de vida, idade, estado civil, comorbidades, estado nutricional, estrutura familiar, suporte social, crenças, hábitos e vícios, medos e expectativas do indivíduo.

Assim, é de grande importância a participação de toda a equipe multiprofissional (composta pelo maior número de profissionais especializados e disponíveis no serviço), sendo o ideal uma equipe composta por médico, enfermeiro, psicólogo, fisioterapeuta, nutricionista, farmacêutico, fonoaudiólogo, terapeuta ocupacional, capelão e assistente social, uma vez que a visão integrada permite um diagnóstico mais preciso e efetivo que complemente a avaliação inicial desse paciente.

Qual a funcionalidade atual e prévia do paciente?

A funcionalidade do paciente refere-se a sua capacidade de realizar atividades de vida diária, de tomar decisões sobre sua própria vida e de participar ativamente do planejamento de seu tratamento.

Devemos fazer essa avaliação no momento atual por meio da observação e do questionamento ativo ao paciente e à família sobre capacidades e limitações no momento da avaliação e como estavam as mesmas atividades nas três ou quatros semanas prévias, aproximadamente. Isso é importante para diferenciar se a diminuição da funcionalidade é decorrente de alguma intercorrência aguda possivelmente reversível, o que evita o erro de interpretação, considerando que a queda de performance seja decorrente da própria patologia. Para avaliação da funcionalidade dos pacientes em cuidados paliativos, pode-se utilizar algumas escalas, dentre as mais utilizadas estão a Palliative Performance Scale (PPS), a Karnofsky Palliative Scale (KPS), a Katz, a Lawton e a Barthel.

Qual é o diagnóstico?

Na avaliação do paciente é fundamental a definição do diagnóstico levando em consideração outras comorbidades apresentadas.

Para tornar mais didática a avaliação, as patologias foram categorizadas em três grandes grupos de acordo com a forma de evolução e o grau de funcionalidade do paciente.

Doenças oncológicas

Quando o diagnóstico ocorre em fases iniciais e o tratamento modificador é logo instituído, o paciente se mantém estável por um período variável até que, em um momento específico, ocorre a progressão da doença e a baixa da funcionalidade é abrupta, levando o paciente a morte.

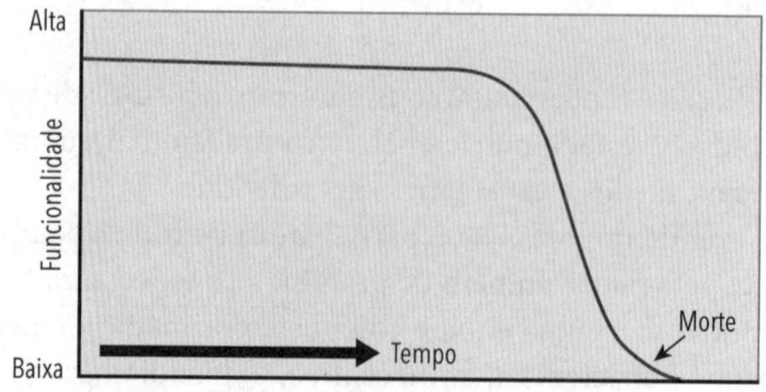

Figura 1 Curva de funcionalidade em função do tempo em pacientes com doenças oncológicas.

Doenças crônicas

Nesse grande grupo estão inseridas as doenças cardiopulmonares, renais e hepáticas. Nelas, a evolução da doença, desde o diagnóstico até o óbito, apresenta períodos de crises com pioras agudas e recuperação. O reestabelecimento frequentemente não se dá pela retomada do estado basal anterior.

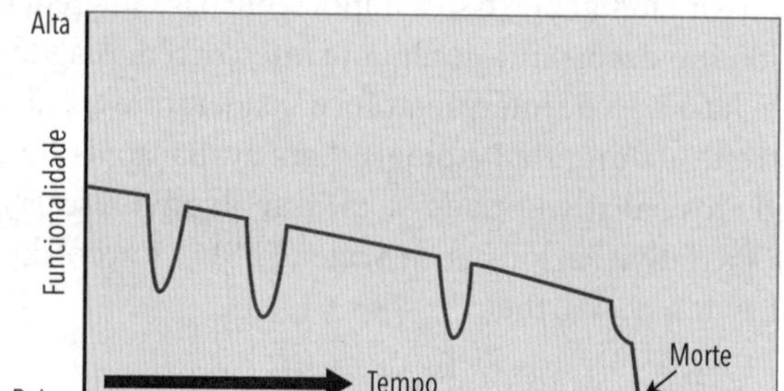

Figura 2 Curva de funcionalidade em função do tempo em pacientes e doenças crônicas.

Doenças neurodegenerativas/fragilidade

Este grupo inclui pacientes portadores de doenças neurológicas como demências, doença de Parkinson e outras doenças neurodegenerativas, além de pacientes com sequelas de acidentes vasculares encefálicos e síndrome de fragilidade. Caracteriza-se por perda de funcionalidade progressiva, com piora a medida que ocorrem intercorrências clínicas, dificilmente havendo recuperação da funcionalidade para o estado anterior a intercorrência. Nesses casos, a evolução é lenta e piora gradualmente de forma contínua desde o diagnóstico até a morte.

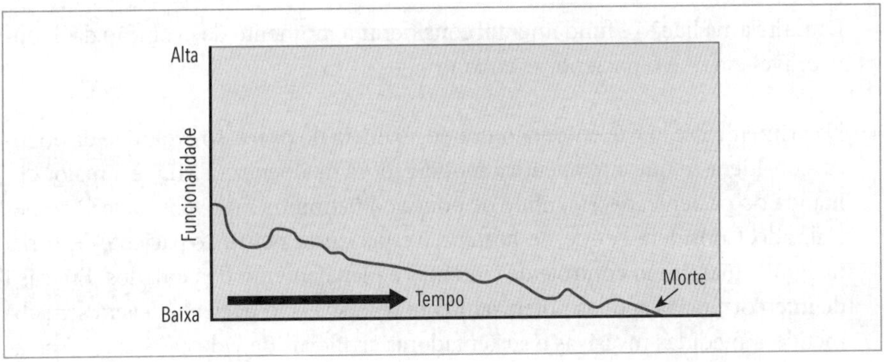

Figura 3 Curva de funcionalidade em função do tempo em doenças neurodegenerativas.

Avaliação da fase da doença

Após a avaliação do paciente e do diagnóstico, o passo seguinte é a identificação da fase da doença em que o paciente se encontra. O capítulo "Prognóstico em cuidados paliativos: descrição das ferramentas de estimativa" deste manual aborda ferramentas específicas que podem ser utilizadas para o auxílio do prognóstico.

Neste capítulo, abordaremos uma estratégia abrangente que facilita o reconhecimento das fases de evolução da doença para que, a partir disso, seja possível realizar o planejamento de cuidados proporcional a cada fase. A Figura 4 auxilia no entendimento das fases de evolução (A-F) descritas a seguir.

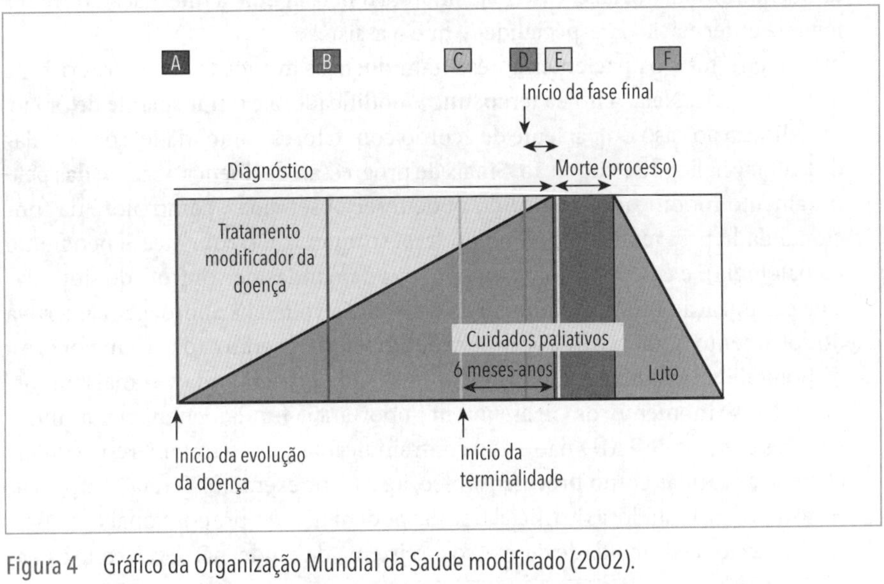

Figura 4 Gráfico da Organização Mundial da Saúde modificado (2002).

Durante a avaliação é fundamental considerar o momento da evolução da doença incurável em que o paciente se encontra.

A. Na primeira fase, o paciente encontra-se no início do processo evolutivo da doença, considera-se que a terapêutica modificadora de doença (TMD) é a maior demanda do paciente, necessitando de pouca ou nenhuma intervenção de CP especializado. Considera-se que, nesta etapa, o especialista assistirá o paciente de forma integral, atuando no controle de sintomas e planejamento de cuidados. Em caso de intercorrências agudas potencialmente reversíveis, o paciente deverá ser submetido a medidas invasivas e sustentadoras artificiais de vida caso seja necessário. O seguimento nessa fase comumente é ambulatorial.
B. Na segunda fase, conforme a progressão da doença, os pacientes apresentam diminuição de propostas terapêuticas voltadas para o TMD. Nesta etapa, a demanda de TMD é maior se comparada à terapêutica de CP, embora a necessidade deste último aumente de forma gradual. O médico especialista deve manter o seguimento do paciente e pode considerar o início do seguimento em conjunto com uma equipe de CP. Esse ponto também é ideal para iniciar a atenção psicossocial, caso ainda não tenha sido feito por questões pontuais anteriores, uma vez que o pacientes e os familiares podem estar incapacitados e possivelmente fragilizados. A família e o paciente necessitam de um acolhimento ideal e este é o momento propício para a criação do vínculo com a equipe, que é fundamental para a melhor condução e, consequentemente, a aderência ao tratamento. Em caso de intercorrência aguda reversível, deve se considerar a necessidade de terapêutica invasiva e sustentadora artificial de vida. Nessa fase, o atendimento também é ambulatorial e, caso haja intercorrência aguda, a internação deve ser feita na enfermaria da especialidade que o assiste.
C. Na terceira fase, os pacientes apresentam doenças avançadas com critérios de terminalidade. Nela, a única terapêutica modificadora é o transplante de órgão, se indicado ao caso do paciente de acordo com fatores como idade, comorbidades, funcionalidade e cognição. Sinais de progressão da doença acarretadas pelo tratamento modificador instituído podem ser observadas, como piora da funcionalidade progressiva e perda ponderal (caquexia é frequente, dependendo da patologia), e é necessário o aumento das demandas de controle de sintomas e da organização multiprofissional da assistência voltada à abordagem assertiva do sofrimento, uma vez que as limitações funcionais serão cada vez maiores e a disponibilidade de alguém para ajudar nos cuidados será cada vez mais importante. Nesse momento, os CP assumem importância fundamental, mas as intervenções clínicas de TMD não estão contraindicadas para o tratamento de intercorrências agudas como processos infecciosos, por exemplo. Terapêuticas mais invasivas e sustentadoras artificial de vida podem não ser proporcionais. No Brasil, em razão da dificuldade de acesso ao sistema de saúde, não é raro que os pa-

cientes recebam o diagnóstico já nessa fase avançada da doença, com pouco ou nenhum tratamento modificador de doença. Este fenômeno é conhecido como mistanásia. O seguimento de pacientes nessas condições pode ser realizado no ambulatório de CP, em unidades de Hospital Dia de Cuidados Paliativos, em caso de intercorrências agudas, ou na enfermaria de CP, em caso de internação.

D. Na quarta fase, os pacientes apresentam patologias avançadas, com o prognóstico de dias a poucas semanas de vida, o que caracteriza a fase final de vida. A probabilidade de que uma internação nessa fase seja a última da vida do paciente é alta. Podem-se observar alguns sinais de mau prognóstico como baixo *status* funcional (PPS de 10% a 20%), baixa ingestão oral, dispneia, *delirium* e edema. Nesse momento é de grande impacto a formação prévia do vínculo entre o paciente e a família com a equipe, uma vez que, com a imensa demanda física que caracteriza esse período, é mais difícil que o vínculo se estabeleça de forma consistente nessa fase. Intervenções invasivas, transferência para unidade de terapia intensiva (UTI) e terapêuticas de manutenção artificial de vida não são consideradas apropriadas. Quando o paciente apresenta sintomas controlados e há a manifestação do paciente e da família, ele pode continuar o seguimento ambulatorial ou em domicílio, caso haja disponibilidade de atendimento domiciliar. Porém, se houver necessidade de internação, considera-se o *hospice*, a unidade de internação mais adequada para essa fase.

E. A quinta fase é caracterizada pelas últimas horas de vida do paciente, conhecido como processo ativo de morte. A terapêutica deve ser voltada estritamente para o controle de sintomas e desconfortos nas esferas física, psíquica e espiritual. Considera-se fundamental a assistência de uma equipe especializada em CP disponível 24 horas. No caso de óbito em domicílio planejado, os cuidados devem ser assegurados pela equipe de internação domiciliar. Em casos que o

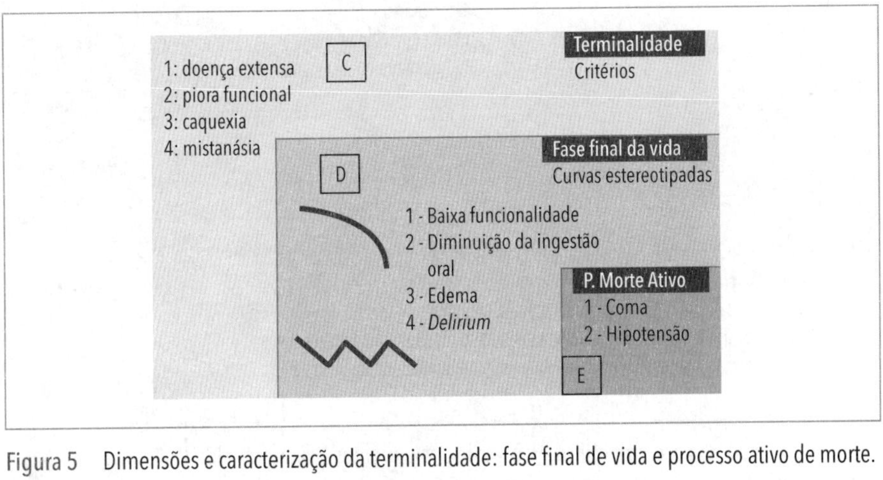

Figura 5 Dimensões e caracterização da terminalidade: fase final de vida e processo ativo de morte.

desejo do paciente e da família prevê a manutenção da internação, pela falta de condições socioeconômicas ou pela ausência de disponibilidade de uma equipe de CP, a unidade de internação mais indicada é o *hospice*.

F. Na sexta fase, o paciente já faleceu e é iniciado o processo de luto, de duração variável para cada membro da família. A ação da equipe de CP depende da demanda apresentada, podendo atuar de forma consistente nesse período de readaptação familiar. O mais comum é que os profissionais da psicologia, capelania e assistência social sejam requisitados, mas o médico permanece próximo, não apenas como integrante da equipe, mas como facilitador se houver necessidade de auxiliar na compreensão dos acontecimentos clínicos e acolhimento da família.

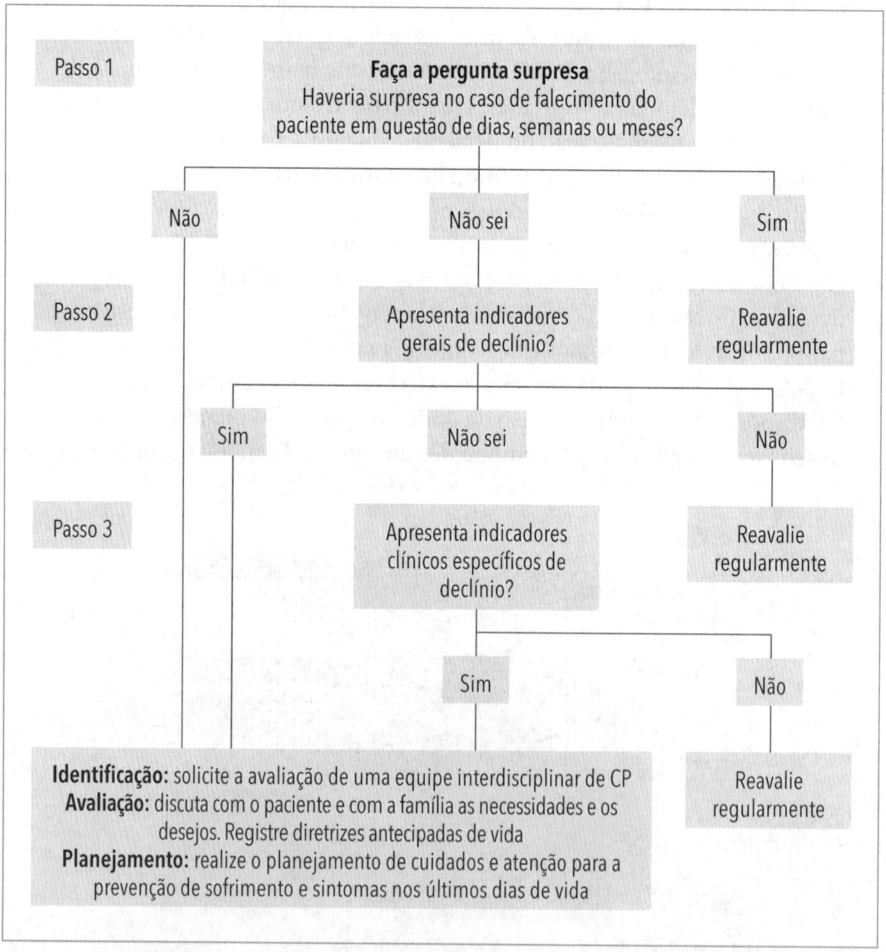

Figura 6 Algoritmo para a identificação precoce dos pacientes em terminalidade e manejo.

RESUMO: TRÊS PASSOS PARA A IDENTIFICAÇÃO PRECOCE DOS PACIENTES EM TERMINALIDADE E MANEJO

QUADRO 1 Três passos para a identificação precoce dos pacientes em terminalidade e manejo

Passo 1: pergunta surpresa
No caso de pacientes com doenças avançadas, progressivas e que ameaçam a vida, deve-se fazer a seguinte pergunta surpresa: haveria surpresa se o paciente morresse nos próximos dias, semanas ou meses? A resposta para essa pergunta deve ser intuitiva e considerar dados clínicos, comorbidades e fatores sociais, entre outros, caracterizando o estado de deterioração clínica
Passo 2: indicadores gerais
Há indicadores gerais de declínio clínico e aumento de necessidades?
Diminuição nas atividades – declínio do desempenho funcional (p. ex., escala de Barthel, escala de Katz e Lawton), diminuição do autocuidado, permanência sentado ou acamado > 50% do dia, aumento na dependência na maioria das atividades de vida diária
A presença de comorbidades é um dos maiores indicadores de mortalidade e morbidade
Declínio físico e aumento da necessidade de suporte
Doença avançada – instabilidade, sintomas de deterioração clínica
Diminuição da resposta ao tratamento, diminuição da reversibilidade
Decisão por descontinuar o tratamento ativo
Perda de peso progressiva (> 10%) nos últimos 6 meses
Múltiplas internações por crises ou intercorrências
Eventos sentinela (p. ex., quedas, perdas, transferência para instituições de longa permanência)
Albumina sérica < 2,5 mg/dL
Passo 3: indicadores específicos
Câncer – declínio rápido ou previsível: câncer metastático ou inoperável
Falência orgânica – declínio irregular (Quadro 2)
Doenças neurodegenerativas – declínio gradual (Quadro 3)

QUADRO 2 Falência orgânica – declínio irregular

Doença cardíaca
Pelo menos dois dos indicadores a seguir:
▪ NYHA Classe III ou IV
▪ Fração de ejeção <20%
▪ Refratariedade a tratamento otimizado, incluindo vasodilatadores
Outros fatores que indicam mau prognóstico:
▪ Arritmia cardíaca
▪ História de parada cardíaca
▪ Síncope a esclarecer
▪ Embolia cardiogênica
Doença pulmonar obstrutiva crônica (pelo menos dois dos indicadores a seguir)
Dispneia incapacitante
VEF1 < 30
Emergências frequentes
Cor pulmonale
Hipoxemia em oxigenioterapia com retenção de CO_2
Perda de peso não intencional
Doença renal
Recusa de indicação de transplante ou procedimento dialítico
Clearance de creatinina < 15 mL/min
Creatinina sérica > 8mg/dL (> 6 mg/dL se diabete melito tipo 2)
Doença hepática
Contraindicação para transplante hepático
Tempo de protrombina > 5 s além do controle
Hemorragia varicosa recorrente
Caquexia
Uso de álcool
Pelo menos um dos indicadores a seguir:
▪ Ascite refratária
▪ Peritonite bacteriana espontânea
▪ Síndrome hepatorrenal
▪ Encefalopatia hepática
▪ Coma

QUADRO 3 Doenças neurodegenerativas – declínio gradual

Doenças neurológicas gerais
Deterioração progressiva física ou cognitiva como resultado da terapia otimizada
Sintomas complexos e de difícil controle
Disfagia gerando pneumonia aspirativa de repetição, sepse, dificuldade ou insuficiência respiratória
Problemas de comunicação. Aumento da dificuldade de comunicação e disfagia progressiva, além das listadas a seguir:
Doenças do neurônio motor
Rápido declínio funcional
Primeiro episódio de pneumonia aspirativa
Aumento de dificuldades cognitivas
Perda de peso
Doenças do neurônio motor
Sintomas complexos significativos e complicações médicas
Baixa capacidade vital forçada (< 70% do predito na espirometria)
Discinesia, problemas de mobilidade e quedas
Dificuldades de comunicação
Doença de Parkinson
Diminuição do efeito do tratamento medicamentoso ou aumento da necessidade de tratamentos complexos
Diminuição da independência, necessidade de ajuda para as atividades de vida diária
Diminuição do controle de sintomas, com aumento de períodos *off*
Discinesias, problemas de mobilidade e quedas
Sinais psiquiátricos (depressão, ansiedade, alucinações, psicoses)
Sintomas de fragilidade
Demência
Restrito a leito ou cadeira
Dependência para atividade de vida diária
Incontinências
Impossibilidade de comunicação
Comorbidades importantes
Comprometimento nutricional na recusa de alimentação via sonda ou nutrição via sonda prejudicada
Perda de peso
Infecção do trato urinário
Graves úlceras por pressão: grau III e IV

(continua)

QUADRO 3 Doenças neurodegenerativas – declínio gradual *(continuação)*

Acidente vascular encefálico (AVE)
Fase aguda, até o terceiro dia: coma, resposta anormal de tronco cerebral
Disfagia precedida de recusa de alimentação via sonda
Demência pós-AVE
Índice de PPS < 50%
Comprometimento nutricional
Broncopneumonia aspirativa ou infecção de trato urinário recorrente
Sepse
Úlceras de pressão grau III e IV

CONSIDERAÇÕES FINAIS

Considerando o conceito de cuidados paliativos, pode-se concluir que diante de doenças que ameaçam a vida e são incuráveis, a questão a ser feita não é se há indicação de CP, mas quais CP o paciente necessita. Realizar uma avaliação criteriosa e sistemática individualizada é fundamental para o planejamento de cuidados que permite a prevenção e o alívio do sofrimento do paciente e de sua família.

REFERÊNCIAS BIBLIOGRÁFICAS

1. National Gold Standards Framework Centre for End of Life. Primary Care, care homes and other areas. Disponível em: www.goldstandardsframework.org.uk.
2. NHS End of life care Programme. Disponível em: www.nhs.uk.
3. Lynn J. The "surprise question". Altarum Institute Center for Elder Care and Advenced Illness. 2005. Disponível em: www.thehastingcenter.org/pdf/living-lnog-in-fragile-health.pdf.
4. Frameworks for implementation (2010) from End of Life Care Programmes. Disponível em: www.endoflifecareadults.nhs.uk/publications/end-of-life-care-for-heart-failure-a-framework, www.kidneycare.nhs.uk/Library/EndofLifeCareFINAL.pdf; www.endoflifecareadults.nhs.uk/publications/care-towards-the-end-of-life-for-people-with-dementia, www.endoflifecareadults.nhs.uk/publications/end-of-life-care-in-long-term-neurological-conditions-a-framework.
5. Thomas.K et al. Prognostic Indicator Guidance (PIG). 4. ed. The Gold Standard Framework Centre in End of Life Care CIC; 2011.
6. Cherny NI, Fallon MT, Kaasa S, Portenoy RK, Currow DC. Oxford Handbook of Palliative Care. 5. ed. Oxford: Oxford University Press; 2015. p. 361-3.

CAPÍTULO 4

COMUNICAÇÃO EM CUIDADOS PALIATIVOS

Douglas Henrique Crispim
Daniela Cristina Rodrigues Bernardes

INTRODUÇÃO

Data dos tempos hipocráticos a referência com relação à importância de se comunicar bem com pacientes e familiares para obter melhor desfecho nos casos de cura e não cura das doenças. Para o profissional que opta por dedicar sua carreira aos cuidados paliativos, estamos falando de uma das principais habilidades a ser treinada e adquirida para realizar os elementos essenciais na prática diária.

A comunicação acontece de maneira verbal e não verbal, sendo a segunda, na maioria das vezes, mais expressiva que a primeira. Quando nos comunicamos com pacientes e familiares, devemos estar preparados para acionar suas emoções e as nossas, pois a comunicação empática envolve a influência das emoções no modo de expressar a mensagem proferida[1].

Garantir que os pacientes recebam uma atenção consistente com seus objetivos e valores é um componente crítico do cuidado. O planejamento da assistência durante as primeiras conversas com pacientes gravemente doentes tem sido associado a melhores resultados para eles e para seus familiares. No entanto, vários déficits na realização dessas conversas têm sido descritos.

As discussões ocorrem muito tardiamente, quando os pacientes estão em crise ou incapazes de tomar decisões por si mesmos.

Mesmo que a maioria dos pacientes queira saber sobre o seu prognóstico, essas informações muitas vezes não são compartilhadas, afetando as tomadas de decisões no fim da vida. Além disso, de maneira contrária ao que se recomenda, médicos tendem a concentrar essas conversas em escolhas sobre realização ou não de procedimentos (por ex., ressuscitação, alimentação por sonda) e não sobre os objetivos, valores e desejos que constituem a base das decisões de um paciente informado. Os clínicos são despreparados e mal treinados para conduzir as conversas de fim de vidas, com qualidade, tendendo a evitá-las.

Sabe-se que normalmente profissionais com formação sólida em cuidados paliativos são treinados para enfrentar os principais problemas de comunicação com pacientes graves e seus familiares. Entretanto, o número limitado desses profissionais torna necessário que programas de comunicação mais simples sejam oferecidos para profissionais não especializados em cuidados paliativos, como oncologistas e clínicos em geral[2].

Neste capítulo, serão abordados resumidamente alguns temas principais em comunicação em cuidados paliativos:

- Comunicação de pessoa para pessoa: o poder da empatia.
- Comunicação de más notícias.
- Conspiração do silêncio.
- Promoção da vida no fim da vida.

COMUNICAÇÃO DE PESSOA PARA PESSOA

Apesar de ser um tema extremamente estudado, ainda não existe um consenso para a definição de empatia, a mais comum é de que empatia é a "habilidade em perceber os significados e sentimentos de outra pessoa e comunicá-los a ela", o que envolve basicamente a diferenciação entre empatia e simpatia. A segunda significa imaginar o que outra pessoa pode estar sentindo, porém, empatia significa imaginar pelo ponto de vista desta outra pessoa[3].

Theresa Wiseman[4] desenvolveu um novo conceito de empatia, como um processo que pode ser facilmente integrado em nossa prática diária. Muitas vezes observamos empatia como episódios concentrados em momentos específicos do cuidado, como na admissão de um paciente, comunicação de más notícias, programação para a alta ou quando o paciente ou familiar solicita uma discussão mais aprofundada sobre o tema. Porém, quando se estabelece uma sequência de ações empáticas, o profissional torna-se mais satisfeito com o resultado de seu atendimento, passando a entender que a empatia pode ser um modo de crescimento. Em algum momento, esse processo tende a se tornar menos ativo e mais passivo, entrando em um automatismo positivo no formato de um processo. A manutenção desse processo faz com que o profissional se torne empático por si só, não somente com seus pacientes específicos, mas com os indivíduos à sua volta. Nesta etapa, a empatia se torna um modo de ser (Figura 1)[4].

Metodologias de ensino focadas apenas em formato técnico tendem a fornecer resultados piores do que metodologias que estimulam o contato com as emoções e com formas de empatia.

Podemos resumir as quatro características da comunicação empática em saúde no Quadro 1.

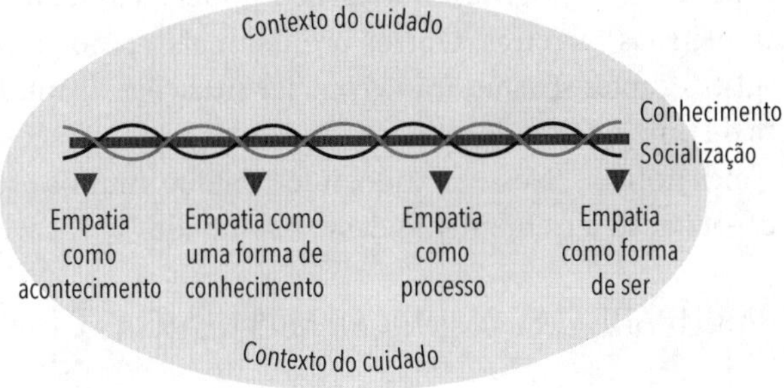

Figura 1 Nova conceituação de empatia.
Adaptada de Wiseman, 2007[4].

QUADRO 1 Características da comunicação empática[4]
Identificar a perspectiva do outro e entendê-la como verdade
Não julgar em hipótese alguma
Reconhecer as emoções do outro
Comunicar ao outro o que percebeu

Portanto, ao estabelecer uma comunicação empática, espera-se muito mais que perguntas fechadas ou conselhos sem embasamento suficiente. Espera-se muito mais que um olhar de otimismo, mas uma vontade e um olhar sinceros de compartilhar aquele momento e aquela situação com o paciente ou familiar. Comunicação empática envolve dissolver bloqueios e tornar-se vulnerável diante de outra pessoa e, apesar de gerar resultados significativamente mais positivos, implica em uma dificuldade muito maior, principalmente em pessoas não treinadas adequadamente.

COMUNICAÇÃO DE MÁS NOTÍCIAS

O comunicar más notícias, apesar de se tratar de apenas um tópico entre muitos temas em comunicação, vem recebendo grande importância da comunidade acadêmica nos últimos anos. Ao realizar uma pesquisa na base Medline, são encontradas mais de 500 referências sobre o assunto. O ensino de protocolos em universidades está crescendo, entretanto, muitas vezes o aluno entende que o aprendizado desse tópico isolado é suficiente para a prática especializada após o término de sua formação[1].

Consideramos que aprender a comunicar más notícias é um dos primeiros passos no vasto estudo da comunicação, e, sendo um dos primeiros, obviamente é essencial.

Especialistas (por ex., oncologistas) irão fornecer uma quantidade incontável de más notícias durante suas carreiras. Outros profissionais, como geriatras, cardiologistas, nefrologistas e intensivistas, irão vivenciar situações de mudança de quadro clínico, piora de funcionalidade, óbitos etc., e todas essas situações acarretarão comunicação de más notícias. Nesse sentido, infelizmente, muitos profissionais de saúde não têm capacitação e treinamento dessa habilidade.

POR QUE TER HABILIDADE EM COMUNICAR MÁS NOTÍCIAS É IMPORTANTE?

Na trajetória de uma doença, um paciente poderá receber várias más notícias, como mostrado no Quadro 2.

QUADRO 2 Diferentes momentos passíveis de fornecimento de más notícias[1]

Diagnóstico da doença
Obtenção de um prognóstico difícil
Percepção de falha terapêutica
Recorrência de doença grave
Efeitos colaterais não esperados
Óbito não esperado ou súbito
Discussões de diretivas antecipadas de vontade

Desse modo, o paciente, assim como seus familiares e cuidadores, tem o direito de serem comunicados e orientados, preferentemente, de modo profissional, mas também empático e humanizado.

O PACIENTE TEM O DIREITO DE SABER

Nas sociedades ocidentais, observa-se que o acesso a informações por pacientes e familiares tem se mostrado cada vez mais importante, tornando-se, inclusive, uma obrigação na maioria dos casos. Esse desenvolvimento foi impulsionado pelo advento de novos tratamentos e equipamentos médicos, respeitando-se o Código de Nuremberg, o qual estabelece, entre seus objetivos, não repetir experimentos como os realizados na Segunda Guerra Mundial.

Desse modo, o uso de consentimentos informados e outros documentos similares tem afirmado cada vez mais o importante papel do indivíduo nos processos decisórios em saúde. Não existe decisão sem informação.

O PACIENTE QUER SABER

Um estudo importante de Jenkins, Fallowfield e Saul[5] mostra que 98% dos pacientes com câncer querem saber seu diagnóstico e 87% deles querem saber o máximo de informações possível, sejam elas favoráveis ou não. Apesar de algumas pessoas optarem por não saber certas informações, deve-se buscar entender as causas para esta negativa.

Na experiência do Núcleo de Cuidados Paliativos do HCFMUSP, muitos pacientes se recusam a dialogar sobre questões específicas após uma comunicação complicada com alguma equipe que o trata. Alguns pacientes que recebem abordagens focadas em decisão e informação, isto é, com pouca disposição para escutar suas histórias e seus valores, tendem a ser resistentes a uma nova abordagem.

Desse modo, o cuidado centrado no paciente perpassa um fornecimento adequado de informações. Assim, torna-se possível planejar o acompanhamento.

A COMUNICAÇÃO ADEQUADA PROMOVE AJUSTE PSICOSSOCIAL

A curto prazo, uma má notícia sempre tende a ter um impacto negativo, porém, a maioria dos pacientes irá cursar com ajuste adequado ao longo do tempo. Muitos pacientes irão experimentar uma sensação de paz interior, redução da angústia e da ansiedade e melhor adaptação ao plano terapêutico quando informados de forma correta.

Após a comunicação de uma má notícia, recomenda-se que seja combinado com paciente e familiares que o assunto somente será retomado a pedido deles. Existe uma tendência dos profissionais de interpretar pessoas, que já foram devidamente informadas e têm melhora de sintomas relacionados ao humor, como negação ou entendimento equivocado da notícia. Isso gera angústia nos profissionais e pode gerar novas abordagens desnecessárias. Assim, deixar o paciente viver seu enfrentamento, aceitando a possibilidade de melhora do seu humor é mandatório.

DIFICULDADES E BARREIRAS NA DISCUSSÃO DE MÁS NOTÍCIAS

Comunicação não é prática exigida na formação de profissionais de saúde, principalmente os que não atuam com cuidados paliativos. Com isso, os profissionais não treinados de maneira adequada tendem a experimentar frustração, ansiedade e medo ao fornecerem más notícias a seus pacientes. Essas sensações geram insatisfação profissional e atitudes defensivas, como: fornecer falsa esperança ao paciente; omitir informações essenciais; responder certas perguntas com termos inacessíveis ao ouvinte; e não fornecer espaço adequado para ouvir o paciente ou familiar. Esses comportamentos são chamados de comportamentos de bloqueio.

Profissionais podem experimentar ansiedade antecipatória antes de fornecer notícias e índice de estresse muito grande antes e durante o fornecimento delas. Esse contato do profissional com suas emoções de forma inesperada pode gerar tristeza e insatisfação profissional. Os profissionais tendem a ser formados para a cura e sua maior preocupação está em não romper as esperanças dos pacientes.

DIRETRIZ BÁSICA

Antes de utilizar um protocolo de fornecimento de más notícias, devemos assegurar alguns pontos e informações importantes. Primeiramente, deve-se saber se o paciente ou familiar deseja receber as informações. Não basta perguntar, como é comum: "O que você deseja saber?"; devemos ir muito além desta percepção verbal. Utilizando empatia e experiência de atendimento, seremos capazes de entender se o conjunto de sinais, principalmente não verbais, mostra que aquele paciente está apto para receber a notícia.

Além disso, é imprescindível atentar a algumas dicas, listadas no Quadro 3.

QUADRO 3 Dicas prévias para fornecimento de más notícias[1]
Ser objetivo, não há muito tempo: os pacientes normalmente irão se lembrar mais dos dados fornecidos no início da abordagem do que de dados fornecidos no final dela. Abordagens longas parecem mais acolhedoras, porém, podem significar falta de treinamento e objetividade
Cuidado com as âncoras: os dados mais importantes para os pacientes podem não ser os mais importantes para o profissional. Muitas pessoas fixam o pensamento em uma frase e não prestam mais atenção daquele momento em diante. Por exemplo, um paciente que recebe a notícia que não vai mais andar, pode não se atentar quando o profissional informar sobre o risco de morte
Resumir: quanto maior o número de informações fornecidas, menor o número de informações assimiladas. Pode ser necessária outra abordagem posteriormente.

Muito bem desenhado, o protocolo Spikes ainda é referência para os passos básicos em uma comunicação de más notícias (Tabela 1).

CONCLUSÃO

Comunicar más notícias de forma adequada é uma habilidade básica para profissionais que trabalham com pacientes e familiares em situações de doenças graves. A inaptidão para realizar esta ação resulta em piores resultados assistenciais, traumas para pacientes e familiares, além de que pode ser um fator desencadeador de transtorno de luto complexo persistente, o que dificulta as ações da equipe por perda de vínculo com os personagens principais do cuidado.

TABELA 1 Protocolo Spikes comentado[6]

Etapa	Descrição
Set up	Ambiente e vínculo: procurar se aproximar com perguntas mais informais. Apresentar-se e procurar um espaço o mais confortável e privado possível. Evitar salas de grande movimentação e corredores.
Perception	O protocolo sugere tirar as dúvidas sobre a história e motivos da investigação. Nesta fase, deve-se explicar o porquê da conversa, quanto tempo de conversa se terá e perguntar ao paciente o que ele sabe sobre sua doença. A dica é perguntar o que sabe da doença no momento, para evitar utilização excessiva do tempo.
Invitation	Nesta etapa, o protocolo sugere perguntar ao paciente se ele é do tipo de pessoa que quer saber, com ou sem detalhes, sobre sua doença. Considera-se esta etapa como prévia e, durante o fornecimento da notícia, os detalhes devem surgir naturalmente, conforme interesse do paciente. É muito difícil definir um grau de aprofundamento como sendo uma etapa do protocolo.
Knowledge	Fornecer a informação e checar o entendimento. Nesta etapa, recomenda-se dividir a informação em diagnóstico, prognóstico, indicação ou não de procedimentos específicos e planejamento dos cuidados. Nunca começar discutindo diretivas de fim de vida. Recomenda-se fortemente o envolvimento no caso e o posicionamento emocional para que o paciente sinta que o profissional está com ele a partir de agora. Iniciar uma frase com um termo como infelizmente, olhando o paciente nos olhos, mostra maturidade e empatia.
Emotions	Acolher as emoções. Elas podem surgir a qualquer momento da abordagem. Deve-se ter atenção aos sinais não verbais. Muitas vezes ombros encolhidos, olhar fixo para baixo, lágrimas e inquietação são indicativos para interromper imediatamente o discurso. Não se deve entender a raiva como algo inesperado, ela pode surgir em até 19% dos pacientes. Tocar o paciente nos ombros, mãos, parte superior das costas; avaliar a receptividade do toque e a própria habilidade em não tornar este gesto artificial. Recomenda-se levantar-se, aproximar-se do paciente e estar, de fato, com ele.
Summarize	O protocolo orienta resumir os dados da reunião. Nosso grupo orienta utilizar esta etapa para checar o entendimento de todo o processo. Nem sempre é necessário perguntar se foi entendido, especialmente se isso ficou claro na abordagem. Recomenda-se evitar perguntas fechadas, como "entendeu?", "né?"; "O que você entendeu desta nossa conversa?". Em seguida, recomenda-se acolher novamente o paciente e encerrar.

CONSPIRAÇÃO DO SILÊNCIO

"O melhor médico é aquele que tem a capacidade de contar para o seu doente o que está acontecendo e também o que vai acontecer no futuro." (Hipócrates)

A censura de informações mediada por um acordo ou pacto entre diferentes partes e movida por sentimentos de proteção e compaixão é chamada de conspiração de silêncio ou pacto de silêncio. Ela geralmente envolve três personagens e pode ocorrer partindo de qualquer um deles: paciente, família e/ou profissional de saúde. Manifesta-se pela omissão de informações de uma ou duas partes, para uma terceira.

Os profissionais de saúde e familiares tendem a basear-se na crença de que o fornecimento de informações pode ser doloroso, triste ou ruim para pacientes gra-

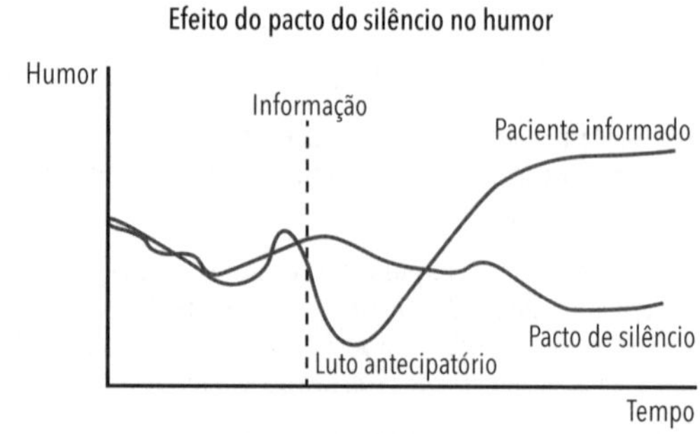

Figura 2 Modelo teórico desenvolvido pelos autores ilustrando a evolução do humor em pacientes que recebem e os que não recebem as informações sobre sua doença. Os pacientes informados, apesar do período de luto, tendem a desenvolver melhores ferramentas de enfrentamento e estabilizarem o humor dias após a notícia.

vemente enfermos. Nesses casos, imagina-se que uma informação não fornecida não poderia prejudicar o paciente. Estudos mostram que a omissão pode ocorrer em qualquer uma das fases da doença, partindo de momentos em que o paciente tem sintomas ou piora deles até momentos de grande dificuldade e crises, quando o paciente questiona sobre o que está acontecendo. Na maioria das vezes, o estabelecimento de uma relação de mentira com um paciente com doença avançada é um ato equivocado, com consequências danosas a ele e aos seus entes queridos.

Embora a motivação para omissão seja muitas vezes bem intencionada, uma conspiração de silêncio geralmente resulta em um elevado estado de medo, ansiedade e confusão – e não de calma e serenidade, como poderia ser esperado. Informações ambíguas ou deliberadamente enganosas podem ter alguns benefícios a curto prazo, enquanto a situação seguir bem. Mas priva indivíduos e suas famílias da oportunidade de reorganizar e adaptar suas vidas para a realização dos objetivos mais atingíveis e realistas para suas esperanças e aspirações[7].

O paciente pode perceber facilmente o comportamento dissimulado de médicos e seus familiares por meio da observação de sinais de bloqueio como discurso evasivo, fala técnica, conversas ao corredor na ausência dele, falta de atenção dispensada quando ele questiona. Numa atitude defensiva, o paciente pode não mais questionar criando-se um pacto entre ele e o familiar, que irá gerar um distanciamento entre eles. Nesta fase, o distanciamento pode acarretar consequências negativas como sensação de isolamento no paciente e tendência a desencadear transtornos psíquicos, como o transtorno do luto complexo persistente no familiar. Mais raramente pode ocorrer a omissão de informações entre paciente e familiar para com a equipe médica. Os casos em que o médico e paciente omitem informações para familiares são mais comuns com diagnósticos estigmatizantes como o da AIDS (Figura 3).

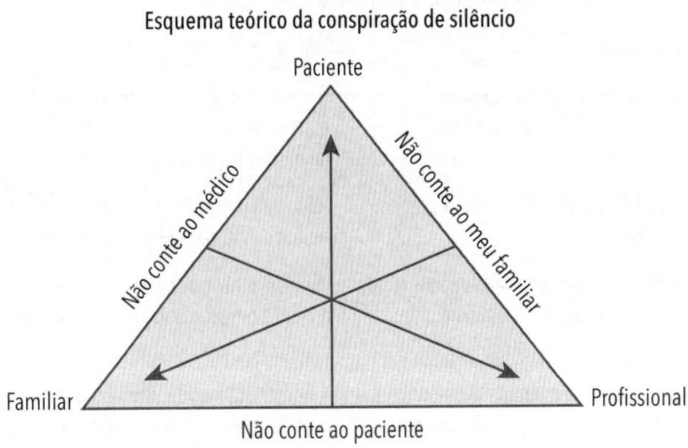

Figura 3 Esquema desenvolvido pelos autores demonstrando que a conspiração de silêncio pode ocorrer partindo de acordos entre diferentes partes para com uma terceira.

MANEJO DA CONSPIRAÇÃO DO SILÊNCIO

Engana-se o profissional que, a partir dos dados mencionados, entende que o paciente deve receber imediatamente e a qualquer custo as informações omitidas. Tentar argumentar com familiares utilizando frases como "Ele tem o direito de saber" também não é o melhor caminho. Para muitos pacientes, o principal e único vínculo é com seus entes queridos, e a comunicação direta com o paciente, ignorando os sentimentos e as atitudes das pessoas próximas, pode ter um resultado problemático. Os familiares podem entender como desrespeito, o que poderia ocasionar uma quebra de vínculo, algo totalmente indesejado nesta fase de doença.

O foco inicial e principal para romper uma conspiração de silêncio é a sua origem, na maioria dos casos, proveniente de familiares e médicos. Deve-se utilizar corretamente os argumentos demonstrando os possíveis benefícios para o paciente em receber a informação (Tabela 2).

Somente após esses cuidados deve-se proceder a abordagem com o paciente. Devemos lembrar que em alguns casos não será possível a ruptura da conspiração, levando toda a equipe a discutir novas abordagens quando necessário. Entender o contexto, nesses casos, torna-se mais importante que a quebra do pacto.

TABELA 2 Argumentação na conspiração do silêncio

Vale a pena dizer a verdade	Não vale a pena mentir
O paciente sabe: existe uma probabilidade grande de o paciente saber que algo muito ruim vem acontecendo, as pessoas percebem quando padecem.	O paciente percebe: os pacientes podem perceber quando médicos e familiares escondem informações, agindo de forma dissimulada.

(continua)

TABELA 2 Argumentação na conspiração do silêncio (*continuação*)

Vale a pena dizer a verdade	Não vale a pena mentir
A verdade traduz entrega: quando não existem segredos, as pessoas se tornam mais próximas.	Sentimento de culpa: muitos familiares experimentam culpa e arrependimento após o falecimento da pessoa.
Planejamento: a pessoa tem o direito de fazer planos realistas em prazos possíveis.	Não realizar desejos: muitas coisas que poderiam ser realizadas hoje estão aguardando.
Enfrentamento: dotada de informação adequada, uma pessoa tem mais recursos para enfrentamento psicológico.	Humor: o humor pode se tornar mais depressivo durante o tratamento e o acompanhamento.
Saber informar: "*nossa equipe é treinada para conversas como esta*". A informação deve ser fornecida de maneira progressiva, conforme a demanda do paciente.	A informação pode chegar da pior maneira: algum profissional novo que comenta na sala, uma visita hospitalar, um letreiro ou prescrição com o diagnóstico escrito.
Direito e ética: autonomia do paciente.	Afastamento: "*nesta fase de doença, seria melhor que vocês estivessem mais próximos*".

CONSIDERAÇÕES FINAIS

Diante do exposto, entendemos que a comunicação é ferramenta de grande valor para os profissionais de saúde, e que, quando bem utilizada, com técnicas apropriadas e sensibilidade devida, auxilia, esclarece, acolhe, organiza e pode fazer com que indivíduos com a saúde comprometida e risco de vida tenham a oportunidade de vivenciar suas relações com mais qualidade e franqueza, bem como realizar desejos, despedidas e pendências relacionais, mas, principalmente, que tenham sua dignidade e autonomia mantidas e respeitadas, pois sua saúde pode ter sido perdida, mas não a condução das rédeas de sua vida.

REFERÊNCIAS BIBLIOGRÁFICAS

1. Kissane DW, Bultz BD, Buttow PM, Finlay IG. Handbook of communication in oncology and palliative care. New York: Oxford University Press; 2010.
2. Bernacki R, Hutchings M, Vick J, Smith G, Paladino J, Lipsitz S, et al. Development of the serious illness care program: a randomized controlled trial of a palliative care communication intervention. BMJ. 2015;5(10):e009032.
3. Gagan J. Methodological notes on empathy. Adv NursSci. 1983;5(2):65-73.
4. Wiseman T. Toward a holistic conceptualization of empathy for nursing practice. ANS Adv Nurs Sci. 2007;30(3):E61-72.
5. Jenkins V, Fallowfield L, Saul J. Information needs of patients with cancer: results from a large study in UK cancer centres. Brit J Cancer. 2001;84(1), 48.
6. Kaplan M. SPIKES: a framework for breaking bad news to patients with cancer. Clin J Oncol Nurs. 2010;14(4):514.
7. Fallowfield LJ, Jenkins VA, Beveridge HA. Truth may hurt but deceit hurts more: communication in palliative care. Palliat Med. 2002;16(4):297-303.
8. Back A, Arnold R, Tulsky J. Mastering communication with seriously ill patients. Cambridge: Cambridge University Press; 2009.
9. Bennett JA. Methodological notes on empathy: further considerations. ANS Adv Nurs Sci. 1995;18(1):L36-50.

CAPÍTULO 5

PROGNÓSTICO EM CUIDADOS PALIATIVOS - DESCRIÇÃO DAS FERRAMENTAS DE ESTIMATIVA

Mayra de Almeida Frutig
Milena dos Reis Bezerra de Souza

INTRODUÇÃO

O ato de prognosticar é um dos pilares da medicina, assim como diagnosticar e tratar, tem grandes implicações éticas e significado metafísico, uma vez que transcende a ciência e perpassa por questões socioculturais e de cunho religioso e espiritual de pacientes, familiares e do próprio médico.

Nesse sentido, o entendimento da história natural das doenças crônico-degenerativas e de terapias modificadoras, bem como da história dos agravos à saúde (por ex., indivíduo jovem vítima de acidente automobilístico, internado em terapia intensiva há trinta dias e com falência de múltiplos órgãos) é primordial na realização do prognóstico.

Estudos apontam que, em média, a cada dez pacientes internados, três falecerão em menos de um ano. Apesar dessa estatística, em geral, há na sociedade um imenso desconforto ao se abordar a terminalidade. Christakis[10], importante pesquisador na área de prognóstico, cunhou na medicina o termo "cultura do otimismo", em que a comunicação sobre o prognóstico em pacientes críticos e com doenças avançadas é evitada, ou seja, ocorre com frequência muito reduzida.

O maior objetivo do século XXI, no setor da saúde, é o cuidado centrado no paciente, o que necessariamente envolve competências técnicas e boa comunicação. Para o exercício desse cuidado, os profissionais de saúde precisam ser mais do que *atenciosos* e *agradáveis*, ou submissos à vontade de pacientes e familiares, eles necessitam de treinamento técnico e em comunicação, bem como disposição para ouvir atentamente as expectativas, os receios e as preferências de pacientes e familiares. Portanto, a comunicação sobre o prognóstico reitera o cuidado centrado no paciente.

Em contraponto, muitos profissionais da saúde, em especial os médicos, temem causar desconforto ao comunicar aos pacientes as expectativas da doença, a incurabilidade, o prognóstico e a limitação dos tratamentos. Evitar o tema, entretanto, impede que paciente e familiares participem da tomada de decisões acerca de sua própria saúde, assim como de procedimentos e tratamentos que possam causar desconforto ou dor.

O rompimento com a "cultura do otimismo" e o compromisso com o cuidado centrado no paciente podem auxiliar na comunicação do prognóstico, visando o equilíbrio entre expectativa e realidade, mesmo diante de vários graus de incerteza que enfrentamos cotidianamente à beira do leito com nossos pacientes.

Fallowfield et al.[1] publicaram, em 2002, o artigo *Truth may hurt but deceit hurts more* (*A verdade pode machucar, mas o engano machuca mais,* tradução livre), em que pacientes relatam experiências de ansiedade imediatamente após a comunicação sobre o prognóstico. Apesar disso, o sintoma esteve presente por curta duração e não houve relato de prejuízo à vida dos participantes após conversa com seu médico.

Nota-se, assim, que há várias técnicas de comunicação de más notícias que auxiliam a prática de todos os profissionais que lidam com pacientes em fase avançada de doença. Sem o objetivo de esgotar o assunto, as perguntas contidas no Quadro 1 podem ser norteadoras para a prática clínica e são baseadas em entrevistas de pacientes oncológicos.

QUADRO 1 Questões norteadoras para a comunicação de prognóstico[2]
Muitos pacientes não tiram todas as dúvidas na consulta por esquecimento: "o/a sr./sra./você tem alguma pergunta?"
Qual a sua expectativa para o futuro?
O câncer pode diminuir seu tempo de vida?
É possível estimar seu tempo de vida?
Qual o melhor cenário? Qual o pior cenário?

ESTRATÉGIAS PARA ESTIMAR SOBREVIDA EM PACIENTES COM DOENÇAS AVANÇADAS

Avaliação inicial

Uma ferramenta simples e de fácil aplicação, que foi descrita recentemente na literatura, é submeter o médico à seguinte pergunta: "você ficaria surpreso se o paciente falecesse em até um ano?".

A resposta negativa dos médicos a essa pergunta seria um indicador de prognóstico de alta especificidade que auxiliaria na triagem para uma avaliação mais aprofundada. No entanto, é importante ressaltar que há uma queda da acurácia prognóstica se a relação médico-paciente for mais estreita.

Aplicação na prática

Por conta do otimismo acentuado por parte dos médicos à imprevisibilidade do curso de várias doenças crônico-degenerativas e piora do estado de saúde, a utilização de escalas prognósticas pode auxiliar na predição de mortalidade e tomada de decisão.

No contexto oncológico, as escalas mais utilizadas para avaliação de funcionalidade, são:

- Escala de *performance* de Karnofsky (KPS), demonstrada na Tabela 1.
- *Eastern Cooperative Oncology Group* (ECOG), demonstrada na Tabela 2.
- Escala de *performance* paliativa (PPS), demonstrada na Tabela 3.

TABELA 1 Escala KPS[3]

100	Normal ou assintomático
90	Sintomas/sinais menores; capaz de realizar normalmente as suas atividades
80	Alguns sintomas/sinais de doença; capaz de realizar suas atividades com esforço
70	Capaz de autocuidado; incapaz de realizar suas atividades habituais ou trabalho ativo
60	Requer assistência ocasional, mas é capaz de realizar a maior parte de seu autocuidado
50	Requer assistência considerável e cuidados médicos frequentes
40	Inabilitado, requer cuidados especiais e assistência constante
30	Muito inabilitado, requer internação hospitalar, embora a morte não seja iminente
20	Muito doente, requer internação hospitalar, necessita de tratamento de suporte ativamente
10	Moribundo, progressão rápida do processo fatal
0	Morte

TABELA 2 Escala ECOG[3]

0	Totalmente ativo, capaz de realizar todas as suas atividades pré-doença sem restrição
1	Restrito em atividades extremas, porém, capaz de realizar atividades sedentárias ou leves
2	Ambulatorial, capaz de realizar todo o seu autocuidado, incapaz de realizar atividades de trabalho, > 50% de tempo ativo
3	Capaz de somente parte de seu autocuidado, confinado à cama ou ao assento > 50% do tempo
4	Completamente inabilitado, não é capaz de autocuidado, totalmente confinado à cama ou ao assento
5	Morte

TABELA 3 Escala PPS4

Porcentagem	Deambulação	Atividade da doença	Autocuidado	Ingestão	Nível de Consciência
100%	Completa	Atividade normal e trabalho; sem evidência de doença	Completo	Normal	Completa
90%	Completa	Atividade normal e trabalho; com alguma evidência de doença	Completo	Normal	Completa
80%	Completa	Atividade normal com esforço; alguma evidência de doença	Completo	Normal ou reduzida	Completa
70%	Reduzida	Incapaz para o trabalho; doença significativa	Completo	Normal ou reduzida	Completa
60%	Reduzida	Incapaz para os *hobbies*/ trabalho doméstico; doença significativa	Assistência ocasional	Normal ou reduzida	Completa ou períodos de confusão
50%	Maior parte do tempo sentado ou deitado	Incapacitado para qualquer trabalho; doença extensa	Assistência considerável	Normal ou reduzida	Completa ou períodos de confusão
40%	Maior parte do tempo acamado	Incapaz para a maioria das atividades; doença extensa	Assistência quase completa	Normal ou reduzida	Completa ou sonolência; ± confusão
30%	Totalmente acamado	Incapaz para qualquer atividade; doença extensa	Dependência completa	Normal ou reduzida	Completa ou sonolência; ± confusão
20%	Totalmente acamado	Incapaz para qualquer atividade; doença extensa	Dependência completa	Mínima a pequenos goles	Completa ou sonolência; ± confusão
10%	Totalmente acamado	Incapaz para qualquer atividade; doença extensa	Dependência completa	Cuidados com a boca	Sonolência ou coma; ± confusão
0	Morte	-	-	-	-

A PPS foi desenvolvida em 1996 e revisada em 2001, é um instrumento de grande utilidade para a tomada de decisões terapêuticas, uma vez que pacientes com PPS igual ou inferior a 50% (aqueles que permanecem a maior parte do tempo sentados ou deitados e, portanto, necessitam de uma assistência considerável) apresentam expectativa de vida inferior a seis meses.

A partir dos instrumentos de avaliação funcional, é possível utilizar as escalas de avaliação de riscos de mortalidade específicos para determinadas doenças, faixas etárias, tipos de agravo e de respostas ao tratamento específico, sendo as mais utilizadas:

- *Palliative Prognostic Index* (PPI), na Tabela 5: utilizada para determinação de prognóstico oncológico de tumores gastrintestinais avançados, estima sobrevida em dias e semanas.
- Índice de Comorbidades de Charlson, na Tabela 6: validade no Brasil para idosos acima de 65 anos, estima mortalidade em um ou dois anos.
- *Burden of Illness Score for Elderly Persons* (BISEP), na Tabela 7: validade para idosos acima de 65 anos internados, estima mortalidade em um ano.

TABELA 4 Correlação entre KPS e ECOG[3]

Escala de Zubrod (ECOG)	Escala de Karnofsky (%)
PS 0: atividade normal	100: nenhuma queixa; ausência de evidência da doença 90: capaz de levar vida normal; sinais menores ou sintomas da doença
PS 1: apresenta sintomas da doença, mas deambula e leva seu dia a dia normalmente	80: alguns sinais ou sintomas da doença com o esforço 70: capaz de cuidar de si mesmo; incapaz de levar suas atividades normais ou exercer trabalho ativo
PS 2: fora do leito > 50% do tempo	60: necessita de assistência ocasional, mas ainda é capaz de realizar a maioria de suas atividades 50: requer assistência considerável e cuidados médicos frequentes
PS 3: no leito > 50% do tempo, necessita de cuidados mais intensivos	40: incapaz; requer cuidados especiais e assistência 30: muito incapaz; a hospitalização é indicada, apesar de a morte não ser iminente
PS 4: preso ao leito	20: muito debilitado; hospitalização necessária; necessidade de tratamento de apoio ativo 10: moribundo; processos letais progredindo rapidamente

TABELA 5 PPI[6]

Domínios prognósticos	Pontos atribuídos
Escala de *performance* de Karnofsky	
≤ 20	4
30-50	2,5
≥ 60	0
Sintomas ou sinais clínicos	
Edema	1
Ingestão oral moderadamente reduzida	1
Ingestão oral severamente reduzida	2,5
Dispneia	3,5
Delirium	4

0-2: sobrevida média de 90 dias; 2,1-4: sobrevida de 61 dias; > 4 pontos: sobrevida de 12 dias.

TABELA 6 Índices de comorbidades de Charlson

Peso atribuído às doenças	Condições			
1	Infarto do miocárdio[a]			
	Insuficiência cardíaca congestiva[b]			
	Doença vascular periférica[c]			
	Doença cerebrovascular[d]			
	Demência[e]			
	Doença pulmonar crônica			
	Doença do tecido conectivo[f]			
	Doença ulcerosa[g]			
	Doença hepática leve[h]			
	Diabete			
2	Hemiplegia			
	Doença renal moderada ou grave[i]			
	Diabete com lesão de órgão-alvo[j]			
	Tumor[k]			
	Leucemia[l]			
	Linfoma[m]			
3	Doença hepática moderada a grave[n]			
	Tumor sólido metastático[o]			
	Aids			
Pontos	0	1-2	3-4	>5
Mortalidade em um ano	7%	21%	43%	78%

[a] Pacientes com um ou mais infartos do miocárdio definidos. Estes pacientes foram hospitalizados e tiveram alterações eletrocardiográficas e/ou de enzimas cardíacas.
[b] Pacientes com dispneia em esforços ou dispneia paroxística noturna e que responderam de forma sintomática (ou no exame físico) a digitálico, diuréticos ou agentes redutores de pós-carga.
[c] Pacientes com claudicação intermitente, com gangrena, insuficiência arterial aguda, aneurisma torácico ou de aorta abdominal (> 6 cm) não tratados, ou que foram submetidos a revascularização por insuficiência arterial.
[d] Pacientes com histórico de acidente isquêmico transitório ou acidente vascular cerebral com sequela leve ou sem sequela.
[e] Pacientes com déficit cognitivo crônico.
[f] Pacientes com lúpus eritematoso sistêmico, polimiosite, doença mista do tecido conectivo, polimialgia reumática, artrite reumatoide moderada a grave.
[g] Pacientes tratados de úlcera péptica.
[h] Cirrose sem hipertensão portal ou hepatite crônica.
[i] Insuficiência renal moderada inclui pacientes com creatinina >3 mg/dL. Insuficiência renal grave inclui pacientes em diálise, submetidos a transplante renal ou com uremia.
[j] Pacientes com nefropatia, retinopatia ou neuropatia.
[k] Tumor sólido sem metástase documentada, com início do tratamento nos últimos cinco anos.
[l] Pacientes com leucemia mieloide aguda ou crônica, leucemia linfoide aguda ou crônica ou policitemia vera.
[m] Linfoma de Hudgkin, linfossarcoma, mieloma, macroglobulinemia de Waldenström e outros linfomas.
[n] Doença hepática moderada consiste em cirrose com hipertensão portal, porém, sem sangramento; doença hepática grave consiste em cirrose com hipertensão portal e sangramento por varizes.
[o] Tumor sólido metastático.

TABELA 7 Escalas ***High-risk Diagnoses for the Elderly*** e BISEP[7]

Escala *High-risk Diagnoses for the Elderly*		
Diagnósticos de alto risco		Pontos
Linfoma/leucemia		6
Insuficiência renal aguda		5
Câncer metastático		3
Câncer localizado		3
Acidente vascular encefálico		2
Insuficiência cardíaca congestiva		2
Doença pulmonar crônica		2
Insuficiência renal crônica		2
Diabete com lesão de órgão-alvo		1
Pneumonia		1
Total	Pontos	Grupo
	0	A
	1-2	B
	3-5	C
	≥ 6	D
Burden Illness Score for Elderly Persons (BISEP)		
Variável		Pontos
Diagnósticos de alto risco:		
Grupo A		0
Grupo B		1
Grupo C		2
Grupo D		3
Albumina ≤ 3,5 mg/dL		1
Creatinina > 1,5 mg/dL		1
Demência		1
Dificuldade de deambular		1
Total	Pontos	Mortalidade
	0-1	8%
	2	24%
	3	51%
	≥ 4	74%

- *Seattle Heart Failure Model*: estima a mortalidade de pacientes com insuficiência cardíaca grave em um, dois e cinco anos, corrigida pelas intervenções já realizadas[5].
- *Functional Assessment Stating* (Fast), na Tabela 8: validade para pacientes com Doença de Alzheimer. Na fase avançada da doença, ou seja, nos estágios 7d em diante, a sobrevida estimada em um ano é inferior a 20%.

TABELA 8 Escala Fast

Capacidade funcional	Classificação
1. Sem alterações	Normal
2. Dificuldade subjetiva para encontrar palavras	Idoso normal
3. Dificuldade para o exercício de atividades laborais	Demência leve
4. Precisa de auxílio para tarefas como compras e que envolvam dinheiro	Demência leve
5. Precisa de ajuda para escolher roupas	Demência moderada
6a. Precisa de ajuda para vestir-se	Demência moderada/grave
6b. Precisa de ajuda para tomar banho	Demência moderada/grave
6c. Precisa de ajuda para secar	Demência moderada/grave
6d. Incontinência urinária	Demência moderada/grave
6e. Incontinência fecal	Demência moderada/grave
7a. Linguagem restrita a poucas palavras	Demência grave
7b. Linguagem restrita a uma palavra	Demência grave
7c. Incapaz de deambular	Demência grave
7d. Incapaz de sentar-se	Demência grave
7e. Incapaz de sorrir	Demência grave
7f. Permanece inconsciente/comum posição fetal	Demência grave

CONSIDERAÇÕES FINAIS

A proposta deste capítulo, sem a intenção de encerrar o assunto, foi a de auxiliar o médico e a equipe multiprofissional na tarefa tão difícil e importante de prognosticar, visando o estabelecimento de metas terapêuticas adequadas e individualizadas, bem como a alocação de recursos pertinentes. Como comumente os pacientes têm várias comorbidades, as escalas de prognósticos podem auxiliar na tomada de decisão.

REFERÊNCIAS BIBLIOGRÁFICAS

1. Fallowfield LJ, Jenkins VA, Beveridge HA. Truth may hurt but deceit hurts more: communication in palliative care. Palliat Med. 2002;16(4):297-303.
2. Dimoska A, Tattersall MH, Butow PN, Shepherd H, Kinnersley P. Can a prompt list empower cancer patients to ask relevant questions? Cancer. 2008;113(2):225-37.
3. Ministério da Saúde. Condutas do INCA/MS. Rev Bras Cancerol. 2002;48(1).
4. Correia FR. Tradução, avaliação cultural e validação inicial no Brasil da Palliative Outcome Scale. Rev Bras. Cancerol. 2002.
5. Seattle heart failure model. University of Washington. [Internet]. [Acesso em: 2022 jan. 26]. Disponível em: https://depts.washington.edu/shfm/?width=1366&height=768.
6. Bruera E, Neuman CM. Respective limits of palliative care abd oncology in the supportive care of cancer patients. Suportive Care Cancer. 1999;7(5):321-7.
7. Inouye SK, Bogardus ST Jr, Vitagliano G, Desai MM, Williams CS, Grady JN, et al. Burden of illness score for elderly persons: risk adjustment incorporating the cumulative impact of diseases, physiologic abnormalities, and functional impairments. Med Care. 2003;41(1):70-83.
8. Fries JF, Ehrlich GE. Prognosis: contemporary outcomes of disease. Hemel Hempstead: Prentice/Hall; 1980.
9. The support principal investigators. A controlled trial to improve care for seriously ill hospitalized patients. The study for understand prognoses and preferences for outcomes and risks of treatments (SUPPORT). JAMA. 1995;274(20):1591-8.
10. Christakis NA. Prognostication and bioethics. Daedalus. 1999;128(4):197-214
11. Institute of medicine committee on quality of health care in 21st century. Washington, DC: National Academies Press: 2001.
12. Alexander SC, Sullivan AM, Back AL, Tulsky JA, Goldman RE, Block SD, et al. Information giving and receiving in hematological malignancy consultations. Psychooncology. 2012;21(3):297-306.
13. Clark D, Armstrong M, Allan A, Graham F, Carnon A, Isles C, et al. Imminence of death among hospital inpatients: prevalent cohort study. Palliat Med. 2014;28(6):474-9.
14. O'Callaghan A, Laking G, Frey R, Robinson J, Gott M. Can we predict which hospitalized patients are in their last year of life? A prospective cross-sectional study of the gold standards framework prognostic indicator guidance as a screening tool in the acute hospital setting. Palliat Med. 2014;28(8):1046-52.
15. Schag CC, Heinrich RL, Ganz PA. Karnofsky performance status revisited: reliability, validity, and guidelines. J Clin Oncol. 1984;2(3):187-93.
16. Oken MM, Creech RH, Tormey DC, Horton J, Davis TE, McFadden ET, et al. Toxicity and response criteria of the Eastern Cooperative Oncology Group. Am J Clin Oncol. 1982;5:649-55.
17. Victoria Hospice Society. Palliative Performance Scale (PPSv2). Vol. 2004: Victoria Hospice Society; 2001.
18. Morita T, Tsunoda J, Inoue S, Chihara S. The palliative prognostic index: a scoring system for survival prediction of terminally ill cancer patients. Support Care Cancer. 1999;7:128-33.
19. Charlson ME, Pompei P, Ales KL, MacKenzie CR. A new method of classifying prognostic comorbidity in longitudinal studies: development and validation. J Chron Dis. 1987;40:373-83.
20. Christakis NA, Lamont EB. Extent e determinants of error in doctor´s prognoses in terminally ill patients: prospective cohort study. BMJ. 2000:320(7233):469-72.
21. Inouye SK, Peduzzi PN, Robison JT, Hughes JS, Horwitz RI, Concato J, et al. Importance of functional measures in predicting mortality amongst older hospitalised patients. JAMA. 1998;279:1187-98.
22. Levy WC. Seattle Heart Failure Model. The Am J Cardiol. 2013;111(8):1235.
23. Reisberg B. Functional assessment staging (FAST). Psychopharmacol Bull. 1988;24:653-9.
24. Reisberg B, Ferris S, de Leon MJ, Torossian C, Kadiyala S, Zhu W, et al. Sub- jective cognitive impairment: the pre-mild cognitive impairment stage of brain degeneration: longitudinal outcome after a mean of 7 years follow-up. Neuropsychopharmacology. 2005;30(Suppl.1):S81.
25. Sclan SG, Reisberg B. Functional assessment staging (FAST) in Alzheimer's disease: reliability, validity, and ordinality. Int Psychogeriatr. 1992;4 Suppl 1:55-69.

CAPÍTULO 6

ABORDAGEM MULTIPROFISSIONAL DO LUTO

Débora Genezini
Daniela Cristina Rodrigues Bernardes

INTRODUÇÃO

O processo de luto inicia no momento do diagnóstico de uma doença potencialmente mortal, quando existe a ruptura da saúde, desencadeando uma cascata de perdas para o doente e sua família. É importante ressaltar que, em Cuidados Paliativos (CP), a assistência não se encerra com a morte do doente, mas se estende no período pós-morte, no qual a família vivencia a perda em sua concretude e o processo de luto decorrente.

Alguns autores chamam esse luto, que se inicia com o adoecimento, de luto antecipatório, outros chamam apenas de luto. Independentemente da denominação, é importante destacar que "a ameaça de morte ou separação pode, por si própria, iniciar uma reação de luto"[1].

Muitos profissionais têm como referencial de reações ao processo de luto as cinco fases descritas por Kübler-Ross: negação, raiva, barganha, depressão e aceitação, mas nem todos os enlutados passam por todas elas, que são cíclicas e se alternam ao longo do processo de enfrentamento ou evitação. Bromberg[2] aponta o luto como um conjunto de reações a uma perda significativa e pontua que nenhum luto é igual ao outro, pois não existem relações significativas idênticas. Já o luto antecipatório, a exemplo de Fonseca[3], consiste na vivência de um conjunto de sentimentos relacionados à dor da notícia da existência de uma doença em estágio avançado ou da perda iminente de algum membro do sistema familiar. Assim, o luto pode ser experienciado nas esferas cognitiva, emocional e comportamental. Neste texto, a referência ao luto antecipatório será utilizada para falar do luto no curso da doença, enquanto a referência tão somente ao luto servirá para falar do pós-morte.

Autores como Stroebe e Schut[4] descrevem o luto como um processo de enfrentamento e evitação diante da perda (modelo do processo dual), em que muitos familiares focam na perda, caracterizada pela dificuldade de deixar o paciente sozinho, não se permitir sair para fazer algo para si, deixar o autocuidado comprometido etc.

Outros pacientes se concentram no restabelecimento ou na capacidade de restauração, descrita como a capacidade de conseguir dividir tarefas, preocupar-se com o doente sem atentar-se para o próprio bem-estar, deixar de manter contato com amigos, não pedir ajuda quando necessário etc.

A manutenção em apenas um dos polos (perda/negação/evitação das tarefas de restabelecimento ou restabelecimento/evitação da dor/distração da dor etc.) pode dificultar o processo de enfrentamento da perda, resultando em um dos fatores que tendem a desencadear complicadores no luto. A oscilação entre ambos é o que se espera de um processo natural de ajustamento diante da perda e de adequação às mudanças sofridas (Figura 1).

Com o diagnóstico de uma doença potencialmente mortal, seguido pela evolução da doença, paciente e familiares experimentam rupturas, limitações e privações. A rotina anteriormente vivida é alterada, e situações pouco familiares como exames, medicações e procedimentos ganham espaço. No decorrer das hospitalizações e dos tratamentos, os familiares e cuidadores, que assumem os cuidados principais com o doente, necessitam conciliar papéis antigos com o novo papel de cuidador, vivenciando, assim, não só sentimentos geradores de sofrimento frente às perdas relacionadas ao ente querido, mas também às suas próprias perdas, as quais, nesse contexto, são psíquicas, físicas, materiais, entre outras.

É importante ressaltar que existe um aspecto do luto antecipatório do próprio paciente que facilmente deixamos de lado por confundirmos com depressão, movimentos de introspecção e recolhimento inerentes ao final da vida. Os pacientes que perderam a saúde, também perdem papéis anteriormente exercidos e percebem que muitos aspectos significativos da vida sobreviverão a eles, o que igualmente provoca luto.

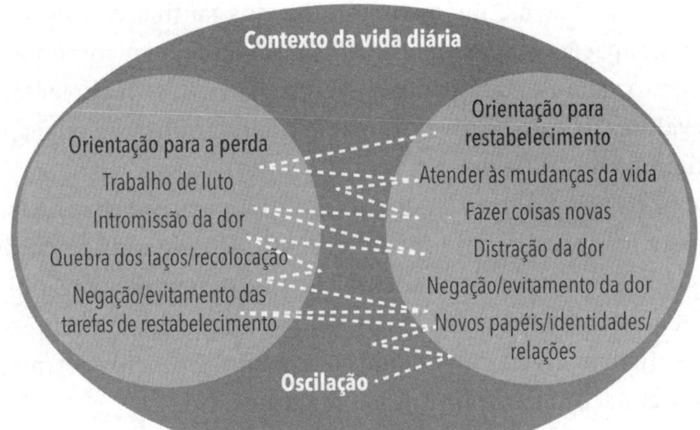
Contexto da vida diária
Orientação para a perda
Trabalho de luto
Intromissão da dor
Quebra dos laços/recolocação
Negação/evitamento das tarefas de restabelecimento
Orientação para restabelecimento
Atender às mudanças da vida
Fazer coisas novas
Distração da dor
Negação/evitamento da dor
Novos papéis/identidades/relações
Oscilação

Figura 1 Proposta de abordagem de familiares no processo de luto.

Os sintomas e as reações no luto, de fato, são muito semelhantes aos da depressão, assim, para o que o profissional de saúde deve se atentar é à intensidade, à duração e ao prejuízo na qualidade de vida. Portanto, vale ressaltar que, além da família, o paciente também vivencia o luto antecipatório.

Pesquisadores sugerem que as intervenções realizadas durante o luto antecipatório possam prevenir o desenvolvimento de problemas no luto pós-morte[3], e esse é o foco de atuação da equipe multiprofissional de cuidados paliativos no que se refere ao luto: antever e prevenir o desencadeamento do transtorno do luto prolongado, também chamado de Luto Complexo Persistente (TLCP)[5] ou dos demais agravantes que possam surgir com a má adaptação à perda de um ente querido.

Diante das explanações anteriores, traçaremos, a seguir, pontos importantes a serem abordados com os familiares no quesito luto:

- Em consideração à diminuição significativa no número de componentes familiares na atualidade, frequentemente, apenas um deles se torna responsável pelos cuidados, o que pode acarretar sobrecarrega física e emocional. Nesse contexto, a equipe deve atentar-se para estratégias que auxiliem na comunicação com os demais membros da família, visando compreender a dinâmica familiar, facilitar ações conjuntas e a tomada de decisões, além de possibilitar uma divisão de tarefas por parte dos membros familiares.
- Diante do quadro iminente que está por vir, identificar sentimentos ambíguos, gerados pelo cansaço e pela ausência de controle do que está por vir, a fim de amenizar desconfortos e torná-los naturais e passíveis de serem manifestos e sentidos frente às mudanças e perdas ocorridas em situações de grave adoecimento. Nesse cenário, pode haver aproximação ou afastamento da família do doente, sinais que oscilam ao longo do processo que podem gerar entraves entre equipe e família, quando mal interpretados.
- A equipe necessita se atentar para atitudes dos familiares como apatia, passividade, preocupação exagerada, incredulidade etc., bem como para a projeção de sentimentos angustiantes, culpas e contrariedades ao paciente, que dependem dos valores de cada indivíduo e do círculo familiar, os quais podem interferir no manejo de cuidados.
- Há que se possibilitar a tomada de decisão participativa, em que família, doente e equipe contribuam com o planejamento de cuidados, levando em conta, sempre que possível, singularidades do doente, da família e os possíveis entraves. Essa etapa geralmente é árdua e repleta de angústias, por representar "morte em vida" e afirmar a falta do ente querido, assim, é preciso desmistificar e acolher as preocupações da equipe nesse processo.
- É preciso ainda prever situações de crise familiar, haja vista a mudança de papéis por parte de seus membros com a possibilidade de morte de um de um ente familiar. Logo, é papel da equipe identificar crises que exacerbem padrões

de relacionamento tanto positivos quanto negativos e intervir, quando possível, visando auxiliar na composição de diferentes rearranjos familiares e incompreensões. Um exemplo é quando o filho passa a cuidar do pai, invertendo-se, assim, os papéis, o que nem sempre é acompanhado de conhecimento e aceitação dessa nova função.

- É de grande valia possibilitar a livre comunicação entre doente e familiares sobre terminalidade, morte e sofrimento, o que tende, por vezes, a ser negligenciado tanto pela equipe como pela família devido ao pesar em se falar da possibilidade da perda e das despedidas. Por isso, há que se desmistificar padrões de reação ao sofrimento, como evitação e mudança de assunto, já que omitir informações e sentimentos por vezes causa mais angústia do que tocar no assunto e expressar dores, o que pode possibilitar gratidão e reordenação de pendências de vida.
- Crianças e idosos tendem a ser subestimados em relação ao enfrentamento das perdas, assim, o papel da equipe é o de incluí-los nas informações e no processo de cuidados, possibilitando despedidas e evitando conflitos e sofrimento. É papel da equipe fazer com que esses membros também sejam agentes ativos nesse processo, o que permite que eles se recomponham emocionalmente de modo gradativo até que a perda ocorra e seja vista de modo mais natural. Evitar que eles sejam agentes ativos do processo pode desencadear culpa, sensação de peso, falta de lugar etc.
- Há que se encorajar os familiares a planejarem e participarem de rituais memoriais, funerais, visitas ao túmulo etc., quando a morte estiver próxima, na intenção de colocá-los em contato íntimo com os demais familiares e amigos, o que permitirá as despedidas e o encerramento de uma relação, a fim de que se possa seguir em frente. Com o advento da Covid-19, os ritos foram modificados, sendo fundamental, nesses casos, auxiliar a família a encontrar novas formas de vivenciar a perda e realizar rituais.
- Validar, encorajar e respeitar as crenças religiosas que permeiam o círculo familiar, que lhe dão conforto, significado e consolo, as quais podem facilitar a aceitação, tão importante nessa fase. Há que se estimular competências já existentes no próprio sistema familiar, para que consigam, entre si, promover enfrentamento e resiliência tanto individual, quanto familiar.

Ainda nesse sentido, Franco[6] descreve fatores que podem interferir significativamente no processo de luto, havendo, por parte da equipe, necessidade de observar esses itens na abordagem inicial da família e do paciente:

- Natureza e significados relacionados à perda.
- Qualidade da relação que finda.
- Papel que a pessoa à morte ocupa no sistema familiar/social.

- Recursos de enfrentamento do enlutado.
- Experiências prévias com morte e perda.
- Fundamentos culturais e religiosos do enlutado.
- Idade do enlutado e da pessoa à morte.
- Questões não resolvidas com relação à morte e ao enlutado.
- Percepção individual sobre o quanto foi realizado em vida.
- Perdas secundárias, circunstâncias da terminalidade.

Por fim, a equipe deve estar atenta a sinais esperados e exacerbados de sofrimento, dor, enfrentamento e evitação que apontem à criação de estratégias de intervenção precoce, acolhimento adequado e focado nas necessidades do momento, os quais facilitem o encaminhamento posterior dos familiares para acompanhamento psicológico em ambulatórios de luto ou serviços que possam auxiliar nesse árduo, mas necessário, processo de transição psicossocial, reestruturação emocional e de reposicionamento de vida.

REFERÊNCIAS BIBLIOGRÁFICAS

1. Lindermann E. Symptomatology and management of acute grief. Amer J Psyc. 1994;151(6 Suppl):155-60.
2. Bromberg MHPF. A psicoterapia em situações de perdas e luto. Campinas: Psyll; 1994.
3. Fonseca JP. Luto antecipatório. São Paulo: Livro Pleno; 2004.
4. Stroebe M, Schut H. The dual process model coping with bereavement: rationale and description. Deathstudies. 1999; 23: 197-224.
5. American Psychiatric Association. Manual diagnóstico e estatístico de transtornos mentais: DSM-V. 5. ed. Porto Alegre: Artmed; 2014.
6. Franco MHP. A família em psico-oncologia. In: Carvalho VA, Macieira RC, Liberato RP, Velt MT, Kovács MJ, Gomes MJB, et al (orgs.). Temas em psico-oncologia. São Paulo: Summus/SBPO; 2008.
7. Fonseca JP. Luto antecipatório: as experiências familiares diante de uma morte anunciada. [Dissertação (Mestrado em Psicologia)]. São Paulo: Pontifícia Universidade Católica de São Paulo; 2001.
8. Franco MHP. Nada sobre mim sem mim – Estudos sobre a vida e morte. São Paulo: Livro Pleno; 2005.
9. Mariano R. Uma visão biopsicossocial do luto. [Internet]. [acesso em: 2016 set. 19]. Disponível em: https://umavisaobiop- sicossocialdoluto.wordpress.com/tag/modelo-do-processo-dual-do-luto.
10. Keleman S. Viver o seu morrer. São Paulo: Summus; 1997.
11. Kovács MJ. Educação para a morte – temas e reflexões. São Paulo: FAPESP/ Casa do Psicólogo; 2003.
12. Kovács MJ. Morte, separação, perdas e o processo de luto. In: Kovács MJ (org.). Morte e desenvolvimento humano. São Paulo: Casa do Psicólogo; 1992.
13. Minuchin S. Famílias: funcionamento & tratamento. Porto Alegre: Artes Médicas; 1982.
14. Parkes CM. Luto: estudos sobre a perda na vida adulta. São Paulo: Summus; 1998.
15. Richardson VE. The dual process model of coping with bereavement: a decade later. Omega. 2010;61(4):269-71.
16. Rolland JS. Doença crônica e o ciclo de vida familiar. In: Carter B, McGoldrick M (orgs.). As mudanças no ciclo de vida familiar: uma estrutura para a terapia familiar. 2. ed. Porto Alegre: Artes Médicas; 1995.
17. Walsh F, McGoldrick M. Morte na família: sobrevivendo às perdas. Porto Alegre: Artes Médicas; 1998.
18. Walsh F. Fortalecendo a resiliência familiar. São Paulo: Roca; 2005
19. Worden WW. Terapia do luto: um manual para o profissional de saúde mental. 2. ed. Porto Alegre: Artes Médicas; 1998.

CAPÍTULO 7

LEGISLAÇÃO SOBRE A TERMINALIDADE DE VIDA NO BRASIL

Ricardo Tavares de Carvalho
Alessandra Teixeira Cassis

INTRODUÇÃO

Cuidado paliativo diz respeito a uma prática que visa aliviar o sofrimento em um contexto de adoecimento grave e de potencial ameaça à vida, por meio de um olhar técnico e humanizado sobre todas as necessidades e dimensões do ser humano.

Equívocos conceituais fazem com que o entendimento dessa assistência, que deve fazer parte de qualquer boa prática em saúde, seja interpretado como algo que:

- Não acrescenta ao conhecimento médico adquirido nas escolas durante a graduação ou residência e pós-graduação, uma vez que o médico aprende a controlar sintomas, o que, portanto, não teria aplicação prática até o momento da morte.
- Negligencia tratamentos quando o contexto é de iminência do óbito.

Sendo assim, é frequente entender que se trata de uma assistência que, de alguma forma, possa antecipar ou precipitar a morte.

Isso causa grande rejeição por parte dos profissionais por dois motivos:

- O profissional de saúde acredita ser seu papel combater (e vencer) a morte a qualquer custo, mesmo que compreenda que tecnicamente isso não seja sempre possível.
- Essa assistência abreviaria o fim da vida, caracterizando eutanásia, que é crime no Brasil.

Dessa maneira, por desconhecimento e partindo de duas premissas erradas, é comum a crença de que a prática de cuidados paliativos poderia levar a problemas de ordem judicial e criminal. Assim, neste capítulo, serão citadas determinações legais para melhor compreensão do assunto, também acompanhe nas referências os textos sobre a legislação da terminalidade de vida no Brasil.

O ordenamento jurídico praticado no exterior e no Brasil reconhece a terminalidade da vida e o processo de morrer como instâncias técnicas da prática médica e que sua abordagem é da alçada do profissional da saúde. Não cabe à justiça apontar uma prática e decidir arbitrariamente por sua ilegalidade sem avaliar a circunstância e os elementos técnicos em cada situação, de maneira individual[1].

As eventuais denúncias e demandas relativas a qualquer aspecto da prática médica deverão ser avaliadas pela documentação contida na história clínica, nos exames e no prontuário médico, documento considerado de fé pública, logo, os registros são a representação da verdade.

Dessa forma, a qualidade e o detalhamento das informações contidas nesses registros são sempre fundamentais para qualquer tipo de averiguação, sindicância ou processo que possam porventura ocorrer. A não observância disso poderá ser interpretada como crime de falsidade ideológica.

DEIXAR MORRER NÃO É MATAR

A crença de que deixar que a morte de uma pessoa siga seu curso natural (na circunstância da evolução do que chamamos processo ativo de morte) possa ser encarada como crime é comum, pois, de acordo com o Código Penal Brasileiro, matar é considerado fato tipificado que caracteriza crime, seja por comissão (ação), seja por omissão. Além disso, se o fato ocorrer no exercício da profissão, por negligência, imprudência ou imperícia, a pena de reclusão será aumentada (art. 121, § 4º do Código Penal).

Homicídio simples

Art. 121. Matar alguém

Pena – reclusão de 6 (seis) a 20 (vinte) anos

Aumento de pena

§ 4º No homicídio culposo, a pena é aumentada de 1/3 (um terço) se o crime resulta de inobservância de regra técnica de profissão, arte ou ofício, ou se o agente deixa de prestar imediato socorro à vítima, não procura diminuir as consequências do seu ato, ou foge para evitar prisão em flagrante. Sendo doloso o homicídio, a pena é aumentada de 1/3 (um terço) se o crime é praticado contra pessoa menor de 14 (quatorze) ou maior de 60 (sessenta) anos. (Redação dada pela Lei n. 10.741, de 2003).

Isso aterroriza, indevidamente[2], o profissional de saúde consciente de uma prática técnica e a serviço do bem-estar do paciente. Assim sendo, no art. 13, § 2º, também do Código Penal, quando trata da relação de causalidade em um crime, especificamente com relação à omissão/negligência que poderia levar à morte, tem-se:

> Relação de causalidade
>
> Art. 13 - O resultado, de que depende a existência do crime, somente é imputável a quem lhe deu causa. Considera-se causa a ação ou omissão sem a qual o resultado não teria ocorrido.
>
> Relevância da omissão
>
> § 2º - A omissão é penalmente relevante quando o *omitente devia e podia agir para evitar o resultado*. (Grifo dos autores).

A fase final da vida e o processo ativo de morte devem ser diagnosticados e constituem um processo irreversível que pode durar dias ou semanas[3]. Caracterizada essa fase, entende-se que procedimentos que visem evitar sua ocorrência serão fúteis, danosos e poderão prolongar o tempo de morte e gerar grande sofrimento. Assim, nessa situação, não há como evitar o resultado iminente da morte. Portanto, a omissão de procedimentos sustentadores de vida não é penalmente relevante, ou seja, não pode haver criminalização em não se empreender procedimentos fúteis.

Entendida dessa forma, a realização de procedimentos para impedir a morte irreversível em curso não está de acordo com o que a lei permite e poderá ser caracterizado como constrangimento ilegal. Nesse contexto, a falha em proceder uma comunicação completa, clara e verdadeira, além do uso de sedativos ou anestésicos antes de procedimentos sustentadores de vida, pode reduzir a capacidade de resistência.

> Constrangimento ilegal
>
> Art. 146 - Constranger alguém, mediante violência ou grave ameaça, *ou depois de lhe haver reduzido, por qualquer outro meio, a capacidade de resistência, a não fazer o que a lei permite*, ou a fazer o que ela não manda:
>
> Pena - detenção de três meses a um ano, ou multa. (Grifo dos autores).

Conclui-se que a prática de distanásia, ou prolongamento inadequado do processo de morrer, pode ser tipificada como crime. Já o cuidado paliativo reconhece a morte como um processo e colabora para a sua condução natural, com intervenções proporcionais visando promover conforto, interação familiar e evitar o sofrimento. Esse aspecto é altamente desejável, tecnicamente apropriado e reconhecido como boa prática em saúde, como ficará mais claro a seguir.

Retirada e não introdução de procedimentos sustentadores de vida

Nos últimos dez anos, principalmente após a fundação da Academia Nacional de Cuidados Paliativos (ANCP), em 2005, houve uma preocupação com a regulamentação da prática de cuidados paliativos no Brasil[4].

Foi instaurada, em 2006, pelo Conselho Federal de Medicina (CFM), a Câmara Técnica de Terminalidade da Vida e Cuidados Paliativos.

Os trabalhos desse grupo levaram à redação, em 2006, de um importante documento: a Resolução nº 1.805, a qual permitia ao médico a suspensão de procedimentos sustentadores de vida em caso de doença grave e incurável. Ela ficou conhecida como a resolução da ortotanásia.

Essa resolução foi imediatamente cassada pelo Ministério Público do Distrito Federal, com a alegação de incitar a eutanásia no país. A compreensão foi de que ortotanásia era sinônimo de eutanásia passiva, isto é, por omissão.

Após longo período de análise pelo Ministério Público Federal, diversas reportagens na mídia e manifestações da sociedade sobre o assunto, em 1º de dezembro de 2010, a resolução foi julgada como legal em parecer bastante extenso e esclarecedor[1].

De acordo com o entendimento jurídico dos membros da Câmara Técnica de Terminalidade da Vida e Cuidados Paliativos do CFM, todo esse processo dá à Resolução nº 1.805, de 2006, o que se chama de efeito *erga omnes*, que concede a ela poder de lei em todo território nacional[5].

> Art. 1º – É permitido ao médico limitar ou suspender procedimentos e tratamentos que prolonguem a vida do doente em fase terminal, de enfermidade grave e incurável, respeitada a vontade da pessoa ou de seu representante legal.
>
> Art. 2º – O doente continuará a receber todos os cuidados necessários para aliviar os sintomas que levam ao sofrimento, assegurada a assistência integral, o conforto físico, psíquico, social e espiritual, inclusive assegurando-lhe o direito da alta hospitalar.

NOVO CÓDIGO DE ÉTICA MÉDICA

Em 2018, foi lançada a última revisão do Código de Ética Médica. O texto foi mantido da versão anterior, de 2009, na qual o termo cuidado paliativo foi escrito em um Código de Ética Médica brasileiro[12] pela primeira vez.

O grande avanço refere-se ao reconhecimento da existência de doenças irreversíveis e terminais e do dever do médico em evitar procedimentos fúteis e obstinados para sustentação da vida nesses casos, bem como promover cuidados paliativos para esses pacientes.

Assim, a partir desse documento, o médico passa a ser obrigado (usa-se o termo *dever*) a atualizar-se tecnicamente para o reconhecimento das situações irreversíveis e terminais e para assistir, com cuidados paliativos, os doentes nessa condição.

Dessa forma, a prática desse tipo de assistência não é opcional ou excepcional, mas deve ser a regra para a condição de terminalidade de vida.

Princípios fundamentais

XXII – Nas situações clínicas irreversíveis e terminais, o médico evitará a realização de procedimentos diagnósticos e terapêuticos desnecessários e propiciará aos pacientes sob sua atenção todos os cuidados paliativos apropriados.

CAPÍTULO V – RELAÇÃO COM PACIENTES E FAMILIARES

É vetado ao médico:

Art. 35 – Exagerar a gravidade do diagnóstico ou do prognóstico, complicar a terapêutica ou exceder-se no número de visitas, consultas ou quaisquer outros procedimentos médicos.

Art. 36 – Abandonar paciente sob seus cuidados.

§ 2º – Salvo por motivo justo, comunicado ao paciente ou aos seus familiares, o médico não abandonará o paciente por ser este portador de moléstia crônica ou incurável e continuará a assisti-lo ainda que para cuidados paliativos.

Art. 41 – Parágrafo único – Nos casos de doença incurável e terminal, *deve* o médico oferecer todos os cuidados paliativos disponíveis sem empreender ações diagnósticas ou terapêuticas inúteis ou obstinadas, levando sempre em consideração a vontade expressa do paciente ou, na sua impossibilidade, a de seu representante legal. (Grifo dos autores).

Outra situação que gera confusão, na prática, diz respeito ao trecho: "levando sempre em consideração a vontade expressa do paciente ou, na sua impossibilidade, a de seu representante legal". O texto se refere à necessidade de que o processo decisório deve ser compartilhado e que os valores das pessoas envolvidas sejam ouvidos e considerados. Isso absolutamente não quer dizer "fazer o que o paciente ou a família querem". A indicação de procedimentos médicos é técnica. A forma de levar isso a cabo deve ser discutida.

É um erro comum e grave o médico eximir-se da sua responsabilidade técnica, deixando escolhas a cargo do paciente ou da família. À luz do conhecimento médico e ético atual, essa situação pode ser qualificada como imperícia.

EQUIPE MULTIDISCIPLINAR E CUIDADOS PALIATIVOS

O Conselho Federal de Fisioterapia e Terapia Ocupacional (COFFITO) e o Conselho Federal de Enfermagem (COFEN) também trazem os cuidados paliativos em suas diretrizes. Assim, nos Códigos de Ética da Fisioterapia e da Terapia Ocupacional[7,8], em suas Resoluções nº 424/2013 e nº 425/2013, têm-se, respectivamente:

> Artigo 4º - O fisioterapeuta presta assistência ao ser humano, tanto no plano individual quanto coletivo, participando da promoção da saúde, prevenção de agravos, tratamento e recuperação da sua saúde e cuidados paliativos, sempre tendo em vista a qualidade de vida, sem discriminação de qualquer forma ou pretexto, segundo os princípios do sistema de saúde vigente no Brasil.
>
> Artigo 4º - O terapeuta ocupacional presta assistência ao ser humano, tanto no plano individual quanto coletivo, participando da promoção, prevenção de agravos, tratamento, recuperação e reabilitação da sua saúde e cuidados paliativos, bem como estabelece a diagnose, avaliação e acompanhamento do histórico ocupacional de pessoas, famílias, grupos e comunidades, por meio da interpretação do desempenho ocupacional dos papéis sociais contextualizados, sem discriminação de qualquer forma ou pretexto, segundo os princípios do sistema de saúde, de assistência social, educação e cultura, vigentes no Brasil.

Já o COFEN destaca os cuidados paliativos em sua Resolução nº 564/2017, que estabelece o Código de Ética dos Profissionais de Enfermagem[9]:

> Art. 48 - Prestar assistência de Enfermagem promovendo a qualidade de vida à pessoa e família no processo do nascer, viver, morrer e luto.
>
> Parágrafo único. Nos casos de doenças graves incuráveis e terminais com risco iminente de morte, em consonância com a equipe multiprofissional, oferecer todos os cuidados paliativos disponíveis para assegurar o conforto físico, psíquico, social e espiritual, respeitada a vontade da pessoa ou de seu representante legal.

No atual Código de Ética do Psicólogo[10] (Resolução nº 010/05 do Conselho Federal de Psicologia), no Código de Ética e de Conduta do Nutricionista[11] (Resolução nº 599/2018 do Conselho Federal de Nutrição) e no Código de Ética do/a Assistente Social[12] (Lei 8.662/93), não foi encontrada abordagem específica referente aos cuidados paliativos, no entanto, os três documentos abordam a boa prática e a assistência ética em todas as fases da vida, o que se relaciona com esse tema[11].

Respeito à autonomia

O respeito à autodeterminação do indivíduo é considerado uma prática ética e sempre desejável, o que deve ocorrer a partir da provisão de informações completas e contextualizadas para que o paciente possa, no exercício pleno de suas faculdades mentais, expressar-se autonomamente, em respeito à sua vontade, sobre tratamentos e procedimentos no final de sua vida.

Essa situação já foi prevista pela Lei Estadual n. 10.241, de 17 de março de 1999 (conhecida como Lei Covas), que discorre sobre os direitos dos usuários dos serviços de saúde no Estado de São Paulo.

> Art. 2º - São direitos dos usuários dos serviços de saúde no Estado de São Paulo:
> I - Ter um atendimento digno, atencioso e respeitoso;
> VII - Consentir ou recusar, de forma livre, voluntária e esclarecida, com adequada informação, procedimentos diagnósticos ou terapêuticos a serem nele realizados;
> XXIII - Recusar tratamentos dolorosos ou extraordinários para tentar prolongar a vida; e
> XXIV - Optar pelo local de morte.

Tendo em vista o reconhecimento de que a prática de promoção de atenuação do sofrimento em condição de terminalidade está de acordo com o ordenamento jurídico e com o Código de Ética Médica, parece-nos adequado delinear o papel do indivíduo doente como ator do processo de tomada de decisão compartilhada sobre os tratamentos que considere adequado receber em situação de fim de vida irreversível, o que deve ser assegurado ainda que o paciente não possa expressar-se livre e autonomamente nesse momento.

Nesse contexto, surge a discussão sobre as diretivas antecipadas de vontade, a exemplo da Resolução nº 1.995 do CFM, de 2012, que estabelece:

> Art. 1º - Definir diretivas antecipadas de vontade como o conjunto de desejos, prévia e expressamente manifestados pelo paciente, sobre cuidados e tratamentos que quer, ou não, receber no momento em que estiver incapacitado de expressar, livre e autonomamente, sua vontade.
>
> Art. 2º - Nas decisões sobre cuidados e tratamentos de pacientes que se encontram incapazes de comunicar-se, ou de expressar de maneira livre e independente suas vontades, o médico levará em consideração suas diretivas antecipadas de vontade.
>
> § 1º - Caso o paciente tenha designado um representante para tal fim, suas informações serão levadas em consideração pelo médico.
>
> § 2º - O médico deixará de levar em consideração as diretivas antecipadas de vontade do paciente ou representante que, em sua análise, estiverem em desacordo com os preceitos ditados pelo Código de Ética Médica.

Dessa forma, destacamos que diretivas antecipadas de vontade são um instrumento ético-jurídico de prerrogativa apenas do paciente. Não se fala nesses termos se a vontade for expressa por familiares, em não havendo manifestação prévia do paciente. De todos os modos, deve-se sempre inquerir sobre a existência de um representante nomeado pelo paciente anteriormente.

Decisões tomadas com a família podem ser caracterizadas apenas como planejamento terapêutico, não diretivas de vontade.

§ 3º - As diretivas antecipadas do paciente prevalecerão sobre qualquer outro parecer não médico, inclusive sobre os desejos dos familiares.

§ 4º - O médico registrará, no prontuário, as diretivas antecipadas de vontade que lhe foram diretamente comunicadas pelo paciente.

§ 5º - Não sendo conhecidas as diretivas antecipadas de vontade do paciente, nem havendo representante designado, familiares disponíveis ou falta de consenso entre estes, o médico recorrerá ao Comitê de Bioética da instituição, caso exista, ou, na falta deste, à Comissão de Ética Médica do hospital ou ao Conselho Regional e Federal de Medicina para fundamentar sua decisão sobre conflitos éticos, quando entender esta medida necessária e conveniente.

O desejo do paciente e da família deve sempre ser levado em conta na tomada de decisão, de forma compartilhada. Porém, insistimos, a decisão técnica sobre as condutas é do profissional de saúde.

Quanto mais avançado o processo de doença, mais os valores da pessoa doente são importantes para ações focadas no conforto e alívio do sofrimento. Na prática, essa última fase se destina aos resgates e aos significados de vida. No processo ativo de morte, o papel do profissional é de proteger o paciente de intervenções e ocorrências que o levem ao sofrimento.

Durante todo o processo, o paciente tem assegurado seu direito à recusa de tratamentos e procedimentos médicos, atestado na presença de testemunha, salvo se acarretar risco à saúde pública, conforme Portaria GM/MS nº 675, de 30 de março de 2006, a qual também determina a seguinte Carta dos Direitos dos Usuários da Saúde:

Aprova Carta dos Direitos dos Usuários da Saúde, que consolida os direitos e deveres do exercício da cidadania na saúde em todo o País.

PRINCÍPIOS DESTA CARTA

I - Todo cidadão tem direito ao acesso ordenado e organizado aos sistemas de saúde;

II - Todo cidadão tem direito a tratamento adequado e efetivo para seu problema;

III - Todo cidadão tem direito ao atendimento humanizado, acolhedor e livre de qualquer discriminação;

IV - Todo cidadão tem direito a atendimento que respeite a sua pessoa, seus valores e seus direitos;

V - Todo cidadão também tem responsabilidades para que seu tratamento aconteça da forma adequada; e

VI - Todo cidadão tem direito ao comprometimento dos gestores da saúde para que os princípios anteriores sejam cumpridos.

TERCEIRO PRINCÍPIO

VI - A informação a respeito de diferentes possibilidades terapêuticas de acordo com sua condição clínica, considerando as evidências científicas e a relação custo-benefício das alternativas de tratamento, com direito à recusa, atestado na presença de testemunha;

VII - A opção pelo local de morte;

QUARTO PRINCÍPIO

V - Consentimento ou recusa de forma livre, voluntária e esclarecida, depois de adequada informação, a quaisquer procedimentos diagnósticos, preventivos ou terapêuticos, salvo se isso acarretar risco à saúde pública.

Dessa forma, a boa prática clínica na terminalidade, sem litígios e mal-entendidos, está baseada em:

- Um processo de cuidado planejado, que obedece aos princípios da boa comunicação e dos cuidados paliativos.
- Conhecimento dos aspectos técnicos relativos à história natural das doenças.
- Conhecimento dos critérios de terminalidade e reconhecimento do processo ativo de morrer.
- Conhecimento dos princípios norteadores da prática de cuidados paliativos[6].
- Conhecimento dos direitos da pessoa doente.

ÚLTIMAS RESOLUÇÕES DO CFM

A Resolução CFM nº 2.156/2016, publicada em 17 de novembro de 2016[10], dispõe sobre os critérios de admissão e alta em Unidade de Terapia Intensiva e considera que, entre outros itens, nos casos de doença incurável e terminal, o médico deve oferecer todos os cuidados paliativos disponíveis, sem empreender ações diagnósticas ou terapêuticas inúteis ou obstinadas, levando sempre em consideração a vontade expressa do paciente ou, na sua impossibilidade, a de seu representante legal.

O Art. 6º discursa sobre a priorização de leitos de UTI, sendo os pacientes em terminalidade considerados como a última prioridade.

§ 5º Prioridade 5: Pacientes com doença em fase de terminalidade, ou moribundos, sem possibilidade de recuperação.

Em geral, esses pacientes não são apropriados para admissão na UTI (exceto se forem potenciais doadores de órgãos). No entanto, seu ingresso pode ser justificado em caráter excepcional, considerando as peculiaridades do caso e condicionado ao critério do médico intensivista.

Já o Art. 8º define que: "Os pacientes classificados como Prioridade 5, conforme descrito no parágrafo 5º do art. 6º, devem prioritariamente ser admitidos em unidades de cuidados paliativos."

Por fim, em consonância com o Art. 8º, o Art. 10 estabelece, quanto aos critérios para alta da UTI:

"b) Paciente para o qual tenha se esgotado todo o arsenal terapêutico curativo/restaurativo, e que possa permanecer no ambiente hospitalar fora da UTI de maneira digna e, se possível, junto com sua família."

REFERÊNCIAS BIBLIOGRÁFICAS

1. Ministério Público Federal. Ação civil pública n. 2007.34.00.014809-3/ DF. [Internet]. [acesso em: 2015 set. 20]. Disponível em: http://s.conjur.com.br/dl/sentenca-resolucao-c- fm-180596.pdf.
2. Torres JHR. Deixar morrer é matar? Revista do Conselho Regional de Medicina do Estado de São Paulo. 2008;43. p.15.
3. Kira CM. As últimas 48 horas de vida. Cuidado Paliativo CREMESP; 2008. p.338-53.
4. Maciel MGS, Rodrigues LF, Naylor C, Bettega R, Barbosa SM, Burlá C, Melo ITV. Critérios de qualidade para o cuidado paliativo no Brasil. Rio de Janeiro: Diagraphic; 2006.
5. Moritz RD (org.). Conflitos bioéticos do viver e do morrer. Brasília: CFM; 2011.
6. WHO. National Cancer Control Programs – policies and managerial guidelines. 2. ed. Genebra; 2002.
7. Conselho Federal de Fisioterapia e Terapia Ocupacional (COFFITO). Código de Ética da Fisioterapia, 2013: Resolução COFFITO nº 424/2013. [Internet]. [acesso em: 2021 abr. 01]. Disponível em: https:// www. coffito.gov.br.
8. Conselho Federal de Fisioterapia e Terapia Ocupacional (COFFITO). Código de Ética da Terapia Ocupacional, 2013: Resolução COFFITO nº 425/2013. [Internet]. [acesso em: 2021 abr. 01]. Disponível em: https://www.coffito.gov.br.
9. Conselho Federal de Enfermagem (COFEN). Código de Ética dos Profissionais de Enfermagem, 2017: Resolução COFEN nº 564/2017. [Internet]. [acesso em: 2021 abr. 01]. Disponível em: http://www. cofen.gov.br.
10. Conselho Federal de Medicina (CFM). Resolução CFM nº 2.156/2016. [Internet]. [acesso em: 2021 abr. 01]. Disponível em: https://portal.cfm.org.br.
11. Santos AFJ. Atlas dos cuidados paliativos no Brasil 2019. Academia Nacional de Cuidados Paliativos. São Paulo: ANCP; 2020.
12. Conselho Federal de Medicina (CFM). Código de ética médica. 2010: Resolução CFM nº 1.931/09. [Internet]. [acesso em: 2021 dez. 27]. Disponível em: https://portal.cfm.org.br/images/stories/biblioteca/ codigo%20de%20etica%20medica.pdf.

CAPÍTULO 8

ORGANIZAÇÃO E GERENCIAMENTO DE SERVIÇOS DE CUIDADOS PALIATIVOS

Douglas Henrique Crispim
Daniela Cristina Rodrigues Bernardes

ESTUDO DE CASO

Sr. Maurício, 69 anos, católico, casado, pai de 3 filhos, avô de 7 netos, ex-contador. Gosta de bons vinhos e queijos. Diagnosticado com câncer de cólon há 2 anos, enfrentou, desde então, vários ciclos de quimioterapia paliativa, visto que seu médico lhe informou que seu caso não era mais passível de cirurgia curativa. Há 5 meses vem se sentindo mais fraco, com piora do apetite, certa sonolência diurna, apesar de dormir toda a noite, acentuação do emagrecimento e chega a necessitar de ajuda para praticamente todas as suas atividades básicas de vida. Iniciou há 3 meses um quadro de tosse produtiva e procurou espontaneamente o pronto-socorro, no qual foi diagnosticado um quadro de pneumonia comunitária, para o que recebeu tratamento antibiótico. Paciente foi triado na entrada com critérios de terminalidade e fase final de vida, automaticamente foi solicitado parecer do grupo de cuidados paliativos. Avaliado no mesmo dia pela enfermeira, que identificou demandas específicas e incluiu o paciente na lista de visitas médicas e multidisciplinares.

A equipe avaliou o paciente no dia seguinte, realizando controle dos sintomas, e iniciando o processo de comunicação com ele e seus familiares. Então, o paciente foi encaminhado para a enfermaria de cuidados paliativos, onde permaneceu por mais 2 dias sendo medicado por via endovenosa. Recebeu alta em seguida, mas manteve-se a terapia com antibióticos orais. Encaminhado para consulta ambulatorial multidisciplinar em cuidados paliativos, obteve melhora do quadro agudo. Após um mês do ocorrido, evoluiu com quadro de dores mais frequentes, obstipação significativa, sendo encaminhado para a equipe de assistência domiciliar em cuidados paliativos. O paciente permaneceu em casa, utilizando medicamentos por via subcutânea e clister glicerinado para o alívio da obstipação. Durante três semanas se sentiu melhor, porém, evoluiu com um quadro típico de obstrução intestinal maligna. Foi solicitada, então, uma vaga em unidade *hospice*, que recebeu o paciente no mesmo dia, e onde foram tomadas as medidas direcionadas para seu quadro. O paciente recebeu visitas dos familiares, incluindo seus pequenos netos, saboreou um pouco de vinho, permaneceu internado nas suas últimas semanas e faleceu de maneira serena.

O caso descrito é ilustrativo para uma rede integrada criada a partir de um centro hospitalar de referência, que representa uma das formas de implementação dos cuidados paliativos e suas modalidades como especialidade multidisciplinar. Com base nisso, gostaria de chamar a atenção do leitor para alguns pontos do caso relatado:

- A presença de um time de resposta rápida com gerenciamento de risco na admissão do paciente.
- Um plano terapêutico definido com critérios específicos de admissão e alta para os diferentes cenários.
- Uma comunicação efetiva entre diferentes modalidades.
- A associação entre satisfação do usuário e integração de setores.
- A admissão direta do ambulatório para a assistência domiciliar.

Nota-se que, apesar de não ser ainda o ideal, o caso do sr. Maurício servirá de base para aspectos importantes na organização dos serviços de cuidados paliativos. Segundo a CAPC (Center for Advance of Palliative Care), 5% de todas as admissões hospitalares têm critérios para uma avaliação especializada de equipe de cuidados paliativos, além disso, todos os óbitos ocorridos com mais de dois dias de internação também deveriam ter sido avaliados por equipe especializada.

Quando se fala de pacientes com doença oncológica, trata-se de números ainda maiores, de uma pandemia de pacientes com doenças terminais recebendo assistência cara e ainda ineficaz. O Global Standard Framework (GSF) define critérios ainda mais abrangentes para que os pacientes possuam pelo menos uma avaliação por equipe especializada, respeitando as curvas de evolução típicas para os grandes grupos de doenças. Segundo o GSF, pacientes que possuam doença extensa, queda da funcionalidade nos últimos meses ou critérios específicos de terminalidade para o tipo de doença em questão deveriam, obrigatoriamente, ser avaliados por grupos multidisciplinares de cuidados paliativos.

TABELA 1 Vale a pena ter um serviço de cuidados paliativos

Não vale a pena	Vale a pena
Insatisfação do usuário	Maior satisfação de pacientes e familiares
Judicialização e processos	Melhora da comunicação com pacientes e familiares
Aumento dos custos operacionais	Redução objetiva de custos
Aumento de média de permanência dos hospitais	Desospitalização e redução das reinternações
Angústia da equipe assistente	Redução do sofrimento das equipes

Nos Estados Unidos, atualmente, estima-se que a maioria dos hospitais com mais de 50 leitos já possui grupos especializados. O *hospice care* aparece como um mercado em expansão, tornando-se símbolo de excelência em cuidado. Essa especialidade é cada vez mais reconhecida mundialmente e assume o papel de parceria e interface para as outras equipes hospitalares. Os cuidados paliativos tornam-se exigência para acreditação em agências de qualidade em saúde como a ONA, a Joint Comission e a Associação Canadense. Todo esse movimento já se encontra a passos largos no mundo, e ele tem razões claras para acontecer e consequências caras por não acontecer.

ENTENDENDO UMA REDE DE CUIDADOS PALIATIVOS GERENCIALMENTE

Observar os cuidados paliativos do ponto de vista assistencial é algo inerente aos profissionais que lidam com essa área. É normal se concentrar em aspectos de um atendimento ideal para o paciente. Esse ponto de vista é de alto impacto individual e será um dos resultados finais do serviço. Ao entendermos a importância de um processo de treinamento árduo em comunicação difícil, do controle de sintomas, de uma abordagem de aspectos psicológicos e espirituais, estaremos lidando diretamente com os princípios do atendimento em cuidados paliativos.

Ao imaginarmos cinco profissionais de classes diferentes atendendo a um paciente em seu domicílio, talvez não racionalizemos a viabilidade econômica desse tipo de atendimento. Porém, torna-se necessária uma visão mais ampla de tudo o que acontece. O conjunto de ações para se atingir o resultado assistencial esperado deve ser justificável economicamente e também em termos de saúde coletiva. Qual impacto desse serviço para a comunidade ou o grupo de usuários ao qual ele foi destinado? Assim, começamos a entender sob qual ótica gerencial deve ser entendida uma rede de cuidados paliativos. Essa ótica é a desospitalização.

Um serviço, apesar de seu caráter complexo, deve ser justificável pelo seu valor assistencial e coletivo. É importante compreender que a desospitalização é algo que proporciona maior disponibilidade de leitos em unidades de agudos, menor índice de internações e reinternações de pacientes com doença terminal. Nesse ponto de vista, observa-se que desospitalizar vai além do gerenciamento de leitos.

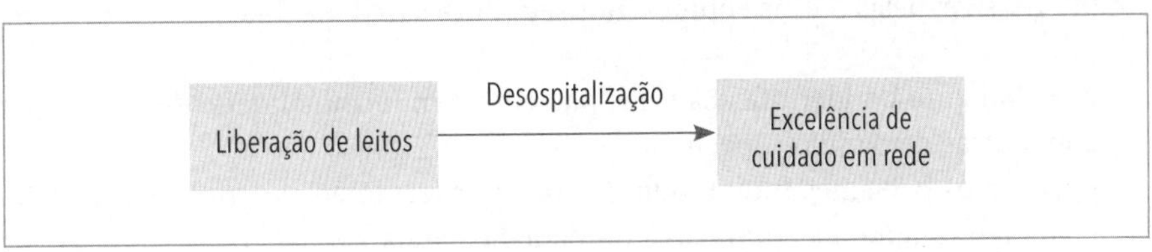

Figura 1 Atualização do olhar sobre a desospitalização.

MODALIDADES DE ATENDIMENTO EM CUIDADOS PALIATIVOS

Os cuidados paliativos são prestados de maneira especializada em diferentes modalidades. Eles também podem funcionar com o profissional não especializado, mas treinado em nível básico de atenção supervisionada e ambulatorial, como na atenção básica à saúde.

Interconsulta hospitalar

Ao assumir-se que, na realidade atual, boa parte dos pacientes com doenças terminais será identificada ainda durante sua internação hospitalar, assim como outra boa parte ainda sem acompanhamento prévio (como foi o caso do sr. Maurício), os grupos de interconsulta desempenham papel fundamental na rede de atendimentos em paliativos.

São esses grupos os responsáveis pela identificação rápida, pelo atendimento conjunto e pelo encaminhamento aos leitos o mais rápido possível, conforme a indicação daquele paciente. Os objetivos principais de uma equipe de interconsulta estão descritos no Quadro 1:

QUADRO 1 Objetivos dos grupos de interconsulta hospitalar em paliativos
Identificar precocemente pacientes e estratificar demandas, seja por referenciamento ou ferramentas gatilho (*triggers*)
Identificar rapidamente a fase da doença do paciente e elaborar plano terapêutico multidisciplinar
Realizar abordagem de excelência em controle de sintomas
Realizar, em tempo hábil, comunicação com pacientes e familiares, definindo metas de tratamento
Realizar rapidamente o direcionamento do paciente para o leito ou modalidade para a qual este tenha indicação e perfil
Realizar papel educativo, proporcionando de forma amigável os conhecimentos em cuidados paliativos para as unidades avaliadas

Sendo assim, espera-se que uma equipe de interconsulta seja acionada o mais rápido possível pelas outras equipes, nos seguintes casos:

- No momento da identificação dos pacientes em terminalidade de doença ou com outras demandas específicas.
- Quando os pacientes forem identificados por ferramentas específicas de triagem no momento da admissão à unidade hospitalar.

Essas ferramentas podem conter marcadores de fácil identificação e aplicação por profissionais não médicos, sinalizando a necessidade de intervenção da equipe especializada.

Em uma unidade hospitalar que possua equipe especializada em cuidados paliativos, deve-se acioná-la com a maior brevidade possível. Tentar praticar cuidados especializados em pacientes com doença avançada em unidades de agudos, mesmo com profissionais treinados, atrasa a inclusão do paciente na rede especializada e a desospitalização, além de prejudicar outros pacientes agudos que aguardam esse tipo de leito. Por maior que seja a capacitação da equipe local, nos casos em que existe equipe especializada disponível, ela deve ser acionada imediatamente, pois é a única via de direcionamento do paciente ao leito que melhor atenderá suas necessidades.

Uma equipe de cuidados paliativos, em todas as suas modalidades, deverá, de preferência, possuir como formação a composição indicada na Figura 2:

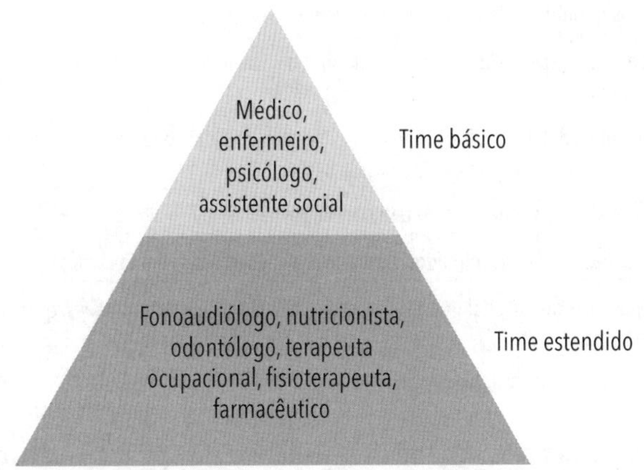

Figura 2 Composição de equipe de cuidados paliativos.

Destaca-se o custo baixo para a implantação, sendo necessário material humano e salas para reuniões multidisciplinares e conferências familiares. Essa equipe deve ter por característica um profissional de fácil relação com outras equipes, além de flexibilidade de condutas para que haja uma integração verdadeira, respeitando o espaço dos outros especialistas.

Espera-se que todos possuam capacidade de comunicação bem desenvolvida para resolução dos problemas nem sempre na presença do médico. Por ser um local de alta rotatividade, com pacientes e familiares abordados de maneira aguda, existe uma tendência a maior estresse da equipe. Isso implica maior atenção aos trabalhos de inteligência emocional e *feedbacks* dentro da equipe. Ressalta-se a necessidade de clarificar a hierarquia para que não seja confundido multidisciplinaridade com falta de liderança.

ENFERMARIA OU QUARTOS DE CUIDADOS PALIATIVOS

Unidade diretamente vinculada ao hospital. Esses leitos devem *a priori* funcionar como leitos de transição para *hospice*, ambulatório ou assistência domiciliar, não sendo desejáveis longas permanências de pacientes nessas unidades, caso haja outras disponíveis. Uma enfermaria de cuidados paliativos receberá pacientes referenciados de qualquer um dos setores do hospital com a finalidade de cumprir o plano terapêutico determinado por profissionais paliativistas.

QUADRO 2 Objetivos dos grupos de enfermaria hospitalar de paliativo
Realizar admissão dos pacientes referenciados da interconsulta e outros setores
Identificar demandas mais específicas nos campos médico e não médico que possam não ter sido identificadas no tempo reduzido da interconsulta
Elaborar plano terapêutico detalhado, incluindo encaminhamento a um setor de menor complexidade, se disponível
Realizar abordagens mais aprofundadas com familiares e pacientes
Controle de sintomas de modo mais refinado, incluindo exploração dos sintomas totais
Utilizar recursos específicos do hospital quando indicados, tais como hemotransfusões, quimioterapias, cirurgias, laboratório, imagem etc.

Enfermarias ou quartos de cuidados paliativos hospitalares são melhor conduzidos por times estendidos. Esses profissionais são capacitados para conduzir os casos de maneira detalhada, identificando demandas com maior tempo que a interconsulta.

Os sintomas devem ser abordados profundamente, e o paciente deve ser cuidado com os ajustes necessários para que ele possa ter acompanhamento em uma unidade de menor complexidade fora da estrutura hospitalar. Sendo assim, esses leitos são considerados leitos de transição de cuidado. Desse modo, a atenção deve ser direcionada para que os pacientes e familiares não sintam, em nenhuma hipótese, uma redução na quantidade e qualidade dos cuidados em relação ao leito de agudos.

Recomenda-se que o ambiente seja agradável e silencioso, nunca ambientes com mau aspecto ou excessivamente periféricos na estrutura do hospital. Deve-se ter atenção à disponibilidade de profissionais técnicos em enfermagem nessas unidades, os quais devem seguir os padrões habituais de outras enfermarias. O paciente tem que ser assistido por um número razoável de funcionários de nível superior que o atendem ao longo do dia.

Essas unidades não utilizam suporte avançado de vida, o que deve estar claro para o paciente e seus familiares, isto é, informar a limitação desses recursos no momento prévio à admissão.

A equipe deve acolher profissionais não especializados que prestem serviços nessas unidades, pois eles podem não estar habituados com elevadas taxas de óbito em quartos ou enfermarias. Deixar claro as metas e o plano terapêutico são pontos essenciais.

HOSPICE CARE

Considerado o símbolo da assistência em paliativos, o *hospice* é uma unidade que se destina a cuidar de pacientes em terminalidade de doença fora do ambiente hospitalar. Suas principais características são um maior investimento em tecnologia humana e um menor investimento em tecnologia diagnóstica e terapêutica de alta complexidade. Existe redução objetiva nos custos totais quando o paciente utiliza essa unidade.

Com relação à média de permanência, existe uma grande variação em diferentes locais pelo mundo, o que oscila de locais destinados a cuidados de final de vida por dias a semanas até locais com serviços associados de reabilitação para pacientes de maior permanência.

Esses locais de internação, grande parte das vezes, são a última estadia do paciente, pois muitos vão falecer no *hospice*. O cuidado deve ser voltado para um padrão de excelência e elevado índice de comprometimento dos funcionários com os pacientes e familiares. Nessas unidades, o foco é a autonomia dos pacientes e os ajustes nem sempre seguem regras padronizadas. A exemplo do sr. Maurício que certamente agradeceu a possibilidade de se sentir novamente como o homem que sempre foi, realizando suas vontades em um lugar tranquilo e ao mesmo tempo altamente capacitado.

Nesse ambiente também é recomendada a equipe estendida. Os profissionais devem estar aptos para atender as principais intercorrências em cuidados paliativos de maneira minimamente invasiva, além de aprofundar questões específicas nos planos médico e não médico para os pacientes e familiares. A taxa de óbitos é elevada, o que remete a uma preparação dos profissionais, como um time unido.

QUADRO 3 Objetivos dos grupos *hospice care*

Realizar admissão dos pacientes referenciados na interconsulta e outros setores
Identificar demandas específicas, conforme a fase de doença do paciente
Elaborar plano terapêutico detalhado, incluindo condutas e preferências durante os últimos dias de vida do paciente
Fornecer visitas flexíveis aos entes queridos e entrada de objetos, por ex.: roupas da preferência do paciente
Controle rigoroso de sintomas e atuação nas intercorrências principais em cuidados paliativos
Abordagem psicossocial e espiritual
Facilitar realização de desejos factíveis do paciente, sendo isso mais importante que a padronização das condutas

AMBULATÓRIO MULTIDISCIPLINAR EM CUIDADOS PALIATIVOS

O setor ambulatorial pode se organizar em vários níveis, incluindo atendimento especializado e matriciamento em unidades básicas de saúde. Concentrar-nos-emos no ambulatório especializado de cuidados paliativos. Esses serviços baseiam-se em um formato de atendimento complexo que envolve questões médicas e não médicas trabalhadas numa perspectiva horizontal, em que o paciente somente estará próximo no momento das consultas.

Esses serviços também atendem ao plano avançado de cuidados e instrumentalizam pacientes e familiares para que esses consigam permanecer em domicílio, com autonomia e independência o maior tempo possível, reduzindo a necessidade de utilização dos hospitais ou outras unidades de internação. As equipes devem dotar de *expertise* suficiente para tratar problemas atuais e prever problemas potenciais que ocorrerão a distância.

Além disso, esses profissionais devem possuir capacidade de organização suficiente para permitir o atendimento de mais de uma classe profissional em um tempo que seja viável para o serviço e para o paciente. O modelo que inclui vários atendimentos individuais, bem como o modelo que realiza atendimento de vários profissionais em um mesmo momento são falhos para o propósito em questão.

Os profissionais devem ser divididos de maneira que cada um possa exercer sua função da maneira necessária, cientes de que, em cada consulta, não será possível um atendimento completo para todas as classes, podendo ser necessário que alguma classe realize o atendimento em outro momento.

Cada profissional do grupo deve ser capacitado com ferramentas simples para identificar, na ausência do colega, uma demanda urgente que caberia a esse outro colega. Assim, numa situação em que um médico atende juntamente com um psicólogo, os dois profissionais podem, por meio de ferramentas de gerenciamento, identificar demandas recomendadas pelo enfermeiro, que poderão, naquele momento, estar em outro atendimento, formando um sistema integrado de *red flags*.

Obviamente, as demandas urgentes de cada classe podem ser acessadas na ocasião, porém, demandas de complexidade menor serão direcionadas para próximas consultas ou atendimento individual. Essa organização exige comprometimento, integração das classes e, principalmente, treinamento gerencial direcionado ao time.

QUADRO 4 Objetivos dos grupos de ambulatório de cuidados paliativos
Atendimento de paciente e familiares de maneira horizontal
Controle de sintomas e previsão de intercorrências que poderiam necessitar atendimento de urgência
Atendimento multiprofissional com divisão racional das classes por consulta, de acordo com as demandas do paciente e sua família
Plano avançado de cuidados e discussão de diretivas antecipadas de vontade
Interação de processo com unidades hospitalares, *hospice* e assistência domiciliar
Abordagem psicossocial e espiritual
Comunicação detalhada com pacientes e familiares

ASSISTÊNCIA DOMICILIAR EM CUIDADOS PALIATIVOS

A assistência domiciliar (AD) completa a linha do cuidado de uma rede especializada em cuidados paliativos. Esse setor é de vital importância e complexidade significativa, pois envolve um tipo de cuidado fora do alcance de estruturas fechadas como unidades de internação e ambulatórios, além de ser inserido em um núcleo de convívio particular daquele paciente e família.

Na rede organizacional, um serviço de AD deve integrar a rede ambulatorial, a rede de internações hospitalares e em *hospice*. Serviços modernos devem admitir pacientes da rede ambulatorial, bem como das unidades de internação, fechando a integração.

Os serviços de AD não funcionam com um profissional presente 24 horas na casa do paciente, portanto não caracteriza uma internação domiciliar. Torna-se, assim, ainda mais importante um plano terapêutico detalhado com identificação de problemas potenciais para cada tipo de doença. Para o sr. Maurício, por exemplo, seria prudente que a equipe deixasse sinalizada a possibilidade de obstrução maligna e possível necessidade de encaminhamento para a unidade *hospice*, o que, num sistema integrado de gerenciamento de informações, tais dados do pacientes estariam imediatamente disponíveis para o colega que admite o paciente no *hospice*.

Para que sejam atendidos em um modelo de AD, os pacientes devem ter demanda suficiente que justifique esse nível de assistência, pois, em comparação com o sistema ambulatorial, ele é mais oneroso. Reconhecer se o paciente e os familiares possuem reais demandas para cuidados domiciliares é entender que o paciente não se encontra em AD somente por sua dificuldade de transporte ao nível ambulatorial ou à atenção básica.

Outra questão a ser levantada é sobre a sobrecarga dos sistemas de AD pela dificuldade de alta de seus pacientes para outro nível de assistência. Existem vários serviços nos quais os pacientes permanecem anos em AD recebendo cuidados ambulatoriais, o que reduz a capacidade de admissão de novos pacientes, o que diminuiria o impacto sanitário.

O programa "Melhor em Casa", do Ministério da Saúde, em 2013, em São Paulo, teve uma taxa de permanência de 85% das admissões, o que significa que menos de 15% dos pacientes que são admitidos recebem alta do programa[2]. Nesse sentido, a elaboração de planos terapêuticos detalhados que incluam a previsão de saída do paciente do programa, os sistemas de desmame progressivo, a capacitação de cuidadores, a integração progressiva com nível ambulatorial, a melhora nos sistemas de transporte para pacientes acamados potencializam esses serviços, colocando-os disponíveis para mais usuários.

O cenário domiciliar é desafiador para toda a equipe, pois esse ambiente possui suas próprias regras, que variam para cada paciente e família. Cada lar possui sua história, seus conflitos, suas perdas anteriores, não cabendo à equipe fazer juízo desse contexto, e sim identificar quais pontos interferem realmente na assistência ao paciente.

QUADRO 5 Objetivos dos grupos de assistência domiciliar em cuidados paliativos
Atendimento de paciente e familiares de maneira horizontal
Controle de sintomas utilizando vias de baixa invasibilidade
Priorização do trato gastrintestinal e subcutânea
Previsão de intercorrências que poderiam necessitar atendimento de urgência
Discussão de diretivas de vontade e recursos para possível óbito em domicílio
Interação de processo com unidades hospitalares, *hospice* e ambulatório, recebendo pacientes referenciados dessas três modalidades
Inclusão dos cuidadores no cuidado desde a admissão
Treinamento de familiares para cuidados do paciente e redução progressiva da dependência da equipe
Reabilitação para os pacientes com indicação

O atendimento domiciliar tem suas peculiaridades em todos os aspectos, desde o controle de sintomas, o uso de medicamentos por vias alternativas, os cuidados com a administração até peculiaridades na condução de reuniões familiares e na segurança do trabalho, envolvendo transporte de pessoas e insumos.

Integração da rede

Uma rede de atendimento em cuidados paliativos deve ser organizada para permitir uma interação entre as modalidades. Essa interação propicia ao paciente e seus familiares segurança na continuidade dos cuidados. Muitos serviços isolados exercem cuidado de excelência, porém, perdem o acompanhamento de seus pacientes quando eles necessitam de atendimento em outro nível assistencial.

Imaginemos nosso paciente, o sr. Maurício, inserido em um sistema de saúde que não possuísse esse tipo de assistência. Ele correria o risco de seguir uma trajetória mais sofrida e mais onerosa ao sistema. A comunicação entre modalidades deve ser preferencialmente por sistemas informatizados para a troca de informações, além de propiciar um contato direto para a discussão de casos.

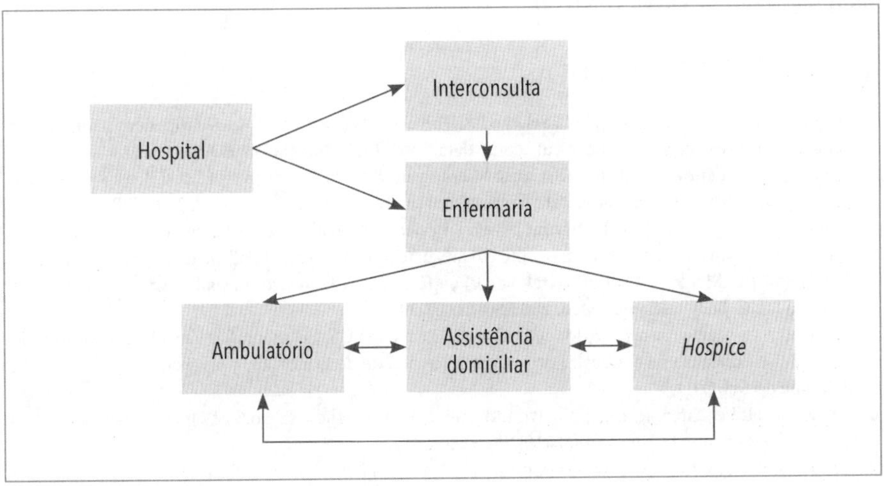

Figura 3 Modelo integrado em rede especializada de cuidados paliativos

CONSIDERAÇÕES FINAIS

Redes modernas consideram a circulação do paciente entre todas as modalidades de acordo com sua demanda de atendimento. Deve-se entender que um paciente removido do ambulatório para a assistência domiciliar ou *hospice*, possivelmente, deixou de ser atendido em uma unidade de agudos hospitalar. Quer dizer, ele foi mais bem atendido em concordância com a fase de sua doença, e o sistema é favorecido uma vez que utiliza sua estrutura de agudos para quadros reversíveis com resultados melhores.

Apesar do encargo de se criar uma estrutura com serviços e hotelaria diferenciados para as unidades de *hospice*, a tendência é que cada vez mais existam unidades voltadas para esse tipo de cuidado, tanto na rede pública como na privada, levando à possibilidade de continuidade dos cuidados a pessoas que utilizam cada um desses setores.

Incluir sistemas gerenciais modernos, com controle de resultados por indicadores, treinamento continuado de equipes, atualização das ferramentas de trabalho em equipe, renovação das formas de manejo medicamentoso e o uso de *benchmark* para a melhoria dos processos é a tendência de evolução dessa especialidade no mundo.

Serviços modernos, organizados, com sistemas de informação eficazes, gerenciamento de leitos e melhorias constantes são um ambiente melhor para o trabalho em equipe e trazem resultados mais previsíveis e satisfatórios para personagens como o sr. Maurício e seus familiares, numa perspectiva macroscópica e de responsabilidade com a saúde coletiva.

REFERÊNCIAS BIBLIOGRÁFICAS

1. O'Mahony S, Blank AE, Zallman L, Selwyn PA. The benefits of a hospital-based inpatient palliative care consultation service: preliminary out- come data. J Pall Med. 2005;8(5):1033-9.
2. Morrison RS, Penrod JD, Cassel JB, Caust-Ellenbogen M, Litke A, Spragens L, et al. Cost savings associated with US hospital palliative care consultation programs. Arch Intern Med. 2008;168(16):1783-90.
3. Weissman DE, Meier DE. Identifying patients in need of a palliative care assessment in the hospital setting a consensus report from the center to advance palliative care. J Pall Med. 2011;14(1):17-23.
4. Morrison RS, Maroney-Galin C, Kralovec PD, Meier DE. The growth of palliative care programs in United States hospitals. J Pall Med. 2005;8(6):1127-34.
5. Ugarte O. Contexto normativo dos cuidados paliativos no SUS. [Monografia (Especialização em Saúde Coletiva e Educação na Saúde)]. Porto Alegre: Faculdade de Educação, Universidade Federal do Rio Grande do Sul; 2014.
6. Bruera E, Hui D. Integrating supportive and palliative care in the trajectory of cancer: establishing goals and models of care. J Clin Oncol. 2010;28(25):4013-17.
7. Byock I, Twohig JS, Merriman M, Collins K. Promoting excellence in end-of-life care: a report on innovative models of palliative care. J Pall Med. 2001;9(1):137-51.
8. Hanks G, Cherny NI, Christakis NA, Fallon M, Kaasa S, Portenoy R. Oxford textbook of palliative medicine. 4 th. Nova York: Oxford university press; 2011.

CAPÍTULO 9

ATUAÇÃO EMERGENCIAL DA UNIDADE DE CUIDADOS PALIATIVOS DO HC-FMUSP NA PANDEMIA COVID-19

Ricardo Tavares de Carvalho
Juraci Aparecida Rocha

INTRODUÇÃO

Desde dezembro de 2019 até a presente data, estamos vivenciando uma situação inusitada em nível mundial. Em um cenário sem precedentes, somos arrastados por uma correnteza de incertezas, mortes em massa e sofrimento físico, psicossocial e espiritual de uma multidão de pessoas contaminadas ou em via de se contaminar pela Covid-19.

Diante desse estado de calamidade e de colapso da saúde pública, o Hospital das Clínicas da Faculdade de Medicina da Universidade de São Paulo (HC-FMUSP) assume seu papel social e, por decreto governamental, torna-se a referência para recebimento de pacientes portadores de Covid-19 que evoluem em síndrome de angústia respiratória grave (SARG).

O Núcleo de Cuidados Paliativos do HC-FMUSP, neste momento de grande angústia e sofrimento, sente-se mobilizado a elaborar uma estratégia de assistência que envolva pacientes, familiares, muitas vezes em sistema de isolamento social, e equipe de saúde no sentido de utilizar de recursos que são rotineiros em nossa prática diária, agregado a estratégias emergenciais de controle sintomático, comunicação e acolhimento que visem minimizar o sofrimento em suas múltiplas dimensões.

CUIDADOS PALIATIVOS E O CENÁRIO MUNDIAL DA PANDEMIA DE COVID-19

O foco inicial da pandemia foi em Wuhan, China, causado por um novo coronavírus SARS-CoV-2, denominado Covid-19, o que ocasionou um rígido isolamento na cidade.[1] Diante do cenário de grande gravidade que se estabeleceu desde então, o objetivo principal dos cuidados paliativos (CP) foi evitar hospitalizações e tratamento intensivo indesejáveis, o que sobrecarregaria desnecessariamente os serviços de saúde e agravaria a necessidade de racionamento. Os pacientes institucionalizados ou que se encontram em CP geralmente já têm diretivas de final de vida previamente estabelecidas e, portanto, sem benefício de tratamento sustentadores de vida. Assim, esse planejamento deve ser mantido em caso de infecção desses pacientes por Covid-19.

Para maximizar o número de vidas salvas, a triagem deveria oferecer as melhores possibilidades para aquele com maior probabilidade de se beneficiar do tratamento intensivo. Nesse contexto, o acolhimento compassivo e o controle sistemático de sintomas tornam-se um imperativo ético em face de todos os pacientes que provavelmente morrerão pela Covid-19.[2]

Segundo a Organização Mundial da Saúde (OMS), pacientes com comorbidades apresentam taxas muito mais altas de mortalidade: 13,2% para aqueles com doença cardiovascular, 9,2% para diabetes, 8,4% hipertensão, 8% para doença respiratória crônica e 7,6% para câncer. Em pacientes oncológicos, a decisão clínica deve ser individualizada, levando em consideração o risco de recidiva tumoral se a quimioterapia ou imunoterapia forem proteladas ou interrompidas.[3]

Pandemia: ajustes nos modelos de assistência

Um planejamento estratégico para a prestação de CP de qualidade durante a pandemia de Covid-19 deve abranger três cenários de assistência diversos: atendimento convencional, de contingência e de crise. Em situação de catástrofe, o atendimento convencional deverá proporcionar os recursos habituais ao nível de exigência. O objetivo do atendimento de contingência é fornecer assistência funcionalmente equivalente em local adaptado (p. ex., uma unidade de terapia intensiva – UTI – alocada em área de cuidados pós-anestésicos). Em tratamento de crise, existem recursos inadequados para fornecer cuidados equivalentes, esperando-se aumento de mortalidade e morbidade. Nessa condição, o esforço deve ser direcionado para prestar o cuidado de qualidade da maneira mais ética possível.

A transferência de pacientes graves, infectados por Covid-19, que necessitam de suporte avançado de vida para referenciados em serviços especializados passa a ser uma importante estratégia de centralização de cuidados e alocação de recursos. Esse processo exige trabalho mútuo e coordenado entre a equipe médica de resgate, especialistas em controle de infecção, autoridades locais de saúde e centro de controle e prevenção de doenças.[4]

A disponibilidade de ferramentas e treinamento, a utilização racional de recursos escassos e a conscientização de profissionais coordenada por uma liderança proativa será fundamental para o sucesso dessa difícil jornada. Com a cooperação dos colegas clínicos e intensivistas, os cuidados paliativos assumem um papel de vanguarda nesta crise, devido a sua experiência no manejo de pacientes gravemente enfermos e em final de vida. Os atributos necessários serão as habilidades em comunicação de más notícias em tempos de pandemia, a assistência interdisciplinar com foco em controle sintomático farmacológico e não farmacológico, além do apoio psicológico e espiritual às famílias enlutadas.

Deve-se ressaltar que a tomada de decisões em campo de incertezas e a capacidade e criatividade em garantir comunicação compassiva, muitas vezes por meio de recursos tecnológicos virtuais, com a preservação da qualidade na assistência, passam a ser o grande desafio em cenário de pandemia.[5]

Portanto, em perspectiva de rápida deterioração clínica, as decisões da equipe de cuidados paliativos sobre planos de tratamento devem ser claras e de simples compreensão para que se obtenha a adesão da equipe generalista, e os dilemas éticos, diante da previsível escassez de recursos, tornam-se sobressalentes. A rápida adaptação dos cuidados paliativos a um estilo emergencial de assistência passa a ser a meta a ser atingida.

Atendimento no pronto-socorro

A assistência ao paciente em situação de morte iminente não deve ser diferente da ofertada na assistência paliativa padrão. No pronto-socorro, durante a pandemia de Covid-19, além da segurança e da saúde da equipe assistente e dos familiares, a assistência ao paciente nas últimas horas/dias de vida deve ser pautada em cuidadosa avaliação e manejo sintomático efetivo para permitir que o paciente venha a óbito com conforto e dignidade. Nesse cenário, muitas vezes de grande turbulência, o manejo farmacológico e não farmacológico de sintomas, a decisão pelo não benefício de suporte avançado de vida e a segurança da equipe de saúde devem fazer parte da abordagem paliativa.

Algumas das recomendações para abordagem de qualquer paciente, baseadas em melhores evidências e em *guideline* de médicos canadenses que atuam tanto na emergência quanto na medicina paliativa, sugerem:

1. Documentar a discussão sobre os objetivos de cuidados com o paciente e seus familiares e atualizar a avaliação de prognóstico.
2. Considerar a oferta de cuidado espiritual, trabalho social e/ou CP, se apropriado.
3. Reunião de família: incentivar reunião de família para decisão de suporte avançado de vida (SAV), por telefone ou videoconferência, se possível, para minimizar o contato físico.
4. Quando da decisão pela retirada da terapia de manutenção da vida, como ventilação mecânica, o desmame ventilatório deverá ser progressivo para garantir o conforto do paciente e evitar o risco de contaminação.
5. Uma vez que a extubação é considerada um procedimento gerador de aerossol e, portanto, de alto risco para os cuidados de saúde dos trabalhadores e familiares presentes na sala, é recomendável não extubar o paciente no pronto-socorro, e optar pela diminuição dos parâmetros ventilatórios e controle sintomático.

6. Se a extubação estiver sendo considerada, o paciente deve estar em isolamento com pressão negativa e todos os profissionais devem estar preparados com equipamento de proteção pessoal.[6]

Necessidade de suporte avançado de vida

A doença por coronavírus (Covid-19) produz uma gama de condições clínicas que podem se manifestar desde um espectro de doença respiratória leve a quadro agudo grave com síndrome de desconforto respiratório. As estimativas atuais indicam que 15% dos pacientes com Covid-19 desenvolverão doença grave e 5-10% exigirão suporte de cuidados intensivos. Em certos cenários, a escalada de terapias de sustentação da vida (definidas como intubação, ventilação mecânica, suporte vasopressor e/ou hemodiálise) não estará incluída nos objetivos de atendimento do paciente ou, infelizmente, não será acessível. O risco geral de mortalidade por Covid-19 é estimado entre 3-5%.[7]

A tomada de decisão em torno de objetos de cuidados deve, como sempre, ser centrada no paciente e abordada no início da trajetória da doença. O uso indesejado ou não benéfico de recursos em situação de demanda imprevisível, como ocorre na pandemia da Covid-19, deve ser ponderado. Essa condição não deve afetar os recursos individualizados, mas a tomada de decisão será sustentada por orientações claras do comitê de crise e de especialistas em ética que evolvam discussões sobre a justiça distributiva e o uso adequado de recursos.

A pressão sobre a capacidade operacional do serviço de saúde é fator determinante para a otimização de recursos escassos. Portanto, a abordagem das diretivas de final de vida, como não benefício de ventilação mecânica ou reanimação cardiopulmonar (RCP), assume importância adicional no contexto de recursos limitados acrescido do risco potencial de contaminação para os profissionais de saúde.

Os especialistas em CP são responsáveis por orientar as equipes primárias na condução das metas de cuidados, a fim de preservar e evitar o uso indesejado ou não benéfico de recursos. Além disso, oferecer ferramentas de discussão à equipe clínica, bem como consultas para auxiliar na comunicação de casos complexos, são recursos inerentes à equipe paliativista. Em um cenário de crise, a criação de unidades de cuidados paliativos específicas para pacientes contaminados em final de vida e o suporte telefônico a qualquer hora poderão fornecer recurso adicional às equipes primárias sobre treinamento e orientação no manejo de sintomas.[7]

Portanto, na pandemia da Covid-19 é necessária a avaliação técnica criteriosa do benefício ou não de medidas de sustentação da vida em pacientes de prognóstico sombrio. A decisão sobre limitação SAV pode ocorrer em três situações:

1. O paciente ou seus cuidadores podem entender e comunicar claramente que o paciente não gostaria de ser submetido ao SAV.

2. Pacientes ou cuidadores podem seguir a recomendação médica e renunciar ao SAV.
3. Em situações extremas, a decisão seria unilateral, com a conivência prévia do paciente e de seus cuidadores, diante do entendimento de prognóstico sombrio e futilidade terapêutica.

A vantagem de uma tomada de decisão compartilhada com paciente e família, nesse contexto, seria o fato de estes transferirem para a equipe assistente a responsabilidade sobre a decisão em situação de emergência. Alguns membros da família podem estar dispostos a permitir que os médicos tomem essa decisão, sendo incapazes de tolerar o peso da responsabilidade, devido à carga psicológica infligida a eles.[8]

Manejo clínico e controle sintomático

O manejo dos sintomas e a habilidade de comunicação com pacientes e familiares são serviços clínicos essenciais em meio à pandemia da Covid-19. Embora os especialistas em CP tenham treinamento nessas habilidades, muitos médicos de linha de frente de outras especialidades não têm. É imperativo que todos os médicos que participem da crise da Covid-19 tenham acesso a ferramentas clínicas para adquirir ou aprimorar essas competências.

As diretrizes de avaliação e planos de tratamento para pacientes que não se beneficiem de terapias de sustentação da vida precisam ser compartilhadas, especialmente com a equipe do pronto-socorro, pois essa é a porta de entrada de pacientes e muitas vezes as equipes de cuidados paliativos não conseguem chegar a tempo.

As diretrizes para acesso a medicamentos são baseadas nas limitações de recursos, particularmente na disponibilidade de midazolam e fentanil. Cada país tem um arsenal terapêutico adaptado a sua condição, e nessas circunstâncias o uso de vias de administração oral e retal, especialmente em casas de repouso ou na comunidade, deve ser uma opção recomendada. Em todos os casos, tratamentos farmacológicos não essenciais, como estatinas, são temporariamente interrompidos para evitar possíveis interações com a Covid-19. Uma classificação aceitável dos pacientes nesse contexto seria:

1. **Pacientes estáveis:** muitas vezes não evoluem para intubação e podem se recuperar. A oximetria de pulso é mais útil do que a ausculta pulmonar, pois alguns pacientes ainda não estão dispneicos ou hipoxêmicos e essa conduta ajudaria a reduzir o risco de contaminação. Em caso de dispneia persistente ou intermitente, a morfina seria a droga mais indicada para controle. A ansiedade é alta, pois os pacientes são mantidos em isolamento e muitas vezes o diagnóstico de Covid-19 é recebido como "sentença de morte". Nesses casos a administração de um ansiolítico como lorazepan poderá ser útil. As famílias também podem ter um nível exacerbado de ansiedade, pois têm contato mínimo com seus en-

tes queridos. Todas as famílias recebem a informação de que o paciente está "doente o suficiente para morrer". As visitas virtuais e a ação da capelania são de grande valia nessa situação.

2. **Pacientes instáveis:** um paciente pode se apresentar instável ou deteriorar-se rapidamente para a instabilidade. Esses pacientes são identificados pelo aumento da carga sintomática e pela redução de níveis de saturação abaixo de 88%, independentemente do oxigênio suplementar. Geralmente não se recuperam e necessitam de controle de sintomas. A família precisa ser informada da piora clínica, e pode ser necessário liberar uma visita curta (cerca de 15 minutos), para evitar risco de contaminação.
3. **Pacientes em fim de vida:** esses pacientes têm níveis muito baixos de saturação e estão morrendo. O delírio é problemático, especialmente em combinação com a demência, pois aumenta o risco de contaminação. Os pacientes precisam de sedação, mas, devido a limitações na disponibilidade de midazolam, soluções criativas são empregadas usando diazepam, clorpromazina e levopromazina. Oxigenioterapia e outros tratamentos fúteis são interrompidos e iniciados os cuidados de conforto. Se possível, é organizada uma visita da família. Nessa fase, o contato virtual com as famílias, usando o Skype ou outro recurso *online*, poderá ser muito angustiante e trazer mais sofrimento do que alívio.[9]

A comunicação em tempos de pandemia

Quando for apropriado, deve-se solicitar uma consulta presencial ou por telemedicina da equipe de CP especializados (incluindo números de telefone e outras informações de contato relevantes). Durante a crise da Covid-19 as organizações de assistência médica podem implantar uma estratégia para reduzir os riscos de sofrimento humano, apoiando todos os médicos da linha de frente na comunicação compassiva com os pacientes e famílias e no manejo de sintomas complexos.[10]

A telemedicina é uma modalidade comprovada para oferecer valor aos CP de pessoas mais vulneráveis. Nesse cenário de pandemia, o cuidado de pessoas com doenças graves e de suas famílias requer um controle de distanciamento social para sua proteção e de todos os profissionais de saúde envolvidos. A experiência, o planejamento e a paciência ajudarão a garantir a implementação da telemedicina, mas apoio e inovações adicionais poderão ajudar a eliminar barreiras e estimular o aprendizado rápido. Uma pesquisa de satisfação recente realizada com 35 pacientes em CP e 15 cuidadores que fizeram uso de telemedicina demonstrou que 97,1% dos pacientes e 100% dos cuidadores se sentiram confortáveis em conversas por vídeo.[11]

Os profissionais de saúde devem reconhecer a exacerbação do sofrimento nessa situação complexa e ser compassivos, respeitosos e empáticos durante a comunicação de más notícias. O foco do atendimento deve ser dinâmico, adaptando-se à piora do estado clínico ou adequando os objetivos de cuidados do paciente a novas situações.[12] É importante ressaltar que os profissionais de saúde precisam ser proativos no fornecimento de informações e garantir que, se houver uma possibilidade significativa de que o paciente evolua a óbito, isso seja tratado tanto com o paciente quanto com a família.

Processo deliberativo: em busca de fatos e valores

Os médicos devem garantir que os pacientes recebam os cuidados que desejarem, alinhando os cuidados prestados com os valores e objetivos do paciente. A importância de cumprir objetivos do cuidado não é nova ou substancialmente diferente no contexto de pandemia, mas a importância da prestação de cuidados sintonizados com as metas é agora dimensionada de diferentes formas.

Os pacientes com maior probabilidade de desenvolver doença grave serão os mais idosos e terão maior carga de doenças crônicas, e muitas vezes preferem optar por medidas de conforto em vez de SAV. Nesse contexto, agilizar o planejamento e as discussões sobre os objetivos de cuidados no início de doenças agudas graves deve ser de alta prioridade por três razões:

1. Os médicos devem sempre se esforçar para evitar tratamentos agressivos de manutenção da vida quando indesejados pelos pacientes.
2. Evitar cuidados de alta complexidade não benéficos ou indesejados torna-se especialmente importante em momentos de redução da capacidade de assistência à saúde.
3. A provisão de recursos não benéficos de cuidados intensivos ou indesejados pode colocar outros pacientes, familiares e profissionais de saúde em maior risco de contaminação de doenças respiratórias agudas graves na pandemia de Covid-19.

Durante a pandemia, é igualmente importante entender valores e objetivos antes de discutir o planejamento de cuidados, entretanto, a importância de evitar a RCP inadequada é necessária por duas razões:

1. Além de causar angústia psicológica ao paciente e seus familiares, a RCP indesejada ou não benéfica durante a pandemia é especialmente estressante e potencialmente perigosa para os profissionais de saúde.
2. Ademais, essa conduta causa desvio de recursos escassos para proteção pessoal dos profissionais de saúde que seriam necessários para uma RCP bem indicada.

Fluxograma de Assistência Paliativa na Pandemia Covid-19

Durante a pandemia de Covid-19, o HC-FMUSP, no cumprimento de seu papel social como entidade quaternária em Saúde Pública, foi designado pelo Governo do Estado de São Paulo a ser referência no tratamento de pacientes infectados pela Covid-19. Um comitê de crise foi instaurado e o Núcleo de Cuidados Paliativos do hospital recebeu a missão de organizar um fluxograma direcionado a todas as equipes alocadas na área de Covid-19 do Instituto Central, com o objetivo de promover a identificação precoce de todos os pacientes contaminados e com critérios de terminalidade.

Após a identificação do paciente, seria acionada a equipe de cuidados paliativos via pedido de interconsulta ou *hotline* para estabelecer um plano de cuidados junto à família, que envolve acompanhamento em conjunto com equipe assistente ou transferência para enfermaria de cuidados paliativos visando ao manejo clínico de evento agudo ou condução de final de vida.

Uma enfermaria de cuidados paliativos foi alocada no quinto andar do Instituto Central, para onde parte do Núcleo de Cuidados Paliativos se deslocou e permaneceu por cerca de 5 meses para prestar assistência a esses pacientes. A primeira etapa do processo foi divulgar um fluxograma às equipes para que se pudesse identificar os pacientes infectados por Covid-19 que tivessem critério de terminalidade ou não, por meio de um *checklist*.

QUADRO 1 Formulário SPICT-BR – Sinais de menor sobrevida

1. DPOC ≥ 3 descompensações em 6 meses.
2. IC ≥ 3 descompensações em 6 meses ou uso de inotrópicos.
3. Câncer metastático: KPS ≤ 40%.
4. Demências: CDR 3 e/ou infecções / internações frequentes.
5. Sequelas AVE e síndromes degenerativas: baixa funcionalidade e/ou internações frequentes.

AVE: acidente vascular encefálico; DPOC: doença pulmonar obstrutiva crônica; IC: insuficiência cardíaca.

Pacientes infectados por Covid-19 sem critérios de terminalidade

- Esses pacientes seguem o fluxo de atendimento habitual, com indicação de internação em UTI e utilização de suporte avançado de vida, caso haja necessidade.
- Considerar acompanhamento conjunto da equipe de cuidados paliativos se o paciente pertencer ao grupo de risco, conforme critério da OMS
- Se houver piora clínica, os pacientes serão submetidos a avaliação individualizada pela equipe assistente e submetidos a processo deliberativo de tomada de decisão mediante comunicação virtual com familiares.
- Se houver dificuldade de comunicação entre a equipe assistente e os familiares, a equipe de cuidados paliativos deverá ser acionada para auxiliar na comunicação e no controle sintomático.

- Caso o paciente tenha evolução desfavorável, apesar de medidas otimizadas, considerar a limitação de suporte avançado de vida e a transferência para unidade de cuidados paliativos.

Pacientes infectados por Covid-19 com critérios de terminalidade e sem sinais de menor sobrevida

Uma vez que a equipe assistente faz a identificação de pacientes com critério de terminalidade mas sem sinais de menor sobrevida, deverá manter contato virtual com a família para comunicação e elaboração de um plano terapêutico que leve em consideração valores e preferências do paciente e benefício ou não de medidas avançadas sustentadoras de vida.

Nesse processo deliberativo de tomada de decisão compartilhada entra em discussão o benefício ou não de medidas agressivas tais como ventilação mecânica, diálise ou RCP, caso haja falência terapêutica e evolução desfavorável do quadro clínico.

Pacientes infectados por Covid-19 com critérios de terminalidade e com maior risco de morte

Diante de paciente portador de doença crônica avançada, sem possibilidade de tratamento modificador de doença, infectado por Covid-19 e com maior risco de óbito durante a internação, as decisões sobre o não benefício de suporte avançado de vida deverão, se possível, ser discutidas com familiares em reunião virtual de tomada de decisão. No entanto, em situação de pandemia, com dificuldades de comunicação e o paciente em grande sofrimento, prevalecerão os preceitos técnicos e éticos no sentido de priorizar medidas de conforto em detrimento de medidas agressivas, que nesse contexto seriam desproporcionais à condição clínica e prolongadoras de sofrimento.

CONSIDERAÇÕES FINAIS

Na pandemia da Covid-19, estamos vivenciando uma possibilidade que se tornou uma dolorosa realidade, e o Núcleo de Cuidados Paliativos do Hospital das Clínicas não poderia ficar alheio a essa situação. O HC-FMUSP reorganizou sua equipe para assumir seu papel de vanguarda devido à grande experiência e competência adquiridas na avaliação de prognóstico e habilidades de comunicação de más notícias, de gerenciamento de cuidados de final de vida e de manejo sintomático. O objetivo deste capítulo foi sistematizar e avaliar as ações empreendidas nesse processo.

REFERÊNCIAS BIBLIOGRÁFICAS

1. Lake MA. What we know so far: Covid-19 current clinical knowledge and research review. Clinical Medicine. 2020;20(2):124-7.
2. Domenico BG, Gamondi C, Obrist M, Jox R, et al. Covid-19: decision making and palliative care. Swiss Med Wkly. 2020;150:w20233.
3. Shankar A, Saini D, Roy S, Mosavi Jarrahi A, Chakraborty A, Bharti SJ, et al. Cancer care delivery challenges amidst Coronavirus disease – 19 (Covid-19). Outbreak: specific precautions for cancer patients and cancer care providers to prevent spread.
4. Qiu H, Tong Z, Ma P, Hu M, Penglin Ma, Peng Z, et al. Intensive care during the coronavirus epidemic. Intensive Care Med. https://doi.org/10.1007/s00134-020-05966-y.
5. Ferguson L, Barham D. Palliative care pandemic pack: a specialist palliative care service response to planning the Covid-19 pandemic. Journal of Pain and Symptom Management. 2020. doi: https://doi.org/10.1016/j.jpainsymman.2020.03.026.
6. Hendin A, La Rivière CG, Williscroft DM, O'Connor E, Hughes J, Fischer LM. End-of-life care in the emergency department for the patient imminently dying of a highly transmissible acute respiratory infection (such as Covid-19). Canadian Association of Emergency Physicians 2020. CJEM. 2020:1-4. doi:10.1017/cem.2020.352.
7. Fausto J, Hirano L, Lam D, Mehta A, Mills B, Owens D, et al. Creating a palliative care inpatient response plan for Covid-19: the UW Medicine Experience. Journal of Pain and Symptom Management. 2020. doi:https://doi.org/10.1016/ j.jpainsymman.2020.03.025.
8. Curtis JR, Kross EK, Stapleton RD. the importance of addressing advance care planning and decisions about do-not-resuscitate orders during novel Coronavirus 2019 (Covid-19). JAMA. 2020 Mar 27.
9. Tanja F-S, Nancy P, Keller N, Claudia G. Conservative management of Covid-19 patients: emergency palliative care in action. Journal of Pain and Symptom Management. 2020. doi: https://doi.org/10.1016/j.jpainsymman.2020.03.030.
10. Bowman BA, Esch AE, Back AL, Marshall N. Crisis symptom management and patient communication protocols are important tools for all clinicians responding to Covid-19. Journal of Pain and Symptom Management. 2020. doi:https://doi.org/10.1016/j.jpainsymman.2020.03.028.
11. Calton B, Abedini N, Fratkin M. Telemedicine in the time of Coronavirus. Journal of Pain and Symptom Management. 2020. doi:https://doi.org/10.1016/ j.jpainsymman.2020.03.019.
12. Bajwah S, Wilcock A, Towers R, Constantini M, Bausewein C, Simon ST, et al. Managing the supportive care needs of those affected by Covid-19. Eur Respir J. 2020. In press (https://doi.org/10.1183/13993003.00815-2020).

SEÇÃO 2

CONTROLE DE SINTOMAS

CAPÍTULO 10

PRINCÍPIOS NO CONTROLE DE SINTOMAS

Camila Cristófero Yamashita
Milena dos Reis Bezerra de Souza
Toshio Chiba

INTRODUÇÃO

Estudo publicado recentemente por Walsh, Donnelly e Rybicki[1] demonstra a efetividade da equipe no controle de sintomas difíceis, na comunicação e no auxílio na tomada de decisões, tanto de condutas terapêuticas quanto de prognóstico.

Tendo em vista a importância de um controle de sintomas eficaz, especialmente para a manutenção da qualidade de vida e funcionalidade, torna-se necessária a compreensão dos sintomas e eventos relacionados a eles. Kaasa e Logl[2] demonstraram o impacto dos sintomas na qualidade de vida e na autonomia do paciente, embora a maior parte dos trabalhos que mensura a qualidade de vida não inclua a avaliação dos sintomas.

Os sintomas apresentados pelos pacientes que estão em tratamento de cuidados paliativos (CP), em geral, são os mesmos independentemente do diagnóstico apresentado, sobretudo quando se tratam de sintomas de fase final de vida. Em geral, os pacientes apresentam múltiplos sintomas, mas a maior parte das publicações na área descreve o manejo deles de forma isolada, analisando cada sintoma individualmente. Pesquisas recentes, entretanto, abordam sintomas de forma agrupada, estudando e explorando os potenciais de interação e interrelação entre eles.

Sintomas diferentes podem aparecer combinados ou influenciados uns pelos outros, e o conhecimento desse fator contribui para a adequada compreensão da fisiopatologia e dos mecanismos de tratamento, auxiliando no melhor manejo e controle, o que culmina em uma qualidade de vida saudável.

A análise de sintomas em conjunto pode tornar ágil o tratamento paliativo, pois, ao abordar vários sintomas simultaneamente, é possível obter maior benefício terapêutico.

Pacientes com câncer em estágio avançado, normalmente, apresentam múltiplos sintomas que tendem a aparecer com intensidade moderada a severa. No estudo de Walsh, Donnelly e Rybicki,[1] uma intensidade mediana, composta de onze sintomas presentes nessa fase da doença, foi encontrada. Desse modo, tratar sintomas individualmente pode causar um alto risco de interação entre drogas prescritas (polifarmácia), contribuindo para aumento dos efeitos colaterais e piora da qualidade de vida.

Uma forma de favorecer o tratamento de sintomas é observar o agrupamento (*cluster* de sintomas) descrito pelo paciente. A literatura descreve com frequência sintomas físicos e psicológicos concomitantes. Por exemplo: angústia, tristeza, falta de ar e cansaço. Nesse caso, é possível supor que controlar ou melhorar a falta de ar pode diminuir o cansaço e, em consequência, amenizar as sensações de angústia e tristeza.

Cheung, Le e Zimmermann[3] demonstraram, em agrupamentos realizados por gênero, que os homens apresentam sintomas psicológicos ao mesmo tempo que os físicos, enquanto as mulheres apresentam sintomas físicos e psicológicos em agrupamentos diferentes.

Já o estudo de Laird et al,[4] realizado com 654 pacientes, encontrou o agrupamento de dor, depressão e fadiga nos pacientes com câncer avançado e caquexia. O agrupamento foi associado a uma importante redução na capacidade física e ao impacto no prognóstico.

Nos últimos anos, uma adaptação do foco de tratamento foi observada, contrabalanceando os efeitos colaterais das terapias e o impacto na qualidade de vida do indivíduo. Essa condição pode ser útil para avaliar os riscos e benefícios das opções de tratamento, especialmente quando a diferença em sobrevida é pequena ou não existe.

Medidas de qualidade de vida podem ser utilizadas na prática clínica para identificar ou priorizar problemas, estabelecer melhor comunicação com o paciente, monitorar alterações no padrão da evolução da doença ou no nível de saúde, além de permitir o compartilhamento das decisões clínicas.

Kaasa e Loge[2] citam a importância de considerar que a população em CP não é composta de um grupo bem definido de pacientes, já que eles podem estar em fases diferentes da doença, alguns em uma situação mais debilitada do que os outros, portanto é necessário adaptar a avaliação da qualidade de vida ao momento de cada paciente, o que também se modifica ao longo de sua trajetória.

Em sua dissertação de mestrado, Rodrigues[5] considera que qualquer doente oncológico terá a qualidade de vida elevada se houver proximidade entre as expectativas e a realidade atual do paciente. Dessa forma, entendemos que é primordial o uso das estratégias de CP com enfoque na qualidade de vida a fim de que o paciente mantenha sempre seus desejos respeitados e sua autonomia preservada.

AVALIAÇÃO DE SINTOMAS: PACIENTE E CUIDADOR

Uma vez observada a importância do controle de sintomas na qualidade de vida do paciente, torna-se uma preocupação a avaliação desses sintomas quando há impossibilidade de resposta, recorrendo-se, assim, ao auxílio do cuidador.

Entretanto, o estudo de Lobchuk e Vorauer[6] mostrou que a maior parte dos sentimentos expressados pelo cuidador em relação ao paciente é fruto, principalmente, da imaginação, quando comparada à realidade.

Assim, existe a necessidade de incluir a família como parceira no cuidado e como alvo de pesquisas de profissionais, no entendimento que, desse modo, será possível compreender melhor o paciente em sua totalidade.

Sintomas físicos em geral são pontuados com maior assertividade pelo cuidador, uma vez que esse está presente nas crises de dor, enjoo, dispneia etc. Ao passo que os sintomas psicológicos, por serem de caráter subjetivo, poderiam apresentar maior dificuldade de descrição correta pelo cuidador.

Os sintomas psicológicos, por sua vez, favorecem que o cuidador responda ao colocar-se naquela situação. Nesse sentido, alguns pesquisadores descrevem que, com o tempo prolongado de cuidado, os sentimentos das partes envolvidas se fundem. Essa fusão pode ser importante, uma vez que a proximidade faz o cuidador conhecer melhor o paciente, o que facilita que os desejos dele sejam respeitados. Esse fato, no entanto, também pode representar uma fonte de estresse ao cuidador.

Sob outra ótica, acredita-se que cabe à equipe distinguir o que é desejo do cuidador e o que é vontade do paciente. Muitas vezes, aquilo que é importante na visão do cuidador pode não ser significativo para o doente e vice-versa.

Ao analisar os níveis de sobrecarga do cuidador em relação aos de qualidade de vida do paciente, torna-se uma preocupação a avaliação desses sintomas. Diante da incompreensão, por parte do paciente, ou de condição física limitante (por ex., déficits cognitivos e metástases cerebrais), o questionamento sobre sintomas será realizado com os cuidadores principais.

Isso posto, é importante uma avaliação criteriosa que aborde o paciente e o cuidador familiar, identificando fatores que possam interferir diretamente na qualidade de vida de ambos, dando-se, então, os primeiros passos à implementação da abordagem de CP que objetiva um tratamento humanizado e digno.

REFERÊNCIAS BIBLIOGRÁFICAS

1. Walsh D, Donnelly S, Rybicki L. The symptoms of advanced cancer: relationship to age, gender, and performance status in 1000 patients. Support Care Cancer. 2000;8:175-9.
2. Kaasa S, Loge JH. Quality of life in palliative medicine: principles and practice. In: Doyle D, Hanks G, Cherny N, Calman K (editors). Oxford textbook of palliative medicine. New York: Oxford University Press; 2007. p. 196-210.
3. Cheung WY, Le LW, Zimmermann C. Symptom clusters in patients with advanced cancers. Support Care Cancer. 2009;17:1223-30.
4. Laird BJ, Scott AC, Colvin LA, McKeon AL, Murray GD, Fearon KC, et al. Pain, Depression, and fatigue as a Symptom cluster in advanced cancer. J Pain Symptom Manage. 2011;42:1-11.
5. Rodrigues MAL. Qualidade de vida e satisfação com os cuidados recebidos dos doentes com carcinoma da mama em tratamento com quimioterapia por via endovenosa. [Dissertação (Mestrado em Oncologia)]. Porto: Instituto Português de Oncologia, Universidade do Porto; 2007.

6. Lobchuk MM, Vorauer JD. Family caregiver perspective taking and accuracy in estimating cancer patient symptom experiences. Soc Sci Med. 2003;57:2379-84.
7. Yamashita, CC. Avaliação de pacientes com câncer avançado e seus cuidadores: agrupamento de sintomas, qualidade de vida e sobrecarga. [Tese (Doutorado em Ciências)]. São Paulo: Fundação Antônio Prudente; 2014.
8. Chang VT, Hwang SS, Feuerman M, Kasimis BS. Symptom and quality of life survey of medical oncology patients at a veterans affairs medical center: a role for symptom assessment. Cancer. 2000;88:1175-83.
9. Collins JJ, Byrnes ME, Dunkel IJ, Lapin J, Nadel T, Thaler HT, et al. The measurement of symptoms in children with cancer. J Pain Symptom Manage. 2000;19:363-77.
10. Ferris FD, Bruera E, Cherny N, Cummings C, Currow D, Dudgeon D, et al. Palliative cancer care a decade later: accomplishments, the need, next steps from the American Society of Clinical Oncology. J Clin Oncol. 2009;27:3052-8.
11. Higginson IJ, Carr AJ. Measuring quality of life: using quality of life measures in the clinical setting. BMJ. 2001;322:1297-300.
12. Levy MH, Back A, Benedetti C, Billings JA, Block S, Boston B, et al. NCCN clinical practice guidelines in oncology: palliative care. J Natl Compr Canc Netw. 2009;7:436-73.
13. Spichiger E, Müller-Fröhlich C, Denhaerynck K, Stoll H, Hantikainen V, Dodd M. Symptom prevalence and changes of symptoms over ten days in hospitalized patients with advanced cancer: a descriptive study. Eur J Oncol Nurs. 2011;15:95-102.
14. Temel JS, Greer JA, Muzikansky A, Gallagher ER, Admane S, Jackson VA, et al. Early palliative care for patients with metastatic non-small-cell lung cancer. N Engl J Med. 2010;363:733-42.

CAPÍTULO 11

AVALIAÇÃO DA DOR

Luiz Filipe Gottgtroy Lopes de Carvalho
Tiago Pugliese Branco

INTRODUÇÃO

A dor é um dos motivos mais comuns para a procura de serviços de saúde em todo o mundo, além de ser responsável pelo maior número de afastamentos do trabalho e piora na qualidade de vida.

No contexto de cuidados paliativos (CP), sua importância e prevalência são ainda maiores, o que torna essencial, ao profissional da saúde que trabalha nessa área, conhecer o tema de maneira adequada e aprofundada.

Definição

A Associação Internacional para o Estudo da Dor (IASP, na sigla em inglês) define dor como "uma experiência sensitiva e emocional desagradável, associada à lesão real, em potencial ou descrita em tais termos". Tal definição nos mostra que a dor é uma síndrome com diversos fatores associados e vivenciada em diversas dimensões (sensitiva, afetiva e cognitiva); ao reduzi-la a um de seus componentes (nocicepção, por exemplo), existe o risco de subestimar o real sofrimento do paciente e, assim, reduzir as possibilidades de controle do sintoma.

DOR TOTAL

O conceito de dor total, definido por Cicely Saunders, em 1967, abrange a influência de fatores físicos, psíquicos, sociais e espirituais na percepção da dor pelo paciente, bem como seus efeitos na qualidade de vida. Valorizar e entender essas dimensões são estratégias para o controle adequado da dor.

Tipos de dor

Quanto ao tempo de instalação

- Dor aguda: dura até um mês após a lesão ser iniciada, com função de proteção e alarme.
- Dor subaguda: entre um e três meses, fase em que há mudança na aferência da dor.
- Dor crônica: inicia-se geralmente após três meses da lesão e não tem função de alarme, é frequentemente desproporcional e pode ocorrer sem o fator desencadeante.

Quanto à etiologia

As síndromes dolorosas podem ser divididas em alguns tipos, de acordo com a IASP:

Nociceptiva: dor mediada por nociceptores, desencadeada por estímulo que ameace ou cause dano a um tecido (exceto nervoso). Envolve vias do sistema nervoso sensitivo, que está íntegro. Divide-se em dor somática (ossos e tecidos moles) e dor visceral (órgãos internos).

- Neuropática: dor causada por lesão ou doença do sistema nervoso sensitivo. A lesão deve ser confirmada (imagem, neurofisiologia, biópsia, exame laboratorial, trauma evidente) ou a doença de base deve ser compatível (AVE, vasculite, diabetes, genética).
- Disfuncional: dor que ocorre em função do funcionamento inadequado de estruturas que modulam o estímulo doloroso, com ausência de lesão tecidual, por exemplo, cefaleias e fibromialgia.
- Miofascial: dor muscular, referida a distância do músculo acometido, associada à hiperalgesia, alodínea e bandas de tensão. Comum em dores crônicas.
- Mista: dor com características associadas de outras síndromes.

CARACTERIZAÇÃO

De acordo com a definição de cuidados paliativos da Organização Mundial da Saúde (OMS), de 2002, a abordagem paliativa deve "aliviar e prevenir o sofrimento, por meio de identificação precoce, avaliação correta e tratamento da dor e de outros problemas". Para alcançar esse objetivo, a história clínica da dor e um exame físico acurado garantem uma caracterização da dor adequada e seu tratamento individualizado.

Para ajudar na anamnese da dor, sugerimos a seguinte padronização:

- Localização: profunda, superficial, bem localizada, espalhada, respeita dermátomo.
- Instalação: como e quando começou, fatores desencadeantes.

- Tipo: peso, facada, pontada, latejante, queimação, choque, cólica.
- Irradiação: localização, tipo, sintomas associados.
- Sintomas associados: náuseas, vômitos, dispneia, sudorese, parestesia, febre, posição corporal preferencial, fáscies, agitação psicomotora, ansiedade.
- Temporalidade: duração, frequência, período do dia.
- Fatores de melhora ou piora: posição corporal, respiração, resposta a medicações, repouso, controle ambiental.
- Intensidade: leve, moderada ou forte. Escalas numéricas/visuais.

A Tabela 1 mostra os tipos de dores mais comuns e suas características:

TABELA 1 Tipos de dores mais comuns

	Somática	Visceral	Neuropática
Localização	Bem localizada, pode ser reprodutível ao toque	Difícil de localizar, espalhada, difusa (geralmente abdominal)	Geralmente bem localizada; respeita inervação
Tipo	Facada, pontada, latejante	Cólica, peso, mal-estar	Choque, queimação, frio, agulhadas repetitivas
Sintomas associados	Sem sintomas específicos	Náuseas, vômitos	Sudorese, parestesia
Fatores de melhora	Responde bem a analgésicos comuns	Responde a antiespasmódicos	Não responde bem a analgésicos comuns

ESCALAS

A intensidade da dor é uma de suas características mais importantes, pois quanto maior seu grau, pior a qualidade de vida e o impacto em atividades diárias.

Atualmente, entende-se que a autoavaliação é o padrão-ouro para estimar intensidade e oferecer instrumentos para guiar melhor a dose de analgésico inicial, além de servir de parâmetro da evolução do tratamento. Alguns exemplos de escalas utilizadas estão descritos a seguir.

Unidimensionais

Escala visual analógica (EVA)

É realizada com o uso de uma linha de 10 centímetros, com o número 0 em uma das extremidades (ausência de dor) e o 10 na outra (pior dor possível). Pede-se para o paciente apontar qual lugar da linha corresponde a dor. A intensidade será a medida em centímetros.

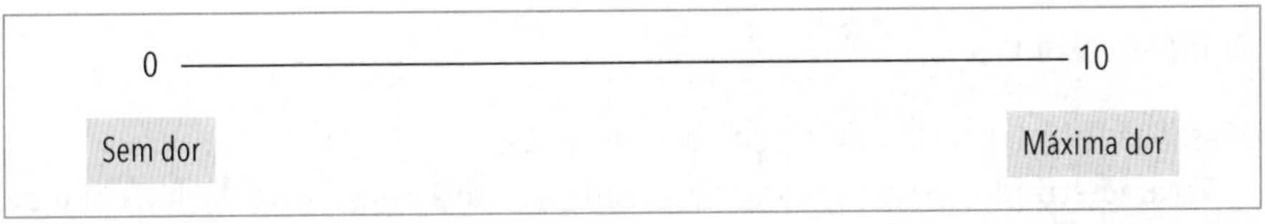

Figura 1 Escala visual analógica (EVA) de 10 cm para avaliação da intensidade da dor no primeiro apoio matinal.

Escala visual numérica (EVN)

É utilizada uma linha parecida com a anterior, porém, com numerais de 0 (ausência de dor) a 10 (pior dor possível). O paciente deve dar uma nota que corresponda à dor.

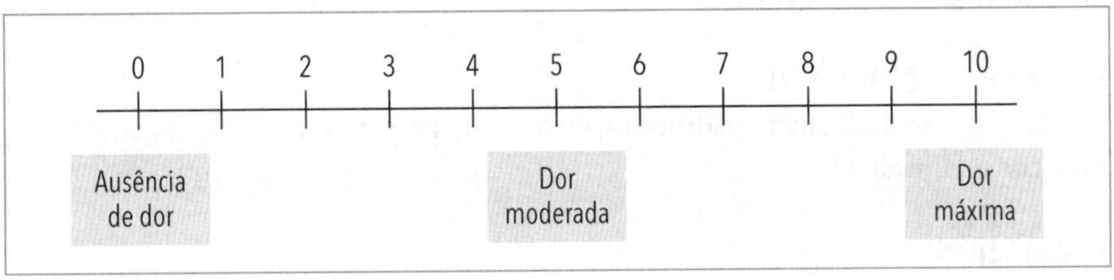

Figura 2 Escala visual numérica (EVN).

Escala categórica verbal

Divide a dor entre leve, moderada ou forte.

Escala de faces

Várias figuras (geralmente 5 ou 6) de faces humanas são colocadas uma ao lado da outra, as faces são dispostas em progressão desde uma face neutra (ou sorridente) até uma face em sofrimento. Pede-se para o paciente apontar qual delas melhor representa a sua dor.

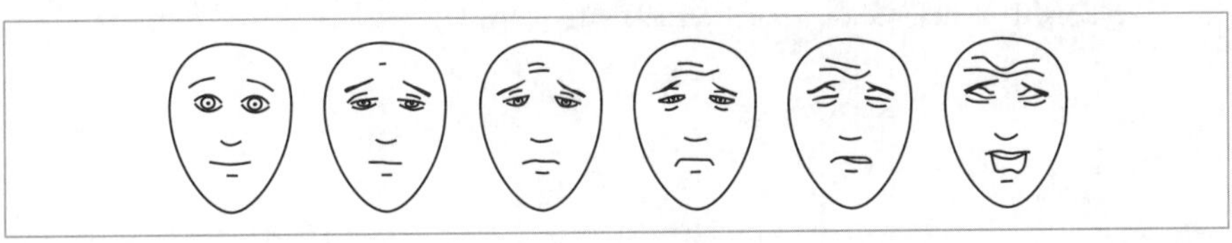

Figura 3 Versão final da escala de faces (FPSR). As faces mostram o quanto algo pode provocar dor. A face mais à esquerda não expressa nenhuma dor, há uma progressão das faces que mostra cada vez mais dor até chegar à face mais à direita, que expressa muita dor. O paciente é orientado a apontar para a face que expressa a intensidade da dor sentida por ele.

Multidimensionais

Questionário McGill de Dor (MPQ, da sigla em inglês)

É caracterizado por avaliar a parte sensitiva, afetiva e descritiva da dor, em uma lista de palavras; classificar intensidade da dor; fatores de melhora/piora; evolução da dor; impacto da analgesia.

Questionário Breve de Dor (BPI, da sigla em inglês)

É caracterizado por história da dor, intensidade, localização, tipo; escalas numéricas de intensidade; porcentagem de alívio pós-analgesia; interferência da dor em humor, qualidade de vida e funcionalidade; representação gráfica do corpo humano para localização.

SITUAÇÕES ESPECÍFICAS

- Demência (PAINAD)
  Considera vocalização, padrão respiratório, expressão facial, linguagem corporal e consolabilidade.

- UTI (BPS)
  Considera expressão facial, movimentação de membros superiores e acoplamento com a ventilação.

- UTI (CPOT)
  Considera expressão facial, movimentação, tensão muscular e vocalização/acoplamento com a ventilação.

REFERÊNCIAS BIBLIOGRÁFICAS

1. Cherny NI, Fallon MT, Kaasa S, Portenoy RK, Currow DC (editors). Oxford Textbook of Palliative Medicine. 5.ed. Oxford University Press; 2015.
2. International Association for the Study of Pain. [Internet].Washington, D.C; [update 2021]; [about 1 screen]. Available from: https://www.iasp-pain.org/resources/terminology/#pain.
3. Galhardoni R, Teixeira MJ, Andrade DC. Manejo farmacológico da dor. In: Martins MA (editor). Manual do residente de clínica médica. Barueri: Manole;2015. p. 108-13.

CAPÍTULO 12

INTERVENÇÕES NÃO FARMACOLÓGICAS NO MANEJO DA DOR

Fabiana Tomie Becker Chino dos Santos

INTRODUÇÃO

A dor é um sintoma presente na maioria das doenças, seja como manifestação direta, seja como parte do processo diagnóstico e terapêutico de uma doença[1].

A Associação Internacional de Estudos da Dor (IASP, na sigla em inglês) define dor como uma experiência sensitiva e emocional desagradável associada, ou semelhante àquela associada, a uma lesão tecidual real ou potencial[2, 3, 4].

A avaliação da dor deve considerar sua intensidade, duração, características físicas, ritmo, fatores desencadeantes e atenuantes. A avaliação é constante, redefinida a cada visita do profissional de saúde feita em domicílio, ambulatório, unidade de internação ou por contatos telefônicos. O paciente e seu cuidador precisam ser estimulados a relatar qualquer nova alteração no padrão de dor.

Em 1986, a Organização Mundial da Saúde (OMS) estabeleceu alguns princípios para o tratamento da dor. A partir deles, elaborou-se um guia de tratamento adequado da dor:

- Uso preferencial da via oral.
- Prescrever doses de horário e não somente se necessário.
- Utilizar a escada analgésica para a escolha correta do analgésico.
- Individualizar as doses analgésicas.
- Utilizar adjuvantes para potencializar efeito analgésico e tratar efeitos colaterais.
- Atenção aos detalhes: profilaxia de efeitos colaterais previsíveis e reavaliação sistemática do controle analgésico.

INTERVENÇÕES NÃO FARMACOLÓGICAS PARA O MANEJO DA DOR

O paciente com dor crônica é, sem dúvida, um dos que mais tem desafiado os profissionais de saúde a recorrerem a modelos de abordagem da pessoa de uma forma global e integrada, em coesão multidisciplinar. Presente em muitas situações de doença, oncológica ou não, a dor crônica tem repercussões não só em quem a sofre, mas também nos familiares e em toda a sociedade.

A intervenção precoce e multidisciplinar para o controle da dor crônica, em unidades especialmente criadas para avaliação e tratamento da dor, contribui de maneira valiosa para melhorar a qualidade de vida dos pacientes. A mudança rápida do mercado global obriga a práticas de produção e padrões organizacionais mais flexíveis, inclusive nas organizações de saúde, bem como a participação em redes e parcerias.

O enfermeiro é um ótimo avaliador de sintomas, pois desde os primórdios o monitoramento e a orientação são inerentes à prática da enfermagem, e uma forma de valorizar o profissional é permitir que ele ofereça o atendimento individualizado, seja ele presencial, seja via remota.

A avaliação da dor pelo profissional de saúde é de suma importância, pois se avaliada, pode ser tratada. Com a multidimensionalidade da dor, de acordo com o conceito de dor total de Cicely Saunders – em que a dor apresenta as dimensões: física, social, emocional e espiritual – é impossível tratá-la apenas com terapia farmacológica[5].

Em um estudo realizado em uma instituição oncológica, com profissionais de enfermagem que atuavam com crianças, foram citados como métodos não farmacológicos utilizados por eles no manejo da dor oncológica: 9 (34,2%) para distração; 2 (7,6%) para colo; 2 (7,6%) para carinho; 1 (3,8%) para diminuir ruídos; e 1 (3,8%) para toque terapêutico. Além disso, o uso de outro fármaco (não analgésico) foi citado em 10 (38,4%)[6].

Para o diagnóstico de dor aguda, são citadas as seguintes intervenções: acupressão, administração de analgésicos, administração de fármacos, aplicação de calor e frio, controle da dor, controle de fármacos, controle do ambiente ou conforto, redução da ansiedade, *biofeedback*, distração, jogo terapêutico, massagem simples, musicoterapia, orientação para focalização da imagem, terapia com animais[6].

São inúmeras as possibilidades do manejo não farmacológico da dor, e dentre as modalidades terapêuticas, não podemos deixar de citar as práticas integrativas.

As práticas integrativas foram introduzidas formalmente no Brasil em 2006, quando foi lançada a Política Nacional de Práticas Integrativas e Complementares, que as introduziu no Sistema Único de Saúde (SUS). Essas práticas já vêm sendo discutidas em vários países e os achados na literatura brasileira afirmam que, na maioria das vezes, a iniciativa de buscar uma prática alternativa vem por parte dos pacientes e familiares, e não por profissionais da saúde.

Entre as abordagens relatadas como maiores produtoras de eficácia, estão as diversas estratégias educativas para manejo da dor e a utilização de terapias, como fitoterapia, acupuntura, meditação, práticas corporais com massagens e ioga[7]. Pereira[7] realizou uma revisão da literatura e constatou que a fitoterapia foi a prática mais mencionada nos estudos em relação à utilização e à produção de resultados positivos.

No entanto, as práticas corporais, como as massagens e o toque, podem ser empregadas à beira do leito e/ou orientadas aos cuidadores familiares e domiciliares para serem realizadas com o objetivo de reduzir a dor. Outras possibilidades são as práticas de meditação e relaxamento que podem ser ensinadas e treinadas com pacientes e cuidadores tanto durante os períodos de internação quanto durante o regime ambulatorial e domiciliar.

Além das intervenções terapêuticas que podem ser realizadas por profissionais da equipe multidisciplinar, devidamente capacitados para aplicação, podemos citar as intervenções educacionais do paciente com dor.

Em estudo realizado em um ambulatório especializado em dor, oito pacientes com neuralgia do trigêmeo em tratamento frequentaram encontros semanais sobre a dor em um hospital geral de referência. Eles apresentavam dor incontrolável apesar dos tratamentos, e, por isso, compareciam em atendimentos com alta frequência (uma vez a cada 1-2 semanas). Eles foram convidados a participar de uma série de quatro encontros para receber informações e discutir sobre a doença e a dor[8]. Após essa intervenção, observou-se que houve aumento nos intervalos de tempo entre as consultas de dois pacientes, que passaram de visitas semanais para bienais, e seis pacientes tiveram alta e controle dos sintomas.

A conclusão desse estudo foi que a educação em dor auxiliou no seu manuseio pelos pacientes e em seu enfrentamento, por meio do entendimento de sua condição e aumento de habilidades para lidar com ela, reduzindo-se, assim, visitas ao ambulatório por conta da menor recorrência de dor[8].

Na medicina integrativa, existem vários recursos para o manejo da dor. As terapias integrativas, que compõem esses métodos, podem ser divididas em quatro grandes grupos[9]:

- Medicinas tradicionais: chinesa, naturopatia, ayurvédica, medicina antroposófica e homeopatia.
- Intervenções mente-corpo: ioga, tai chi chuan, *qigong*, terapia comportamental cognitiva, relaxamento, *biofeedback*, arteterapia, musicoterapia, dançaterapia e oração.
- Métodos baseados em manipulação corporal e movimentos: manipulação quiroprática, manipulação osteoprática e massagem.
- Terapia baseada em produtos naturais: intervenções nutricionais e dietéticas, produtos herbais e naturais.

Dos mecanismos descritos[9], destacam-se:

- Modulação do cognitivo, afetivo e de avaliação emocional da dor: técnicas mente-corpo como meditação, relaxamento, yoga, *qijong*, tai chi, massagem. Liberação de agentes endógenos como peptídeos opioides, 5-hidroxitriptamina, fator neurotrófico derivado do cérebro e endocanabinoides; acupuntura e jejum.

- Modulação da neuroplasticidade e inibição dos interneurônios da medula espinal: ventosaterapia, acupuntura, acupressão e massagem.
- Modulação do nociceptor de ativação durante lesão tecidual e inflamação: ventosaterapia, acupuntura, massagem, fitoterapia, dieta anti-inflamatória e jejum.

Essa revisão extensa[9] apresenta várias evidências de como a medicina integrativa pode contribuir para o manejo da dor em suas diferentes modalidades. Há um amplo campo ainda a ser explorado e aplicado no país.

As intervenções que incorporam componentes educativos, cognitivos e comportamentais têm se mostrado eficazes na melhora da dor e da incapacitação física e psicossocial. O programa de autogerenciamento da dor (AGD) é uma dessas abordagens e inclui educação sobre a dor, treinamento para identificação e modificação de pensamentos negativos, estabelecimento de metas, exercícios de relaxamento e o uso de terapias físicas com o objetivo de reduzir a dor, melhorar o humor e o funcionamento psicossocial.

A intervenção de AGD melhorou a independência funcional do idoso para as atividades instrumentais de vida diária e demonstrou tendência em melhorar a intensidade dolorosa, compreendendo a multidimensionalidade da dor, ou melhor, intensidade e qualidade da dor[10].

A Tabela 1 apresenta as intervenções para autogerenciamento da dor[10]:

TABELA 1 Intervenção no grupo de autogerenciamento da dor[10]

Sessões/tópicos	Conteúdo e atividades principais
Sessão 1: introdução aos princípios básicos da dor	Revisar definições, tipos e mecanismos de dor crônica. Discutir mitos sobre a dor em idosos. Enfatizar os objetivos do gerenciamento de dor crônica. Discutir sinais e sintomas que exigem atenção médica. Explicar com detalhes o programa de autogerenciamento da dor. Apresentar técnicas de solução de problemas para o gerenciamento da dor.
Sessão 2: o papel dos exercícios físicos - atividade física no gerenciamento da dor	Discutir o papel do exercício no gerenciamento da dor: problemática da perda de condicionamento, tipos de exercícios, dicas para começar um programa de exercícios. Demonstração e prática de exercícios específicos. Apresentar técnicas de relaxamento e respiração como estratégias eficazes no gerenciamento da dor. Praticar relaxamento muscular progressivo e respiração abdominal.
Sessão 3: envolvendo-se com atividades prazerosas e significativas	Discutir sobre como a dor crônica pode limitar a participação em atividades significativas e prazerosas. Usar a solução de problemas para desenvolver planos individuais para aumentar essas atividades. Discutir estratégias para atividades de caminhadas e fundamentos para evitar a inatividade. Praticar relaxamento.
Sessão 4: desafiando pensamentos negativos - Lidando com picos de dor e os contratempos	Discutir o papel do pensamento e avaliação sobre a dor para determinar respostas emocionais e comportamentais à dor. Ajudar os participantes a identificarem pensamentos negativos que possam ter em resposta à dor. Praticar e desafiar os pensamentos positivos que são maneiras eficazes para se lidar com a dor. Discutir estratégias para lidar com picos de dor e contratempos. Praticar relaxamento.

(continua)

TABELA 1 Intervenção no grupo de autogerenciamento da dor[10] (*continuação*)

Sessões/tópicos	Conteúdo e atividades principais
Sessão 5: terapias analgésicas sem medicamentos (calor e frio) - lidando com picos de dor e seus contratempos	Descrever fundamentos para o uso de terapias sem medicamentos. Descrever e praticar a aplicação de compressas quentes e frias. Revisar precauções ao usar compressas quentes e frias. Continuar a discussão sobre lidar com picos de dor e contratempo no gerenciamento da dor. Praticar relaxamento.
Sessão 6: medicamentos e noções sobre outras terapias complementares no tratamento da dor crônica	Descrever o papel dos medicamentos no gerenciamento da dor. Discutir os principais tipos de medicamentos para dor. Descrever o uso de terapias complementares no gerenciamento da dor (outras terapias como distração, hipnose, acupuntura etc.). Discutir passos para se tomar decisão sobre todas as terapias de dor.
Sessão 7: plano de gerenciamento da dor - Encerramento	Discutir a manutenção dos ganhos obtidos através do programa. Revisão de como lidar com picos de dor e contratempos no gerenciamento da dor. Revisar os planos escritos de manutenção individual para cada participante.

O tratamento não farmacológico da dor tem sido mais divulgado e pesquisado, de forma que é possível encontrar evidências que as práticas integrativas e intervenções educacionais podem auxiliar no controle da dor, além de oferecer maior autonomia ao paciente. Outro ponto a destacar é que, entre as várias referências citadas neste capítulo, encontramos muitos atores diferentes da equipe multidisciplinar: médicos, fisioterapeutas, odontólogos, psicólogos, terapeutas holísticos e enfermeiros. Isso reforça a necessidade de o tratamento do paciente com dor ser realizado por equipe multidisciplinar, capacitada para essa função.

REFERÊNCIAS BIBLIOGRÁFICAS

1. Maciel MGS. Definições e princípios. In: OLIVEIRA RA (coord.). Cuidado paliativo. São Paulo: Conselho Regional de Medicina do Estado de São Paulo; 2008.
2. Raja SN, Carr DB, Cohen M, Finnerup NB, Flor H, Gibson S, et al. The revised International Association for the Study of Pain definition of pain: concepts, challenges, and compromises. Pain. 2020 Sep 1;161(9):1976-1982.
3. Raja SN, Carr DB, Cohen M, Finnerup NB, Flor H, Gibson S, et al. Definição revisada de dor pela Associação Internacional para o Estudo da Dor: conceitos, desafios e compromissos. Tradução: Diretoria da Sociedade Brasileira para o Estudo da Dor. Jornal Dor. 2020;74:11-18.
4. DeSantana JM, Perissinotti DMN. Definição de dor revisada após quatro décadas. BrJP. 2020;3(3):197-8.
5. Hennemann-Krause L. Dor no fim da vida: avaliar para tratar. Rev Hosp Uni Pedro Ernesto. 2012;11(2): 26-31.
6. Chotolli MR, Luize P. Métodos não farmacológicos no controle da dor oncológica pediátrica: visão da equipe de enfermagem. Rev Dor São Paulo. 2015;16(2):109-13.
7. Pereira RDM, Silva WWO, Ramos JC, Alvim NAT, Pereira CD, Rocha TR. Práticas integrativas e complementares de saúde: revisão integrativa sobre medidas não farmacológicas à dor oncológica. Rev. Enferm. UFPE. 2015;9(2):710-7.
8. Siqueira SRDT, Teixeira MJ, Siqueira JTT. Could pain understanding by patients help the assessment of trigeminal neuralgia? Rev Dor São Paulo. 2016;17(2):93-5.

9. Chen L, Michalsen A. Management of chronic pain using complementary and integrative medicine. BMJ. 2017 apr 24;357:j1284.
10. Santos FC, Souza PMR, Nogueira SAC, Lorenzet IC, Barros BF, Dardin LP. Programa de autogerenciamento da dor crônica no idoso: estudo piloto. Rev. Dor São Paulo. 2011;12(3):209-14.
11. Rocha AFP, Sposito AMP, Bortoli PS, Rodrigues FMS, Lima RAG, Nascimento LC. O alívio da dor oncológica: estratégias contadas por adolescentes com câncer. Texto & Contexto Enfermagem. 2015 Jan-Mar; 24(1): 96-104.
12. Oliveira AL, Palma Sobrinho N, Cunha BAS. Manuseio da dor crônica em pacientes oncológicos pela equipe de enfermagem. Rev Dor São Paulo. 2016;17(3):219-22.

CAPÍTULO 13

TRATAMENTO FARMACOLÓGICO DA DOR: ANALGÉSICOS NÃO OPIOIDES E DROGAS ADJUVANTES

Luiz Filipe Gottgtroy Lopes de Carvalho
Tiago Pugliese Branco

ANALGÉSICOS NÃO OPIOIDES

O grupo de analgésicos não opioides é composto por anti-inflamatórios não hormonais (AINHs), paracetamol e dipirona. Comumente utilizados para cefaleia e dores do aparelho locomotor, têm grande disponibilidade, uso sem prescrição médica e baixo custo. Em cuidados paliativos, são indicados para dores de intensidade leve (primeiro degrau da escada analgésica da Organização Mundial da Saúde), sendo também adjuvantes dos opioides.

O mecanismo de ação dos AINHs ocorre por meio do bloqueio de duas isoformas das enzimas ciclo-oxigenases (COX-1 e COX-2), responsáveis pela transformação do ácido araquidônico em prostaglandinas (PGs).

A COX-1 é uma enzima constitutiva que desempenha papel fisiológico por meio da produção de PGs em diversos tecidos, atuando na proteção da mucosa gástrica, na manutenção da função renal normal e na agregação plaquetária.

A COX-2 é uma enzima indutora que faz a mediação de processos como inflamação, febre e dor. Estudos mostram que a COX-2 também tem papel no processo de vasodilatação renal. Dessa forma, essas drogas reduzem inflamação e dor, mas também diminuem o efeito fisiológico das PGs nos tecidos.

Os AINHs são geralmente administrados via oral, o efeito inicial ocorre em 30 minutos e o pico de ação se dá em 120 minutos. Eles têm ligação proteica elevada, variando de 90 a 99%. A metabolização ocorre principalmente no fígado, por conjugação a sulfato ou glucoronídeo, por meio do sistema do citocromo P450. São eliminados pela urina na forma livre ou conjugada.

Existem duas classes de AINHs: os mais antigos, inibidores de COX-1 e COX-2 (chamados não seletivos). Os inibidores seletivos de COX-2, criados com a potencial vantagem de não interferir nos efeitos fisiológicos resultantes da COX-1 (Tabela 1).

Estudos sobre dores musculoesqueléticas ou transtornos inflamatórios sugerem que os AINHs sejam eficazes na dor oncológica, porém, há poucos dados para avaliar, e uma revisão sistemática foi incapaz de determinar o número necessário para tratar (NNT).

TABELA 1

AINHs não seletivos	Dosagem
Ibuprofeno	400-800 mg, 3-4 vezes ao dia
Diclofenaco	50-75 mg, 3 vezes ao dia
Naproxeno	500 mg, 2 vezes ao dia
Indometacina	25 mg, 2-3 vezes ao dia
Meloxican	7,5-15 mg ao dia
AINHs – COX-2	**Dosagem**
Celecoxib	200-400 mg, 2 vezes ao dia
Eterocoxib	60-120 mg, 1 vez ao dia

REAÇÕES ADVERSAS DOS AINHS

Toxicidade gástrica

Inibidores seletivos de COX-2 têm menor incidência de úlceras e sangramentos em comparação com os pacientes que usam AINHs inibidores não seletivos, apesar de o mecanismo de proteção gástrica não ser exclusivamente mediado pela COX-1. Há risco aumentado em cinco vezes para desenvolvimento de úlcera péptica e em quatro vezes para sangramento gastrintestinal alto. O risco de sangramento também varia conforme outros fatores, como doses mais altas, idade maior de 65 anos, infecção por *Helicobacter pylori*, úlcera péptica no último ano, uso concomitante de corticosteroide, uso de AAS em baixa dose, anticoagulantes, doença avançada, doença cardíaca, insuficiência renal e hepática, diabete melito, tabagismo e uso excessivo de álcool. O uso de protetores gástricos, como bloqueadores de bomba de prótons, reduz o risco de toxicidade gástrica.

Nefrotoxicidade e hipertensão

As PGs atuam no tônus vascular, no equilíbrio de água e sal e na liberação de renina. Em condições de reduzida perfusão renal, têm ação compensatória para a manutenção do funcionamento renal. Situações de elevada retenção de sal e água também levam a elevação pressórica. Esses mecanismos são dependentes da ação de PGE2 e PGI2, ambas dependentes da COX-2. Dessa forma, o risco de toxicidade renal ocorre tanto em AINHs não seletivos como em COX-2 seletivos.

Insuficiência cardíaca, doença coronariana e trombose

Pacientes admitidos em hospitais por insuficiência cardíaca (IC) têm maior prevalência de uso de AINHs em comparação aos admitidos por causa de outros diagnósticos. A COX-1 leva à produção de TXA2, potente vasoconstritor e agente que promove agregação plaquetária.

A PGI2, produzida por COX-2, antagoniza esses efeitos, causando vasodilatação e reduzindo agregação plaquetária. A inibição seletiva da COX-2 leva ao aumento relativo da ação de TXA2, facilitando trombogênese. A literatura, apesar de conflitante, conclui que todos os AINHs, seletivos ou não, elevam o risco de infarto do miocárdio e acidente vascular encefálico.

Contraindicações relativas ao uso de AINHs em cuidados paliativos são: risco elevado de hemorragia gastrintestinal, disfunção renal, doença hepática, predisposição a eventos cardiovasculares, história de asma-induzida por AINHs ou reações alérgicas. Devem ser consideradas também interações medicamentosas, principalmente em pacientes idosos, com elevado uso de medicações concomitantes[1].

ALGUMAS OBSERVAÇÕES SOBRE OS AINHS

O paracetamol tem mecanismo de ação ainda pouco entendido. É rapidamente absorvido no trato gastrintestinal, sofre efeito e primeira passagem hepática, com redução de 10% da dose. A concentração plasmática atinge pico em 30 a 60 minutos e a meia-vida plasmática é de aproximadamente 2 horas. A ligação plasmática varia de 5 a 20%. A metabolização ocorre no fígado, via citocromo P450, com reação oxidativa seguida de conjugação. A eliminação é feita pela urina.

Ensaios clínicos com paracetamol são escassos, porém, a evidência sugere que o uso de analgésicos não opioides sozinhos apresenta resultados superiores ao uso do placebo para dor oncológica leve, ao menos por curto período. Ainda não foram feitas comparações entre paracetamol e AINHs contra a dor oncológica, assim como a combinação de ambos para o mesmo caso. Em doses terapêuticas, efeitos colaterais são raros. Altas doses (geralmente por uso acidental ou overdose) podem gerar hepatotoxicidade por depleção de glutationa.

A dipirona oferece efeito analgésico adicional com AINHs, tramadol e morfina. Esses estudos não reportaram efeitos adversos. Porém, em alguns países, como Estados Unidos, Reino Unido e Japão, essa droga foi retirada do mercado por risco de transtornos sanguíneos como agranulocitose. Pacientes com maior risco de sofrer reações adversas aos AINHs devem ter considerado outras opções: uso da menor dose efetiva, por menor período possível, com associação de protetores gástricos, ou menor dose efetiva de COX-2 seletivos. O naproxeno e o celecoxibe parecem oferecer menos risco cardiovascular.

ANALGÉSICOS ADJUVANTES

São drogas que não têm como indicação primária o controle de dor, mas que podem atuar como analgésicos em algumas condições. Atualmente, novas drogas desse grupo foram criadas com ação primária de analgesia em situações específicas, passando a ser melhor denominadas como drogas coanalgésicas. Seu uso em conjunto com um opioide permite maior alívio da dor ou redução da dose do opioide, o que reduz seus efeitos colaterais.

No contexto de cuidados paliativos, conforme recomendação da escala analgésica da Organização Mundial da Saúde (OMS), a terapia de escolha inicial para dor moderada a intensa deve ser um opioide forte, que possua efeito mais estudado e início de ação mais rápido. A droga coanalgésica deve ser iniciada após otimização da terapia com opioide, que consiste em titulação de dose e rotação. Cuidados com efeitos colaterais e interações medicamentosas devem ser tomados, especialmente em pacientes idosos, frágeis ou com doença avançada.

A avaliação deve determinar o tipo predominante de dor (por ex., nociceptiva ou neuropática) para adequada escolha da medicação. A indicação em pacientes gravemente enfermos normalmente é extrapolada de estudos em pacientes de outras populações (por ex., drogas para dor neuropática têm indicação com base em estudos em neuropatia diabética e pós-herpética). Por isso, recomenda-se início com doses menores e lenta titulação, evitando-se efeitos colaterais e melhorando a adesão dos pacientes. Além disso, pacientes devem ser orientados sobre a grande variação interindividual e uma necessidade de maior tempo para início de ação.

DROGAS POLIVALENTES (ATUAM EM VÁRIOS TIPOS DE DOR)

Antidepressivos

Os antidepressivos são considerados tratamento de primeira linha para a dor neuropática (junto com a gabapentina), apesar de poucos estudos clínicos terem avaliado a população de pacientes oncológicos. Essa classe de medicação costuma ser indicada quando não foi obtido bom equilíbrio entre analgesia e efeito colateral com opioide, se não houve analgesia adequada ou se há concomitância de ansiedade ou depressão. Seu efeito analgésico não é dependente da ação sobre o humor e o mecanismo de ação parece ser mediado pela recaptação de noradrenalina.

Tricíclicos

Os tricíclicos são estudados para uma grande variedade de síndromes dolorosas crônicas, principalmente as aminas terciárias (amitriptilina). As aminas secundárias (nortriptilina ou desipramina) são preferidas por apresentarem menor toxicidade, apesar de as primeiras serem mais estudadas. São os únicos antidepressivos com alguma evidência para tratamento de dor em pacientes oncológicos.

Inibidores seletivos de recaptação de serotonina e noradrenalina

Os inibidores seletivos de receptação de serotonina e noradrenalina foram estudados no alívio de dores neuropáticas e fibromialgia. A venlafaxina mostrou reduzir dor neuropática em pacientes mastectomizadas e sintomas neurossensoriais agudos e crônicos pós-exposição a oxaliplatina. A duloxetina também demonstrou eficácia para tratamento de dor neuropática induzida por quimioterapia.

Corticosteroides

Essa classe de drogas tem efeito analgésico em alguns tipos de dor oncológica, como metástases ósseas, dor neuropática por infiltração ou compressão de estruturas nervosas, cefaleia por hipertensão intracraniana, artralgia, dor por obstrução de víscera oca, distensão de cápsula ou linfedema. Outros sintomas frequentes no contexto de cuidados paliativos, como fadiga, hiporexia e náuseas, também podem ser aliviados por essas drogas, oferecendo vantagem adicional.

A dexametasona é a droga de escolha, pelo menor efeito mineralocorticoide e meia-vida mais longa. A prednisona e a metilprednisolona também são usadas. Contudo, não há evidência que justifique essa opção.

Uma revisão sistemática de 2015, com 6 estudos randomizados, revelou que a terapia com corticosteroide resultou em redução modesta na dor quando comparada ao tratamento controle em uma semana (diferença média de 0,84 ponto da escala de 1-10 [IC 95%, 1,38 a 0,30]).

A dose geralmente é de 1 a 2 mg de 1 a 2 vezes ao dia e pode ser precedida por ataques de 10 a 20 mg. Esquemas com doses mais altas são utilizados em compressão espinhal.

Efeitos colaterais de curto e longo prazo devem ser monitorados, e dependem da dose utilizada, da duração da terapia e de fatores predisponentes.

Agonistas alfa-2 adrenérgicos

Alguns estudos com clonidina (em forma transdérmica, para neuropatia diabética; e em infusão epidural, para pacientes oncológicos) e tizanidina (dor miofascial) avaliaram o efeito analgésico, porém, a experiência em doentes frágeis é limitada. Os agonistas alfa-2 adrenérgicos podem, portanto, ser usados com cautela, quando tiverem falhado os tratamentos com outras drogas (antidepressivos ou anticonvulsivantes).

Neurolépticos

Os neurolépticos são utilizados em cuidados paliativos para delirium e náuseas. Alguns estudos indicam evidência fraca no controle de dor.

ANALGÉSICOS ADJUVANTES PARA DOR NEUROPÁTICA

As dores neuropáticas não respondem tão bem a opioides quanto as dores nociceptivas.

Anticonvulsivantes bloqueadores da proteína alfa-2-delta moduladora tipo-N nos canais de cálcio (gabapentina e pregabalina)

Esse tipo de anticonvulsivante reduz o influxo do íon de cálcio e a consequente despolarização celular. São consideradas drogas de primeira linha no controle da dor neuropática, dadas sua boa tolerabilidade e a ausência de interações com outras drogas. Não são metabolizadas no fígado e são excretadas pelos rins.

A gabapentina é a droga adjuvante mais usada no paciente oncológico em cuidados paliativos. Seus principais efeitos colaterais são turvação, tontura e sonolência. A carbamazepina, uma droga mais antiga que também foi estudada como adjuvante, permanece como opção para neuralgia do trigêmeo. Efeitos adversos, particularmente leucopenia, fizeram com que ela ficasse em segundo plano. A oxcarbamezepina, metabólito dessa última, é mais bem tolerada.

Bloqueadores do canal de sódio

Ao uso dos bloqueadores do canal de sódio, foi descrito efeito analgésico com lidocaína por via injetável em pacientes com dor aguda neuropática, sem resposta a opioide. Formulações orais de mexiletina e flecainida (antiarrítmicos) também são citadas para dor neuropática e podem ser consideradas de segunda linha, após teste eficaz com lidocaína intravenosa.

Bloqueadores de receptores N-metil-D-aspartato

Os receptores N-metil-D-aspartato (NMDA), presentes no sistema nervoso central, participam do processamento da dor crônica e da modulação da resposta aos opioides.

A dextrocetamina, o dextrometorfan, a memantina e a amantadina são antagonistas do receptor NMDA e têm potencial efeito no controle de dor neuropática (apenas a primeira tem efeito estudado). Uma revisão sistemática recente concluiu existir evidência suficiente para o uso de cetamina para dor oncológica refratária, podendo ser usada via oral ou parenteral. Os efeitos colaterais podem ser limitantes, particularmente em pacientes frágeis.

Recomenda-se uso de dose subanestésicas. Pode ser útil para tratamento de dor neuropática, refratária, em emergências e em contexto de sedação.

Canabinoides

No Brasil, até o momento, seu uso é restrito a epilepsias refratárias da criança e do adolescente. A formulação em spray oromucoso de delta-9-tetra-hidrocanabinol e canabidiol está aprovada em alguns países para tratamento de espasticidade relacionada à esclerose múltipla e à dor oncológica refratária a opioide. Nabilone, via oral, mostrou-se útil para espasticidade relacionada à dor crônica por síndrome do neurônio motor superior, fibromialgia e em estudo observacional em câncer avançado. Os efeitos colaterais mais comuns são sonolência, tontura e boca seca. Podem ser considerados para pacientes com dor refratária a opioide e outros adjuvantes.

Analgésicos tópicos

A capsaicina atua por meio da inibição do neurônio nociceptivo aferente polimodal primário, ligando-se ao receptor transitório vaniloide tipo 1 (TRPV1), impedindo a liberação de substância P. A analgesia ocorre pela depleção da substância P liberada das fibras C aferentes, que ocorre com o uso regular da medicação. Baixas doses de capsaicina tópica (0,1%) são efetivas no controle de mono e polineuropatias.

Lidocaína *patch* 5% também tem se mostrado eficaz para dor neuropática e osteoartrite. Anestésico tópico na forma de creme contendo mistura em proporção 1:1 de prilocaína e lidocaína (EMLA) é usado para prevenir dor em punções venosas ou incisões e no debridamento de úlceras de perna, por boa penetração local. Existem ainda formulações tópicas de amitriptilina, potencialmente eficazes para dor neuropática, com eficácia duvidosa.

ANALGÉSICOS ADJUVANTES PARA DORES ÓSSEAS

A radioterapia costuma ser indicada para dores focais e não controladas com opioides, ou ainda quando há chance de fraturas. AINHs e corticosteroides são citados em relatos isolados, apesar de serem muito usados na prática clínica. A calcitonina também tem eficácia limitada a estudos de caso e está disponível nas formas intranasal e subcutânea.

Os bisfosfonatos são os mais estudados em analgesia por metástases ósseas, atuando na inibição da atividade de osteoclastos. Reduzem ainda a ocorrência de fraturas patológicas, a necessidade de irradiação ou cirurgia, a compressão medular e a hipercalcemia. Os radiofármacos (estrôncio, tecnécio e samário) são absorvidos em áreas de alta renovação óssea e têm mostrado resultado satisfatório.

Um estudo mostrou alívio significativo da dor em 80% dos pacientes e remissão em 10%. A resposta clínica se inicia em 7 a 21 dias, e o pico pode ocorrer em até um mês ou mais. Entre 5 e 10% dos pacientes apresentam piora transitória da dor imediatamente após a aplicação. A duração do efeito é de 3 a 6 meses. Após o tratamento, ocorrem significativas plaquetopenia (10%) e leucopenia (33%), com melhora em 12 semanas, contraindicando o tratamento naqueles que receberão terapia oncológica mielotóxica nesse período, assim como nos pacientes com sobrevida inferior a 3 meses.

ADJUVANTES PARA DOR MUSCULOESQUELÉTICA

Drogas chamadas de miorrelaxantes apresentam efeito em dores de origem muscular. Elas têm eficácia demonstrada em antigos estudos placebo-controlados e em outros que as compararam com aspirina ou acetaminofen. Apesar do nome consagrado, não há evidência de que esse tipo de medicação atue em espasmos musculares, causando relaxamento das fibras. As mais conhecidas são carisoprodol e ciclobenzaprina.

CONSIDERAÇÕES FINAIS

O tratamento farmacológico da dor deve ser multimodal, ou seja, drogas com mecanismos de ações diferentes se complementam para o alívio de sintomas. Há de se ter clara a necessidade de uma equipe multiprofissional para avaliar indicações e efeitos colaterais, bem como a associação de medidas não farmacológicas.

TABELA 2

Droga	Dose inicial	Dose usual	Cuidados (I) e contraindicações (II)
Antidepressivos			
Amitriptilina e Nortriptilina (VO)	10 a 25 mg/dia	50 a 150 mg	(I) Idosos, doença cardíaca, retenção urinária e convulsão; (II) glaucoma de ângulo estreito e infarto recente
Duloxetina (VO)	30 mg/dia	60 mg/dia	(I) Hipertensão/convulsões

(continua)

TABELA 2 (*continuação*)

Droga	Dose inicial	Dose usual	Cuidados (I) e contraindicações (II)
Venlafaxina XR (VO)	75 mg	75 a 150 mg	(I) Hipertensão; reduzir 25% em doença renal leve a moderada e 50% em dialíticos
Anticonvulsivantes			
Gabapentina (VO)	100-300 mg, titulando 100-300 mg a cada 1-3 dias até dose eficaz	300-1.200 mg, 1-3 vezes ao dia	(I) Reduzir dose em disfunção renal; retirada rápida: cefaleia, náuseas, insônia e diarreia
Pregabalina (VO)	25-75 mg/dia	150-300 mg	
Carbamazepina (VO)	100-200 mg 2x/dia	300-800 mg, 2 vezes ao dia	(I) Insuficiência cardíaca, renal e hepática; monitorar leucócitos, plaquetas, função renal/hepática e sódio; (II) depressão medular
Oxcarbamazepina (VO)	150 mg/dia; titular 150-300 mg a cada 3-5 dias	150-600 mg, a cada 12 h	(I) Monitorar sódio
Bisfosfonatos			
Pamidronato (IV)	60 mg em 4 horas, a cada 4 semanas	90 mg	(II) Creatinina > 3
Ácido zoledrônico (IV)	4 mg em 15 minutos, a cada 3-4 semanas		

IV: intravenoso; VO: via oral.

REFERÊNCIAS BIBLIOGRÁFICAS

1. Sjogren P, Elsner F, Kaasa S. Non-opioid analgesics. In: Cherny N, Fallon M, Kaasa S, Portenoy RK, Currow DC (editors). Oxford Textbook of Palliative Medicine. 5th ed. Londres: Oxford University Press; 2015. p. 567-75.
2. Burke A, Smyth E, FitzGerald GA. Analgesic, antipyretic and anti-inflammatory agents; pharmacotherapy of gout. In: Bruntom LL, Lazo JS, Parker KL (editors). Goodmans and Gilman's the pharmacological basis of therapeutics. 11. ed. Nova York: McGraw Hill; 2006. p. 676-700.
3. McNicol E, Strassels SA, Goudas L, Lau J, Carr DB. NSAIDS or paracetamol, alone or combined with opioids, for cancer pain. Cochrane Database Syst Rev. 2005;(1):CD005180.
4. Lanas A. A review of the gastrointestinal safety data – a gastroenterologist's perspective. Rheumatology. 2010;49(Suppl. 2):ii3-10.
5. Rostom A, Muir K, Dubé C, Jolicoeur E, Boucher M, Joyce J, et al. Gastrointestinal safety of cyclooxygenase-2 inhibitors: a cochrane collaboration systematic review. Clin Gastroenterol Hepatol. 2007;5:818-28.
6. Hernández-Díaz S, Rodríguez LA. Association between nonsteroidal anti-inflammatory drugs and upper gastrointestinal tract bleeding/perforation: an overview of epidemiologic studies published in the 1990s. Arch Intern Med. 2010;160(14):2093-9.
7. Rostom A, Muir K, Dube C, Lanas A, Jolicoeur E, Tugwell P. Prevention of NSAID-related upper gastrointestinal toxicity: a meta-analysis of traditional NSAIDs with gastroprotection and COX-2 inhibitors. Drug Healthc Patient Saf. 2009;1:47-71.
8. Cheng HF, Harris RC. Cyclooxygenases, the kidney, and hypertension. Hypertension. 2004;43(3):25-530.

9. Cheng Y, Austin SC, Rocca B, Koller BH, Coffman TM, Grosser T, et al. Role of prostacyclin in the cardiovascular response to thromboxane A2. Science 2002;296:539-41.
10. Josephy PD. The molecular toxicology of acetaminophen. Drug Metabolism Reviews. 2005;37:581-94.
11. Lussier D, Porteno RK. Adjuvant analgesics. . In: Cherny N, Fallon M, Kaasa S, Portenoy RK, Currow DC (editors). Oxford Textbook of Palliative Medicine. 5th ed. Londres: Oxford University Press; 2015. p. 576-88.
12. Dworkin RH, O'Connor AB, Backonja M, Farrar JT, Finnerup NB, Jensen TS, et al. Pharmacologic management of neuropathic pain: evidence-based recommendations. Pain. 2007;132:237-51.
13. Haywood A, Good P, Khan S, Leupp A, Jenkins-Marsh S, Rickett K, et al. Corticosteroids for the management of cancer-related pain in adults. Cochrane Database Syst Rev. 2015;4;CD010756.
14. Von Moos R, Strasser F, Gillessen S, Zaugg K. Metastatic bone pain: treatment options with an emphasis on bisphosphonates. Support Care Cancer. 2008;16(10):1150-15.
15. World Health Organization. Cancer pain relief: with a guide to opioid availability. Geneva: World Health Organization; 1996.

CAPÍTULO 14

TRATAMENTO FARMACOLÓGICO DA DOR: OPIOIDES

Sérgio Seiki Anagusko
Juraci Aparecida Rocha

INTRODUÇÃO

O termo opioide se refere a um grupo de substâncias capazes de se ligar aos principais receptores de opioides (*mu*, *kappa* e *delta*). Dentro desse grupo, incluem-se os opiáceos, que são alcaloides naturais que podem ser extraídos da papoula (*Papaver somniferum*)[1]. Nos últimos anos, essa classe de medicamentos tem se consagrado como uma das principais ferramentas para o manejo da dor, especialmente de origem oncológica. Além disso, pela extrema importância, alguns de seus representantes (codeína, morfina, fentanil transdérmico e metadona) estão presentes na Lista Modelo de Medicamentos Essenciais, descrita pela Organização Mundial de Saúde (OMS), atualizada em 2021[2].

RECEPTORES DE OPIOIDES

Receptores de opioides estão presentes em estruturas do Sistema Nervoso Central (SNC), assim como em tecidos periféricos. Normalmente são estimulados por peptídeos endógenos (endorfina, encefalinas e dinorfinas), produzindo resposta a estímulos dolorosos. Os opioides exercem seus efeitos através da ligação a receptores específicos. São três os tipos de receptores clássicos: μ (*mu*), κ (*kappa*) e δ (*delta*), também são conhecidos, respectivamente, como MOR, KOR e DOR (*ver* Tabela 1). Tal nomenclatura representa a ativação por determinado agente: *mu* para morfina (*morphine*), *kappa* para cetociclazocina (*ketociclazocin*) e *delta* para deltorfina (*deltorphine*). Atualmente, de acordo com a União Internacional de Farmacologia, receberam as nomenclaturas de MOP, KOP e DOP[1]. O receptor *mu* é tido como o mais importante clinicamente, por sua ação analgésica, por meio da inibição das vias nociceptivas. Muito embora todos estejam envolvidos na modulação de dor, cada receptor parece exercer um papel diferente: o *mu* relacionado à inibição de vias nociceptivas e à diminuição de neurotransmissores pré-sinápticos; o *kappa* em aparente relação com dor visceral e nocicepção térmica; e, por fim, o *delta* exerce papel na dor mecânica e inflamatória.

TABELA 1 Receptores de opioides e funções associadas

Receptor	Ligantes Endógenos	Efeitos
MOR/MOP/Mu (μ)	Beta-endorfina, Encefalina, Endomorfina	Analgesia, depressão respiratória, diminuição de motilidade gastrointestinal, miose, euforia, sedação, dependência física.
KOR/KOP/Kappa (κ)	Dinorfina	Analgesia, miose, disforia, alucinações, sedação.
DOR/DOP/Delta (δ)	Encefalina Beta-endorfina	Analgesia, depressão respiratória, redução de motilidade gastrointestinal, tolerância, regulação do humor.

No entanto, todos os analgésicos MOR, clinicamente aprovados, estão associados a efeitos adversos, que incluem tolerância, dependência, constipação, depressão respiratória e efeitos imunossupressores[3]. Por outro lado, os analgésicos seletivos KOR possuem utilidade clínica limitada porque causam sedação, ansiedade, disforia e alucinações, e os agonistas de DOR têm uma tendência a causar convulsões[4,5].

Em relação aos opioides atualmente disponíveis, considera-se como imunossupressor forte: codeína, metadona, morfina, fentanil, sufentanil e remifentanil; e como imunossupressor fraco: oxicodona, tramadol e hidromorforna. O menor efeito imunossupressor foi observado na buprenorfina. Ademais, a morfina é a droga mais estudada e sua ação imunossupressora está relacionada à regulação direta das células adaptativas e inatas do sistema imunológico, incluindo as células NK (*Natural Killer*), os macrófagos, mastócitos e linfócitos B e T. Já no SNC, atua no eixo hipotálamo-hipófise-adrenal (HHA), suprimindo a linfoproliferação e a atividade das células NK[6,7].

ESCADA ANALGÉSICA DA ORGANIZAÇÃO MUNDIAL DA SAÚDE (OMS)

Em 1986, através de recomendações de especialistas em dor oncológica, foi proposta a chamada "Escada analgésica da OMS" (*ver* Figura 1). Esse documento foi traduzido para mais de 22 línguas e ajudou a alertar o mundo a respeito da necessidade do controle da dor em pacientes oncológicos, o que também auxiliou na legitimação do uso de opioides, através do conhecimento sobre sua administração, seus benefícios e efeitos colaterais. Estudos avaliaram que tais diretrizes poderiam aliviar sintomas em 70 a 90% dos pacientes[1].

Para que a escada seja utilizada de forma correta, cinco regras principais devem ser seguidas para a adequada prescrição de analgésicos[8]:

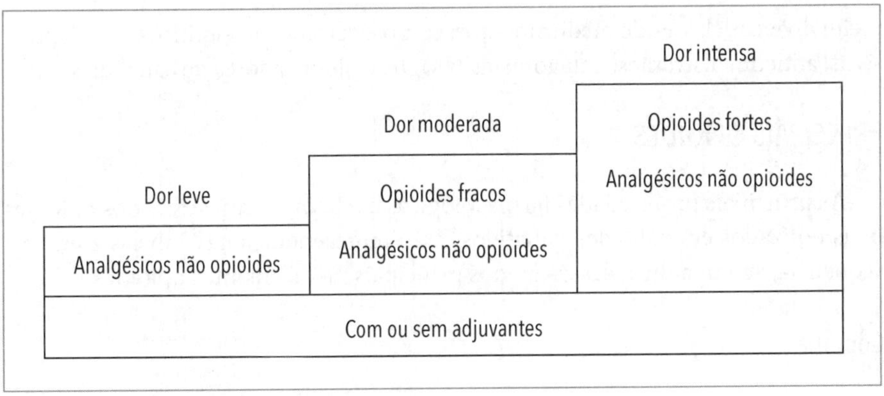

Figura 1 Escada analgésica da OMS (adaptada)

1. **Pela boca**: a administração oral dos analgésicos deve ser escolhida sempre que possível.
2. **Pelo relógio**: devem ser prescritos em intervalos regulares, respeitando a farmacologia.
3. **Pela escada**: devem ser prescritos de acordo com a magnitude da dor, a qual deve ser avaliada por uma escala de intensidade.
4. **Individualização**: a dose da medicação deve ser adaptada ao paciente. Não existe uma dose padronizada. As respostas são individuais, assim como os efeitos adversos.
5. **Atenção aos detalhes**: devem ser prescritos com atenção aos detalhes. As informações relativas à administração devem ser fornecidas aos pacientes e seus familiares.

As instruções referentes à Escada analgésica da OMS dependem da intensidade de dor oncológica, porém deve-se estar atento a aspectos etiológicos, psicológicos e sociais, a fim de se empregar métodos não-farmacológicos capazes de auxiliar no controle da dor (radio e quimioterapia, cirurgia, terapia hormonal, intervenções anestésicas, psicoterapia e fisioterapia).

No primeiro degrau da escada, pacientes com dor leve (intensidade 1 a 3) devem ser tratados com analgésicos não opioides (analgésicos simples, anti-inflamatórios não-esteroidais). No segundo, associado à dor moderada (intensidade 4 a 6), deve-se iniciar uso dos chamados opioides fracos (codeína, tramadol), além dos medicamentos utilizados no degrau anterior. No terceiro degrau (intensidade 7 a 10), são utilizados os opioides fortes (morfina, metadona, oxicodona e fentanil). Em todos os níveis, o uso de medicamentos adjuvantes, de acordo com as características da dor, deve ser realizado para obtenção de maior sucesso terapêutico. Esse grupo inclui diversas classes de medicamentos, como esteroides, ansiolíticos, antidepressivos, anticonvulsivantes, antagonistas NMDA e bloqueadores de canal de sódio.

PRINCIPAIS OPIOIDES

As principais propriedades farmacológicas e o fator de conversão dos opioides mais utilizados em cuidados paliativos estão representados nas Tabelas 2 e 3. Na sequência, acompanhe a descrição dos principais medicamentos opioides.

Codeína

Trata-se de um alcaloide natural, com propriedades analgésicas, antitussígenas e antidiarreicas. Esse alcaloide apresenta potência muito inferior à morfina[1]. Ele é metabolizado em morfina através do citocromo P450 2D6 (CYP2D6), atuando nos receptores *mu*, porém com pouca afinidade. Sua ação analgésica se dá principalmente pela ação da morfina, uma vez que a codeína tem uma afinidade 200 vezes menor aos receptores opioides[1]. Apesar de disponível para administração oral e parenteral, é essencialmente utilizado por via oral, devido a possíveis efeitos de hipotensão e depressão respiratória, secundários à liberação histamínica, por via endovenosa.

A excreção mais importante ocorre por via urinária e, apesar de não haver recomendações bem estabelecidas, orienta-se utilizar doses mais baixas, em casos de disfunção renal leve a moderada ou, nos casos de disfunções renais graves, buscar outras opções. Alguns estudos demonstram sinergismo da ação analgésica da codeína quando associada ao uso do paracetamol, presente em algumas formulações comerciais[9].

Tramadol e tapentadol

O tramadol e o tapentadol são agentes analgésicos com múltiplos mecanismos de ação. Ambos são inibidores de recaptação de norepinefrina com atividade agonista opiácea fraca. O tramadol também tem propriedades de inibição de recaptação de serotonina que pode estar associada a alguns dos seus efeitos colaterais proeminentes, incluindo náusea, tontura, redução do limiar convulsivo e potencial de indução da síndrome serotoninérgica[10].

A desmetilação do tramadol via mecanismos oxidativos da P450 2D6 (CYP2D6) resulta no metabólito M1 ativo, que tem atividade receptora opiácea moderada. Essas propriedades farmacológicas fornecem boa analgesia, ao mesmo tempo que minimizam os efeitos adversos relacionados aos opioides[10]. A excreção é urinária, e essa eliminação pode estar diminuída em pacientes com disfunção renal, o que necessita atenção quanto à administração de doses menores e intervalos maiores[1].

O tapentadol é uma droga ativa, não um pró-fármaco, cujo mecanismo de ação se deve ao agonismo moderado do receptor *mu* e a uma inibição de recaptação de norepinefrina. Ele tem um efeito insignificante na recaptação de serotonina. O tapentadol tem menos efeitos colaterais gastrointestinais quando comparado a opioides como a oxicodona, e alguns autores sugerem que, na dor aguda, ele possa fornecer analgesia igual a outros opioides potentes.

Os estudos demonstram que, tanto tapentadol quanto tramadol, são analgésicos efetivos, entretanto, o tapentadol está associado a menos efeitos adversos. Em relação ao consumo abusivo, o tapentadol tem taxa menor em relação ao tramadol, e ambos têm taxas menores em relação aos outros opioides[10].

Morfina

A morfina é um potente agonista de receptores *um*, conhecida clinicamente há quase 200 anos. É o principal alcaloide presente no ópio derivado da papoula[1], amplamente utilizada como analgésico para controle da dor aguda ou crônica e considerada droga padrão quando novos analgésicos são testados[11]. Sua biodisponibilidade é baixa (35%) quando administrada por via oral devido ao metabolismo de primeira passagem hepática, que abrange cerca de 90% da morfina absorvida. A via metabólica ocorre principalmente pela glicuronidação, resultando em dois metabólitos principais: M3G (morfina-3-glicuronídeo) e M6G (morfina-6-glicuronídeo). O M3G corresponde de 45 a 55% dos metabólitos, e seus efeitos não são bem claros, enquanto o M6G representa 10 a 15%, sendo um metabólito ativo principal e com funções analgésicas bem descritas na literatura.

Esses metabólitos são excretados por via renal e suas meias-vidas podem ser prolongadas em pacientes com disfunção renal após repetidas doses[1], representando risco de efeitos adversos fatais (como a depressão respiratória), assim, recomenda-se evitar ou utilizar com cautela e em doses menores nessa população[12].

Pode ser administrada por via oral, endovenosa, intramuscular, subcutânea, intraespinhal e retal. A posologia enteral é de cerca de 4 horas, no entanto, na via parenteral, recomenda-se em infusão contínua pelo benefício de doses menores com nível sérico mais uniforme, evitando-se os efeitos pico-vale adversos: hipotensão, taquicardia, delirium, controle sintomático ineficaz, quando em doses intermitentes[13]. Assim como para todos os opioides fortes, não existe dose teto para a morfina quando utilizada para dor oncológica ou em pacientes em cuidados paliativos. Desse modo, o uso deve ser manejado de maneira consciente e criteriosa, bem como titulado gradativamente para o melhor controle da dor com os menores efeitos adversos possíveis[14].

TABELA 2 Farmacologia dos principais opioides

	Meia-vida	Início de ação	Pico de efeito	Tempo para pico sérico	Duração	Biodisponibilidade
Morfina	2-3h (EV) 1,5-4,5h (VO)	5-10 min (EV) 30 min (VO)	20 min (EV) ≥ 60 min (VO) 30-60 min (SC)	15-60 min (VO) 10-20 min (IM) 15 min (SC) 45-60 min (VR)	3-6 h 12 h (liberação cronogramada)	35% (VO) 25% (VR)
Oxicodona (liberação prolongada)	3,5h	20-30 min (VO)	3-4 h	3 h	12 h	75% (VO)
Metadona	Variável (5-130h)	< 30 min (VO) 15 min (IM)	3-5 dias (VO uso contínuo) 30-90 min (parenteral)	4h (VO) 1h (IM)	8-12 h (após repetidas doses)	80%
Fentanil (transdérmico)	13-23 h (TD)	3-23 h (TD)	-	24-72 h (TD)	72 h (TD)	-
Codeína	2,5-3,5 h	30-60 min (VO)	60-90 min (VO)	1-2 h (VO)	4-6 h (VO)	40%
Tramadol	6 h	30-60 min (VO)	2-3 h (VO)	2 h (VO)	4-9 h (VO)	65-75% (VO) 90% (após repetidas doses)
Buprenorfina (transdérmico)	13-35 h	18-24 h	-	3 dias	7 dias	-

EV: endovenoso; h: hora; IM: intramuscular; min: minuto. SC: via subcutânea; TD: transdérmico; VO: oral; VR: via retal.

Metadona

A metadona é um opioide sintético desenvolvido há mais de 50 anos. Além da atividade agonista opioide, possui ação antagonista de receptores N-metil-D--aspartato (NMDA)[15]. Devido a essa última característica, apresenta ação analgésica importante quando utilizada para tratamento de dor neuropática. Inicialmente era utilizada como tratamento para adição de outros opioides, porém, atualmente, a metadona tem sido considerada um importante medicamento no controle de dor, quando outros opioides não apresentam sucesso[16].

Ela possui biodisponibilidade por via oral (de 80 a 90%) e inicia atividade analgésica após cerca de 30 minutos, com pico de ação de 4 horas. A meia-vida possui grande variabilidade interindividual (de 5 a 130 horas)[15], o que em grande parte está relacionado ao alto risco de acúmulo e toxicidade da droga. O metabolismo ocorre no fígado, e a excreção por via fecal principalmente, mas também urinária, sendo considerada uma droga segura para uso em pacientes com disfunção renal.

A metadona não deve ser utilizada em pacientes com intervalo QTc superior a 500ms pelo alto risco de desenvolver *Torsades de Pointes*, principalmente em pacientes com doenças cardíacas e anormalidades eletrolíticas (hipocalemia ou hipomagnesemia). No entanto, as decisões sobre o controle eletrocardiográfico sistemático devem ser ponderadas e direcionadas racionalmente aos pacientes em final de vida e com plano de cuidados focado em medidas de conforto e qualidade de vida[17].

As recomendações são de utilizar a cada 12 horas (eventualmente o paciente pode necessitar de dosagens a cada 8 horas) e, devido a meio vida longa e imprevisível, os aumentos de doses devem ser realizados com intervalos maiores (semanal, por exemplo), por vezes resultando em controle inicial de sintomas mais prolongado. Por conta desse perfil farmacológico, a administração da metadona deve ser realizada por profissionais com experiência no uso deste opioide.

Oxicodona

A oxicodona é classificada como um opioide semissintético e apresenta ação agonista em receptores *mu*, *kappa* e *delta*. A metabolização da oxicodona é hepática e com excreção urinária, assim, o uso deste medicamento deve ser feito com cautela em paciente com disfunção renal leve a moderada e evitada em casos de disfunção grave. Em pacientes idosos, pela redução da capacidade de excreção, as doses necessárias para controle álgico podem ser menores[18].

Devido à única apresentação disponível no Brasil ser a de liberação prolongada, a titulação para o controle inicial da dor pode ser dificultada, pois idealmente a dose de resgate deve oferecer alívio rápido dos sintomas. Alguns estudos apontam que a oxicodona pode atuar também na dor neuropática, especificamente na neuralgia pós-herpética e na neuropatia diabética. Sua ação ocorre em duas fases: 38% em cerca de 1 hora após ingesta da medicação e 62% com liberação lenta nas próximas 12 horas.

Fentanil

O fentanil é um opioide semissintético com alta seletividade para receptores *mu*, sendo 100 vezes mais potente em relação à morfina parenteral. Sua meia-vida pode ser de 3 a 12 horas, a depender do tempo de administração prévia e da quantidade acumulada[1]. Seu metabolismo é hepático, e a excreção é por via urinária, sendo considerado um medicamento seguro para uso em paciente com disfunção renal, uma vez que seus metabólitos não apresentam atividade importante.

Devido a sua potência analgésica, é largamente utilizado em pacientes em final de vida e com dor refratária. Após a conversão equianalgésica do opioide em uso, a titulação de dose do fentanil em infusão contínua, venosa ou subcutânea deve ser realizada gradativa e cuidadosamente, em função do alto risco de intoxicação pela sua meia-vida irregular, além do efeito cumulativo. Quando houver necessidade de dose de resgate, é mais seguro optar por opioide de ação curta, com observação atenta aos efeitos adversos.

O advento das formulações transdérmica e transmucosa ampliou a utilidade clínica do fentanil, principalmente para controle da dor oncológica ambulatorial. Foi inicialmente aprovado nos EUA, pelo Food and Drug Administration (FDA), em 1990, sendo uma novidade como opção aos opioides usados até então por via oral ou através de dispositivos invasivos. Encontra-se disponível em alguns países para uso endovenoso, transdérmico, transmucoso, epidural, intratecal e inalatório[19]. No Brasil, encontramos a versão venosa e transdérmica em forma de adesivos, em variadas doses (12.5, 25, 50, 75 e 100mcg/h).

Após a aplicação do adesivo, a concentração sérica terapêutica é atingida em 12 a 16 horas, com considerável variação de absorção a depender das características individuais da pele do paciente, a concentração máxima ocorre após 36 horas. Cada adesivo é capaz de liberar o fentanil por um período de 3 dias, portanto, para o tratamento contínuo, é necessário trocá-lo a cada 72 horas. Após a retirada, o nível sérico cai pela metade em aproximadamente 17 horas, pela redistribuição do tecido gorduroso para o sangue[19].

Essa formulação, pela liberação lenta do medicamento, não tem seu uso justificado em casos de dor aguda ou escolha inicial para titulação até a dose necessária. Idealmente, deve ser prescrito para o paciente que já possui uma dose estável de um opioide forte alternativo, sem crises agudas de dor associada.

Hidromorfona

É um agonista forte de receptores *mu* localizados no SNC. Tem metabolismo hepático e excreção renal. A forma de liberação prolongada da hidromorfona está disponível em dosagens de 8, 16 e 32 mg e é administrada uma vez ao dia. Os metabólitos depurados através do rim aparecem em concentração relativamente baixa, se comparada à morfina, e são mais seguros em pacientes com insuficiência renal. No entanto, não oferece maiores benefícios, em relação aos outros opioides para o controle da dor oncológica[14].

Buprenorfina

A buprenorfina é um opioide semissintético, derivado da tebaína. Trata-se de um agonista parcial de receptores *mu* (principal ação analgésica) e Opioid-Receptor-Like (ORL-1), além do antagonismo de receptores kappa e delta. A maior parte da droga parental é excretada sem alteração, sendo que 30% são metabolizados, porém em metabólitos menos potentes que a própria buprenorfina[20]. Sua excreção ocorre predominantemente por via biliar, sem acúmulo em casos de insuficiência renal e não removível através de diálise.

Contudo, no Brasil há somente a apresentação transdérmica, nas doses de 5, 10 e 20 mcg/h, com duração de 7 dias por adesivo e cuidados de aplicação semelhantes ao fentanil transdérmico. Em pacientes que apresentem caquexia importante, assim como desidratação, a absorção transdérmica pode ser prejudicada. Para pacientes virgens de opioide, a orientação é iniciar com o adesivo de 5 mcg/h, trocado a cada 7 dias. Se o paciente já faz uso de equivalente de morfina oral, de até 30 mg/dia, iniciar com 5 mcg/h a cada 7 dias também. Para doses diárias equivalentes de morfina oral entre 30 e 80 mg, iniciar 10 mcg/h a cada 7 dias, e doses acima de 80 mg/dia, iniciar o adesivo de 20 mcg/h, sendo essa considerada a dose máxima de buprenorfina.

Canabinoides

Não há evidências de alta qualidade que demonstre a eficácia de qualquer produto à base de cannabis, incluindo cannabis herbal ("maconha"), em qualquer condição para dor neuropática crônica. Alguns eventos adversos, particularmente sonolência ou sedação, confusão, psicose, podem limitar a utilidade clínica dos medicamentos à base de cannabis. Algumas diretrizes clínicas atuais e revisões sistemáticas consideram medicamentos à base de cannabis como terapia de terceira ou quarta linha para síndromes de dor neuropática crônica, se terapias convencionais, com anticonvulsivantes ou antidepressivos, falharem[21].

TABELA 3 Opioides oral, transdérmico e parenteral mais utilizados em cuidados paliativos

Medicamento	Dose diária de morfina oral equivalente	Dose inicial	Meia-Vida (h)	Duração do efeito (h)	Observações
Preparação oral de liberação imediata					
Morfina	30 mg	15 a 30 mg a cada 4 h	2 a 3	3 a 6	- Metabólitos ativos dependem da função renal para excreção - Dose reduzida na disfunção de órgãos - Neurotoxicidade e hiperalgesia podem ser desencadeadas por acúmulo de metabólitos

(continua)

TABELA 3 Opioides oral, transdérmico e parenteral mais utilizados em cuidados paliativos (*continuação*)

Medicamento	Dose diária de morfina oral equivalente	Dose inicial	Meia-Vida (h)	Duração do efeito (h)	Observações
Metadona	20 mg	2,5 a 5 mg a cada 4 a 8h	12 a 150	3 a 4 (aumento em uso repetido)	- Não é escolha de primeira linha devido ao efeito cumulativo - Opioide de longa duração com meia vida prolongada - Precaução para evitar o risco de overdose não intencional - Possui um comportamento não linear de dose predita - Dose máxima diária de 30 mg - Na rotação de opioides, a redução de metadona é diferenciada - Conversão: tabela 5
Codeína	200	15 a 60 mg a cada 4 h	2,5 a 3,5	4 a 6	- Dose máxima diária de 360 mg - Controle de dor, dispneia, tosse e diarreia - Conversão de codeína para morfina oral (1:5-6)
Oxicodona	20 mg	5 a 15 mg a cada 4 a 6 h	2 a 3	3 a 6	- Apresentação sem associação no Brasil - Conversão de oxicodona oral para morfina oral (1:1,5)
Tramadol	50, 100 mg	50 a 100 mg a cada 4 a 6 h	2	4 a 6	- Dose máxima diária de 400 mg independentemente da formulação (VO – IV) - Conversão (oral ou parenteral) de tramadol à morfina oral (1:10)
Tapentadol	50, 100, 150, 200, 250 mg	50 mg a cada 4 a 6h	2	6	- Dose máxima diária de 600 mg - Conversão tapentadol à morfina oral (1:2,5)

(continua)

TABELA 3 Opioides oral, transdérmico e parenteral mais utilizados em cuidados paliativos (*continuação*)

Medicamento	Dose diária de morfina oral equivalente	Dose inicial	Meia-Vida (h)	Duração do efeito (h)	Observações
Preparação oral de liberação prolongada					
Morfina	Morfina LC	30 mg/dia ou em 2 doses	11 a 13	12 a 24	- Metabólitos ativos dependem da função renal para excreção - Dose reduzida na disfunção de órgãos - Conversão morfina oral (por ex.: 60 mg/dia) > liberação imediata (10 mg a cada 4 h); liberação prolongada (20 mg a cada 8 h)
Hidromorfona	7,5 mg	8 mg/dia	6 a 8	18 a 24	- Depuração renal de metabólitos ativos - Baixa evidência de benefícios comparado a outros opioides - Apresentação: 8; 16; 32 mg - Conversão de hidromorfona oral para morfina oral (1:4)
Hidrocodona	30 mg	20 mg a cada 12 h	7 a 9	24	- Pode interagir com drogas que alteram o metabolismo CYP3A4 e CYP2D6 - Sujeito a polimorfismos e variação individual de efeitos - Conversão de hidrocodona oral para morfina oral (1:1)
Oxicodona	20 mg	10 mg a cada 12 h	4,5	8 a 12	- Propriedades de dissuasão de uso abusivo (formulação resistente a esmagamento ou dissolução) - Conversão de oxicodona oral para morfina oral (1:1,5)
Tapentadol LP	50, 100, 150, 200, 250 mg	50 mg a cada 12 h	24	12	- Dose máxima diária de 600 mg

(continua)

TABELA 3 Opioides oral, transdérmico e parenteral mais utilizados em cuidados paliativos (*continuação*)

Medicamento	Dose diária de morfina oral equivalente	Dose inicial	Meia-Vida (h)	Duração do efeito (h)	Observações
Preparação parenteral					
Morfina	10 mg IV/ SC	- Resgate: 6 a 10% da dose diária total - Em BIC: 10 mg/dia (Insuf. renal 3 a 5 mg/dia)	2 a 3	3 a 4	- Pode ser administrada como infusão contínua IV ou SC (evitar IV em *bolus* pelo efeito pico-vale) - Metabólitos ativos dependem da função renal para excreção - Dose reduzida na disfunção de órgãos - Neurotoxicidade e hiperalgesia podem ser desencadeadas por acúmulo de metabólitos - O ajuste de dose deve ser gradativo e proporcional ao controle sintomático - Conversão de morfina IV à morfina oral (1:3)
Fentanil	0,1 mg (100 mcg) IV/ SC	25 a 50 mcg IV ou SC a cada 1 a 2 h	7 a 12	0,5 a 1 (IV) 1 a 2 (SC)	- Não é escolha de primeira linha devido ao efeito cumulativo - Pode ser administrado como infusão contínua IV ou SC - Conversão de fentanil IV à morfina oral (1:300): tabela 6
Metadona	10 mg IV/SC	1,25 a 5 mg IV/SC a cada 4 a 8 h	12 a 150	3 a 4	- Não é escolha de primeira linha devido ao efeito cumulativo - Opioide de longa duração com meia vida prolongada - Precaução para evitar o risco de overdose não intencional - Possui um comportamento não linear de dose predita - Dose máxima diária de 30 mg - Na rotação de opioides, a redução de metadona é diferenciada - Conversão: tabela 5

(continua)

TABELA 3 Opioides oral, transdérmico e parenteral mais utilizados em cuidados paliativos (*continuação*)

Medicamento	Dose diária de morfina oral equivalente	Dose inicial	Meia-Vida (h)	Duração do efeito (h)	Observações
Preparação transdérmica					
Fentanil TD	25 mcg/h = 60 a 120 mg/dia de morfina VO	12 a 25 mcg/h, *patch* aplicado a cada 72h	17 após a remoção do *patch*	48 a 72	- Início de analgesia é adiado de 12 a 24h após a aplicação inicial - Conversões de dose aproximada para opioides TD de fentanil comumente usadas são fornecidas por tabelas - Algum efeito analgésico pode persistir por até 12h após a remoção do *patch* - Conversão: tabela 6
Buprenorfina TD (pacientes virgens de opioides)	<30 mg	5 mg (5 mcg/h)	13-35 h	7 dias	- A titulação deve ser feita a cada 3 dias - Pode ser utilizado como opioide de primeira linha - Troca de adesivo a cada 7 dias - Utilizar até dois adesivos concomitantes de 5, 10 mg - Dose máxima de 20 mcg/h
Buprenorfina TD	30-80 mg	10 mg (10 mcg/h)	13-35 h	7 dias	
Buprenorfina TD	> 80 mg	20 mg (20 mcg/h)	13-35 h	7 dias	

BIC: Bomba de Infusão Contínua; h: hora; IV: intravenoso; mcg: micrograma; mg: miligrama; SC: subcutâneo; TD: transdérmico; VO: via oral.

TITULAÇÃO DE DOSES EM DIFERENTES SITUAÇÕES

O manejo eficaz da dor crônica contínua ou recorrente pode ser estabelecido com opioides cuja ação perdure por 24 h. Dessa forma, os opioides de liberação prolongada tornam-se mais convenientes ao paciente e melhoram a sua adesão. O equilíbrio entre analgesia e efeitos colaterais é fundamental para que a titulação progressiva de dose possa atingir um nível adequado. No entanto, os pacientes com dor irruptiva (picos de exacerbação da dor oncológica) têm melhor controle álgico com opioide complementar de ação curta, conforme necessidade, associado a uma droga fixa programada de longa duração.

As formulações orais de liberação imediata de morfina, oxicodona ou hidromorfona podem ser utilizadas como dose de resgate em cerca de 5 a 15% da dose total do opioide em uso. O fentanil transmucoso oral (indisponível no Brasil) também é uma boa opção para dor irruptiva, no entanto, devido ao custo, risco de uso abusivo e à experiência limitada, essas drogas devem ser consideradas apenas após falha de uma estratégia de resgate oral[14].

Em pacientes com dor aguda ou crônica exacerbada, a titulação rápida da dose de opioide pode ser alcançada usando dosagem intravenosa em intervalos curtos. Uma técnica para conseguir isso envolve o uso de uma bomba de analgesia controlada pelo paciente (PCA) para administrar uma infusão contínua de opioides pela rota intravenosa ou subcutânea, além de "doses de resgate" de *bolus* intermitentes. A rota intravenosa tem início mais rápido de ação.

No Hospital das Clínicas da Faculdade de Medicina da Universidade de São Paulo (HC-FMUSP), a PCA está disponível somente para os anestesistas ou grupo especializado em dor. No entanto, o Núcleo de Cuidados Paliativos tem grande experiência com infusão contínua de morfina, por via intravenosa ou subcutânea, associada à dose de resgate de 6 a 10% para controle de dor intensa e dispneia grave em pacientes oncológicos e não oncológicos. Normalmente, iniciamos a titulação em infusão contínua com 10 mg/dia de morfina (paciente com função renal normal) e de 3 a 5 mg/dia (paciente com insuficiência renal) com ajuste progressivo de dose (associado à dose de resgate, se necessário) até o controle efetivo do sintoma. Vale ressaltar que a rotação de opioides é opção adequada aos pacientes com dor refratária e, em caso de dor neuropática, quando o uso de opioide por si só é frequentemente ineficaz e deve ser associado a analgésicos adjuvantes e terapias não farmacológicas[14].

Recentemente, o manejo da dor em pacientes infectados pela Covid-19, a qual se manifesta por mialgias, dores generalizadas e hiperalgesia, tornou-se uma realidade desafiadora, quando, além dos cuidados com o paciente, há que se priorizar a segurança do profissional de saúde, bem como o provimento adequado de recursos. Nesse contexto, estratégias para controle da dor aguda, como armazenamento e agilidade na dispensação de opioides e midazolam, foram fundamentais para o rápido controle sintomático.

O manejo da dor crônica na pandemia envolve, além do controle sintomático, a preocupação com problemas específicos como: descondicionamento devido ao isolamento social, saúde mental abalada, encargos financeiros e potencial imunodepressão induzida por medicação. O atendimento a distância, por meio da telemedicina, tornou-se uma ferramenta valiosa no auxílio à população mais vulnerável, visto que turbulências na assistência aos pacientes com dor crônica produzem impactos negativos, tais como mau controle álgico, incapacidade e depressão. É possível que haverá um fluxo significativo de efeitos negativos na saúde da pessoa doente, acarretando maiores gastos à saúde[22,23].

METABOLISMO DOS OPIOIDES

O conhecimento do metabolismo dos opioides é de grande importância para a prática clínica. Interações medicamentosas podem aumentar ou diminuir a concentração das formas ativas, podendo resultar, respectivamente, em efeitos adversos graves ou analgesia inadequada. Conhecer as vias metabólicas e as de excreção auxilia na decisão de prescrever ou não um determinado opioide a um paciente com alguma disfunção orgânica. Algumas dessas disfunções são:

1. **Insuficiência renal**: nos casos de disfunção renal leve a moderada, pode-se fazer uso com cautela e diminuição da dose de codeína, morfina, oxicodona e tramadol. Nos casos de disfunção renal grave, o mesmo cuidado deve ser realizado com o tramadol. Dentre os opioides dados como seguros para uso em paciente com doença renal, podemos citar a metadona e o fentanil. Ambos não produzem metabólitos ativos, e a metadona por via parental pode ser excretada pelas fezes[24]. É importante reforçar que ambos devem ser prescritos por profissionais experientes, devido a suas particularidades farmacológicas e riscos associados.
2. **Insuficiência hepática**: a maioria dos opioides possui metabolismo dependente da oxidação que ocorre no fígado. A disfunção hepática pode levar à diminuição da eliminação de determinada droga, assim como ao aumento da biodisponibilidade oral, devido à redução pelo metabolismo de primeira passagem hepática[24]. A codeína e o tramadol são pró-drogas ativadas no fígado e devem ser evitadas em disfunções moderadas a graves. A morfina pode ser utilizada com cautela, por vezes com necessidade de aumento dos intervalos ou diminuição da dose. A oxicodona deve ser evitada nas disfunções graves, pela diminuição da excreção. O fentanil pode ser utilizado com cautela, observando-se os efeitos adversos como para qualquer paciente, mesmo para aqueles sem disfunções orgânicas[24]. A metadona pode ser utilizada com restrições em pacientes com disfunção hepática leve a moderada, mas evitada em disfunção grave, uma vez que a droga tem meia-vida longa e a metabolização em produtos inativos depende da função hepática, tendo como consequência um tempo maior de circulação sistêmica.

EFEITOS ADVERSOS RELACIONADOS AO USO DE OPIOIDES

Os benefícios analgésicos dos opioides devem superar o surgimento de efeitos adversos relacionados ao seu uso. Parte do sucesso deste tratamento é ter ciência dos principais efeitos adversos e das estratégias necessárias para combatê-los. Dentre os sintomas mais frequentes estão sonolência, constipação, náuseas e vômitos (*ver* Tabela 4).

TABELA 4 Principais efeitos adversos por sistema

Gastrointestinal	Náusea, vômito, constipação, xerostomia.
Autonômico	Retenção urinária, hipotensão postural.
Sistema Nervoso Central	Sonolência, alteração cognitiva, alucinações, *delirium*, mioclonias, convulsões hiperalgesia.
Cutâneo	Prurido, sudorese.
Respiratório	Diminuição do reflexo de tosse, depressão respiratória.

Existem fatores preditivos desses efeitos que podem estar associados à droga, à via de administração e ao paciente. Por outro lado, a investigação e o tratamento de diagnósticos diferenciais relacionados a medicamentos, distúrbios metabólicos, infecção e acometimento secundário do SNC podem mimetizar um efeito adverso específico. Vale lembrar que o fenômeno de tolerância ocorre com a maioria dos efeitos adversos entre 3 a 7 dias, exceto nos casos de constipação. Existem algumas maneiras de se manejar os efeitos indesejados do uso de opioides, dentre elas[1]:

1. Redução da dose sistêmica de opioide.
2. Terapia específica para reduzir efeito adverso.
3. Troca de opioide.
4. Mudança da via de administração.

MANEJOS DOS PRINCIPAIS EFEITOS ADVERSOS

Gastrointestinal

Constipação: os opioides interferem na motilidade normal do trato gastrointestinal através do atraso do trânsito, quando se ligam aos receptores *mu* locais, estimulando a motilidade não-propulsiva, além de aumentar o tônus da região pilórica e do esfíncter ileocecal. Por esses mecanismos, os opioides aumentam o tempo de absorção de fluidos, dificultando a evacuação. A constipação acomete de 40 a 80% dos pacientes usuários crônicos de opioides e, aliado a outros fatores como imobilidade, o uso de outras drogas constipantes, idade avançada, maior risco de desidratação, acabam por tornar esse efeito adverso um dos mais comuns e persistentes nessa população.

O uso de laxativos deve ser indicado no momento da prescrição do opioide, sendo utilizado profilaticamente, uma vez que o fenômeno de tolerância não se faz presente para este efeito gastrointestinal. A literatura atual não apresenta evidências a respeito do melhor tratamento, sendo possível o uso de diversos laxativos como irritativos (bisacodil, picossulfato de sódio, senna) e osmóticos (lactulose, polietileno glicol ou PEG, sais de magnésio), embora geralmente os agentes formadores de bolo não sejam recomendados[25].

Náuseas e vômitos: ocorrem com frequência no início do tratamento, mas raramente persistem, sendo necessário, na maioria dos casos, apenas tratamento sintomático por curto período. Esses sintomas podem ser justificados pela ação dos opioides na zona de gatilho do vômito, no labirinto, além da diminuição do esvaziamento gástrico. Podem ser utilizados medicamentos antidopaminérgicos (como a metoclopramida e o haldol) para controle temporário, até que a tolerância seja alcançada.

Sistema Nervoso Central

Sonolência: pode ocorrer após início do tratamento, podendo levar dias a semanas para se desenvolver a tolerância. Variam desde sonolência leve até alucinações com confusão extrema e delirium. Caso o paciente esteja com dor controlada, a redução de dose em 25% pode ser realizada, com atenção em relação à melhora dos sintomas ou ao retorno da queixa dolorosa.

Mioclonias: são espasmos musculares incontroláveis, mediados pela ativação dos receptores NMDA, pelo glutamato ou antagonismo dopaminérgico, cuja incidência é variável, de 3 a 86%, em pacientes em cuidados paliativos, geralmente, esse efeito é relacionado ao uso de opioide em altas doses. No tratamento, deve-se considerar diminuição da dose do medicamento (com adição de adjuvante), além de rotação de opioide[26]. Apesar de evidência fraca, os benzodiazepínicos (clonazepam ou lorazepam), anticonvulsivantes (gabapentina) ou relaxantes musculares (baclofeno) podem ser utilizados.

Hiperalgesia induzida por opioide: estado de sensibilização nociceptiva causado pela exposição a opioides. Ocorre resposta paradoxal diante de aumento ao estímulo doloroso em vigência de tratamento analgésico, geralmente associada ao uso crônico em altas doses ou escalonamento da dose sem aparente progressão de doença ou causa suspeita. As bases do seu manejo incluem, na medida do possível, minimizar o uso de opioides, atentar para características da dor (dor neuropática responde melhor a antidepressivos e anticonvulsivantes), rotação de opioide ou tratamento intervencionista, quando possível.

Cutânea

Prurido: ocorre em 2 a 10% dos pacientes em uso de opioide sistêmico, com risco aumentado pelo uso epidural e intraespinhal. O uso por via oral parece estar relacionado com liberação histamínica por parte dos mastócitos, não apresentando, portanto, melhora do quadro com a administração de naloxona. Já o chamado prurido neuraxial induzido por opioide relaciona-se provavelmente a mecanismos centrais cujos responsáveis são os receptores *mu* ou outros receptores, como o 5-HT_3[27]. O tratamento se baseia principalmente na administração de anti-histamínicos, como a difenidramina ou uso de propofol (para casos de morfina intratecal) e ondansetrona (efeito antagonista nos receptores de 5-HT_3).

Geniturinário

Retenção urinária: o uso de opioides provoca aumento do tônus da musculatura lisa do esfíncter vesical, via estimulação simpática, além de diminuição da sensação de plenitude devido à inibição parassimpática. Pode ocorrer tolerância em poucos dias, mas a sondagem vesical pode ser necessária como alternativa transitória[1].

INTOXICAÇÃO POR OPIOIDE

Embora os opioides se configurem como drogas das mais importantes no tratamento da dor em seus diversos cenários, à medida que o número de prescrições aumenta devido à melhor educação e formação a respeito do tratamento analgésico, espera-se um maior número de complicações decorrentes desse uso. O conjunto de sintomas clássicos consequentes à intoxicação por opioides é a depressão respiratória, o rebaixamento do nível de consciência e a miose[28]. O efeito respiratório pode ser ameaçador à vida, sendo indicada a resolução imediata dessa intercorrência. Nesse contexto, a naloxona é reconhecida como principal droga para tratamento dos efeitos de intoxicação[29]. Trata-se de um antagonista competitivo de receptores *mu* capaz de reverter os efeitos dos opioides. Pode ser utilizada por via parenteral, nasal ou pulmonar, sempre com preferência para a primeira. Sua meia-vida é de 30 a 80 minutos, podendo necessitar de doses mais altas para reverter os efeitos de opioides de meia-vida longa (como a metadona) ou de liberação prolongada[28].

O processo de reversão dos efeitos deletérios dos opioides deve ser realizado com cautela, uma vez que poderá resultar em retorno da dor já controlada, além de agitação, taquicardia, vômitos e outros sinais de abstinência, com risco de broncoaspiração. Um ponto comumente aceito para o uso de naloxona é quando a frequência respiratória está inferior a oito incursões respiratórias por minuto[29].

Pelo risco de reversão indesejada dos efeitos benéficos dos opioides, sempre que possível, administrar a naloxona em doses baixas com reavaliações imediatas. Não existe um protocolo rígido, e as doses utilizadas são empíricas. Segundo a National Comprehensive Cancer Network (NCCN), deve-se iniciar com doses de 0,04 a 0,08 mg, com reavaliações a cada 30 a 60 segundos, no intuito de melhorar a frequência respiratória e diminuir risco de morte associada, porém sem causar rebote dos sintomas, uma vez que um novo patamar de conforto poderá demorar dias para ser alcançado.

Em caso de inconsciência e parada respiratória, doses mais altas (0,4 a 2 mg) devem ser realizadas, associadas ao suporte ventilatório imediato[28]. Em caso de intoxicação com drogas de meia-vida mais longa (como a metadona) ou formulações de liberação prolongada, a realização de naloxona por infusão contínua pode ser necessária. Dentre as recomendações, pode ser utilizada infusão contínua de dois terços da dose total necessária para reverter a intoxicação a cada hora ou 0,2 mg/h[29].

Rotação de opioide

A escolha inicial do opioide vai depender de características específicas do paciente e do fármaco escolhido, porém a resposta será percebida somente após o início do tratamento. O aumento de dose poderá ser necessário, de maneira gradual ou mesmo abrupta, a depender da magnitude do sintoma e do grau de sofrimento do paciente. Em alguns casos, esse incremento não é capaz de fornecer a analgesia necessária, e o aumento subsequente também se mostra ineficaz. Ademais, os efeitos adversos de um opioide podem ser fator limitante, o que exigirá a busca por alternativa mais razoável. Este processo de troca de opioide, com intuito de melhorar a adesão ao tratamento, em busca de um equilíbrio entre potência analgésica e efeitos adversos, é denominado de **rotação de opioide**[30].

Estudos demonstram que 21 a 44% dos pacientes oncológicos, em uso de opioide, necessitam trocar a medicação, tanto na assistência hospitalar quanto a nível ambulatorial. Nesse processo, a melhora no controle da dor ou diminuição de efeitos colaterais foram alcançadas em 50 a 90% dos casos[30]. Alguns mecanismos podem alterar a farmacocinética e justificar a necessidade de rotação de opioides, tais como: polimorfismos dos receptores com alteração de afinidade a diferentes opioides; desenvolvimento de tolerância devido à ativação crônica dos receptores; alteração na metabolização dos opioides por competição ou bloqueio de vias enzimáticas e redução de absorção por polimorfismos de proteínas transportadoras no TGI e no SNC[30].

Por muitos anos, a rotação de opioide foi considerada desnecessária, pois não se considerava a carga de efeitos colaterais, diante de aumento de dose que controlasse o sintoma. No entanto, a rotação precoce pode ser benéfica, em pacientes em uso de doses crescentes, em curto período, sem resposta satisfatória ou suspeita de indução de hiperalgesia[30]. Entre as indicações mais frequentes para rotação de opioides estão a analgesia deficitária e o excesso de efeitos adversos (em especial a neurotoxicidade), sendo esses mais frequentes em pacientes mais debilitados e em ambiente de internação. A rotação pode ser realizada em outras situações, como para maior adesão medicamentosa, indisponibilidade da via oral[30], interação medicamentosa, progressão de doença, quando o opioide em uso se torna uma opção inadequada, além de custos e disponibilidade das drogas.

Apesar de poucas evidências e falta de consenso mundial, a rotação possui papel muito importante para se alcançar desfechos específicos. O uso de tabelas de doses equianalgésicas é um passo importante para realização deste processo. Para reduzir os riscos de sobredose, além do fator de conversão calculado na tabela, o uso seguro das doses equianalgésicas envolve dois passos:

- 1º passo: calcular um fator de segurança automático.
- 2º passo: calcular uma dose de ajuste adicional, baseada nas características do paciente.

No primeiro passo, o fator de segurança representa uma redução automática da dose consultada na tabela equianalgésica. O valor da redução varia de 25 a 50% da dose consultada e se dará de acordo com o julgamento clínico sobre a probabilidade das doses equianalgésicas se aplicarem ao paciente em questão. A necessidade dessa ação se baseia na extensa experiência clínica, a qual demonstra que comumente há subestimação da potência real do novo opioide em uso, devido à tolerância cruzada incompleta e às características clínicas e genéticas individuais.

O segundo passo requer o cálculo de uma dose de ajuste adicional ou não, a depender da característica do paciente e da magnitude do sintoma. Por exemplo, o paciente poderá ter uma redução de 25% da dose equianalgésica do novo opioide. No entanto, se ele apresentar dor muito intensa, pode-se optar pela não realização da redução.

Esses passos não devem ser seguidos em casos de opioides com farmacodinâmica imprevisível (como metadona e fentanil IV, transdérmico e transmucoso) visto que cada medicação citada possui características singulares e com fator de conversão já aplicado em tabelas próprias.

Conversão de morfina para metadona

A mudança de qualquer uma das drogas *mu* agonista puro para metadona torna-se o aspecto mais desafiador da rotação de opioides e não há consenso sobre a maneira ideal dessa rotação. Vale ressaltar que os fatores de conversão que aparecem nas tabelas de dose equianalgésica foram derivados de estudos com pacientes que receberam doses relativamente baixas e, muitas vezes, longe da dose terapêutica da metadona. Um estudo demonstrou que não houve correlação entre altas doses de morfina (> 1.200 mg/dia) e a dose final de metadona para estabilização de pacientes em rotação para metadona, sugerindo uma dose fixa de no máximo 30 mg/dia de metadona para pacientes que recebem > 1.200 mg/dia de morfina[31]

TABELA 5 Conversão de morfina para metadona

Dose diária de morfina para metadona	Correlação de conversão oral equivalente
30 a 90 mg	4:1
91 a 300 mg	8:1
301 a 600 mg	10:1
601 a 800 mg	12:1
801 a 1.000 mg	15:1
> 1.000 mg	20:1

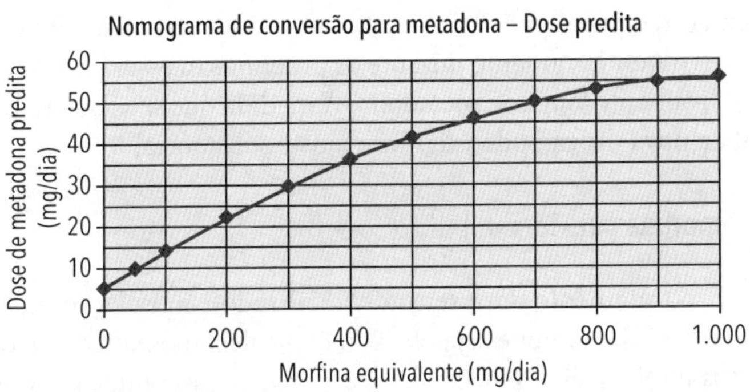

Gráfico 1 Nomograma para conversão de metadona - dose predita
Legenda: Mg: miligramas;

(*ver* Gráfico 1 e Tabela 5). Tal achado suporta uma abordagem para conversão que enfatiza a segurança, incluindo as seguintes etapas:

1. Inicialmente, calcule a dose de metadona igual à dose total do opioide inicial, utilizando a dose diária oral de morfina equivalente.
2. Reduza essa dose equianalgésica calculada em 75 a 90%. Não exceda uma dose inicial de 30 mg/dia de metadona, mesmo que essa redução produza uma dose maior.

Existem duas estratégias mais utilizadas na rotação de opioides para metadona: a abordagem "pare e vá" *(stop and go)*, em que o opioide atual é imediatamente substituído por metadona, e o método de três dias *(three day switch)*, no qual a dose do opioide atual é reduzida em um terço a cada três dias e substituída por um terço da dose equianalgésica de metadona[30,32]. Apesar da falta de evidências, a estratégia de três dias parece ser a preferível, pois são evitados o acúmulo e a toxicidade da metadona, particularmente em pacientes com altas doses de opioides. Um exemplo desenhado para pacientes ambulatoriais em uso de fentanil transdérmico 100 mcg/h seria a redução a cada 3 dias de 25 mcg/h de fentanil, com adição de metadona equivalente aos 25 mcg/h, também a cada 3 dias. Assim, a rotação estaria completa ao final de 12 dias[19].

Rotação da metadona para outro opioide

Não há estudos de abordagens para aumentar a segurança e a eficácia da rotação da metadona para outro opioide *mu* agonista puro. O método deve começar com a dose equianalgésica calculada do novo opioide. Com base em observações clínicas, essa dose é então reduzida em 50%. A metadona é interrompida com o início da nova droga, mas o monitoramento durante os próximos dias será essencial, dada a meia-vida relativamente longa de metadona. À medida que seus níveis diminuem, a dose inicial da nova droga pode exigir um ajuste substancial[14].

Conversão de morfina para fentanil

A princípio, o tratamento deve ser individualizado e a titulação iniciada com a menor dose possível, para que seja eficaz o controle sintomático e não provoca efeitos adversos intoleráveis. Se necessário, o ajuste da dose inicial deve ser realizado a cada três dias devido ao metabolismo irregular do fentanil e ao seu efeito cumulativo em tecido adiposo. A otimização de drogas adjuvantes e de terapia não farmacológica é requisito importante na tentativa de se reduzir a dose de opioides.

A conversão do fentanil, com base em dose diária oral de morfina equivalente, torna-se desafiadora e com grande chance de equívocos de dosagem. Muitas vezes, os efeitos da overdose podem ser fatais, tais como, hipotensão, depressão respiratória, bradicardia importante e contratura da musculatura respiratória. Na tabela 6, há orientações para uma conversão mais segura, lembrando que este esquema não deve ser utilizado em formulações oral, nasal e sublingual[19].

TABELA 6 Tabela de conversão para Fentanil

Fentanil venoso
Conversão Fentanil IV para Morfina IV (1:100)
1 mcg Fentanil IV = 0,001 mg Fentanil IV = 0,1 mg Morfina IV
1 mcg Fentanil IV = 0,001 mg Fentanil IV (0,024 mg/dia)
1 mg Fentanil IV = 100 mg Morfina IV = 300 mg Morfina VO

(continua)

TABELA 6 Tabela de conversão para Fentanil (*continuação*)

Fentanil venoso
1 mL Fentanil IV = 50 mcg Fentanil IV
20 mL Fentanil IV = 1.000 mcg Fentanil IV = 1 mg Fentanil IV
1 mL Fentanil IV = 5 mg Morfina IV = 15 mg Morfina VO
20 mL Fentanil IV = 100 mg Morfina IV = 300 mg Morfina VO
Fentanil transdérmico
Fentanil adesivo de 25 mcg/h = 60 a 120 mg/dia de Morfina VO OBS: o adesivo deve ser trocado a cada 3 dias.

h: hora; IV: intravenoso; mcg: micrograma; mg: miligrama; mL: mililitro; VO: via oral.

Distúrbios causados pelo uso de opioides

O distúrbio do uso de opioides (DUO) é crônico e recorrente, desencadeado pela ativação de neurocircuitos de recompensa do cérebro. Atualmente, acredita-se que também envolva a ativação de neurocircuitos anti-recompensa, que conduz a estados emocionais adversos com consequentes recaídas e prejuízos enormes ao indivíduo e à sociedade. Embora com o devido tratamento possa ocorrer uma recuperação bem-sucedida, ainda existe uma tendência persistente à recaída. A estimativa para os anos de 2016 e 2017 era de 26,8 milhões de pessoas portadoras deste distúrbio em todo o mundo, e de 100 mil mortes anuais por overdose no mundo, sendo 47 mil somente nos EUA.

O uso de opioide por orientação médica é mais comum na América do Norte. Dados relacionados aos EUA revelam que: entre 1999 e 2010, a prescrição de opioides quadruplicou, acompanhada pelo aumento de óbitos nesse mesmo período. De 1999 a 2017, houve um aumento de seis vezes em mortes relacionadas a opioides, com até 50 mil óbitos por ano. Além disso, a carga econômica associada às complicações relacionadas a esta classe medicamentosa foi estimada em mais de 78 bilhões de dólares5. Ensaios bem conduzidos demonstram que a terapia com agonista de opioides de longa duração, como metadona e buprenorfina, tem grande eficácia no tratamento de DUO e pode salvar vidas[33].

Por volta de 2010, alguns especialistas em cuidados paliativos propuseram algumas mudanças em relação ao conteúdo original da escada analgésica da OMS. Dentre elas, a recomendação de se eliminar o segundo degrau, através da substituição de opioides fracos por opioides fortes, porém em doses mais baixas. No entanto, recomendações mais recentes alertam para o uso abusivo de opioides de forma endêmica em várias regiões do mundo[34,35]. O uso não médico de formulações farmacêuticas de opioides é de crescente preocupação entre autoridades e profissionais de saúde. Na América do Norte, por exemplo, o fentanil de origem ilícita, misturado com heroína ou outras drogas, está levando a um número sem precedentes de mortes por overdose. Na Europa, o principal opioide de preocupação continua sendo a heroína, mas o uso não medicinal de metadona, buprenorfina e fentanil também foi relatado. Nos países do oeste e norte da África e na região do Oriente Médio, relata-se o uso não medicinal de tramadol, esse emergindo como substância de interesse[36].

Na tentativa de se minimizar o problema, diretrizes foram elaboradas com estímulo à conscientização pela prescrição responsável e restrição de opioides (90 mg/dia dose oral de morfina equivalente) em pacientes com dor crônica não oncológicos e que não estejam em final de vida[37,38]. Em 2019, o United Nations Office on Drugs and Crime (UNODC), em colaboração com a OMS, lançou um kit de ferramentas sobre drogas sintéticas, o qual fornece orientações sobre opções para responder à crise de opiáceos, por meio de legislação e medidas administrativas, reduzindo a oferta para uso não clínico enquanto garante o acesso para fins médicos e científicos[39]. Cabe, assim, o alerta como estratégia de educação continuada que contribua para uma prescrição criteriosa, em que os benefícios dos opioides se sobreponham aos efeitos deletérios, além de proporcionar maior conforto e dignidade no final da vida.

REFERÊNCIAS BIBLIOGRÁFICAS

1. Cherny N, Fallon M, Kaasa S, Portenoy R, Currow DC, editors. Oxford Textbook of Palliative Medicine. 5th ed. Oxford: Oxford University Press; 2015.
2. World Health Organization. WHO model list of essential medicines. 22nd list; 2021. [Internet]. [acesso em: 2021 abr. 5]. Disponível em: https://www.who.int/publications/i/item/WHO-MHP-HPS-EML-2021.02.
3. Garcia JB, Cardoso MG, Santos MC. Opioids and the immune system: clinical relevance. Rev Bras Anestesiol. 2012;62(5):709-18.
4. Faouzi A, Varga BR, Majumdar S. Biased opioid ligands. Molecules. 2020;25(18); 4257.
5. Grim TW, et al. Toward directing opioid receptor signaling to refine opioid therapeutics. Biological Psychiatry. 2020 Jan;87:15–21. Disponível em: https://www.ncbi.nlm.nih.gov /pmc/articles/ PMC6919561/ pdf/nihms-1543109.pdf
6. Zajaczkowska R, et al. Perioperative immunosuppression and risk of cancer progression: the impact of opioids on pain Management. Pain Research Management. 2018;2018:9293704. [Internet]. [acesso em: 2021 abr. 5]. Disponível em: https://doi.org/10.1155/2018/9293704.
7. Kosciuczuk U, Knapp P, Lotowska-Cwiklewska AM. Opioid-induced immunosuppression and carcinogenesis promotion theories create the newest trend in acute and chronic pain pharmacotherapy. Clinics. 2020;75:e1554 .
8. Vargas-Schaffer G. Is the WHO analgesic ladder still valid? Twenty-four years of experience. Canadian Family Physician. 2010 Jun;56.
9. Franceschi F, Iacomini P, Marsiliani D, Cordish C, Forte E, Antonini S, et al. Safety and efficacy of the combination acetaminophen-codeine in the treatment of pain of different origin. Eur Rev Med Pharmacol Sci. 2013 Aug;17(16):2129-35.
10. O'Connor J, Russell C, Harris E, Penning J, McVicar J. Tramadol e Tapentadol: revisão clínica e farmacológica. World Federation of Societies of Anesthesiologists. 2019. [Internet]. [acesso em: 2021 abr. 5]. Disponível em: https://resources.wfsahq.org/atotw/tramadol-e-tapentadol-revisao-clinica-e-farmacologica/
11. Glare PA, Walsh TD. Clinical pharmacokinetics of morphine. Ther Drug Monit. 1991 Jan;13(1):1-23.
12. Dean M. Opioids in renal failure and dialysis patients. J Pain Symptom Manage. 2004 Nov;28(5):497-504.

13. Cutrufello NJ, Ianus VN, Rowley JA. Opioids and sleep. Curr Opin Pulm Med. 2020;26:634–641.
14. Portenoy RK, Mehta Z, Almed E. Cancer pain management with opioids: optimizing analgesia. UpToDate. 2021 Oct.
15. Bruera E, Sweeney C. Methadone use in cancer patients with pain: a review. J Palliat Med. 2002 Feb;5(1):127-38.
16. Sandoval JA, Furlan AD, Mailis-Gagnon A. Oral methadone for chronic noncancer pain: a systematic literature review of reasons for administration, prescription patterns, effectiveness, and side effects. Clin J Pain. 2005 Nov-Dec;21(6):503-12.
17. Krantz MJ, Martin J, Stimmel B, et al. QTc interval screening in methadone treatment. Ann Intern Med. 2009;150:387.
18. Olkkola KT, Kontinen VK, Saari TI, Kalso EA. Does the pharmacology of oxycodone justify its increasing use as an analgesic? Trends Pharmacol Sci. 2013 Apr;34(4):206-14.
19. Fentanyl: drug information. Access Lexicomp Online for additional drug information, tools, and databases. [Internet]. [acesso em: 2021 nov. 10]. Disponível em: https://www.uptodate.com/contents/fentanyl-drug-information.
20. Kress, HG. Clinical update on the pharmacology, efficacy and safety of transdermal buprenorphine. European Journal of Pain. 2009 Mar;13(3):219-30
21. Mücke M, Phillips T, Radbruch L, Petzke F, Häuser W. Cannabis-based medicines for chronic neuropathic pain in adults. Cochrane Database of Systematic Reviews. 2018 Mar 7;3(3):CD012182.
22. Salah N, et al. Pain management during the covid-19 pandemic. Pain Ther. 2020;9:453–466.
23. Arya A, et al. Pandemic palliative care: beyond ventilators and saving lives. (Bioethics) Cite as: CMAJ. 2020 April 14;192:E400-4.
24. Twycross R, Wilcock A, Howard P, editors. Palliative care formulary. 2015.
25. Camilleri M. Opioid-induced constipation: challenges and therapeutic opportunities. The American journal of gastroenterology. 2011;106(5):835-842.
26. Vella-Brincat J, Macleod AD. Adverse effects of opioids on the central nervous systems of palliative care patients. Journal of pain & palliative care pharmacotherapy. 2007;21(1):15-25.
27. Ganesh A, Maxwell LG. Pathophysiology and management of opioid-induced pruritus. Drugs. 2007;67(16):2323-2333.
28. Boye EW. Management of opioid analgesic overdose. New England Journal of Medicine. 2012;367(2):146-155.
29. Howlett C, et al. Use of naloxone for reversal of life-threatening opioid toxicity in cancer-related pain. Journal of Oncology Pharmacy Practice. 2014:1078155214551589.
30. Mercadante S, Bruera E. Opioid switching in cancer pain: from the beginning to nowadays. Crit Rev Oncol Hematol. 2016 Mar;99:241-8.
31. Chatham MS, Dodds Ashley ES, Svengsouk JS, Juba KM. Dose ratios between high dose oral morphine or equivalents and oral methadone. J Palliat Med. 2013;16:947.
32. Parsons HA, de la Cruz M, El Osta B, et al. Methadone initiation and rotation in the outpatient setting for patients with cancer pain. Cancer. 2010;116:520.
33. Strang J, et al. Opioid use disorder. Nature Reviews – Disease primers. 2020;6:3.
34. Caraceni A, et al. Use of opioid analgesics in the treatment of cancer pain: evidence-based recommendations from the EAPC. Lancet Oncol. 2012;13:e58-68.
35. NCCN Clinical Practice Guidelines in Oncology (NCCN Guidelines®). Adult Cancer Pain Version 2.2014.
36. World Drug Report 2018. United Nations publication. World Drug Report. 2018.
37. Dowell D, Haegerich TM, Chou R. CDC Guideline for prescribing opioids for chronic pain. MMWR Recomm Rep. 2016;65:1.
38. Busse JW, et al. Guideline for opioid therapy and chronic noncancer pain. CMAJ. 2017 May 8;189:E659-66.
39. World Health Organization. WHO Expert Committee on Drug Dependence: forty-second report. 2020. [Internet]. [acesso em: 2021 nov. 06]. Disponível em: https://apps.who.int/iris/handle/10665/331486.

CAPÍTULO 15

DISPNEIA

Juraci Aparecida Rocha

INTRODUÇÃO

Dentre os sintomas prevalentes nos pacientes em cuidados paliativos, a dispneia é um dos que causa maior sofrimento. Trata-se de um sintoma subjetivo de desconforto respiratório que, em casos mais graves, manifesta-se como "avidez por ar", "sensação de sufocamento" ou receio de não conseguir mais respirar.

O sintoma tem peculiaridades a depender do diagnóstico (doença pulmonar grave, insuficiência cardíaca, câncer, doenças neurodegenerativas, estágios finais de doença renal e hepática); do estágio de evolução da doença e, muitas vezes, dos recursos emocionais que o paciente tenha para lidar com a situação.

Em cuidados paliativos, cerca de 70% dos pacientes sofrem de dispneia nas últimas seis semanas de vida, sendo que 85% dos doentes com insuficiência cardíaca e 95% com DPOC manifestam este sintoma. Nesse cenário, o opioide é a droga mais utilizada no controle sintomático, e seu benefício é mais efetivo em pacientes mais jovens e com dispneia grave. Entretanto, são inconsistentes as evidências de que este benefício dependa do tipo de doença subjacente[1-3]. Alguns sinais clínicos, tais como taquidispneia, uso de musculatura acessória, tiragem intercostal e cianose podem auxiliar o clínico a identificar a gravidade da situação e fazer a escolha da melhor opção terapêutica. Muitos destes pacientes são portadores de dispneia refratária em doenças avançadas e a melhor abordagem terapêutica dependerá de um bom conhecimento clínico da fisiopatologia da doença em questão e do uso de recursos farmacológicos e não farmacológicos para o controle dos sintomas.

Além disso, a utilização de ferramentas validadas para pacientes comunicantes (ESAS) e não comunicantes, como a escala de observação de desconforto respiratório (RDOS scored), associada a um treinamento aquedado da enfermagem e dos familiares, para a notificação correta de desconforto respiratório nas últimas semanas de vida, são fundamentais para um cuidado paliativo de excelência[4].

Mecanismos desencadeantes[5]

- Aumento do esforço respiratório de causa mecânica:
  - Derrame pleural.
  - Obstrução na via aérea.
  - Doença pulmonar restritiva.
- Aumento na proporção do uso da musculatura:
  - Fraqueza neuromuscular.
  - Caquexia.
- Aumento da demanda ventilatória:
  - Hipóxia.
  - Hipercapnia.
  - Anemia.
  - Acidose metabólica.

Causas

- Insuficiência cardíaca.
- Doença pulmonar grave (doença pulmonar obstrutiva crônica – DPOC –, fibrose pulmonar, hipertensão pulmonar).
- Câncer (direta ou indiretamente).
- Doenças neurodegenerativas (como esclerose lateral amiotrófica).
- Outras.

AVALIAÇÃO DA DISPNEIA

A abordagem de dispneia refratária em pacientes com falência orgânica, como IC e DPOC, ainda é um grande desafio. Em uma revisão[6], os autores descrevem sobre a dificuldade dos médicos de fazer o prognóstico e comunicar as más notícias ao paciente e seus familiares. Associados a isso, os obstáculos dentro do atual sistema de saúde dificultam ou impedem a assistência multiprofissional paliativa a esses pacientes.

Na avaliação deste sintoma, deve-se levar em consideração:

- Intensidade.
- Características.
- Fator desencadeante.
- Evolução temporal.
- Fatores de melhora.
- Resposta a intervenções.
- Componente emocional.

MANEJO DAS CAUSAS DA DISPNEIA

No manejo da dispneia, a compreensão da fisiopatologia e da história natural da doença desencadeante do sintoma é de suma importância. Por meio dessa avaliação precisa, será possível definir a terapêutica adequada que contribuirá para a compensação do quadro.

TABELA 1 Manejo das causas da dispneia

Causas	Terapêutica adequada
Congestão	Diuréticos, dobutamina, ventilação não invasiva
Derrame pleural	Punção, drenagem, pleurodese
Obstrução na via aérea	Radioterapia, laser, *stents*
Linfangite carcinomatosa	Corticosteroides (dexametasona)
Infecção respiratória	Antibiótico
Hipertensão pulmonar	Sildenafil
Anemia	Sangue
Tromboembolismo pulmonar	Anticoagulação

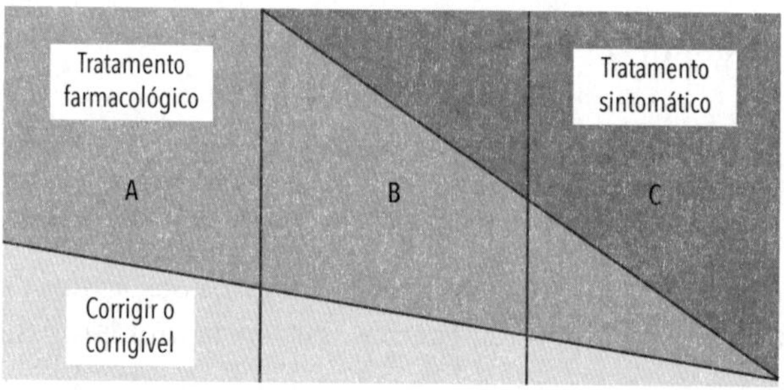

Figura 1 Dispneia: perfis para tratamento em cuidados paliativos[7,8].
A: sintomas predominantemente aos esforços: medidas específicas para o tratamento da doença de base e a remoção de causas reversíveis; B: sintomas predominantemente ao repouso: significativo aumento da importância das medidas paliativas na composição das ações destinadas ao controle de sintomas; C: doença em fase de terminalidade: importância vital de medidas de caráter puramente paliativo.

TRATAMENTO FARMACOLÓGICO

No manejo da dispneia, dentre os tratamentos farmacológicos praticados, têm-se:

a) Opioides:[1,3,8-14] ação em receptores centrais, na parte posterior direita do giro cingulado. Reduzem a frequência respiratória e percepção de falta de ar pela modulação da atividade cortical. O mecanismo de titulação progressiva, de dose e proporcional ao controle sintomático, torna-se efetivo, pois evita a superdosagem desnecessária, facilita o manejo e a segurança na administração da medicação, aumenta a aceitação do paciente e da família, além de reduzir o risco de intoxicação. Efeitos adversos graves como sonolência persistente, mioclonias, confusão mental e depressão respiratória (FR < 10 resp./min) são mais evidentes em doses elevadas e não tituladas.

Em pacientes com dispneia crônica, as doses de morfina via oral (VO) podem ser pequenas com benefício na tolerância aos exercícios, em curto prazo, porém sem evidência na melhora da qualidade de vida. Muitas vezes, a sonolência é o principal sintoma responsável pela não aderência, de pacientes e seus familiares, ao tratamento. No entanto, a maioria dos pacientes se torna farmacologicamente tolerantes aos efeitos dos opioides em uma a duas semanas, e essa informação, oferecida de forma clara e compassiva, poderá minimizar a resistência ao uso. Existem evidências fracas e contraditórias quanto ao benefício da associação de pequena dose de midazolan (10 mg/dia) à morfina, para melhor controle da dispneia e ansiedade.

- **Morfina**: mais efetiva no tratamento da dispneia; titulação individual e com dose proporcional ao controle de sintomas. Em disfunção renal, utilizar metade (1/2) a um terço (1/3) da dose habitual. Não há evidência do benefício de morfina por via inalatória. Dose de ataque: 1 a 2 mg IV/SC ou 5 a 10 mg VO a cada 30 minutos; dose de manutenção VO: 5 a 10 mg a cada 4h; dose de manutenção IV/SC: morfina 10 mg em infusão contínua (BIC) nas 24h; dose de resgate: 1/6 a 1/10 da dose total de 1h/1h, se necessário; efeitos colaterais não alteram sobrevida do paciente em terminalidade; princípio do duplo efeito (uso racional da droga para controle de sintoma).
- **Metadona**: opioide agonista sintético potente (10 vezes mais potente que morfina). Menos euforia e sedação. Difícil manejo pela meia-vida longa e imprevisível. Indicado em pacientes com insuficiência renal, dor óssea e neuropática. Poucas evidências para controle de dispneia. Dose inicial: 5 a 10 mg VO a cada 12 horas ou 5 a 10 mg IV em BIC nas 24h. Dose de resgate com morfina de ação curta.
- **Fentanil**: potente agonista com meia-vida longa (100 vezes mais potente que morfina). Poucas evidências para o controle de dispneia. Indicado em insuficiência renal e pacientes em diálise. Algumas evidências em pacientes com câncer avançado. Meia vida irregular, efeito acumulativo. Dose recomendada: 12 a 70 mcg/h (1 mL = 50 mcg). Resgate com morfina de curta ação.
- **Oxicodona**: opioide sintético de longa duração. Poucas evidências para o controle de dispneia. Dose de 10 a 20 mg VO a cada 12h.
- **Codeína:** opção terapêutica em dispneia leve. Dose 30 mg VO de 04/04h.

MECANISMO DE AÇÃO DOS OPIOIDES NO CONTROLE DA DISPNEIA

- Redução da percepção de dispneia pelo Sistema Nervoso Central.
- Redução da ansiedade associada à dispneia.
- Redução da sensibilidade à hipercapnia.
- Redução no consumo de oxigênio.
- Melhora da função cardiovascular.
- Reduz a reinternação hospitalar na IC e DPOC.

b) Benzodiazepínicos:[10,11,12,15] evidências contraditórias em relação ao benefício do midazolam no controle da dispneia, ansiedade e depressão. Associado ao opioide auxilia no controle de:

- **Componente emocional/afetivo.**
  Midazolam: 5 a 15 mg em 24h (VO, IV ou SC).
  Lorazepam: 0,5 a 10 mg VO em 24h.
  Diazepam: 5 a 10 mg VO de 12/12h.
- **Sedação paliativa para controle de sintoma refratário.**
  Midazolam: 5 a 15 mg BIC/24h (dose proporcional ao controle de sintomas).
  Midazolam: dose resgate 2 mg até 1h/1h, se dispneia refratária.
  Neurolépticos: Clorpromazina 25 a 150 mg SC em BIC, se apresentar ansiedade intolerável e delirium terminal.

c) Broncodilatadores (BD)[1]: a utilização combinada de broncodilatadores e opioides é uma estratégia terapêutica eficaz, pois leva a redução de 52% da dispneia no final da vida. Do mesmo modo, o uso combinado de BD inalatórios e opioides é efetivo no controle da dispneia e reduz a necessidade de doses mais elevadas de opioides, minimizando seus efeitos colaterais. No entanto, as apresentações de BD em spray oral e pó inalante podem ser inapropriadas em pacientes que cursam com rebaixamento do nível de consciência.

d) Corticosteroides[1,9]: inalatórios (CI) atuam na redução da inflamação e do edema nas vias aéreas, além de melhorarem a anorexia e fadiga no final da vida. Através da hipodermóclise, a dexametasona é a mais utilizada, devido à maior evidência científica em cuidados paliativos. Os corticosteroides mostram-se benéficos na DPOC, obstrução de vias aéreas induzida pelo câncer (padrão obstrutivo/restritivo em 47% dos casos e restritivo isolado em 41%), condições inflamatórias pulmonares, linfangite carcinomatosa, pneumonite por radiação e síndrome de veia cava superior. A terapia combinada com corticosteroides inalatórios (Budenosida, Fluticasona) e LABAs (Formoterol, Salmeterol) provou ser eficaz na melhora da dispneia em pacientes com DPOC e asma.

e) **Anticolinérgicos**: drogas como Hioscina, Escopolamina, Atropina, colírio 1%, Propantelina gel, Ipratrópio (inalante) são comumente utilizadas para controle de hipersecreção oral e brônquica, que são fatores de piora da dispneia no final da vida.

f) **Diuréticos**[1,9]: os diuréticos de alça são os mais utilizados para manejo clínico de doenças que cursam com edema e disfunção renal, as quais levam à congestão pulmonar e piora da dispneia. Também são indicados na linfangite carcinomatosa ou nos pacientes com lesão de vasos linfáticos após irradiação. Algumas evidências apontam a furosemida nebulizada, na dose de 20 mg 4x dia, como boa opção em pacientes com dispneia refratária. Há relato de redução de frequência respiratória, uso de musculatura acessória, dispneia, tosse e taquipneia.

g) **Antibióticos**: o principal objetivo de antibióticos do final da vida é o controle sintomático. Entretanto, isso ainda é controverso devido à campanha mundial para se evitar o uso irracional de antibióticos que estariam gerando a seleção de germens multirresistentes. Ademais, a decisão pelo não benefício é complexa, pois envolve decisão compartilhada entre paciente e seus familiares.

TRATAMENTO NÃO FARMACOLÓGICO[16]

A. **Oxigenioterapia e Cânula Nasal de Alto Fluxo (CNAF)**: preconizados em agudizações não responsivas a outros tratamentos e nas quais a saturação de oxigênio fica abaixo de 90%. A oxigenioterapia melhora a tolerância ao exercício de pacientes hipoxêmicos, em repouso ou esforço, e se trata de uma alternativa interessante na abordagem da dispneia no final da vida. A CNAF pode ofertar uma Fi02 de 21% a 100%, com aquecimento e umidificação do gás, além de estar apta para gerar até 60 L/minuto em adultos. Ela é indicada em pacientes graves, que exigem fluxos elevados e altas concentrações de oxigênio. Apesar de não haver uma análise de custo-benefício em cuidados paliativos, a CNAF, se comparada com a ventilação não-invasiva, mantém a taxa de sobrevida, melhor tolerância e aderência, permitindo ao paciente interagir com familiares, comer e conversar pouco antes do falecimento.

B. **Ventilação Não Invasiva (VNI)**: indicada principalmente em pacientes com melhor performance e que está evoluindo em agudização de IC e DPOC. Apesar de não aumentar a sobrevida, pode ter impacto na qualidade de vida de pacientes com doenças crônicas terminais. Na fibrose pulmonar, a VNI está se tornando cada vez mais comum como tratamento paliativo, embora a evidência para apoiar essa aplicação seja limitada. Em dispneia de difícil controle, a VNI, associada à terapia com opioides e benzodiazepínicos, pode reduzir a frequência respiratória, otimizar a adaptação do paciente à VNI e servir de suporte até a otimização farmacológica para efetivo controle sintomático.

C. **Reabilitação paliativa**: trata-se de assistência interdisciplinar abrangente, baseada em avaliação completa do paciente seguida de terapias adaptadas, que incluem treinamento físico, educacional e mudanças comportamentais, as quais têm por objetivo manter, restaurar ou melhorar a condição física e psicológica de pacientes em falências orgânicas ou doenças neurodegenerativas, além de promover, a longo prazo, a adesão a essas mudanças. O benefício da reabilitação paliativa em doenças que cursam com dispneia pode ser mais evidente em estágios mais precoces da doença.

D. **Abordagens diversas que amenizam a sensação de falta de ar**:
   - Avaliação do paciente e adoção de postura calma.
   - Estratégia respiratória (respiração com os lábios cerrados).
   - Apoio psíquico, social e espiritual.
   - Exercícios respiratórios.
   - Planejamento de atividades.
   - Planejamento de contenção de energias.
   - Técnicas de relaxamento como musicoterapia.
   - Posicionamento do leito: decúbito elevado (*Good lung dow*).
   - Atenção e escuta ativa.
   - Aspiração racional de secreções.
   - Ventilador facial portátil.
   - Acupuntura.

Vale ressaltar que, para a efetividade do tratamento farmacológico e não farmacológico da dispneia, torna-se imprescindível a interação de uma equipe multi e interdisciplinar, que possa, em seus múltiplos saberes, acolher e orientar o paciente e seus familiares.

PLANEJAMENTO PRECOCE DE ASSISTÊNCIA PALIATIVA

Alguns sintomas como dispneia refratária, ansiedade, depressão não reconhecida, com perda de qualidade de vida, na maioria das vezes, estão presentes em pacientes com doenças crônicas que evoluem com falência da função respiratória ou cardiovascular.

No entanto, a dificuldade em prognosticar o curso da doença e a falta de uma conversa sobre o planejamento de assistência, muitas vezes em consequência de barreiras de comunicação, condenam estes pacientes a um final de vida com sintomas mal controlados e em grande sofrimento.

A uniformização de estratégias, com uma melhor capacitação dos profissionais de saúde na abordagem de pacientes com doenças crônicas, além da ampliação de serviços especializados em cuidados paliativos, intra e extra-hospitalares, poderia minimizar o problema e propiciar a estes pacientes uma terminalidade com melhor acolhimento e dignidade. A figura 3 mostra um exemplo de planejamento precoce de assistência paliativa em pacientes com dispneia refratária, portadores de DPOC[6].

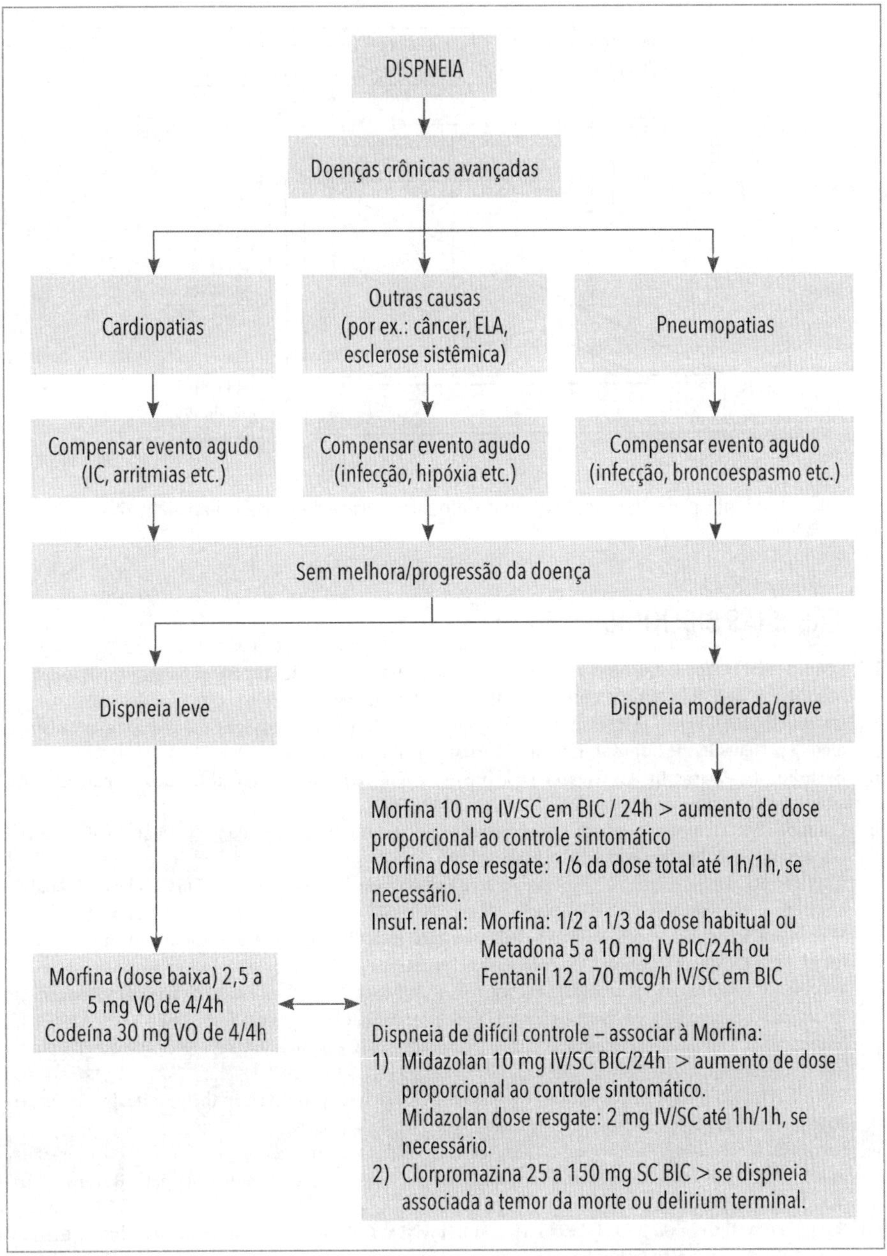

Figura 2 Fluxograma para o manejo de dispneia em doenças crônicas.
Legenda: BIC: bomba de infusão contínua; ELA: esclerose lateral amiotrófica.; IC: insuficiência cardíaca; IV: intravenoso; SC: subcutâneo; VO: via oral.

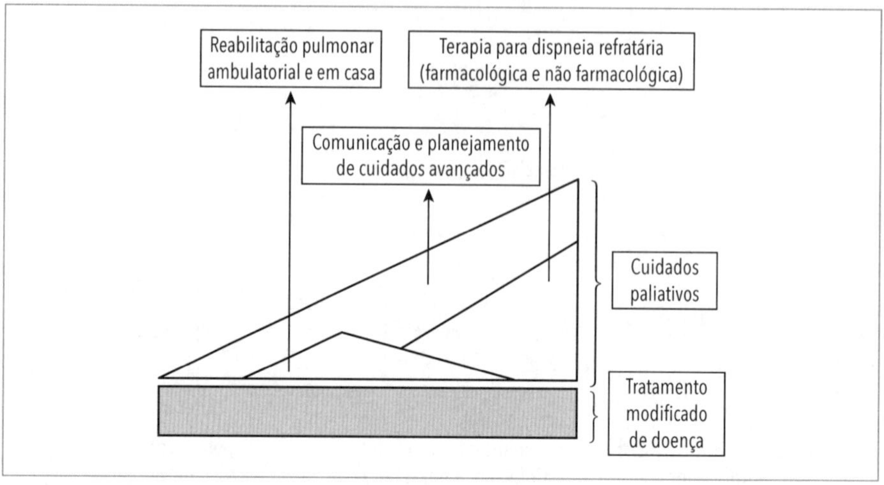

Figura 3 Cuidados paliativos proativos: planejamento precoce de assistência paliativa.
Adaptada de Vermylen, et al.[6]

REFERÊNCIAS BIBLIOGRÁFICAS

1. Senderovich H, Yendamuri A. Management of breathlessness in paliative care: inhalers und dyspnea – a literature review. Rambam Maimonides. Med HJ. 2019 Jan 28;10(1).
2. Campbell ML, Kiernan JM, Strandmark J, Yarandi HN. Trajectory of dyspnea and respiratory distress among patients in the last month of life. Journal of palliative medicine. 2018;21(2).
3. Ekström MP, Abernethy AP, Currow DC. The management of chronic breathlessness in patients with advanced and terminal illness. BMJ. 2015 Jan 2;349:g7617.
4. Campbell ML, Templin T, Walch J. A respiratory distress observation scale for patients unable to self--report dyspnea. J Palliat Med. 2010;13:285–290.
5. Carvalho RT. Dispneia, tosse e hipersecreção de vias aéreas. In: Carvalho RT, Parsons HA. Manual de cuidados paliativos ANCP. 2. ed. ANPC; 2012. p.151-167.
6. Vermylen JH, Szmuilowicz E, Kalhan R. Palliative care in COPD: an unmet area for quality improvement. Int J Chron Obstruct Pulmon Dis. 2015 Aug 6;10:1543-51.
7. Wilcock A. Respiratory symptoms. In: Twycross R, Wilcock A, Stark-Toller C. Symptom management in advanced cancer. 4th. ed. Nottingham, UK: EditorsPalliativedrugs.com Ltd.; 2009.
8. Jennings AL, Davies AN, Higgins JP, Gibbs JS, Broadley KE. A systematic review of the use of opioids in the management of dyspnea. Thorax. 2002;57:939-944.
9. Pisani L, Hill NS, Pacilli AMG, Polastri M, Nava S. Management of dyspnea in the terminally Ill. CHEST. 2018;154(4):925-934.
10. Barnes H, McDonald J, Smallwood N, Manser R. Opioids for the palliation of refractory breathlessness in adults with advanced disease and terminal illness. Cochrane Database of Systematic Reviews. 2016 Mar 31;3(3):CD011008.
11. Navigante AH, Cerchietti LC, Castro MA, Lutteral MA, Cabalar ME. Midazolam as adjunct therapy to morphine in the alleviation of severe dyspnea perception in patients with advanced cancer. J Pain Symptom Manag. 2006;31:38–47.
12. Simon ST, Higginson IJ, Booth S, Harding R, Bausewein C. Benzodiazepines for the relief of breathlessness in advanced malignant and non-malignant diseases in adults. Cochrane Database of Systematic Reviews. 2010 Jan 20;(CD007354).

13. Miguel Angel Benítez-Rosario MA, Inmaculada Rosa-González I, Enrique González-Dávila E, Emilio Sanz E. Fentanyl treatment for end-of-life dyspnoea relief in advanced câncer patients. Support Care Cancer. 2019;27:157–164.
14. Simon ST, Köskeroglu P, Gaertner J, Voltz R. Fentanyl for the relief of refractory breathlessness: a systematic review. J Pain Symptom Manage. 2013 Dec;46(6):874-86.
15. Mori M, Matsunuma R, Suzuki K, Matsuda Y, Watanabe H, Yamaguchi T. Palliative care physicians' practice in the titration of parenteral opioids for dyspnea in terminally ill cancer patients: a nationwide survey. Journal of Pain and Symptom Management. 2019 Jul;58(1):e2-e5.
16. Faverio P, De Giacomi F, Bonaiti G, et al. Management of chronic respiratory failure in interstitial lung diseases: overview and clinical insights review. Int. J. Med. Sci. 2019 Jun 10;16(7):967-980.

CAPÍTULO 16

TOSSE

Caroline Tessinari Pupim
Tatiane Coelho Pinto

INTRODUÇÃO

A tosse é um mecanismo de defesa que previne a entrada de substâncias tóxicas no trato respiratório e elimina o excesso de secreção produzida por esse sistema[1]. É um sintoma comum, presente em cerca de 23 a 37% dos pacientes com neoplasias em geral e em 47 a 86% dos pacientes com neoplasia de pulmão[2].

Ela está comumente associada a outros sintomas em pacientes em cuidados paliativos e tem grande impacto na qualidade de vida desses pacientes[1-4].

CAUSAS

A tosse resulta da estimulação de receptores sensoriais periféricos presentes em laringe, faringe, traqueia, brônquios, pleura, pericárdio, diafragma, membrana timpânica, estômago, seios paranasais, além da estimulação de receptores centrais localizados no "centro da tosse"[1,5].

QUADRO 1 Causas de tosse na neoplasia de pulmão avançada

Massa tumoral (efeito direto, como obstrutivo)
Derrame pleural
Derrame pericárdico
Atelectasia
Infecção
Fístula esôfago-respiratória
Linfangite carcinomatosa
Síndrome de veia cava superior
Complicações da radioterapia e quimioterapia

Ela também pode estar presente no câncer de pulmão, em razão, especificamente, do efeito obstrutivo da massa tumoral, além de derrame pleural ou pericárdico, atelectasias, infecções, fístulas, linfangite carcinomatosa, síndrome da veia cava superior e como consequência de tratamentos radio e quimioterápicos[1-3].

Algumas causas não relacionadas a neoplasias devem sempre ser consideradas no diagnóstico diferencial (Quadro 2)[1,3].

QUADRO 2 Outras patologias causadoras de tosse crônica
Doença pulmonar obstrutiva crônica
Insuficiência cardíaca congestiva
Doença do refluxo gastroesofágico
Tromboembolismo pulmonar
Doença pulmonar intersticial
Sinusopatia
Sarcoidose
Infecções

Entre as causas iatrogênicas, podemos destacar algumas drogas indutoras da tosse (Quadro 3)[1].

QUADRO 3 Tosse induzida por drogas
Inibidor da enzima conversora da angiotensina
Agentes inalatórios (ipratrópio, salbutamol, gromoglicato de sódio, corticosteroides)
Anti-inflamatórios não hormonais
Benzodiazepínicos (midazolam)
Agentes citotóxicos (bleomicina, metotrexato)
Meios de contraste

AVALIAÇÃO DO PACIENTE COM TOSSE

Uma história clínica detalhada é de fundamental importância na avaliação do sintoma. Deve-se considerar a presença ou não de expectoração, frequência, predominância, fatores desencadeantes, relação com o decúbito e efeitos sobre a qualidade de vida do paciente[2].

Com base em uma hipótese diagnóstica bem estabelecida, exames complementares como radiografia de tórax, tomografia computadorizada, broncoscopia e endoscopia digestiva alta podem ser solicitados desde que o resultado possa trazer alguma mudança no manejo do sintoma. Em geral, os pacientes com neoplasia diagnosticada já têm alguns desses exames disponíveis.

MANEJO DA TOSSE

Apesar da alta prevalência nos pacientes com neoplasia, a literatura carece de bons estudos para guiar a conduta dos profissionais de saúde com relação ao manejo da tosse (*ver* Figura 1). A maioria das diretrizes é destinada a doenças não oncológicas[2,3,6,7].

No caso de câncer, as complicações relacionadas devem ser manejadas especificamente a depender da fase da doença e do desempenho clínico do paciente. Já as infecções podem ser tratadas com antibióticos, e os derrames pleurais e pericárdicos podem ser drenados. A radioterapia pode ser considerada quando existem massas tumorais volumosas. Em casos de fístulas, as próteses endoscópicas podem proporcionar melhor qualidade de vida[3,6].

Em muitos casos, a etiologia da tosse não é encontrada ou é multifatorial. Além disso, com o avançar da doença oncológica e a consequente perda do desempenho do paciente, o tratamento empírico deve ser cogitado.

Nesse sentido, os opioides são as drogas que apresentam o melhor efeito antitussígeno no câncer[6,7]. Ainda assim, em razão dos potenciais efeitos colaterais, outras medicações têm sido aventadas como de primeira linha para o tratamento, como o dextrometorfano e a difenidramina[7,8].

A ação antitussígena dos opioides ocorre predominantemente pela supressão do "centro da tosse" no cérebro. Perifericamente, ocorre um bloqueio dos receptores *mu* presentes nas vias aéreas[1]. Além do efeito antitussígeno, há o efeito analgésico. Em geral, as doses efetivas são menores que as analgésicas na tosse[1].

A codeína é uma das drogas mais antigas e mais estudadas[6]. Ela é encontrada na forma de xarope e comprimido e pode ser utilizada por via subcutânea ou intravenosa. Vale ressaltar, entretanto, que há efeitos colaterais na apresentação intravenosa (por ex.: hipotensão) e o risco de depressão respiratória em doses mais elevadas[8]. A dose recomendada para efeito antitussígeno é de 10 a 20 mg, a cada 4 a 6 horas[1].

A hidrocodona é uma droga que mostrou ser eficaz no controle da tosse em pacientes com neoplasia[3,6], porém não está disponível no Brasil.

Opioides fortes como a morfina e a metadona têm atividade antitussígena. Em pacientes com doença mais avançada, em que a dor e a dispneia geralmente estão associadas, eles deverão ser utilizados[3]. A dose inicial da morfina é de 5 mg a cada 4 horas por via oral e da metadona pode variar de 2,5 a 10 mg ao dia, também via oral[1,2].

A inalação com anestésicos locais pode ser considerada no controle da tosse em pacientes com neoplasia. A administração deve ser de bupivacaína (0,25%) 5 mL a

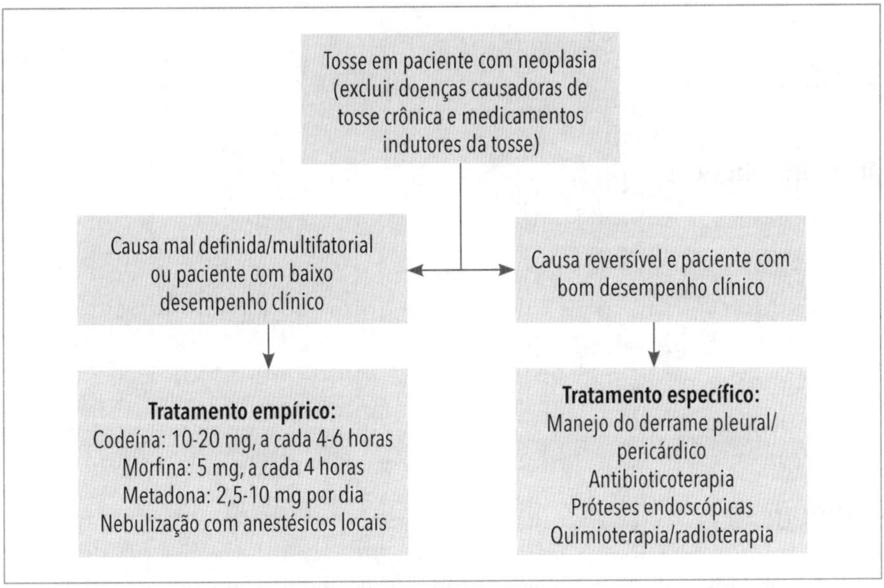

Figura 1 Tratamento da tosse.

cada 8 horas e de lidocaína (2%) 5 mL a cada 6 horas[1]. Contudo, o efeito anestésico é transitório e existe o risco de broncoaspiração e broncoespasmo, devendo ser evitada em pacientes asmáticos[3].

Algumas drogas vêm sendo estudadas no controle da tosse, como o baclofeno, a paroxetina, a talidomida, a gabapentina, a carbamazepina e a amitriptilina. No entanto, ainda não há evidências suficientes para o devido uso, além dos consideráveis efeitos colaterais provocados por elas[2].

REFERÊNCIAS BIBLIOGRÁFICAS

1. Homsi J, Walsh D, Nelson KA. Important drugs for cough in advanced cancer. Support Care Cancer. 2001;9:565-74.
2. Molassiotis A, Smith JA, Bennett MI, Blackall F, Taylor D, Zavery B, et al. Clinical expert guidelines for the management of cough in lung cancer: report of a UK task group on cough. Cough. 2010;6:1-9.
3. Estfan B, LeGrand S. Management of cough in advanced cancer. J Support Oncology. 2004;2:523-27.
4. Dicpinigaitis PV, Morice AH, Birring SS, McGarvey L, Smith JA, Canning BJ, et al. Antitussive drugs – past, present, and future. Pharmacol Rev. 2014;66:468-512.
5. Karlsson JA, SantAmbrogio G, Widdicombe J. Afferent neural pathways in cough and reflex bronchoconstriction. J Appl Physiology. 1988;65:1007-23.
6. Kvale PA. Chronic cough due to lung tumors: ACCP. Evidence-based clinical practice guidelines. Chest. 2006;129;147-53.
7. Haas AR. Recent advances in the palliative management of respiratory symptoms in advanced-stage oncology patients. Am J Hosp Palliat Med. 2007;24:144-51.
8. Morice AH, Shanks G. Pharmacology of cough in palliative care. Curr Opin Support Palliat Care. 2017;11:147-151.

CAPÍTULO 17

FADIGA

Ariane Gianfelice Castro

INTRODUÇÃO

A fadiga é um sintoma subdiagnosticado e subtratado pelos profissionais de saúde apesar de ser o mais comum em pessoas com câncer (75%) ou doenças ameaçadoras da vida em estágio avançado[1]. Ela possui ainda uma prevalência de 60 a 90%, com impacto direto na qualidade de vida da pessoa doente. Fora do contexto oncológico, existem poucos estudos sobre a fadiga, mas o tratamento é extrapolado para outras doenças em estágio avançado. A avaliação e o tratamento da fadiga são complexos e exigem abordagem transdisciplinar, como a maioria das abordagens em cuidados paliativos[2].

DEFINIÇÃO

A fadiga influencia diretamente na diminuição do estado funcional do paciente. Trata-se de sensação subjetiva, desagradável e persistente de cansaço e exaustão física, emocional e/ou cognitiva com percepção de diminuição da capacidade física ou mental de trabalho ou de outras atividades de vida diária[2].

O desconforto é desproporcional ao nível de atividade física habitualmente realizada. Existe uma sensação antecipatória de fraqueza ao iniciar certas tarefas, a qual não alivia com repouso e não é temporária[2]. Com relação ao câncer, a fadiga pode estar presente tanto pelo avanço da doença quanto pelo respectivo tratamento[1].

Frequentemente, a fadiga aparece junto com outros sintomas prevalentes em cuidados paliativos, como dor, anorexia, náusea, vômito, dispneia, distúrbio do sono, ansiedade e depressão. Desta forma, faz-se necessário a presença de uma abordagem multidimensional para alívio da carga sintomática[2].

FISIOPATOLOGIA

Os mecanismos básicos da fadiga ainda não estão completamente esclarecidos. No entanto, agravos clínicos e presença de mediadores inflamatórios séricos contribuem para o surgimento de sintomas relacionados à anemia, desnutrição, deficiência neuroendócrina e disfunção muscular. Acompanhe, na Tabela 1, os principais mecanismos geradores de fadiga e as respectivas abordagens[2]:

TABELA 1 Mecanismos fisiopatológicos relacionados à fadiga e respectiva abordagem terapêutica.

Causas	Mecanismo fisiopatológico	Abordagem terapêutica
Anemia (Hb < 8 g/dL)	Mielossupressão quimioterápica, ferropriva, sangramento, hemólise ou doença crônica	Conforme tipo de anemia e fase da doença: transfusão ou Epoetina-alfa 10 a 20.000 UI 3x/semana Tempo para aumentar Ht em 2 g/dL é de 4 a 8 semanas. Meta: Hb = 9-11g/dL Não há evidência de tratar anemia na fase final de vida
Neuromusculares	Perda de massa muscular (caquexia ou imobilismo) Polineuropatia Esclerose lateral amiotrófica	Fisioterapia
Neuroendócrinas	Sistema de ativação reticular (ativada pela dor crônica)	Controle impecável da dor
Metabólicos e endócrinas	Distúrbios eletrolíticos Desidratação Caquexia Diabetes Addison Hipotireoidismo Hipogonadismo (testosterona): HIV e uso crônico de opioides	Corrigir urgente Corrigir urgente Vide fluxograma em anexo Controle clínico (suspender dextro na fase final de vida) Repor conforme fase da doença Repor conforme fase da doença Reposição de esteroides androgênicos
Tumor e citocinas inflamatórias	Fator lipolítico (IL-6) Fator proteolítico (IL-1) Produtos da degradação tumoral (TNF-alfa) Meta cerebral ou de hipófise Sintomas pelo câncer (dor, dispneia, náusea, depressão, insônia, anorexia) Tratamento (quimio, radioterapia, cirurgia) Disfunção autonômica por câncer avançado Síndromes paraneoplásicas neurológicas	Terapias farmacológicas e não farmacológicas Terapias farmacológicas Midodrina, Fludrocortisona e rever polifarmácia Tratar tumor primário, conforme condição clínica

(continua)

TABELA 1 Mecanismos fisiopatológicos relacionados à fadiga e respectiva abordagem terapêutica (*continuação*)

Causas	Mecanismo fisiopatológico	Abordagem terapêutica
Cardiopatia	Caquexia cardíaca	Fisioterapia
Nefropatia	Distúrbios eletrolíticos e uremia	Vide fármaco e não fármaco
Hepatopatia	Insuficiência hepática	Vide fármaco e não fármaco
Pneumopatia	Hipóxia e caquexia	Fisioterapia, O_2, otimização medicamentosa
Infecção	Mediadores inflamatórios	Tratar adequadamente à fase da doença
Polifarmácia	Opioides, corticoides (uso crônico), ciclosporinas	Rever medicações em uso e adequar às necessidades do paciente
Distúrbio do humor	Depressão Ansiedade Estresse psicossocial	Avaliar causa × consequência

dL: duplo lúmen; g: grama; Hb: hemoglobina; Ht: hematócrito; IL: interleucina.

ABORDAGEM DIAGNÓSTICA

Não existe "padrão ouro" de avaliação, a escala de Edmonton, inclusive a revisada, é comumente utilizada, sendo pontuada de 0 a 10, em que: 0 é nenhuma sensação de fadiga e 10 é a pior possível[3]. Essas são as "ferramentas de item único", em que a pontuação é subdividida em leve (1 a 3), moderada (4 a 6) ou grave (7 a 10). Também existe o inventário breve (BFI) e as avaliações multidimensionais de fadiga, como o Questionário de Fadiga, escala de Piper (PFS), Chalder e da Organização Europeia para Pesquisa e Tratamento do Câncer (QLQ-FA13)[4].

Sempre deve-se avaliar a gravidade da fadiga, seu início, nível de desconforto e impacto nas atividades de vida diária do paciente. Além de considerar fatores psicológicos e sociais e causas subjacentes[5].

ABORDAGEM TERAPÊUTICA

O planejamento terapêutico da fadiga deve considerar três questões:

1. A fadiga é a queixa principal do paciente?
2. Quais são as causas prováveis?
3. Existem recursos terapêuticos disponíveis que possuam razoável relação custo/benefício?

Em cuidados paliativos, mesmo uma pequena melhora na escala de fadiga pode trazer alívio suficiente ao paciente, fazendo-o sentir-se mais confortável e capaz de realizar suas atividades. A quantificação da fadiga deve sempre ser anotada antes e depois de adotada uma abordagem terapêutica.

MEDIDAS NÃO FARMACOLÓGICAS

Explicar, aos pacientes e familiares, a possível causa da fadiga, a finalidade do tratamento oncológico, bem como os recursos terapêuticos utilizados ajuda a manter expectativas realistas. Assim, o paciente consegue adaptar suas atividades de vida diária à sua condição clínica e delegar a outros os afazeres domésticos. Além do mais, procurar adaptar exercícios às suas capacidades e adotar técnica de conservação de energia são estratégias importantes da fisioterapia e terapia ocupacional, para evitar a piora da fadiga e manter a dignidade do paciente[2, 3, 6]. Na sequência, acompanhe algumas medidas de acordo com a dimensão tratada.

Dimensão física

- Orientações fisioterápicas visando aumentar a mobilidade e prevenir atrofia muscular, bem como a retração de tendões e úlceras por pressão.
- Atentar para qualidade de sono a fim de otimizar o tratamento da fadiga[2, 6].
- Abordagem nutricional, quando desnutrição é concomitante com doença avançada, é essencial para melhora da qualidade de vida da pessoa com fadiga[7].

Dimensão psicológica

Intervenções psicossociais possuem pouca evidência de melhora da fadiga, em especial, terapia cognitivo comportamental e de grupo. Por outro lado, o auxílio no sofrimento psíquico, bem como no processo de aceitação da doença oncológica avançada, pode atuar como adjuvante para controle da fadiga. Deve-se atentar em sempre controlar condições depressivas, tanto com psicoterapia quanto com medicamentos, pois essas medidas possuem evidências no controle da fadiga[6].

Um estudo randomizado evidenciou o impacto na melhora da fadiga através da associação de psicoterapia com atividade física e relaxamento em pessoas com câncer avançado. A técnica era realizada três vezes por semana durante duas semanas em conjunto com exercícios ativos, liberação miofascial e técnica de facilitação neuromuscular proprioceptiva (PNF). Essa última definida por método que utiliza movimentos em diagonais e espirais, tendo como objetivo a facilitação, o fortalecimento, o ganho de controle e de coordenação dos movimentos. A PNF técnica ativa ainda proprioceptores que se localizam nas articulações, tendões e músculos[8]. Deve-se considerar um intervalo de tempo adequado de utilização dessa técnica, posto a rápida evolução da doença neoplásica.

Dimensão espiritual

Sentimentos de paz e tranquilidade são essenciais para controle de quaisquer fatores de sofrimento humano frente à progressão de uma doença ameaçadora de vida. Uma abordagem apropriada desta dimensão afeta diretamente o sintoma de fadiga[2].

MEDIDAS FARMACOLÓGICAS

De acordo com revisão da Cochrane, não existe recomendação com evidência científica de uma droga específica para controle da fadiga. Nesse sentido, se a causa da fadiga não estiver esclarecida, não há tratamento específico[6,9]. Ainda assim, alguns medicamentos adotados estão relacionados nos próximos tópicos.

Corticosteroide

A dexametasona possui evidência, desde que tenha seu uso por período limitado, máximo duas semanas[10]. Estudos multicêntricos europeus confirmaram que corticosteroides reduzem a fadiga. Os corticoides também são úteis na redução de náuseas, inapetência e dor. Os mecanismos de ação do corticoide são incertos, mas permeiam a teoria de inibição de substâncias tumorais, bem como efeito euforizante central. Exceto em indicações específicas (por ex. metástase cerebral), a prescrição não deve perdurar por mais de 2 a 4 semanas, a fim de evitar reações adversas como miopatias, osteoporose e aumento do risco de infecção. A dose ideal não foi estabelecida, mas considera-se 40 mg/dia de prednisona e o equivalente para dexametasona[6].

Progestágenos

Sem evidência robusta de melhora com Megestrol,[6] ainda que estudos mostrem melhora de fadiga e mal-estar em 10 dias, a qual deve ser associada à mudança no status nutricional. Este medicamento ainda possui risco de reações adversas tromboembólicas em pacientes com câncer.

Psicoestimulantes

Os psicoestimulantes pedem atenção aos efeitos neurotóxicos, à tolerância e dependência. Entretanto, eles também melhoram a fadiga induzida pelo efeito sedativo do opioide, tanto para pacientes com câncer, quanto com HIV[2,6]. O metilfenidato é ineficaz para fadiga decorrente de câncer, mas pode ter benefício limitado em casos de fadiga induzida por narcóticos ou depressão. O modafinil possui pouca evidência científica de melhora da fadiga[6,11,12].

Outras opções farmacológicas

- Para tratar caquexia: Talidomida 100 mg/dia.
- L-carnitina não possui evidência de melhora, assim como progestágenos e paroxetina[6].
- Para fadiga relacionada à anemia, principalmente durante quimioterapia, eritropietina tem evidência de reduzir fadiga[12].
- Amantadina e Pemolina: indicadas em casos de esclerose múltipla. Apesar de boa resposta em estudos isolados, ainda carecem de evidência científica com estudos bem desenhados. Estes medicamentos apresentam melhora da sonolência diurna excessiva e possuem menos efeitos colaterais em relação aos derivados de anfetamina[12].

TERAPIAS COMPLEMENTARES

A musicoterapia possui impacto na melhora da fadiga, entretanto, acupuntura e hipnose se mostraram com evidências insuficientes no controle do sintoma[6].

Por outro lado, o tratamento antroposófico com *Viscum Album* se mostrou eficaz no controle da fadiga em pacientes com câncer, inclusive o câncer colo retal[13].

Na Alemanha, 70% dos ginecologistas especialistas em câncer preferem utilizar terapias complementares como assistência, e o tratamento para fadiga está entre as principais indicações[14].

REFERÊNCIAS BIBLIOGRÁFICAS

1. Baracos VE, Martin L, Korc M, et al. Cancer-associated cachexia. Nat Rev Dis Primers. 2018;4:17105.
2. Geoffrey H, Cherny NI, Christakis NA, Fallon M, Kaasa S, Portenoy RK (editors). Oxford textbook of palliative medicine. Oxford, UK: Oxford University Press. 4th ed. 2010. p. 916-927.
3. Watanabe SM, Nekolaichuk C, Beaumont C, et al. A multicenter study comparing two numerical versions of the Edmonton Symptom Assessment System in palliative care patients. J Pain Symptom Manage. 2011;41:456-468.
4. Minton O, Stone P. A systematic review of the scales used for the measurement of cancer-related fatigue (CRF). Ann Oncol. 2009;20:17-25.
5. Curt GA. Impact of cancer-related fatigue on the lives of patients: new findings from the fatigue coalition. Oncologist. 2000;5(5):353-60.
6. Henson LA, et al. Palliative care and the management of common distressing symptoms in advanced cancer: pain, breathlessness, nausea and vomiting, and fatigue. J Clin Oncol. 2020 Mar 20;38(9):905-914.
7. Fuoco D. Identifying nutritional, functional, and quality of life correlates with male hypogonadism in advanced cancer patients. Ecancer medical science. 2015 Aug 4;9:561.
8. Pyszora A, Budzyński J, Wójcik A, Prokop A, Krajnik M. Physiotherapy programme reduces fatigue in patients with advanced cancer receiving palliative care: randomized controlled trial. Support Care Cancer. 2017 Sep 25;(9):2899-2908.
9. Mücke M. Pharmacological treatments for fatigue associated with palliative care. Cochrane Database Syst Rev. 2015 May 30;5.
10. Yennurajalingam S, Bruera E. Palliative management of fatigue at the close of life: "It feels like my body is just worn out". JAMA. 2007;297:295-304.

11. Bruera E, Yennurajalingam S, Palmer JL, et al. Methylphenidate and/or a nursing telephone intervention for fatigue in patients with advanced cancer: a randomized, placebo-controlled, phase II trial. J Clin Oncol. 2013;31:2421-2427.
12. Minton O, Richardson A, Sharpe M, et al. Drug therapy for the management of cancer-related fatigue. Cochrane Database Syst Rev. 2010;(7):CD006704.
13. Oei SL, Thronicke A, et al. Impact of oncological therapy and viscum album l treatment on cancer--related fatigue and internal coherence in nonmetastasized breast cancer patients. Integr Cancer Ther. 2020 Jan-Dec;19:1534735420917211.
14. Grimm D, Voiss P, et al. Gynecologists' attitudes toward and use of complementary and integrative medicine approaches: results of a national survey in Germany. Arch Gynecol Obstet. 2021 Apr;303(4):967-980.

CAPÍTULO 18

NÁUSEAS E VÔMITOS

Alessandra Garcia Braz
Pedro Alexandre Barreto Coelho
Milena dos Reis Bezerra de Souza

INTRODUÇÃO

Náuseas e vômitos são sintomas desagradáveis que os doentes descrevem muitas vezes como angustiantes e que surgem em muitas condições relacionadas a cuidados paliativos. Uma revisão sistemática demonstrou que náuseas e vômitos estão presentes em até 68% dos pacientes com câncer, em 43 a 49% dos pacientes com síndrome da imunodeficiência adquirida (Aids/SIDA), 17 a 48% em pessoas com insuficiência cardíaca e 30 a 43% em pacientes com doença renal.

Lundstrom, et al.[1] encontraram as maiores taxas de prevalência desses dois sintomas entre pacientes sob cuidados paliativos, principalmente em portadores de tumores que afetam a cavidade abdominal: câncer ginecológico (42%), gástrico (36%), esofágico (26%) e colorretal (22%).

Esses sintomas podem ter diferentes mecanismos físicos e psicológicos, fazendo com que o manejo seja mais difícil em alguns casos, além de serem considerados sintomas totais, assim como a dor, os quais levam à piora da qualidade de vida nesses pacientes. A maioria das diretrizes publicadas é baseada em um entendimento teórico dos mecanismos fisiopatológicos.

FISIOPATOLOGIA

Náusea é definida como a sensação desagradável de necessidade de vomitar, habitualmente acompanhada de sintomas autonômicos como sudorese fria, sialorreia, mal-estar, e pode estar ou não relacionada a vômitos.

Vômito ou êmese é a expulsão rápida e forçada do conteúdo gástrico pela boca, causada por uma contração forte e sustentada da musculatura da parede torácica e abdominal.

MECANISMOS FISIOPATOLÓGICOS

O conhecimento dos mecanismos envolvidos na gênese da náusea e do vômito permite o tratamento com drogas que atuem em receptores específicos, estimulados ou inibidos, de acordo com as diferentes etiologias (Tabela 1):

- Zona quimiorreceptora: área postrema, cuja estrutura circunventricular, localizada no assoalho do quarto ventrículo, no tronco cerebral, é envolta por barreira hematoencefálica permeável, o que a torna sensível a substâncias potencialmente emetogênicas presentes na circulação sanguínea. Tem como mediadores envolvidos a dopamina (receptor D2) e a serotonina (receptor 5HT3) e está frequentemente envolvida em casos relacionados a reações medicamentosas e tóxico-metabólicas.
- Centro do vômito: fica próximo à área postrema, no mesencéfalo, zona de substância reticular lateral, e é a via comum no processamento de diferentes estímulos aferentes, os quais podem promover vômito. Os mediadores relacionados são a acetilcolina (receptor muscarínico) e a histamina (receptor H1), que atuam em ações complexas envolvidas com o vômito.
- Sistema vestibular: relacionado a náuseas e vômitos causados por discinesias e outras alterações vestibulares, compressão tumoral e hipertensão intracraniana. Os mediadores envolvidos são a histamina e a acetilcolina.
- Córtex cerebral e sistema límbico: fortemente estimulados por sensações de medo, ansiedade e outros sentimentos. Parecem influenciados pelo sistema GABA agonista.
- Sistema gastrintestinal: a função normal do trato gastrintestinal envolve adequada interação entre intestino e sistema nervoso central (sistema nervoso parassimpático e simpático – neurônios entéricos e células do músculo liso). Há vários mecanismos envolvidos na gênese de náuseas e vômitos provocados por alterações gastrintestinais:
  - Quimiorreceptores e mecanorreceptores em parede do TGI – mediadores envolvidos são serotonina e neurocininas.
  - Estímulo vagal mediado por neurotransmissores que atuam no núcleo do trato solitário, como serotonina, dopamina, histamina e ACTh.
  - Motilidade do trato gastrintestinal relacionada a esvaziamento gástrico lentificado e alterações de motilidade intestinal mediadas por dopamina e serotonina.

ABORDAGEM E DIAGNÓSTICO

O diagnóstico de náusea é clínico, uma vez que se trata de uma sensação subjetiva. É imperativo definir-se a etiologia para o tratamento adequado. A etiologia de

TABELA 1 Classificação de náuseas e vômitos conforme suas causas

Síndrome	Causas	Manifestações clínicas	Vias e receptores	Tratamento
Química	Medicamentos: opioides, digoxina, anticonvulsivantes, antifúngicos, IRSS, citotóxicos Toxinas: isquemia mesentérica, infecções, lise tumoral. Metabólica: insuficiência renal, hipercalcemia, cetoacidose.	Toxicidade associada à doença de base, náusea constante, vômitos com frequência variável.	Estimulação dos receptores dopaminérgicos e zona do gatilho, quimioterápicos podem estimular os receptores NK1 no SNC.	Avaliar nível sérico de drogas, substituir antiarrítmicos e anticonvulsivantes. Haloperidol e antagonistas 5HT3 são a primeira escolha.
Esvaziamento gástrico comprometido	Medicações: opioides, ADT, anticolinérgicos, ascite, hepatoesplenomegalia, disfunção autonômica e carcinomatose peritoneal.	Dor, saciedade precoce, flatulência, refluxo, soluços e êmese em grande quantidade.	Mecanorreceptores gástricos e via vagal, estimulação dos receptores dopaminérgicos e antimuscarínicos.	Tratar causa de base. Prescrever procinéticos, paracentese.
Causas viscerais	Carcinomatose peritoneal, gastroenterocolite, constipação, fecaloma, distensão ureteral, distensão de cápsula hepática.	Dor abdominal irradiada para ombros, dorso. Cólicas difusas.	Mecanoceptores gástricos e intestinais e vias vagais aferentes.	Redução de secreção intestinal (corticoides, H_2 bloqueadores ou bomba de prótons). Intervenção cirúrgica conforme o prognóstico.
Cortical	Aumento da PIC, AVEh, meningite, carcinomatose meníngea.	Cefaleia, alterações visuais, déficits neurológicos.	Estimulação direta dos receptores da zona do gatilho.	Tratar causas reversíveis, corticoides e sedação, se necessária.
Vestibular	Medicações, labirintite, psicossomático.	Vertigem, ansiedade.	Estimulação dos receptores antimuscarínicos e histamínicos.	Suspender medicamentos, prescrever meclizina e anti-histamínicos. Terapia cognitivo comportamental.

ADT: antidepressivos tricíclicos; AVEh: acidente vascular encefálico hemorrágico; IRSS: Inibidores Seletivos da Recaptação de Serotonina; PIC: pressão intracerebral. Adaptada de Glare, et al[2].

náuseas e vômitos é sempre sugerida pela história clínica, porém, de acordo com a suspeita, deve-se iniciar uma investigação complementar, conforme sugestão a seguir.

Para uma investigação adequada, faz-se necessário conhecer o indivíduo e a evolução de sua doença, suas condições fisiopatológicas, os tratamentos realizados por ele e os medicamentos em uso, bem como a presença de outros sintomas associados. Igualmente, é importante considerar aspectos emocionais, econômicos e sociais.

A avaliação de náuseas e vômitos requer conhecimento detalhado de frequência, duração, intensidade, aspecto, volume, fatores causadores ou agravantes, desconforto físico, social, emocional, financeiro e efetividade do tratamento proposto.

Os relatos de reações à quimioterapia e à radioterapia devem ser examinados, pois podem ser determinantes para a identificação de vômitos antecipatórios relacionados a experiências negativas de tratamentos prévios. Após a identificação das causas e dos prováveis mecanismos ou mediadores envolvidos, será preciso corrigir o que for possível, considerar um tratamento não farmacológico e escolher o antiemético mais adequado para cada caso.

Em relação às náuseas e aos vômitos induzidos por quimioterapia, vale destacar que podem ser classificados em três tipos diferentes: 1) agudo, quando ocorre dentro de minutos a horas após a quimioterapia, com máxima intensidade após 5 a 6 horas, usualmente, resolve-se dentro de 24 horas; 2) tardio, quando ocorre mais de 24 horas após a quimioterapia, com pico entre 48 a 72 horas; e 3) antecipatório, quando náuseas e vômitos precedem a quimioterapia e geralmente ocorrem após experiência negativa com esse tratamento.

Tal classificação pode orientar as medidas terapêuticas a serem adotadas para prevenção completa de náuseas e vômitos induzidos por quimioterapia, o que deve ser alcançado na maioria dos pacientes que recebe o tratamento, mesmo no uso de medicamentos altamente emetogênicos.

TRATAMENTO

Intervenções farmacológicas

Dada a falta de estudos bem desenhados, o manejo atual é pautado em opiniões de especialistas e utiliza-se o modelo de tratamento empírico ou baseado na fisiopatologia.

Há várias classes de antieméticos que atuam em diferentes receptores, assim, é importante considerar que a escolha do antiemético seja pautada na etiologia e na gravidade dos sintomas, além de se atentar para possíveis efeitos adversos, vias de administração disponíveis e custo.

Antieméticos disponíveis e sua correlação com receptores específicos

Uma grande variedade de medicamentos possui efeito antiemético. A eficácia e os efeitos adversos dessa classe de medicamentos podem ser previstos por meio da afinidade de ligação em receptores específicos.

Antagonistas dopaminérgicos (D2)

Os medicamentos desse grupo exercem efeito antiemético central, antagonizando os receptores de dopamina (D2) em zona de gatilho quimiorreceptora e no centro do vômito. Eles são úteis nos casos associados à obstrução intestinal, pois não aumentam a motilidade gastrintestinal. Além disso, as drogas desse grupo se diferem por seus efeitos adicionais.

Haloperidol

O haloperidol apresenta ação predominante como antagonista D2, sem efeito anticolinérgico ou anti-histamínico. Sua biodisponibilidade via oral é de aproximadamente 65% e ele não é excretado pelos rins, o que o torna uma medicação segura em caso de insuficiência renal.

Os medicamentos com um espectro mais amplo de ação incluem a clorpromazina e a prometazina, que possuem efeito de antagonizar os receptores dopaminérgico, colinérgico e histamínico. Quanto aos efeitos adversos, eles podem incluir reação extrapiramidal, hipotensão, retenção urinária, constipação, boca seca e sedação.

A levomepromazina bloqueia um amplo espectro de receptores. Em doses mais altas, é altamente sedativa e causa hipotensão, mas, em baixas doses, é um antiemético útil, com eficácia semelhante à do haloperidol.

Agentes procinéticos (agonista 5-HT4 e com ação antidopaminérgica)

Qualquer agente que é procinético pode induzir cólicas em caso de obstrução intestinal, porém, estas medicações podem ajudar a aliviar uma obstrução parcial do intestino, com o aumento de motilidade. Igualmente, eles são úteis nos casos de náuseas e vômitos relacionados à gastroparesia, aos distúrbios metabólicos e hepáticos, entre outros. A metoclopramida é o principal representante dessa classe, tem ação central e periférica, pois inibe o vômito e acelera o esvaziamento gástrico. Outro representante bastante conhecido é a domperidona.

Anti-histamínicos e anticolinérgicos

Anti-histamínicos são antieméticos úteis, particularmente quando a náusea é desencadeada por um componente vestibular. Um exemplo é o dimenidrato, cuja ação é em receptor H1, em zona de gatilho quimiorreceptora e núcleo vestibular, além de ter o núcleo do trato solitário inibindo o vômito.

Anticolinérgicos, como a escopolamina, ajudam a reduzir o peristaltismo e a inibir secreções exócrinas, contribuindo, assim, para a paliação de cólicas e náuseas em casos de obstrução intestinal.

Antagonistas 5HT3

Representados pela ondansetrona e pela granisetrona, os antagonistas 5HT3 são amplamente utilizados e têm ação nos receptores 5HT3. A posologia da ondansetrona é de 4 a 8 mg, a cada 8 horas. Os principais efeitos colaterais são obstipação, fadiga, cefaleia e prolongamento do intervalo QT.

Corticosteroides

Os corticosteroides são conhecidos por sua propriedade antiemética intrínseca, além de potencializar os efeitos de outros antieméticos. Seu mecanismo de ação não é claro e pode ser múltiplo. Os efeitos anti-inflamatórios dos corticoides, por sua vez, atuam na redução do edema associado a tumores, podendo acelerar a resolução da obstrução intestinal e, por consequência, as náuseas e os vômitos associados.

A posologia da dexametasona é estimada em 4 a 8 mg/dia. Os principais efeitos colaterais são retenção hídrica, euforia e insônia.

Benzodiazepínicos

Os benzodiazepínicos têm sido utilizados em combinações com antieméticos em pacientes durante quimioterapia, para o tratamento e a prevenção de náusea antecipatória. No entanto, não há estudos prospectivos para estabelecer sua eficácia nesse contexto.

Apesar de possuírem pouca atividade antiemética, quando prescritos em combinação de medicamentos, os benzodiazepínicos reduzem a ansiedade, a agitação e a probabilidade de náusea. Essa classe pode apresentar efeito sedativo e amnésico em doses terapêuticas, o que limita sua utilidade para pacientes com náuseas crônicas.

Octreotide

O octreotide é um análogo da somatostatina, que exerce ampla e potente inibição de secreções exócrinas e endócrinas, promovendo a reabsorção de eletrólitos no intestino. A inibição das secreções no intestino, especialmente nos quadros de obstrução intestinal, reduz a distensão, contribuindo potencialmente para o alívio de náuseas e vômitos.

Sua posologia é variável em função da doença de base. Não deve ser prescrito com frequência por causa de seu alto custo, exceto se houver oclusão intestinal maligna.

Mirtazapina

A mirtazapina é um antidepressivo que apresenta atividade antagonista em receptores 5HT3. A posologia indicada é de 15 a 45 mg/dia. Seus principais efeitos colaterais são sonolência, sedação, visão turva, boca seca, ganho de peso e constipação. Há também pacientes que relatam pesadelos.

Olanzapina

A olanzapina é um antipsicótico atípico que age nos receptores antimucarínicos, 5HT3 e H1. A posologia indicada é de 2,5 a 10 mg/dia. Seus principais efeitos colaterais são sedação, ganho de peso, hiperglicemia e aumento sérico dos triglicérides e LDL.

Essa medicação pode ser indicada para náuseas e vômitos relacionados à quimioterapia e para casos de associação de sintomas como insônia, caquexia e delirium, em pacientes em estágios mais avançados de câncer, além de casos de vômitos relacionados à suboclusão intestinal.

A olanzapina nas doses de 5 ou 10 mg por dia, durante três dias, pode ser considerada como terapia de resgate para pacientes com náuseas e vômitos que não receberam olanzapina inicialmente.

Deve-se levar em conta o custo mais elevado dessa medicação em relação a outros antieméticos. Assim, é preciso avaliar custo-benefício.

INTERVENÇÕES ESPECÍFICAS

Quando uma causa possivelmente reversível for identificada como desencadeadora de náuseas e vômitos, ela deverá ser tratada. Logo, distúrbios metabólicos devem ser corrigidos, se possível, em um apropriado contexto clínico.

Em situações em que há suspeita de intoxicação por opioides, a rotação deverá ser feita com doses equianalgésicas para melhorar o quadro de náuseas enquanto mantém-se o manejo da dor.

Uma revisão minuciosa das interações medicamentosas e a suspensão de medicações desnecessárias são atitudes importantes a serem tomadas. Do mesmo modo, a observação do ritmo intestinal e das características das fezes deve ser constante, indicando-se enemas e o uso regular de laxantes quando esses forem necessários.

Nos casos de náuseas e vômitos induzidos por quimioterapia, deve-se observar os potenciais emetogênicos das drogas utilizadas, pois existem drogas ou suas associações classificadas como: 1) altamente emetogênicas, mais de 90% apresentam risco de náuseas; 2) moderadamente emetogênicas, mais de 30 até 90% apresentam risco de náuseas; 3) baixo potencial emetogênico, de 10 a 30% apresentam risco de náuseas; e 4) minimamente emetogênicas, menos de 10% apresentam risco de náuseas.

A observação dos potenciais emetogênicos pode favorecer a prevenção com medidas específicas protocolares, como uso prévio de antagonistas de 5HT3, antagonistas do receptor de neurocinina-1 e corticosteroides (especialmente a dexametasona), bem como estratégias não farmacológicas, integrativas para alívio, principalmente nos casos de náuseas e vômitos antecipatórios, tais como terapias de corpo e mente; hipnose; biofeedback e práticas de relaxamento.

Nos últimos anos, muitos estudos têm evidenciado o uso medicinal de derivados de *cannabis* como efeito antiemético em pacientes com câncer, especialmente para náuseas e vômitos induzidos por quimioterapia.

Os derivados sintéticos THC atuam nos receptores de canabinoides da seguinte forma:

- O receptor CB1 no SNC, receptor CB2, sistema imunológico, trato gastrointestinal e via emética reflexa.
- Canabidiol (CBD), sem efeito psicoativo, atua em receptores CB1.
- Dronabinol e Nabilona (derivados sintéticos de THC) atuam nos receptores CB1 e CB2.

O uso de antieméticos Dronabinol e Nabilona é aprovado pela FDA para o tratamento de náuseas e vômitos associados à quimioterapia do câncer em pacientes que não responderam aos antieméticos convencionais. Os canabinoides, nesse contexto, têm duas limitações. Em primeiro lugar, os estudos mostram que esses agentes, embora eficazes e preferidos por muitos pacientes, têm efeitos colaterais potentes e uma janela terapêutica variavelmente estreita. Em segundo lugar, novos tipos de terapia antiemética, incluindo os antagonistas do receptor 5HT3 e um antagonista do receptor da neurocinina-1, foram desenvolvidos desde então e parecem ser extremamente eficazes, além de geralmente bem tolerados.

Os efeitos colaterais dos derivados canabinoides são fisiológicos: hipotensão com taquicardia reflexa, gastroparesia, ataxia, sonolência e boca seca; e psicológicos: euforia, baixa concentração e, em altas doses, ansiedade, delírios e alucinações. Os sintomas são tipicamente relacionados à dose, variam entre os pacientes e são piores em idosos. A tolerância a muitos desses efeitos se desenvolve em 1 a 2 semanas.

As contraindicações relativas incluem história de convulsões e uso concomitante de álcool, sedativos, hipnóticos ou outros agentes psicoativos. Os pacientes que tomam canabinoides devem ser aconselhados a não dirigir.

Quanto às posologias, o Dronabinol é administrado em doses de 5 mg/m^2, com início 2 horas antes da quimioterapia e a cada 4 horas depois disso, até um total de 4 a 6 doses diárias. Pode ser titulado em 2,5 mg/m^2, até um máximo por dose de 15 mg/m^2. Já a Nabilona é administrada com 1 mg duas vezes ao dia, começando 3 horas antes da quimioterapia. Pode ser aumentada para 2 mg por dose, com um máximo de 6 mg/dia, em 3 doses divididas. No Brasil, houve aprovação do Canabidiol pela ANVISA em 2016 e ele acaba de ser incorporado pelo Ministério da Saúde.

Entretanto, a modesta atividade antiemética dos canabinoides e seu perfil de efeitos colaterais desfavoráveis, especialmente em pacientes idosos, limitam a utilidade clínica dessa classe de drogas. Nesse sentido, os canabinoides podem ser considerados para náuseas e vômitos refratários e como um antiemético de resgate.

MEDIDAS NÃO FARMACOLÓGICAS

Técnicas e abordagem psicológica

Pacientes podem aprender técnicas como relaxamento muscular progressivo e exercícios de imagens mentais guiadas e utilizá-las durante a quimioterapia, obtendo um bom efeito. A terapia cognitiva tem sido usada para ajudar a aliviar a morbidade psicológica resultante de sintomas físicos em pacientes com câncer avançado.

Além disso, há evidências do benefício que a acupuntura e a acupressão apresentam quando usadas em conjunto com antieméticos durante a quimioterapia para o alívio de náuseas e vômitos.

CONSIDERAÇÕES FINAIS

Após diagnóstico e tratamento com antieméticos otimizados, espera-se o controle adequado de náuseas e vômitos na maioria dos pacientes, todavia, nem sempre isso é possível. Com efeito, a indicação de sedação paliativa pode ser considerada, apesar de serem pouco comuns as refratariedades desses sintomas.

Os passos apresentados no capítulo sobre sedação paliativa são considerados corretos e um guia adequado para a maior parte dos pacientes. Contudo, não podemos deixar de citar o artigo de Lundstrom et al.[1], que indica a sedação com propofol para pacientes com náuseas e vômitos intratáveis, prática pouco comum em nosso meio.

REFERÊNCIAS BIBLIOGRÁFICAS

1. Lundstrom S, Zachrisson U, Frust CJ. When nothing helps: propofol as sedative and antiemetic in palliative cancer care. J Pain Symptom Manage. 2005;30(6):570-77.
2. Glare P, Pereira G, Kristjanson JL, Stockler M, Tattersall M. Systematic review of the efficacy of antiemetics in the treatment of nausea in patients with far-advanced cancer. Supp Care Cancer. 2004;12:432-40.
3. Mannix K. Palliation of nausea and vomiting. Cancer Med. 2002;(1):18-22.
4. Academia Nacional de Cuidados Paliativos (ANCP). Manual de cuidados paliativos. Rio de Janeiro: Diagraphic; 2009. p. 117-23.
5. Cuidado paliativo. Coordenação institucional: Reynaldo Ayer de Oliveira. São Paulo: Conselho Regional de Medicina do Estado de São Paulo; 2008.

6. Associação Brasileira de Cuidados Paliativos. Consenso brasileiro de náuseas e vômitos. Rev Bras Cuidados Paliativos. 2011;3(3):5-25.
7. Cherny N, Fallon M, Kaasa S, Portenoy RK, Currow DC. Oxford textbook of palliative care. 5th ed. New York: Oxford University Press; 2015.
8. Hall W, Christie M, Currow D. Cannabanoids and cancer: causation, remediation and palliation. Lancet Oncol. 2005;6(1):35-42.
9. Jackson WC, Tavernier L. Olanzapine for intractable nausea in palliative care patients. J Pall Med. 2003;6:251-55.
10. Hocking CM, Kichenadasse G. Olanzapine for chemotherapy-induced nausea and vomiting: a systematic review. Support Care Cancer. 2014 Apr 22;(4):1143-51.
11. Brisbois TD, Kock IH, Watanabe SM. Delta-9-tetrahydrocannabinol may palliate altered chemosensory perception in cancer patients: results of a randomized, double-blind, placebo-controlled pilot trial. Ann Oncol. 2011;22: 2986-93.
12. Waller DG, Sampson A. Medical pharmacology and therapeutics. 5th ed. Elsevier; 2017.
13. Hesketh PJ, Kris MG, Bash E, Bohlke K, Barbour SY, Clark-Snow RA, et al. Antiemetics: American Society of Clinical Oncology clinical practice guideline update. J Clin Oncol. 2017;35:3240-61.

CAPÍTULO 19

OBSTIPAÇÃO

Gustavo Cassefo
Katia Emi Nakaema

INTRODUÇÃO

Sintoma frequente entre pacientes em cuidados paliativos, a obstipação está presente entre 30 e 90% dos casos, particularmente nos portadores de câncer avançado e nos usuários de opioides. A obstipação pode promover uma cascata de sintomas, entre eles: dor abdominal, perda de apetite, náuseas e vômitos, diarreia paradoxal (por transbordamento), retenção urinária e confusão mental; determinando sofrimento e desconforto considerável, com consequente piora na qualidade de vida.

Medidas preventivas e monitoramento contínuo do hábito intestinal devem ser realizados precocemente para a melhor abordagem clínica da obstipação. A partir do momento em que o paciente apresenta desconforto evacuatório e alteração do hábito intestinal, torna-se imperativa a investigação minuciosa e abrangente de causas associadas e a instituição de medidas terapêuticas.

DEFINIÇÃO

A obstipação pode ser definida como uma percepção individual de desconforto ou dificuldade de eliminação das fezes, associada à diminuição do hábito intestinal e/ou alteração da consistência das fezes e/ou necessidade de laxativos para induzir evacuações.

Apesar dos esforços em propor critérios clínicos que definam a obstipação em cuidados paliativos, não há descrição bem estabelecida na literatura, sendo assim, sugere-se considerar quatro condições para o diagnóstico:

1. Histórico de constipação utilizando os critérios de Roma IV (Quadro 1).
2. Avaliação de condições clínicas recentes que possam determinar ou agravar a obstipação.

3. Sensação subjetiva de obstipação: como sensação de evacuação incompleta ou plenitude retal ou dificuldade na eliminação das fezes.
4. Alterações objetivas (por ex., frequência menor que 3 vezes por semana, última evacuação há mais de 2 dias, consistência das fezes).
5. Quando existe início, mudança ou aumento de terapia com opioide, gerando piora de constipação prévia ou novo sintoma de constipação, utilizamos os Critérios de Roma IV para constipação induzida por opioides.

QUADRO 1 Critérios de Roma IV

Dois ou mais dos seguintes sintomas presentes por pelo menos 3 meses, nos últimos 6 meses:

- Esforço evacuatório em mais de 25% das evacuações.
- Sensação de evacuações incompletas em mais de 25% das evacuações.
- Fezes endurecidas ou em cíbalos em 25% das evacuações.
- Sensação de obstrução de saída em mais de 25% das evacuações.
- Manobras manuais facilitadoras de evacuação em mais de 25% das evacuações.
- Menos de 3 evacuações espontâneas por semana.

Fezes macias podem estar presentes, se em uso de laxantes. Critérios insuficientes para síndrome do intestino irritável.

CAUSAS

A obstipação é um sintoma, e não uma doença, e para seu manuseio adequado é necessário primeiramente determinar as condições associadas à alteração do hábito intestinal. A avaliação deve ser considerada mesmo em situações de baixa ingesta alimentar e anorexia. A obstipação pode relacionar-se a condições próprias da doença de base ou a complicações associadas a seu tratamento, sendo geralmente de origem multifatorial.

A avaliação minuciosa da história da queixa atual (hábitos alimentares, tempo de evolução, hábito intestinal prévio, outros sintomas acompanhantes, situações e condições ambientais que favoreçam a obstipação) e dos medicamentos em uso pode esclarecer possíveis condições associadas à disfunção intestinal.

A realização de exames laboratoriais e de imagem, como radiografia simples do abdome e tomografia abdominal, pode ser necessária para o diagnóstico diferencial, como distúrbios metabólicos, fecaloma, obstrução intestinal maligna, volvo, entre outros. As possíveis causas estão relacionadas no Quadro 2.

QUADRO 2 Causas de obstipação em cuidados paliativos
Imobilismo, inatividade, dificuldade de acesso ao vaso sanitário e falta de privacidade.
Baixa ingestão oral, caquexia, diminuição da força de preensão abdominal e fraqueza.
Dor à evacuação, como na doença hemorroidária, fissuras anais e tumores.
Distúrbios metabólicos: desidratação, hipocalemia e hipercalcemia.
Medicamentoso: opioides, diuréticos, bloqueadores dos canais de cálcio, antidepressivos tricíclicos, escopolamina, antieméticos antagonistas seletivos de receptores de serotonina (por ex., ondansetrona) e análogos da somatostatina (por ex., octreotide).
Causas mecânicas: obstrução intestinal (por ex., tumores), volvo.
Outras condições: hipotireoidismo, distúrbios neurológicos (danos à medula espinal), medo de diarreia, depressão, entre outras.

TRATAMENTO

O manuseio adequado da obstipação é possível por meio do diagnóstico de todas as condições existentes responsáveis pela alteração do hábito intestinal. Seu tratamento tem como objetivo manter um hábito evacuatório satisfatório e confortável, o que previne sintomas como náuseas, vômitos, dor abdominal e impactação fecal.

O tratamento é baseado na abordagem não farmacológica (Quadro 3) e farmacológica.

QUADRO 3 Tratamento não farmacológico
Orientação dietética: ingesta de frutas laxativas, legumes e verduras preferencialmente crus, frutas com casca e bagaço, alimentos integrais, leguminosas, leite e derivados. Evitar alimentos constipantes. Aumento da ingesta de líquidos.
Estimular a mobilidade e atividade física, se possível.
Em ambiente tranquilo e privativo, estimular idas ao vaso sanitário, principalmente no período matutino.

O tratamento farmacológico baseia-se no uso de laxativos orais ou de uso retal, sendo a primeira a via preferencial. O objetivo do tratamento é atingir evacuações confortáveis e promover a melhora de sintomas associados, podendo ser realizada a combinação de laxantes, se necessário. Os principais laxantes orais são descritos na Tabela 1.

O uso de medicações retais (Tabela 2) está indicado nas seguintes situações:

- Impactação fecal.
- Constipação refratária ao tratamento com laxantes orais.
- Intolerância aos laxantes orais.
- Esvaziamento retal em pacientes com lesão medular.

TABELA 1 Principais tipos de laxantes orais, mecanismos de ação, efeitos colaterais e posologia inicial sugerida

Tipos de laxante	Mecanismo de ação	Efeitos colaterais	Drogas	Dose inicial
Laxantes osmóticos	Atuam promovendo um meio hiperosmolar, atraindo a água, determinando o aumento do trânsito intestinal por meio do aumento do bolo fecal e da diminuição de sua consistência	Distúrbios metabólicos, distensão abdominal, flatulência, cólicas e diarreia	Lactulose 667 mg/mL (início de ação: 48 horas)	15-30 mL/dia (2-3 vezes ao dia)
			Polietilenoglicol	1-2 sachês por dia pela manhã
			Hidróxido de magnésio	2-4 colheres de sopa (30-60 mL) por dia. Uso máximo por 3 dias consecutivos
Laxantes irritativos	Estimulação direta do plexo mioentérico, determinando aumento da peristalse	Cólicas abdominais e diarreia	Bisacodil 5 mg – comprimido revestido; início de ação: 10-12 horas	5-10 mg à noite; o comprimido não pode ser macerado
			Picossulfato de sódio (pérola gelatinosa 2,5 mg ou solução oral 7,5 mg/mL); início de ação: 6-12 horas	2-4 pérolas gelatinosas ou 10-20 gotas à noite
			Senne; início de ação: 8-10 horas	1-2 cápsulas à noite.
Laxantes lubrificantes	Lubrificação das fezes	Risco de broncoaspiração em pacientes com déficit de deglutição, podendo causar pneumonia lipídica	Óleo mineral	1-2 colheres de sopa por dia
			Docusato 60 mg (comprimido revestido); início de ação: 24-48 horas	1-2 comprimidos à noite

As doses podem ser ajustadas até que se atinja o efeito desejado, sendo a intensidade dos efeitos colaterais os fatores mais importantes e limitantes para o aumento da dose.

TABELA 2 Laxantes de uso retal

Laxativos retais	Doses	Comentários
Supositório de glicerina adulto	1 unidade/dia ou conforme necessidade	Início de ação: 15-60 minutos; ação osmótica e amolecimento das fezes
Solução glicerinada 12% 500 mL	1 unidade/dia ou conforme necessidade	Início de ação: 15-60 minutos; aplicado lentamente, com sonda retal
Fosfato de sódio monobásico 160 mg/Ml e fostato de sódio dibásico 60 mg/Ml – solução retal em 130 mL	1 unidade/dia ou conforme necessidade	Início de ação: 30-60 minutos; uso excessivo pode causar perda de fluidos/eletrólitos e irritação local

A depender da etiologia da obstipação, da funcionalidade e do quadro clínico do paciente, a realização de procedimentos cirúrgicos como desvio de trânsito intestinal (por ex., colostomias) ou o uso de próteses intestinais podem ser indicados. Nos casos de obstrução intestinal maligna sem indicação cirúrgica, o tratamento clínico deve ser instituído com o objetivo de controlar sintomas, como dor e vômitos.

Nos últimos dias ou semanas de vida, a obstipação é um sintoma muitas vezes negligenciado, principalmente pela baixa ingesta oral. Nos casos de sensação de dor abdominal, sensação de necessidade de defecação, porém, com evacuação não satisfatória, ou se houver incontinência fecal por impactação, pode ser indicada a realização de supositório retal ou lavagem intestinal com solução glicerinada. Na Figura 1, segue diagrama sugerido para abordagem da obstipação.

OBSTIPAÇÃO E OPIOIDES

A obstipação induzida por opioides atinge de 40 a 70% dos usuários dessa classe de medicamentos e dificilmente desenvolve tolerância, sendo efeito colateral presente durante todo o período de uso dos opioides. A morfina e seus derivados atuam nos receptores μ-opioides da parede intestinal, promovendo diminuição dos movimentos peristálticos, aumento da absorção de água e eletrólitos e comprometimento de reflexos evacuatórios.

Os laxantes irritativos são os de primeira escolha para o tratamento da obstipação induzida por opioides, podendo-se associar laxantes osmóticos nos casos refratários. A rotação de opioide também pode ser considerada.

A obstipação induzida por opioide pode ser acompanhada de outros fatores que contribuem para o sintoma, devendo-se ter atenção para o diagnóstico de outras condições associadas e realizar o tratamento de causas multifatoriais.

Sempre que iniciado o tratamento com opioides, recomenda-se a associação precoce de laxantes irritativos e as orientações não farmacológicas para a prevenção de constipação, como aumento da ingesta hídrica. Deve-se também estimular a ingesta de frutas e outros alimentos laxativos, mantendo o paciente o mais ativo possível.

Outra classe de medicamentos promissora para tratamento da constipação induzida por opioides são as PAMORAs (antagonista receptor mu (μ) periférico no trato gastrointestinal). Naldemedine e naloxegol têm demonstrado eficácia no controle da constipação, com poucos efeitos colaterais e sem prejudicar a analgesia, além da vantagem de ser administrada via oral. Essas medicações ainda não estão disponíveis no Brasil.

A metilnaltrexona é uma opção no tratamento da obstipação induzida por opioides por ser um antagonista dos receptores opioides da parede gastrintestinal. Apesar de sua ação antagonista periférica, não ultrapassa a barreira hematoencefálica, mantendo os efeitos antiálgicos dos opioides, sem necessidade do aumento de suas doses. O uso está indicado nos casos de refratariedade ao uso dos laxativos conven-

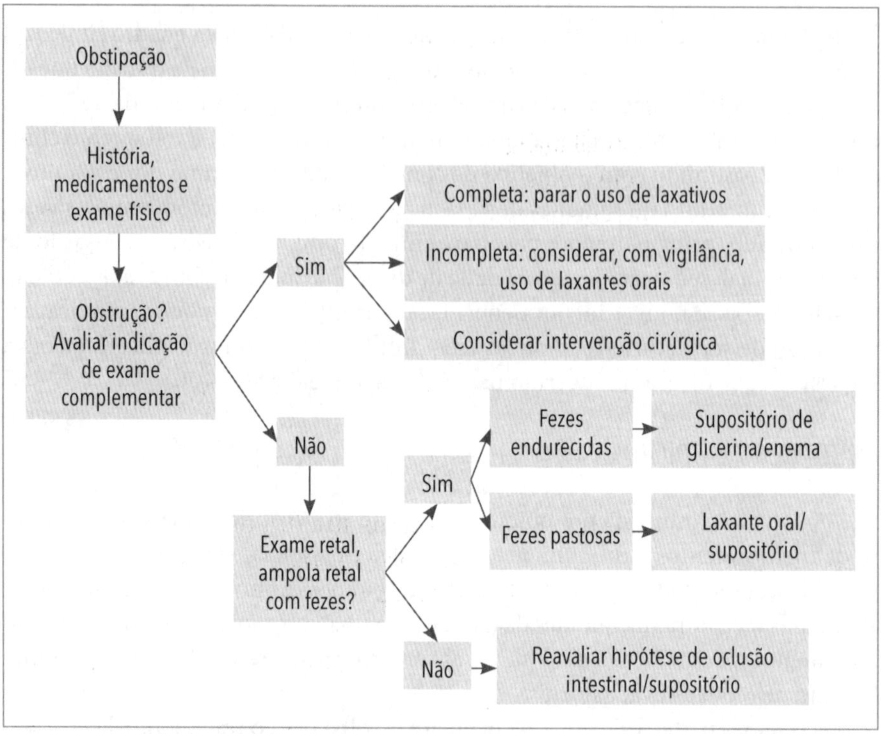

Figura 1 Abordagem da obstipação em pacientes em cuidados paliativos.

cionais, devendo-se evitá-lo em pacientes com risco de perfuração intestinal. É medicamento de uso subcutâneo, em dose única diária, de 8 mg para pacientes entre 38 e 60 kg, e de 12 mg para os pacientes acima de 61 kg (ampola de 0,6 mL com 12 mg de metilnaltrexona). Seu início de ação ocorre de 30 a 60 minutos após a administração, determinando a evacuação em até 4 horas na maioria dos pacientes. Apesar de seu potencial no tratamento da obstipação induzida por opioides, ainda é uma medicação de difícil acesso no Brasil e de alto custo.

CONSIDERAÇÕES FINAIS

A obstipação é sintoma frequente em pacientes em cuidados paliativos, pode determinar piora na qualidade de vida e maior procura aos serviços de saúde, devendo ser realizado monitoramento frequente e contínuo do hábito intestinal, assim como adotar medidas preventivas, em especial naqueles usuários de opioides. A avaliação minuciosa da patofisiologia vai direcionar a melhor terapêutica, devendo-se reavaliar periodicamente a frequência evacuatória. Por se tratar de condição subjetiva, há necessidade de maior discussão em relação às definições da obstipação em pacientes em cuidados paliativos, além da avaliação da melhor abordagem terapêutica e de novos medicamentos, principalmente nos casos de obstipação associada ao opioide.

REFERÊNCIAS BIBLIOGRÁFICAS

1. Clark K, Currow DC. Constipation in palliative care: what do we use as definitions and outcome measures? J Pain Symptom Manage. 2013;45(4):753-62.
2. Andrews A, Morgan G. Constipation in palliative care: treatment options and considerations for individual patient management. Int J Palliat Nurs. 2013;19(6):266-73.
3. Erichsén E, Milberg A, Jaarsma T, Friedrichsen MJ. Constipation in specialized palliative care: prevalence, definition, and patient-perceived symptom distress. J Palliat Med. 2015;18(7):1-8.
4. Clemens KE, Faust M, Jaspers B, Mikus G. Pharmacological treatment of constipation in palliative care. Curr Opin Support Palliat Care. 2013;7:183-91.
5. Clark K, Currow DC. Advancing research into symptoms of constipation at the end of life. Int J Palliat Nurs. 2014;20(8):370-72.
6. Sykes NP. Constipation and diarrhea. In: Cherny N, Fallon M, Kaasa S, Portenoy RK, Currow DC (editors). Oxford textbook of palliative medicine. 5th ed. London: Oxford University Press, 2015. p. 675-85.
7. Hatanaka VMA. Obstipação e diarreia. In: Carvalho RT de, Parsons HA (orgs). Manual de Cuidados Paliativos - ANCP. 2. ed. 2012. p. 176-83.
8. Anantharamu T, Sharma S, Gupta A, Dahyiya N, Brashier DS, Sharma A. Naloxegol: first oral peripherally acting mu opioid receptor antagonists for opioid-induced constipation. J Pharmacol Pharmacother. 2015;6(3):188-92.
9. Osaka I, Ishiki H, Yokota T, Tada Y, Sato H, Okamoto M, et al. Safety and efficacy of naldemedine in cancer patients with opioid-induced constipation: a pooled, subgroup analysis of two randomised controlled studies. ESMO Open. 2019 Jul 31;4(4):e000527.
10. Cobo Dols M, Zambrano CB, Cabezón-Gutiérrez L, Chicas-Sett R, López-Barajas MIB, Navalón FJG, et al. One year efficacy and safety os naloxegol on symptoms and quality of life related to opioid-induced constipation in patients with cancer: KYONAL study. BMJ Supportive & Palliative Care. 2021 Mar 11;bmjspcare-2020-002816.
11. Argoff CE. Opioid-induced constipation and QOL. Clin J Pain. 2020;36 (9):716-22.
12. Dzierzanowski T, Larkin P. Proposed criteria for constipation in palliative care patients. A multicenter cohort study. J Clin Med. 2020 Dec 25;10(1):40.
13. Davies A, Leach C, Caponero R, Dickman A, Fuchs D, Paice J, et al. MASCC recommendations on the management of constipation in patients with advanced cancer. Support Care Cancer. 2020;28:23-33.

CAPÍTULO 20

DIARREIA

Juraci Aparecida Rocha
Marina Guimarães Marques

INTRODUÇÃO

Diarreia é definida como eliminação de fezes anormalmente líquidas com maior frequência que o habitual. A duração dos episódios é importante para o diagnóstico, pois será denominada diarreia aguda se a duração for < 2 semanas, persistente se for de 2 a 4 semanas, e crônica se durar mais de 4 semanas. A quantidade da diarreia deve ser superior a 200 g/dia. Quando em menor quantidade, pode estar associada a doenças crônicas como doenças inflamatórias intestinais, síndrome do intestino curto, colagenoses, distúrbios neuromusculares ou problemas anorretais estruturais[1].

Em pacientes com doenças crônicas avançadas, as causas da diarreia são inúmeras e podem estar diretamente relacionadas à doença de base ou indiretamente aos efeitos colaterais de medicamentos ou procedimentos específicos. Além disso, é um sintoma que compromete significativamente a qualidade de vida[2].

AVALIAÇÃO

A avaliação em cuidados paliativos de pacientes com doenças crônicas avançadas, sem possibilidade de cura, visa, principalmente, o controle de sintomas e a qualidade de vida. Neste contexto, a avaliação diagnóstica da diarreia deve ser racionalmente dirigida por anamnese e exame físico minuciosos, devendo-se considerar a realização de exame abdominal completo, toque retal, temperatura e avaliação do estado de hidratação[1,4]. Do ponto de vista da abordagem propedêutica, podem ser incluídos estudos bioquímico e microbiológico, contribuindo para descartar as hipóteses de desidratação e infecção[4]. A realização de coprocultura é de baixa utilidade em pacientes não oncológicos ou naqueles cuja suspeita etiológica principal é a de diarreia induzida por droga. Entretanto, em pacientes oncológicos que tiveram contato com pacientes infectados, a realização do referido exame é fundamental.

Para aqueles em uso de antimicrobianos, a investigação da presença de *Clostridium difficile* é particularmente importante. É também fundamental colher hemoculturas e culturas de ponta de cateter nos pacientes que apresentam febre. Além disso, na suspeita de síndrome do supercrescimento bacteriano, deve ser colhida cultura quantitativa de aspirado jejunal.

Contudo, deve-se sempre considerar o risco de sobrediagnóstico, particularmente nas populações que recebem cuidados paliativos e, com isso, apresentam frequentemente algum grau de fragilidade. Assim, a avaliação deve ser direcionada prioritariamente para a história clínica e o exame físico, utilizando-se de propedêutica avançada apenas quando estritamente necessário[2], como nos pacientes que apresentam histórico de complicações por diarreia.

Na avaliação do paciente com diarreia, devem ser considerados alguns marcadores que representam sinais de alerta. São eles[2]:

- Desidratação massiva.
- Febre.
- Peritonite.
- Perda de sangue.
- Delirium.
- Insuficiência renal.
- Neutropenia febril.
- Sepse.
- Choque.
- Distúrbios eletrolíticos.
- Cólicas abdominais não aliviadas pela loperamida.
- Incapacidade de comer.
- Náuseas, vômitos e desidratação persistentes acompanhados de oligúria.
- Admissão anterior por diarreia.

Os pacientes em cuidados paliativos, geralmente, apresentam um diagnóstico previamente estabelecido, e o conhecimento da história natural da doença de base e suas complicações clínicas são fatores importantes para entendimento da causa da diarreia. Ainda assim, a investigação de demais causas não pode ser negligenciada, tais como outras doenças gastrointestinais diversas da doença de base, uso de medicamentos (particularmente inibidores de bomba de prótons), ingesta de alimentos de origem desconhecida ou contato com pessoas sintomáticas[2]. Para isso, alguns detalhes como frequência da defecação, tempo de evolução da diarreia, incontinência anal, presença de esteatorreia ou consistência aquosa podem caracterizar melhor a hipótese diagnóstica e, assim, direcionar o manejo terapêutico[3].

CAUSAS MAIS FREQUENTES EM CUIDADOS PALIATIVOS[3]

Dentre as causas mais frequentes diagnosticadas em pacientes em cuidados paliativos, estão:

- Desequilíbrio da terapia laxativa.
- Drogas (antibióticos, antiácidos, AINH, compostos com ferro, quimioterapia).
- Impactação fecal com diarreia por transbordamento.
- Obstrução intestinal maligna.
- Estenose de ostomia intestinal e fístulas entéricas.
- Radioterapia abdominal ou pélvica.
- Má absorção (carcinoma de pâncreas, gastrectomia, ressecção ileal, colectomia).
- Tumores colônicos ou retais.
- Tumores endócrinos raros (por ex.: tumor carcinoide).
- Doenças concomitantes (diabete mellitus, doenças inflamatórias intestinais, hipertireoidismo, infecção gastrointestinal).
- Hábitos alimentares prévios.

MANEJO DAS CAUSAS DA DIARREIA

Diarreia infecciosa

Muitos destes pacientes encontram-se em internação prolongada, polinfectados e fizeram uso prévio de vários ciclos de antibióticos. Neste caso, é necessário que, diante de suspeita de diarreia infecciosa, haja confirmação por meio de coprocultura. Em pacientes com doenças crônicas avançadas, internados há mais de três dias, o *Clostridium difficile* é o principal agente da diarreia hospitalar e, geralmente, está relacionado ao uso de quinolonas e cefalosporinas[3]. Sua identificação é importante a fim de que se possa direcionar o tratamento específico, além de providenciar o isolamento de contato, evitando-se a contaminação de cuidadores e de outros pacientes. A avaliação deve ser realizada com pesquisa de toxinas A e B, porém sabe-se que esse é um teste de baixa sensibilidade (entre 63-99%), o que muitas vezes exige a análise de múltiplas amostras[2].

Vale lembrar que nos pacientes em que a suspeita de diarreia infecciosa configura-se como a principal hipótese diagnóstica, o uso de loperamida está contraindicado devido ao risco de megacólon tóxico e de aumento da gravidade de colite[5]. A orientação dietética, forma de hidratação e reposição eletrolítica dependerão da gravidade da desidratação e da disponibilidade de via de administração.

Mucosite gastrintestinal induzida por quimioterapia

O mecanismo pelo qual a mucosite acontece é multifatorial e ainda gera muita discussão na literatura. A sua fisiopatologia envolve tanto a instalação de uma neuropatia entérica como a inflamação e toxicidade direta, culminando na perda da integridade da barreira epitelial[6].

As quimioterapias direcionadas ao tratamento do câncer colorretal, como 5-fluorouracil, cisplatina, oxaliplatina e irinotecano, estão associadas a sintomas gastrintestinais para 40% dos pacientes que fazem uso em dose habitual e 100% para aqueles que as utilizam em doses elevadas[6].

Do ponto de vista fisiopatológico, a mucosite é desencadeada através de um processo de toxicidade direta ou indireta das células epiteliais que sofrem apoptose. Esse mecanismo gera *upregulation* de citocinas pró-inflamatórias, como a interleucina-6 (IL-6), levando a uma ulceração do tecido, com redução no comprimento da cripta e nas áreas das vilosidades intestinais[6].

Além disso, os agentes quimioterápicos, particularmente a oxaliplatina, o irinotecano e o 5-fluorouracil, interferem na viabilidade da microbiota intestinal, que desempenha inclusive o papel de contribuir na integridade do epitélio local. No caso do irinotecano, a ocorrência de diarreia também pode ser justificada pelo aumento da ação colinérgica, a qual, quando aumentada, leva à ampliação da secreção e permeabilidade intestinais. A presença de úlceras intestinais induzidas por quimioterapia tende a reduzir dentro de alguns dias, porém os sintomas podem persistir por até dez anos após o tratamento[6].

Incontinência fecal

A incontinência fecal pode ser caracterizada pela incapacidade de gerenciar adequadamente a motilidade intestinal, o que resulta em um extravasamento involuntário das fezes. O sintoma tem maior prevalência em pessoas com déficit cognitivo, fragilidade, idades avançadas e que convivem com demais causas de diarreia[7].

Uma revisão sistemática de 28 artigos identificou associação do sintoma à doença neurológica, síndrome de imobilidade, idade maior que setenta anos e pontuação final do miniexame do estado mental (MEEM) menor que quinze. O mesmo estudo apontou para uma maior mortalidade dentro da população estudada que apresentava incontinência fecal. Apesar do relato de associação à doença neurológica, a maior parte dos estudos que analisou a relação de diarreia causada por incontinência fecal com acidente vascular cerebral não demonstrou associação positiva, assim como com a depressão e a diabetes[7].

Vale lembrar que as repercussões do ponto de vista psicológico também são consideráveis para aqueles que apresentam esse sintoma, com piora da autoestima, do estigma e do sentimento de isolamento social. No entanto, tal questão não é tão abordada pelas equipes de saúde que, frequentemente, têm a percepção de que ela não contribui tanto ao manejo terapêutico do sintoma[7].

Diarreia associada ao câncer

Esse é um dos efeitos mais comuns decorrentes do tratamento quimioterápico e, frequentemente, repercute nos resultados da terapia diante das necessidades de adaptações no esquema ideal para que seja tolerável ao paciente[6]. Isso vem motivando o desenvolvimento de uma especialidade dedicada ao estudo das toxicidades gastrointestinais associadas à terapia oncológica: a oncogastroenterologia. Entre as causas de diarreia associada ao câncer, constam[2]:

- Diarreia enquanto manifestação da doença de base: maior associação entre os cânceres colorretais, de pâncreas, neuroendócrinos e os linfomas.
- Diarreia associada à imunoterapia: quando associada a alguns imunoterápicos, sendo dose-dependente.
- Síndrome do supercrescimento bacteriano: pode estar associada à radiação crônica ou mesmo a quadros pós-cirúrgicos, a exemplo de pacientes que são submetidos à colectomia e evoluem com comprometimento da motilidade intestinal.
- Doença do enxerto contra o hospedeiro: em pacientes que recebem transplante de células-tronco alogênicas.
- Diarreia associada à radioterapia: sabe-se que até 90% dos pacientes que são submetidos à radioterapia evoluem com algum comprometimento da motilidade intestinal, apesar de ser mais prevalente em pacientes com múltiplas comorbidades e de baixo IMC. Pode acontecer a partir da utilização de radiação de 10Gy – doses terapêuticas ficam em torno de 50Gy a 75Gy. Tem maior prevalência nos pacientes que utilizam quimioterapia associada à radioterapia. Além disso, a radioterapia pode induzir uma intolerância à lactose ou alguém, que apresente essa condição previamente, pode ter os sintomas exacerbados. A diarreia associada à RT pode evoluir com fístulas ou úlceras no TGI, além de apresentar sangramento, dor e tenesmo.
- Estenose de intestino delgado secundária a procedimento cirúrgico ou radioterapia.
- Doença inflamatória primária que é desencadeada pelo tratamento ou pela doença.

Diarreia associada à dieta artificial

A origem deste tipo de diarreia é multifatorial. Compreende-se como importante fator o aumento da osmolaridade da solução, mas também pode estar associada à contaminação da dieta ou mesmo à falta de acondicionamento adequado. Para isso, deve-se realizar a manipulação da dieta após lavagem adequada das mãos, bem como a manipulação asséptica do conjunto de administração de dieta[2].

Bloqueio do plexo celíaco

Este procedimento pode levar à diarreia aguda, que, em geral, é autolimitada. Nesses casos, podem ser utilizadas medicações anticolinérgicas ou loperamida[2].

TRATAMENTOS ESPECÍFICO E SINTOMÁTICO

Existem muitos testes laboratoriais que podem definir as causas comuns da diarreia, porém são muito dispendiosos e, em alguns casos, invasivos. Portanto, de forma geral, e principalmente em doenças crônicas avançadas, se há um diagnóstico definido, uma prova terapêutica é frequentemente apropriada, podendo ser resolutiva e ter um custo-benefício favorável[1].

De forma geral, a terapêutica deve ser instituída conforme a causa mais provável da diarreia, seja ela enquanto sintoma, seja enquanto efeito colateral. Entretanto, é preciso reconhecer que, particularmente, os pacientes em cuidados paliativos, os quais comumente são portadores de múltiplas comorbidades e requerem cuidados em instituições de saúde por períodos prolongados, apresentam diarreia cuja etiologia é multifatorial, para o que, nesses casos, pode ser empregado um agente de atuação simultânea, em mecanismos diversos (Tabela 1).

Entre eles, podemos destacar o bismuto. Apesar de sua disponibilidade ser limitada em nosso país, esse elemento é reconhecido como um agente de propriedades antissecretoras, anti-inflamatórias e antibacterianas, com poucos efeitos colaterais. No entanto, ele deve ser monitorado se utilizado cronicamente, devido ao risco de efeitos neurotóxicos, em especial, em pacientes com insuficiência renal. É considerado também como medicação segura para pacientes idosos e frágeis, os quais, inclusive, demonstraram melhor resposta ao tratamento do que populações mais jovens[5].

CONCLUSÃO

Em cuidados paliativos, o manejo da diarreia está diretamente relacionado à doença de base e suas complicações. Muitos destes pacientes encontram-se em estágio avançado da doença, geralmente debilitados sob o aspecto físico e emocional. Portanto, a presença de diarreia crônica torna-se um agravante, além de causar grande constrangimento e sofrimento no final de vida. Assim, é necessário que a equipe multiprofissional esteja atenta a essa situação e mobilize esforços no sentido de ajuste de dieta, planejamento de cuidados, controle de sintomas e acolhimento biopsicossocial e espiritual destes pacientes e seus familiares. O resultado desta atuação multiprofissional, na medida do possível, promove bem-estar, melhora da autoestima, conforto e dignidade no processo de finitude.

TABELA 1 Tratamentos de acordo com as etiologias e suas respectivas características

Etiologia	Características	Tratamento
Incontinência anal	Evacuações 1 a 2 x/dia	Loperamida 4 mg seguida de 2 mg a cada evacuação diarreica até 16 mg/dia ou codeína 30 mg 4 x/dia
Terapia laxativa[8]	Frequência variável	Ajuste de dose de laxativos
Diarreia colônica Resseção ileal pequena (< 100 cm)	Evacuações aquosas em grande quantidade	Hidratação Colestiramina: 4-16 g/dia
Esteatorreia crônica (má absorção por pancreatite, gastrectomia, síndrome do intestino curto)	Evacuação gordurosa e fétida	Pancreatina: 2 a 4 CP/refeição; hidratação, reposição de eletrólitos, ferro e vitaminas
Diarreia por transbordamento, impactação fecal ou tumor	Diarreia/constipação (toque retal/palpação abdominal/Raio X, se necessário)	Tratamento ou manejo paliativo da causa específica
Diarreia infecciosa[9] (> 3 dias após admissão)	Coprocultura	*Clostridium difficile* (colite pseudomembranosa) moderada: metronidazol via oral grave: vancomicina via oral
Quimioterapia[3]	Febre, fezes com sangue, enterocolite neutropênica grave (< 500 neutrófilos)	Granulokine: 0,5 MU/kg/dia Opioides específicos: (loperamida 4 mg seguida de 2 mg a cada evacuação diarreica até 16 mg ao dia ou difenoxilato 5 mg 3 x/dia ou codeína 30 mg 4x/dia) Octreotide (se falha de opioides) 100 a 150 μg SC a cada 8 h ou IV 25-50 μg/h (até 1.500 μg/ 24 h) Antibiótico: empírico de amplo espectro
Radioterapia[3]	Pico na segunda ou terceira semana pós-terapia	Profilaxia > sulfasalazina Tratamento > AAS + mesalazina
Esclerose sistêmica difusa[13,14] Síndrome de má absorção Pseudo-obstrução intestinal	Diarreia/constipação Distensão abdominal	Rotação de antibióticos: metronidazol, tetraciclina, amoxicilina, ciprofloxacina Octreotide 0,1 mg SC a cada 12h ou 20 mg/mês IM por 6 meses
Síndrome carcinoide3	Tumores endócrinos raros	Antidiarreico: loperamida, difenoxilato ou codeína Antagonista da serotonina: metisergida, ciproeptadina
HIV/AIDS[15]	HAART: efeitos colaterais Síndrome do intestino irritável	Opioides específicos: (loperamida 4 mg seguida de 2 mg a cada evacuação diarreica até 16 mg ao dia ou difenoxilato 5 mg 3 x/dia ou codeína 30 mg 4 x/dia) Octeotride 100 a 150 μg SC a cada 8h ou IV 25-50 μg/h (titular até 1.500 μg/ 24 h) Mudança de HAART Dieta constipante

(continua)

TABELA 1 Tratamentos de acordo com as etiologias e suas respectivas características (*continuação*)

Etiologia	Características	Tratamento
Diarreia associada à dieta artificial[2]	Dieta enteral em alta vazão	Goma guar associada à dieta Atenção ao risco de sepse na oferta de probióticos em pacientes imunossuprimidos Mesmo nos imunocompetentes, o uso de probióticos carece de evidências robustas para fundamentar a sua utilização

CP: comprimido; HAART: tratamento antirretroviral de elevada eficácia; IM: intramuscular; IV: intravenoso; MU: milhão de unidades; SC: subcutâneo.

REFERÊNCIAS BIBLIOGRÁFICAS

1. Fauci AS, Braunwald E, Kasper DL, Hauser SL, Longo DL, Jameson JL, et al. Harrison's principles of internal medicine. New York City: McGraw-Hill Education/Medical. 19th ed. 2017.
2. Bossi P, Antonuzzo A, Cherny NI, Rosengarten O, Pernot S, Trippa F, et al. Diarrhoea in adult cancer patients: ESMO clinical practice guidelines. Ann. Oncol. 2018;29:iv126–iv142.
3. Sykes NP. Constipation and diarrhea. In: Cherny N, Fallon M, Kaasa S, Portenoy R, Currow DC (editors). Oxford Textbook of Palliative Care. Oxford University Press, USA. 6th ed. 2015. p. 680–685.
4. Hagmann C, Cramer A, Kestenbaum A, Durazo C, Downey A, Russell M, et al. Evidence-based palliative care approaches to non-pain physical symptom management in cancer patients. Semin. Oncol. Nurs. 2018;34:227–240.
5. Senderovich H, Vierhout M. Is there a role for bismuth in diarrhea management? Rambam Maimonides Med. J. 2021;12:1-12.
6. McQuade RM, Al Thaalibi M, Nurgali K. Impact of chemotherapy-induced enteric nervous system toxicity on gastrointestinal mucositis. Curr. Opin. Support. Palliat. Care. 2020 Sep;14(3):293-300.
7. Musa MK, Saga S, Blekken LE, Harris R, Goodman C, Norton C. The Prevalence, incidence, and correlates of fecal incontinence among older people residing in care homes: a systematic review. J. Am. Med. Dir. Assoc. 2019 Aug;20(8):956-962.e8.
8. Twycross R, Sykes N, Mihalyo M, Wilcock A. Stimulant laxatives and opioid-induced constipation. J. Pain Symptom Manage. 2012 Feb;43(2):306-13.
9. Li R, Lu L, Lin Y, Wang M, Liu X. Efficacy and safety of metronidazole monotherapy versus vancomycin monotherapy or combination therapy in patients with clostridium difficile infection: a systematic review and meta-analysis. 2015 Oct 7;10(10):e0137252.
10. Ernst AA, Weiss SJ, Cham E, Hall L, Nick TG. Detecting ongoing intimate partner violence in the emergency department using a simple 4-question screen: the OVAT. Violence Vict. 2004 Jun;19(3):375–384.
11. Rees S, Silove D, Chey T, Ivancic L, Steel Z, Creamer M, et al. Lifetime Prevalence of gender-based violence in women and the relationship with mental disorders and psychosocial function. JAMA J. Am. Med. Assoc. 2011 Aug 3;306(5):513-21.
12. Askeland IR, Heir T. Early dropout in men voluntarily undergoing treatment for intimate partner violence in Norway. Violence Vict. 2013;28(5):822-31.
13. Nikou GC, Toumpanakis C, Katsiari C, Charalambopoulos D, Sfikakis PP. Treatment of small intestinal disease in systemic sclerosis with octreotide: a prospective study in seven patients. J. Clin. Rheumatol. 2007 Jun;13(3):119-23.
14. Domsic R, Fasanella K, Bielefeldt K. Gastrointestinal manifestations of systemic sclerosis. Dig. Dis. Sci. 2008 May;53(5):1163-74.
15. Sykes NP. HIV/AIDS. In: Cherny N, Fallon M, Kaasa S, Portenoy R, Currow DC (editors). Oxford Textbook of Palliative Care. Oxford University Press, USA. 6th ed. 2015. p. 955–968.

CAPÍTULO 21

ANSIEDADE

Henrique Ribeiro
Nikolas Friedrich Kar Heine

INTRODUÇÃO

A ansiedade é um estado emocional presente em todos os seres humanos, corresponde a uma estrutura defensiva contra potenciais ameaças, essencial para a sobrevivência e cuja correspondência neurobiológica encontra-se nas regiões encefálicas frontais, límbicas e no eixo hipófise-hipotálamo-adrenal (HHA).

Ao ser acionado, esse sistema é capaz de ativar mecanismos de luta ou fuga, além de manipular cognitivamente as informações para agir diante do estímulo ameaçador. Tais estímulos ameaçadores podem ser conscientes ou inconscientes, externos ou internos, atuais ou antigos, reais ou imaginários e, invariavelmente, deflagram ansiedade que, por sua vez, pode ser protetora/adaptativa ou patológica/mal-adaptativa, a depender de sua intensidade e da efetividade com que reduz a ameaça do estímulo ou o elimina[1].

A vivência ansiosa realiza-se por meio de fenômenos psíquicos e somáticos, variando individualmente de acordo com a estrutura da personalidade e mecanismos de defesa deflagrados para o enfrentamento do estímulo ansiogênico.

Neste capítulo, adotaremos o conceito de ansiedade como resposta mal-adaptativa e, portanto, com significância clínica, além de focar nos aspectos psicofarmacológicos do tratamento (Tabela 1).

Do ponto de vista psicopatológico, a ansiedade pode ser descrita como uma experiência dolorosa, inespecífica ou, ainda, como um estado difuso e impositivo de perturbação da consciência que envolve a existência como um todo, acompanhado de componente físico[2]. Um ser humano acometido por uma condição grave de saúde, que caminha inexoravelmente para a morte, experimenta ansiedade, em que a finitude surge como ameaça e provoca um fenômeno descrito por autores existencialistas como *ansiedade de morte, terror mortal, medo da finitude*[3], *medo da não existência*[4].

TABELA 1 Manifestação psíquica e física da ansiedade

Componentes	Manifestação da ansiedade
Psíquico	Emoções de medo, alerta, apreensão, preocupação e agitação
	Cognição prejudicada em razão do sequestro atencional do estímulo aversivo, com impacto nos rendimentos psíquicos
	Comportamento de luta ou fuga diante da ameaça
Físico	Cardiovascular: palpitações, hipertensão, lipotimia
	Respiratório: taquipneia, dispneia, dor torácica, sensação de sufocamento (bola na garganta)
	Gastrintestinal: desconforto abdominal (frio na barriga), aumento ou diminuição do apetite, náusea, diarreia, vômito
	Urinário: polaciúria, urgência miccional
	Dermatológico: palidez, sudorese, rubor facial, prurido
	Muscular: tremor, agitação psicomotora, contratura muscular, tensão muscular, inquietação

Segundo Martin Heidegger, a inevitabilidade da morte coloca o ser humano em uma situação de "ser-para-a-morte", na qual o sofrimento decorre da abertura para uma existência mais autêntica, com liberdade para "poder-ser-mais-próprio"[5].

Dessa forma, a vida pode ser considerada uma preparação para a morte e, ao mesmo tempo, para uma existência que realize suas potencialidades. Espera-se do profissional de saúde, que trabalha no campo dos cuidados paliativos, uma atitude empática na elucidação de questões existenciais.

DIAGNÓSTICO DA ANSIEDADE

Uma abordagem biopsicossocial compreensiva deve ser realizada na avaliação de um paciente em cuidados paliativos, incluindo realização de uma anamnese completa, exame físico e histórico psiquiátrico, destacando-se a história de uso de substâncias, lícitas ou ilícitas, uma vez que a descontinuação delas pode causar sintomas ansiosos agudos e alterações comportamentais associadas à abstinência.

A compreensão da ansiedade em pessoas com doença avançada é fator de confusão para o diagnóstico, o que provoca uma situação de subdiagnóstico e consequente subtratamento dos transtornos psiquiátricos nessa população. Ainda que a compreensibilidade seja fundamental na terapêutica, o diagnóstico clínico prescinde desta e, portanto, recomenda-se que seja fundamentado nos sistemas de classificação diagnóstica utilizados na psiquiatria clínica, como o Código Internacional de Doenças (CID-10) e o Manual Diagnóstico e Estatístico de Transtornos Mentais (DSM-5)[6-8].

Enquanto modelo clínico, a ansiedade surge nas primeiras tentativas de operacionalização e descrição dos transtornos mentais, como o DSM-5 e o CID, nos quais foi empiricamente classificada como manifestação sintomática dos conflitos neuróticos ou transtornos neuróticos, relacionados ao estresse e ao transtorno somatoforme, respectivamente. Nos últimos 50 anos, observou-se avanço metodológico das pesquisas acerca dos transtornos psiquiátricos, o que contribuiu para maior validade diagnóstica e utilidade clínica dos conceitos biológicos, comportamentais e psicológicos da ansiedade[1].

Atualmente, a 5ª edição do DSM distribui os transtornos ansiosos nas seguintes categorias: transtorno de ansiedade generalizada (TAG), transtorno de pânico (TP), transtorno de ansiedade social (TAS), agorafobia (AF), fobias específicas (FE), transtorno de ansiedade induzido por substâncias (TAIS), transtorno de ansiedade devido à condição médica (TADCM) e transtorno de ansiedade não especificado (TA-NE). Tais categorias compartilham as seguintes características: ansiedade ou medo relacionado a situações de ameaça ou estímulo aversivo, estado de humor orientado para o futuro, evitação/esquiva, tensão muscular, pensamentos ameaçadores, resposta de fuga e atividade autonômica aumentada e alteração do sono. Transtorno depressivo maior e transtorno relacionado ao uso de substâncias são comorbidades frequentes de transtornos ansiosos e, por isso, devem ser cuidadosamente investigados[9].

Algumas condições médicas gerais podem estar associadas à fisiopatologia da ansiedade, assim como determinadas substâncias ou fármacos e, por isso, devem ser sistematicamente considerados na avaliação de um paciente com ansiedade, sobretudo nos cuidados paliativos, em que encontramos uma população com uma ou mais doenças avançadas e polimedicada (Quadro 1).

Na fase final de vida, momento em que medicações tendem a ser descontinuadas, recomenda-se fazê-lo de forma gradual para evitar sintomas de abstinência, os quais podem aparecer dias após a retirada das medicações em razão do comprometimento metabólico. Além disso, é importante o estabelecimento de um diagnóstico diferencial de acatisia e delirium, condições frequentes nessa população e confundidas com ansiedade[10,11].

A prevalência de sintomas ansiosos no contexto dos cuidados paliativos varia de acordo com o critério diagnóstico utilizado e a população estudada, mostrando-se maior em pacientes jovens, separados/divorciados/viúvos, do sexo feminino e com baixo suporte socioeconômico. Um estudo metanalítico constatou prevalência de 10% de transtorno de ansiedade nessa população, chegando a 40% para transtorno de humor[12,13].

TRATAMENTO

Ao considerar a ansiedade uma estrutura defensiva presente em todos os seres humanos, que não pode ser eliminada, seu tratamento tem como objetivo reduzir os efeitos nocivos e motivar o paciente a desenvolver estratégias mais adaptativas

QUADRO 1 Condições médicas gerais e fármacos/substâncias associadas à ansiedade

Metabólica
Hipercalemia, porfiria, hipo e hipercalcemia, hipertermia, hipoglicemia, hiponatremia, deficiência vitamínica, hipovolemia, sepse
Neurológica
Dor, hipertensão intracraniana, neoplasia do SNC, TCE, estados epileptiformes, vertigem
Endocrinológica
Doenças adrenais, pituitárias, paratireoidianas, tireoidianas, feocromocitoma, síndrome carcinoide
Cardiovascular
Arritmias, insuficiência cardíaca, coronariopatias, anemia, valvopatias, miocardiopatias
Pulmonar
Hipóxia, embolia pulmonar, asma, DPOC, pneumotórax, edema pulmonar
Medicações e outras substância
Corticoides, broncodilatadores, antipsicóticos, tiroxinas, teofilina, agentes noradrenérgicos, levodopa, fármacos serotoninérgicos, psicoestimulantes, antibióticos (cefalosporinas, aciclovir, isoniazida), interferon, cafeína, cocaína, *cannabis*, estados de abstinência de álcool, opioides, analgésicos, benzodiazepínicos e cafeína)

na resolução dos problemas (ou ameaças). Conforme uma recomendação da Organização Mundial da Saúde (OMS), o tratamento dos sintomas deve ser impecável, englobando a dimensão psíquica do sofrimento.

O arsenal terapêutico inclui medidas farmacológicas e não farmacológicas, busca garantir conforto para o sofrimento do paciente e deve ocorrer após uma investigação etiológica e diagnóstica realizada por um profissional treinado em saúde mental. Quando um tratamento farmacológico for estabelecido, após criteriosa avaliação de possíveis interações medicamentosas, recomenda-se a introdução de dose baixa, titulação progressiva, sobretudo quando utilizada a via subcutânea ou intravascular.

Ensaios clínicos controlados e randomizados são necessários para avaliar os riscos e benefícios dessas medicações em pacientes sob cuidados paliativos, ainda que exista evidência clínica para a utilização de benzodiazepínicos, antipsicóticos, antidepressivos, anti-histamínicos e anticonvulsivantes para o controle de ansiedade nessa população[14-18] (Tabelas 2 e 3).

Apesar de apresentarem início de ação mais demorado que a abordagem farmacológica, modalidades terapêuticas não farmacológicas, como psicoterapia, psicoeducação, hipnose, massagem, musicoterapia, relaxamento e grupos de suporte podem reduzir sintomas ansiosos de pacientes sob cuidados paliativos[16].

TABELA 2 Medicações utilizadas para o tratamento da ansiedade

Classe	Observações	Benefícios/ Recomendação	Riscos
Benzodiazepínicos	São os mais utilizados em pacientes no fim da vida. Tem controle rápido de sintomas ansiosos, insônia, náusea/vômitos e dispneia. Uso cauteloso em idosos.	Ação rápida. Múltiplas vias de administração. Meia--vida variável. Lorazepam para hepatopatas. Midazolam para sedação. Primeira linha para abstinência de álcool.	Dependência, abstinência, confusão mental, delirium, déficit cognitivo, sonolência excessiva, risco de efeito paradoxal, risco de depressão respiratória, sobretudo em doses elevadas e por via intravascular.
Antipsicóticos	Primeira linha para delirium e transtornos psicóticos. Doses baixas como adjuvante no controle da ansiedade, agitação e insônia. Ação em receptores serotoninérgicos dos atípicos (5HT2/5HT1A), possui perfil farmacológico favorável.	Pacientes com risco de delirium, presença de sintomas psicóticos. Atípicos têm maior efeito sedativo e menor risco de síndrome extrapiramidal. Haloperidol em dose baixa pode ser suficiente para controlar a ansiedade sem causar sedação. Indicados em pacientes com risco de depressão respiratória por benzodiazepínicos.	Sintomas extrapiramidais. Acatisia. Atenção com paciente em utilização de antiemético dopaminérgico (metoclopramida). Potencial risco anticolinérgico de típicos, cardiovascular (prolongamento QT) e sedação. Risco cardiovascular em pacientes idosos, o que exige um uso cauteloso.
Antidepressivos	Considerados primeira linha para tratamento de transtornos ansiosos. Efeitos colaterais e maior tempo para resposta dificultam o uso em pacientes sob cuidados paliativos.	Recomendados para transtorno depressivo comórbido. Em pacientes com prognóstico maior ISRS, IRSN, ADT podem ser utilizados regularmente para tratamento da ansiedade. Venlafaxina e duloxetina como adjuvantes para dor neuropática, ondas de calor. Mirtazapina pode ser benéfica para ansiedade com insônia, anorexia e náusea por sua ação 5HT2A, 5HT2C, 5HT3 e alfa-adrenérgica.	Tempo prolongado de resposta clínica e efeitos colaterais limitam o uso em pacientes na fase final da vida. Idosos são mais sensíveis aos efeitos colaterais eméticos e anticolinérgicos. Tricíclicos devem ser utilizados com cuidado, pelo risco de delirium associado a sua ação anticolinérgica, hipotensão e prolongamento do intervalo QT. Serotoninérgicos podem causar problemas de libido. Bupropiona pode causar redução do limiar convulsivo. Risco de agranulocitose.

(continua)

TABELA 2 Medicações utilizadas para o tratamento da ansiedade (*continuação*)

Classe	Observações	Benefícios/ Recomendação	Riscos
Anti-histamínicos	Possuem ação sedativa, analgésica e ansiolítica moderada. Potencializam a analgesia da morfina e reduzem o risco de distonia aguda quando administrados com antipsicóticos.	Ação em receptores histamínicos causa sedação que pode promover alívio de sintomas ansiosos. Recomendados para pacientes com insuficiência pulmonar e com prurido.	Ação anticolinérgica deve ser monitorada em paciente com risco de delirium.
Anticonvulsivantes	Evidência de ação ansiolítica adjuvante de gabapentina e pregabalina.	Possuem ação adjuvante para dor neuropática. Indicados para ondas de calor e prurido, bem como para crises epilépticas parciais, neuropatia diabética, neuralgia pós--herpética e fibromialgia.	Monitorar função renal. Eventuais reações alérgicas. Pode ocorrer sonolência. Custo elevado, sobretudo da pregabalina.

TABELA 3 Doses e posologia dos fármacos comumente utilizados para o tratamento da ansiedade

Classe/medicamento	Dose	Via de administração
Benzodiazepínicos		
Midazolam (ação rápida)	10-60 mg/dia	VO, IV, SC
Alprazolam	0,25-2 mg até 6/6h	VO
Lorazepam	0,5-2 mg até 6/6h	VO
Clonazepam	0,25-2 mg até 6/6h	SL, VO
Diazepam	5-10 mg até 8/8h	VO, IM, IV, SC, VR
Antipsicóticos		
Haloperidol	0,5-5 mg até 6/6h	VO, IM, IV, SC
Clorpromazina	12,5-50 mg até 4/4h	VO, IM, IV
Olanzapina	2,5-20 mg até 12/12h	VO, IM
Risperidona	1-3 mg até 12/12h	VO
Quetiapina	25-200 mg até 12/12h	
Antidepressivos		
Sertralina (ISRS)	25-200 mg/dia	VO
Fluoxetina (ISRS)	10-80 mg/dia	VO

(*continua*)

TABELA 3 Doses e posologia dos fármacos comumente utilizados para o tratamento da ansiedade (*continuação*)

Classe/medicamento	Dose	Via de administração
Antidepressivos		
Escitalopram (ISRS)	10-20 mg/dia	VO
Citalopram (ISRS)	10-40 mg/dia	VO
Paroxetina (ISRS)	10-60 mg/dia	VO
Venlafaxina (IRSN)	75-225 mg/dia	VO
Duloxetina (IRSN)	20-60 mg/dia	VO
Mirtazapina (ASSN)	7,5-45 mg/dia	VO
Amitriptilina (ADT)	25-150 mg/dia	VO
Imipramina (ADT)	25-150 mg/dia	VO
Clomipramina (ADT)	25-150 mg/dia	VO
Anti-histamínicos		
Hidroxizina	25-50 mg até 4/4h	VO
Prometazina	25-100 mg até 4/4h	VO, IM
Anticonvulsivantes		
Gabapentina	300-1.200 mg/dia	VO
Pregabalina	150-300 mg/dia	VO

IM: intramuscular; IV: intravenoso; SC: subcutânea; SL: sublingual; VO: via oral; VR: via retal.

CONSIDERAÇÕES FINAIS

Transtornos psiquiátricos são comuns em pacientes com doença avançada e fazem parte dos cuidados paliativos oferecidos ao paciente e sua família. Profissionais de saúde devem receber treinamento em saúde mental para identificar e tratar casos mais simples, requerendo intervenção de profissional especializado quando houver maior complexidade psicopatológica. O tratamento da ansiedade consiste na combinação de psicofarmacologia e medidas não farmacológicas.

REFERÊNCIAS BIBLIOGRÁFICAS

1. Simpson HB, Neria Y, Fernández RL, Schneier F. Anxiety disorders: theory, research and clinical perspectives. London: Cambridge University Press; 2010.
2. Jaspers K. General psychopathology. Baltimore: The Johns Hopkins Press; 1997.
3. Yalom ID. Existencial psychotherapy. New York: Basic Books; 1980.
4. Kierkegaard S. The concept of dread. Nova York: Harper & Rox; 1962.
5. Heidegger M. Ser e tempo. Petrópolis: Vozes; 2006.

6. Stoklosa J, Petterson K, Rosielle D, Arnold RM. Anxiety in palliative care: causes and diagnosis. J Palliat Med. 2011;14(10):1173-4.
7. Irwin AS, Ferris FD. The opportunity for psychiatry in palliative care. Can J Psychiatry 2008;53(11):713-24.
8. Kolva E, Rosenfeld B, Pessin H, Breitbart W, Brescia R. Anxiety in terminally ill cancer patients. J Pain Symptom Manage. 2011;42(5):691-701.
9. American Psychiatric Association. Manual diagnóstico e estatístico dos transtornos mentais (DSM). 5. ed. Porto Alegre: Artmed; 2014.
10. Delgado-Guay M, Parsons HA, Li Z, Palmer JL, Bruera E. Symptom distress in advanced cancer patients with anxiety and depression in the palliative care setting. Supp Care Cancer. 2009;17:573-9.
11. Traeger L. Evidence-based treatment of anxiety in cancer patients. J Clin Oncol. 2012;30(11):1197.
12. Brintzenhofeszoc K, Levin TT, Li Y, Kissane DW, Zabora J. Mixed anxiety/depression symptoms in a large cancer cohort: prevalence by cancer type. Psychosomatics. 2009;50:383-91.
13. Mitchell AJ, Chan M, Bhatti H, Halton M, Grassi L, Johansen C, et al. Prevalence of depression, anxiety and adjustment disorder in oncological, haematological and palliative care settings: a meta-analysis of 94 interview-based studies. Lancet Oncol. 2001;12:160-74.
14. Candy B, JacksonKC, Jones S, Tookman A, King M. Drug therapy for symptoms associated with anxiety in adult palliative care patients. Cochrane Database Syst Rev. 2012;10:CD004596.
15. Roth AJ, Massie MJ. Anxiety and its management in advanced cancer. Curr Opin Support Palliat Care. 2007;1:50-6.
16. Levin T, Alici Y. Anxiety disorders. In: Holland JC, Breitbart WS, Jacobsen PB, Lederberg MS, Loscalzo MJ, McCorkle R (editors). Psycho-oncology. 2. ed. Nova York: Oxford University Press, 2010. p. 324-31.
17. Breitbart W, Jacobsen PB. Psychiatric symptom management in terminal care. Clin Geriatr Med. 1996;12(2):329-47.
18. Grassi L, Caruso R, Hammelef K, Nanni MG, Riba M. Efficacy and safety of pharmacotherapy in cancer-related psychiatric disorders across the trajectory of cancer care: a review. Internat Rev of Psychiatry. 2014;26(1):44-62.

CAPÍTULO 22

DEPRESSÃO

Henrique Ribeiro
Nikolas Friedrich Karl Heine

INTRODUÇÃO

Tristeza e humor deprimido são reações comuns encontradas em pacientes com doenças terminais e que enfrentam a proximidade da morte. Tais emoções podem ser manifestações de luto antecipatório da iminente perda da vida, da saúde, de entes queridos e/ou da autonomia. Todos os indivíduos experimentam reações semelhantes periodicamente. Pelo fato de a tristeza ser comum em situações extremas como a terminalidade, é importante distinguir entre níveis toleráveis e transponíveis de tristeza e um transtorno depressivo.

O transtorno depressivo diminui significativamente a qualidade de vida, aumenta o sofrimento existencial e reduz o controle de sintomas clínicos, levando a uma maior frequência de admissão hospitalar, além de estar associado à baixa adesão ao tratamento, ao aumento do desejo antecipatório de morte e ao crescimento de suicídio consumado.

PREVALÊNCIA

O transtorno depressivo maior afeta aproximadamente de 5 a 25% dos pacientes com câncer e é três vezes mais frequente se comparado com a população geral. A prevalência aumenta com níveis maiores de incapacidade, avanço da doença e dor, e encontra nas neoplasias pancreáticas, pulmonares e orofaríngeas uma prevalência mais elevada.

DIAGNÓSTICO

O diagnóstico de transtornos de humor em pacientes terminais apresenta peculiaridades relacionadas tanto à situação limite da existência como também ao sofrimento físico desencadeado pela doença clínica, pelos efeitos colaterais dos medicamentos, dentre outros. Tal imbricamento de fatores torna o paciente paliativo um caso particular e paradigmático, uma vez que ele abarca questões de múltiplas ordens e etiologias em relações sinérgicas que denotam a complexidade da saúde mental.

Dessa forma, mostram-se compreensíveis a existência de subdiagnósticos e uma consequente escassa investida terapêutica. Alguns fatores responsáveis podem ser encontrados no Quadro 1.

QUADRO 1 Fatores de subdiagnóstico[1,2]
Minimização dos sintomas e da significância da depressão por clínicos
A crença de que a depressão é uma reação emocional compreensível e, consequentemente, normal e apropriada frente à terminalidade
Preocupações quanto à tolerabilidade de efeitos colaterais de medicamentos psiquiátricos ou interações medicamentosas em pacientes terminais
Dificuldade em diagnosticar transtorno depressivo em pacientes paliativos

Frente ao paciente paliativo, a partir de uma perspectiva médica psiquiátrica, urge aventar transtornos psiquiátricos e deve-se partir de fatores de risco como os apresentados no Quadro 2.

QUADRO 2 Fatores de risco
Câncer pancreático, pulmonar e orofaríngeo
Histórico familiar de depressão
Histórico pessoal de depressão
Baixo suporte social
Baixa comunicação com equipe assistencial
Número e gravidade de sintomas físicos
Dor física e funcionalidade
Baixa espiritualidade (relação entre sofrimento existencial e depressão em pacientes paliativos)

Vale ressaltar que há correlação estatística estabelecida e causal com medicações comumente utilizadas no ambiente terapêutico oncológico que podem ser geradores de transtornos mentais e devem ser levados em consideração não apenas como procura ativa de etiologia iatrogênica medicamentosa, mas também como fatores de risco.

Medicações e condições físicas relacionadas à depressão em cuidados paliativos estão descritas no Quadro 3.

QUADRO 3 Medicações e condições associadas
Corticosteroides
Quimioterápicos: vincristina, vimblastina, asparaginase, metotrexato intratecal, interferon, interleucina
Anfotericina
Irradiação cerebral
Tumores primários ou metastáticos do sistema nervoso central
Síndromes paraneoplásicas

Eleitos os pacientes que apresentam tais características e, possivelmente, sofram de transtorno depressivo, ressaltaremos formas de abordagem diagnóstica que se utilizam de critérios psicossomáticos e comportamentais, mas que, no entanto, dispõem-se distintamente em sua forma categorial de avaliação por razões elucidadas a seguir (Quadro 4).

QUADRO 4 Formas de abordagem diagnóstica
Inclusiva
Inclusão de sintomas possivelmente relacionados com o avanço da doença clínica ou do tratamento
Exclusiva
Sintomas físicos não contribuem para o diagnóstico psiquiátrico
Etiológica
Exige do médico clínico elucidar se o sintoma físico tem como causa a doença física, os efeitos do tratamento ou é puramente psiquiátrico
Substitutiva
Os critérios diagnósticos pautados em sintomas físicos passíveis de dúvida etiológica são substituídos por sintomas não somáticos
Limiar diagnóstico alto
Requer sete critérios diferentes dos cinco critérios geralmente utilizados

Tais abordagens se tornam válidas em razão da ausência, na prática clínica psiquiátrica, em transtornos mentais não orgânicos, de correlatos anatomopatológicos, sinais patognomônicos e confirmações laboratoriais específicas para a afirmação diagnóstica. Dessa forma, tornam-se válidas diferentes abordagens e frutífero o uso concomitante.

Entretanto, devemos nos adiantar relatando que, em termos de validade e reprodutibilidade diagnóstica, entre as diferentes abordagens empregadas, não foi evidenciada diferença estatística significativa entre as abordagens com limiar diagnóstico alto e a substitutiva, tornando-se válidas ambas as propostas.

Por outro lado, a entrevista diagnóstica pautada em fatores psicológicos e cognitivos se mantém como a ferramenta clínica mais comum, complementando as abordagens criteriológicas anteriormente destacadas.

Dessa forma, deve-se minuciar critérios objetivos como desesperança, ausência de sentido e ideação suicida, elementos psicopatológicos cruciais na determinação do transtorno de humor, os quais servirão para elucidar abrangência pervasiva de tais sintomas.

Desesperança pervasiva e duradoura, global em termos dimensionais da existência, associada a desespero (sofrimento insuportável), apresenta correlação com sintomas depressivos. Sentimentos de sobrecarregar familiares têm menos correlação com sintomas depressivos se comparados a pensamentos recorrentes de desvalia e ausência de significado da própria existência, assim como de uma percepção punitiva da doença clínica frente a acontecimentos passados.

É o espraiamento hegemônico e sua ubiquidade que se correlacionam mais verdadeiramente com o transtorno mental. Por isso, a importância da entrevista diagnóstica como elemento investigativo e decisório, utilizando-se de elementos criteriológicos como desesperança, anedonia e tristeza apenas como porta de entrada para a avaliação psicopatológica.

Diversos métodos de avaliação diagnóstica foram desenvolvidos segundo as cinco abordagens previamente pormenorizadas, como sistemas diagnósticos classificatórios, entrevistas diagnósticas estruturadas e instrumentos de triagens com autoavaliações, com o fim de otimizar o custo-benefício e a replicabilidade sem ônus relacionado à sensibilidade e especificidade. Em estudo comparativo de instrumentos rápidos de *screening* disponíveis, o método de entrevista com item único obteve êxito comparativo substancial em sensibilidade e especificidade. O item correspondia à seguinte questão:

> "Você já se sentiu deprimido a maior parte do dia, quase todos os dias, nas últimas duas semanas ou mais?" (Tradução livre).

MANEJO DO TRANSTORNO DEPRESSIVO ASSOCIADO AO CUIDADO PALIATIVO

A depressão em pacientes com câncer apresenta grande resposta quando manejada por meio de uma combinação de psicoterapia e medicações antidepressivas.

Entre as intervenções psicoterápicas mais bem estabelecidas, encontram-se intervenções cognitivo-comportamentais tanto individuais como em grupo, terapia de grupo centrada em significado, terapia de dignidade, *mindfulness*, terapia de manejo de câncer e vivendo com significado (CALM).

Abordaremos a seguir, de modo pormenorizado, a terapêutica medicamentosa.

Sugere-se que a escolha da terapêutica medicamentosa seja realizada em 3 passos:

- Passo 1: medicamentos de eficácia já estabelecida à patologia em questão.
- Passo 2: alternativa que apresente menor efeito colateral indesejado ao paciente em questão e menor interação com fármacos utilizados pelo paciente.
- Passo 3: escolha do fármaco que apresente perfil de efeitos colaterais potencialmente benéficos.

Reserva-se a escolha de psicoestimulantes a pacientes com expectativa de vida não maior que três semanas, por causa de sua singular resposta rápida (Tabela 1).

TABELA 1 Principais fármacos utilizados para o tratamento de depressão em cuidados paliativos

	Dose	Via de administração	Efeitos colaterais[46]
Tricíclicos[1-3]			
Amitriptilina	10-150	VO	Anticolinérgicos: retenção urinária, constipação, boca seca, taquicardia, visão borrada, hipotensão postural e sedação
Nortriptilina	10-125	VO	
Imipramina	12,5-150	VO	
Clomipramina	10-150	VO	
Psicoestimulantes[1,3-9]			
Metilfenidato	5-20 (2 x/dia)	VO	Nervosismo e superestimulação, aumento de pressão arterial e pulso, tremor
Modafinil	50-400	VO	
ISRS[5,9,11]			
Fluoxetina	10-80	VO	Hipermobilidade intestinal, insônia, cefaleia, sudorese, bruxismo, disfunção sexual, ansiedade, tremor e possível alteração de peso
Sertralina	25-200	VO	
Paroxetina	10-50	VO	
Citalopram	10-40	VO	
Escitalopram	10-20	VO	
Antidepressivos atípicos[1-3]			
Trazodona	25-300	VO	Perfil semelhante a ISRS, entretanto, com maior sedação e ganho de peso
Mirtazapina	7,5-45	VO	
Bupropiona	100-450	VO	Agitação, ansiedade, inquietação e insônia
IRSN[1-3,10,11]			
Venlafaxina	75-225	VO	Hipertensão diastólica, sintomas de descontinuação, monitoramento de função hepática, náusea, diarreia, insônia, disfunção sexual
Duloxetina	20-60	VO	

VO: via oral.

REFERÊNCIAS BIBLIOGRÁFICAS

1. Chochinov HM, Breitbart W. Handbook of psychiatry in palliative medicine. 2. ed. New York: Oxford University Press; 2009.
2. Holland JC. Psycho-oncology. 2. ed. New York: Oxford University Press; 2010.
3. Li M, Fitzgerald P, Rodin G. Evidence-based treatment of depression in patients with cancer. J Clin Oncol. 2012;30(11):1187-96.
4. Abbasowa L, Kessing LV, Vinberg M. Psychostimulants in moderate to severe affective disorder: a systematic review of randomized controlled trials. Nord J Psychiatry. 2013;67(6):369-82.
5. Calabrese JR, Ketter TA, Youakim JM, Tiller JM, Yang R, Frye MA. Adjunctive armodafinil for major depressive episodes associated with bipolar I disorder: a randomized, multicenter, double-blind, placebo-controlled, proof-of-concept study. J Clin Psychiatry. 2010;71(10):1363-70.
6. Sood A, Barton DL, Loprinzi CL. Use of methylphenidate in patients with cancer. Am J Hosp Palliat Care. 2006;23(1):35-40.
7. Menza MA, Kaufman KR, Castellanos A. Modafinil augmentation of antidepressant treatment in depression. J Clin Psychiatry. 2000;61(5):378-81.
8. Kaufman KR, Menza MA, Fitzsimmons A. Modafinil monotherapy in depression. Eur Psychiatry. 2002;17(3):167-9.
9. Debattista C, Doghramji K, Menza MA, Rosenthal MH, Fieve RR. Modafinil in depression study group. Adjunct modafinil for the short-term treatment of fatigue and sleepiness in patients with major depressive disorder: a preliminary double-blind, placebo-controlled study. J Clin Psychiatry. 2003;64(9):1057-64.
10. Loprinzi CL, Kugler JW, Sloan JA, Mailiard JA, LaVasseur BI, Barton DL, et al. Venlafaxine in management of hot flashes in survivors of breast cancer: a randomised controlled trial. Lancet. 2000;356(9247):2059-63.
11. Jann MW, Slade JH. Antidepressant agents for the treatment of chronic pain and depression. Pharmacotherapy 2007;27(11):1571-87.
12. Hodge J. Canguilhem and the history of biology. Rev Hist Sci Paris. 2000;53(1):65-81.
13. Caponi S. Georges Canguilhem and the epistemological status of the concept of health. Hist Cienc Saude Manguinhos. 1997;4(2):287-307.
14. Debru C. On Georges Canguilhem's "What does a scientific ideology mean?" and on French-German contributions on science and ideology in the last forty years. Ber Wiss. 2010;33(2):147-56.
15. Block SD. Assessing and managing depression in the terminally ill patient. ACP-ASIM End-of-Life Care Consensus Panel. American College of Physicians – American Society of Internal Medicine. Ann Intern Med. 2000;132(3):209-18.
16. Wilson KG, Chochinov HM, Skirko MG, Allard P, Charly S, Gagnon PR, et al. Depression and anxiety disorders in palliative cancer care. J Pain Symptom Manage. 2007;33(2):118-29.
17. Davis MP. Supportive oncology. Philadelphia: Elsevier/Saunders; 2011.
18. Lynch ME. The assessment and prevalence of affective disorders in advanced cancer. J Palliat Care. 1995;11(1):10-8.
19. Weinberger MI, Whitbourne SK. Depressive symptoms, self-reported physical functioning, and identity in community-dwelling older adults. Ageing Int. 2010;35(4):276-85.
20. Dees M, Vernooij-Dassen M, Dekkers W, van Weel C. Unbearable suffering of patients with a request for euthanasia or physician-assisted suicide: an integrative review. Psychooncology 2010;19(4):339-52.
21. Dees MK, Vernooij-Dassen MJ, Dekkers WJ, Vissers KC, van Weel C. 'Unbearable suffering': a qualitative study on the perspectives of patients who request assistance in dying. J Med Ethics. 2011;37(12):727-34.
22. Levenson JL (editor). Textbook of psychosomatic medicine: psychiatric care of the medically ill. 2. ed. Washington: American Psychiatric Publishing; 2010.
23. Holland JC, Korzun AH, Tross S, Silberfarb P, Perry M, Comis R, et al. Comparative psychological disturbance in patients with pancreatic and gastric cancer. Am J Psychiatry. 1986;143(8):982-6.
24. Nelson CJ, Rosenfeld B, Breitbart W, Galietta M. Spirituality, religion, and depression in the terminally ill. Psychosomatics. 2002;43(3):213-20.
25. Rodin G, Zimmermann C, Rydall A, Jones J, Shepherd FA, Moore M, et al. The desire for hastened death in patients with metastatic cancer. J Pain Symptom Manage. 2007;33(6):661-75.

26. Brown JH, Paraskevas F. Cancer and depression: cancer presenting with depressive illness: an autoimmune disease? Br J Psychiatry. 1982;141:227-32.
27. Massie MJ, Gagnon P, Holland JC. Depression and suicide in patients with cancer. J Pain Symptom Manage. 1994;9(5):325-40.
28. Breitbart W. Psychiatric management of cancer pain. Cancer. 1989;63(11):2336-42.
29. Endicott J. Measurement of depression in patients with cancer. Cancer. 1984;53(10):2243-9.
30. Chochinov HM, Wilson KG, Enns M, Lander S. Prevalence of depression in the terminally ill: effects of diagnostic criteria and symptom threshold judgments. Am J Psychiatry 1994;151(4):537-40.
31. Kathol RG, Mutgi A, Williams J, Clamon G, Noyes R Jr. Diagnosis of major depression in cancer patients according to four sets of criteria. Am J Psychiatry. 1990;147(8):1021-4.
32. Chochinov HM, Wilson KG, Enns M, Lander S. "Are you depressed?" Screening for depression in the terminally ill. Am J Psychiatry. 1997;154(5):674-6.
33. Watson M, Kissane DW. Handbook of psychotherapy in cancer care. Chichester: Wiley-Blackwell; 2011.
34. Holland JC, Morrow GR, Schmale A, Derogatis L, Stefanek M, Berenson S, et al. A randomized clinical trial of alprazolam versus progressive muscle relaxation in cancer patients with anxiety and depressive symptoms. J Clin Oncol. 1991;9(6):1004-11.
35. Piegel D, Bloom JR, Yalom I. Group support for patients with metastatic cancer. A randomized outcome study. Arch Gen Psychiatry. 1981;38(5):527-33.
36. Kissane DW, McKenzie M, Bloch S, Moskowitz C, McKenzie DP, O'Neill
37. Family focused grief therapy: a randomized, controlled trial in pallia- tive care and bereavement. Am J Psychiatry. 2006;163(7):1208-18.
38. Edelman S, Bell DR, Kidman AD. A group cognitive behaviour therapy programme with metastatic breast cancer patients. Psychooncology. 1999;8(4):295-305.
39. Edelman S, Lemon J, Bell DR, Kidman AD. Effects of group CBT on the survival time of patients with metastatic breast cancer. Psychooncology. 1999;8(6):474-81.
40. Goodwin PJ, Leszcz M, Ennis M, Koopmans J, Vincent L, Guther H, et al. The effect of group psychosocial support on survival in metastatic breast cancer. N Engl J Med. 2001;345(24):1719-26.
41. Classen C, Butler LD, Koopman C, Miller E, DiMiceli S, Giese-Davis J, et al. Supportive-expressive group therapy and distress in patients with metastatic breast cancer: a randomized clinical intervention trial. Arch Gen Psychiatry. 2001;58(5):494-501.
42. Spiegel D, Butler LD, Giese-Davis J, Koopman C, Miller E, DiMiceli S, et al. Effects of supportive-expressive group therapy on survival of patients with metastatic breast cancer: a randomized prospective trial. Cancer. 2007;110(5):1130-8.
43. Savard J, Simard S, Giguère I, Ivers H, Morin CM, Maunsell E, et al. Randomized clinical trial on cognitive therapy for depression in women with metastatic breast cancer: psychological and immunological effects. Palliat Support Care. 2006;4(3):219-37.
44. Breitbart W, Rosenfeld B, Gibson C, Pessin H, Poppito S, Nelson C, et al. Meaning-centered group psychotherapy for patients with advanced cancer: a pilot randomized controlled trial. Psychooncology. 2010;19(1):21-8.
45. Chochinov HM, Kristjanson LJ, Breitbart W, McClement S, Hack TF, Hassard T, et al. Effect of dignity therapy on distress and end-of-life experience in terminally ill patients: a randomized controlled trial. Lancet Oncol. 2001;12(8):753-62.
46. Chang AE, Hayes DF, Pass HI, Stone RM, Ganz PA, Kinsella TJ, et al (editors). Oncology: an evidence--based approach. New York: Springer; 2006.
47. Williams S, Dale J. The effectiveness of treatment for depression/depressive symptoms in adults with cancer: a systematic review. Br J Cancer. 2006;94(3):372-90.
48. Rodin G, Katz M, Lloyd N, Green E, Mackay JA, Wong RK. The treatment of depression in cancer patients: a systematic review. Support Care Cancer. 2007;15(2):123-36.
49. Torta RG, Ieraci V. Pharmacological management of depression in patients with cancer: practical considerations. Drugs. 2013;73(11):1131-45.
50. Ng CG, Boks MP, Zainal NZ, de Wit NJ. The prevalence and pharmacotherapy of depression in cancer patients. J Affect Disord. 2011;131(1-3):1-7.
51. Homsi J, Nelson KA, Sarhill N, Rybicki L, LeGrand SB, Davis MP, et al. A phase II study of methylphenidate for depression in advanced cancer. Am J Hosp Palliat Care. 2001;18(6):403-7.

52. Calabrese JR, Frye MA, Yang R, Ketter TA. Armodafinil treatment trial study network. Efficacy and safety of adjunctive armodafinil in adults with major depressive episodes associated with bipolar I disorder: a randomized, double-blind, placebo-controlled, multicenter trial. J Clin Psychiatry. 2014;75(10):1054-61.
53. Preskorn SH, Jerkovich GS. Central nervous system toxicity of tricyclic antidepressants: phenomenology, course, risk factors, and role of therapeutic drug monitoring. J Clin Psychopharmacol. 1990;10(2):88-95.

CAPÍTULO 23

DELIRIUM EM CUIDADOS PALIATIVOS

Douglas Henrique Crispim
Ana Paula de Souza Borges
Henrique Ramos Grigio

DEFINIÇÃO E CONCEITO

Delirium é uma síndrome clínica decorrente de uma insuficiência cerebral. Caracteriza-se por um estado confusional agudo, com flutuação do nível de consciência, da atenção e da cognição. Estão presentes ainda: desatenção, desorientação, desorganização do pensamento, alucinações, alteração do ciclo sono-vigília, torpor, sonolência e, por vezes, agitação psicomotora[1].

Delirium é frequente em pacientes com doenças graves, principalmente em cuidados paliativos e em idosos. A prevalência nos pacientes em cuidados paliativos internados varia de 26 a 62% na admissão e 88% nos últimos dias ou horas de vida[2]. Mais de 90% dos pacientes com câncer apresentam *delirium* em seus últimos dias de vida, sendo 70% com inquietação, agitação ou comportamento agressivo[13].

É considerado isoladamente um fator de risco para internação prolongada, complicações como quedas e úlceras de pressão, dificuldade de avaliação de outros sintomas, maior mortalidade hospitalar e grande causador de sofrimento emocional para o paciente e seus familiares.

A presença de comorbidades em pacientes com doenças avançadas como: demência instituída ou em evolução, depressão, somadas ao impacto da fragilidade, da caquexia, da baixa funcionalidade e do uso de psicofármacos, associados ou não à polifarmácia, são fatores que confundem e dificultam a avaliação do *delirium* (Quadro 1).

PRINCIPAIS DESAFIOS NO DIAGNÓSTICO E NA CLASSIFICAÇÃO DO *DELIRIUM* EM CUIDADOS PALIATIVOS

O *delirium* pode ser reversível quando tem sua causa identificada e corrigida ou minimizada. Na maioria das vezes tem causas multifatoriais. No cenário de doentes em cuidados paliativos, pode ser irreversível e indicativo de evolução para fase final de vida[2].

QUADRO 1 Desafios no diagnóstico e na classificação do *delirium* em ambientes de cuidados paliativos

1. Aspectos éticos e pragmáticos na investigação (perspectiva tanto do paciente como dos cuidadores), com a necessidade de avaliação completa do *delirium* e o planejamento de cuidado
2. Capacidade de comunicação e tomada de decisões do doente prejudicadas
3. A avaliação do *delirium* muitas vezes ocorre em contexto de múltiplas morbidades, fragilidade extrema, caquexia e fadiga
4. A polifarmácia, em particular, os medicamentos com efeitos psicoativos
5. A sobreposição do *delirium* com os principais diagnósticos diferenciais, ou seja, dor, depressão e demência
6. Alto potencial de erros de diagnóstico de *delirium* hipoativo, como a depressão
7. Falta de concordância clínica sobre a existência de *delirium* subsindrômico, o que leva ao subdiagnóstico
8. Dificuldade de aplicação de escalas validadas para *delirium*
9. A distinção entre *delirium* reversível e *delirium* de fase final de vida

CAUSAS

Em pacientes com câncer avançado, as principais causas de *delirium* são: medicamentos (anticolinérgicos, esteroides, antidepressivos, opioides), infecções (pneumonia, infecção do trato urinário) e distúrbios hidroeletrolíticos (desidratação, sobrecarga hídrica, hipercalcemia e hipernatremia). Alguns trabalhos mostram que em pacientes com câncer avançado o *delirium* pode ser completamente reversível dentro de 48 a 96 horas se encontrados a causa de base e o tratamento adequado[5].

Em cuidados paliativos, o nível de investigação etiológica, com exames complementares, deve ser pensado levando em conta a funcionalidade prévia, a evolução da doença e o objetivo do cuidado definido para o paciente, especialmente quando um *delirium* surge como indicativo do que parece ser as últimas horas ou dias de vida[3].

Por ser um fator estressor, a comunicação com os cuidadores do paciente em *delirium* deve ser feita de forma a reduzir o sofrimento, com acolhimento de demandas, explicações adequadas sobre o quadro clínico, possíveis evoluções e plano terapêutico instituído, objetivando reduzir estresse e ansiedade.

DELIRIUM, DOR E OPIOIDES

O uso de analgésicos opioides é uma das causas de *delirium*, o que se torna um desafio à prática clínica, uma vez que, no cenário de cuidados paliativos, é comum a suspensão do opioide em pacientes com dor e *delirium*.

QUADRO 2 Causas de *delirium*

Drogas e toxinas	▪ Sedativos, antipsicóticos, lítio, relaxantes musculares, polifarmácia, opioides ▪ Suspensão abrupta de medicamentos como benzodiazepínicos e antidepressivos ▪ Abuso de álcool, heroína, alucinógenos ▪ Abstinência de álcool e benzodiazepínicos ▪ Efeitos adversos: hiperamonemia do ácido valproico, confusão por quinolonas, síndrome serotoninérgica
Infecções	▪ Sepse, infecção urinária, pneumonia, infecções tumorais, infecções do sistema nervoso central, infecções de pele e partes moles
Metabólico	▪ Distúrbios de cálcio, fósforo, sódio, magnésio, acidose metabólica ▪ Distúrbio de hormônio da tireoide, paratireoide e pâncreas ▪ Hiper ou hipoglicemia ▪ Hipoxemia ▪ Uremia
Doenças do sistema nervoso central	▪ Convulsões, encefalopatia hipertensiva, acidente vascular encefálico, distúrbios psiquiátricos, traumatismos cranioencefálico
Insuficiência orgânica	▪ Insuficiência cardíaca congestiva, anemia, policitemia, trombocitose, insuficiência hepática, insuficiência renal com uremia, insuficiência respiratória
Outros	▪ Contenção física, privação do sono, mudança de ambiente, uso de dispositivos invasivos como sondas ▪ Bexigoma, obstipação intestinal, fecaloma ▪ Dor

Devemos considerar que a dor também é um fator de risco e um desencadeante de *delirium* quando piorada ou descompensada, além disso, um estado confusional pode prejudicar a avaliação dos sintomas presentes, sendo um deles a dor.

Assim, é importante avaliar a presença de sinais de intoxicação por opioide e, na sua ausência, investigar outras causas de *delirium* antes de suspender o analgésico em uso. Atenção especial aos pacientes com risco de evolução para insuficiência renal ou hepática. Pode ser necessário ajuste de dose ou rotação de opioide, mas não sua suspensão.

Na dúvida quanto à possibilidade de ser o opioide o causador da alteração neurocognitiva do paciente e do manejo da dor, sugere-se avaliação de equipe especializada em cuidados paliativos.

DIAGNÓSTICO

O diagnóstico de *delirium* é clínico com base na história clínica e no exame físico do paciente. Requer uma avaliação impecável e cautelosa levando em conta a funcionalidade, o estágio da doença de base e o nível cognitivo prévios do paciente. Pacientes com boa funcionalidade prévia devem ser submetidos à investigação por meio de exames complementares invasivos, se necessário; diferente dos pacientes em fase avançada de doença que devem ter sua investigação individualizada.

Os exames complementares têm o objetivo de identificar possíveis causas e diagnosticar diferenciais, devem ser solicitados de acordo com a suspeição clínica.

Infecções (raio x de tórax ou TC de tórax, exame de urina e cultura de urina, hemoculturas), desidratação, distúrbios hidroeletrolíticos (coleta de eletrólitos, glicose), insuficiências orgânicas (coleta de enzimas hepáticas, bilirrubinas, coagulograma, ureia, creatinina), dor não controlada e efeitos adversos de medicamentos (checar prescrição)[7] (ver Quadro 2).

Em alguns casos de suspeita de crise convulsiva ou estado de mal convulsivo, o eletroencefalograma pode ser realizado, além de exames de imagem de SNC e ou coleta de líquor na investigação de acidente vascular cerebral, metástases, carcinomatose meníngea ou infecções de SNC.

O grande diferencial da avaliação do *delirium* em um cenário de terminalidade é definir a proporcionalidade da busca pela causa. Em um paciente em fase final de vida, o tratamento do sintoma torna-se o mais importante e o centro do tratamento e do cuidado em detrimento da busca pela sua causa. A identificação de causas como presença de bexigoma, fecaloma, uso de contenções, sondas, possíveis sintomas físicos mal controlados (como dor) deve sempre estar presente na avaliação do paciente com *delirium*.

No entanto, investigações diagnósticas que necessitem da utilização de métodos invasivos ou mesmo exames complementares simples devem ser pensados individualmente, levando em conta o momento da doença e o objetivo do cuidado definido para cada situação.

A individualização desse cuidado e a compreensão de que no *delirium* em terminalidade não há a necessidade de grandes investigações com exames complementares, garante o foco no conforto do doente, reduz prolongamento de um processo inexorável que é o fim de vida, além de reduzir custo, por melhor alocação de recursos, e diminuir a angústia da família e das equipes.

Ferramentas como o Confusion Assessment Method (CAM) são úteis para triagem do *delirium* e para sua suspeita por profissionais médicos e não médicos[6].

QUADRO 3 Confusion Assessment Method (CAM)
A) Estado confusional agudo com flutuação marcante
B) Déficit de atenção marcante
C) Pensamento e discurso desorganizados
D) Alteração do nível de consciência (hipoativo ou hiperativo)
Considera-se *delirium* a presença dos itens A e B mais C e/ou D

A Associação Americana de Psiquiatria descreve os critérios diagnósticos do *delirium* no manual diagnóstico e estatístico de transtornos mentais (DSM-V)[4], a saber:

- Distúrbio da atenção (redução na capacidade de direcionar, focar, manter ou mudar a atenção) e consciência.
- Alteração surge de forma aguda em relação ao quadro neurológico basal do paciente, em um curto espaço de tempo (usualmente horas ou dias) e tende a flutuar durante o dia (geralmente por poucas horas).
- Alteração cognitiva como déficit de atenção e memória, desorientação, distúrbio da linguagem, habilidade visual e percepção.
- Os distúrbios não são mais bem explicados por outra causa preexistente, doença neurocognitiva inicial ou existente, e não ocorrem no contexto de alteração da excitação neural como no coma.
- Existe evidência na história, exame físico ou achados laboratoriais que justifiquem tais alterações como distúrbios metabólicos, substâncias tóxicas, efeito colateral de medicamentos ou abstinência de medicamentos.

Achados adicionais que podem acompanhar tais alterações do nível de consciência são:

- Distúrbio psicomotor como hipoatividade, hiperatividade com aumento da atividade simpática, prejuízo no sono.
- Alterações emocionais como medo, depressão, euforia ou perplexidade.

O conhecimento dos tipos de *delirium* é importante para identificação e manejo, visto que é uma síndrome clínica subdiagnosticada e subtratada:

- *Delirium* hiperativo: predomínio de inquietação e comportamento agitado.
- *Delirium* hipoativo: predomínio de sonolência e inatividade.
- *Delirium* misto: apresenta componente de *delirium* hiperativo e hipoativo.

Dois grandes desafios da avaliação da proporcionalidade para *delirium* em pacientes com doenças terminais:

1. Deixar de investigar quem precisa: paciente com causa reversível evidente e piora aguda, que poderia se beneficiar do tratamento da causa e dos sintomas, mas acaba tendo a avaliação prejudicada. Muito cuidado ao simplesmente usar o termo *delirium* terminal para não deixar de tratar aquele que precisa! Por ex.: paciente vinha em curva de melhora com chances de alta e apresentou *delirium*, mas colegas optam por não investigar. Observando-se melhor o caso, é diagnosticada uma intoxicação por opioides.

2. *Overdiagnosis* e *overtreatment*: paciente claramente em fase final de vida que já vinha em um processo de piora e apresenta *delirium* como parte dos sintomas de fim de vida, principalmente os casos de *delirium* hipoativo, no entanto, acaba sendo submetido a exames de imagem, laboratoriais e tratamentos de causa que não fazem sentido nessa fase da vida. Por exemplo: paciente com doença de Alzheimer CDR3, com síndrome de imobilidade e infecções de repetição, vem se tornando mais hipoativa há dias, com sinais de fase final de vida. Colega recebe a paciente no pronto-socorro e inicia investigação completa em laboratório, com exames de imagem, além de considerar suporte terapêutico em UTI.

TRATAMENTO

O tratamento do *delirium* é voltado para a resolução da causa e o controle de sintomas associados, como o aumento da psicomotricidade e a agitação. Em cuidados paliativos, nem sempre a causa é reversível e torna-se importante o manejo adequado das medicações para o controle de agitação e flutuações (Quadro 4).

QUADRO 4 Princípios do tratamento do *delirium* em cuidados paliativos

Tratar a causa, se possível
Manter analgesia já em uso, exceto se houver intoxicação
Revisar com atenção medidas não farmacológicas
Administrar neurolépticos sistemáticos e de resgate
Priorizar neurolépticos potentes e menos sedativos

Tratar a causa, se possível

Ao avaliar o paciente quanto às principais causas de *delirium*, o tratamento deve ser direcionado para reverter as causas suspeitas. Tratar eventos agudos e subagudos mesmo com quadros leves de *delirium* deve ser prioritário. Ao considerar os diversos tipos de tratamento para eventos de diversas naturezas, o médico deve considerar a funcionalidade prévia e atual do paciente, a fase de doença em que ele se encontra e o potencial que o tratamento tem para reverter o *delirium*. Assim, evita-se a obstinação terapêutica quando se trata de um paciente em fase final de vida ou processo ativo de morte, sem deixar de tratar rapidamente os pacientes com maior chance de recuperação. Quanto mais rápido for instituído o tratamento da causa base, melhor o prognóstico do paciente.

Pacientes em fase final de vida, especialmente com câncer, apresentam quadro muito parecido com o de *delirium* hipoativo. Nessa fase da doença, geralmente as pessoas tornam-se menos responsivas, têm períodos de sono maiores mesmo durante o dia, anorexia mais acentuada e tendência à desidratação, que culminam com o processo ativo de morte.

Na vigência de um paciente já em terminalidade, a observação desses achados deve ser considerada parte da história natural da doença. A procura com exames complementares poderá fatalmente trazer resultados alterados (por ex. piúria em idosos), o que não indica obrigatoriamente necessidade de tratamento específico, como com antibióticos.

Manter analgesia já em uso, exceto se houver intoxicação

Deve-se manter a administração de analgésicos opioides já em uso prévio pelo doente. Somente suspender se houver quadro claro de intoxicação pela medicação ou após serem excluídas outras causas. Em caso de dúvida, sugere-se avaliação de equipe de cuidados paliativos.

Revisar com atenção medidas não farmacológicas

QUADRO 5 Estratégias não farmacológicas em *delirium* para pacientes em cuidados paliativos[14]

Estratégias	Detalhes
Otimização do ciclo sono-vigília	Aumentar a exposição à luz do dia. Persianas/cortinas abertas Reduzir a luz e o ruído, evitar estímulos não necessários à noite Roupa de dormir familiar
Orientação ao paciente	Orientar o paciente: explicar onde está, quem é, qual a função etc. Manter quadro com orientação de data e horário visíveis Evitar mudanças frequentes de quarto
Comunicação	Manter uso de óculos, aparelhos auditivos Manter próteses dentárias no paciente, se possível
Encorajamento a mobilização	Mobilizar conforme o estado funcional do paciente permita Sentar fora da cama para as refeições, se possível Evitar restrições físicas Minimizar uso de sondas vesicais de demora Atenção a lençol dobrado embaixo do paciente
Atenção à hidratação e dieta	Se paciente acordado e com capacidade para deglutir preservada, encorajar a ingesta de líquidos Dieta assistida
Atenção à diurese e evacuação	Avaliação de bexigoma, constipação intestinal e fecaloma. Evitar sondas desnecessariamente
Educação e suporte	Tranquilizar o paciente com voz calma Educar familiares e cuidadores

Administrar neurolépticos sistemáticos e de resgate

Tratar os sintomas do *delirium* é mandatório, implica redução da mortalidade, melhora do conforto do paciente, redução do estresse e sofrimento dos entes queridos e redução da ansiedade da equipe, sobretudo nos casos em que o paciente está em fase final de vida.

Considerando-se um predomínio dos casos de *delirium* hipoativo e a dificuldade de acesso para a administração de medicamentos que podem ocorrer nos pacientes em terminalidade, devemos atentar para algumas recomendações quanto ao uso dos neurolépticos (Quadro 6).

QUADRO 6 Recomendações para uso de neurolépticos no *delirium*

Em pacientes com *delirium* hipoativo com flutuação mais discreta, priorizar drogas com menor efeito sedativo Medicamentos como quetiapina e risperidona podem causar sedação adicional
Priorizar um medicamento que seja de fácil manejo, possua apresentações parenteral e oral, fácil utilização de resgates parenterais, baixo custo
Em pacientes com parkinsonismo, dar preferência a drogas com menor efeito antidopaminérgico, considerar o uso de atípicos como a clozapina
Usar a via oral para manutenção, sempre que possível, preferir a via parenteral para casos mais graves de agitação, flutuação mais significativa do nível de consciência ou dificuldades de deglutição
Evitar combinação de neurolépticos, se possível (por ex., quetiapina sistemática e resgates com haloperidol)
Usar medicamentos de maneira sistemática, não ignorar o processo de flutuação que ocorre no *delirium*. O paciente com períodos de hiperatividade ou confusão significativa merece manutenção sistemática do antipsicótico

Priorizar neurolépticos potentes e menos sedativos

Antipsicóticos típicos

Atualmente são conhecidos diversos receptores de dopamina, todos eles acoplados a uma proteína G, sendo eles D1 e D5, cujo mecanismo de transdução é a ativação da adenilato ciclase; e D2, D3 e D4, que inibem a adenilato ciclase[9]. A ação dos antipsicóticos típicos deve-se, principalmente, mas não exclusivamente, ao antagonismo de receptores D2.

Ao longo do tempo, o efeito dopaminérgico vem sendo foco de atenção na ação dos neurolépticos. Cada um dos neurolépticos típicos possui um perfil de ação diferente que está associado à sua potência antidopaminérgica e aos efeitos em outros receptores como colinérgicos, histaminérgicos e serotoninérgicos. As vias dopaminérgicas estão situadas em locais estratégicos no cérebro, sendo importante destacar sua projeção na substância negra. Os sintomas extrapiramidais possuem relevância no cenário agudo, principalmente nos pacientes com algum sinal de parkinsonismo prévio ou doenças que incluem esse sinal, como a demência por corpúsculos de Lewy. O uso de neurolépticos típicos nesses pacientes acentua o parkinsonismo.

Além dos efeitos extrapiramidais, os antipsicóticos podem provocar, entre outras alterações endócrinas, hiperprolactinemia e galactorreia, decorrentes do antagonismo da via dopaminérgica túbero-infundibular, que tonicamente inibe a secreção de prolactina[10].

Finalmente, há os efeitos colaterais decorrentes da ligação a outros receptores, uma vez que vários antipsicóticos típicos são antagonistas de receptores histamínicos, alfa-adrenérgicos e muscarínicos. Os antipsicóticos típicos devem ser considerados de preferência na ausência do parkinsonismo, pois têm seu uso facilitado por serem baratos, disponibilizarem uma potência antidopaminérgica elevada, serem disponíveis para uso oral e parenteral, incluindo rotas venosas e subcutâneas.

Para pacientes com flutuação tendendo a hiperatividade, considerar o haloperidol em razão de seu baixíssimo efeito anti-histamínico, reduzindo-se a chance de sedar o paciente. Não é recomendado o uso de haloperidol venoso para pacientes em terminalidade com *delirium*, pois, além de haver vias menos invasivas como a subcutânea, os efeitos colaterais como extrapiramidais, alargamento de QT e fugacidade do efeito da droga não justificam a utilização dessa via.

Pacientes com *delirium* hiperativo significativo, com agressividade, psicomotricidade muito elevada, risco de queda ou necessidade prévia de restrição mecânica podem se beneficiar de antipsicóticos típicos com maior poder anti-histaminérgico, por exemplo, a clorpromazina, que pode ser repetida por via venosa ou subcutânea até a melhora dos sintomas.

Neurolépticos atípicos

Com a elevada prevalência de efeitos extrapiramidais nos pacientes usuários crônicos de antipsicóticos, em uma tentativa de contrapor o elevado efeito dopaminérgico desses medicamentos, surge, em meados da década de 1960, uma nova classe de medicamentos, que se propunha inicialmente a oferecer um painel menor de efeitos indesejáveis, principalmente os extrapiramidais. Essa classe foi denominada neurolépticos atípicos.

O que se observa na maioria dessas medicações é que elas apresentam menor incidência e prevalência de efeitos parkinsonianos do que as típicas, o que se torna a justificativa para o uso em pacientes que necessitem de maiores períodos de uso da classe ou já apresentem parkinsonismo previamente.

A seguir, é possível conferir algumas características dos principais representantes dessa classe (Quadro 7).

QUADRO 7 Características dos principais representantes dos neurolépticos atípicos

Antipsicótico atípico	Características
Clozapina	Baixo bloqueio D2, com incidência nula de efeitos extrapiramidais. Droga de escolha para casos refratários a outros antipsicóticos ou para pacientes com parkinsonismo Os pacientes devem colher hemogramas semanais por 18 semanas e o medicamento deve ser suspenso se houver leucopenia ou granulopenia. Início: 25-100 mg, 2 x/dia
Risperidona	Bloqueio D2 e 5HT2. Receptores alfa 1 e 2, H1, destituída de efeito ACH. Causa parkinsonismo, porém, menor que haloperidol. Dose inicial: 1-2 mg, 2 x/dia
Olanzapina	Afinidade D1-D4, 5HT2, 3,6, muscarínicos, adrenérgicos (alfa 1), histaminérgicos (H1), poucos efeitos extrapiramidais. Preferência para droga de manutenção com 5 mg/dia inicialmente
Quetiapina	Ampla faixa de afinidade a receptores, porém, com baixa afinidade 5HT1, 5HT2, D1 e D2. Medicamento com poder anti-histamínico sedativo, com doses antipsicóticas acima de 100 mg. Risco de sedação adicional e não disponibiliza formas parenterais para resgate. Apesar de em menor intensidade, também causa parkinsonismo
Aripiprazol	Antipsicótico de terceira geração com um perfil de ligação aos receptores da dopamina distinto de outros antipsicóticos de segunda geração. O aripiprazol atua como um agonista parcial em receptores de dopamina D2 e 5-hidroxitriptamina 1A (5-HT), estabilizando o receptor da dopamina. Medicamento novo, com uma revisão mostrando benefícios no tratamento de *delirium* na dose 5-15 mg/dia. Levar em consideração a ausência de formas parenterais para essa medicação

TABELA 1 Efeitos dos antipsicóticos nos receptores específicos[11]

	Anti-H1	Antagonismo > PRL	Antialfa	Anti-1	Anticolinérgico	D2-HT2 muscarínico
Antipsicóticos típicos						
Haloperidol	+	+++	+++	+	+	+
Clorpromazina	+++	+++	+++	+++	-	+++
Antipsicóticos atípicos						
Clozapina	++	+/-	-	++	++	++
Risperidona	++	++	++	++	++	+/-
Olanzapina	++	++	++	++	++	++
Quetiapina	++	+/-	-	+	++	+/-

A seguir, há um fluxograma prático para abordagem do *delirium* em pacientes com doença terminal, utilizado no setor de interconsulta do HC-FMUSP (Figura 1).

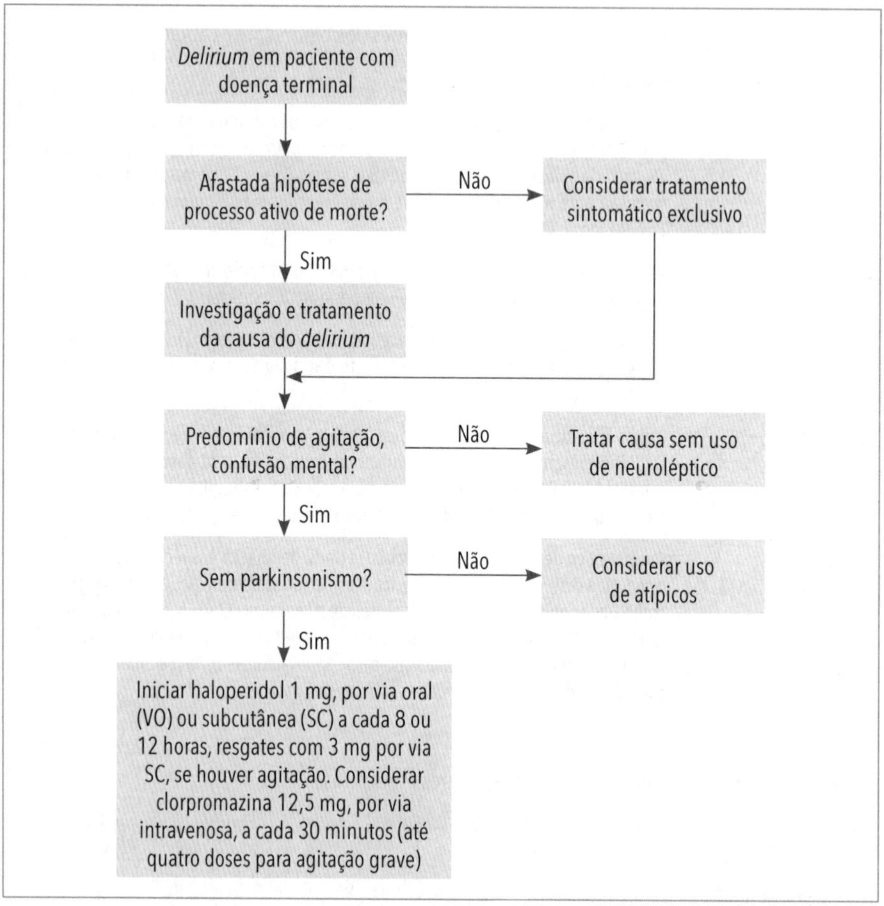

Figura 1 Abordagem do *delirium* no paciente com doença terminal.

CONSIDERAÇÕES FINAIS

A abordagem do *delirium* em cuidados paliativos deve passar pelo crivo da proporcionalidade. Muitos pacientes apresentarão sintomas de confusão mental, rebaixamento do nível de consciência durante seus últimos dias e horas de vida, e isso pode ser um sinalizador para que a abordagem se volte unicamente ao conforto do paciente e de sua família, evitando uma busca pela causa que pode gerar a distanásia.

Os pacientes com doenças avançadas e em fase final de vida são propensos a maior sonolência e sensibilidade a drogas com potência anti-histamínica, como a quetiapina. Além disso, medicamentos de alta potência e comprovada eficácia na literatura, como os antipsicóticos típicos, devem ser considerados opção para os pacientes sem história de sintomas extrapiramidais, principalmente parkinsonismo.

REFERÊNCIAS BIBLIOGRÁFICAS

1. Inouye SK. The dilemma of delirium: clinical and research controversies regarding diagnosis and evaluation of delirium in hospitalized elderly medical patients. Am J Med. 1994;97:278.
2. Shirley HB, Salmaan K, Pereira JL, Davis DHJ, Currow DC, Meagher D, et al. Treating an established episode of delirium in palliative care: expert opinion and review of the current evidence base with recommendations for future development. J Pain Symptom Manage. 2014;48(2):231-48.
3. Leonard MM, Agar M, Spiller JA, Davis B, Mohamad MM, Meagher DJ, et al. Delirium diagnostic and classification challenges in palliative care: subsyndromal delirium, comorbid delirium-dementia, and psychomotor subtypes. J Pain Symptom Manage. 2014;48(2):199-214.
4. American Psychiatric Association. Diagnostics and statistical manual. 5th ed. Artmed; 2013.
5. Bruera E, Bush SH, Willey J, Paraskevopoulos T, Li Z, Palmer JL, et al. Impact of delirium and recall on the level of distress in patients with advanced cancer and their family caregivers. Cancer. 2009;115(9):2004-12.
6. Sampaio FMC, Sequeira CAC. Tradução e validação do Confusion Assessment Method para a população portuguesa. Rev. Enf. Ref. 2013 mar;3(9):125-134.
7. Breitbart W, Alici Y. Agitation and delirium at the end of life. "We couldn't manage him". JAMA. 2008;300(24):2898-910.
8. Yennaurjalingam S, Braiteh F, Bruera E. Pain and terminal delirium research in the elderly. Clin Geriatr Med. 2005 feb;21(1):93-119.
9. Baptista T. Body weight gain induced by antipsychotic drugs: mechanisms and management. Acta Psychiatr Scand. 1999;100: 3-16.
10. Seitz DP, Gill SS, van Zyl LT. Antipsychotics in the treatment of delirium. The Journal of Clinical Psychiatry. 2007; 68(1):11-21.
11. Aranza JR. Guia práctica de farmacologia del SNC. Laboratorios Pfizer. 11. ed. 2009. p. 195-263.
12. Oliveira IR. Antipsicóticos atípicos: farmacologia e uso clínico. Rev Bras Psiquiatr. 2000;22(Suppl 1):38-40.
13. Hui D, Reddy A, Palla S, Bruera E. Neuroleptic prescription pattern for delirium in patients with advanced cancer. J Palliat Care. 2011; 27: 141–47.
14. Bush SH, Tierney S, Lawlor PG. Clinical assessment and management of delirium in the palliative care setting. Drugs. 2017 Oct;77(15):1623-1643.
15. Hui D, De La Rosa A, Wilson A, Nguyen T, Wu J, Delgado-Guay M, et al. Neuroleptic strategies for terminal agitation in patients with cancer and delirium at an acute palliative care unit: a single-centre, double-blind, parallel-group, randomized trial. Lancet Oncol. 2020 Jul;21(7):989-998.
16. Leonard MM, Nekolaichuk C, Meagher DJ, Barnes C, Gaudreau JD, Watanabe S, et al. Practical assessment of delirium in palliative care. Journal of Pain and Symptom Management. 2014 Aug; 48 (2):176-190.
17. Bush SH, Bruera E, Lawlor PG, Kanji S, Davis DHJ, Agar M, et al. Clinical practice guidelines for delirium management: potential application in palliative care. Journal of Pain and Symptom Management. 2014 Aug;48 (2):249-258.
18. Hui D, Dev R, Bruera E. Neuroleptics in the management of delirium in patients with advanced cancer. Curr Opin Support Palliat Care. 2016 Dec;10(4):316-323.
19. Hosker CM, Bennett MI. Delirium and agitation at the end of life. BMJ. 2016 Jun 9;353:i3085.

CAPÍTULO 24

INSÔNIA

Eliete Ramos
Flavia Renata Topciu

INTRODUÇÃO

Insônia é uma sensação subjetiva de má qualidade de sono, seja por dificuldade em iniciar ou para manter o sono, e/ou sensação de sono não reparador ou não restabelecedor, mesmo em condições apropriadas para boa qualidade de sono.

A insônia não é definida com uma quantidade específica de horas de sono. Muitas pessoas funcionam muito bem mesmo com menos de oito horas de sono por noite. Além disso, com o avançar da idade, o padrão do sono muda gradativamente, tornando-se mais disperso, com múltiplos episódios de cochilo ao dia, ao invés de uma longa noite de sono.

É um sintoma muito comum, com prevalência de 29-59% dos pacientes com câncer avançado e 15% em pacientes saudáveis. É mais comum em mulheres, em idosos, e naqueles com história prévia de insônia ou de comorbidades psiquiátricas.

As principais consequências são fadiga, prejuízo da qualidade de vigília, comprometimento cognitivo, distúrbios de humor e sintomas físicos como cefaleia, diarreia e dor. Existem hipóteses a respeito do comprometimento imune que a insônia pode causar, assim como o aumento da mortalidade.

No contexto de cuidados paliativos, a prevalência de insônia pode chegar a 70%, com impacto negativo na qualidade de vida e na habilidade de executar normalmente as funções diárias. Habitualmente, nesse contexto, a insônia coexiste com outros sintomas como dor, depressão e ansiedade, dado que a presença de um geralmente exacerba o outro, interferindo diretamente na qualidade de vida saudável.

Pacientes em cuidados paliativos apresentam performances funcionais muito distintas dependendo da fase da doença crônica em que estão. Assim, todo tratamento de insônia deve ser individualizado.

DIAGNÓSTICO

De acordo com a Classificação Internacional de Doenças (CID-10) e da Classificação Internacional de Distúrbios do Sono, terceira edição (ICSD-3), o diagnóstico de insônia requer a presença dos seguintes fatores:

- Dificuldade em iniciar, manter o sono, ou acordar cedo demais, mesmo em condições ideais para o sono.
- Distúrbio do sono ocorre pelo menos três vezes por semana, por pelo menos um mês.
- Comprometimento de atividades diárias em decorrência da dificuldade em dormir.

FATORES ASSOCIADOS

Múltiplos fatores podem estar associados à insônia (Quadro 1):

QUADRO 1 Fatores associados à insônia

Fatores	Comentários
Transtornos psiquiátricos	
Depressão	Depressão maior relacionada a perdas, dor crônica, efeito de tumor de SNC, distúrbios metabólicos ou endócrinos
Ansiedade	Distúrbio de ajustamento ou transtorno de ansiedade generalizada relacionado a medo da doença, de procedimentos, dor ou morte, efeito de medicação ou efeito direto de tumor de SNC
Comprometimento cognitivo	*Delirium* hiperativo secundário a medicações, infecções, distúrbios metabólicos ou envolvimento direto do SNC
Sintomas físicos	
Dor	Causa de 70% das insônias em unidade especializada em cuidados paliativos. Relacionada a efeito direto de tumor de SNC, procedimentos diagnósticos ou terapêuticos ou mesmo sem causa específica
Náuseas e vômitos	Associados à quimioterapia, às medicações ou ao distúrbio primário de trato gastrointestinal
Desconforto respiratório	Dispneia secundária a hipóxia e/ou ansiedade, apneia obstrutiva do sono, dor pleurítica
Febre	Com ou sem sudorese, calafrios, origem infecciosa ou tumoral
Tosse	Infecção ou obstrução de vias aéreas, tumores de pulmão ou de cabeça e pescoço
Soluço	Refluxo gastroesofágico, abscesso hepático

(continua)

QUADRO 1 Fatores associados à insônia (*continuação*)

Fatores	Comentários
Efeitos adversos	
Medicação	Psicoestimulantes, broncodilatadores, corticoesteroides, anti-hipertensivos, antidepressivos, abstinência de benzodiazepínicos, rebote de sedativos hipnóticos ou analgésicos
Estresse emocional	
Psicológicos	Causados por expectativas negativas, maus hábitos de higiene do sono, raiva, medo de morrer ou de sofrer, medo de dormir e não acordar
Inversão do ciclo sono-vigília	Tempo excessivo na cama ou cochilos diurnos
Performance funcional	
Piora da funcionalidade	Acamado mais do que 50% do tempo, sonolência diurna, comportamento sedentário
Fatores ambientais	
Hospitalar	Luz, barulho, interrupções frequentes, ausência de privacidade
Comorbidades clínicas	
	Delirium, neuropatia periférica, deficiência de ferro, anemia, uremia, leucemia, síndrome das pernas inquietas, hipertireoidismo descompensado, insuficiência cardíaca descompensada, síndrome da apneia obstrutiva do sono
Maiores prevalências	Câncer (70%)
	DPOC (30-70%)
	Parkinson (74-98%)
	IC (33%)
Dietéticos	
	Álcool, cafeína

DPOC: Doença Pulmonar Obstrutiva Crônica; IC: Insuficiência Cardíaca; SNC: Sistema Nervoso Central.

ABORDAGEM DE TRATAMENTO

Conforme discutido, é essencial investigar cuidadosamente a causa da insônia no paciente em cuidado paliativo. Sempre que possível, o clínico deve tratar causas potencialmente reversíveis de insônia como, por exemplo, dor, supressão da tosse ou tratamento de depressão. É importante lembrar que pacientes com outros sintomas, além da insônia, podem ser manejados com medicamentos que tenham sonolência como efeito adverso, por exemplo, a Mirtazapina para tratamento de depressão, náusea e falta de apetite. No entanto, medicamentos para tratar insônia devem ser usados com cautela, pois podem exacerbar outras condições como *delirium*.

A abordagem da insônia deve sempre levar em consideração a performance clínica do paciente. Pacientes em cuidado paliativo, mas que mantêm um prognóstico relativamente melhor e têm poucas comorbidades, de certo irão tolerar o tratamento farmacológico típico de idosos saudáveis.

No entanto, pacientes em fim de vida ou que estão mais debilitados são mais suscetíveis aos efeitos colaterais do tratamento farmacológico dadas a maior possibilidade de interação medicamentosa e a presença de comprometimento funcional orgânico. Por exemplo, se o paciente tiver insônia em consequência de *delirium*, prescrever Zolpidem ou Difenidramina pode piorar o quadro, assim como prescrever benzodiazepínicos para tratamento de insônia em pacientes portadores de doença pulmonar obstrutiva crônica em fase final. Portanto, quando indicado o tratamento farmacológico, os potenciais efeitos adversos e os objetivos do tratamento devem ser cuidadosamente explicados ao paciente e seus familiares.

MANEJO DE SINTOMAS

Médicos devem objetivar o tratamento impecável de sintomas associados a distúrbios do sono em cada paciente em particular. Por exemplo, o paciente com insônia por dor noturna deve ser manejado com analgésicos de maior duração ou titular as doses noturnas adequadamente. Deve-se lembrar ainda de retirar qualquer medicamento estimulante que possa exacerbar a insônia, a exemplo de corticoesteroides ou psicoestimulantes. Se for necessário o uso de Dexametasona ou Metilfenidato, por exemplo, eles devem ser sempre administrados pela manhã e não ao final do dia.

Para pacientes em sofrimento espiritual, a capelania deve ser sempre solicitada para acompanhamento.

Já a adequação ambiental para redução da insônia deve incluir:

- Manter o quarto em temperatura média, bem ventilado e com pouca luz à noite.
- Usar equipamentos silenciosos.
- Evitar o uso de equipamentos eletrônicos à noite, como televisão ou música alta.

Mudanças no estilo de vida também podem ser muito úteis para regular o padrão de sono, como evitar cochilos durante o dia, grandes refeições ou excesso de líquidos no período noturno, além de evitar o consumo de estimulantes como café antes de dormir.

Promover conforto físico é muito importante, em especial, para o paciente que se queixa da cama hospitalar. Nesse caso, sugerem-se os colchões caixa de ovo ou travesseiros mais macios e adequados.

Encorajar um ciclo sono-vigília saudável é especialmente importante em pacientes com demência de Alzheimer, por meio de exercícios físicos matinais de pelo menos uma hora, além de controlar a exposição luminosa, acendendo as luzes no período diurno quando a luz natural não for possível. Além disso, estimular o paciente a manter as rotinas domésticas pode ajudar na insônia, como manter o horário habitual do banho ou ter petiscos perto da cama.

Minimizar interrupções do sono é uma prática hospitalar necessária para pacientes em cuidados paliativos. Desse modo:

- Medicamentos somente devem ser administrados se o paciente estiver acordado.
- Medicamentos de uso parenteral, líquidos ou dieta não devem ser administrados durante a noite.
- Limitar visitas quando o paciente não deve ser perturbado.

TRATAMENTO NÃO FARMACOLÓGICO

Quando a insônia for persistente mesmo com a adequação ambiental, o tratamento não farmacológico deve ser a primeira linha de tratamento da insônia. Apesar de não haver estudos que comprovem a eficácia dessas terapias em pacientes em cuidado paliativo, elas sempre devem ser tentadas inicialmente para evitar os potenciais riscos de efeitos adversos das medicações.

Higiene do sono

Recomendações simples e práticas, mais facilmente aplicáveis em população saudável, que incluem:

- Exercícios regulares moderados ao longo do dia.
- Evitar refeições pesadas à noite.
- Diminuir cochilos durante o dia.
- Evitar cafeína e álcool.
- Manter um horário de despertar constante.
- Evitar exposição a luzes, barulho e temperaturas extremas, com mínima excitação sensorial.
- Técnicas de relaxamento.

Terapia cognitivo-comportamental para insônia

A terapia cognitivo-comportamental é amplamente estudada com evidência científica de melhora significativa em 70 a 80% da insônia na população geral. No entanto, em pacientes sob cuidado paliativo, as evidências são muito mais discretas, já que é preciso que o paciente esteja suficientemente controlado de seus sintomas para tornar tal tratamento possível.

Terapias complementares

Uma grande variedade de terapias complementares tem sido usada para tratamento da insônia, como acupuntura, hipnoterapia, aromaterapia e reflexologia. No entanto, não há revisões sistemáticas que suportem esse tipo de tratamento para insônia em pacientes com doenças avançadas.

TRATAMENTO FARMACOLÓGICO

Quando a insônia é causada por uma doença grave, que invariavelmente levará à morte e não pode ser aliviada por medicação, é muito importante que o clínico oriente extensivamente familiares e o próprio paciente de que dormir por mais tempo é esperado para a gravidade da doença de base. Essa abordagem pode aliviar a ansiedade e o medo que costumam cercar tal contexto clínico-familiar.

Antidepressivos sedativos

Mirtazapina é um antidepressivo dual, antagonizando receptores de serotonina e noradrenalina. É indicado no tratamento de depressão maior, transtorno de ansiedade generalizada, cefaleia tipo tensional e é usado quando o efeito sedativo é desejado, como no paciente com insônia. Também pode ser usado para tratamento de náusea.

Trazodona em baixas doses tem sido muito usada em hospices para tratar pacientes oncológicos com insônia, com boa evidência na diminuição de pesadelos e no prolongamento do tempo de sono. Há estudos demonstrando que pacientes com demência também têm benefício no uso de Trazodona em baixas doses, com sucesso terapêutico em dois terços dos casos. Além disso, na grande maioria dos pacientes, os efeitos adversos são mínimos, com boa tolerabilidade.

Hipnóticos não benzodiazepínicos

Classe de medicamentos aprovada para tratamento da insônia na população em geral. Para pacientes com doenças respiratórias graves, como doença pulmonar obstrutiva crônica, existem evidências mostrando que esta classe pode ser mais segura do que benzodiazepínicos. Além disso, existem estudos sugerindo que o uso prolongado desses agentes não gera tolerância. Esta classe de medicamentos, assim como os benzodiazepínicos, está associada à alta probabilidade de efeitos adversos e precisam ser bem indicados, além de monitorizados, um exemplo dessa medicação é o Zolpidem.

Agonistas de receptores de melatonina

Aprovados nos EUA e Japão, mas não na Europa, são indicados para insônia inicial e sem benefício na manutenção do sono. Até o presente momento, não há evidência científica a favor do uso desta classe de medicamentos especificamente para pacientes em cuidados paliativos. No entanto, há emergentes evidências sugerindo segurança e eficácia na prevenção de *delirium* em pacientes hospitalizados. O Ramelteon pode ser considerado em um teste terapêutico com tempo limitado para pacientes cuidadosamente selecionados, especialmente no que diz respeito a interações medicamentosas, já que ele é metabolizado pelo citocromo P450 e não pode ser usado concomitantemente com Ciprofloxacino ou Fluvoxamina.

Benzodiazepínicos

Classe de medicamentos associada a efeitos adversos que deve ser considerada cuidadosamente em pacientes em cuidados paliativos, entre esses efeitos, têm-se:

- Rápido desenvolvimento de tolerância em alguns pacientes, o que pode causar o retorno dos sintomas de insônia.
- Sintomas de abstinência quando descontinuados.
- Potencial comprometimento cognitivo e aumento do risco de quedas.
- Comprometimento da função respiratória em pacientes com DPOC.
- Potencial risco de depressão do sistema nervoso central em combinação com opioides.

Não há estudos prospectivos ou de longo prazo para acessar segurança e eficácia em pacientes paliativos. O uso destes medicamentos deve ser sempre individualizado, baseado na performance atual do paciente, prognóstico, comorbidades e objetivos de cuidado.

Hipnóticos de meia-vida curta são preferíveis em pacientes com insônia inicial, quando a sedação na manhã seguinte é indesejável ou quando o paciente for idoso. Hipnóticos de meia-vida longa são indicados para pacientes com dificuldade em manter o sono, com despertar precoce, e quando o efeito ansiolítico é necessário ao longo do dia, ou quando a sedação durante o dia é aceitável.

Antipsicóticos

Quetiapina é o medicamento desta classe mais comumente prescrito para insônia, especialmente comórbida com transtornos psiquiátricos, como esquizofrenia e transtorno afetivo bipolar, assim como pacientes portadores de comprometimento cognitivo. Há boa resposta clínica, no entanto, pelo risco de efeitos adversos, especialmente em idosos, deve-se ter cautela na prescrição e, se possível, utilizar outras classes com menor risco nessa população.

Outros agentes

A melatonina, neuro-hormônio secretado pela glândula pineal que auxilia a manutenção do ciclo do sono, é amplamente usada por ser disponível sem prescrição médica, no entanto, estudos duplo-cegos placebo-controlados não demonstraram achados consistentes com relação dose-efeito, benefícios e riscos, apesar de especialistas considerarem que doses de 0,3 a 20 mg são bem toleradas. Em geral, a melatonina não parece ser particularmente efetiva na insônia na maioria dos pacientes, exceto para pacientes com atraso das fases do sono ou com baixos níveis de melatonina, com efeito modesto.

A Difenidramina é um anti-histamínico com propriedades sedativas, no entanto, os efeitos adversos, especialmente relacionados com a ação anticolinérgica (por ex. boca seca, comprometimento de função cognitiva e *delirium*), desenvolvem rápida tolerância e não há estudos de segurança. Em geral, deve ser desencorajada por contribuir fortemente com quadros de *delirium*.

Uma variedade de fitoterápicos se propõe a ser útil ao tratamento da insônia, no entanto há pequena evidência em estudos controlados sobre a eficácia em cuidados paliativos, especialmente da valeriana, que é a erva mais estudada. Em geral, não devem ser recomendados.

Canabidiol (CBD) e tetrahidrocanabinol (THC) foram reconhecidos como terapias potenciais para insônia e outros distúrbios do sono para pacientes sob cuidados paliativos portadores de demência, Parkinson, transtornos do humor como depressão e ansiedade, epilepsias refratárias e dor refratária comórbida. No entanto, a evidência clínica ainda é limitada e maiores estudos de eficácia e segurança são necessários antes que tais componentes possam ser recomendados para o tratamento da insônia.

POPULAÇÕES ESPECIAIS

Idosos são frequentemente portadores de múltiplas comorbidades que podem contribuir para os distúrbios de sono. Além disso, pela diminuição do metabolismo hepático, os medicamentos psicotrópicos podem ter seus níveis séricos elevados e prolongados, tornando-os mais susceptíveis aos efeitos adversos dos medicamentos para tratamento da insônia, especialmente sedação excessiva, comprometimento cognitivo, *delirium* e desequilíbrio. Nesse contexto, um aumento do risco de quedas com consequências severas como fratura de quadril ou traumatismo cranioencefálico tem sido observado tanto com benzodiazepínicos quanto com não benzodiazepínicos.

Além disso, há alterações conhecidas na estrutura e qualidade do sono próprias do envelhecimento que incluem despertadores noturnos prolongados, redução da eficiência do sono, redução do sono REM (*rapid eye movement*) e do tempo de sono profundo. Todas essas alterações podem aumentar a fadiga durante o dia e a necessidade mais frequente de cochilos.

Dado o risco aumentado de efeitos adversos com os agentes farmacológicos nessa população, a recomendação é que as medidas não farmacológicas sejam sempre adotadas como primeira abordagem, especialmente combinadas entre si, o que comprovadamente aumenta a eficácia do tratamento. No entanto, se for necessário o tratamento medicamentoso, a escolha preferencial deve ser pelo fármaco com menor potencial de efeitos adversos, iniciar com baixas doses e por tempo limitado.

O preconizado é sempre otimizar os tratamentos das doenças de base, especialmente transtornos psiquiátricos, assim como a paliação dos sintomas como dor, tosse, dispneia e náuseas, antes da abordagem do tratamento da insônia.

Já os pacientes portadores de demência têm risco aumentado de insônia como sintoma próprio da doença ou por condições associadas como síndrome do pôr do sol, agitação ou *delirium*.

A estrutura do sono do paciente demenciado é mais severamente afetada do que no idoso saudável e, provavelmente, tal alteração contribui para o processo neurodegenerativo. A insônia ocorre em tempos diferentes na evolução da demência a depender da etiologia, sendo mais proeminente nas fases mais avançadas da demência de Alzheimer e desde o início do quadro, mantendo relativa estabilidade na demência por corpúsculos de Lewy, por exemplo.

A deterioração do ritmo circadiano em pacientes demenciados é um processo multifatorial, causado pelo próprio processo neurodegenerativo, além de alterações dos fotorreceptores retinianos e influências ambientais.

O espectro de sintomas associados à insônia nesta população é vasto e deve ser diagnosticado através de uma anamnese minuciosa tanto do ponto de vista do sono como de comorbidades, hábitos, medicações e ambiente; eventualmente com exames como polissonografia quando há suspeição clínica de Síndrome da apneia e hipopneia do sono.

A abordagem de insônia nessa população deve envolver reestruturação ambiental, acessar polifarmácia, terapia cognitivo-comportamental, higiene do sono e exposição solar programada.

CONSIDERAÇÕES FINAIS

Insônia é definida como uma condição de má qualidade do sono, com dificuldade para iniciar ou manter o sono, ou sensação de sono não restabelecedor, apesar de condições adequadas para o sono ocorrer. É estimado que a insônia acometa cerca de 70% dos pacientes em cuidado paliativo. Múltiplos fatores podem

QUADRO 2 Classes de medicamentos e efeitos adversos

Classe	Mecanismo de ação	Efeitos adversos
Benzodiazepínicos	Diminui latência do sono Reduz despertares noturnos Aumenta o tempo total de sono	Sedação matinal Quedas Fraturas Confusão mental Rebote de insônia com a descontinuação
Sedativos hipnóticos não benzodiazepínicos	Diminui latência do sono Melhora qualidade do sono Meia-vida curta	Menor risco de confusão mental Menor sedação matinal
Antidepressivos sedativos	Efeitos sedativos	Sedação na manhã seguinte
Anti-histamínicos	Efeitos sedativos não melhoram a qualidade do sono e podem diminuir ao longo do tempo	Secura de mucosas Retenção urinária Confusão mental Sonolência na manhã seguinte Evitar em idosos em cuidados paliativos
Outros (melatonina, valeriana)	Sem evidência científica	

QUADRO 3 Doses e efeitos adversos

Droga	Dose inicial	Intervalo	Pico de ação	Meia-vida	Dose máxima
Mirtazapina	7,5-15 mg	1 x/dia	2-12 h	10-50 h	45 mg
Trazodona	50 mg	1 x/dia	1-2 h	5-9 h	150 mg
Zolpidem	5 mg	1 x/dia	2 h	2 h	10 mg

Droga	Efeitos adversos
Mirtazapina	Sedação, aumento de apetite, tontura
Trazodona	Sedação, náuseas e vômitos, priapismo, tremores, hipotensão
Zolpidem	Sedação, cefaleia, mialgia, náuseas e vômitos, tontura

causar insônia, e o médico deve investigar cuidadosamente sua causa para o tratamento adequado.

A abordagem da insônia deve sempre considerar a performance clínica do paciente. Pacientes em cuidado paliativo, mas que mantêm um relativo melhor prognóstico e têm poucas comorbidades, possivelmente, irão tolerar o tratamento farmacológico típico de idosos saudáveis. No entanto, pacientes em fim de vida ou que estão mais debilitados são mais suscetíveis aos efeitos colaterais do tratamento farmacológico, dadas a maior possibilidade de interação medicamentosa e a presença de comprometimento funcional orgânico.

O médico deve sempre objetivar o tratamento impecável dos sintomas associados ou que contribuem para a insônia. Checar fatores ambientais que possam contribuir com a insônia é essencial, como manter o quarto em temperatura amena, evitar luz e equipamentos eletrônicos no período noturno, além de evitar equipamentos barulhentos. Mudanças no estilo de vida podem promover um padrão de sono mais regular no contexto de cuidados paliativos, como evitar cochilos durante o dia, refeições copiosas ou ingestão de líquidos no período noturno, assim como bebidas estimulantes como café. Toda a equipe multidisciplinar deve evitar interrupções no sono dos pacientes em cuidado paliativo que estejam internados, mantendo o ambiente calmo, quieto e adequado para o sono.

Para pacientes com insônia persistente, mesmo após adequações ambientais e comportamentais, o tratamento não farmacológico deve sempre ser a primeira linha de tratamento, especialmente a terapia cognitivo-comportamental nos pacientes em cuidados paliativos oncológicos. A escolha do medicamento para insônia deve ser sempre individualizada e na menor dose efetiva possível. Pacientes em cuidados paliativos devem ser monitorados cuidadosa e continuamente tanto quanto aos efeitos positivos como aos possíveis efeitos adversos dos medicamentos, particularmente durante a progressão da doença de base.

Se a causa da insônia for *delirium*, o melhor controle de sintomas é sempre com neurolépticos de demanda, de preferência atípicos e na menor dose possível. Benzodiazepínicos são a classe mais segura, mas sempre optar por medicamentos de meia-vida curta e acompanhar sinais de intoxicação. Rever horários de administração de medicamentos estimulantes como corticoesteroides ou psicoestimulantes como o Metilfenidato, que sempre devem ser administrados pela manhã.

A insônia nos pacientes em cuidado paliativo pode ter um impacto negativo na qualidade de sono e na qualidade de vida de seus cuidadores, o que pode impactar negativamente na expectativa do paciente permanecer em casa, portanto, é de fundamental importância seu tratamento.

REFERÊNCIAS BIBLIOGRÁFICAS

1. Edmonds P, Sykes N, Wiles J. Management of advanced disease. 4th ed. London: Hodder Arnold; 2004.
2. Hirst JM, Irwin SA. Overview of insomnia in palliative care. [Internet] [updated: Dec 14, 2021]. [acesso em: 2021 Aug 15]. Disponível em: https://www.uptodate.com/contents/insomnia-in-palliative-care#H519785601.
3. Neubauer DN. Pharmacotherapy for insomnia in adult. [Internet] [updated: Jan 28, 2022]. [acesso em: 2021 Aug 15]. Disponível em: https://www.uptodate.com/contents/pharmacotherapy-for-insomnia-in-adults?search=Pharmacotherapy%20for%20insomnia%20in%20adults.%20David%20N%20Neubauer&source=search_result&selectedTitle=2~150&usage_type=default&display_rank=2.
4. Neikrug AB, Ancoli-Israel S. Sleep-wake disturbances and sleep disorders in patients with dementia. [Internet] [updated: Nov 12, 2021]. [acesso em: 2021 Aug 15]. Disponível em: https://www.uptodate.com/contents/sleep-wake-disturbances-and-sleep-disorders-in-patients-with-dementia?search=Neikrug%20AB,%20Ancoli-Israel%20S.%20Sleep-wake%20disturbances%20and%20sleep%20disorders%20in%20

patients%20with%20dementia&source=search_result&selectedTitle=1~150&usage_type=default&-display_rank=1.

5. Ayer R (coord.). Cuidado paliativo. São Paulo: Conselho Regional de Medicina do Estado de São Paulo (Cremesp); 2008.
6. Carvalho RT de, Parsons HA. Manual de cuidados paliativos ANCP. 2ed. São Paulo: Academia Nacional de Cuidados Paliativos; 2009.

CAPÍTULO 25

SUDORESE EM CUIDADOS PALIATIVOS

Leonardo de Oliveira Consolim
Ana Paula de Souza Borges

DEFINIÇÃO E CONCEITO

Transpiração é um evento fisiológico que se caracteriza pela secreção de fluidos, principalmente água e cloreto de sódio, pelas glândulas sudoríparas espalhadas pela superfície da pele. É um importante componente do sistema de regulação da temperatura corpórea. As perdas insensíveis de água pela pele, por meio da transpiração, das mucosas e da respiração são de aproximadamente 50 mL/h, algo em torno de 1.200 mL/24h. Em situações de exercício físico, as perdas de líquido pela pele podem chegar a 2 a 3 litros por hora[1].

Já a sudorese, também chamada de hiperidrose, é a secreção inapropriada de um alto volume de fluidos que ocorre em diversas situações anormais, sendo muito frequente em situações de cuidados paliativos. Pode estar relacionada a neoplasias malignas avançadas (síndromes paraneoplásicas ou doença metastática), a doenças infecciosas em pacientes portadores de moléstias crônicas, além de outras causas, como diabetes mellitus e deficiência hormonal.

Apresenta prevalência em câncer avançado que varia de 14 a 28%[2,3]. A ocorrência pode ser contínua ou oscilar em diferentes períodos do dia. Quando ocorre prioritariamente no período noturno, é conhecida como sudorese noturna. Muitas vezes está associada a um quadro de hipertermia, mas nem sempre essa relação é demonstrada.

CAUSAS

A sudorese, no câncer, é particularmente relacionada a linfoma não Hodgkin, a qual ocorre em até 40% dos casos. É comumente descrita em neoplasias raras como feocromocitoma, melanomas, mesotelioma e tumores carcinoides, além de neoplasias malignas com metástases disseminadas, em especial para o fígado, criando o acrônimo LFMMTC (linfoma, feocromocitoma, melanoma, mesotelioma e tumores carcinoides) [2].

As principais causas são infecciosas e paraneoplásicas. As insuficiências hormonais, como deficiência de estrogênio e androgênio, a hipoglicemia e o hipertireoidismo também podem trazer em seu quadro clínico a sudorese. Alguns medi-

QUADRO 1 Causas mais comuns da sudorese

Infecciosas	Sepse, choque séptico, tuberculose
Tumoral	Resposta inflamatória induzida pelo tumor primário, metástases principalmente para fígado e rins, linfomas, síndrome carcinoide, sarcoma de Ewing, câncer de células renais, câncer de ovário, feocromocitoma, hepatocarcinoma Tumor de Pancoust, tumor intratorácico, tumor retroperitoneal
Endocrinológicas	Insuficiência de hormônios sexuais (estrogênio, androgênio) causada pelo uso de tamoxifeno, inibidores de aromatase, análogos de gonadorelina, menopausa após quimioterapia ou radioterapia, bloqueio hormonal no câncer de próstata, seja esse medicamentoso seja pós-orquiectomia

QUADRO 2 Causas menos comuns de sudorese

Endocrinológicas (hipoglicemia, hipertireoidismo)
Causa central (desajuste da termorregulação nos tumores que acometem o sistema nervoso central)
Nutrição parenteral
Enxerto
Fraqueza/astenia
Dor intensa
Ansiedade/medo
Reação transfusional
Neuropatias (autoimune e idiopática)
Abstinência alcoólica

QUADRO 3 Medicações que causam sudorese

Opioides
Inibidores da receptação de serotonina
Tamoxifeno, inibidores de aromatase, análogos de gonadorelina
Interferon
Antidepressivos tricíclicos (efeito paradoxal)

camentos de uso frequente em pacientes com doenças crônicas têm a capacidade de causar sudorese profusa como efeito colateral. Além do que, a sudorese também pode fazer parte de uma síndrome de abstinência pela retirada abrupta de alguma droga, como, por exemplo, a morfina. Em cuidados paliativos, é muito frequente a multicausalidade[3].

ABORDAGEM[3,4,9]

Avaliar a intensidade da sudorese e qual o impacto na vida do paciente:

- Leve: paciente só refere se for questionado diretamente.
- Moderada: sintoma reportado pelo paciente independentemente de ser questionado ou não pelo médico. O paciente se enxuga com toalhas, mas não precisa trocar de roupa.
- Grave: paciente incomoda-se muito com o sintoma, necessita com frequência de trocas de roupa de cama e de uso pessoal.

Sempre excluir causas reversíveis e tratá-las, se apropriado. Do mesmo modo, avaliar se a sudorese obedece algum ritmo circadiano, se está relacionada à introdução e à suspensão de alguma droga ou terapia.

TRATAMENTO[4,9]

Embora não haja evidências consistentes sobre o melhor tratamento, de forma geral, deve-se corrigir o que for possível e agir de forma apropriada:

- Se identificada a presença de infecção, tratá-la adequadamente.
- Se a sudorese for associada à hipertermia: iniciar administração de paracetamol, dipirona ou anti-inflamatório não hormonal. Se não houver melhora, considerar corticoide.
- Reposição hormonal para pacientes menopausadas ou em tratamento com tamoxifeno para neoplasia de mama, e homens castrados química ou cirurgicamente por neoplasia de próstata. Considerar megestrol (40 a 80 mg/dia) ou ciproterona 50 mg 12/12 h, respectivamente.
- Em razão das restrições de reposição hormonal, sobretudo em pacientes com neoplasias avançadas, algumas drogas foram estudadas e se mostraram úteis, a saber:
  - venlafaxina – 75 a 150 mg/dia[5];
  - gabapentina – 300 a 900 mg/dia[6];
  - cimetidina – 400 a 800 mg/dia[7];
  - clonidina – 02 a 0,4 mg/dia[7];
  - olanzapina – 5 mg/dia[8];

- talidomida – 100 mg/dia[7].
- Em caso de indução por drogas, se possível e adequado, descontinuar seu uso ou trocar por outra droga equivalente.
- Nos casos motivados pelo uso da morfina ou outro opioide, com bom controle álgico, considerar o uso de algumas das drogas citadas anteriormente na forma de adjuvantes. Se o controle álgico não estiver bom, realizar rodízio de opioides.

Medidas não farmacológicas devem sempre ser instituídas, principalmente nos casos de intensidade grave[7]:

- Manter ambiente arejado.
- Fazer uso de ventiladores.
- Usar roupas de cama e de uso pessoal de algodão ou materiais sintéticos que permitam evaporação dos fluidos.
- Fazer trocas frequentes de roupa.

CONSIDERAÇÕES FINAIS

A sudorese é uma afecção relativamente frequente no contexto de cuidados paliativos e traz grande desconforto para os pacientes, além de angústia para seus familiares. A abordagem correta e o tratamento adequado conseguem aliviar de forma satisfatória um sintoma que, em geral, é subestimado e subtratado pelas equipes de saúde.

REFERÊNCIAS BIBLIOGRÁFICAS

1. Twycross R. Sweating in advanced cancer. Indian J Palliat Care 2004;10(1):1-11.
2. Quigley SC, Baines M. Descriptive epidemiology of sweating in a hospice population. J Palliat Care. 1997;13:22-6.
3. Palliative care guidelines sweating. Lanarkshire, 2010. [Internet]. [acesso em: 2015 sep. 28]. Disponível em: http://www.nhslanarkshire.org.uk/Services/PalliativeCare/Documents/ NHS%20Lanarkshire%20 Palliative%20Care%20Guidelines.pdf.
4. Oxberry S, Edwards A. Guidelines on the management of sweating. Yorkshire Palliative Medicine Guidelines Group; 2005.
5. Ramaswami R, Villarreal MD, Pitta DM, Carpenter JS, Stebbing J, Kalesan B. Venlafaxine in management of hot flashes in women with breast cancer: a systematic review and meta-analysis. Breast Cancer Res Treat. 2015;152(2):231-7.
6. Kontos M, Agbaje OF, Rymer J, Fentiman IS. What can be done about hot flushes after treatment for breast cancer? Climacteric. 2010;13(1):4-21.
7. Hanks G, Cherny NI, Christakis NA, Fallon M, Kaasa S, Portenoy RK (editors). Oxford textbook of palliative medicine. 4.ed. Londres: Oxford University Press; 2011.
8. Zylicz Z, Krajnik M. Flushing and sweating in an advanced breast cancer patient relieved by olanzapine. J Pain Symptom Manage. 2003;25(6):494-5.
9. Loprinzi CL, Pittelkow TP. Pruritus and sweating in palliative medicine. In: Cherney N, Fallon M, Kassa S, Portenoy R, Currow D (editors). Oxford textbook of palliative medicine. Oxford University Press, Oxford; 2015.

CAPÍTULO 26

PRURIDO

André Filipe Junqueira

INTRODUÇÃO

O prurido ou, como é popularmente conhecido, a coceira, é um sintoma comum e muitas vezes angustiante com o aproximar do final da vida. O prurido representa uma sensação distinta provinda da camada superficial de pele, da mucosa (incluindo o trato respiratório alto) ou da conjuntiva[1]. Na população idosa, é a afecção dermatológica mais comum[2,3]. Esta condição é acompanhada de grande desconforto do paciente, gerando inquietude, ansiedade, insônia e outras situações que resultam na piora de sua qualidade de vida[4]. Aliada a esses sintomas, ocorre a motivação reflexa de passar repetidas vezes os dedos e as unhas nos locais mais acometidos.

A fisiopatologia do prurido é importante e orienta as escolhas terapêuticas eficazes. Existem quatro categorias de prurido: prurioreceptivo, neuropático, neurogênico e psicogênico[5,6]. O prurido prurioreceptivo ocorre quando a coceira se origina na pele. A sensação começa nas terminações nervosas livres dessa área e é transmitida por fibras C amielínicas dedicadas ao corno posterior e retransmitido através do trato espinotalâmico até o cérebro, onde é percebido como coceira. O reflexo motor, com o estímulo do coçar, impulsiona as fibras sensoriais Aδ que, por sua vez, bloqueiam a sensação de coceira. Vários mediadores químicos (ou seja, pruritógenos) estimulam as fibras C. Embora a histamina, através de receptores histamina-tipo 1 [H1], seja o pruritogênio mais conhecido, existem vários outros, incluindo a serotonina, através dos receptores 5-hidroxitriptamina [HT] 2 e 3, citocinas, opioides (endógenos e exógenos, através de μ receptores opioides e κ-opioides) e neuropeptídeos, como a substância P, que podem desempenhar esse papel.

Os sistemas opioidérgico e serotonérgico foram propostos como reguladores centrais do prurido[7]. Alguns pruritógenos atuam liberando histamina dos mastócitos, mas há outras células que agem de forma independente, o que explica por que nem todas as sensações de coceira respondem ao tratamento com anti-histamínicos.

Mesmo quando o prurido responde aos anti-histamínicos, pode haver sensibilização central e diminuição da resposta se a coceira for crônica[8].

O prurido neuropático, outra categoria de prurido, ocorre quando há lesão em qualquer lugar ao longo da via aferente, a exemplo da coceira pós-herpética e da coceira secundária a tumor cerebral. A terceira categoria, a neurogênica, é induzida centralmente e não responde aos anti-histamínicos[8,9]. Os receptores opioides e serotoninérgicos podem redefinir o limiar da coceira centralmente, alterando os circuitos inibitórios centrais[7]. Exemplos de prurido neurogênico incluem coceira urêmica e colestática. A quarta categoria é a menos comum, o prurido psicogênico está associado a transtornos psiquiátricos.

AVALIAÇÃO DO PRURIDO

O prurido agudo é mais comum nos casos de reação idiossincrática a drogas, infeções e dermatites de contato, sendo que casos que exibem piora noturna podem estar relacionados a escabiose e, quando acontece após o banho, pode ser consequência de xerose cutânea[10].

O exame físico de todos os órgãos é importante, porém o dermatológico deve ser minucioso. O exame da genitália se faz necessário porque é local frequente de dermatofitoses, escabiose e outras dermatoparasitoses.

CAUSAS DE PRURIDO

Embora seja normal sentir prurido leve ou moderado ocasional, o prurido grave observado em pacientes com doença avançada geralmente está associado à uremia (insuficiência renal crônica), colestase, aos opioides, tumores sólidos (paraneoplasia) e distúrbios hematológicos. A pele seca também acompanha muitas dessas condições.

O prurido secundário à insuficiência renal crônica se apresenta tanto em pacientes em tratamento conservador quanto em pacientes em diálise. Ele pode ser generalizado ou localizado, paroxístico ou contínuo. Existem vários fatores causais possíveis, bem como tratamentos atuais para direcionar esses fatores. Por exemplo, a maioria dos pacientes urêmicos tem pele seca, caso em que emolientes são sugeridos e podem ser combinados com todos os tratamentos[8]. Os anti-histamínicos geralmente não são úteis no prurido secundário à insuficiência renal crônica, portanto, é improvável que a histamina seja um fator contribuinte. Paroxetina e mirtazapina podem ser tentados, pois a regulação da serotonina provavelmente está envolvida[11,12]. A colestiramina pode ajudar com concentrações aumentadas de ácidos biliares observadas em pacientes urêmicos. Já os antagonistas opioides têm sido usados para o suposto desequilíbrio do receptor opioide.

TABELA 1 Causas mais comuns de prurido em cuidados paliativos
Prurido senil
Colestase
Dermatoses (infecções fúngicas)
Doenças linfoproliferativas
Uso de opioides
Outras medicações (por ex.: furosemida)
Insuficiência renal crônica
Câncer (S. paraneoplásico)
Psicogênico

Adaptada de ANPC, 2012[2].

A colestase está comumente associada ao prurido, mas a patogênese ainda não está clara. Não há correlação entre o nível de ácidos biliares e o grau de prurido, o que explica por que reduzir o nível de ácidos biliares com colestiramina costuma ser ineficaz. Outro mecanismo postulado é a transmissão opioidérgica central alterada; por esse motivo, são usados antagonistas opioides. A sertralina, por sua vez, é utilizada por ter efeito no prurido associado à colestase[13]. Outras possibilidades incluem aumento da liberação de serotonina, para o qual paroxetina, mirtazapina ou ondansetrona podem ser prescritos. Novamente, a histamina pode estar envolvida, mas em menor extensão, pois os anti-histamínicos geralmente são ineficazes. Terapia de luz ultravioleta B também é uma opção[1,9,14,17].

Coceira induzida por opioides é mais comum com opioides administrados por via espinhais do que com os sistêmicos. O mecanismo exato do prurido induzido por opioides é desconhecido, no entanto acredita-se que seja mediado centralmente por receptores opioides *mu* e inibido por receptores opioides *kappa*. Os opioides também podem ativar as vias da serotonina, o que explica a razão pela qual o ondansetrona (um antagonista do receptor 5-HT3) alivia a coceira secundária à morfina espinhal[1,9,14].

Os tumores sólidos podem estar associados ao prurido paraneoplásico, que, na verdade, pode ser o sintoma que precede o diagnóstico em meses ou anos. A fisiopatologia não é bem compreendida, mas parece envolver uma reação imunológica a antígenos específicos do tumor. Os anti-histamínicos são ineficazes nessa situação. A coceira pode ser generalizada ou específica do tumor: coceira escrotal no câncer de próstata, coceira perianal no câncer colorretal ou coceira vulvar no câncer cervical. Os tumores sólidos também podem causar prurido por meio da obstrução biliar (por exemplo, no câncer pancreático). Nesses casos, a descompressão, através da colocação de *stent*, pode ser muito eficaz[1,7,9,14,18].

O prurido associado a distúrbios hematológicos, como linfoma e policitemia vera, é mais comum do que o prurido associado a tumores sólidos. O prurido está presente em aproximadamente 30% dos pacientes com doença de Hodgkin e pode preceder o diagnóstico em até 5 anos. Na policitemia vera, 30% a 50% dos pacientes apresentam coceira após contato com água. Embora esses pacientes tenham níveis aumentados de histamina, os antagonistas do receptor H1 são ineficazes[1,7,9,14].

TRATAMENTO

Independentemente da causa do prurido em pacientes paliativos, medidas gerais de cuidados com a pele são importantes. A xerose, ou pele seca, pode acompanhar todas as causas de prurido em pacientes paliativos, portanto, um dos pilares da administração geral é lubrificar regularmente a pele, especialmente após o banho.

O manejo do prurido é um desafio no contexto dos cuidados paliativos, pois déficits cognitivos e limitações funcionais dificultam a aplicação de algumas medidas terapêuticas. Inicialmente, a educação do paciente e o uso de medidas gerais são fundamentais para o sucesso do tratamento. Além disso, pode-se tomar outras medidas para controlar o prurido.

TABELA 2 Medidas gerais para o controle do prurido
Uso de hidratantes regularmente (de preferência com baixo pH)
Uso de hidratantes logo após o banho para aumentar a hidratação
Manter as unhas curtas e bem aparadas
Usar roupas leves e arejadas
Manter o ar ambiente confortável
Restringir o tempo de banho
Usar temperaturas amenas para o banho
Evitar produtos de limpeza de pele a base de álcool e com alto pH

Adaptada de Moriguti, 2012[4].

A orientação de manter as unhas aparadas pode quebrar o ciclo "coça-arranha" e evitar complicações secundárias. A base do tratamento é a hidratação da pele. Os hidratantes diminuem o prurido ao melhorar a função de barreira da pele e evitar a entrada de agentes irritantes.

Os corticosteroides tópicos agem através de efeito anti-inflamatório, sendo indicados para situações nas quais o prurido estiver associado a processos inflamatórios. Recomenda-se não utilizar essa classe medicamentosa por períodos prolongados devido aos seus efeitos adversos, como hipercortisolismo e adelgaçamento da pele[19]. A melhor via de administração é por meio de pomadas ao invés de formulações em cremes. Corticoides sistêmicos devem ser utilizados somente em casos refratários.

Agentes refrescantes têm leve efeito na redução do prurido, podendo atuar como contra irritante ou anestésico. O mentol ($C_{10}H_{20}0$) é um álcool secundário que pode ser extraído do reino vegetal ou obtido sinteticamente. Seu uso tópico promove sensação de frescor devido à estimulação de receptores neuronais, sendo sua eficácia mais associada a pruridos histaminérgicos e em preparações com concentração de 1%[20].

Anti-histamínicos podem ser úteis no alívio do prurido associado à liberação de histamina. Embora não haja muitos estudos, aparentemente há benefícios na combinação de anti-histamínicos H1 e H2. A principal limitação no uso dessa classe de medicação são seus efeitos colaterais, especialmente a sedação no sistema nervoso central associada ao seu efeito.

Os mecanismos pelos quais os antidepressivos atuas na diminuição do prurido ainda não foram identificados. Especula-se que a inibição da receptação da serotonina e/ou noradrenalina no córtex cerebral reduza a percepção somestésica do prurido. A mirtazapina, um antidepressivo tetracíclico, pode atuar nos pruridos noturnos e secundários a neoplasias hematológicas avançadas, como leucemias e linfomas[20,22]. Os inibidores exclusivos da receptação de serotonina, como a paroxetina e a fluvoxamina, podem apresentar efeito antipruriginoso na dermatite atópica, no linfoma sistêmico e nos carcinomas sólidos[23,24]. A paroxetina pode ser iniciada com 20 mg/dia, devendo-se aguardar de 4 a 7 dias para avaliar seu efeito.

A ondansetrona, uma medicação com efeito antiemético, possui também efeito antagonista no receptor 5-HT3, pode ser usado, igualmente, para tratamento de pruridos associados a opioides, colestase e anemia[16,25]. Possui custo elevado e tende a causar constipação intestinal. A posologia pode iniciar com doses de 4 a 8 mg, por via endovenosa, posteriormente, 4 mg, por via oral, a cada 12 horas.

A naltrexona e a naloxona foram usadas anteriormente para tratar uremia, colestase e prurido induzido por opioides, uma vez que os agonistas dos receptores opioides *mu* são mediadores centrais do prurido. No entanto, essas drogas são frequentemente inadequadas para população paliativa. Pacientes paliativos podem estar usando opioides para o tratamento da dor ou dispneia, e os antagonistas de opioides tendem a reverter a analgesia ou levar a sintomas de abstinência. Para prurido induzido por opioide secundário ou opioides sistêmicos, a estratégia inicial é alternar para um opioide diferente. Os opioides espinhais costumam ser administrados com bupivacaína, que também diminui a coceira[9,24].

A gabapentina e a pregabalina, análogos estruturais do neurotransmissor ácido γ-aminobutírico, são eficazes para vários tipos de prurido, porém o mecanismo de ação ainda não é claro. Em estudos controlados envolvendo pacientes com prurido causado por doença renal crônica, baixas doses de gabapentina (100 a 300 mg três vezes por semana) foram significativamente mais eficazes na redução da coceira do que placebo[26,27]. Também são eficazes no tratamento dos pruridos neuropático e colestático, e após queimadura. Os efeitos adversos mais frequentes são prisão de ventre, perda de peso, sonolência, ataxia e visão turva.

A rifampicina é um antibiótico que induz enzimas hepáticas desintoxicantes, além de inibir competitivamente a recaptação de ácidos biliares pelos transportadores hepatocíticos[28]. Alguns levantam a hipótese de que a rifampicina pode influenciar o prurido, alterando o crescimento bacteriano no intestino, o que pode influenciar a reabsorção de pruritrogênios[29].

Em conclusão, o prurido é um sintoma frequente e angustiante. A literatura médica está repleta de recomendações para seu manejo, mas contém apenas alguns ensaios clínicos e dados baseados em evidências.

REFERÊNCIAS BIBLIOGRÁFICAS

1. Krajnik M, Zylicz Z. Understanding puritus in systemic disease. Journal of Pain and Symptom Management. 2001 Feb;21(2):151-68.
2. Carvalho RT, Parsons HA (Orgs.). Manual de Cuidados Paliativos ANCP. 2 ed. 2012. [Internet]. [Acesso em: 2021 Mar. 21]. Disponível em: http://biblioteca.cofen.gov.br/wp-content/uploads/2017/05/Manual-de-cuidados-paliativos-ANCP.pdf.
3. Beauregard S, Gilchrest BA. A survey of skin problems and skin care regimens in the elderly. Arch Dermatol. 1987;123(12):1638-43.
4. Moriguti JC, Lima NKC, Ferriolli E. Desafios do diagnóstico diferencial em geriatria. São Paulo: Editora Atheneu, 2012.
5. Yosipovitch G, Greaves MW, Schmelz M. Itch. Lancet. 2003 Feb 22;361(9358):690-4.
6. Palliative Care Files. CPF/MFC. [Internet]. [Acesso em: 2021 Mar 21]. Disponível em: www.cfp.ca.
7. Lidstone V, Thorns A. Pruritus in cancer patients. Cancer Treat Rev. 2001 Oct;27(5):305-12.
8. Zylicz Z, Twycross R, Jones EA (editors). Pruritus in advanced disease. New York : Oxford University Press, 2004.
9. Twycross R, Greaves MW, Handwerker H, Jones EA, Libretto SE, Szepietowski JC, et al. Itch: scratching more than the surface. QJM. 2003 Jan;96(1):7-26.
10. Kligman AM, Greaves MW, Steinman H. Water-induced itching without cutaneous signs: aquagenic pruritus. Arch Dermatol. 1986 Feb;122(2):183-186.
11. Zylicz Z, Krajnik M, van Sorge AA, Costantini M. Paroxetine in the treatment of severe non-dermatological pruritus: a randomized, controlled trial. J Pain Symptom Manage. 2003 Dec;26(6):1105–12.
12. Davis MP, Frandsen JL, Walsh D, Andresen S, Taylor S. Mirtazapine for pruritus. J Pain Symptom Manage. 2003 Mar;25(3):288-91.
13. Mayo MJ, Handem I, Saldana S, Jacobe H, Getachew Y, Rush AJ. Sertraline as a first-line treatment for cholestatic pruritus. Hepatology. 2007 Mar;45(3):666-74.
14. Krajnik M, Zylicz Z. Pruritus in advanced internal diseases. Pathogenesis and treatment. Netherlands Journal of Medicine. 2001 Jan;58(1):27-40.
15. Terra SG, Tsunoda SM. Opioid antagonists in the treatment of pruritus from cholestatic liver disease. Ann Pharmacother. 1998;32(11):1228-30.
16. O'Donohue JW, Pereira SP, Ashdown AC, Haigh CG, Wilkinson JR, Williams R. A controlled trial of ondansetron in the pruritus of cholestasis. Aliment Pharmacol Ther. 2005 Apr 15;21(8):1041–5.
17. Mela M, Mancuso A, Burroughs AK. Review article: pruritus in cholestatic and other liver diseases. Alimentary Pharmacology and Therapeutics. 2003 Apr 1;17(7):857-70.
18. Yosipovitch G. Chronic pruritus: a paraneoplastic sign. Dermatologic Therapy. 2010 Nov-Dec;23(6):590-6.

19. Dykes PJ, Marks R. An appraisal of the methods used in the assessment of atrophy from topical corticosteroids. British Journal of Dermatology. 1979 Nov;101(5):599-609.
20. Bromma B, Scharein E, Darsow U, Ring J. Effects of menthol and cold on histamine-induced itch and skin reactions in man. Neurosci Lett. 1995 Mar 10;187(3):157-60.
21. Patel T, Ishiuji Y, Yosipovitch G. Menthol: a refreshing look at this ancient compound. Journal of the American Academy of Dermatology. 2007 Nov;57(5):873-8.
22. Hundley JL, Yosipovitch G. Mirtazapine for reducing nocturnal itch in patients with chronic pruritus: a pilot study. J Am Acad Dermatol. 2004 Jun;50(6):889-91.
23. Ständer S, Böckenholt B, Schürmeyer-Horst F, Weishaupt C, Heuft G, Luger TA, et al. Treatment of chronic pruritus with the selective serotonin re-uptake inhibitors paroxetine and fluvoxamine: results of an open-labelled, two-arm proof-of-concept study. Acta Derm Venereol. 2009;89(1):45-51.
24. Zylicz Z, Smits C, Krajnik M. Paroxetine for pruritus in advanced cancer. J Pain Symptom Manage. 1998 Aug;16(2):121-4.
25. Wilde MI, Markham A. Ondansetron: a review of its pharmacology and preliminary clinical findings in novel applications. Drugs. 1996 Nov;52(5):773-94.
26. Vila T, Gommer J, Scates AC. Role of gabapentin in the treatment of uremic pruritus. Annals of Pharmacotherapy. 2008 Jul;42(7):1080-4.
27. Gunal AI, Ozalp G, Yoldas TK, Gunal SY, Kirciman E, Celiker H. Gabapentin therapy for pruritus in haemodialysis patients: a randomized, placebo-controlled, double-blind trial. Nephrol Dial Transplant. 2004 Dec;19(12):3137-9.
28. Trauner M, Wagner M, Fickert P, Zollner G. Molecular regulation of hepatobiliary transport systems: clinical implications for understanding and treating cholestasis. Journal of Clinical Gastroenterology. 2005 Apr;39(4 Suppl 2):S111-24.
29. Siemens W, Xander C, Meerpohl JJ, Buroh S, Antes G, Schwarzer G, et al. Pharmacological interventions for pruritus in adult palliative care patients. Cochrane Database of Systematic Reviews. 2016 Nov 16;11(11):CD008320.

CAPÍTULO 27

ABORDAGEM E TRATAMENTO DO SOLUÇO

Ana Paula de Souza Borges
Leonardo de Oliveira Consolim

DEFINIÇÃO E CONCEITOS

Os soluços ocorrem quando um espasmo abrupto e involuntário dos músculos do diafragma e intercostais é seguido pelo fechamento repentino da glote, gerando um som característico de soluço. A contração coordenada da musculatura inspiratória leva a uma rápida entrada de ar, que é, dentro de poucos milissegundos, interrompida pelo fechamento da glote. Geralmente, acontece com uma frequência de 4 a 60 vezes por minuto.

Em adultos, parece não servir para nenhum propósito fisiológico. No entanto, a observação frequente de soluços no útero durante exames de ultrassom pré-natal sugere que ele pode desempenhar um papel na formação dos músculos inspiratórios em prontidão para a ação respiratória após o parto.

A classificação de soluços baseia-se em sua duração. Soluços agudos têm duração de menos de 48 horas. Soluços persistentes ou crônicos e os intratáveis são definidos com duração superior a 48 horas e mais de um mês, respectivamente.

Clinicamente, a maioria dos episódios de soluço é benigna, de início agudo e autolimitado e, geralmente, cessa em poucos minutos.

Soluços são mais comuns em doenças que afetam o sistema nervoso central e em doenças gastrintestinais. Até 20% dos pacientes com doença de Parkinson e 10% de pacientes com sintomas de refluxo gastroesofágico queixam-se de soluços. Pacientes com câncer avançado têm o soluço como um sintoma comum, afetando 10% dessa população. Em uma série de casos, mais de um quarto dos pacientes com carcinoma esofágico relatou pelo menos um ataque de soluços que durou mais de 48 horas. Independentemente da condição subjacente, quando o soluço é difícil de controlar, afeta a qualidade de vida e o humor do paciente, causa fadiga e exaustão, prejudica a alimentação, a interação social e o sono, assim, deve-se tomar condutas farmacológicas e não farmacológicas para minimizá-lo.

FISIOPATOLOGIA

O soluço é um arco reflexo composto por vias aferentes e eferentes, dado que o centro de soluço está no sistema nervoso central. A via aferente é constituída pelos nervos vago e frênico (derivada de segmentos cervicais C2-C4) e pela cadeia simpática (derivada de segmentos torácicos T6-T12).

O centro do soluço localiza-se no hipotálamo, na formação reticular medular, no tronco cerebral perto dos centros respiratórios, medial e o núcleo dorsal da medula, e na medula espinal cervical entre os segmentos C3 e C5. Mencionou-se que vários grupos de núcleos medulares interagem nesse centro, incluindo a parte dorsal do trato solitário (por ex., o centro inspiratório), o grupo ventral do núcleo ambíguo (centro expiratório) e o núcleo do nervo frênico.

A via eferente do soluço consiste principalmente do nervo frênico, a entrada do neurônio motor primário para o diafragma. Além disso, o intercostal externo e os nervos escalenos estimulam a contração dos músculos intercostais e escaleno, respectivamente. Pouco tempo após a ativação do arco reflexo para os soluços, o nervo laríngeo recorrente estimula o fechamento da glote, o que resulta no som "hic".

CAUSAS

As principais causas de soluço estão reunidas no Quadro 1.

ABORDAGEM

Na abordagem do soluço em cuidados paliativos é importante identificar as causas reversíveis, embora nenhum estudo tenha conseguido demonstrar benefício na extensa investigação. Avaliar os antecedentes cirúrgicos, os sintomas respiratórios e gastrintestinais, infecções, a ingesta alcoólica, o uso de medicações, a avaliação de distúrbios hidroeletrolíticos como hiponatremia, hipocalcemia e hipocalemia. De acordo com o paciente, avaliar a necessidade de ECG para descartar síndrome coronariana aguda, exame de imagem, punção lombar para coleta de líquido cefalorraquidiano e broncoscopia. É importante lembrarmos que, em um cenário de câncer avançado, a causa do soluço é multifatorial e, dependendo da funcionalidade do paciente e de seu prognóstico, uma extensa investigação pode trazer mais danos que benefícios ao paciente.

A crise de soluços, na grande maioria das vezes, se resolve espontaneamente, sendo necessária a intervenção terapêutica apenas no soluço persistente.

QUADRO 1 Causas de soluço

Neurológicas	Cabeça e pescoço	Tórax
Trauma	Corpo estranho	Trauma
Infecções de SNC	Bócio	Pneumonia
AVC	Aneurisma	Pleurite
Tumor de SNC	Faringite/laringite	Pericardite
Esclerose múltipla	Tumor/cisto	Aneurisma
Irritação do nervo frênico/vago		Esofagite
Shunts arteriovenosos		Acalasia
		Lesão esofágica
		Obstrução esofágica
		Hérnia de hiato
		Hérnia diafragmática
		Tumor mediastinal
		Adenomegalia
		Câncer de pulmão
Abdome	**Metabólicas/infecciosas**	**Drogas**
Úlceras	Hipocalemia	Metilprednisolona EV
Abscessos	Hiponatremia	Dexametasona
Gastrite	Hipocalcemia	Barbitúricos
Estase/distensão gástrica	Uremia	Metildopa
Colicistite	Hipocapnia	Agentes quimioterápicos
Pancreatite	Hiperglicemia	Megestrol
Doença do refluxo gastroesofágico	Tuberculose	Diazepam
Obstrução intestinal	Malária	
Hepatomegalia	Gripe	
Neoplasia	Herpes Zoster	
Abscessos	Álcool	
Cirúrgicas	**Psicogênicas**	**Idiopática**
Anestesia	Estresse e luto	
Extensão cervical	Esquizofrenia	
Distensão gástrica	Anorexia nervosa	
	Simulação	

AVC: acidente vascular cerebral; EV: endovenosa; SNC: sistema nervoso central.

TRATAMENTO

Tratamento da causa de base com o uso de inibidor de bomba de prótons, por exemplo, para tratamento de doença do refluxo gastroesofágico (DRGE), parada de medicações desencadeadoras das crises de soluços, passagem de SNG descompressiva em caso de distensão gástrica líquida/gasosa, correção de distúrbios hidroeletrolíticos que possam ser a causa e o tratamento de possíveis infecções.

Veja a seguir as indicações para os casos de soluço de difícil controle.

TRATAMENTO FARMACOLÓGICO

- Procinéticos: domperidona ou metoclopramida (10 a 20 mg por via oral a cada 8 horas).
- Inibidor de bomba de prótons para tratamento de DRGE, quando presente.
- Dexametasona (4 a 8 mg pela manhã) caso o paciente apresente compressão/irritação por presença de tumor hepático ou de SNC. Suspender se não houver benefício após uma semana de uso.
- Clorpromazina (25 a 50 mg a cada 8 horas) ou levomepromazina por via oral (de 3 a 6 mg, à noite), porém, devem ser evitadas se houver hipotensão arterial[1]; atentar para sonolência, principalmente em pacientes idosos.
- Haloperidol (0,5 a 1 mg, à noite, e até de 12 em 12 horas por até por 2 semanas) para evitar efeitos colaterais.
- Baclofeno (5 a 20 mg, a cada 8 horas), evitar retirada brusca pelo risco de abstinência. Efeito colateral: sedação é o mais comum, mas tontura, ataxia, insônia e confusão mental podem ser encontrados.
- Nifedipina (5 a 20 mg, a cada 8 horas, por via oral) deve ser evitada se houver hipotensão arterial.
- Gabapentina (300 a 400 mg por via oral, a cada 8 horas).
- Midazolam pode ser tentado para soluço refratário e que traz grande desconforto ao paciente (10 a 30 mg em 24 horas por via subcutânea) em bomba de infusão contínua.
- Metilfenidato.

TRATAMENTO NÃO FARMACOLÓGICO

O tratamento não farmacológico pode ser feito com:

- Implantação de estimulador do nervo vago.
- Bloqueio do nervo frênico com anestesia local (por meio de ultrassonografia).
- Estimulação percutânea do nervo frênico.
- Acupuntura.

- Tração da língua.
- Manobra de Valsalva.
- Bebendo-se água gelada ou engolindo gelo picado.
- Um susto repentino.
- Segurar a respiração.
- Respirar em um saco de papel.
- Massagem retal digital.
- Marcapasso nervo frênico.

CONSIDERAÇÕES FINAIS

Soluço prolongado pode ter efeitos deletérios em pacientes em cuidados paliativos, causando depressão, redução do sono, desnutrição, cansaço, perda de peso e broncoaspiração. Existem poucos estudos, e a maioria deles é de relatos de casos, portanto, há pouca evidência na literatura para o uso de medicamentos. A maioria dos estudos avaliou a clorpromazina para tratamento do soluço persistente. Várias outras medicações podem ser usadas para buscar o conforto do paciente no cenário paliativo.

REFERÊNCIAS BIBLIOGRÁFICAS

1. Clark K. Dysphagia, dyspepsia, and hiccup. In: Cherny N, Fallon M, Kaasa S, Portenoy RK, Currow DC (editors). Oxford Textbook of Palliative medicine. 6th ed. London: Oxford University Press, 2015.
2. Marinella MA. Diagnosis and management of hiccups in the patient with advanced cancer. J Support Oncol. 2009;7:122-127,130.
3. Berna AC, Gómez GG, González-Barboteo J, Porta-Sales J. Treatment of chronic hiccups in cancer patients: a systematic review. J Palliat Med. 2012;10(15):1142-50.
4. Steger M, Schneemann M, Fox M. Systemic review: the pathogenesis and pharmacological treatment of hiccups. Aliment Pharmacol Ther. 2015 Nov;42(9):1037-50.
5. Zhang Y, Jiang X, Wang Z, He M, Lv Z, Yuan Q, Qin W. Efficacy of acupuncture for persistent and intractable hiccups: a protocol for systematic review and meta-analysis of randomized controlled trials. Medicine (Baltimore). 2021 Feb 26;100(8):e24879.
6. Lohr L. Treatment hiccups in patients with cancer. Oncology Times. 2018 Sept 5;(40):17.

CAPÍTULO 28

XEROSTOMIA

Ana Carolina de Andrade Buhatem Medeiros

INTRODUÇÃO

A xerostomia é definida como uma sensação subjetiva de boca seca diagnosticada por autorrelato, ela pode ocorrer independentemente da quantidade de saliva. Idealmente, a xerostomia deve ser detectada pela queixa do paciente, seja ela espontânea ou direcionada[1], e confirmada por um questionário de validação que descreva o sintoma a partir da perspectiva do paciente[2].

Por outro lado, a hipossalivação é a redução objetiva do fluxo salivar devido à hipofunção das glândulas salivares, isto é, refere-se à redução da quantidade de saliva produzida pelas glândulas salivares, podendo variar em graus (grave, moderado ou leve), o que pode ser avaliado por meio de exames específicos, como a sialometria[3].

A hipossalivação, com incidência maior em idosos, não está relacionada diretamente ao processo normal de envelhecimento, mas ao uso de medicamentos, às doenças crônicas e aos tratamentos médicos. Nos pacientes em cuidados paliativos, a literatura indica que a xerostomia resulta das medicações utilizadas durante o tratamento e/ou da radioterapia de cabeça e pescoço[4,5].

É um sintoma pouco valorizado, mas muito frequente, que tem implicações físicas, psicológicas e sociais, além de causar grande desconforto e pode afetar negativamente a qualidade de vida dos pacientes[6,7]. Outro complicador são os problemas de saúde bucal em pacientes com doença avançada[8].

O paciente relata dificuldade na fala, mastigação e deglutição[9,8] de alimentos sem líquido e, até mesmo, na redução da percepção dos alimentos. Em alguns casos, há sensação de queimação com alimentos picantes e cítricos, ardência bucal e gosto amargo (disgeusia) constante, acompanhados de grande desconforto bucal e dor.

A xerostomia e a hipossalivação são manifestações distintas e independentes, que podem se apresentar combinada ou isoladamente[10].

SALIVA

A saliva é um fluido complexo, composto por secreções das glândulas salivares, contém componentes antimicrobianos, imunoglobulinas, eletrólitos e proteínas, desempenhando um papel importante na manutenção das condições fisiológicas normais dos tecidos bucais. Suas propriedades de tamponamento são essenciais para a proteção do epitélio gastrointestinal e da cavidade bucal[11].

A propriedade lubrificante da saliva auxilia na formação e deglutição do bolo alimentar, na mastigação, na manutenção do ph oral (com sua ação tamponante, atua no processo de remineralização e desmineralização), facilita a fonação, além de umidificar os tecidos moles e duros da cavidade bucal. É essencial na retenção e estabilidade de próteses dentárias e previne lesões aos tecidos bucais por agentes mecânicos ou estímulos nocivos provocados por microrganismos[12]. A presença de saliva alivia a sede e melhora a percepção do paladar.

Há evidências de que a redução do fluxo salivar aumenta o risco de cárie dentária, pela redução da capacidade tampão e da sua ação antimicrobiana[3]. A diminuição na qualidade e, principalmente, quantidade da saliva tem influência negativa, uma vez que afeta a qualidade de vida, e os pacientes ficam, muitas vezes, isolados e evitam contatos sociais por halitose, dificuldade para falar e dor decorrente da secura da mucosa bucal. O impacto da alteração salivar é relatado como inconveniente e mesmo angustiante[13], engloba muitos aspectos como perda de apetite, do paladar, de peso, dificuldade para engolir e aumento da ingesta diária de água.

ETIOLOGIA E PREVALÊNCIA

A xerostomia e a hipossalivação são o sintoma e o sinal mais prevalentes nos pacientes em cuidados paliativos devido à polifarmácia para controle de sintomas e de algumas morbidades associadas, e pode ser a queixa principal em 70 a 90% desses pacientes[14,1,15,16,17].

Em um contexto de fim de vida, podem advir de uma combinação de fatores, como desidratação, desequilíbrio metabólico e medicamentos utilizados para controle de sintomas, como os opioides, antidepressivos e anticolinérgicos, que têm como efeito colateral a diminuição do fluxo salivar[16,4]. Esses sintomas são frequentemente relatados por pacientes em cuidados paliativos e afetam mais de 90% dos pacientes com câncer[18].

Vilas Boas[19] observou que, em uma amostra de pacientes em cuidados paliativos, a xerostomia foi o sintoma mais relatado em 76,2% dos relatos. Na fase final de vida, quanto mais próximo do óbito, é frequente a presença de lábios ressecados e úlceras, o que indica a gravidade da condição clínica dos pacientes[1].

Damasceno[20], por sua vez, avaliou o fluxo salivar de pacientes em cuidados paliativos com o objetivo de relacionar a xerostomia com a presença de hipossalivação e de complicações bucais, o autor encontrou relação entre a xerostomia, a hipossalivação e a velocidade do fluxo salivar estimulado. A redução do fluxo salivar, associada à xerostomia, é três vezes mais frequente nas pessoas idosas e institucionalizadas[10,21].

A etiologia da xerostomia é classificada em persistente ou temporária. As causas da persistente são: radioterapia para câncer de cabeça e pescoço, síndrome de Sjögren primária e secundária (que pode estar associada à SIDA – Síndrome da Imunodeficiência Adquirida), diabetes mellitus, sarcoidose, amiloidose e ausência ou malformação das glândulas salivares[22,2].

A xerostomia temporária é causada por: medicações sistêmicas com efeito anticolinérgico, desidratação, uso excessivo de diurético, estresse, ansiedade ou depressão.

Esse sintoma também pode ser consequência de uma doença sistêmica, e o diagnóstico desta última auxilia no tratamento. As doenças sistêmicas que podem causar xerostomia foram descritas no Quadro 1, a seguir[22,2].

QUADRO 1 Doenças sistêmicas que cursam com xerostomia

Diabetes Mellitus tipo 1	Cirrose biliar primária
Diabetes Mellitus tipo 2	Displasia ectodérmica
Infecções virais	Doença do enxerto contra o hospedeiro
Vírus da imunodeficiência adquirida humana	Hemocromatose
Vírus da hepatite C	Doença de Parkinson
Vírus Epstein-Barr	Sarcoidose
Citomegalovírus	Tuberculose
Vírus linfotrópico de células T humanas do tipo 1	Lúpus eritematoso sistêmico
Doença autoimune da tireoide	Amiloidose
Doença renal em fase final	Actinomicose
Artrite reumatoide	

A prevalência de xerostomia aumenta com a idade, afeta cerca de 30% da população acima dos 65 anos, apesar de não haver evidência de que o processo de envelhecimento, isoladamente, seja responsável por este sintoma[7]. De fato, a polifarmácia prescrita para o controle de doenças crônicas é tida como etiologia mais comum.

Os efeitos sinérgicos das drogas têm aumentado significativamente esse sintoma, principalmente em pacientes idosos e institucionalizados, que tomam múltiplas medicações. A xerostomia induzida por medicamentos ocorre principalmente devido à ação anticolinérgica ou simpaticomimética e, geralmente, existe uma relação temporal bem definida entre o início da medicação ou aumento da dose com o início da sensação de secura bucal (Quadro 2)[23].

QUADRO 2 Medicamentos associados à xerostomia

Ação na disfunção salivar	Grupo farmacológico
Ação anticolinérgica	Antidepressivo tricíclico Antipsicótico Antagonista de receptor muscarínico Antagonista alfa receptor Diurético Anti-histamínico Antiemético Antiparkinsoniano Antiespasmódicos Broncodilatador Atropina e análogo
Ação simpaticomimética	Antidepressivo Anti-hipertensivo Supressores de apetite Estimulantes do sistema nervoso central Descongestionante e antigripal Broncodilatador Relaxante muscular Medicamentos para enxaqueca
Ação sinérgica (simpaticomimética e anticolinérgica)	Opioides Benzodiazepínicos Abuso de drogas Hipnóticos não-benzodiazepínicos
Outras	Inibidores da bomba de prótons Antibióticos Drogas citotóxicas Antirretrovirais Suplementos

Para Feio e Sapeta[10], alguns fatores podem alterar a secreção salivar, como:

1. Fatores que afetam o centro de controle da secreção salivar: jejum prolongado, fatores emocionais, depressão, problemas psicológicos (estresse e ansiedade), menopausa, drogas, doença de Parkinson.
2. Fatores que afetam o sistema nervoso autônomo: encefalites, tumores cerebrais, cirurgias neurológicas, tabagismo e drogas como os opioides, antidepressivos, anti-histamínicos, anti-hipertensivos e outras[24].
3. Fatores que afetam a função das glândulas salivares: doenças autoimunes (síndrome de Sjögren, artrite reumatoide, lúpus eritematoso sistêmico) e radioterapia ou quimioterapia.
4. Fatores que afetam o fluxo e o balanço eletrolítico: desidratação, doenças que modificam a composição salivar.

IMPLICAÇÕES BUCAIS

Os pacientes com boca seca comumente têm a mucosa bucal eritematosa e atrófica, língua despapilada, muitas vezes fissuradas, e os lábios ressecados e rachados (Figuras 1 e 2). Podem ainda relatar ardência bucal e perda ou alterações na sensibilidade gustativa[25].

Lesões traumáticas podem ser observadas na mucosa gengival, nos rebordos e nas bordas laterais da língua. A hipossalivação, quando intensa, dificulta o selamento protético[1], e as próteses dentárias, quando desadaptadas, ficam soltas e frouxas, causando ulcerações dolorosas, o que dificulta ainda mais a ingestão de alimentos (Figura 3).

Como consequência da hipossalivação (Figura 4), os doentes ficam expostos a diversas alterações na cavidade oral[26,27], como o aumento na incidência de cáries e doenças periodontais, maior susceptibilidade a infecções oportunistas como a candidíase oral[28,29] e o aumento dos níveis de desmineralização do esmalte[30]. A desidratação da mucosa cursa a traumas, e a presença de lesões orais ulceradas interfere na alimentação com perda de apetite, dificuldade na mastigação, deglutição e comunicação[29,28,18], além de halitose, glossodinia e aumento da saburra no dorso da língua.

As lesões orais interferem na qualidade de vida de pacientes com doenças avançadas complexas, por causar considerável morbidade ao bem-estar físico desse público devido à redução da ingestão oral e perda de peso, bem como perda do bem-estar psicológico pelo prejuízo na comunicação, que leva ao isolamento social[31].

DIAGNÓSTICO

A avaliação adequada do paciente, com história médica e odontológica, é essencial para o diagnóstico clínico[32] e a identificação dos fatores etiológicos. É necessário conhecer os antecedentes médicos do paciente, como a presença de doenças sistêmicas, a medicação em uso e a história de radioterapia, se for o caso.

O diagnóstico de xerostomia deve ser realizado por meio da queixa espontânea, do questionamento direcionado ao paciente ou pela utilização de questionários validados. Já o da hipossalivação deve ser confirmado por análise quantitativa do fluxo salivar.

Também podem ser utilizadas algumas escalas, como a escala visual analógica, respondendo à seguinte pergunta: "Você sente a sua boca seca?", em que zero corresponde a – "sem nenhuma secura"; e 10 equivale a – "pior secura possível". Outra escala específica para a quantificação da xerostomia, o Inventário de Xerostomia[23], contém 11 itens relacionados à experiência de boca seca e permite avaliar a sua gravidade, bem como monitorizar o sintoma ao longo do tempo[33].

Para o diagnóstico clínico da hipossalivação, o estado de hidratação da mucosa bucal (seca e pegajosa), a existência de pouca ou nenhuma saliva em assoalho

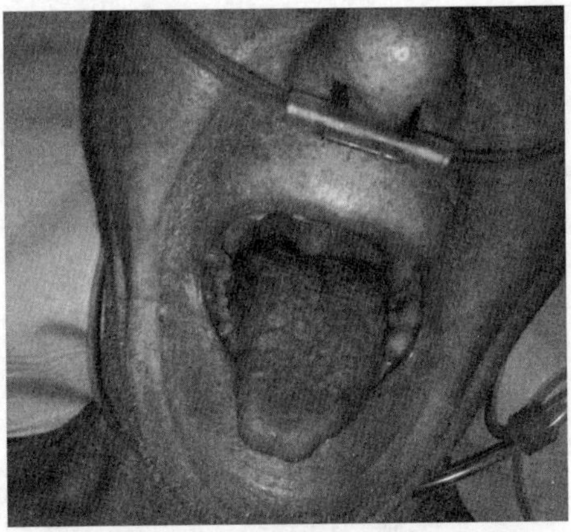

Figura 1 Língua fissurada com crostas

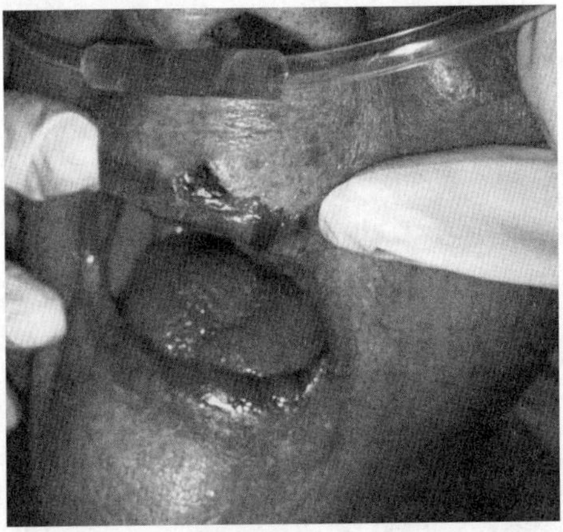

Figura 2 Lábio ressecado com fissuras

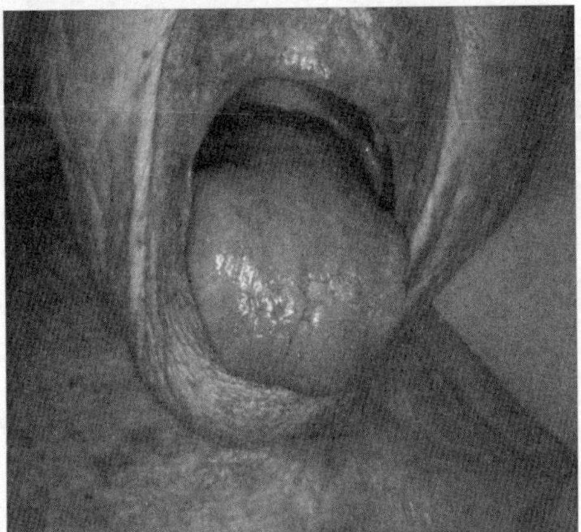

Figura 3 Úlcera em dorso e ventre da língua

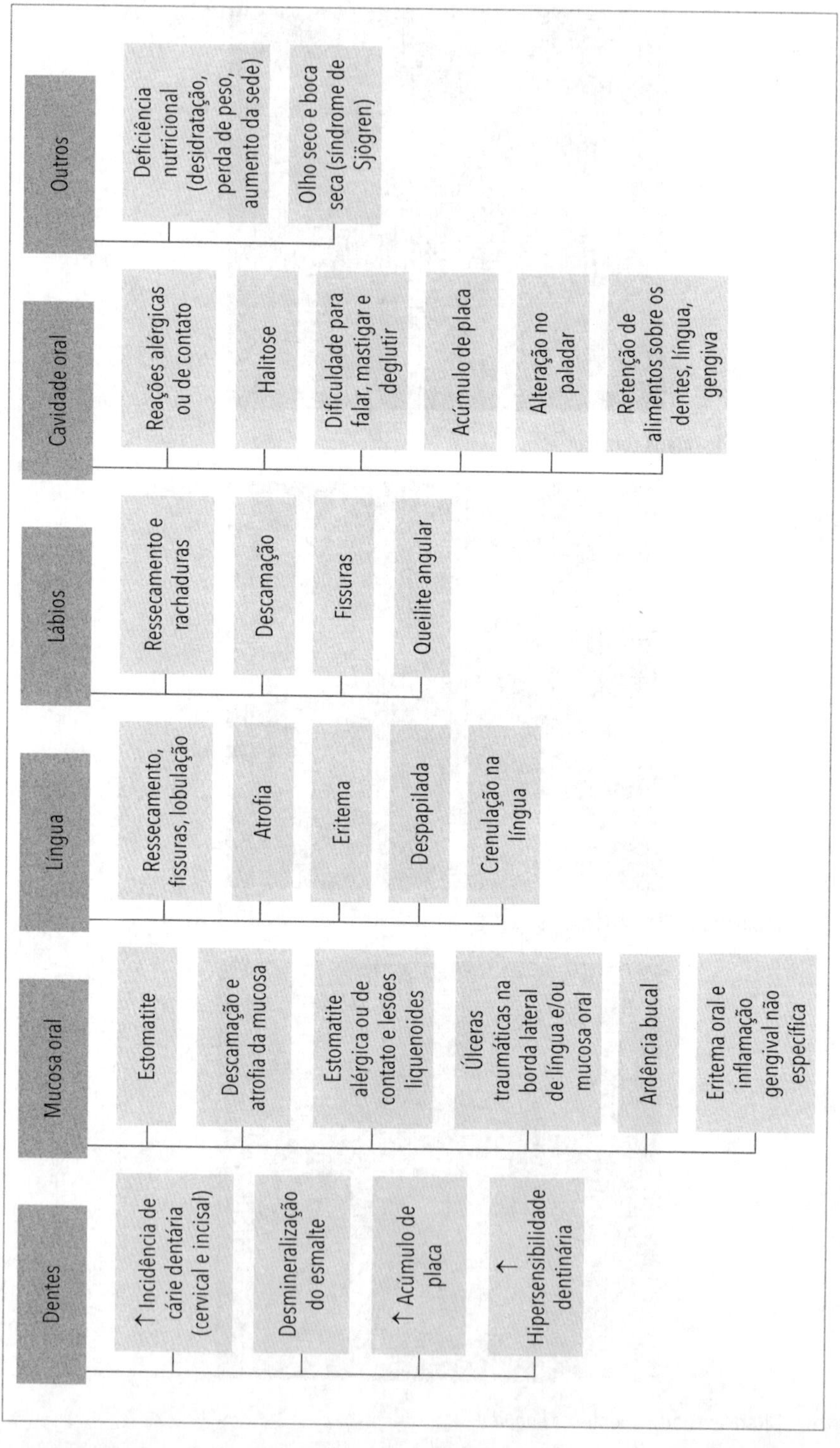

Figura 4 Sinais e sintomas de hipossalivação

bucal podem contribuir para o diagnóstico juntamente com a observação dos seguintes sinais clínicos[32]:

- Língua ressecada com diminuição das papilas.
- Lábios ressecados.
- Recorrência de infecções oportunistas.
- Presença de lesões eritematosas da mucosa e/ou placas brancas removíveis.
- Persistência de cáries.
- Dor ou ardência bucal.
- Sensação de areia nos dentes.
- Adesão de uma espátula bucal ao dorso da língua.

Algumas perguntas (Quadro 3) podem contribuir para o diagnóstico clínico[34].

QUADRO 3 Questionário direcionado a queixas associadas à xerostomia
1. Você sente a boca seca?
2. Tem dificuldade para engolir?
3. Precisa umedecer a boca com frequência?
4. Tem necessidade de molhar a boca, especialmente à noite?
5. Consegue comer alimentos secos, como biscoitos, sem beber água?
6. A língua gruda ao céu da boca?
7. A comida gruda nos dentes ao mastigar?

TRATAMENTO

O manejo do paciente com hipossalivação e xerostomia deverá abranger medidas de prevenção de complicações e irá depender de diversos fatores que vão desde o diagnóstico até a utilização de medicamentos. O tratamento deverá estar baseado na etiopatogenia e no prognóstico do caso.

Na literatura, são descritas diversas formas de tratamento para a hipossalivação e a xerostomia. O tratamento sintomático pode ser dividido em medidas farmacológicas e não farmacológicas, analisando sempre a prioridade e necessidade de cada caso.

No tratamento farmacológico, os estimulantes e substitutos da saliva geralmente aliviam a xerostomia, sem alterar o fluxo salivar. Já os agentes sistêmicos, além de atenuarem a xerostomia, reduzem os problemas bucais associados à hipofunção das glândulas salivares, por meio do aumento do fluxo salivar.

Nos casos com prognóstico mais favorável, em que o parênquima glandular não sofreu destruição grave, ou quando existe uma redução parcial do fluxo salivar, o estimulante salivar pode ser eficaz[35]. O principal objetivo é estimular o fluxo salivar do paciente de forma fisiológica e, secundariamente, por forma artificial. No entanto, em muitos casos, o quadro de hipossalivação não melhora com esse tratamento e são necessárias manobras de estímulo salivar mais específicas.

A estimulação salivar poderá ser feita através da estimulação dos receptores orais, via aferente que engloba estímulos fisiológicos gustativos e mastigatórios; ou por ação direta no sistema nervoso autônomo, via eferente onde o estímulo salivar é medicamentoso[36].

Para a estimulação medicamentosa, os fármacos indicados são os sialogogos, como pilocarpina (na forma de colírio, solução manipulada ou comprimido) e cevimelina que aumentam o fluxo salivar e o conforto do paciente e podem ser efetivos em alguns casos mais graves[36,37].

Como métodos de tratamento local, existem inúmeras opções de substitutos salivares, entre as quais podemos citar a saliva artificial, que umidifica e lubrifica a mucosa bucal desidratada. Ela pode ser manipulada em solução, spray e gel à base de carboximetilcelulose ou mucina, que promove alívio momentâneo, aplicada quantas vezes for necessário, principalmente antes das refeições, de três a quatro vezes ao dia[32,25].

Os substitutos salivares são alternativas para o alívio do desconforto bucal e sua indicação dependerá da gravidade da causa. Porém, pelo fato desses serem removidos facilmente da boca durante a deglutição, a duração do efeito é curta, em função de sua grande hidrossolubilidade, sendo necessária a aplicação várias vezes durante o dia[38].

Lubrificantes orais podem ser usados para controlar a xerostomia. Uma das substâncias mais simples e baratas que pode ser usada como lubrificante oral é o azeite de oliva, que se mostrou útil em pacientes com xerostomia induzida por medicamentos[39], principalmente associada aos quadros de hipossalivação grave.

Os tratamentos não farmacológicos para a xerostomia incluem cuidados com a boca, sucção de cubos de gelo e bochechos com água. Primeiramente, deve-se manter a hidratação, e a ingestão de pequenas quantidades de líquidos pode ser indicada[8] várias vezes ao dia, ou o umedecimento da cavidade bucal com água a cada duas horas, com uso de *swab* ou gaze. Orientações de dieta e higienização bucal individualizada são prioritárias no que diz respeito à prevenção e ao tratamento da hipossalivação e da xerostomia, o que será refletido em excelentes resultados terapêuticos[40].

Na fase final de vida, o paciente normalmente respira com a boca aberta, o que, aliado ao uso de drogas anticolinérgicas, predispõe a ocorrência da hipossalivação e xerostomia, favorecendo a formação de crostas. Assim, a realização da higiene oral com o uso de *swab* ou gaze embebida em solução de clorexidina 0,12% sem álcool é importante. Devemos sempre tomar cuidado com o risco de aspiração se o paciente estiver apresentando rebaixamento do nível de consciência.

Para remoção de crostas aderidas em cavidade oral, pode-se utilizar a loção oleosa de ácidos graxos essenciais com vitaminas A e E. Para os lábios ressecados, hidratante labial à base de vaselina com lanolina é recomendado. Métodos alternativos, como a acupuntura e a terapia com laser de baixa potência, também já foram citados como forma de tratamento da xerostomia[41].

O sucesso do tratamento depende do correto diagnóstico, da identificação de fatores causais ou agravantes e do manejo adequado das complicações dentárias e da mucosa oral[38].

CONSIDERAÇÕES FINAIS

A xerostomia, sintoma frequente em doentes em cuidados paliativos, é a sensação subjetiva de boca seca, consequência ou não da diminuição da função das glândulas salivares, que se reflete em alterações quer na quantidade, quer na qualidade da saliva.

O tratamento sintomático da xerostomia abrange medidas paliativas, que podem ser locais ou sistêmicas visando o conforto e alívio dos sintomas de boca seca. O uso de substitutos salivares melhora a lubrificação, mantém a hidratação dos tecidos bucais, previne complicações nessa região e melhora a qualidade de vida dos pacientes.

É importante o acompanhamento odontológico regular e da higiene bucal adequada, uma vez que as salivas artificiais não substituem a proteção antibacteriana e imunológica da saliva.

REFERÊNCIAS BIBLIOGRÁFICAS

1. Vilas Boas PD. Avaliação das complicações bucais na fase final de vida de pacientes em cuidados paliativos. [monografia (Graduação em Medicina)]. São Paulo: Faculdade de Medicina, Universidade de São Paulo; 2017.
2. Matsuo K, Watanabe R, Kanamori D, Nakagawa K, Fujii W, Urasaki Y, et al. Associations between oral complications and days to death in palliative care patients. Support Care Cancer. 2015;24(1):157-161.
3. Agostini BA, Cericato GO, Silveira ERD, Nascimento GG, Costa FDS, Thomson WM, et al. How common is dry mouth? Systematic review and meta-regression analysis of prevalence estimates. Braz Dent J. 2018;29(6): 606-18.
4. Sweeney MP, Bagg J. The mouth and palliative care. Am J Hosp Palliat Care. 2000;17(2):118-24.
5. Wiseman M. The treatment of oral problems in the palliative patient. J Can Dent Assoc. 2006; 72(5): 453-8.
6. Ettinger RL. Review. Xerostomia: a symptom which acts like a disease. Age Ageing. 1996;25(5): 409-12.
7. Ship JA, Pillemer SR, Baum BJ. Xerostomia and the geriatric patient. J Am Geriatr Soc. 2002 Mar;50(3):535-43.
8. Fleming M, Craigs CL, Bennett MI. Palliative care assessment of dry mouth: what matters most to patients with advanced disease? Support Care Cancer. 2020;28(3):1121-129.
9. Favaro RAA, Ferreira TNR, Martins WD. Xerostomia: etiologia, diagnóstico e tratamento. Revisão. Clin. Pesq. Odontol. 2006 apr/jun;2(4); 303-317.

10. Feio M, Sapeta P. Xerostomia em cuidados paliativos. Acta Med Port. 2005;18:459-66.
11. Brosky M. The role of saliva in oral health: strategies for prevention and management of xerostomia. The Journal of Supportive Oncology. 2007;5(5):215-25.
12. Pinto-coelho CM, Souza TCS, Dare AMZ, Pereira CCY, Cardoso CM. Implicações clínicas da xerostomia: abordagens sobre o diagnóstico e tratamento. Rev APCD. 2002;56(4):295-300.
13. Rydholm M, Strang P. Physical and psychosocial impact of xerostomia in palliative cancer care: a qualitative interview study. Int J PalliatNurs. 2002;8(7):318-23.
14. Rohr Y, Adams J, Young L. Oral discomfort in palliative care: results of an exploratory study of the experiences of terminally ill patients. International Journal of Palliative Nursing. 2010;16(9):439-444.
15. Mendes MSS. Estrutura da assistência odontológica em uma equipe multiprofissional de cuidados paliativos. [Monografia (Graduação em Medicina)]. São Paulo: Faculdade de Medicina, Universidade de São Paulo; 2019.
16. Alveno DA, Medeiros ACAB, Pereira RHM. Aspectos nutricionais, odontológicos e fisioterapêuticos no fim de vida. In: Consolim-Colombo FM, et al. Atenção à saúde cardiovascular do idoso: uma abordagem interdisciplinar. São Paulo: Atheneu; 2019. p. 229-39.
17. Rocha, NDB. Avaliação da condição orofacial de pacientes cardiopatas em cuidados paliativos de um hospital quaternário. Modalidade de interconsulta. [Monografia (Graduação em Medicina)]. São Paulo: Faculdade de Medicina, Universidade de São Paulo; 2020.
18. Chen X, Kistler CE. Oral health care for older adults with serious illness: when and how? J Am Geriatr Soc. 2015;63(2):375-8.
19. Vilas Boas PD. Avaliação da condição bucal e da qualidade de vida em pacientes sob cuidados paliativos. [monografia (Graduação em Medicina)]. São Paulo: Faculdade de Medicina, Universidade de São Paulo, 2017.
20. Damasceno NNL. Avaliação quantitativa do fluxo salivar de pacientes em cuidados paliativos. [monografia (Graduação em Medicina)]. São Paulo: Faculdade de Medicina, Universidade de São Paulo; 2016.
21. Orellana MF, Lagravère MO, Boychuk DG, Major PW, Flores-Mir C, Ortho C. Prevalence of xerostomia in population-based samples: a systematic review. Journal of Public Health Dentistry. 2006;66(2):152-58.
22. Mortazavi H, Baharvand M, Movahhedian A, Mohammadi M, Khodadoustan A. Xerostomia due systemic disease: a review of 20 conditions and mechanisms. Ann Med Health Sci Res. 2014;4(4):503-10.
23. Han P, Suarez-Durall P, Mulligan R. Dry mouth: a critical topic for older adult patients. J Prosthodont Res. 2015;59(1):6-19.
24. Bartels CL. Helping patients with dry mouth. The oral cancer foundation. [Internet]. [acesso em: 2021 may 13]. Disponível em: https://oralcancerfoundation.org/complications/xerostomia/.
25. Jales SMCP. Avaliação da efetividade de um protocolo de cuidados odontológicos no alívio da dor, sintomas bucais e melhora da qualidade de vida em pacientes com câncer de cabeça e pescoço em cuidados paliativos: ensaio clínico não controlado [tese (Doutorado em Medicina]. São Paulo: Faculdade de Medicina, Universidade de São Paulo; 2011.
26. Plemons JM, Al-HashimiI, Marek CL. Managing xerostomia and salivary gland hypofunction. JADA. 2014;145(8): 867-873.
27. Venkatasalu MR, Murang ZR, Ramasamy DTR, Dhaliwal JS. Oral health problems among palliative and terminally ill patients: an integrated systematic review. BMC Oral Health. 2020;20(1):79.
28. Turner M, Jahangiri L, Ship JA. Hyposalivation, xerostomia and the complete denture: a systematic review. J Am Dent Assoc. 2008;139(2):146-50.
29. Ship JA. Diagnosing, managing, and preventing salivary gland disorders. Oral diseases. 2002;8(4):77-89.
30. Folke S, Paulsson G, Fridlund B, Söderfeldt B. The subjective meaning of xerostomia: an aggravating misery. International Journal of Qualitative Studies on Health and Well-being. 2009;4:245-255.
31. Saini R, Marawar P, Shete S, et al. Dental expression and role in palliative treatment. Indian J Palliat Care. 2009;15: 26–29.
32. Coimbra F. Xerostomia: etiologia e tratamento. Revista Portuguesa de Estomatologia e Cirurgia Maxilo-facial. 2009;50: 159-64.
33. Thomson WM. Measuring change in dry-mouth symptoms over time using the xerostomia inventory. Gerodontology. 2007;24(1):30-5.
34. Visvanathan V, Nix P. Managing the patient presenting with xerostomia: a review. International Journal of Clinical Practice. 2010;64(3):404-07.

35. Grisius MM. Salivary gland dysfunction: a review of systemic therapies. Oral Surgery, Oral Medicine, Oral Pathology, Oral Radiology & Endodontics. 2001;92(2):156-62.
36. Pedrazas CHS, Azevedo MNL, Torres SR. Manejo do paciente com hipossalivação. Revista PerioNews. 2007;1(4):369-73.
37. Villa A, Connell CL, Abati S. Diagnosis and management of xerostomia and hyposalivation. Ther Clin Risk Manag. 2014;(11):45-51.
38. Frydrych AM. Dry mouth: xerostomia and salivary gland hypofunction. Australian Family Physician. 2016;45(7):488–92.
39. Ship JA, McCutcheon JA, Spivakovsky S, Kerr AR. Safety and effectiveness of topical dry mouth products containing olive oil, betaine, and xylitol in reducing xerostomia for polypharmacy induced dry mouth. J Oral Rehabil. 2007;34(10):724–32.
40. Tanasiewicz M, Hildebrandt T, Obersztyn I. Xerostomia of various etiologies: a review of the literature. Adv Clin Exp Med. 2016;25(1):199-206.
41. Atkinson JC, Grisius M, Massey W. Salivary hypofunction and xerostomia: diagnosis and treatment. Dent Clin North Am. 2005;49(2):309–26.

CAPÍTULO 29

MUCOSITE ORAL

Juliana Bertoldi Franco

INTRODUÇÃO

A mucosite oral (MO) é uma das condições mais dolorosas e debilitantes do tratamento oncológico, que ocasiona hospitalização em muitos casos, com aumento expressivo no custo do tratamento, além de impactar na qualidade de vida do paciente[1,6].

É definida como uma resposta tecidual inflamatória das mucosas frente ao tratamento antineoplásico e caracteriza-se progressivamente por eritema, edema, ulceração e formação de pseudomembrana com halo eritematoso, e pode ser acompanhada de sangramento ou de infecções secundárias.

Acomete a mucosa bucal não ceratinizada, o esôfago, o trato gastrintestinal e o reto. É uma condição exclusiva dos pacientes submetidos à quimioterapia ou à radioterapia de cabeça e pescoço, além da imunoterapia, devendo ser considerada somente na vigência de um desses tratamentos.

Caso contrário, as lesões ulceradas da mucosa bucal recebem o nome de estomatites e podem ser condizentes com outras afecções bucais[7].

A MO ocorre devido a dois mecanismos: a toxicidade direta da terapêutica utilizada sobre as células da mucosa oral e a mielossupressão gerada pelo tratamento instituído. Sua patogênese está ligada à renovação celular diminuída induzida pela quimioterapia e radioterapia nas camadas basais do epitélio, que se tornam incapazes de alcançar a renovação adequada das células descamadas[6,7].

A mucosite ocorre devido às agressões (quimioterapia e radioterapia) nos tecidos orais que leva à produção e à liberação de radicais livres, sendo dividida em quatro fases: *inflamatória, epitelial, ulcerativa e curativa.*

Na fase inflamatória, o tecido epitelial libera interleucina 1 (IL-1), interleucina 6 (IL-6) e fator de necrose tumoral-alfa (TNF-alfa), causando aumento da vascularização local e inflamação. Na fase epitelial, ocorre inibição da replicação das células epiteliais; na fase ulcerativa, ocorre a colonização da lesão por microrganismos; e, por fim, a fase curativa corresponde à renovação celular e posterior cicatrização da mucosite[6].

Quando presente em boca, leva a um quadro de dor intensa, sangramentos, podendo estar associados a infecções secundárias ou oportunistas, o que requer a transfusão sanguínea nos casos de sangramento associado; dificuldade de alimentação por via oral com necessidade de alimentação por sonda nasoenteral, perda de peso, uso de analgésicos opioides e antibióticos.

Dependendo do grau da MO e dos impactos em cavidade oral, existe a possibilidade de interrupção do tratamento antineoplásico com impacto negativo no prognóstico da doença[1,2,4,7].

A lesão de MO apresenta predileção pela mucosa bucal não ceratinizada, como a mucosa labial e jugal, face ventral e lateral de língua, soalho bucal e palato mole[8]. Ocorre em 40% dos pacientes submetidos à quimioterapia, em 100% dos pacientes submetidos à radioterapia de cabeça e pescoço e em 60 a 85% dos pacientes que estão em condicionamento para transplante de medula óssea[1,2,5,6].

Existem fatores diretos e indiretos predisponentes para a MO. Os diretos são: grau de higiene bucal e condição dentária prévia ao tratamento antineoplásico (presença de focos bucais ativos, próteses ou restaurações metálicas, arestas cortantes de dentes, dentes fraturados, dentes com mobilidade excessiva, dentes com doença periodontal avançada); intervalo e dose de administração do agente quimioterápico; região da cabeça e pescoço que será irradiada; disfunção preexistente nas glândulas salivares; infecções secundárias associadas a lesões; traumatismo na mucosa bucal (físico, químico ou térmico, incluindo a utilização de próteses dentárias). Entre os fatores indiretos, pode-se citar: a idade do paciente (quanto mais jovem, maior a frequência e gravidade da MO, em razão da alta taxa de renovação da mucosa oral); ciclos sucessivos de mielossupressão e imunossupressão; deficiências em enzimas metabólicas e reparadoras de DNA; deficiência de vitamina B12 e ácido fólico; e deficiências nutricionais[1,2,4,8].

Além disso, alguns agentes quimioterápicos como metotrexato (MTX), doxarrubicina, 5- fluorouracil (5-FU), ciclofosfamida, melfalam, carboplatina e taxol são excretados na saliva, causando uma citotoxicidade tópica direta nas células epiteliais da mucosa bucal, que eleva a gravidade das lesões[9,10].

Existem inúmeras classificações para a MO, sendo a da Organização Mundial da Saúde (OMS)[11] (Quadro 1) a mais utilizada, em razão de sua facilidade, uma vez que ela associa o aspecto da lesão ao exame físico com a perda da capacidade de alimentação por via oral, aspectos ilustrados nas Figuras 1 a 4.

A sintomatologia dolorosa pode ser relatada na fase de eritema da mucosa bucal (mucosite grau 1), sendo a ardência o sintoma inicial mais comum, intensificando-se nos quadros de ulceração[2,5,6,12]. A literatura e a experiência clínica são bem vastas quando o assunto é MO, tanto para a prevenção quanto para o tratamento.

QUADRO 1 Classificação para a mucosite oral segundo a OMS[11]

Grau da mucosite	Sinais clínicos e capacidade de alimentação por via oral
Grau 0	Mucosa bucal sem alteração
Grau 1	Presença de eritema e dor, e dieta geral por via oral
Grau 2	Presença de úlcera, dor, e paciente fazendo uso de dieta sólida por via oral
Grau 3	Presença de úlceras, dor e paciente fazendo uso de dieta líquida por via oral
Grau 4	Presença de úlceras, dor e sem condições de receber alimentação por via oral

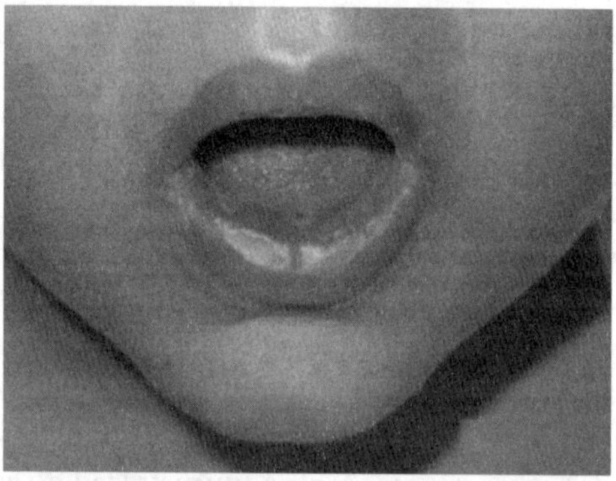

Figura 1 Presença de eritema em lábio inferior, em paciente submetido à quimioterapia para tratamento de leucemia mieloide aguda, fazendo uso de dieta geral por via oral (mucosite grau 1).
Fonte: arquivo pessoal da autora.

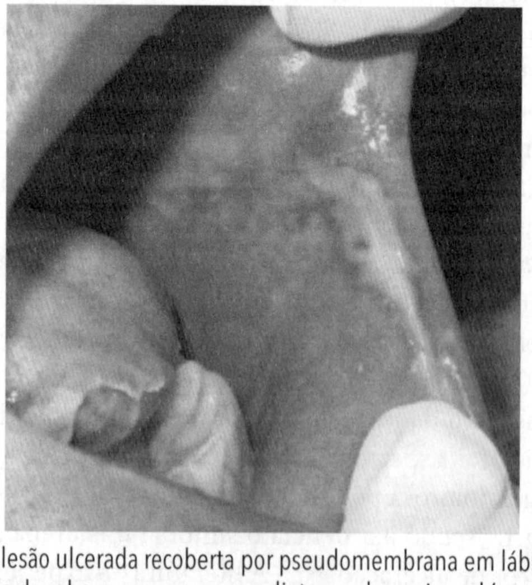

Figura 2 Presença de lesão ulcerada recoberta por pseudomembrana em lábio inferior, em paciente submetida à radioterapia de cabeça e pescoço, com dieta geral por via oral (mucosite grau 2).
Fonte: arquivo pessoal da autora.

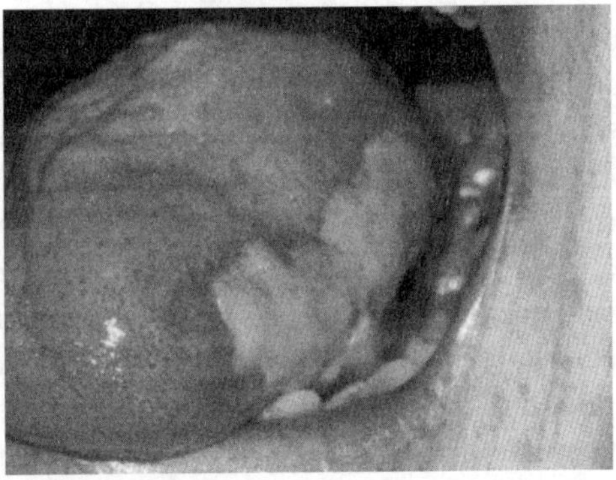

Figura 3 Lesão extensa em borda lateral de língua e assoalho bucal, adjacente à área dentada com restauração metálica. Paciente em uso de dieta líquida por via oral (mucosite grau 3).
Fonte: arquivo pessoal da autora.

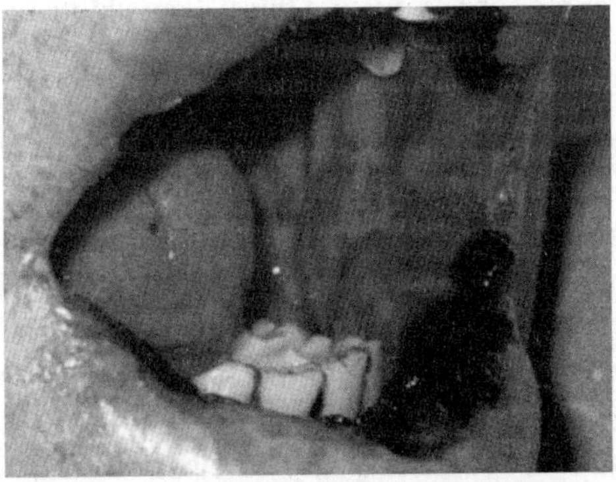

Figura 4 Lesões ulceradas extensas em toda mucosa bucal, com episódios de sangramento, em paciente em quimioterapia com impossibilidade de alimentação por via oral (mucosite grau 4).
Fonte: arquivo pessoal da autora.

A depender do grau da MO, o tratamento será instituído e consistirá em medidas paliativas para a redução da dor, do desconforto bucal, do risco de hemorragias, além da prevenção de infecções secundárias e o estímulo para cicatrização. Inúmeras modalidades terapêuticas podem ser adotadas, como o uso de enxaguatórios bucais, administração de analgésicos opioides, anestésicos tópicos, corticoides, crioterapia, uso de fatores de crescimento e laserterapia[1,2,4,6,13].

A prevenção da MO inicia-se com a realização de tratamento odontológico prévio ao tratamento oncológico, que visa à remoção de focos infecciosos bucais e de possíveis fatores etiológicos que podem ocasionar complicações bucais, durante e após a quimioterapia ou a radioterapia de cabeça e pescoço[2,6].

Embora a MO não tenha uma causa infecciosa, microrganismos orais podem colonizá-la e alterar o processo de cicatrização. Assim, a higiene bucal deve ser instituída antes, durante e após o tratamento antineoplásico, dando-se ênfase à escovação dentária e à utilização correta do fio dental, para que a flora bacteriana bucal endógena seja reduzida e controlada. Deve-se evitar o uso de enxaguante bucal que contenha álcool em sua formulação, visando diminuir a irritação e a desidratação da mucosa local.

O paciente que apresenta dificuldade para a realização da higiene oral através da escovação dentária devido à gravidade das lesões ou pela sintomatologia dolorosa deve realizar bochecho com solução à base de clorexidina a 0,12% sem álcool, duas vezes ao dia, com duração de 30 a 60 segundos. A higiene bucal é importante para a prevenção de infecção secundária da MO, redução de infecção oportunista e sepse[13].

O paciente, durante e após o tratamento antineoplásico, pode apresentar hipossalivação, a qual leva à boca seca e ao desconforto oral. Nesses casos, a utilização de soluções ou géis lubrificantes à base de água faz-se necessária, principalmente para minimizar o trauma sobre a mucosa bucal e possibilitar a fala, a mastigação e a deglutição dos alimentos. É importante modificar a dieta durante esse período, com restrição de alimentos cítricos, gaseificados, condimentados, secos e açucarados, dando preferência para alimentos pastosos, mornos e/ou frios[2,6].

A instituição dos bochechos nessa fase é fundamental por causa da ação tópica do produto ou fármaco sobre a mucosa bucal e a MO, para que ocorra a eliminação do quimioterápico que é excretado na saliva, em razão do ato de cuspir o bochecho, diminuindo a citotoxicidade direta, ou seja, o contato direto do quimioterápico com a mucosa oral, o que permitirá o contato direto do medicamento que será utilizado no tratamento da MO.

Podem ser utilizados bochechos à base de: elixir de dexametasona 0,1 mg/mL ou betametasona 0,1 mg/mL; chá de camomila frio e sem açúcar; água bicabornatada; leite de magnésia; vitamina E; benzocaína; morfina; sulcrafato; cloridrato de benzidamina; ácido tranexâmico e acetilcisteína.

Na literatura, pode-se encontrar menção a "bochechos mágicos", que são compostos de veículo muco aderente (leite de magnésia ou hidróxido de alumínio) associados a uma miscelânea de anestésico tópico (lidocaína gel), antibióticos, antifúngicos e corticosteroides[1,2,4,6,13,20].

A crioterapia é uma prática comumente indicada para a prevenção de lesões de MO de pacientes em quimioterapia. A sucção de pequenos cubos ou pastilhas de gelo ou a realização de bochechos com água gelada por cinco minutos, antes do início e durante os 30 minutos iniciais da infusão, proporciona alívio da dor e pode reduzir o desenvolvimento e a gravidade de novas lesões decorrentes da vasoconstricção proporcionada pelo frio. Deve ser realizada durante a infusão de qualquer quimioterápico, principalmente do 5-fluorouracil (5-FU), ciclofosfamida, melfalam, carboplatina e taxol[6].

A literatura é bem vasta quando o assunto são protocolos profiláticos e curativos que utilizam a fotobioestimulação com o uso de laserterapia de baixa potência. Essa terapia interfere na evolução do processo inflamatório, aumenta a microcirculação da área afetada, resultando em absorção do edema. Tem ação direta sobre os fibroblastos e miofibroblastos, possibilitando aumento do processo de reparo. Promove analgesia pela ação sobre os receptores periféricos e centrais de dor[1,2,5,6,21,25].

Como tratamento preventivo de MO, através da fotobiomodulação, podemos realizar a aplicação, em toda a mucosa bucal não ceratinizada, do laser de baixa potência de emissão vermelha (comprimento de onda de 630 a 660 nm, potência de 100 mW e energia final de 2J/cm, por ponto de aplicação), diariamente, cinco dias antes do início de quimioterapia ou radioterapia de cabeça e pescoço, para o estímulo da proliferação celular de reparo, diminuindo a frequência e a gravidade da MO[2].

Para o tratamento da lesão de MO, deve-se utilizar o laser de baixa potência de emissão infravermelha (comprimento de onda de 780 a 830 nm, potência de 100 mW e energia final de 2 J/cm, por ponto de aplicação) e a emissão vermelha (comprimento de onda de 630 a 660 nm, potência de 100 mW e energia final de 2 J/cm, por ponto de aplicação), pontualmente na lesão, com distância de 1 cm^2 entre esses pontos, aplicando-se em toda a extensão da lesão. A aplicação pode ser diária até que haja a completa cicatrização da lesão e a promoção de analgesia[2,6,21,24,26].

Sugerimos a seguir uma série de orientações e cuidados para a MO nos pacientes em terapia antineoplásica:

- Realizar tratamento odontológico prévio ao início das terapias, para a remoção de focos infecciosos bucais.
- Dar ênfase à higiene bucal. Caso o paciente não consiga realizá-la, bochecho com clorexidina 0,12% (2×/dia) deve ser instituído.
- Fornecer orientação sobre a dieta adequada (pastosa, morna/fria, não ácida, não condimentada e não gaseificada).
- Para fins profiláticos, realizar fotobiomodulação com laserterapia de baixa potência, diariamente, por toda a mucosa bucal, durante cinco dias, anteriormente ao início de quimioterapia ou radioterapia de cabeça e pescoço.
- Realizar crioterapia no momento de infusão dos quimioterápicos 5-fluorouracil (5-FU), ciclofosfamida, melfalam, carboplatina e taxol.
- Após o início da terapia, bochechos frequentes com chá de camomila frio e sem açúcar podem ser realizados.
- Na presença de lesões de MO, bochechos com elixir de dexametasona ou betametasona 0,1 mg/mL, 3×/dia, podem ser associados à laserterapia de baixa potência.
- Nos casos de infecções oportunistas (candidíase), deve-se realizar bochecho com nistatina 100.000 UI, 4×/dia, por 14 dias, ou usar fluconazol, cápsula de 150 mg, dose única semanal, até cessar os sinais e sintomas.
- Manter os lábios hidratados com lubrificantes bucais à base de água.

CONSIDERAÇÕES FINAIS

O conhecimento sobre a fisiopatologia da MO é de grande relevância tanto para diagnóstico e tratamento quanto para sua prevenção. Conhecer os fatores de risco, assim como os possíveis tratamentos, é importante para a manutenção do tratamento antineoplásico. O tratamento mais adequado para cada grau de MO estimula a cicatrização e a analgesia, reduz as infecções secundárias e os episódios de sangramento, proporciona menor utilização de analgésicos opioides e antibióticos, e reduz a hospitalização, os custos do tratamento, além de melhorar a qualidade de vida do paciente.

O cirurgião-dentista é um dos profissionais que deve compor a equipe multidisciplinar no atendimento a esse grupo de pacientes, de forma a viabilizar tanto a prevenção quanto o tratamento da MO.

REFERÊNCIAS BIBLIOGRÁFICAS

1. Lalla RV, Saunders DP, Peterson DE. Chemotherapy or radiation-induced oral mucositis. Dent Clin N Am. 2014;58:341-49.
2. Franco JB, Rocha AC. Dor na mucosa oral. In: Siqueira JTT, Teixeira MJ (Orgs.). Dores orofaciais: diagnóstico e tratamento. São Paulo: Artmed; 2012. p. 505-15.
3. Franco JB, Vaccarezza GF. Importância do tratamento odontológico no paciente de cirurgia de cabeça e pescoço. In: Brandão LG, Brescia MDG (Orgs.). Cirurgia de cabeça e pescoço: fundamentos para a graduação médica. São Paulo: Saevier; 2011. p. 537-45.
4. Sonis ST. Treatment for oral mucositis-current options and an update of small molecules under development. Curr Treat Options Oncol. 2021 Feb 17;22(3):25.
5. Campos MIC, Campos CN, Aarestrup FM, Aarestrup BJV. Oral mucositis in cancer treatment: natural history, prevention and treatment (review). Mol Clin Oncol. 2014;2:337-40.
6. Villa A, Sonis ST. Mucositis: pathobiology and management. Curr Opin Oncol. 2015;27(3):159-64.
7. Sonis ST, Clark J. Prevention and management of oral mucositis induced by antineoplastic therapy. Oncology. 1991 Dec;5(12):11-8.
8. Sonis ST, Fey EG. Oral complications of cancer therapy. Oncology. 2002;16(5):680-6.
9. Sonis ST. A hypothesis for the pathogenesis of radiation-induced oral mucositis: when biological challenges exceed physiologic protective mechanisms. Implications for pharmacological prevention and treatment. Support Care Cancer. 2021 Sep;29(9):4939-4947.
10. Farquharson S, Gift A, Shende C, Inscore F, Ordway B, Farquharson C, et al. Surface-enhanced raman spectral measurement of 5-fluoracil in saliva. Molecules. 2008;13(10):2608-27.
11. WHO handbook for reporting the results of cancer treatment. Genebra: WHO Offset Publications. Series number 48. 1979
12. Alvarinõ-Martin C, Sarrión-Pérez MG. Prevention and treatment of oral mucositis in patients receiving chemotherapy. J Clin Exp Dent. 2014;6(1):e74-80.
13. Elad S, Thierer T. Cost-effective analysis of topical chlorhexidine in hematologic patients at risk for oral mucositis. Clin Oral Invest. 2015 Nov;19(8):1843-50.
14. Sarvizadeh M, Hemati S, Meidani M, Ashouri M, Roayaei M, Shahsanai A. Morphine mouthwash for the management of oral mucositis in patients with head and neck cancer. Adv Biomed Res. 2015 Feb;11;4:44.
15. Legert KG, Remberger M, Ringdén O, Heimdahi A, Dahllöf G. Reduced intensity conditioning and oral care measures prevent oral mucositis and reduces days of hospitalization in allogeneic stem cell transplantation recipients. Supp Care Canc. 2014;22:2133-40.

16. Sheibani KM, Mafi AR, Moghaddam S, Taslimi F, Amiran A, Ameri A. Efficacy of benzydamine oral rinse in prevention and management of radiation-induced oral mucositis: a double-blind placebo-controlled randomized clinical trial. Asia-Pacific J Clin Oncol. 2015;11:22-7.
17. Srivastav JK, Pandey M, Gupta S. Chamomile, a novel and selective COX-2 inhibitor with anti-inflammatory activity. Life Sci. 2009;85(19-20):663-9.
18. Fidler P, Loprinzi CL, Ofallon JR, Leitch JM, Lee JK, Hayes DL, et al. Prospective evaluation of a chamomile mouthwash for prevention of 5-FU-induced oral mucositis. Cancer. 1996;77(3):522-5.
19. Broekema FI, van minnen B, Jansma J, Bos RR. Risk of bleeding after dentoalveolar surgery in patients taking anticoagulants. Br J Oral Maxillofac Surg. 2014;52(3):e15-9.
20. Moslehi A, Taghizadeh-Ghehi M, Gholami K, Hadijibabaie M, Jahangard-Rafsanjani Z, Sarayani A, et al. N-acetyl cysteine for prevention of oral mucositis in hematopoietic SCT: a double-blind, randomized, placebo-controlled trial. Bone Marrow Transplant. 2014;49:818-23.
21. Oberoi S, Zamperlini-Netto G, Beyene J, Treister NS, Sung L. Effect of prophylactic low level laser therapy on oral mucositis: a systematic review and meta-analysis. Plos One. 2014;9(9):e107418.
22. Lara RN, de Guerra EM, de Melo NS. Macroscopic and microscopic effects of GaAlAs diode laser and dexamethasone therapies on oral mucositis induced by fluorouracil in rats. Oral Health Prev Dent. 2007;5(1):63-71.
23. Khouri VY, Stracieri ABPL, Rodrigues MC, Moraes DA, Pieroni F, Simões BP, et al. Use of therapeutic laser for prevention and treatment of oral mucositis. Braz Dent J. 2009;20(3):215-220.
24. Saunders DP, Rouleau T, Cheng K, Yarom N, Kandwal A, Joy J, et al. Systematic review of antimicrobials, mucosal coating agents, anesthetics, and analgesics for the management of oral mucositis in cancer patients and clinical practice guidelines. Support Care Cancer. 2020 May;28(5):2473-2484.
25. Elad S, Cheng KKF, Lalla RV, Yarom N, Hong C, Logan RM, let al. MASCC/ISOO clinical practice guidelines for the management of mucositis secondary to cancer therapy. Cancer. 2020 Oct1;126(19):4423-4431.
26. Miranda-Silva W, Gomes-Silva W, Zadik Y, Yarom N, Al-Azri AR, Hong CHL, et al. MASCC/ISOO clinical practice guidelines for the management of mucositis: sub-analysis of current interventions for the management of oral mucositis in pediatric cancer patients. Support Care Cancer. 2021 Jul;29(7):3539-3562.

CAPÍTULO 30

SIALORREIA/BABAÇÃO

Sumatra Melo da Costa Pereira Jales

INTRODUÇÃO

O ato de babar é um fenômeno fisiológico em recém-nascidos e lactentes, que geralmente desaparece após 15 a 18 meses de idade, após a maturação da função motora da região orofacial e da coordenação da deglutição. É considerado disfunção em indivíduos com mais de quatro anos de idade. A babação pode ou não estar relacionada à sialorreia e refere-se à dificuldade de reter a saliva no interior da boca (secundária a doenças neurológicas e/ou deformidade) pela incapacidade de deglutir (secundária à disfagia).

DEFINIÇÃO

Além de tomar contato com a definição de Hockstein et al.[1] e de Meningaud et al.[2], é necessário revisar o conceito de sialorreia. Ela não é sinônimo de babação. Por definição, refere-se ao aumento do fluxo salivar, que pode ou não vir acompanhado de corrimento pelos lábios. Esse corrimento de saliva pelos lábios (babar) não caracteriza, necessariamente, a sialorreia, muito embora esses dois fatos sejam considerados pela literatura especializada e na prática médico-odontológica um único aspecto clínico, denominado apenas como sialorreia[3].

A babação é definida como a presença de saliva para além das margens dos lábios em razão da incapacidade de controlar o fluxo salivar. Essa condição não é decorrente da produção excessiva de saliva, mas sim da falta de coordenação da musculatura orofacial e palatolingual ou de disfagia[3]. Isto é, a babação surge em decorrência da incapacidade ou ineficiência da deglutição em vez da produção excessiva de saliva.

EPIDEMIOLOGIA

É um sinal relativamente comum em crianças com comprometimento neurológico, estando presente em 28% delas[4]. Manifesta-se em 46,5% dos pacientes parkinsonianos, sendo socialmente incapacitante para 18,8% deles[5]. Mesmo nas fases iniciais da doença de Parkinson, 15% dos pacientes apresentam babação noturna. A incidência de babação grave em outras populações não é conhecida[6].

ETIOLOGIA

A babação pode ser secundária à disfunção neuromuscular, disfunção sensitiva ou disfunção motora (Tabela 1). Pode também ocorrer em associação com outras condições médicas, como a obstrução das vias aéreas superiores e a doença do refluxo gastroesofágico[7].

TABELA 1 Etiologias para babação e sialorreia[1,2,8]

Babação		Sialorreia
Disfunção neuromuscular/ sensitiva	Anomalia anatômica	Efeitos colaterais de medicamentos anticonvulsivantes, tranquilizantes (clozapina, risperidona, nitrazepam, betanecol)
Deficiência mental	Macroglossia	Exposição a toxinas (vapor de mercúrio)
Doença de Parkinson	Anquilose da articulação temporomandibular	Refluxo gastroesofágico
Esclerose lateral amiotrófica	Maloclusão Mordida aberta anterior	Fatores locais Erupção dentária, ulceração bucal, infecção bucofacial
Acidente vascular cerebral*	Sequelas de ressecção de tumores da região de cabeça e pescoço	Doenças otorrinolaringológicas* Laringite, faringite, tonsilite e epiglotite
Doença de Wilson	Selamento labial deficiente	Gravidez*
Sialorreia	Tumor de cabeça e pescoço	Fase secretora do ciclo menstrual*
Paralisia cerebral Paralisia pseudobulbar* Paralisia bulbar* Paralisia facial	Tumor de esôfago	
Síndrome de Moebius Síndrome de Worster-Drought Síndrome de Landau-Kleffner	Odinofagia	
Síndrome de Angleman Síndrome de Freeman-Sheldon	Obstrução nasal	
Neurotoxinas de metais pesados (mercúrio, tálio, arsênico, antimônio)	Outras: posição da cabeça e postura; anestesia ou hipoestesia dos lábios	

*Menos comuns.

A causa mais comum é a disfunção neuromuscular. Doenças que acometem o sistema nervoso central (como paralisia, doenças neurológicas progressivas, doenças do tronco cerebral e deficiência mental) e o sistema nervoso periférico (por exemplo, distúrbios musculares) podem estar envolvidas[8]. Em crianças, a deficiência mental e a paralisia cerebral são as doenças mais comumente envolvidas; em adultos, a doença de Parkinson é a etiologia mais comum[1,9].

Nos pacientes com esclerose lateral amiotrófica, a fraqueza bulbar, a espasticidade e a perda do controle neuromuscular podem levar a disfagia e dificuldade para engolir a saliva[10].

A literatura também cita a babação decorrente da obstrução por tumor de orofaringe, sequelas de cirurgia de cabeça e pescoço, com grandes ressecções e reconstruções da cavidade bucal e da língua, além da perda da sensibilidade ou em decorrência de deformidade[1,11].

A sialorreia é o segundo efeito adverso mais comum da clozapina, em 31 a 48% dos pacientes. Ocorre pela afinidade dessa medicação com os receptores muscarínicos e alfa-adrenérgicos[12].

IMPACTO SOCIAL E IMPLICAÇÕES CLÍNICAS

As complicações físicas e psicossociais da babação podem variar de sintomas leves a graves, com impacto negativo na qualidade de vida. As complicações físicas incluem lesões periorais, infecção secundária, desidratação e odor fétido. As complicações psicossociais incluem o isolamento, o aumento da dependência e da carga de cuidados[1].

A babação pode contribuir para a desidratação em decorrência da perda de fluidos, eletrólitos e proteínas. Embora a maioria das pessoas discuta a babação em termos de perda anterior de saliva, ela também pode se acumular na hipofaringe, o que leva à tosse, a engasgos e, em alguns casos, à aspiração[7].

Além disso, pode interferir na função mastigatória, interferir com a articulação das palavras, com a alimentação e a deglutição[7]. Ainda pode favorecer a ocorrência de infecções periorais, principalmente por *Candida albicans*, além de irritação local na pele[10]. Pode ser angustiante para os pacientes e seus pais e/ou cuidadores devido à umidade constante das roupas e ao desconforto físico, que acrescentam ainda mais a carga do cuidado destes pacientes[2]. Contribui ainda com o isolamento social e a perda da autoestima, devido ao enojamento de terceiros porque dissemina bactérias provenientes da secreção salivar em ambientes comunitários[13].

É um dos sintomas mais desconfortáveis e angustiantes em pacientes com câncer em fase final de vida e um problema permanente e significativo em pacientes em cuidados paliativos[14].

AVALIAÇÃO

A babação varia em gravidade. Alguns pacientes têm derramamento de saliva até os lábios, enquanto outros, até o queixo. É considerada grave quando a saliva molha a roupa, os livros ou os equipamentos[13].

Foram descritas várias escalas subjetivas para a avaliação da babação[15]. Uma delas classifica a gravidade em uma escala de cinco pontos e a frequência em uma escala de quatro pontos (Tabela 2)[16]. Embora essas escalas sejam úteis na avaliação e no monitoramento dos tratamentos, o impacto de babação na qualidade de vida do paciente é o fator mais importante na determinação da necessidade ou do tipo de tratamento.

TABELA 2 Avaliação da frequência e gravidade da babação[16]

Gravidade da babação	Pontuação	Frequência	Pontuação
Seco (nunca baba)	1	Nunca baba	1
Leve (apenas os lábios molhados)	2	Ocasionalmente baba	2
Moderado (lábios e queixo molhados)	3	Frequentemente baba	3
Grave (vestuário úmido)	4	Constantemente baba	4
Profusa (vestuário, mãos, objetos tornam-se úmidos)	5		

CONTROLE DE FATORES SISTÊMICOS E LOCAIS

É indispensável uma equipe multidisciplinar para a avaliação e o controle adequado da babação. Deve-se levantar a história médico-odontológica completa e realizar exame físico, complementado pelo uso criterioso de testes de diagnóstico, para identificar as condições sistêmicas ou locais que possam contribuir para esse quadro[7].

Qualquer agravante local, como doença bucodental significativa, posição anormal da cabeça que favoreça a ação da gravidade e má oclusão grave, devem ser reconhecidos e corrigidos quando possível. As opções de tratamento disponíveis para controlar a babação devem ser adaptadas para a gravidade de cada situação.

TRATAMENTO

Dependendo da modalidade escolhida, o tratamento da babação pode trazer complicações à saúde bucal, e isso sempre deve ser levado em consideração, visto que a saliva contribui significativamente para a saúde bucal. Quando ausente ou muito reduzida, leva a complicações como gengivite, cáries rampantes, queilite angular, entre outras (veja mais detalhes no capítulo sobre xerostomia). Por isso, a avaliação odontológica periódica se faz necessária para todos os pacientes submetidos a esse tipo de terapêutica[2].

Existem diferentes estratégias terapêuticas não farmacológicas e farmacológicas que têm sido utilizadas para reduzir ou eliminar a babação (Tabela 3).

TABELA 3 Tratamentos farmacológicos e não farmacológicos para a babação[1,8,17]

Tratamento farmacológico	Tratamento não farmacológico	Tratamento cirúrgico	Outros tratamentos
Escopolamina	Correção do posicionamento da cabeça e da postura	Excisão da glândula submandibular*+	Fotocoagulação de glândulas salivares
Atropina	Terapia fonoaudiológica	Transposição dos dutos da glândula parótida+	
Propantelina	Terapia comportamental	Transposição do ducto da glândula parótida*	Acupuntura na língua
Brometo de glicopirrônio	Terapia motora orofacial	Transposição do duto da glândula submandibular	Radioterapia
Amitriptilina		Ligação do duto da glândula parótida*	
Toxina botulínica		Ligação dos dutos das glândulas parótida e submandibular	
Benzotropina		Neurectomia transtimpânica	

*+Esses procedimentos cirúrgicos podem ser combinados

TRATAMENTO NÃO FARMACOLÓGICO

Existem inúmeras opções não farmacológicas para minimizar a babação. Essas incluem terapias comportamentais e motoras orofaciais. Embora muitas dessas abordagens estejam disponíveis há anos, sua forma de utilização não é baseada em evidências[7].

A melhora no posicionamento do corpo e na postura, juntamente com exercícios orofaciais e comportamentais são as intervenções primárias para tratar a babação. A terapia motora reduz os padrões motores orofaciais anormais e desenvolve a sucção, o selamento labial, a mobilidade da língua, da mandíbula e a deglutição[18]. No entanto, essa redução ocorre a curto prazo, sem eliminá-la completamente[7].

Para minimizar a babação, dispositivos de sucção portátil podem ser utilizados para remover o excesso de saliva e melhorar o conforto do paciente[10].

TRATAMENTO FARMACOLÓGICO

A salivação é mediada principalmente pelo estímulo parassimpático, em que a acetilcolina é o neurotransmissor ativo que realiza ligação aos receptores muscarínicos nas glândulas salivares. Os medicamentos agem por meio de um bloqueio anticolinérgico desses sítios receptores a fim de reduzir o estímulo do sistema nervoso parassimpático para as glândulas salivares[10].

Porém, eles afetam os receptores muscarínicos de todo o corpo e podem causar efeitos adversos significativos. Os mais frequentemente utilizados são a atropina, a escopolamina (hioscina) e o brometo de glicopirrônio (Tabela 4)[2].

TABELA 4 Medicamentos anticolinérgicos e posologia recomendada para o tratamento da babação[1,7,19]

Medicamentos	Posologia
Atropina	0,4 mg a cada 4 a 6 horas (acima de 30 kg)
Benzatropina	0,5-1,0 mg de dose inicial, uma vez ao dia, com dose máxima de 6 mg/dia
Brometo de glicopirrônio	0,04-0,4 mg/kg ao dia, dividido em 2 ou 3 doses
Cloridrato de triexifenidil	0,02-0,04 mg/kg ao dia, dividido em 2 ou 3 doses, aumentando gradativamente para 0,1-0,3 mg/kg ao dia
Propantelina	30 mg/dia, dividido em 2 ou 3 doses
Escopolamina emplastro	Um emplastro em região pós-auricular a cada 72 h

A atropina é o medicamento anticolinérgico clássico. Produz efeitos em receptores centrais e periféricos e exerce efeitos relativamente maiores sobre o coração, o músculo liso intestinal e o sistema nervoso central[7].

A atropina administrada na região sublingual apresenta muitas vantagens. É administrada sob a forma de gotas oftálmicas, é barata, não requer nenhuma habilidade especial para o uso e não tem efeito irreversível. No entanto, está contraindicada em doentes com rebaixamento cognitivo, demência e alucinação[5,20].

O emplastro de escopolamina normalmente aplicado para prevenir náuseas e vômitos associados à cinetose reduz a babação com a mesma eficácia de outros agentes anticolinérgicos. Tem sido utilizado em pacientes com sialorreia induzida por clozapina[21], babação por paralisia cerebral e por ressecção da orofaringe[22].

Os efeitos adversos mais comumente relatados são prurido e erupção cutânea no local da aplicação do emplastro[23], seguidos de dilatação pupilar e leve sedação. Efeitos mais significativos, como a psicose e a midríase unilateral, também foram associados à sua utilização[24]. Pode ser utilizado sob a forma inalatória e foi efetiva em uma série de casos, em razão de sua rápida absorção[25].

O brometo de glicopirrônio é um composto de amônio quaternário estruturalmente semelhante à atropina. É atualmente um dos medicamentos mais utilizados, porque tem uma meia-vida longa e não atravessa a barreira hematoencefálica[26]. Vários ensaios clínicos mostram que ele reduz a babação, no entanto, os efeitos adversos dose-dependentes podem ocorrer em 32 a 69% dos indivíduos. Os efeitos adversos mais comuns são boca seca, espessamento de secreções, retenção urinária, constipação, irritabilidade e reações alérgicas[27].

Outras medicações relatadas são a benzatropina, que é um agente sintético com efeitos antimuscarínicos cujos resultados são satisfatórios no controle da babação quando comparada ao placebo. Apresenta efeitos colaterais como irritabilidade, insônia, vômitos e apatia[28].

O cloridrato de triexifenidil melhorou a babação em 85% dos sujeitos em um ensaio clínico randomizado controlado duplo-cego e apresentou a retenção urinária como efeito colateral mais frequente[29].

Todos esses medicamentos anticolinérgicos são contraindicados na presença de antecedentes médicos de cardiopatia, glaucoma, hipertrofia da próstata, íleo paralítico ou obstrução pilórica. Além disso, podem levar a efeitos colaterais significativos, como boca excessivamente seca, prisão de ventre, retenção urinária, visão turva, irritabilidade, confusão e, até mesmo, psicose tóxica, em razão da variação individual a qual leva à prescrição de doses elevadas e representam riscos maiores à saúde do paciente do que a babação propriamente[30].

Tem sido relatado na literatura, como opção farmacodinâmica para o tratamento da sialorreia decorrente da clozapina, o uso de antidepressivos, como a amitriptilina, e antimuscarínicos, como a propantelina[19].

TOXINA BOTULÍNICA

A toxina botulínica reduz a produção de saliva por meio da inibição da liberação da acetilcolina nos terminais nervosos colinérgicos, principalmente nas junções neurossecretoras, dentro das glândulas salivares, onde se liga a uma proteína chamada SNAP-25 e forma um complexo que impede a exocitose neuronal pela inibição da fusão das vesículas pré-sinápticas que contêm o neurotransmissor[31].

As glândulas mais comumente aplicadas são as glândulas parótidas e submandibulares. Essa aplicação pode ou não ser guiada por ultrassonografia da região. A glândula parótida normalmente é injetada em dois ou três locais, e a glândula submandibular em um a três locais. A injeção transductal não é recomendada. O aparecimento dos resultados varia de um a 15 dias, na maioria dos estudos, e tem duração do efeito de duas semanas a seis meses. As aplicações podem ser repetidas a cada três meses[32].

Até dois terços dos pacientes apresentam uma melhora significativa na babação após o tratamento combinado de ambas as glândulas parótidas ou glândulas parótidas e submandibulares[33]. As toxinas botulínicas A e B parecem ter eficácia semelhante no controle da babação[34].

Os efeitos colaterais mais frequentemente relatados são aumento da viscosidade da saliva e xerostomia. A infiltração inadvertida em músculos adjacentes causa dificuldade de mastigação e deglutição em razão de difusão da toxina para o músculo masseter ou da faringe, o que pode ocasionar aspiração, fraqueza facial, deslocamento da mandíbula e infecção local. Outros efeitos secundários possíveis são hematoma, cálculos do duto salivar, lesões nas artérias carótidas ou ramos do nervo facial e a luxação recorrente da mandíbula[35].

No entanto, alguns autores relataram também efeitos colaterais mais graves, como disfagia, asfixia, pneumonia aspirativa, paresia transitória do nervo facial e perda do controle motor da cabeça. A utilização da ultrassonografia pode melhorar a eficácia e segurança, além de minimizar a ocorrência de efeitos adversos por permitir precisão na identificação do local da aplicação[36].

Essa medida apresenta vantagens como a baixa ocorrência de efeitos adversos sistêmicos e a ausência de interações medicamentosas[10].

Portanto, a injeção intraglandular de toxina botulínica A e B é um procedimento bem tolerado, seguro, eficaz a longo prazo para o controle da babação[36].

TRATAMENTO IDEAL

Inicialmente devemos corrigir os fatores locais que contribuem para a piora da babação, como posição anormal da cabeça, obstrução das vias aéreas superiores, substituição de medicamentos colinérgicos, correção da má oclusão grave e controle de doenças bucais significativas, e se possível, controlar ou eliminar a etiologia[37]. Caso a correção dos fatores contribuintes e locais tenha falhado, deve-se propor tratamentos mais fisiológicos e não farmacológicos, como a terapia motora orofacial. Na impossibilidade ou ineficácia dessa opção, a terapia farmacológica está indicada. Nos casos refratários aos medicamentos, tratamentos mais agressivos estão indicados. Devemos sempre priorizar as opções mais reversíveis, como a toxina botulínica.

Quando o tratamento cirúrgico estiver indicado, deve-se optar pelas abordagens mais conservadoras e fisiológicas, como a transposição dos dutos das glândulas submandibulares. Se o paciente tem uma expectativa de vida limitada, um tratamento mais agressivo, como a radioterapia, pode ser indicado, dependendo da condição clínica do paciente e da gravidade do problema[38].

CONSIDERAÇÕES FINAIS

A babação apresenta etiologia multifatorial. É um sintoma que tem um impacto médico e psicossocial considerável em adultos, crianças e familiares e exige intervenção multidisciplinar. Exercícios motores orofaciais e o posicionamento adequado do paciente são intervenções primárias que podem ser suficientes nos casos mais brandos, porém, nos casos mais graves e persistentes, a terapêutica medicamentosa deve ser indicada. O tratamento cirúrgico é geralmente reservado para casos refratários a outras intervenções. É importante considerar que a toxina botulínica apresenta resultado favorável, com poucos relatos de complicações graves.

Independentemente da terapêutica escolhida, é imperativo que sejam realizadas avaliações odontológicas periódicas para prevenir ou tratar as complicações relacionadas à redução do fluxo salivar.

REFERÊNCIAS BIBLIOGRÁFICAS

1. Hockstein NG, Samadi DS, Gendron K, Handler SD. Sialorrhea: a management challenge. Am Fam Physician. 2004;69(11):2628-34.
2. Meningaud JP, Pitak-Arnnop P, Chikhani L, Bertrand JC. Drooling of saliva: a review of the etiology and management options. Oral Surg Oral Med Oral Pathol Oral Radiol Endod. 2006;101(1):48-57.
3. Jales SMCP. Avaliação da efetividade de um protocolo de cuidados odontológicos no alívio da dor, sintomas bucais e melhora da qualidade de vida em pacientes com câncer de cabeça e pescoço em cuidados paliativos: ensaio clínico não controlado. [Tese (Doutorado em Ciências)]. São Paulo: Faculdade de Medicina, Universidade de São Paulo; 2011.
4. Sullivan PB, Lambert B, Rose M, Ford-Adams M, Johnson A, Griffiths P. Prevalence and severity of feeding and nutritional problems in children with neurological impairment: Oxford Feeding Study. Dev Med Child Neurol. 2000;42:674-80.
5. Hyson HC, Johnson A, Jog MS. Survey of sialorrhea in parkinsonian patients in southwestern Ontario. Can J Neurol Sci. 2001;28:S46-7.
6. Volonte MA, Porta M, Comi G. Clinical assessment of dysphagia in early phases of Parkinson's disease. Neurol Sci. 2002; 23(Suppl 2):S121-2.
7. Brei TJ. Management of drooling. Semin Pediatr Neurol. 2003; 10(4):265-70.
8. Ekdahl C, Mansson I, Sandberg N. Swallowing dysfunction in the brain damaged with drooling. Acta Otolaryngol. 1974;78:141-9.
9. Scully C, Limeres J, Gleeson M, Tomás I, Diz P. Drooling. J Oral Pathol Med. 2009;38(4):321-7.
10. Scott K, Shannon R, Roche-Green A. Management of sialorrhea in amyotrophic lateral sclerosis. J Palliat Med. 2016;19(1):110-1.
11. Olsen AK, Sjögren P. Oral glycopyrrolate alleviates drooling in a patient with tongue cancer. J Pain Symptom Manage. 1999;18(4):300-2.
12. Bird AM, Smith TL, Walton AE. Current treatment strategies for clozapine induced sialorrhea. Ann Pharmacother. 2011;45:667-75.
13. Bailey CM, Wadsworth PV. Treatment of the drooling child by submandibular duct transposition. J Laryngoscopy Otol. 1985;99:1111-7.
14. Rohr Y, Adams J, Young L. Oral discomfort in palliative care: results of an exploratory study of the experiences of terminally ill patients. Int J Palliat Nurs. 2010;16:439-44.
15. Sochaniwskyj AE. Drool quantification: noninvasive technique. Arch Phys Med Rehabil. 1982 Dec;63(12):605-7.
16. Thomas-Stonell N, Greenberg J. Three treatment approaches and clinical factors in the reduction of drooling. Dysphagia. 1988;3:75.
17. Squires N, Wills A, Rowson J. The management of drooling in adults with neurological conditions. Curr Opin Otolaryngol Head Neck Surg. 2012;20(3):171-6.
18. Samelstad KM. Treatment techniques to encourage lip closure and decrease drooling in persons with cerebral palsy. Occup Ther J Res. 1988;8:164-75.
19. Syed R, Au K, Cahill C, Duggan L, He Y, Udu V, et al. Pharmacological interventions for clozapine-induced hypersalivation. Cochrane Database Syst Rev. 2008;(3):CD005.
20. Comley C, Galletley C, Ash D. Use of atropine eye drops for clozepine-induced hypersalivation. Aust N Z J Psychiatry. 2000;34:1033-4.

21. Gaftanyuk O, Trestman RL. Scopolamine patch for clozapine induced sialorrhea. Psychiatr Serv. 2004;55:318.
22. Talmi YP, Finklestein Y, Zohar Y, Lurian N. Reduction of salivary flow with scopoderm TTS. Ann Otol Rhinol Laryngol. 1988;97:128-30.
23. Lewis DW, Fontana C, Mehallick LK, Everett Y. Transdermal scopolamine for reduction of drooling in developmentally delayed children. Dev Med Child Neurol. 1994;36:484-6.
24. Adams RC, Dodge NN, Ekmark EM, Ramey J, Browne R, Blasco PA. A double-blind crossover study of two medications vs. placebo measuring functional drooling rates by a semi-quantitative method. Dev Med Child Neurol. 1996;38(suppl 74):39-40.
25. Zeppetella G. Nebulized scopolamine in the management of oral dribbing: three case reports. J Pain Symp Manage. 1999;17:293-5.
26. Stuchell RN, Mandel ID. Salivary gland dysfunction and swallowing disorders. Otolaryngol Clin North Am. 1988;21:649-61.
27. Mier RJ, Bachrach SJ, Lakin RC, Barker T, Childs J, Moran M. Treatment of sialorrhea with glycopyrrolate: A double-blind, dose-ranging study. Arch Pediatr Adolesc Med. 2000;154:1214-8.
28. Camp-Bruno JA, Winsberg BG, Green-Parsons AR, Abrams JP. Efficacy of benztropine therapy for drooling. Dev Med Child Neurol. 1989;31:309-19.
29. Reddihough D, Johnson H, Staples M, Hudson I, Exarchos H. Use of benzhexol hydrochloride to control drooling of children with cerebral palsy. Dev Med Child Neurol. 1990;32:985-89.
30. Sennhauser FH, Schwarz HP. Toxic psychoses from transdermal scopolamine in a child. Lancet. 1986;2(8514):1033.
31. Breidenbach MA, Brunger AT. Substrate recognition strategy for botulinum neurotoxin serotype A. Nature. 2004;432:925-9.
32. Winterholler MG, Erbguth FJ, Wolf S, Kat S. Botulinum toxin for the treatment of sialorrhoea in ALS: serious side effects of a transductal approach. J Neurol Neurosurg Psychiatry. 2001;70(3):417-8.
33. Mancini F, Zangaglia R, Cristina S, Sommaruga MG, Martignoni E, Nappi G, et al. Double-blind, placebo-controlled study to evaluate the efficacy and safety of botulinum toxin type A in the treatment of drooling in parkinsonism. Mov Disord. 2003;18(6):685-8.
34. Vashista R, Nguyen SA, White DR, Gillespie MB. Botulinum toxin for the treatment of sialorrhea: A meta-analysis. Otolaryngol Head Neck Surg. 2013;148:191-6.
35. Tan EK, Lo YL, Seah A, Auchus AP. Recurrent jaw dislocation after botulinum toxin treatment for sialorrhoea in amyotrophic lateral sclerosis. J Neurol Sci. 2001;190:95-7.
36. Petracca M, Guidubaldi A, Ricciardi L, Ialongo T, Del Grande A, Mulas D, et al. Botulinum toxin A and B in sialorrhea: Long-term data and literature overview. Toxicon. 2015;107(Pt A):129-40.
37. Satow T, Ikeda A, Hayashi N, Yamamoto J, Takayama M, Matsuhashi M, et al. Surgical treatment of seizures from the peri-Sylvian area by perinatal insult: a case report of ictal hypersalivation. Acta Neurochir (Wien). 2004;146:1021-5.
38. Bourry N, Guy N, Achard JL, Verrelle P, Clavelou P, Lapeyre M. Salivary glands radiotherapy to reduce sialorrhea in amyotrophic lateral sclerosis: dose and energy. Cancer Radiother. 2013;17:191-5.

CAPÍTULO 31

RONCO DA MORTE

Bruna Mezan Algranti

INTRODUÇÃO

O ronco da morte é um sintoma bastante comum em pacientes em suas últimas horas de vida, o qual também pode ser chamado de ronco final ou, como é popularmente conhecido, "sororoca". Esse termo é usado, pois busca descrever o barulho dos movimentos oscilatórios das secreções acumuladas em vias aéreas e faringe nos pacientes em cuidados de fim de vida, devido à falta de efetividade dos reflexos de tosse e deglutição[1,2].

Muitos livros e manuais de cuidados paliativos prescrevem agentes antimuscarínicos para o quadro, no entanto, ainda não há na literatura evidência robusta de quais medidas farmacológicas e não farmacológicas são superiores ao placebo no tratamento do ronco da morte[3].

Os estudos mostram melhor controle do ronco da morte por uso precoce de medicamentos quando os sintomas ainda estão leves, isso provavelmente está associado ao fato de que os agentes anticolinérgicos agem reduzindo a produção de secreção, mas não conseguem eliminar as secreções previamente existentes[4].

CLASSIFICAÇÃO E PREVALÊNCIA

Alguns autores classificam o ronco final em dois tipos[5]:

- Tipo I: refere-se principalmente ao acúmulo de secreções salivares devido à diminuição do reflexo de deglutição.
- Tipo II: refere-se ao acúmulo de secreções brônquicas devido à dificuldade de tossir.

Existe uma escala sonora de classificação do ronco da morte[6] que varia de 0 a 3, de acordo com a intensidade do som produzido pelo paciente, a saber:

- 0 = inaudível.
- 1 = audível quando se aproxima do paciente.
- 2 = claramente audível ao pé da cama de um quarto silencioso.
- 3 = audível da porta do quarto.

Na literatura, indica-se uma prevalência variável de 25 a 92% dos pacientes[7,8].

Não está claro se esse sintoma causa desconforto no paciente nem se as medidas tomadas para alívio são efetivas, porém o tratamento costuma ser iniciado pelo grande desconforto provocado nos acompanhantes e nos profissionais de saúde.

QUADRO 1 Fatores associados ao risco de ronco da morte

▪ Sexo masculino	▪ Neoplasia SNC
▪ Internação superior a uma semana	▪ Pneumonia
▪ Fase de fim de vida prolongada	▪ Disfagia
▪ Neoplasia de pulmão	▪ Lesão cerebral

TRATAMENTO

O manejo e o tratamento desse sintoma são realizados por meio de medidas farmacológicas e não farmacológicas, dentre as quais destacam-se:

Medidas não farmacológicas:

- Drenagem postural: posição de semipronação, decúbito lateral preferencial.
- Reduzir o volume de infusão de líquidos (dieta e medicações).
- Explicar aos familiares sobre a fisiopatologia do sinal/sintoma e as divergências em relação ao que observamos e o que o paciente sente, a fim de reduzir o sofrimento da família.
- Manobras de fisioterapia respiratória: tosse assistida manual, insuflação e exsuflação mecânica e ventilação percussiva[9].
- A aspiração de nasofaringe e traqueal: medida controversa, que deve ser avaliada individualmente, se a aspiração não irá causar mais desconforto e sofrimento ao paciente[1].

Medidas farmacológicas[10,25]

Agentes anticolinérgicos:

- Atropina: amina terciária que atravessa a barreira hematoencefálica. O uso injetável deve ser criterioso, mais indicado em situações de bradicardia ou into-

xicação por organofosforados. Para sialorreia e hipersecreção brônquica, recomenda-se o uso sublingual.
Dose: colírio de atropina 1% (0,5 mg/gota) – 1 a 2 gotas SL (sublingual) cada 4 h.
Dose: via parenteral, 0,4 a 0,6 mg SC (subcutânea), cada 4 a 6 horas; ou 0,4 mg SC 1x e após 30 min, infusão SC 1,2 a 2 mg/dia.

- Brometo de propantelina: antagonista muscarínico, antiespasmódico. Provoca diferentes graus de secagem de secreções salivares, assim como a redução da transpiração.
  Comprimido: dose 15 mg 3x/dia. Em idosos: 7,5 mg 3x/dia.
  Gel: dose 10 mg qsp manipular sachês. Passar 1 sachê atrás da orelha 3x/dia.
- Glicopirrolato: antisialogogo mais potente, não há no Brasil. Amina sintética quaternária: não atravessa a barreira hematoencefálica, produz menos taquicardia que a atropina.
  Dose: 0,2 mg SC ou EV (endovenoso) a cada 4 h ou 6 h; ou 0,4 a 1,2 mg/dia, em infusão contínua.
- Butilbrometo de escopalamina: amina quaternária com menor efeito colateral em SNC se comparada com a hioscina/hidrobrometo de escopalamina (amina terciária que atravessa a barreira hematoencefálica).
  Dose: 10 a 20 mg a cada 4 a 6 horas; ou 60 a 240 mg/dia SC ou EV, em infusão contínua.

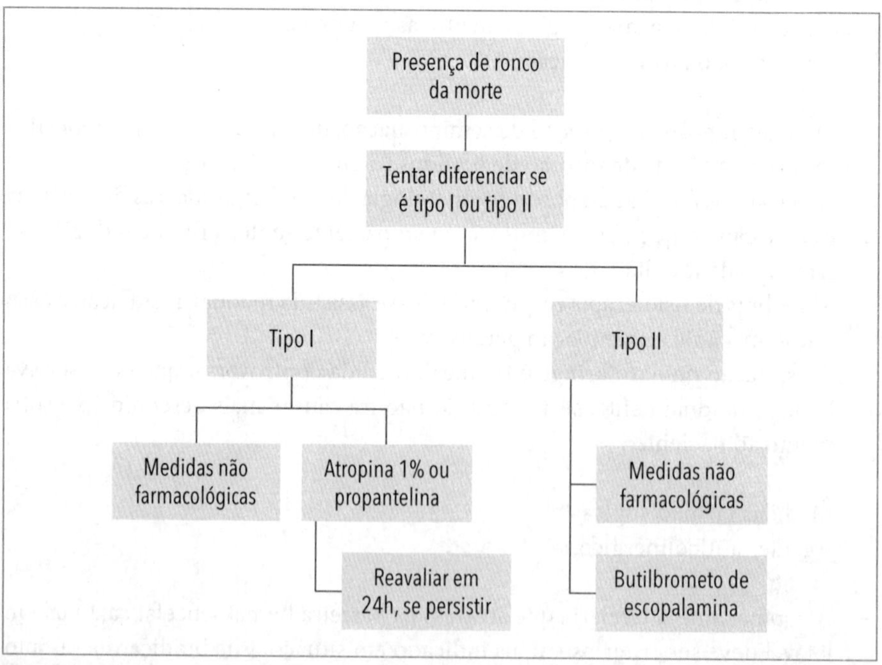

Figura 1 Algoritmo

CONSIDERAÇÕES FINAIS

A sialorreia pode ser inibida com baixas doses de agentes antimuscarínicos, enquanto as secreções brônquicas precisam de altas doses desses agentes para bom controle de sintomas. Devido aos efeitos colaterais dos agentes anticolinérgicos: boca seca, visão turva, fotofobia, midríase, pele quente e seca, retenção urinária, constipação, sonolência, *delirium* e alucinações, sugerimos iniciar Buscopan®, em altas doses, em pacientes já em transição de fase final de vida para processo ativo, ou seja, aqueles com baixo nível de consciência, em jejum ou com baixa ingesta, quando se cogita suspensão de medicações por via oral como laxantes.

Na nossa prática, observamos que ao intensificar os cuidados na cavidade oral como hidratação labial e uso da saliva artificial, conseguimos diminuir esses efeitos adversos e proporcionar conforto ao paciente.

Apesar da falta de evidências, em nossa experiência clínica, bem como na literatura, esse sintoma causa grande desconforto aos familiares e às equipes de saúde, portanto, até que se comprove que o ronco da morte não causa danos aos pacientes inconscientes, nosso serviço sugere iniciar o tratamento precoce, assim que identificados fatores de risco e evolução para processo ativo[4,26].

REFERÊNCIAS BIBLIOGRÁFICAS

1. Mercadante S. Refractory death rattle: deep aspiration facilitates the effects of antisecretory agents. Journal of Pain and Symptom Management. 2011;41:637-639.
2. Wildiers H, Dhaenekint C, Demeulenaere P, Clement PMJ, Desmet M, Van Nuffelen R, et al. Atropine, hyoscine butylbromide, or scopolamine are equally effective for the treatment of death rattle in terminal care. Journal of Pain and Symptom Management. 2009 Jul;38(1):124-33.
3. Wee B, Hillier R. Interventions for noisy breathing in patients near to death. Cochrane Database Syst Rev. 2008 Jan 23;2008(1):CD005177.
4. Mercadante S, Marinangeli F, Masedu F, Valenti M, Russo D, Ursini L, et al. Hyoscine butylbromide for the management of death rattle: sooner rather than later. Journal of Pain and Symptom Management. 2018 Dec;56(6):902-907.
5. Heisler M, Hamilton G, Abbott A, Chengalaram A, Koceja T, Gerkin R. Randomized double-blind trial of sublingual atropine vs. placebo for the management of death rattle. J Pain Symptom Manage. 2013 Jan;45(1):14-22.
6. Back I, Jenkins K, Blower A, Beckhelling J. A study comparing hyoscine hydrobromide and glycopyrrolate in the treatment of death rattle. Palliat Med. 2001 Jul;15(4):329-36.
7. Ellershaw JE, Sutcliffe JM, Saunders CM. Dehydration and the dying patient. J Pain Symptom Manage. 1995 Apr;10(3):192-7.
8. Morita T, Tsunoda J, Inoue S, Chihara S. Risk factors for death rattle in terminally ill câncer patients: a prospective exploratory study. Palliat Med. 2000;14(1):19-23.
9. Arcuri JF, Abarshi E, Preston NJ, Brine J, Di Lorenzo VAP. Benefits of interventions for respiratory secretion management in adult palliative care patients: a systematic review. BMC Palliative Care. 2016 Aug 9;15:74.
10. Emanuel LL, von Gunten CF, Ferris FD. The Education for Physicians on End-of-life Care (EPEC) curriculum. EPEC Project. New Jersey: The Robert Wood Johnson Foundation; 1999.
11. Bennett M, Lucas V, Brennan M, Hughes A, O'Donnell V, Wee B. Using anti-muscarinic drugs in the management of death rattle: evidence-based guidelines for palliative care. Palliat Med. 2002 Sep;16(5):369-74.

12. Protus BM, Grauer PA, Kimbrel JM. Evaluation of atropine 1% ophthalmic solution administered sublingually for the management of terminal respiratory secretions. Am J Hosp Palliat Care. 2013 Jun;30(4):388-92.
13. Kintzel PE, Chase SL, Thomas W, et al. Anticholinergic medications for managing noisy respirations in adult hospice patients. Am J Health Syst Pharm 66:458, 2009.
14. Prommer E. Anticholinergics in palliative medicine: an update. Am J Hosp Pall Med. 2013;30:490–8.
15. Twycross R, Wilcock A, Howard P (editors). Palliative care formulary. 4th ed. Palliativedrugs.com Ltd.; 2012.
16. Mercadante S. Death rattle: critical review and research agenda. Review article. Support Care Cancer. 2014;22:571–575.
17. Clark K, Currow DC, Agar M, Fazekas BS, Abernethy AP. A pilot phase II randomized, cross-over, double-blind, controlled efficacy study of octreotide versus hyoscine hydrobromide for control of noisy breathing at the end of life. J Pain Palliat Care Pharmacother. 2008;22(2):131-8.
18. Hugel H, Ellershaw J, Gambles M. Respiratory tract secretions in the dying patient: a comparison between glycopyrronium and hyoscine hydrobromide. J Palliat Med. 2006;9:279.
19. Jansen K, Haugen DF, Pont L, Ruths S. Safety and effectiveness of palliative drug treatment in the last days of life: a systematic literature review. Journal of Pain and Symptom Management. 2018 Feb;55(2):508-521.e3.
20. Booth S, Bruera E, Oliver D (editors). Palliative care consultations in primary and metastatic brain tumours. United Kingdom: Oxford University Press; 2004.
21. Lancashire and South Cumbria Consensus Guidance. Palliative care clinical practice summary: Guidance on consensus approaches to managing palliative care symptoms; 2017.
22. Kolb H, Snowden A, Stevens E. Systematic review and narrative summary: treatments for and risk factors associated with respiratory tract secretions (death rattle) in the dying adult. J Adv Nurs. 2018;74:1446–1462.
23. Jansen K, Haugen DF, Pont L, Ruths S. Safety and effectiveness of palliative drug treatment in the last days of life: a systematic literature review. Journal of Pain and Symptom Management. 2018 Feb;55(2):508-521.e3.
24. Lokker ME, van Zuylen L, van der Rijt CC, van der Heide A. Prevalence, impact, and treatment of death rattle: a systematic review. J Pain Symptom Manag. 2014;47(1):105–22.
25. Campbell M, Yarandi HN. Death rattle is not associated with patient respiratory distress: is pharmacologic treatment indicated? Journal of Palliative Medicine. 2013 Oct;16(10):1255-9.
26. van Esch, Lokker ME, Rietjens J, van Zuylen L, van der Rijt CCD, van der Heide A. Understanding relatives 'experience of death rattle. BMC Psychology. 2020 Jun 12;8(1):62.

CAPÍTULO 32

CONTROLE DE SINTOMAS EM PACIENTES INFECTADOS PELA COVID-19

Márcio Veronesi Fukuda

INTRODUÇÃO

Dentre os inúmeros desafios que a pandemia da infecção pelo novo coronavírus trouxe à prática clínica, um dos mais significantes para a prática do cuidado paliativo foi o relacionado ao controle dos sintomas. Além das dificuldades inerentes ao desconhecimento de uma doença nova e de história natural até então imprevisível, fez-se necessário lidar, especialmente no contexto hospitalar, com a intensificação do sofrimento físico relacionada ao isolamento e à distância do paciente de seus familiares e entes queridos.

Este capítulo visa abordar as particularidades do manejo hospitalar dos sintomas mais prevalentes ao final da vida nos pacientes acometidos pela Covid-19: dispneia, tosse e *delirium*/agitação[1].

SINTOMAS RESPIRATÓRIOS: DISPNEIA E TOSSE

A dispneia é o sintoma físico mais prevalente associado às formas graves da Covid-19[2]. Alguns dos fundamentos do controle de sintomas são a avaliação e a abordagem dirigida dos fatores etiológicos envolvidos, e, no caso da dispneia secundária à Covid-19, acredita-se que a hipoxemia tende a ter um papel preponderante em seu surgimento, mesmo que essa relação não seja direta[3]. Assim, medidas voltadas para a otimização ventilatória e respiratória são parte fundamental do bom manejo sintomático.

No manejo de pacientes não elegíveis a suporte avançado de vida, existem opções de intervenção não invasivas de suporte ventilatório e oxigenioterapia. Além daquelas mais comumente utilizadas (cateter nasal de oxigênio e máscaras não pressurizadas, com ou sem reservatório), duas modalidades de oxigenioterapia mostram-se especialmente úteis no manejo da Covid-19, mesmo em casos de hipoxemia mais severa: ventilação não invasiva (VNI) em modalidade binível e cateter nasal de alto fluxo (CNAF)

De maneira geral, as principais restrições ao uso dessas modalidades são relacionadas à disponibilidade de equipamentos e, principalmente no caso da VNI, à geração de aerossóis e ao aumento de risco de transmissibilidade do vírus no ambiente, fatores que podem limitar o uso em certos cenários. Entretanto, no contexto dos cuidados paliativos, a proporcionalidade dessas estratégias também deve ser ponderada considerando outros fatores, como condições clínicas gerais (p. ex., rebaixamento do nível de consciência, que contraindicaria o uso da VNI), possíveis outros sintomas provocados pela intervenção (distensão abdominal causada por aerofagia, secura de mucosa oral, nasal e ocular), além do desconforto relacionado às interfaces de acoplamento.

Ainda a respeito do manejo não farmacológico, cabe mencionar que a posição prona, muito utilizada ao longo da pandemia no manejo de hipoxemia grave em pacientes sob ventilação mecânica invasiva, carece de evidências que mostrem seu benefício como estratégia de abordagem sintomática da dispneia[4]. Na experiência de nosso grupo, embora muito restrita com esse tipo particular de intervenção, também não obtivemos resposta satisfatória.

Um fenômeno que muitas vezes se observa e que chama a atenção na Covid-19 é a dissociação entre o nível de hipoxemia e a presença/intensidade do sintoma de dispneia, descrita em literatura como hipoxemia "feliz" ou silenciosa. Esse quadro, que está associado a piores desfechos clínicos[5], tende a ocorrer após a primeira semana de sintomas e, na maioria dos casos de hipoxemia grave, precede em poucos dias uma fase francamente sintomática, que quase sempre evolui a óbito em horas a dias após seu início, exigindo escalonamento rápido de intervenções.

O manejo farmacológico específico da dispneia baseia-se fundamentalmente nos opioides. Dentre estes, a morfina é a mais consagrada para manejo de sintomas respiratórios, considerando volume de evidência científica, experiência no uso e disponibilidade.

A dose inicial de morfina indicada para manejo de dispneia é a equivalente a 10 mg de morfina endovenosa em 24 horas. No caso de pacientes que já fazem uso de algum tipo de opioide, recomenda-se conversão para morfina com aumento de 25% da dose diária total de opioide basal[6]. Escapes de sintoma devem ser manejados com doses de resgate (em geral, estimada como 1/8 a 1/6 da dose total), e a necessidade de resgates das 24 horas anteriores é usada para titular aumentos na dose fixa total prescrita diariamente.

Na experiência no Hospital das Clínicas da Faculdade de Medicina da Universidade de São Paulo (HC-FMUSP), em congruência com o descrito em publicações internacionais a respeito do assunto[2], a maioria dos pacientes "virgens de opioides" utilizou doses finais equivalentes à faixa de 10-20 mg de morfina endovenosa/dia. Um fator importante a ser considerado, no entanto, é a alta incidência de insuficiência renal nos pacientes de Covid-19, o que pode restringir muito o aumento rápido de doses de morfina, ou indicar rotação desta para fentanil (que, por sua vez, tem restrições relacionadas a custo e disponibilidade).

Nas situações em que o opioide se mostra insuficiente para manejo da dispneia, seja por falta de resposta clínica, contraindicação a incremento de dose por intoxicação ou ausência de tempo hábil para titulação adequada (nos casos supracitados que cursam com piora rápida), é indicada a associação de benzodiazepínicos. Estes também podem ser considerados como estratégia de abordagem inicial da dispneia nas situações em que esta é muito claramente associada a ansiedade. O Quadro 1 descreve os principais pontos relacionados a esse uso dos benzodiazepínicos.

QUADRO 1 Opções de benzodiazepínicos para manejo adjuvante da dispneia

Via de administração	Opção sugerida
Via oral/enteral preservada	Lorazepam 1-2 mg VO/SL, a cada 3-6 horas (máximo diário sugerido: 10 mg)
Via oral/enteral não preservada	▪ Midazolam 10 mg/24 horas em infusão contínua SC/EV. ▪ Se dispneia episódica associada a ansiedade e/ou necessidade de resgates: midazolam 1-2,5 mg em *bolus* SC/EV 1/1 hora.

EV: endovenoso; VO: via oral; SC: subcutâneo; SL: sublingual.

A titulação de dose é feita conforme a resposta clínica, e é importante fazer a distinção entre essa aplicação dos benzodiazepínicos e a terapia de sedação paliativa (em que também são a classe farmacológica mais utilizada), que pressupõe a refratariedade (esgotamento das demais intervenções possíveis e viáveis para manejo do sintoma em questão) e a intolerabilidade (cujo limiar é prerrogativa do próprio paciente), e na qual o alvo terapêutico é o nível mínimo de sedação necessário para controle satisfatório do sintoma. Embora, na prática, essas duas intervenções possam acabar se sobrepondo (uma vez que, em casos mais graves, os aumentos necessários de dose tendem a levar a algum grau de redução do nível de consciência, o que alguns autores descrevem como "sedação secundária"), o uso do benzodiazepínico como adjuvante do controle de dispneia não tem como intenção primária a sedação.

As estratégias gerais de manejo farmacológico da dispneia associada à Covid-19 estão representadas no fluxograma 1.

A tosse secundária à Covid-19 também é manejada principalmente com opioides e, habitualmente, responde a doses menores do que o necessário para controle de dispneia (equivalentes a 10-15 mg de morfina oral/dia). Assim, quando a tosse é o principal sintoma respiratório presente, uma alternativa de mais ampla disponibilidade que pode ser utilizada é a codeína em doses de 15-30 mg de 3-4 vezes ao dia. Se a tosse associar-se a hipersecretividade brônquica, esta deve

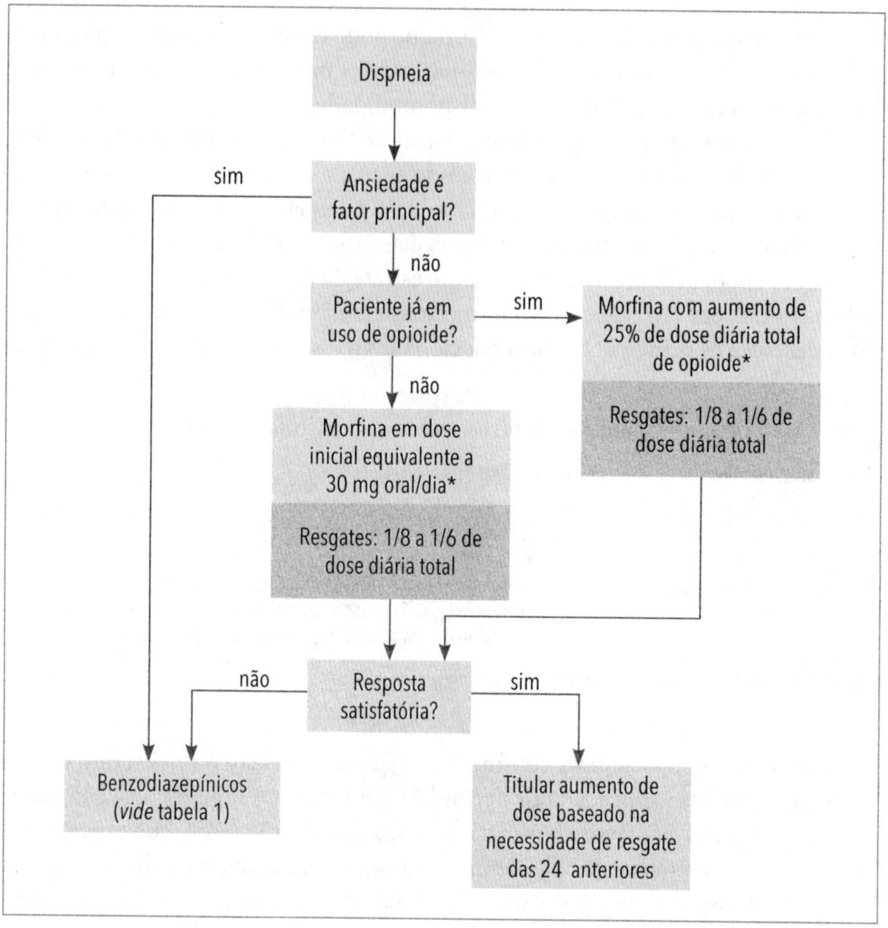

Fluxograma 1

* Se disfunção renal grave (clearence de creatinina < 30), reduzir dose de morfina por 30% ou converter para fentanil endovenoso ou subcutâneo.

ser abordada de maneira direta, com o controle de possíveis fatores etiológicos (restrição de aporte hídrico, tratamento de infecções bacterianas sobrepostas) e o uso de medicações anticolinérgicas inalatórias (como ipratrópio) e/ou sistêmicas (escopolamina), especialmente em situações de cuidados de fim de vida, quando a capacidade do paciente para mobilizar secreções de vias aéreas habitualmente é reduzida, e manobras de aspiração de via aérea inferior devem ser evitadas pelo desconforto relacionado ao procedimento.

SINTOMAS COMPORTAMENTAIS: *DELIRIUM* E AGITAÇÃO

O *delirium* e a agitação também estão entre os sintomas mais incidentes nos pacientes internados com Covid-19, e as características dos pacientes em cuidados paliativos os tornam especialmente vulneráveis (em geral mais idosos, frágeis, portadores de doenças avançadas, mais expostos a polifarmácia e com diversos outros sintomas sobrepostos). Além disso, a própria hipoxemia é um fator contribuinte importante, tanto de maneira direta quanto pelos desconfortos relacionados ao uso de dispositivos para oxigenioterapia

Em linhas gerais, as estratégias farmacológicas utilizadas também não diferem do utilizado em ouros contextos, sendo os neurolépticos a principal classe de medicação utilizada (Quadro 2). Entretanto, um obstáculo central no manejo do *delirium* em pacientes internados por Covid-19 é a questão da necessidade de isolamento, que dificulta enormemente as intervenções psicossociais que seriam fundamentais, como estratégias de manejo ambiental e o contato do paciente com pessoas e elementos familiares.[7]

QUADRO 2 Opções de antipsicóticos e sugestões de doses iniciais para o manejo farmacológico do *delirium*

	Neurolépticos "típicos"	Neurolépticos "atípicos"
Via oral/enteral preservada	▪ Haloperidol 1-2,5 mg até 2/2 horas (máximo diário sugerido: 20 mg) - apresentação em comprimidos de 1 ou 5 mg. ▪ Clorpromazina 12,5-25 mg até 1/1 hora (máximo diário sugerido: 200 mg) – apresentação em comprimidos de 25 mg ou solução 4% (1 gota = 1 mL).	▪ Quetiapina 25 mg - inicialmente dose única à noite, pode ser feito até 3 vezes ao dia (máximo diário sugerido: 400 mg). ▪ Risperidona 0,5-1 mg - inicialmente dose única à noite, pode ser feito até 2/2 horas (máximo diário sugerido: 6 mg).
Via oral não preservada	▪ Haloperidol SC ou IM 1-2 mg até 2/2 horas (máximo diário sugerido: 20 mg). ▪ Clorpromazina IM ou EV 12,5-25 mg até 1/1 hora (máximo diário sugerido: 200 mg) – literatura heterogênea quanto à administração SC, porém pode ser feita com vigilância do sítio.	Olanzapina 2,5-5 mg – até 2/2 horas (máximo diário sugerido: 30 mg).

EV: endovenoso; IM: intramuscular; SC: subcutâneo.

Assim, embora seja esperado com o passar do tempo que, com o conhecimento acumulado a respeito de transmissibilidade e o avanço da vacinação, as práticas de isolamento tendam a ser menos restritivas do que no início da pandemia, as possibilidades de intervenções não farmacológicas continuam sendo mais limitadas que o habitual. Com isso, a experiência prática tem indicado uma necessidade de manejo farmacológico do *delirium* mais "agressivo" do que o de costume,[8] com uso de doses maiores e mais frequentes.

CONSIDERAÇÕES FINAIS

De uma maneira geral, estratégias farmacológicas de manejo dos sintomas mais prevalentes na Covid-19 não diferem grandemente do aplicado em outros contextos. Entretanto, a evolução muitas vezes rápida do quadro exige atenção redobrada e reavaliações mais frequentes das estratégias utilizadas

Embora a hipoxemia seja o fator etiológico mais importante na fisiopatologia da dispneia associada à Covid-19, sua correção não deve ser a meta primária de tratamento no contexto de cuidado paliativo, tanto pelas dificuldades relacionadas a seu manejo não invasivo quanto pela dissociação frequente entre níveis de oxigenação e sintomatologia.

Alterações comportamentais são muito frequentes nos pacientes em fim de vida com Covid-19, e, pela dificuldade na otimização do manejo comportamental/não farmacológico na maioria dos cenários, o uso de medicações para contenção química de maneira mais incisiva que o habitual pode ser necessário.

REFERÊNCIAS BIBLIOGRÁFICAS

1. Hetherington L, Johnston B, Kotronoulas G, Finlay F, Keeley P, McKeown A. Covid-19 and hospital palliative care: a service evaluation exploring the symptoms and outcomes of 186 patients and the impact of the pandemic on specialist hospital palliative care. Palliat Med. 2020 Oct;34(9):1256-62.
2. Lovell N, Maddocks M, Etkind SN, Taylor K, Carey I, Vora V, et al. Characteristics, symptom management, and outcomes of 101 patients with Covid-19 referred for hospital palliative care. J Pain Symptom Manage. 2020;60:e7-81.
3. Nouri-Vaskeh M, Sharifi A, Khalili N, Zand R, Sharifi A. Dyspneic and non-dyspneic (silent) hypoxemia in Covid-19: possible neurological mechanism. Clin Neurol Neurosurg. 2020 Nov;198:106217.
4. Coppo A, Bellani G, Winterton D, Di Pierro M, Soria A, Faverio P, et al. Feasibility and physiological effects of prone positioning in non-intubated patients with acute respiratory failure due to Covid-19 (Pron-Covid): a prospective cohort study. Lancet Respir Med. 2020 Aug;8(8):765-74.
5. Brouqui P, Amrane S, Million M, Cortaredona S, Parola P, Lagier JC, et al. Asymptomatic hypoxia in Covid-19 is associated with poor outcome. Int J Infect Dis. 2020 Oct 31;102:233-8.
6. International Association for Hospice and Palliative Care. Recomendations for symptom control of patients with Covid-19. Disponível em: http://globalpalliativecare.org/covid-19/uploads/briefing-notes/brieifing-note-recommendations-for-symptom-control-of-patients-with-covid-19.pdf.
7. Emmerton D, Abdelhafiz A. Delirium in older people with Covid-19: clinical scenario and literature review. SN Compr Clin Med. 2020 Aug 29:1-8.
8. Sanders BJ, Bakar M, Mehta S, Reid MC, Siegler EL, Abrams RC, et al. Hyperactive delirium requires more aggressive management in patients with Covid-19: temporarily rethinking "low and slow". J Pain Symptom Manage. 2020 Aug;60(2):e31-e32.

SEÇÃO 3

SÍNDROMES CLÍNICAS E TÓPICOS ESPECÍFICOS

CAPÍTULO 33

NUTRIÇÃO E HIDRATAÇÃO EM CUIDADOS PALIATIVOS

Henrique A. Parsons

INTRODUÇÃO

Nutrição e hidratação estão relacionadas à manutenção da vida e, portanto, são consideradas fundamentais na atenção à saúde. Adicionalmente, a alimentação é um tema intimamente ligado a normas culturais, o que pode tornar as discussões a esse respeito complicadas[1,3,36,37]. Perda de peso é comum em pacientes sob cuidados paliativos, principalmente naqueles que estão em final da vida[4,5], e está associada a questões de imagem corporal[6], assim como a reveses psicossociais do paciente e familiares[7]. Pacientes em cuidados paliativos podem estar em diferentes momentos da trajetória de suas doenças, logo apresentam diferentes necessidades nutricionais e de hidratação, as quais podem ser reduzidas em pacientes com doenças que limitam a vida por variadas razões (Quadro 1).

É fundamental discernir que, embora alimentação e hidratação sejam questões básicas no cuidado de qualquer paciente, elas são clinicamente assistidas (terapia nutricional ou nutrição/hidratação artificialmente providas), isto é, são intervenções médicas e devem ser tratadas como tais[38].

Como qualquer outro problema em cuidados paliativos, a questão nutricional deve ser considerada sob a óptica da definição clara de objetivos do cuidado, das preferências do paciente e o que é indicado pelas boas evidências científicas, de acordo com o estágio evolutivo da doença de base do paciente[8]. Em suma, em alguns pacientes, a causa da redução da alimentação pode e deve ser corrigida tecnicamente, o que é considerado apropriado pela prática clínica. Já em outros, embora a causa possa ser tecnicamente corrigida, ela não deve ser caso não se considere medicamente apropriado, de acordo com as preferências do paciente, as evidências científicas e/ou o estágio evolutivo. Quando a correção da causa de base não é possível, medidas de alimentação/hidratação artificial podem ser adequadas, mas da mesma forma devem ser avaliadas de acordo com os critérios mencionados.

QUADRO 1 Algumas causas comuns de redução da alimentação

Redução do apetite (múltiplas etiologias)
Lesões orais
Alterações do paladar
Delirium
Dor e outros sintomas físicos
Disfagia
Distúrbios hidroeletrolíticos
Endocrinopatias

Em pacientes com doenças que limitam a vida, a abordagem de suporte nutricional varia segundo a fase evolutiva da doença. Nas fases iniciais, recomenda-se habitualmente o suporte nutricional ativo, com vistas à manutenção do estado nutricional ou lentificação do processo de perda ponderal de forma saudável, garantindo a homeostase e, por vezes, permitindo condições ideais para os tratamentos que modificam a doença de base. Ao final da vida, entretanto, o suporte nutricional não tem mais como objetivo a manutenção do estado nutricional, visto que, por conta da evolução da doença de base, tal manutenção não se faz possível. Nessa fase, o suporte nutricional deve focalizar a manutenção da qualidade de vida do paciente, a despeito de critérios nutricionais em si.

INDICAÇÃO DE VIAS ALTERNATIVAS DE ALIMENTAÇÃO

A via de alimentação preferida é evidentemente a oral, que é fisiológica. Entretanto, em alguns pacientes em fases iniciais da evolução da doença de base, vias alternativas podem ser indicadas no intuito de manter o estado nutricional. A alimentação por via alternativa consiste em prover, através de via endovenosa ou enteral, um composto nutritivo em quantidade adequada para o paciente em questão[9]. A disfagia é o motivo mais comum para indicação de via alternativa de alimentação (enteral) e, habitualmente, está relacionada a diagnósticos de base de doenças limitadoras da vida (cânceres da cabeça e do pescoço, demências, doenças neuromusculares progressivas etc.)[10].

A indicação da instalação de uma via alternativa de alimentação sempre deve incluir as etapas indicadas na Figura 1, independentemente da doença de base. Identificar precocemente as preferências do paciente com relação ao uso de medidas artificiais de nutrição auxilia na tomada de decisão em momentos posteriores. Para que o paciente possa ter uma posição adequadamente informada, dados acerca de outros domínios importantes devem ser fornecidos (resultados esperados de acordo com a fase evolutiva da doença, riscos do procedimento etc.).

Alguns exemplos de patologias limitadoras da vida cujas evidências de benefício com o uso de nutrição por via alternativa são:

- **esclerose lateral amiotrófica**: melhora da qualidade de vida, alguma melhora respiratória, questionável evidência acerca do aumento da sobrevida[11,12];
- **fase aguda dos acidentes vasculares encefálicos e do traumatismo craniano**: melhora da sobrevida, melhora dos resultados a longo prazo, melhor funcionalidade a longo prazo[13,14];
- **neoplasias da cabeça e do pescoço durante tratamento radioterápico**: fraca evidência de manutenção do estado nutricional[15].

Existem, por outro lado, evidências sólidas de **ausência** de benefício da alimentação artificial para diversos grupos de pacientes como: 1) pacientes graves internados[16]; 2) pacientes com câncer e Karnofsky menor ou igual a 50%[17]; pacientes com demências[18,20].

Vale lembrar que a instalação de uma via alternativa de alimentação enteral é um procedimento invasivo e tem riscos como qualquer outro. Adicionalmente, e contrário a crenças recorrentes, o uso de uma via alternativa enteral de alimentação não previne a incidência de pneumonias aspirativas[21]. Um fluxograma foi sugerido para complementar o esquema geral da Figura 1 para a tomada de decisão sobre o uso de vias alternativas de alimentação (Figura 2).

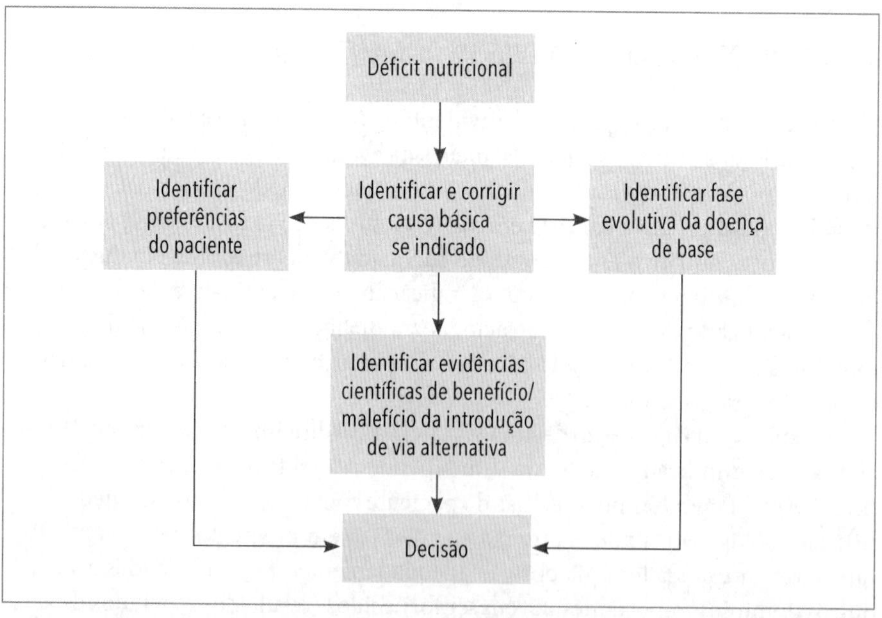

Figura 1 Esquema geral para tomada de decisão sobre nutrição em pacientes sob cuidados paliativos.

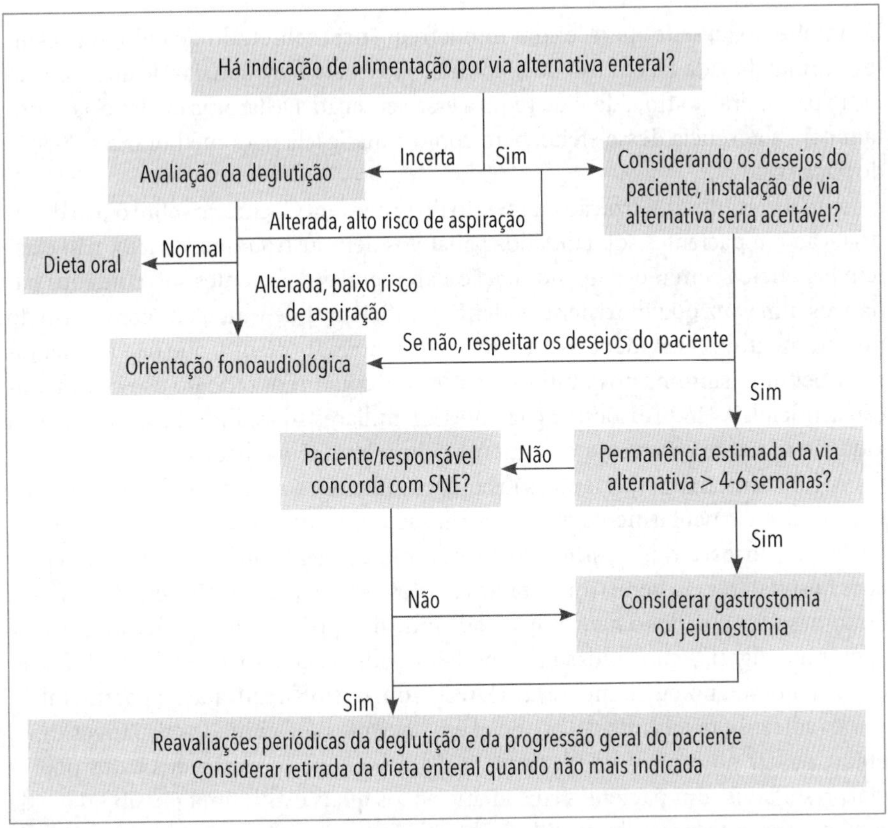

Figura 2 Esquema específico para tomada de decisão sobre instalação de via alternativa de alimentação enteral[22].

HIDRATAÇÃO ARTIFICIAL

Existem inúmeros argumentos (não necessariamente científicos) contrários e favoráveis à hidratação artificial em pacientes sob cuidados paliativos, particularmente a respeito de pacientes que estão em final de vida. Dentre os argumentos favoráveis, estão a ideia da garantia de uma necessidade básica do ser humano, melhor controle de sintomas, prevenção de complicações relacionadas ao uso de medicamentos (particularmente toxicidade), eventual redução da sensação de sede, dentre outros.

Por outro lado, existem muitos argumentos contrários à hidratação artificial ao final da vida, em função de fatores como: a redução do volume urinário (eventualmente reduzindo o número de trocas e mobilizações do paciente), redução dos vômitos e das secreções pulmonares, bem como de edema/ascite; e indução de um certo grau de sedação por conta do acúmulo de cetonas e outros metabólitos[23,25].

O argumento da sede aparece com muita frequência sobretudo quando os pacientes de final da vida fazem uso de opioides. Não existem evidências de que a hidratação parenteral ao final da vida reduza essa sensação. De fato, as evidências apontam para a ausência desse efeito, bem como a ineficácia para melhorar a sensação de boca seca[24,26].

A mais recente atualização da revisão do programa Cochrane sobre o uso de hidratação em pacientes sob cuidados paliativos demonstrou que, de fato, não existem benefícios com o uso de hidratação parenteral em pacientes sob cuidados paliativos, uma vez que inexistem evidências suficientes de vantagens com o uso do procedimento[27]. As evidências científicas sustentam, portanto, que não há melhora de nenhum sintoma nos últimos dias de vida como resultado do uso de hidratação artificial. As impressões de pacientes e familiares sobre hidratação ao final da vida são bastante variáveis e certamente culturalmente mediadas[39].

Alguns sintomas, entretanto, são comprovadamente associados à desidratação. O *delirium*, particularmente, pode ser causado por desidratação, em especial, em pacientes idosos, o que é associado à síndrome da fragilidade, a quedas e internações hospitalares em geral (importantes fatores de mau prognóstico em geriatria)[28]. Sintomas relacionados à neurotoxicidade induzida por opioides (sedação, alucinações, hiperalgesia, mioclonias etc.) também podem ser associados à desidratação e, portanto, são potencialmente corrigíveis com o uso de hidratação parenteral[29].

A indicação de hidratação artificial em pacientes sob cuidados paliativos deve, então, passar por uma cuidadosa avaliação dos objetivos esperados e dos potenciais resultados. Em pacientes sintomáticos nos quais exista uma possibilidade de melhora de sintomas e de qualidade de vida, sugere-se uma prova terapêutica limitada e com objetivos claros[30]. A prova terapêutica consiste em iniciar hidratação parenteral com objetivos e prazo predeterminados, claramente acordados com paciente e/ou familiares. Por exemplo, em paciente com *delirium* hiperativo, passível de ser causado por desidratação, pode-se sugerir uma prova de hidratação por 24 a 48h, com reavaliações frequentes do *delirium*. Se houver melhora, considera-se sucesso e reavalia-se a necessidade de continuar com a hidratação. Se não houver melhora, suspende-se a hidratação conforme acordado. A Figura 3 traz um fluxograma prático que resume esse processo de tomada de decisão.

HIPODERMÓCLISE

Em pacientes nos quais seja necessária hidratação parenteral, a via subcutânea é excelente alternativa à via endovenosa, uma vez que é de fácil execução, segura e com poucos efeitos indesejáveis[23,40]. São contraindicações à hipodermóclise: distúrbios de coagulação, congestão pulmonar, edemas importantes e ascite[31,32].

Nem todas as soluções são adequadas para infusão por via subcutânea. Soluções hipotônicas tendem a causar problemas e são contraindicadas[41]. Habitualmen-

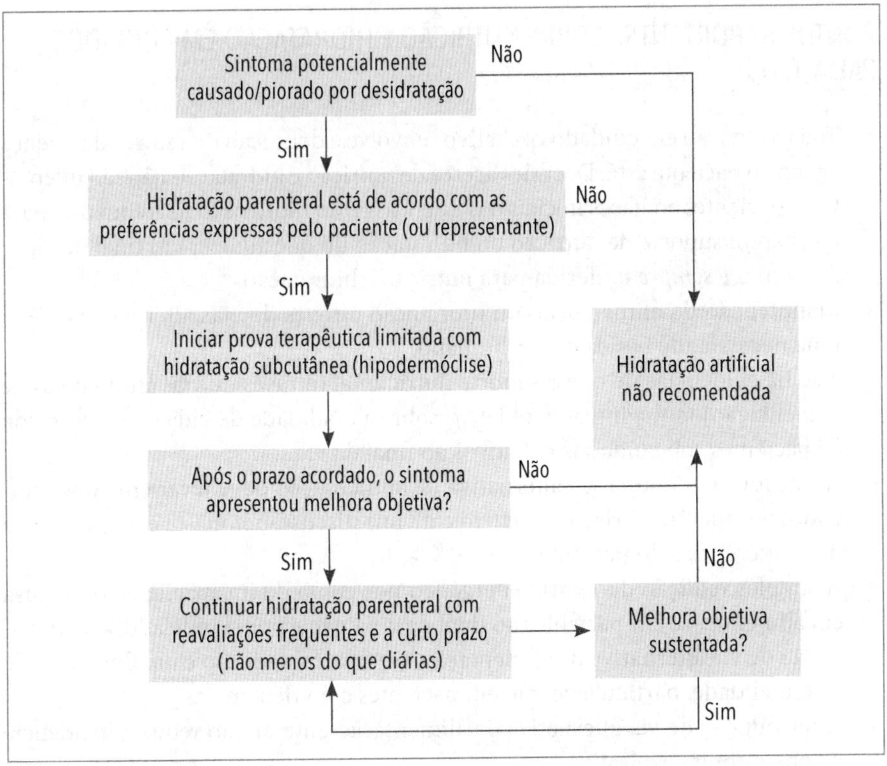

Figura 3 Esquema sobre tomada de decisão acerca de hidratação artificial.

te, utiliza-se solução salina (0,9%), ringer lactato, solução de 2/3 de soro glicosado 5% + 1/3 de solução salina (0,9%), entre algumas outras opções[33].

A técnica de introdução é bastante simples. Uma pequena prega é feita pressionando-se o local escolhido para injeção e utilizando-se o polegar e o indicador da mão não dominante. A seguir, com a mão dominante, uma agulha de injeção do tipo Butterfly ou Scalp número 25G ou 23G é inserida no subcutâneo com o bisel para cima e um ângulo de ataque de aproximadamente 45°, deve ser mantida horizontalmente à superfície da pele através do uso de curativo transparente[33]. O local de punção deve ser inspecionado diariamente em busca de sinais de inflamação ou infecção. Na ausência desses sinais, um acesso de hipodermóclise pode ficar instalado por até 7 dias ou mais. São locais comuns de punção a parte superior do aspecto anterior do tórax, a parede abdominal, as coxas, a região das costas, abaixo da escápula, e o aspecto lateral do braço[33,35].

PONTOS IMPORTANTES SOBRE NUTRIÇÃO E HIDRATAÇÃO EM CUIDADOS PALIATIVOS

- Toda a atenção em cuidados paliativos envolve a definição do estágio da doença em que o paciente está. Decisões acerca de nutrição e hidratação não são diferentes, e pacientes em fases iniciais das doenças terão motivos mais frequentes para receberem suporte de nutrição ou hidratação do que aqueles em final de vida.
- A via oral é *sempre* preferida para nutrição e hidratação.
- Manutenção da alimentação ou hidratação através de vias alternativas não é uma necessidade básica do ser humano.
- Não há evidências de que o suporte nutricional (através de vias alternativas de alimentação) tenha impacto objetivo sobre a qualidade de vida e/ou sobrevida de pacientes sob cuidados paliativos ao final da vida.
- A introdução de uma via alternativa de alimentação deve levar em conta cuidadosa avaliação de risco-benefício e incluir discussão honesta e ampla acerca das preferências do paciente.
- A simples redução do aporte energético por conta da incapacidade ou recusa em alimentar-se em pacientes ao final da vida não é por si indicadora de introdução de via alternativa de alimentação. De fato, tal redução é um dos sinais de terminalidade, particularmente em pacientes com demências.
- A introdução de via alternativa de alimentação enteral não reduz a incidência de pneumonias aspirativas.
- O mero diagnóstico de desidratação, particularmente ao final da vida, não é critério para indicação de hidratação artificial.
- Alguns sintomas (*delirium*, neurotoxicidade induzida por opioides, hipercalcemia, por exemplo) são associados à desidratação e podem ser corrigidos ou melhorados com hidratação artificial limitada.
- A decisão pela instalação de uma via de hidratação artificial (preferencialmente subcutânea) deve levar em conta as preferências do paciente e uma avaliação cuidadosa de riscos e benefícios.
- Hidratação artificial não melhora a sensação de sede ou boca seca. Atenção ao cuidado oral é suficiente para resolver esses problemas.

REFERÊNCIAS BIBLIOGRÁFICAS

1. Annas GJ, "Culture of life" politics at the bedside: the case of Terri Schiavo. N Engl J Med. 2005;352(16):1710-5.
2. Casarett D, Kapo J, Caplan A . Appropriate use of artificial nutrition and hydration - fundamental principles and recommendations. N Engl J Med. 2005;353(24):2607-12.
3. Geppert CM, Andrews MR, Druyan ME. Ethical issues in artificial nutrition and hydration: a review. JPEN J Parenter Enteral Nutr. 2010;34(1):79-88.
4. Tan BH, Fearon KC. Cachexia: prevalence and impact in medicine. Curr Opin Clin Nutr Metab Care. 2008;11(4):400-7.

5. Richman EL, Stampfer MJ. Weight loss and mortality in the elderly: separating cause and effect. J Intern Med. 2010 Aug;268(2):103-105.
6. Hinsley R, Hughes R. "The reflections you get": an exploration of body image and cachexia. Int J Palliat Nurs. 2007;13(2):84-9.
7. Hopkinson JB. Psychosocial impact of cancer cachexia. J Cachexia Sarcopenia Muscle. 2014;5(2):89-94.
8. Parsons, H.A. and E. Bruera, Clinical Decision Making, in Oxford American Handbook of Hospice and Palliative Medicine, S. Yennurajalingam and E. Bruera, Editors. 2011, Oxford University Press: New York.
9. Malone A, Hamilton C. The Academy of Nutrition and Dietetics/the American Society for Parenteral and Enteral Nutrition consensus malnutrition characteristics: application in practice. Nutr Clin Pract. 2013;28(6):639-50.
10. Rommel N, Hamdy S. Oropharyngeal dysphagia: manifestations and diagnosis. Nat Rev Gastroenterol Hepatol. 2016;13(1):49-59.
11. Desport JC, Preux PM, Truong CT, Courat L, Vallat JM, Couratier P. Nutritional assessment and survival in ALS patients. Amyotroph Lateral Scler Other Motor Neuron Disord. 2000; 1(2):91-6.
12. Mazzini L, Corrà T, Zaccala M, Mora G, Del Piano M, Galante M. Percutaneous endoscopic gastrostomy and enteral nutrition in amyotrophic lateral sclerosis. J Neurol. 1995; 242(10):695-8.
13. James A, Kapur K, Hawthorne AB. Long-term outcome of percutaneous endoscopic gastrostomy feeding in patients with dysphagic stroke. Age Ageing. 1998;27(6):671-6.
14. Wang X, Dong Y, Han X, Qi XQ, Huang CG, Hou LJ. Nutritional support for patients sustaining traumatic brain injury: a systematic review and meta-analysis of prospective studies. PLoS One. 2013;8(3):e58838.
15. Garg S, Yoo J, Winquist E. Nutritional support for head and neck cancer patients receiving radiotherapy: a systematic review. Support Care Cancer. 2010;18(6):667-77.
16. Borum ML, Lynn J, Zhong Z, Roth K, Connors Jr AF, Desbiens NA, et al., The effect of nutritional supplementation on survival in seriously ill hospitalized adults: an evaluation of the SUPPORT data. Study to Understand Prognoses and Preferences for Outcomes and Risks of Treatments. J Am Geriatr Soc. 2000;48(5 Suppl):S33-8.
17. Cozzaglio L, Balzola F, Cosentino F, DeCicco M, Fellagara P, Gaggiotti G, et al., Outcome of cancer patients receiving home parenteral nutrition. Italian Society of Parenteral and Enteral Nutrition (S.I.N.P.E.). JPEN J Parenter Enteral Nutr. 1997;21(6):339-42.
18. Meier DE, Ahronheim JC, Morris J, Baskin-Lyons S, Morrison RS. High short-term mortality in hospitalized patients with advanced dementia: lack of benefit of tube feeding. Arch Intern Med. 2001;161(4):594-9.
19. Kim YI. To feed or not to feed: tube feeding in patients with advanced dementia. Nutr Rev. 2001;59(3 Pt 1):86-8.
20. American Geriatrics Society Ethics Committee and Clinical Practice and Models of Care Committee. American Geriatrics Society feeding tubes in advanced dementia position statement. J Am Geriatr Soc. 2014;62(8):1590-3.
21. Mizock BA. Risk of aspiration in patients on enteral nutrition: frequency, relevance, relation to pneumonia, risk factors, and strategies for risk reduction. Curr Gastroenterol Rep. 2007;9(4):338-44.
22. McMahon MM, Hurley DL, Kamath PS, Mueller PS. Medical and ethical aspects of long-term enteral tube feeding. Mayo Clin Proc. 2005;80(11):461-76.
23. Fainsinger RL, Bruera E. When to treat dehydration in a terminally ill patient? Support Care Cancer. 1997;5(3):205-11.
24. Viola RA,Wells GA, Peterson J. The effects of fluid status and fluid therapy on the dying: a systematic review. J Palliat Care. 1997;13(4):41-52.
25. Musgrave CF. Terminal dehydration. To give or not to give intravenous fluids? Cancer Nurs. 1990;13(1):62-6.
26. Vullo-Navich K, Smith S, Andrews M, Levine AM, Tischler JF, Veglia JM. Comfort and incidence of abnormal serum sodium, BUN, creatinine and osmolality in dehydration of terminal illness. Am J Hosp Palliat Care. 1998;15(2):77-84.
27. Good P, Richard R, Syrmis W, Jenkins-Marsh S, Stephens J. Medically assisted hydration for adult palliative care patients. Cochrane Database Syst Rev. 2014;4:Cd006273.
28. Morley JE. Dehydration, hypernatremia, and hyponatremia. Clin Geriatr Med. 2015;31(3):389-99.
29. Yan E, Bruera E. Parenteral hydration of terminally ill cancer patients. J Palliat Care. 1991;7(3):40-3.
30. Fainsinger R. Nonoral hydration in palliative care #133. J Palliat Med. 2006;9(1):206-7.

31. Ferry M, Dardaine V, Constans T. Subcutaneous infusion or hypodermoclysis: a practical approach. J Am Geriatr Soc. 1999;47(1):93-5.
32. Sasson M, Shvartzman P. Hypodermoclysis: an alternative infusion technique. Am Fam Physician. 2001;64(9):1575-8.
33. Hays H. Hypodermoclysis for symptom control in terminal care. Can Fam Physician. 1985;31:1253-6.
34. Brown MK, Worobec F. Hypodermoclysis. Another way to replace fluids. Nursing, 2000;30(5):58-9.
35. Frisoli Junior A, de Paula AP, Feldman D, Nasri F. Subcutaneous hydration by hypodermoclysis. A practical and low cost treatment for elderly patients. Drugs Aging. 2000;16(4)313-9.
36. Raijmakers NHJ, Clark JB, Lvan Zuylen. Bereaved relatives' perspectives of the patient's oral intake towards the end of life: a qualitative study. Palliat Med. 2013;27(7):665-72.
37. Wallin V, Carlander I, Sandman PO, Hakanson C. Meanings of eating deficiencies for people admitted to palliative home care. Palliat Support Care. 2015;13:1231–9.
38. Druml C, Ballmer PE, Druml W, Oehmichen F, Shenkin A, Singer P, et al. EPSN guideline on ethical aspects of artificial nutrition and hydration. Clin Nutr. 2016;35:545–56.
39. Kingdon A, Spathis A, Brodrick R, Clarke G, Kuhn I, Barclay S. What is the impact of clinically assisted hydration in the last days of life? A systematic literature review and narrative synthesis. BMJ Support Palliat Care. 2021 Mar;11(1):68-74.
40. Broadhurst D, Cooke M, Sriram D, Gray B. Subcutaneous hydration and medications infusions (effectiveness, safety, acceptability): a systematic review of systematic reviews. PLoS One. 2020 Aug 24;15(8):e0237572.
41. Caccialanza R, Constans T, Cotogni P, Zaloga GP, Pontes-Arruda A. Subcutaneous infusion of fluids for hydration or nutrition: a review. JPEN J Parenter Enteral Nutr. 2018 Feb;42(2):296-307.

CAPÍTULO 34

OBSTRUÇÃO INTESTINAL MALIGNA

Henrique Gandara Canosa

INTRODUÇÃO

A obstrução intestinal maligna (OIM) é definida como a apresentação clínica de pacientes com sintomas, sinais e evidências radiográficas de obstrução parcial ou total do trânsito do conteúdo gastrointestinal (GI) causada pelo câncer ou pelas consequências da terapia anticâncer, incluindo cirurgia, quimioterapia ou radioterapia.

Apesar de poder se desenvolver em qualquer momento da doença, ocorre mais frequentemente nos estágios avançados, com alta incidência em carcinoma de ovário (5,5 a 42%). Ocorre ainda em pacientes com câncer colorretal (entre 4,4 e 24%), câncer de bexiga, pulmão e melanoma[1]. Alguns estudos demonstram que o prognóstico desses pacientes é em média de 30 a 90 dias[2], corresponde a uma condição bastante desafiadora e com necessidade de cuidados rápidos para controle dos sintomas.

FISIOPATOLOGIA

A obstrução intestinal pode ser mecânica ou funcional, total ou parcial, e pode ocorrer em um ou em vários pontos do intestino. Os tumores podem modificar a função do intestino de várias maneiras, como:

- Tumores intraluminais podem ocluir diretamente o lúmen intestinal.
- Tumores intramurais podem causar lesão da mucosa intestinal, obstruindo a luz ou diminuindo o peristaltismo.
- Massas mesentéricas ou omentais podem causar obstrução extramural.
- Os tumores que infiltram o mesentério, músculo do intestino, podem causar alterações da motilidade.

Em uma minoria de pacientes, a obstrução não é relacionada com o câncer, em vez disso, é associada a bridas resultantes de tratamentos cirúrgicos, radioterapia (causando enterite e estenoses), reações decorrentes de quimioterapia intraperitoneal ou hérnias. Em casos mais raros, o paciente pode apresentar pseudo-obstrução intestinal, decorrente da destruição de neurônios entéricos por síndrome paraneoplásica, uso de drogas como anticolinérgicos e simpaticomiméticos (Síndrome de Ogilvie) [2,3].

A obstrução intestinal maligna estimula a liberação de secreção em diversos pontos do tubo gastrointestinal como estômago, vesícula biliar, intestino e pâncreas, diminui a reabsorção de sódio e de água intraluminal e aumenta a secreção de sódio e água da mucosa intestinal. Em resposta à obstrução, ocorre aumento do peristaltismo, liberação de prostaglandina, de peptídeo vasoativo intestinal e mediadores nociceptivos. O polipeptídeo vasoativo intestinal perpetua o ciclo de secreção, distensão e contração que leva à hiperemia intestinal, ao edema de alças e acúmulo de líquido intraluminal[2,4,5,6,7].

Esse ciclo vicioso causa hipertensão intraluminal, lesão da mucosa e aumento da resposta inflamatória, com liberação de prostaglandinas e estímulo da ciclo-oxigenase, tanto por efeito direto no enterócito quanto por reflexo neuroentérico. O aumento da pressão intraluminal causa ainda obstrução da drenagem venosa intestinal, dificultando a oxigenação e causando isquemia local. A hipoxemia intestinal é o principal estímulo para a liberação do polipeptídeo vasoativo intestinal (PVI), assim como o crescimento bacteriano. O PVI é liberado na circulação portal e periférica e medeia alterações fisiopatológicas e sistêmicas como a hiperemia, edema da parede intestinal e acúmulo de líquido intraluminal. Alta taxa de PVI na circulação portal é responsável por aumentar secreção intraluminal e vasodilatação esplâncnica. Ocorre sequestro de líquidos e eletrólitos para o terceiro espaço, causando hipotensão, distúrbios hidroeletrolíticos, com queda na filtração glomerular, disfunção renal, sepse por translocação bacteriana, falência de múltiplos órgãos e óbito do paciente.

SINTOMAS

Os principais sintomas decorrentes da obstrução intestinal maligna são dor, distensão abdominal, náuseas, vômitos, constipação e boca seca.

A dor abdominal pode se apresentar em forma de cólicas ou contínua. As cólicas são decorrentes da hiperatividade intestinal na tentativa de sobrepor a obstrução no intestino delgado ou grosso. A dor contínua é decorrente do crescimento da massa visceral comprimindo o intestino, distensão de alças intestinais ou hepatomegalia. Muitas vezes a dor é intensa com necessidade de utilizar opioides para o controle adequado.

A boca seca é um sintoma bastante comum na obstrução intestinal maligna, ocasionada pela desidratação e pelo uso de anticolinérgicos. Diarreia paradoxal pode ocorrer em alguns pacientes como escape de fluido pela impactação fecal, resultante do crescimento bacteriano e hipersecreção intestinal, geralmente no intestino grosso[1].

A figura 1 simplifica a fisiopatologia da obstrução intestinal maligna, auxiliando no entendimento dos sintomas.

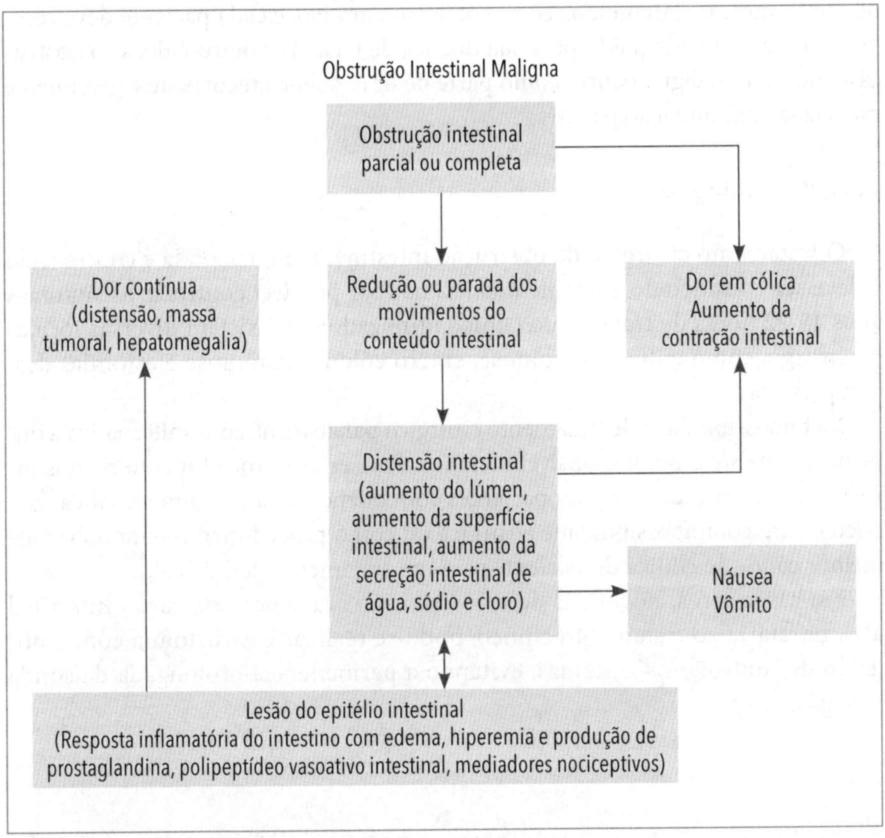

Figura 1 Causas dos sintomas na obstrução intestinal maligna[1].

DIAGNÓSTICO

O diagnóstico é estabelecido através do quadro clínico e geralmente confirmado com radiografia simples de abdome demonstrando nível líquido. Radiografia contrastada pode ajudar na definição do local e da extensão da obstrução, porém é contraindicada a utilização de bário, por ele não ser absolvido e interferir em estudos diagnósticos subsequentes.

A tomografia computadorizada de abdome pode ser útil na avaliação da extensão da doença, sendo importante para a programação de um tratamento cirúrgico[1,8].

TRATAMENTO

O tratamento e o cuidado do paciente com obstrução intestinal maligna são bastante desafiadores. Apesar desse quadro ocorrer em pacientes com doenças muito avançadas, quando ocorre no diagnóstico, independentemente do local do tumor, podemos indicar tratamentos com o objetivo curativo, e cada paciente deve receber o tratamento adequado para sua doença de base. Por outro lado, se a obstrução intestinal maligna ocorre como parte de uma doença recorrente é geralmente manejada com intenção paliativa[1].

Tratamento cirúrgico

O tratamento cirúrgico da obstrução intestinal maligna ainda é controverso e deve ser considerado somente quando não for possível controlar os sintomas após 48-72 horas de tratamento clínico otimizado[1,9,10]. Existem diversas formas de cirurgia como enteroanastomose, entero cólon anastomose e estomias descompressivas.

Na impossibilidade de tratamento cirúrgico paliativo, há como alternativa a implantação de *stent* autoexpansível metálico. Por ser um procedimento menos invasivo, pode ser indicado para pacientes com doença neoplásica metastática, alto risco cirúrgico, impossibilidade cirúrgica ou como procedimento temporário até melhor condição clínica do paciente para um tratamento definitivo[1].

Em casos raros, nos quais ocorra distensão grave por obstrução intestinal alta, refratária ao tratamento clínico, pode-se realizar gastrostomia com o objetivo de controlar os sintomas, evitando a permanência prolongada da sonda nasogástrica[11].

Tratamento clínico

O tratamento clínico tem como objetivos: diminuir a obstrução na tentativa de reestabelecer o trânsito intestinal; diminuir a quantidade de secreção intraluminal; e controlar os sintomas angustiantes, como náuseas, vômitos e dor.

Para isso são recomendados os seguintes medicamentos:

- Antieméticos.
- Antissecretórios (anticolinérgico e análogo da somatostatina).
- Corticoides.
- Analgésicos.
- Sonda nasogástrica.

Antieméticos:

- Metoclopramida (dose inicial de 10 mg, subcutânea, a cada 4h) – contraindicada em pacientes com obstrução intestinal completa ou dor em cólica.
- Haloperidol (dose inicial de 0,5-1 mg, subcutânea, a cada 8h).
- Clopromazina (50-100 mg, subcutânea, a cada 8h).
- Anti-histamínico (Ciclizina 100-150 mg, subcutânea, 1x/dia).

Drogas antissecretórias:

1. Anticolinérgico: Hioscina (dose inicial de 20 mg, subcutânea, a cada 4h).
2. Análogo da somatostatina: Octreotide (dose de 0,2 a 0,9 mg, subcutânea, dose diária).

Corticoide:

- Dexametasona (6-16 mg, subcutânea, 1x/dia).

Analgésicos:

- Morfina (dose inicial de 5 mg, endovenosa, contínua em 24h. Realizar resgate com 1 mg endovenoso em *bolus*, em caso de dor).
- Metadona (dose inicial de 2,5 mg, subcutânea, a cada 12h).
- Tramadol (dose inicial de 50 mg, subcutânea, de 6/6h, + resgate com 50 mg, subcutânea, em caso de dor).
- Fentanil transdérmico (dose inicial de 25 mcg/h).

Sonda nasogástrica

A sonda nasogástrica é um procedimento doloroso e desconfortável para o paciente e seu uso deve ser evitado, porém pode ser útil por pequeno período com o objetivo de descomprimir o estômago e quebrar o ciclo vicioso de distensão-hipersecreção-distensão, antes do tratamento cirúrgico ou efeito do tratamento clínico[1].

A utilização prolongada da sonda nasogástrica pode ser considerada para pacientes com sintomas refratários ao tratamento clínico e na impossibilidade de realizar gastrostomia[1].

Hidratação e nutrição

É ainda bastante controversa na literatura a realização de nutrição parenteral para pacientes com obstrução intestinal maligna, pois ela pode aumentar a sobrevida, porém prolonga o sofrimento e a internação hospitalar[12].

A hidratação venosa pode aumentar a secreção do tubo gastrointestinal, dificultando o controle de sintomas como náuseas e vômitos. Por outro lado, alguns estudos mostram que manter uma hidratação moderada (> 500 ml/dia) reduz a intensidade das náuseas, provavelmente por prevenir distúrbios metabólicos.

A literatura sugere que a administração de 1000-1500 ml/dia de solução contendo eletrólitos e glicose pode ser útil na prevenção de sintomas decorrentes de distúrbios metabólicos[1].

CONCLUSÃO

A obstrução intestinal maligna é uma complicação muito grave com alto impacto na qualidade de vida de pacientes com doenças avançadas. O tratamento definitivo é bastante difícil, levando o paciente ao óbito em pouco tempo, por isso a necessidade da tomada de decisões com paciente e familiares. Os sintomas são multifatoriais e devem ser abordados de forma plena, com o objetivo de melhorar a qualidade de vida do paciente.

REFERÊNCIAS BIBLIOGRÁFICAS

1. Cherny NI, Fallon MT, Kaasa S, Portenoy RK, Currow DC (editors). Oxford Textbook of Palliative Medicine. 5th ed. Oxford University Press; 2015.
2. Soriano A, Davis MP. Malignant bowel obstruction: individualized treatment near the end of life. Cleveland Clinic Journal of Medicine. 2011 Mar;78(3):197-206.
3. Saunders MD, Kimmey MB. Systematic review: acute colonic pseudo-obstruction. Aliment Pharmacol Ther. 2005; 22:917-925.
4. Roeland E, Von Gunten CF. Current concepts in malignant bowel obstruction management. Curr Oncol Rep. 2009;11:298-303.
5. Feuer DJ, Broadley KE, Shepherd JH, Barton DP. Surgery for the resolution of symptoms in malignant bowel obstruction in advanced gynecological and gastrointestinal cancer. Cochrane Database Syst Ver. 2000;CD002764.
6. Feuer DJ, Broadley KE. Corticosteroids for the resolution of malignant bowel obstruction in advanced gynecological and gastrointestinal cancer. Cochrane Database Syst Rev 2000; CD001219.
7. Nellgård P, Bojö L, Cassuto J. Importance of vasoactive intestinal peptide and somatostatin for fluid losses in small-bowel obstruction. Scand J Gastroenterol. 1995;30:464–469.
8. Ripamonti C, Twycross R, Baines M, Bozzetti F, Capri S, De Conno F, et al. Clinical-practice recommendations for the management of bowel obstruction in patients with end-stage cancer. Supportive Care in Cancer. 2001;9:223-33.
9. Krebs HB, Gplerud DR. The role of intestinal intubation in obstruction of the small intestine due to carcinoma of ovary. Surgery, Gynecology and Obstetrics. 1984;158:467-9.
10. Walsh HPJ, Schofield PF. Is laparotomy for small bowel obstruction justified in patients with previously treated malignancy? British Journal of Surgery, 1984;71:933-4.

11. Forgas I, Macpherson A, Tibbs C. Percutaneous endoscopic gastrostomy. The end of line for nasogastric feeding? British Medical Journal. 1992;304:1395-6.
12. Philip J, Depczynski B. The role of total parenteral nutrition for patients with irreversible bowel obstruction secondary to gynecological malignancy. Journal of Pain and Symptom Management. 1997;13:104-11.

CAPÍTULO 35

SÍNDROME DA ANOREXIA-CAQUEXIA

Leonardo de Oliveira Consolim

INTRODUÇÃO

A anorexia é complicação comum, que ocorre em pacientes em fase avançada de doenças e reflete uma cascata de eventos metabólicos, inflamatórios e neuroendócrinos que levam à perda de apetite ou do desejo de comer, o que, em geral, resulta em caquexia.

A caquexia é uma condição definida pela significativa perda de peso involuntária, tanto pela redução da massa magra quanto da adiposidade, sendo resistente às terapias nutricionais instituídas[1].

A síndrome da anorexia-caquexia acomete pacientes com diferentes doenças, incluindo câncer, AIDS, insuficiência cardíaca (IC), doença pulmonar obstrutiva crônica (DPOC) e síndromes demenciais. Ela atinge especial importância e intensidade em pacientes com câncer. Esses evoluem com perda de apetite, perda de peso e declínio funcional. Apresentam perda de gordura e, em especial, perda de massa muscular. Entre 60 e 80% dos pacientes que morrem com câncer são afetados por esse quadro[2].

FISIOPATOLOLOGIA

A fisiopatologia da síndrome da anorexia-caquexia se dá na interação entre o paciente e a doença, na qual há uma liberação de mediadores pró-inflamatórios (principalmente alfa-TNF, IL-1 beta, IL-6 e fator caquetizante do câncer), os quais levam às alterações clínicas características como perda de peso (massa magra e gordura), ausência de apetite e de sede[2].

Há uma alteração no metabolismo energético dos pacientes, em que ocorre um incremento no consumo de gorduras em vez de carboidratos. Associado a isso, ocorre aumento na produção de corpos cetônicos plasmáticos e diminuição no metabolismo de aminoácidos. Essas mudanças também acarretam a redução da produção de ureia e, consequentemente, um menor volume urinário, sem que com isso o paciente sinta maior sensação de sede.

O processo descrito explica o quadro clínico dos pacientes que cursam com falta de apetite (excesso de corpos cetônicos), diminuição de volume urinário e ausência de sede[3].

A Tabela 1 mostra as diferenças da síndrome da anorexia-caquexia e a privação (voluntária ou não) de alimentação.

TABELA 1 Diferenças entre síndrome da anorexia-caquexia e privação de alimentação[2]

Anorexia-caquexia	Privação de alimentação
Perda de gordura e massa magra	Perda de gordura
Ausência de fome	Fome
Elevado gasto energético em repouso	Diminuição do gasto energético em repouso
Mediadores inflamatórios específicos implicados	Mediadores inflamatórios não relacionados

ASPECTOS ESPECÍFICOS DA SÍNDROME DA ANOREXIA-CAQUEXIA EM DIFERENTES DOENÇAS

TABELA 2 Aspectos da síndrome da anorexia-caquexia no câncer[4]

Prevalência em 2/3 do total dos casos e em até 90% dos pacientes em fase avançada da doença
Portadores de tumores de esôfago, estômago e pâncreas têm maior risco de cursarem com anorexia-caquexia
Associada a pior prognóstico e à pior resposta ao tratamento
Pacientes apresentam mais efeitos colaterais e consequentemente têm menor probabilidade de terminar tratamento com quimioterapia
Maior risco de adquirirem infecções
Menor sobrevida
Pior qualidade de vida

TABELA 3 Aspectos da síndrome da anorexia-caquexia na AIDS[5,6]

Indicador de pior prognóstico
Prevalência em 30% do total de pacientes com TARV
Prevalência em 90% dos pacientes sem TARV
TARV tem impacto positivo no peso e na massa magra após 4 meses do início do tratamento
Suporte nutricional tem impacto positivo
Pacientes morrem quando atingem 66% do seu peso ideal

TARV: terapia antirretroviral

TABELA 4 Aspectos da síndrome da anorexia-caquexia na demência

Associada a dificuldades de alimentação próprias da doença avançada e comorbidades
Alterações cognitivas da doença
Disfagia
Efeitos colaterais de medicações (diuréticos, betabloqueadores, digoxina, benzodiazepínicos, amiodarona)
Relaciona-se com sintomas não reconhecidos e não tratados adequadamente (por ex., dor)

TABELA 5 Aspectos da síndrome da anorexia-caquexia em outras doenças[6]

DPOC: prevalência de 30%
Doença renal crônica: prevalência de 50%
IC: prevalência de 15-30%
Sempre fator de mau prognóstico e piora na qualidade de vida

DPOC: doença pulmonar obstrutiva crônica; IC: insuficiência cardíaca

ABORDAGEM

Antes de qualquer abordagem terapêutica, deve-se priorizar a comunicação entre paciente, familiares e equipe de cuidado. É muito comum os familiares entenderem a falta de apetite do doente como uma recusa a continuar lutando pela vida, o que aumenta o sofrimento emocional e psicológico de todos. É importante a equipe ser capaz de perceber essa dificuldade e explicar que a falta de apetite e o emagrecimento muitas vezes severo que o paciente apresenta são parte de uma síndrome clínica que acompanha o seu processo de adoecimento. Explicar também que esse processo é irreversível e não depende da vontade do paciente.

A abordagem deve primeiramente focar em identificar fatores modificáveis e reversíveis que possam ser contribuintes ou agravantes para a instalação e manutenção da síndrome.

Algumas condições clínicas, como boca seca, alteração de paladar e de olfato, estomatite, odinofagia, disfagia, xerostomia, constipação intestinal, náuseas e vômitos, dor, dispneia ou *delirium*, podem ser causadores ou contribuintes para a anorexia-caquexia. No entanto, todos esses são fatores físicos relativamente fáceis de serem tratados, evitados ou aliviados.

Outros fatores, mais relacionados com as dimensões emocional, social e familiar do paciente, também devem ser abordados para que se consiga um melhor resultado no tratamento. São eles:

- Depressão.
- Ansiedade.

- Demência.
- Problemas financeiros.
- Impossibilidade de haver um cuidador.

Dessa forma, percebe-se que a abordagem multidisciplinar e multiprofissional (com enfermeiros, psicólogos, assistentes sociais, capelães, fonoaudiólogos, fisioterapeutas e nutricionistas) se faz extremamente necessária para que haja sucesso no tratamento desses pacientes. É muito importante que a abordagem e o tratamento da síndrome da anorexia-caquexia do paciente estejam no planejamento terapêutico de toda a equipe.

TRATAMENTO MEDICAMENTOSO

Concomitantemente com a abordagem adequada e multidisciplinar do paciente com anorexia-caquexia, pode-se iniciar o tratamento medicamentoso específico e sintomático.

As medicações principais e mais utilizadas como estimulantes de apetite são os progestágenos e os corticoides.

O acetato de megestrol é um progestágeno que melhora o apetite e a fadiga em até 60% dos pacientes. Ele também traz ganho de gordura e fluidos corporais, com impacto no peso do paciente. A dose inicial é de 160 mg/dia e pode chegar até 800 mg/dia. Melhores resultados estão relacionados a doses mais altas, porém, o incremento na dose da medicação pode resultar em maior probabilidade de eventos adversos relacionados a essa classe de droga, como: tromboembolismo venoso profundo e pulmonar, hipogonadismo, hipertensão e hiperglicemia.

Os corticoides também podem ser usados por seu efeito estimulante no apetite. Porém, seu efeito orexígeno tem duração restrita a poucas semanas e, com o passar do tempo, os efeitos colaterais indesejáveis dos corticoides se intensificam.

Dessa forma, estão indicados em pacientes com expectativa de vida estimada em menos de um mês, deixando-se os progestágenos para os pacientes com expectativa de vida maior. A dose indicada de dexametasona é de 4-8 mg em dose única pela manhã ou prednisona 20-40 mg também em dose única no mesmo horário.

O suporte nutricional está indicado quando há obstrução do trato digestório, como mucosites graves ou em neoplasias de cabeça e pescoço, esôfago, estômago e pâncreas, principalmente. Outra indicação seria a de sequela neurológica grave. O uso de nutrição enteral ou parenteral em pacientes com anorexia e caquexia por outras causas não mostra resultados relevantes e é, em geral, contraindicado[6].

Outras drogas, como o hormônio do crescimento (GH), talidomida, esteroides anabolizantes (oxandrolona e nandrolona) e canabinoides, têm seus efeitos menos estudados, com alguns benefícios isolados comprovados por estudos menores.

TABELA 6 Medicações já utilizadas na síndrome de anorexia-caquexia

Medicações	Efeitos
Hormônio do crescimento	Eficácia em AIDS
	Alto custo
Talidomida	Melhora no apetite, massa magra e sensação de bem-estar
	Estudada em câncer e AIDS
	Dose: 100-200 mg/dia
Testosterona, oxandrolona e nandrolona	Estudada em AIDS e DPOC
	Aumento de massa magra
Dronabinol	Canabinoide
	Efeito comprovado em AIDS e controverso em câncer
	Efeitos colaterais indesejáveis no sistema nervoso central
	Não liberado comercialmente no Brasil

CONSIDERAÇÕES FINAIS

A síndrome da anorexia-caquexia é bastante frequente e faz parte do processo de adoecer no contexto de cuidados paliativos. Ela é esperada na fase final de vida e a abordagem e o tratamento devem fazer parte do plano de cuidados das equipes de saúde. É necessário mudar o conceito de morte por fome pelo real entendimento do desequilíbrio metabólico causado pela caquexia, o que pode proporcionar uma ajuda mais efetiva, bem como maior alívio ao sofrimento de pacientes e familiares.

REFERÊNCIAS BIBLIOGRÁFICAS

1. Strasser F. Pathophysiology of anorexia/cachexia syndrome. In: Doyle D, Hanks G, Cherny N, Calman K (editors.). Oxford Textbook of Palliative Medicine. 3rd ed. Oxford: Oxford University Press; 2003. p. 520-33.
2. Bondly C, Jatoi A. Overview of the management of the anorexia/weight loss syndrome. In: Bruera E, Higginson I, Ripamont C, von Gunten C (editors). Textbook of Palliative Medicine. London: Hodder Arnold; 2006. p. 539-45.
3. Policzer J, Sobel J. Management of selected nonpain symptoms of life-limiting illness. Anorexia-Cachexia. Hospice and Palliative Care Training for Physicians. UNIPAC 4. 3rd ed. American Academy of Hospice and Palliative Medicine; 2008. p. 27-33.
4. Del Fabro E, Bruera E. Nutrition and cancer patient. London: Oxford University Press; 2010.
5. Sheety S, Vanston V, Alexander C. The hospice and palliative medicine approach to caring for patients with HIV/AIDS. Hospice and Palliative Care Training for Physicians. UNIPAC 7. 3rd ed. American Academy of Hospice and Palliative Medicine; 2008.
6. Parsons H. Caquexia e anorexia. In: Carvalho R, Parsons H. Manual de cuidados paliativos da ANCP. 2. ed. Porto Alegre: Artmed; 2012. p. 213-23.

CAPÍTULO 36

SÍNDROME DA VEIA CAVA SUPERIOR

Maria Perez Soares D'Alessandro

ETIOLOGIA

A veia cava superior é o principal vaso de drenagem da cabeça, do pescoço, dos membros superiores e da porção superior do tórax. Por conta de sua anatomia, qualquer massa expansiva no mediastino pode comprimi-la, levando a uma obstrução parcial ou total da luz. A obstrução causa aumento da pressão venosa, gerando circulação colateral. A principal via alternativa de drenagem é o sistema ázigos. Quando a obstrução ocorre abaixo dele, os sintomas tendem a ser mais expressivos.

As neoplasias são responsáveis por cerca de 90% dos casos de síndrome da veia cava superior (SVCS). Entre as neoplasias, as que mais frequentemente cursam com essa complicação são o câncer de pulmão (responsável por cerca de 72% dos casos de SVCS) e os linfomas (22%). No entanto, a síndrome pode ser causada por qualquer tipo de tumor.

A SVCS também pode ocorrer por trombose, estando frequentemente associada ao uso de cateteres venosos centrais de longa permanência implantados para administração de quimioterapia.

A SVCS já foi considerada uma emergência médica. No entanto, hoje se sabe que raramente causa complicações ameaçadoras da vida. Cerca de 84% dos pacientes melhoram independentemente da terapia empregada.

QUADRO CLÍNICO

Em geral, a síndrome se instala ao longo de algumas semanas. Os principais sinais e sintomas são: dispneia, edema facial com pletora, tosse, edema de membros superiores, estase jugular e aparecimento de circulação venosa colateral no tórax e no pescoço. Outros sintomas são: rouquidão, disfagia, sensação de peso no segmento cefálico, dor torácica e cianose. Os sintomas tendem a piorar com decúbito ou inclinação do tronco para a frente.

O grau de obstrução e a velocidade de instalação estão diretamente relacionados à intensidade dos sintomas. Quando a obstrução ocorre de forma insidiosa, os sinais e sintomas tendem a ser mais frustros pelo desenvolvimento de circulação colateral. No entanto, em tumores de rápida replicação celular, a sintomatologia costuma ser exuberante e há o risco de obstrução de via aérea associada. Sintomas neurológicos (cefaleia intensa, turvação visual, convulsões), estridor laríngeo e colapso cardiovascular, embora raros, podem ocorrer e configuram quadro que ameaça a vida.

A elevação da pressão venosa central pode gerar sangramento excessivo após punção venosa em membros superiores. Locais alternativos de punção devem ser considerados nesse contexto.

EXAMES COMPLEMENTARES

O diagnóstico da SVCS é eminentemente clínico. Os exames complementares têm a função de confirmar a hipótese e também de auxiliar na programação do tratamento.

A radiografia de tórax pode evidenciar alargamento de mediastino ou massas torácicas, principalmente à direita. Entretanto, uma radiografia normal não exclui o diagnóstico de SVCS.

A tomografia e a ressonância magnética de tórax fornecem maior precisão anatômica e, quando contrastadas, trazem informações sobre a permeabilidade da VCS e a presença ou não de trombos. Além disso, fornecem informações sobre a relação do tumor com as outras estruturas mediastinais (risco de obstrução de vias aéreas, compressão medular e metástase pericárdica).

A venografia contrastada raramente é indicada, mas pode ser útil para o planejamento de *stents*.

O ecocardiograma doppler transesofágico pode auxiliar na avaliação de trombos.

PROGNÓSTICO

O prognóstico da SVCS está diretamente relacionado ao prognóstico da doença de base. A maioria dos casos de SVCS ocorre em doença localmente avançada ou metastática. A sobrevida média é de seis meses e não difere muito da sobrevida dos pacientes com neoplasia no mesmo estágio clínico sem a síndrome.

TRATAMENTO

Sempre que possível, o ideal é ter o diagnóstico histológico do tumor, pois o tratamento guiado para a doença de base, quando possível, é o mais indicado.

As medidas não farmacológicas que podem trazer alívio dos sintomas são: cabeceira elevada e suplementação de oxigênio.

Deve-se evitar hipervolemia. Pode-se considerar a administração de diuréticos. Na ausência de trombose, está indicada a anticoagulação profilática.

A dexametasona também auxilia no controle de sintomas (16 mg/dia). No entanto, se o diagnóstico histológico ainda não tiver sido definido e houver suspeita de linfoma, deve-se procurar realizar biópsia antes de iniciar a administração dessa droga.

A quimioterapia (QT) é o tratamento de escolha em tumores quimiossensíveis, como linfoma, neoplasia de pulmão, pequenas células e tumores germinativos.

A radioterapia (RDT) leva a melhora clínica em cerca de 72% dos casos, mas essa não necessariamente está relacionada a maior patência da veia cava. O alívio sintomático ocorre em duas semanas. Os *stents* podem ser utilizados em pacientes com instabilidade clínica e, eventualmente, em casos refratários a QT/RDT. Em 48 horas, trazem o alívio dos sintomas em 80 a 95% dos pacientes. No entanto, não são isentos de riscos. Embora as complicações não sejam frequentes, podem ocorrer ruptura da veia cava, migração do *stent*, edema pulmonar, rebote e trombose local. A recorrência da SVCS ocorre em 11 a 40% dos casos após o procedimento.

Quando a SVCS ocorre por trombose induzida por cateteres venosos centrais, estão indicadas a retirada do cateter e a anticoagulação plena, idealmente com heparina de baixo peso molecular.

Nos tumores hematológicos, quando se inicia a QT, é importante realizar profilaxia da síndrome de lise tumoral, bem como pode-se considerar o uso de corticosteroides em altas doses (dexametasona 20 a 40 mg/dia, por 5 a 7 dias).

Embora a abordagem cirúrgica de *bypass* venoso para tratamento de SVCS exista, ela raramente é indicada, em razão das altas morbidade e mortalidade associadas.

Além do tipo histológico, estado clínico e anatomia, é importante avaliar também o status de desempenho do paciente, assim como seu prognóstico para definir qual o tratamento mais indicado em caso de SVCS. Pacientes de melhor funcionalidade e prognóstico estimado em meses podem se beneficiar de tratamentos mais agressivos como QT/RDT. No entanto, pacientes com doença avançada, baixa funcionalidade (ECOG = 4) e prognóstico estimado em dias a semanas provavelmente se beneficiarão mais de medidas exclusivamente de conforto.

REFERÊNCIAS BIBLIOGRÁFICAS

1. Hague J, Tippett R. Endovascular techniques in palliative care. Clin Oncol. 2010;22(9):771-80.
2. Samphao S, Eremin JM, Eremin O. Oncological emergencies: clinical importance and principles of management. Eur J Cancer Care Engl. 2010;19:707-13.
3. Oorschot B, Rades D, Schulze W, Beckmann G, Feyere P. Palliative radiotherapy – new approaches birgitt. Sem Oncol. 2011;38(3)443-9.

CAPÍTULO 37

SÍNDROME DE COMPRESSÃO MEDULAR

Mariana Furugen Cesar de Andrade Issaka
Katia Emi Nakaema

INTRODUÇÃO

A síndrome de compressão medular (SCM) é uma complicação comum em pacientes oncológicos que afeta de forma significativa sua qualidade de vida e sobrevida.

DEFINIÇÃO

Pode ser definida pela evidência radiológica de compressão do saco medular ou de seus componentes (medula espinal e/ou cauda equina), secundária à lesão neoplásica que se estende ao espaço epidural. A compressão pode ocorrer:

- Diretamente pela massa.
- Por colapso vertebral.
- Pela extensão anterior de uma massa surgindo dos elementos dorsais da coluna (crescimento tumoral da região para-espinal para o forame vertebral), que é menos comum e, em geral, característico de linfomas.
- Pelo crescimento de uma massa invadindo o forame vertebral (metástases para o espaço epidural), o que é raro.

EPIDEMIOLOGIA

A incidência da SCM varia de acordo com o sítio primário da neoplasia e a idade do paciente, mas acontece em cerca de 20%. Pacientes mais velhos têm uma incidência menor. Quase todas as neoplasias podem causar metástases para a coluna espinal, mas, na maioria dos estudos, as neoplasias de próstata, mama e pulmão representam entre 15 a 20% dos casos de SCM[1]. Linfoma não Hodgkin, mieloma múltiplo e neoplasia renal correspondem de 5 a 10% dos pacientes[1].

FISIOPATOLOGIA

O mecanismo inicial da lesão é a compressão da coluna espinal e do plexo venoso, levando a um edema local da substância branca com liberação de citocinas inflamatórias e neurotransmissores, com aumento dos macrófagos na região. Em um segundo momento, haverá produção do fator de crescimento endotelial, que está associado à hipóxia da medula e sua consequente lesão[1].

Nos estágios mais finais, o edema vasogênico é substituído por uma lesão neuronal isquêmica e pelo início de um edema citotóxico, associado ao sistema da glutamina, influxo de cálcio pelos canais NMDA e degeneração neuronal.

É possível estabelecer um tratamento mais adequado após compreender a fisiopatologia da síndrome (Figura 1).

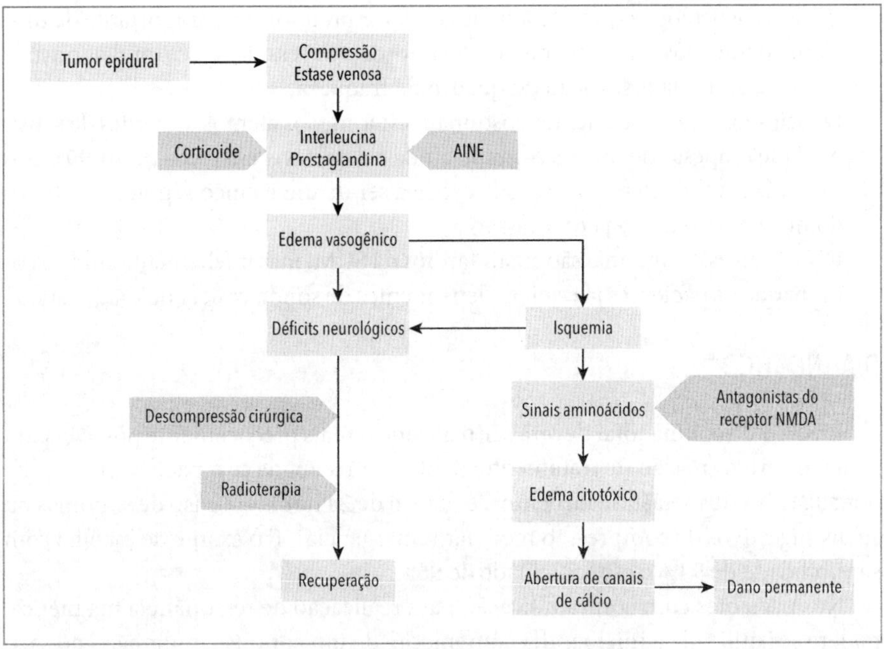

Figura 1 Algoritmo de tratamento da síndrome de compressão medular[1].

CARACTERÍSTICAS CLÍNICAS

Localização

A coluna torácica é acometida em cerca de 60-80% dos casos, a lombossacral em 15-30%, e menos de 10% dos casos envolvem a coluna cervical. Mais de 50% dos pacientes apresentam mais de um sítio acometido[2].

Sinais e sintomas

- Dor: em torno de 83-95% dos pacientes apresentaram dor por pelo menos 8 semanas na época do diagnóstico de SCM. A dor inicialmente é localizada e piora de intensidade ao longo do tempo. Pode piorar com o decúbito prolongado por conta da distensão do plexo venoso epidural e poderá ser mais duradoura nos pacientes com lesões intradurais. Lesões epidurais e ósseas produzem uma dor mais contínua. Com o tempo, a dor poderá se tornar mais radicular, especialmente quando a coluna lombossacral está acometida. As lesões torácicas podem levar a um desconforto bilateral, em aperto[3,4].
- Déficit motor: é a manifestação mais grave da SCM e, em geral, 60-85% dos pacientes já apresentam quadro de fraqueza no diagnóstico. Cerca de 2/3 dos pacientes com SCM não deambulam mais no diagnóstico[3-5].
- O status neurológico pré-tratamento é o fator preditor mais importante de funcionalidade após o tratamento, o que reforça a necessidade de um diagnóstico precoce, antes da instalação do quadro de fraqueza.
- Déficit sensorial: os pacientes costumam estar menos atentos às perdas de sensibilidade e, apesar de menos comum, ainda é detectável em cerca de 40-90% dos casos. O nível de perda sensorial costuma ser de um a cinco segmentos abaixo do nível anatômico da compressão[4,5].
- Disfunção esfincteriana: são sinais tardios da SCM, mas infelizmente ainda é comum que os pacientes já estejam dependentes de sonda vesical no diagnóstico[5].

DIAGNÓSTICO

A RNM da coluna total deverá ser realizada o mais precocemente possível para a melhor programação de tratamento: dentro de 1 semana se o paciente tiver uma dor sugestiva de metástase na coluna; e dentro de 24 horas em caso de sintomas ou sinais sugestivos de compressão medular (emergência). É o exame de escolha com sensibilidade de 93% e especificidade de 96%.

Nos pacientes com contraindicação para realização de ressonância magnética, poderá ser utilizada a mielografia com injeção de um contraste radiopaco no saco tecal para definição do nível e extensão da compressão.

TRATAMENTO

Desde sua primeira descrição, feita por Spiller em 1925, até os dias atuais, a SCM continua necessitando de um olhar multidisciplinar para uma tomada de decisão rápida que possibilite a preservação da funcionalidade do paciente[5-8].

O tratamento em geral visa preservar a funcionalidade e não a reversão da lesão e dos déficits estabelecidos. O tratamento definitivo deve ser iniciado, se possível, antes de qualquer deterioração neurológica e idealmente em menos de 24 horas a partir da confirmação do diagnóstico de compressão medular.

Nos últimos anos, houve uma evolução no tratamento da SCM, tornando-o ainda mais complexo, porém, mais efetivo, inclusive permitindo um aumento da sobrevida dos pacientes com qualidade. Além de novos tratamentos oncológicos sistêmicos que permitem um melhor controle da doença, como os imunobiológicos, os tratamentos locais, como a radiocirurgia estereotáxica, e as cirurgias minimamente invasivas viabilizaram a possibilidade de melhor resposta à radioterapia, que, na maioria das vezes, é o tratamento definitivo da SCM, tornando-o mais efetivo, inclusive nos pacientes com tumores radiorresistentes e com menor grau de complicações e menor agressividade.

Incorporando essas novas modalidades terapêuticas, surgiu um algoritmo que vem sendo bastante utilizado para auxiliar na decisão de qual o melhor tratamento para cada paciente, tanto no controle local da doença como na otimização da analgesia e na avaliação da melhor forma de preservar e restaurar a função neurológica. Essa ferramenta é conhecida como "NOMS" (do inglês: "Neurologic, Oncologic, Mechanical Stability, Systemic) e já se provou segura e efetiva.

Resumidamente, o "N" avalia o grau de compressão medular (critério radiológico por meio da utilização de uma escala) e a presença ou não de mielopatia/radiculopatia (avaliação clínica); o "O" é sobre a resposta esperada do tumor e a possível duração dessa resposta aos tratamentos atualmente disponíveis (radioterapia convencional, radiocirurgia, cirurgia, quimioterapia, hormonioterapia, imunoterapia,); o "M" diz respeito à estabilidade da coluna e presença de fratura patológica; e, por fim, o "S" avalia a extensão da doença e presença de comorbidades, estimando-se o prognóstico do doente e sua possível tolerância aos tratamentos sugeridos.

Na Tabela 1, é possível compreender melhor o algoritmo NOMS e as terapêuticas sugeridas.

Em relação ao uso do corticoide, a literatura ainda não conseguiu provar seu benefício, mas parece que aqueles pacientes que receberam a medicação logo após o diagnóstico de SCM e, em seguida, receberam o tratamento definitivo tiveram melhor desfecho em relação à preservação da deambulação um ano após a terapia. Diante das evidências atuais, o *bolus* inicial de 10mg endovenoso de dexametasona, seguido de 16mg VO (via oral) por dia, foi relacionado a menor risco de complicações. Após a cirurgia ou início da radioterapia, deve-se reduzir gradualmente dentro de 5-7 dias e, então, suspender.

Nos pacientes que não serão submetidos a procedimento cirúrgico ou radioterápico, deve-se reduzir a dose gradualmente e suspender a dexametasona. Não há evidência de benefício de uso de doses mais altas, mas há registro de aumento dos efeitos colaterais. O uso do corticoide tem melhor evidência nos pacientes que realizaram radioterapia e não cirurgia.

TABELA 1 Algoritmo "NOMS"[1]

Neurológico	Oncológico	Estabilidade mecânica	Sistêmico	Decisão
Compressão medular* baixo grau + sem mielopatia	Radiossensível***	Estável		Radioterapia convencional de feixe externo
	Radiossensível	Instável		Estabilização seguida por Radioterapia convencional
	Radiorresistente****	Estável		Radiocirurgia estereotáxica
	Radiorresistente	Instável		Estabilização seguida por radiocirurgia estereotáxica
Compressão medular** de alto grau ± mielopatia	Radiossensível	Estável		Radioterapia convencional de feixe externo
	Radiossensível	Instável		Estabilização seguida de radioterapia convencional
	Radiorresistente	Estável	Capaz de tolerar cirurgia	Descompressão/ estabilização***** seguida por radiocirurgia
	Radiorresistente	Estável	Incapaz de tolerar cirurgia	Radioterapia convencional
	Radiorresistente	Instável	Capaz de tolerar cirurgia	Descompressão/ estabilização seguida por radiocirurgia
	Radiorresistente	Instável	Incapaz de tolerar cirurgia	Estabilização seguida por radioterapia convencional

* Compressão medular de baixo grau é definido por valores de 0 ou 1 por um sistema de escore do Spine Oncology Study.
** Compressão medular de alto grau é definido por valores de 2 ou 3 nessa escala (radiológica).
*** Tumores radiossensíveis: linfoma, mieloma múltiplo, plasmocitoma, neoplasia de mama, próstata, ovário e carcinoma neuroendócrino e seminomas.
**** Tumores radiorresistentes: carcinoma de células renais, neoplasia de cólon, carcinoma pulmonar não pequenas células, tireoide, hepatocelular, melanoma e sarcoma.
***** Descompressão inclui cirurgia aberta, cirurgia minimamente invasiva e termoterapia intersticial com laser.
***** Estabilização inclui uso de cimento percutâneo, uso de parafuso pedicular percutâneo e cirurgia aberta.

Outras medicações que poderão ser utilizadas:

- Bifosfonato: deverá ser oferecido aos pacientes com envolvimento vertebral por mieloma ou câncer de mama, a fim de reduzir dor e risco de fratura/colapso vertebral. Nos pacientes com câncer de próstata na mesma condição, o bifosfonato só deverá ser indicado se houver falha na analgesia convencional. Não é indicado no envolvimento vertebral por outros tipos de tumor, nem como analgesia, nem como prevenção de fratura ou colapso.

- Analgésicos: ofertar os analgésicos convencionais, incluindo anti-inflamatórios não esteroidais, não opiáceos e opiáceos, escalonando as doses de acordo com a escada analgésica descrita pela Organização Mundial da Saúde (OMS).

Em relação à radioterapia, todos os pacientes que não são candidatos à cirurgia poderão ser candidatos a tratamento radioterápico.

Em uma revisão sistemática das doses ofertadas para a analgesia, não houve diferença entre uma dose e doses fracionadas de radioterapia para o controle álgico. Por outro lado, os pacientes que recebem dose única precisam ser retratados com mais frequência, sendo essa opção de tratamento reservada aos pacientes mais graves e de pior prognóstico.

Quanto ao tratamento cirúrgico, considerar vertebroplastia ou cifoplastia em caráter de urgência para estabilizar a coluna nos pacientes com imagem que evidencia instabilidade da coluna, a fim de prevenir a compressão medular. Em relação à avaliação da estabilidade, já existem ferramentas em estudo que podem auxiliar nessa avaliação, sendo a "SINS" bastante promissora.

A cirurgia só deverá ser considerada nos pacientes com uma sobrevida estimada em mais de 3 meses.

A Figura 2 mostra o caminho sugerido para ser seguido a fim de uma abordagem sistemática do paciente com SCM, do seu diagnóstico ao tratamento.

PROGNÓSTICO

Em geral, o acometimento da medula pelo tumor primário é de característica mais agressiva, mas o simples fato de ocorrer a compressão medular traduz um agravamento sistêmico da doença oncológica.

A sobrevida desses pacientes pode variar bastante, mas tem uma média de 1 ano após o diagnóstico. Um paciente que, após o tratamento, consegue deambular, pode sobreviver por cerca de 8-9 meses, mas se, após o tratamento, permanecer paraplégico, em geral viverá apenas mais algumas semanas.

Existem propostas de sistemas de classificação com o intuito de prever o prognóstico estimado dos pacientes de acordo com a extensão da doença oncológica e, dessa forma, programar as estratégias terapêuticas[8,9]. A escala de Bauer (Tabela 2) é a mais simples e apresenta o maior valor preditivo entre as escalas mencionadas.

Em relação à recuperação neurológica após o tratamento cirúrgico, são fatores de pior prognóstico:

- Início do déficit neurológico há mais de 48 horas.
- Gravidade do dano neurológico, sendo força muscular graus I e II relacionados ao pior prognóstico.
- Presença de disfunção vesical.

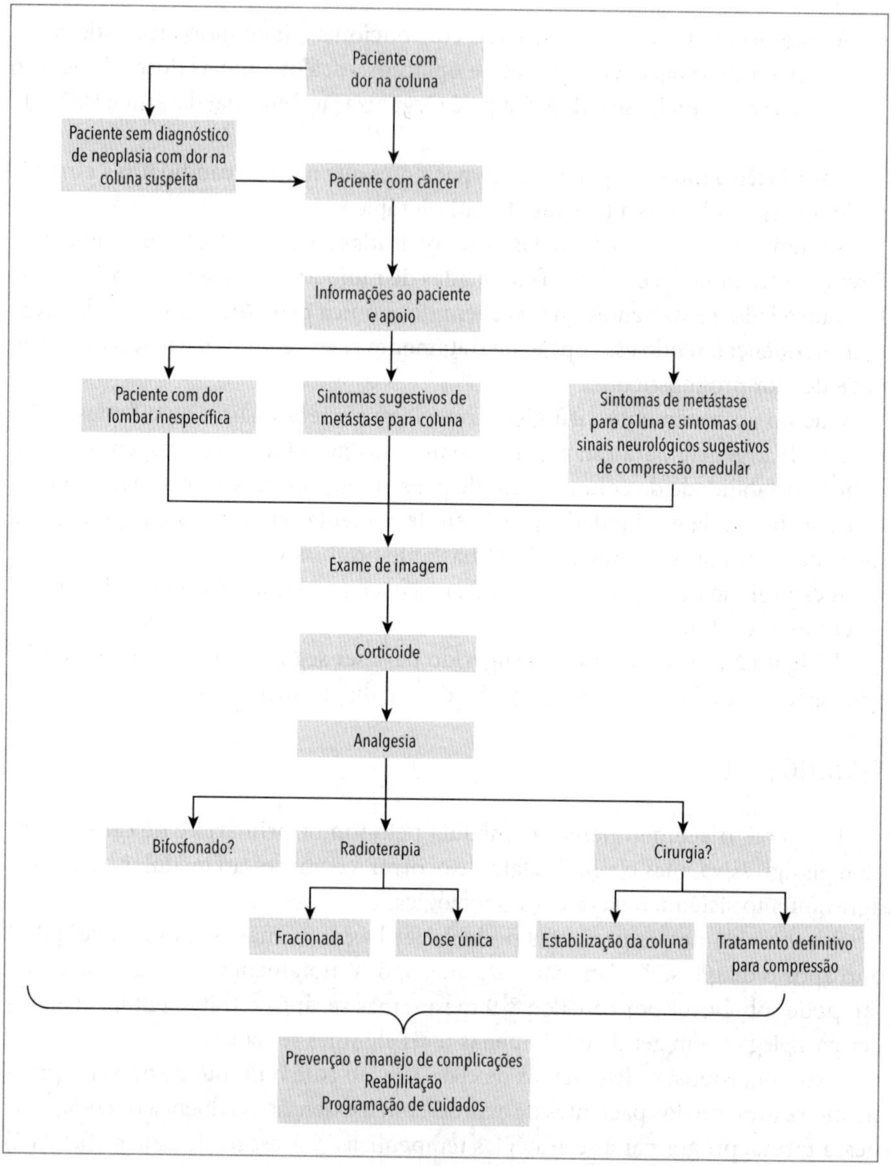

Figura 2 Abordagem sistemática do paciente com síndrome de compressão medular[5].

- Presença de fratura vertebral compressiva.
- Gravidade da doença oncológica.

TABELA 2 Escala de Bauer

Pontos	Fatores prognósticos positivos	
1	Ausência de metástases viscerais	
1	Ausência de tumor de pulmão	
1	Metástase óssea única	
1	Tumor primário (mama, rim, linfoma, mieloma múltiplo)	
Pontuação da escala	**Objetivo terapêutico**	**Estratégia cirúrgica**
0-1	Suporte	Sem cirurgia
2	Paliação	Descompressão dorsal simples
3-4	Controle local	Descompressão e fixação

CONSIDERAÇÕES FINAIS

O paciente com diagnóstico de compressão medular traz à equipe multidisciplinar diversos desafios, entre eles:

- Manejo da mobilidade (risco de tromboembolismo venoso).
- Manejo da pele nos que ficam confinados ao leito (risco de úlcera de pressão).
- Manejo do hábito intestinal e urinário.
- Manejo psicológico.
- Não há consenso quanto ao melhor momento para iniciar a mobilização desses pacientes. Em geral, se a coluna está estável, e a dor bem controlada, a fisioterapia pode ser introduzida a fim de manter o tônus muscular e a função motora. Iniciar com sedestação por cerca de 3-4 horas diárias.
- O corticoide é usado em doses altas inicialmente e depois reduzido gradualmente até ser suspenso em algumas semanas (4-6 semanas) ou até a menor dose que permita que o paciente permaneça estável.
- A radiação poderá exacerbar os sintomas por um edema reacional e transitório. A dose do corticoide poderá aumentar durante esse tratamento.
- Oriente os pacientes em risco (portadores de determinadas neoplasias e com metástases ósseas) e seus familiares sobre os sintomas sugestivos de uma compressão medular e os alerte a procurar um serviço médico se esses sintomas surgirem.
- Pacientes com dor mal controlada e evidência de instabilidade que não são candidatos à cirurgia devem ser orientados quanto ao uso de dispositivos como órteses e coletes.

REFERÊNCIAS BIBLIOGRÁFICAS

1. Dheerendra P, David S. Malignant spinal-cord compression. Lancet Oncol. 2005;6:15-24.
2. Botelho RV, Oliveira MF, Rotta JM. Quantification of vertebral involvement in metastatic spinal disease. The Orthopaedics J. 2013;7:201-6.
3. Hessler C, Vettorazzi E, Madert J, Bokemeyer C, Panse J. Actual and predicted survival time of patients with spinal metastases of lung cancer: evaluation of the robustness of the Tokuhashi Score. Spine (PHILA Pa 1976). 2011;20:36(12):983-9.
4. Ingham J, Beveridge A, Cooney NJ. The management of spinal cord compression in patients with advanced malignancy. P Pain Symptom Manag. 1993;(8):1-6.
5. NICE guideline. Metastatic spinal cord compression in adults: risk assessment, diagnosis and management. [Internet]. [acesso em: 25 feb 2016]. Disponível em: guidance.nice.org.uk/cg75.
6. Loblaw DA, Mitera G, Ford M, Laperrierre NJ. A 2011 update systematic review and clinical practice guideline for the management of malignant extradural spinal cord compression. Int J Radiation Oncol Biol Phys. 2012;84(2):312-7.
7. John SC, Roy AP. Metastatic epidural spinal cord compression. Lancet Neurol. 2008;7:459-66.
8. L'Espérance S, Vincent F, Gaudreault M, Ouellet JA, Limcm M, Tosikyan A, et al. Treatment of metastatic spinal cord compression: cepo review and clinical recommendations. Curr Oncol. 2012;19(6):e478-90.
9. Cherny NI, Fallon MT, Kaasa S, Portenoy RK, Currow DC (editors). Oxford Textbook of Palliative Medicine. 5th ed. Oxford University Press; 2015.
10. Laufer I, Rubin DG, Lis E, Cox BW, Stubblefield MD, Yamada Y, et al. The NOMS framework: approach to the treatment of spinal metastatic tumors. Oncologist. 2013 Jun;18(6):744-51.
11. Maranzano E, Trippa F, Casale M, Costantini S, Lupattelli M, Bellavita R, et al. 8Gy single-dose radiotherapy is effective in metastatic spinal cord compression: results of a phase III randomized multicentre Italian trial. Radiother Oncol. 2009 Nov;93(2):174-9.
12. Barzilai O, Fisher CG, Bilsky MH. State of the art treatment of spinal metastatic disease. Neurosurgery. 2018 Jun;82(6):757-769.
13. Barzilai O, Laufer I, Yamada Y, Higginson DS, Schmitt AM, Lis E, et al. integrating evidence-based medicine for treatment of spinal metastases into a decision framework: neurologic, oncologic, mechanicals stability, and systemic disease. J Clin Oncol. 2017 Jul 20;35(21):2419-2427.
14. George R, Jeba J, Ramkumar G, Chacko AG, Tharyan P. Interventions for the treatment of metastatic extradural spinal cord compression in adults. Cochrane Database Syst Rev. 2015 Sep 4;2015(9):CD006716.
15. Huisman M, van der Velden JM, van Vulpen M, van den Bosch MA, Chow E, Öner FC, et al. Spinal instability as defined by the spinal instability neoplastic score is associated with radiotherapy failure in metastatic spinal disease. Spine J. 2014 Dec 1;14(12):2835-40.
16. Laufer I, Zuckerman SL, Bird JE, Bilsky MH, Lazáry A, Quraishi NA, et al. Predicting neurologic recovery after surgery in patients with deficits secondary to MESCC: systematic review. Spine. 2016 Oct 15;41(Suppl 20):S224-S230.

CAPÍTULO 38

OBSTRUÇÃO URINÁRIA

Mariana R. de Siqueira

INTRODUÇÃO

O impedimento ao fluxo normal de urina é considerado obstrução urinária. Na maioria das vezes, sua causa é mecânica, podendo acometer rins, ureteres, bexiga e uretra. Qualquer obstrução da via de saída de urina merece a máxima atenção em favor da escolha do tratamento mais adequado e assertivo para o paciente.

Em cuidados paliativos, uma conduta pautada no alívio de sintomas e qualidade de vida é imperativa e, para tanto, merece uma visão abrangente envolvendo, muitas vezes, diferentes equipes médicas e o atendimento multidisciplinar da instituição, a fim de respeitar a autonomia do paciente e oferecer o melhor recurso disponível.

As principais causas de obstrução em pacientes em cuidados paliativos estão relacionadas às doenças malignas, sobretudo em suas fases avançadas. Podem ocorrer por doença primariamente das vias urinárias, destacando-se os tumores de bexiga pela frequência, tumores ginecológicos como o câncer de colo de útero, além de câncer de próstata, tumores do trato gastrintestinal, linfomas e câncer de mama. Acometimentos do retroperitônio, como a fibrose retroperitoneal, também são causas de obstrução, bem como o sangramento vesical.

Entre as doenças benignas, a hiperplasia prostática benigna e a bexiga neurogênica nas sequelas medulares também são causas importantes de obstrução urinária baixa.

A obstrução pode ser alta, envolvendo rins e ureteres uni ou bilateralmente, ou baixa, quando acomete a bexiga e a uretra. Também pode se instalar aguda ou cronicamente, com diferentes apresentações clínicas, o que exige diferentes intervenções.

QUADRO CLÍNICO

QUADRO 1 Casos clínicos

JRS, 46 anos, em tratamento de câncer de colo de útero, já realizadas radioterapia e quimioterapia, apresentou recidiva da doença e está recebendo quimioterapia paliativa.
PPS, 50 anos, chega ao pronto-socorro com queixa de queda do estado geral, inapetência e vômitos. Exames laboratoriais iniciais: creatinina = 5,8 mg/dL; ureia = 210 mg/dL; K = 5,9; Na = 128 mg/dL; hemoglobina = 8,7 mg/dL; leucócitos = 12.000/mm^3.

Diferente dos quadros de obstrução intrínseca aguda causada por cálculos, a obstrução extrínseca, que acomete os pacientes com doenças malignas, é muitas vezes assintomática ou oligossintomática. Assim, trata-se de um processo crônico que, em geral, acomete os ureteres em momentos diferentes na sua evolução, culminando com o quadro de insuficiência renal aguda. Os sintomas, quando presentes, são muitas vezes inespecíficos, como dor em flanco ou no abdome e náuseas. Muitos pacientes apresentam exames anteriores demonstrando algum grau de hidronefrose, o que facilita a elucidação diagnóstica.

Já nos pacientes com obstrução urinária baixa, em mais de 60% dos casos, o diagnóstico é feito com a história e o exame físico, uma vez que a maioria se apresenta com plenitude vesical e muitos deles com dor em hipogástrio característica[1]. Vale ressaltar que em alguns casos de retenção urinária crônica, sobretudo nos casos de bexiga neurogênica, a plenitude vesical pode se instalar sem dor e com incontinência por transbordamento.

Outros sintomas associados e que podem anteceder a obstrução são: noctúria, hesitação urinária, gotejamento terminal, jato fraco e disúria.

Faz-se necessário o exame clínico completo e, em casos selecionados, o toque retal e exame ginecológico, bem como o conhecimento de todas as medicações em uso, uma vez que algumas drogas podem levar à redução da contratilidade vesical (pelo efeito anticolinérgico) ou ao aumento da resistência ao fluxo urinário (pelo efeito alfa adrenérgico). São exemplos: opioides, hioscina, antipsicóticos, anti-histamínicos, entre outros muito utilizados em cuidados paliativos.

Raras vezes, a obstrução urinária abre o quadro da doença neoplásica. Nesses casos, a intervenção é na maioria das vezes mais intempestiva, incluindo terapia de substituição renal, visto que o tratamento modificador não fora tentado. Em tumores de próstata e colo de útero, o quadro pode ser revertido com o tratamento específico da neoplasia.

No entanto, no cenário de cuidados paliativos, a obstrução urinária é uma complicação, na maioria das vezes, de pacientes em fase avançada da doença maligna. Muitos já receberam diferentes modalidades de tratamentos modificadores e encontram-se também com sintomas constitucionais importantes pela neoplasia avançada e psicologicamente fragilizados.

EXAMES COMPLEMENTARES

Principais exames laboratoriais

Ureia, creatinina, potássio, sódio, cálcio, fósforo, gasometria venosa, hemograma e sedimentar de urina com cultura. Casos selecionados: antígeno prostático específico (PSA).

Exames de imagem

O ultrassom de rins e vias urinárias oferece muitas informações para o diagnóstico, assim como uma tomografia computadorizada (sem contraste nos casos de insuficiências renal aguda e crônica) consegue fornecer informações adicionais, além de ajudar na programação do tratamento. A uretrocistoscopia é algumas vezes utilizada, principalmente nas obstruções baixas, podendo auxiliar na programação de procedimentos.

Tratamento

Assim como todo tratamento em cuidados paliativos, na obstrução urinária, seja maligna ou não, o objetivo principal é o controle de sintomas como dor de difícil remissão causada pela obstrução, e melhoria da qualidade de vida, mas não o seu prolongamento a todo custo. O tratamento da obstrução urinária maligna, na maioria das vezes, exige a realização de procedimentos e instalação de cateteres ou sondas com drenagem extracorpórea. Quando postergada a decisão ou caso se opte pela não realização desses procedimentos, as complicações inerentes são sepse urinária e evolução para falência renal.

TRATAMENTO DE OBSTRUÇÃO URINÁRIA BAIXA

O tratamento da obstrução urinária baixa muitas vezes requer a passagem de sonda vesical de alívio ou cistostomia até a definição diagnóstica e terapêutica definitiva.

Pode-se tentar o tratamento medicamentoso nos casos de hiperplasia benigna de próstata com alfabloqueadores e inibidores 5-alfa-redutase.

Para casos selecionados de câncer de próstata, pode-se realizar uma ressecção transuretral da próstata, que pode ser parcial – procedimento conhecido como tunelização – com a finalidade de restaurar o fluxo urinário ou ao menos reduzir os sintomas obstrutivos.

No entanto, o tratamento mais utilizado em cuidados paliativos ainda são as sondas vesicais, sejam elas passadas de forma intermitente, seja de demora. O cate-

QUADRO 2 Aspectos relevantes para tomada de decisão e tratamento do paciente com obstrução urinária em cuidados paliativos

Conhecer a anatomia da obstrução e a melhor e mais viável opção terapêutica para revertê-la, bem como as possibilidades e os recursos disponíveis para isso.
Apropriar-se do prognóstico do paciente e sua funcionalidade. Além de sua condição social e de cuidados.
Expor de forma compreensível ao paciente e familiares as possibilidades terapêuticas, seus benefícios e eventuais efeitos indesejáveis para sua participação efetiva no processo decisório.
Respeitar a preferência do paciente e/ou seus familiares quando devidamente informados.

terismo intermitente previne infecções do trato urinário, muito comuns nesses pacientes. No caso de sondas de demora, o intervalo de troca pode chegar a 30 dias.

Bacteriúria assintomática não deve ser tratada com antimicrobianos em pacientes permanentemente sondados, e somente os casos de piúria acompanhados de febre ou outras complicações devem ser tratados. Além disso, a antibioticoterapia profilática, em geral, não está indicada[2].

TRATAMENTO DE OBSTRUÇÃO URINÁRIA ALTA

Estudos apontam que a sobrevida média dos pacientes com obstrução ureteral maligna pode variar entre 3 e 7 meses. A escolha do melhor método de derivação depende de fatores como a viabilidade de determinadas intervenções, que dependem do quadro clínico do paciente e anatomia, por exemplo, bem como da continência e da preferência do paciente.

As opções mais utilizadas no nosso meio são os cateteres ureterais, ou duplo J, e a nefrostomia. A literatura internacional ainda menciona um sistema de drenagem nefrovesical subcutâneo pouco utilizado no Brasil[3].

Alguns estudos sugerem que essas intervenções somente se revertem em benefícios como qualidade de vida e sobrevida quando aplicadas a pacientes que ainda vislumbram tratamento modificador[4]. É lógico imaginar que, de fato, o impacto dessas intervenções é maior nos pacientes virgens de tratamento ou em fases iniciais da doença, podendo resultar em aumento de sobrevida. Sabe-se também que, para os pacientes com doença avançada, sem perspectiva de tratamento modificador e, principalmente, funcionalidade reduzida, o benefício da reversão é questionável tanto em sobrevida como em qualidade. No entanto, por questões éticas, não há estudos comparando esse desfecho entre os pacientes que foram submetidos ou não à reversão.

Um estudo brasileiro prospectivo mostrou que pacientes com mais de 4 sítios de metástases e ECOG ≥ 2 submetidos a qualquer uma das derivações urinárias, cateter ureteral ou nefrostomia, apresentaram a menor sobrevida quando comparados àqueles com outros fatores presumíveis de mau prognóstico[5].

Por outro lado, os estudos apontam que não há piora da funcionalidade após a realização desses procedimentos[4] e que não há diferença na qualidade de vida entre os dois procedimentos, seja o cateter ureteral ou a nefrostomia[1,4,6]. O primeiro causa mais sintomas urinários irritativos, entre eles principalmente dor e desconforto, e o segundo, problemas relacionadas à perda da nefrostomia[6]. Ambos estão relacionados a risco aumentado de infecção das vias urinárias e devem ser trocados após 3-4 meses. Nem sempre a compressão extrínseca pelo tumor permite a passagem dos cateteres[6], além disso, outros fatores preditivos para o insucesso do cateter são hidronefrose acentuada e baixa performance do paciente[4].

Quando a obstrução é unilateral, apesar do risco de infecção, caso o paciente seja assintomático, em geral, opta-se por conduta conservadora.

REFERÊNCIAS BIBLIOGRÁFICAS

1. Kouba E, Wallen EM, Pruthi RS. Management of ureteral obstruction due to advanced malignancy: optimizing therapeutic and palliative outcomes. 2008;180:444-50.
2. Nicolle LE. The Chronic indwelling catheter and urinary infection in long-term-care facility residents. Infect Control Hosp Epidemiol. 2001;22(5):316-21.
3. Wang Y, Wang G, Hou P, Zhuang H, Yang X, Gu S, et al. Subcutaneus nephrovesical bypass: treatment or ureteral obstruction in advanced metastatic disease. Oncology Letters. 2015;9:387-90.
4. Sountoulides P, Mykoniatis I, Dimasis N. Palliative management of malignant upper urinary tract obstruction. Hippokratia. 2014;18:292-7.
5. Cordeiro MD, Coelho RF, Chade DC, Pessoa RR, Chaib MS, Colombo-Júnior JR, et al. A prognostic model for survival after palliative urinary diversion for malignant ureteric obstruction: a prospective study of 208 patients. BLUI International. 2015;117(2):266-71.
6. Monsky WL, Molloy C, Jin B, Nolan T, Fernando D, Loh S, et al. Quality of life after palliative interventions to manage malignant ureteral obstruction. Cardiovasc Intervent Radiol. 2013;36:1355-63.
7. Ganatra AM, Loughlin KR. The management of malignant ureteral obstruction treated with ureteral stents. J Urol. 2005;174(6):2125-8.
8. Uregare UG, Bassey EJ, Udosen EJ, Essiet A, Bassey OO. Management of lower urinary retention in a limited resource setting. Ethiop J Health Sei. 2014;24(4):329-36.
9. Wong LM, Cleeve LK, Milner AD, Pitman AG. Malignant ureteral obstruction: outcomes after intervention. have things changed? 2007;178(1):178-83.

CAPÍTULO 39

CUIDADOS PALIATIVOS EM DOENÇA NEUROLÓGICA AGUDA DE MAU PROGNÓSTICO

Juraci Aparecida Rocha

INTRODUÇÃO

Várias patologias como acidente vascular cerebral, traumatismo cranioencefálico, doenças infecciosas do SNC e anóxia após parada cardiorrespiratória (PCR) podem levar à injúria cerebral irreversível. Desta forma, tais agressões originam sequelas neurológicas incapacitantes com perda expressiva de funcionalidade, seguidas de complicações clínicas inerentes ao processo de imobilismo[1]. A maior parte desses pacientes, muitos ainda jovens, encontrava-se em plena atividade física e laboral e é surpreendida, na maioria das vezes, em situação de completa dependência, sem condições de escolher se desejariam ou não terem suas vidas mantidas por meio de suporte artificial. Neste caso, a decisão de introduzir ou retirar o uso de suporte avançado de vida (SAV), tais como internação em UTI, uso de drogas vasoativas, ventilação mecânica, tratamento dialítico ou reanimação cardiopulmonar, fica a cargo da equipe médica em decisão compartilhada com a família[2].

O termo injúria cerebral devastadora, de certa forma, é condizente com a condição clínica de doença neurológica aguda de mau prognóstico (DNAMP). A definição de Lazaridis e colaboradores é a que mais abrange uma contexto paliativo, pois descrevem que trata-se de: *"lesão cerebral que é avaliada, no momento da admissão hospitalar ou no início da terapia intensiva, como uma ameaça imediata à vida, ou incompatível com recuperação funcional aceitável, ou onde a limitação ou retirada da terapia está sendo considerada especificamente como uma resposta às previsões de função neurológica deficiente ou qualidade de sobrevivência inaceitável"*. No entanto, há evidências suficientes para se acreditar que a retirada precoce de suporte intensivo nesse cenário é prematura e guiada por suposições que falsamente conferem um senso de certeza[3].

Um seguimento de 3 anos após o evento neurológico, no qual não houve limitação precoce de SAV, demonstrou que, dos 85 pacientes avaliados, 8,2% sobreviveram e 31% progrediram para morte encefálica. É quase certo que a mortalidade teria sido de 100% se a limitação de SAV tivesse sido realizada no departamento de emergência[4]. Da mesma forma, um grande estudo observacional realizado na Austrália e na Nova Zelândia registrou que 13,4% dos 3.700 pacientes internados em 179 UTIs com indicação de cuidados paliativos e 4,1% dos 1.115 potenciais doadores de órgãos conseguiram receber alta hospitalar, apesar das previsões pessimistas[5].

A falta de confiabilidade em uma classificação neurológica desses pacientes é demonstrada em pesquisas por meio de análises de neuroimagem funcional e neurofisiologia, nas quais cerca de 30-40% dos pacientes com diagnóstico clínico de Estado Vegetativo Persistente (EVP) evoluíram com vários graus de percepção consciente. Muitos apresentaram resposta a comandos quando a avaliação neurológica prévia era de coma profundo, Síndrome de Vigília Arresponsiva (SVA) ou Estado Minimamente Consciente (EMC). Uma recente metanálise sugeriu que cerca de 15% dos pacientes com diagnóstico comportamental de EVP possuíam alguma capacidade de resposta aos comandos[3,6-8].

Diante disso, a condução desse processo se torna um grande desafio, visto que os modelos prognósticos utilizados em evento cerebral agudo não têm acurácia suficiente para servir de embasamento em tomada de decisões complexas[2,9]. Por outro lado, no que diz respeito ao coma após parada cardiorrespiratória, os trabalhos se mostram mais consistentes e conseguem distinguir com certa clareza, através de sinais clínicos nos três primeiros dias do evento, aqueles pacientes portadores de encefalopatia aguda de mau prognóstico[10].

A evolução destes pacientes é ruim, atingindo alta mortalidade nas primeiras semanas após o evento, mesmo com suporte clínico adequado, entretanto, cabe esclarecer que as múltiplas infeções por germes multirresistentes são geralmente as complicações que levarão o paciente a óbito[1].

Sinais clínicos de mau prognóstico[10]:

- Dia 0: sem reflexo > pupilar, corneano, oculoencefálico, tosse.
- Dia 1: Mioclonias recorrentes.
- Dia 1-3: ausência do componente N20 em PES.
- Dia 3: ausência de reflexo pupilar ou corneano, ausência de resposta motora (exceto descerebração).

Prognóstico: fatores de confusão pós-PCR

- Insuficiência Renal Aguda.
- Insuficiência Hepática Aguda.
- Outras insuficiências orgânicas pós-PCR.
- Choque cardiogênico.
- Acidose metabólica severa.

- Uso de bloqueadores musculares.
- Uso de sedativos.
- Hipotermia.

DIAGNÓSTICO

Segundo recomendações da American Academy of Neurology [10,11], o prognóstico de coma pós-PCR é baseado, essencialmente, no exame clínico com alguma ajuda de testes de laboratório:

A. Alguns sinais clínicos, como descrito no item 2, são fortemente preditivos de mau prognóstico. Recomenda-se que, durante a conversa com a família, seja esclarecido que a chance de mudança no prognóstico e recuperação neurológica destes pacientes é muito pequena.
B. Algumas técnicas de imagens mais recentes como ressonância magnética simples e funcional, estimulação elétrica transcraniana combinada com EEG de alta densidade, técnica de imagem por difusão-tensão são usadas para avaliação de conectividade e funcionalidade neuronal. Essas técnicas são úteis para detectar a evolução temporal das alterações de consciência, porém são pouco específicas para determinar o prognóstico do paciente em coma pós-PCR e deve-se ter cautela ao incluí-las na prática clínica, pois ainda necessitam de confirmação por meio de estudos randomizados de longo prazo[9,11].
C. Os estudos eletrofisiológicos como EEG e Potencial Evocado Somatossensorial (PES) e auditivo parecem ser mais específicos para avaliação de atividade da córtex motora em coma pós-PCR:
   - **Eletroencefalograma (EEG)**: supressão generalizada de atividade cortical, padrão de completa supressão com atividade epileptiforme generalizada ou complexos periódicos generalizados são fortes, mas não invariavelmente, associados a mau prognóstico.
   - **Potencial Evocado Somatossensorial (PES)**: é menos influenciado por drogas ou metabólitos e tem melhor acurácia do que o EEG no prognóstico. Ausência bilateral do componente N20 após estimulação do nervo mediano entre o primeiro e terceiro dia pós-PCR tem um valor preciso na predição de mau prognóstico.

EVOLUÇÃO NOSOLÓGICA EM ESTADO ALTERADO DE CONSCIÊNCIA

A avaliação neurológica diária por meio da Escala de Glasgow é fundamental para detectarmos a evolução dos estados alterados de consciência. No entanto, a escala CRS-R (Coma Recovery Scale-Revised) e mais recentemente a escala FOUR (Full Outline of Unresponsiveness Scale) são ferramentas bem estabelecidas como preditoras na avaliação do coma[12]. Os pacientes com lesão neurológica extensa, mas que não apresentam os sinais clínicos de mau prognóstico nas primeiras horas do evento, podem evoluir para estado vegetativo persistente ou para estados mais superficiais de consciência (Figura 1), no entanto, mantêm dependência completa, com pouco ganho de funcionalidade ao longo do tempo[2,9,13].

Os critérios temporais para diagnóstico de estado vegetativo persistente e permanente, estabelecidos em 1994 por uma força-tarefa multidisciplinar, têm sido abandonados atualmente devido a uma série de casos de pacientes com recuperação tardia. Além disso, o termo "vegetativo" pressupõe ambiguidade e carrega conotações pouco humanísticas, uma vez que tende a estar associado a "uma vida que não vale a pena ser vivida" e influencia na tomada de decisão, levando a uma limitação precoce de SAV.

Por outro lado, Naccache propõe mudar o termo Estado Minimamente Consciente (EMC) para Estado Corticalmente Mediado (ECM), pois parece ser uma descrição neurológica mais precisa, com a vantagem de substituir outro conceito potencialmente ambíguo: o de consciência "mínima"[3,8].

Os modelos prognósticos atuais envolvem outras limitações, tais como a inadequação de previsões que, muitas vezes, são focadas na mortalidade, na incerteza sobre o ganho funcional ou em análises de qualidade de vida[3]. A janela temporal para avaliação de desfechos nos primeiros seis meses após a alta hospitalar não reflete o real curso de recuperação para muitos pacientes com encefalopatia aguda de mau prognóstico, em que as melhorias podem levar muito mais tempo para se manifestar. Além disso, o entendimento sobre resultados "bons" ou "ruins" e qualidade de vida deve ser muito claro não apenas entre os médicos, mas também entre os pacientes e seus familiares.

Uma visão calcada em medo da deficiência, ao invés de superação através da capacidade de adaptação e ressignificação da vida, poderá favorecer a limitação precoce de SAV. Isso se relaciona com o paradoxo da deficiência, em que se observa uma subestimação significativa de qualidade de vida associada a uma certa deficiência[14]. Nossa capacidade limitada de fazer projeções mais otimistas em relação à qualidade de vida após a lesão cerebral é demonstrada em pesquisas que mostram uma disparidade entre o que é considerado um resultado favorável entre adultos saudáveis e pacientes após descompressão cirúrgica em AVC extenso ou pacientes em coma.

O conceito de "janela de oportunidade" é geralmente utilizado em UTI, em que o tempo para decisão sobre limitar ou não o SAV em pacientes com lesões cerebrais devastadoras torna-se problemático e com tendência pragmática. O argumento utilizado é que, uma vez instalado o SAV nestes pacientes, a retirada posterior é muito mais difícil, condenando-os a uma existência mais sofrível e dolorosa[15]. No entanto, essa estratégia cria um senso de urgência em relação às decisões para a retirada de SAV, que podem conduzir a uma decisão intempestiva e causar equívocos irreparáveis, como as "profecias autorrealizáveis"[16]. Nesses casos, uma tomada

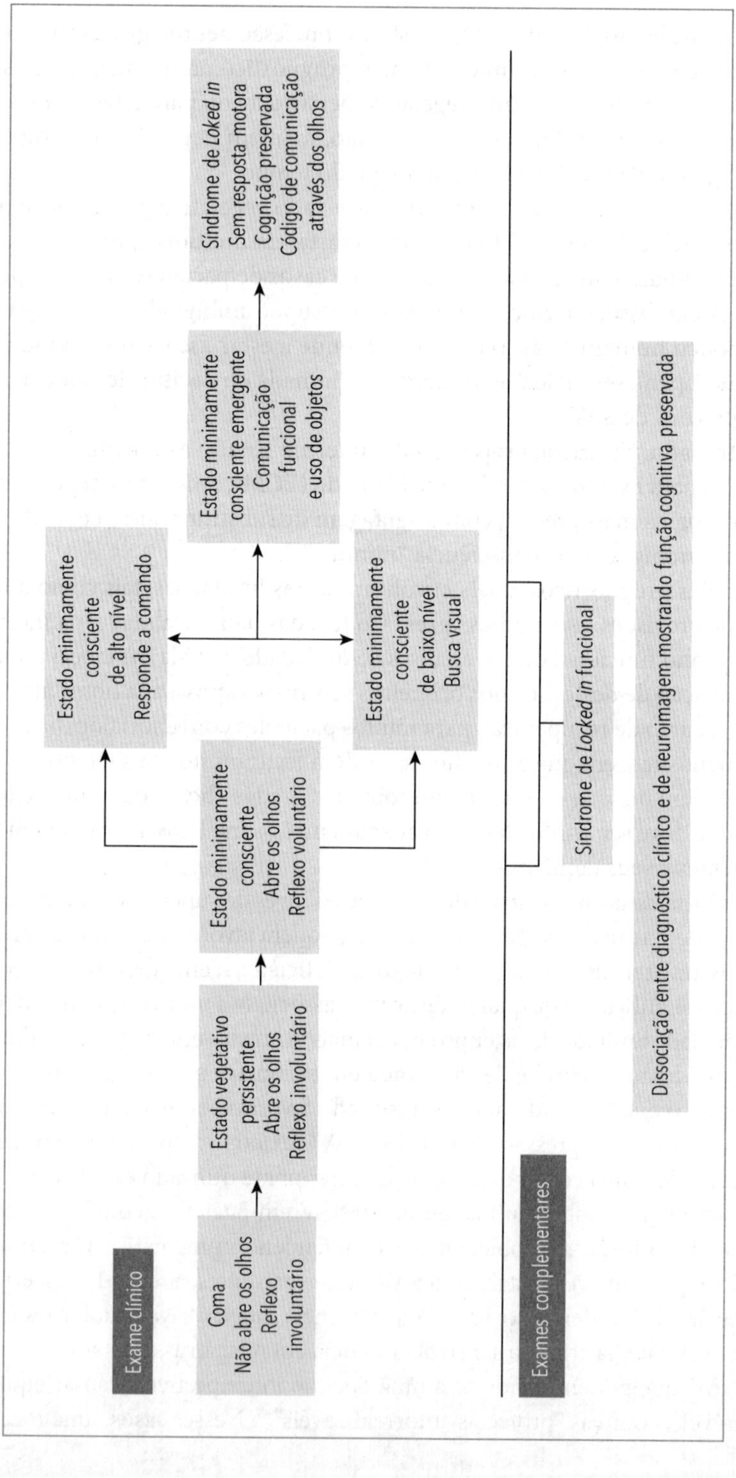

Figura 1 Proposta nosológica de entidades diagnósticas após coma, com base em avaliação de comportamento clínico e estudos recentes de neuroimagem funcional[13,18].

de decisão mais cautelosa deve levar em consideração os valores e crenças do paciente, combinada com uma avaliação temporal de ganho neurológico e exames de neuroimagem funcional, à luz das descobertas recentes da eletrofisiologia[3,8,17].

CONTROLE DE SINTOMAS PREVALENTES

Para os pacientes com critérios clínicos de DNAMP, o cenário é desfavorável, e grande percentagem evoluirá para óbito no intervalo de 1 a 3 meses[2]. A alta mortalidade geralmente é ocasionada por complicações clínicas, tais como: caquexia, catabolismo muscular, contratura grave e espasticidade por lesão neurológica. Essa condição leva à Síndrome do Imobilismo e, consequentemente, às infecções de repetição com falha terapêutica a antibióticos de amplo espectro[1]. Os sintomas estão relacionados à evolução clínica e, em alguns casos, a resposta à dor é um sinal de superficialização do coma. Na sequência, são listados os sintomas mais frequentes nesses pacientes e as opções terapêuticas recomendadas[19]:

1. Dor: pode estar ausente em pacientes em coma profundo, no entanto, devemos estar atentos às manifestações clínicas de dor em pacientes não responsivos (aumento de frequência respiratória, frequência cardíaca, sudorese, hipertensão arterial, fácies de dor e rigidez muscular). A escolha do analgésico depende da magnitude da dor, e o arsenal terapêutico está entre dipirona ou paracetamol até opioides como codeína, tramadol, morfina, oxicodona, hidromorfona, metadona e fentanil. Além disso, devemos estar atentos ao surgimento e manejo clínico da dor neuropática, conforme descrito em outros capítulos deste manual.
2. Dispneia: morfina enteral ou em infusão contínua na dose de 5 a 10 mg/24hs, com ajuste de dose proporcional ao controle sintomático. Doses menores (um terço a metade da dose) em pacientes com disfunção renal.
3. Hipersecreção brônquica: uso de anticolinérgicos (hioscina, escopolamina, atropina).
4. Rigidez muscular: baclofeno de 15 a 80 mg/dia, dividido em três vezes.
5. Convulsões: benzodiazepínicos e anticonvulsivantes.
6. Mioclonias: midazolam 5 a 10 mg subcutâneo de h/h, até o controle sintomático.
7. Soluços: metoclopramida, haloperidol, baclofeno.
8. Febre: dipirona, paracetamol, AINH, se refratária.
9. Infecções pulmonares e/ou urinárias: antibioticoterapia.
10. Cuidados na prevenção de escaras.

PLANEJAMENTO PRECOCE DE ASSISTÊNCIA PALIATIVA

Nas últimas décadas, com o envelhecimento da população e o avanço dos recursos tecnológicos, houve um aumento no número de pacientes sequelados neurológicos, principalmente em consequência de doenças cardiovasculares e neurodegenerativas. O planejamento terapêutico e de cuidados dos pacientes com doenças neurológicas, em geral, torna-se um grande desafio com implicações econômicas, sociais e éticas. Dessa forma, é necessária a elaboração de uma estratégia terapêutica e de cuidados que leve em consideração a autonomia do paciente e de seus familiares, com embasamento no prognóstico da doença.

Nesses casos, a tomada de decisão precoce, compartilhada com a família, em que a equipe médica estabelece o uso racional de suporte avançado de vida, pode evitar o uso desproporcional desses recursos em pacientes de mau prognóstico, minimizando sofrimentos aos pacientes e seus familiares e direcionando os cuidados para medidas de conforto, qualidade e dignidade no final de vida[2]. Portanto, uma conversa franca com a família sobre as chances mínimas de recuperação neurológica (Princípio da Incerteza), a delimitação do suporte avançado de vida em DNAMP e a opção por tratamento de eventos agudos (infecção, distúrbio hidroeletrolítico e metabólico), com foco nas medidas de conforto, parece ser a opção mais adequada e bem aceita pelos familiares na condução clínica desses pacientes[2].

O papel da incerteza na tomada de decisões para limitação de SAV é cada vez mais reconhecido na assistência a pacientes neurocríticos, e dúvidas sobre essa decisão são comuns[3]. O principal argumento é que este prognóstico é incerto e nunca pode ser 100% preciso, além disso pode resultar em permissão para morrer em alguns pacientes ainda com potencial para sobreviver, possivelmente com bom resultado[4]. Diante disso, propomos, na sequência, um fluxograma que visa o manejo de pacientes com prognóstico sombrio em DNAMP (Figura 2).

Devido às inúmeras incertezas que permeiam a validade do prognóstico neurológico, a abordagem paliativa desses pacientes torna-se um grande desafio. Uma conduta cautelosa parece ser o caminho mais razoável, em que o tempo de uma possível reabilitação nos sobreviventes e o respeito ao tempo da família, para a melhor elaboração de uma realidade inesperada e aflitiva, poderão dar subsídios mais adequados para a construção de planos terapêutico e de cuidados individualizados.

A assistência deverá ser focada nas complicações clínicas inerentes a uma condição neurológica grave, na qual as infecções recorrentes, muitas vezes com falência terapêutica aos inúmeros ciclos de antibióticos, são mais compreensíveis e aceitáveis pelas famílias, ao invés de limitação de todos os recursos terapêuticos em um cenário mais imediatista e pessimista da equipe de saúde. Estabelecer um limite para definir a não utilização de antibióticos diante de infecções recorrentes, além de gerenciar o uso e a alocação adequada de recursos, a depender da evolução clínica desfavorável, parecem ser as estratégias mais confortáveis, do ponto de vista ético e humanitário, a fim de se evitar a medicalização da morte e promover condições acessíveis de acolhimento e consolo às famílias enlutadas.

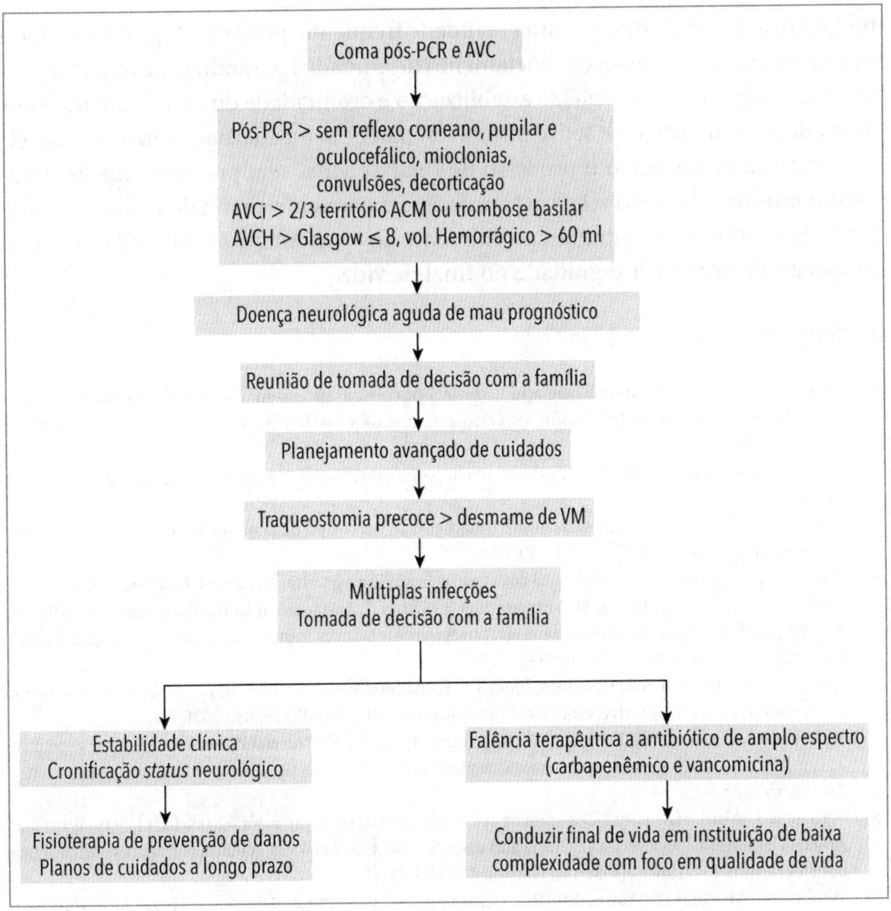

Figura 2 Fluxograma para manejo de doença neurológica aguda de mau prognóstico.
ACM: artéria cerebral média; AVCH: acidente vascular cerebral hemorrágico; AVCi: acidente vascular cerebral isquêmico; PRC: parada cardiorrespiratória; VM: ventilação mecânica; vol.: volume.

CONSIDERAÇÕES FINAIS

É premente a necessidade de se criar estratégias de planejamento terapêutico e de cuidados para pacientes com doença neurológica aguda e de mau prognóstico. Do ponto de vista neurológico, não temos embasamento científico para prognosticar com segurança a evolução desses pacientes e tampouco estabelecer condutas limitadoras de suporte avançado de vida nas primeiras horas do evento.

Nesse sentido, a realização de traqueostomia precoce parece trazer benefícios, no sentido de facilitar o desmame ventilatório, evitar pneumonia associada à ventilação mecânica e retirar o paciente o mais rápido possível da unidade de terapia intensiva. No entanto, a evolução clínica para múltiplas infecções com resistência terapêutica aos antibióticos é uma realidade frequente, presente na grande maioria dos casos. Nesse contexto, o planejamento de cuidados, visando transferência para leitos de longa permanência (se estabilização e cronicidade do caso) ou para leitos de cuidados paliativos (se sepse intratável) parece ser a alternativa mais plausível.

Uma vez estabelecido o processo de final de vida, sem possibilidade de tratamento modificador de doença, a transferência para enfermaria de cuidados paliativos visa controle de sintomas, acolhimento aos pacientes e seus familiares com o propósito de promover dignidade no final de vida.

REFERÊNCIAS BIBLIOGRÁFICAS

1. Fins JJ, Pohl B. Neuropalliative care and disorders of consciousness. In: Cherny NI, Fallon MT, Kaasa S, Portenoy RK, Currow DC (editors). Oxford textbook of palliative care. 5th ed. Oxford: Oxford University Press, 2015.
2. Geurts M, Macleod MR. End-of-life decisions in patients with severe acute brain injury. Lancet Neurol. 2014;13:515-524.
3. Lazaridis C. Withdrawal of life-sustaining treatments in perceived devastating brain injury: the key role of uncertainty. Neurocrit Care. 2019;30:33–41.
4. Manara A. Prognostic uncertainty and devastating brain injury. Letter to editors. Bioethics. 2020;00:1–2.
5. Melville A, Kolt G, Anderson D, Mitropoulos J, Pilcher D. Admission to intensive care for palliative care or potential organ donation: demographics, circumstances, outcomes, and resource use. Critical Care Medicine. 2017;45:e1050-e1059.
6. Cruse D, Chennu S, Chatelle C, Bekinschtein TA, Fernández-Espejo D, Pickard JD, et al. Bedside detection of awareness in the vegetative state: a cohort study. Lancet. 2011;378(9809):2088–94.
7. Kondziella D, Friberg CK, Frokjaer VG, Fabricius M, Møller K. Preserved consciousness in vegetative and minimal conscious states: systematic review and meta-analysis. J Neurol Neurosurg Psychiatry. 2016;87(5):485-92.
8. Naccache L. Minimally conscious state or cortically mediated state? Brain. 2018;141(4):949–60.
9. Bodart O, Laureys S, Gosseries O. Coma and disorders of consciousness: scientific advances and practical considerations for clinicians. Semin Neurol. 2013;33:83-90.
10. Wijdicks EFM, Hijdra A, Young BG. Practice parameter: prediction of outcome in comatose survivors after cardiopulmonary resuscitation (an evidence-based review). Report of the quality standards subcommittee of the American Academy of Neurology. Neurology. 2006;67;203
11. Young GB. Neurologic prognosis after cardiac arrest. N Engl J Med. 2009;361:605-611.
12. Wijdicks EFM, Rabinstein AA, Bamlet WR, Mandrekar JN. FOUR score and Glasgow Coma Scale in predicting outcome of comatose patients: a pooled analysis. Neurology. 2011;77;84.
13. Bruno MA, Vanhaudenhuyse A, Thibaut A, Moonen G, Laureys S. From unresponsive wakefulness to minimally conscious plus and functional locked-in syndromes: recent advances in our understanding of disorders of consciousness. J Neurol. 2011;258(7):1373-1384.
14. Albrecht GL, Devlieger PJ. The disability paradox: high quality of life against all odds. Soc Sci Med. 1999;48:977–88.
15. Kitzinger J, Kitzinger C. The "window of opportunity" for death after severe brain injury: family experiences. Sociol Health Illn. 2013;35(7):1095-112.
16. Souter MJ, Blissitt PA, Blosser S, Bonomo J, Greer D, Jichici D, et al. Recommendations for the critical care management of devastating brain injury: prognostication, psychosocial, and ethical management. Neurocrit Care. 2015;23:4-13.
17. Bayne T, Hohwy J, Owen AM. Reforming the taxonomy in disorders of consciousness. Ann Neurol. 2017;82(6):866-72.
18. Laureys S, Celesia GG, Cohadon F, Lavrijsen J, León-Carrión J, Sannita WG, et al. Unresponsive wakefulness syndrome: a new name for the vegetative state or apallic syndrome. BMC Medicine. 2010,8:68.
19. Carvalho RT, Parsons HA (Orgs.). Manual de cuidados paliativos ANCP. 2nd ed. ANPC; 2012.

CAPÍTULO 40

TERAPIAS ANTITROMBÓTICAS EM PACIENTES NO FINAL DA VIDA

Márcio Veronesi Fukuda

INTRODUÇÃO

Dentro do paradigma moderno do cuidado paliativo como modalidade de tratamento complementar e simultâneo ao tratamento modificador da doença crônica e ameaçadora de vida, um tópico de bastante importância é o do momento da interrupção ou não adoção de intervenções e terapia "usuais" diante de problemas clínicos ou intercorrências eventuais. Esse é um processo de decisão complexo e heterogêneo, o qual deve ser, necessariamente, individualizado, de acordo com o tipo de intervenção proposta, a natureza e repercussão do problema clínico em questão, a fase de evolução de doença em que o paciente se encontra e as preferências da unidade de cuidado.

Nesse aspecto, uma das maiores dúvidas que surge na prática clínica diz respeito às terapias antitrombóticas (TAT): antiagregação plaquetária e anticoagulação. Neste capítulo, propõe-se discutir os principais pontos a serem considerados nas decisões a respeito do manejo profilático e terapêutico do tromboembolismo venoso (TEV) e suas repercussões no final da vida.

TROMBOSE NOS PACIENTES EM FIM DE VIDA

Na maioria dos cenários de doença crônica avançada, há uma tendência ao acúmulo de fatores de risco classicamente associados à incidência de TEV, como imobilismo e estados pró-inflamatórios. No entanto, há uma grande lacuna na literatura médica em relação ao real papel das TAT nos pacientes em fim de vida, pois características clínicas comuns nessa população, como baixo peso, idade avançada e disfunção renal são critérios de exclusão frequentes para uso dessas medicações. Assim, a quase totalidade das grandes diretrizes sobre manejo e profilaxia de tromboembolismo venoso (TEV) não contempla as particularidades dos pacientes em fim de vida.

Da mesma maneira, os estudos específicos sobre TEV e uso das TAT, no contexto de cuidados paliativos, são poucos e, em sua maioria, restritos a pacientes oncológicos. Mesmo dentro dessa perspectiva limitada, um dado que chama atenção é que estudos específicos com pacientes internados em unidades de cuidados paliativos e *hospice* demonstram uma incidência de TEV aparentemente aquém da esperada[2].

Em parte, isso reflete um provável subdiagnóstico de TEV no contexto de internações de cuidados paliativos, pois, além da suspeição clínica tender a ser menor – pela presença concomitante de diversos outros fatores que também provocam sintomas de TEV, como dispneia, dor ou edema –, podem existir empecilhos práticos à realização de exames diagnósticos, como a não disponibilidade do método em unidades de internação de baixa complexidade ou contraindicação ao uso de contraste iodado.

No entanto, tais achados também apontam para o fato de que, principalmente no caso da trombose associada ao câncer (TAC), o TEV, em diferentes fases de doença, aparenta ter particularidades clínicas e fisiopatológicas[3], e uma importante implicação disso é que o benefício real da manutenção das TAT, principalmente com fim profilático, pode ser menor que o esperado. Esse dado é corroborado por evidências de que a suspensão de TAT em pacientes transferidos a leitos de cuidados paliativos não se associa à mudança de sobrevida[2].

Além das limitações relacionadas ao diagnóstico, as particularidades do paciente em fim de vida também podem representar um obstáculo às diversas modalidades de manejo profilático e terapêutico do TEV. Em primeiro lugar, sabe-se que métodos mecânicos de profilaxia de TEV, como compressão pneumática intermitente e uso de meias elásticas compressivas, têm papel limitado e podem, inclusive, promover piora sintomática e de qualidade de vida neste cenário[4]. Em segundo lugar, todas as classes de medicações atualmente disponíveis para TAT (antagonistas de vitamina K, heparinas ou anticoagulantes diretos), em maior ou menor grau, têm seu uso dificultado por condições que ocorrem com a aproximação do fim da vida, como:

- A rápida mudança clínica dos pacientes nesse cenário (alterações de peso, de função renal e hepática), o que torna muito difícil atingir doses que sejam ao mesmo tempo eficazes e seguras.
- As interações com muitas das medicações comumente utilizadas nos cuidados paliativos (opioides, benzodiazepínicos, inibidores serotoninérgicos e corticosteroides).
- Questões práticas associadas ao uso das medicações, como necessidade de monitoramento laboratorial periódico.

Outro dado relevante que cabe ser mencionado sobre o uso das TAT diz respeito à dor associada às medicações injetáveis, o que muitas vezes tem um peso crucial na decisão do médico prescritor por sua suspensão. Embora esse fator deva sim ser considerado, sua importância também tem que ser mensurada pela subjetividade do paciente. Estudos mostram que médicos tendem a "hipervalorizar" esse desconforto, ao passo que a maioria dos pacientes o considera aceitável, principalmente quando cientes da intenção da medicação[5].

Por fim, a discussão sobre TAT sempre deve ser considerada à luz da intenção clínica principal do uso em cada contexto. Em um momento de evolução mais precoce (grosso modo, pacientes com expectativa de vida acima de 3 meses), os benefícios esperados das TAT tendem a ser mais concretos, como o controle e a prevenção de sintomas associados ao TEV, bem como à própria redução de risco de novos eventos tromboembólicos, os quais, no caso dos pacientes oncológicos, podem representar um dos maiores estressores psicossociais na trajetória do adoecimento[3]. Por outro lado, quanto mais próximo do final da vida, maior tende a ser a prevalência de sintomas em geral, portanto, menor o impacto isolado das TAT no manejo deles[6], assim como de eventos indesejados associados, como veremos a seguir.

SANGRAMENTO NOS PACIENTES EM FIM DE VIDA

A ocorrência de eventos hemorrágicos, que são os principais eventos adversos associados às TAT, também aumenta com a aproximação do fim da vida. Em comparação com populações gerais, a incidência acumulada de sangramentos clinicamente significativos durante internações chega a ser 2 a 3 vezes maior nos pacientes em cuidados paliativos[7], e é importante fazer a ressalva de que essa ainda representa uma provável subestimativa da chance real de eventos hemorrágicos nos pacientes em fim de vida. Tradicionalmente, a literatura avalia esse tipo de desfecho considerando os sangramentos ditos "maiores", o que, de maneira geral, engloba aqueles que geram ameaça à vida, necessidade de intervenção transfusional e/ou procedimento para controle. Entretanto, dentro da visão dos cuidados paliativos, mesmo os chamados sangramentos "menores", como sangramentos cutâneo-mucosos ou hemorragias menos volumosas de origem digestiva, respiratória ou geniturinária, podem ser considerados clinicamente significativos, por representarem potencial causa de estresse psíquico e emocional para pacientes e familiares.

Dessa maneira, pacientes próximos do final da vida devem ser encarados como mais vulneráveis a sangramentos, tanto pelas repercussões clínicas diretas quanto pelo sofrimento secundário a eles, tornando, assim, maiores os potenciais malefícios associados às TAT.

ASPECTOS NA TOMADA DE DECISÃO

Uma análise puramente objetiva dos dados anteriormente expostos mostra uma tendência desfavorável ao uso de TAT em pacientes no final da vida, uma vez que os benefícios esperados pela intervenção são menores, e os malefícios maiores e mais frequentes do que em situações habituais. No entanto, é sabido que, mesmo em unidades especializadas em cuidados paliativos, a maioria dos pacientes mantém o uso de TAT ao longo do último mês de vida, sendo que uma parcela significativa recebe a terapia na última semana de vida[8]. Isso reflete dois aspectos recorrentemente citados nos processos de decisão gerais sobre prescrição em fim de vida[8]:

- A falta de reconhecimento adequado de um momento avançado de evolução de doença, além de estimativas prognósticas excessivamente "otimistas".
- A tendência do médico prescritor, por questões de segurança ou hábito, de raramente suspender medidas já iniciadas (*withdrawal*), bem como de não adotar novas medidas (*withhold*).

Desse modo, embora a introdução de TAT seja incomum em cenários de cuidados paliativos, a interrupção de medidas previamente iniciadas é bem menos frequente. Ademais, em grande parte das vezes em que ocorre a suspensão de TAT, é mais em função de questões de natureza prática (como dificuldade de via de administração) do que por decisão terapêutica propriamente dita. Nas situações em que essa suspensão decorre de decisão do prescritor, os motivos mais comumente descritos são o baixo *status* funcional e a estimativa prognóstica encurtada[9].

Além dos aspectos clínicos, outro ponto relevante para decisão pela manutenção ou suspensão de TAT está relacionado às preferências da unidade de cuidado paciente/família, bem como às metas de cuidado principais naquele momento. Isso envolve uma avaliação bastante individualizada para reconhecimento de quais as necessidades principais da unidade de cuidado, suas principais preocupações e motivos de sofrimento. Com base nisso, decisões a respeito de TAT e outras intervenções tornam-se mais alinhadas com possíveis expectativas e valores do paciente e seus familiares, tais como o desejo de ter maior sobrevida, de ter menos internações e idas a serviços de saúde ou preocupações com eventuais sangramentos ou novas tromboses.

Por fim, a falta de diretrizes apropriadas e a baixa aplicabilidade das existentes ao contexto de cuidados paliativos são outros fatores importantes para o uso relativamente grande de TAT no final da vida. Embora ainda não existam estudos que validem orientações específicas, nos últimos anos, alguns grupos têm proposto modelos para auxílio de tomada de decisão. Adaptamos aqui uma dessas propostas[1], contemplando as situações mais frequentes de utilização de anticoagulação e antiagregação plaquetária, para orientação de um processo de tomada de decisão baseado inicialmente em indicações e contraindicações técnicas (fluxograma 1) e, na sequência, na decisão compartilhada (fluxograma 2).

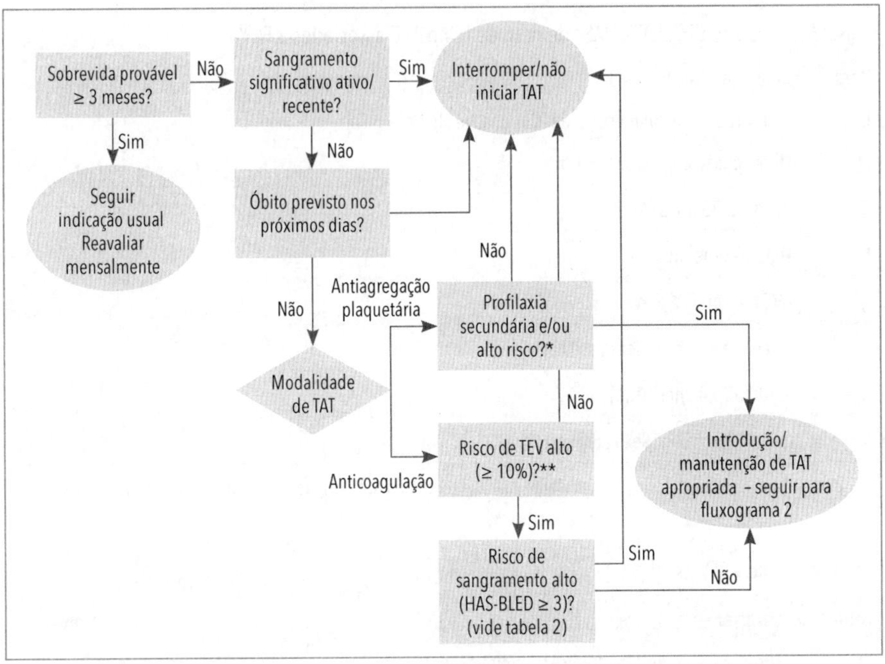

Fluxograma 1 Proposta de modelo para orientação de decisão clínica sobre TAT em pacientes no final da vida. Adaptado de Huisman, et al.[1].

* Síndrome coronariana aguda < 2 meses, *stent* coronariano recente (convencional < 6 semanas/farmacológico < 12 meses), acidente vascular cerebral (AVC)/ataque isquêmico transitório (AIT) < 3 meses, estenose de carótida grave sintomática.

** Fibrilação atrial (FA) com CHA2DS2-VASc ≥ 8 (tabela 1); FA associada à prótese valvar (PV) ou a AVC/AIT recente; PV mitral OU aórtica com fator de risco - (FA, fração de ejeção < 35%, evento de TEV associado) OU qualquer PV recente (< 3 meses); trombo intracardíaco; TEV com indicação de anticoagulação por prazo indefinido, neoplasia primária de risco muito alto (estômago, pâncreas) ou alto (pulmão, linfoma, ginecológica, bexiga, testículo, rim).

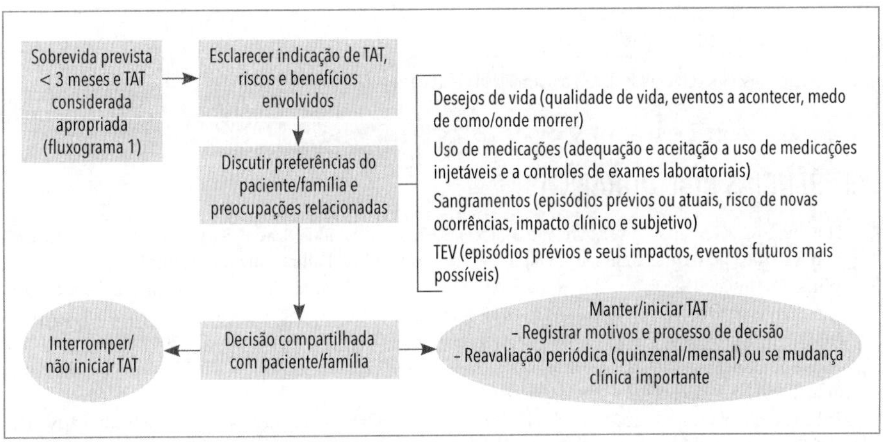

Fluxograma 2 Proposta de modelo para decisão compartilhada sobre uso de TAT no final da vida. Adaptado de Huisman, et al.[1].

TABELA 1 Escore CHA2DS2-VASc de risco de TEV e AVC associados à FA[10]

Item	Característica clínica	Pontos
C	Disfunção ventricular esquerda (**C**ongestive Heart Failure)	1
H	**H**ipertensão arterial sistêmica	1
A	Idade ≥ 75 anos (**A**ge)	2
D	**D**iabetes mellitus	1
S	AVC / AIT ou TEV prévios (**S**troke)	2
V	Doença aterosclerótica (**V**ascular)	1
A	Idade 65-74 anos (**A**ge)	1
Sc1	Gênero feminino (**S**ex **c**ategory)	1

AIT: ataque isquêmico transitório; AVC: acidente vascular cerebral; FA: fibrilação atrial; TEV: tromboembolismo venoso.

TABELA 2 Escore HAS-BLED de risco de sangramento associado à anticoagulação[11]

Letra	Característica clínica	Pontos
H	**H**ipertensão arterial sistêmica (sistólica > 160 mmHg)	1
A	Função renal ou hepática **a**normal – 1 ponto para cada	1 ou 2
S	AVC prévio (**S**troke)	1
B	Antecedente de sangramento (**B**leeding)	1
L	**L**abilidade de RNI / tempo de protrombina (dificuldade de ajuste)	1
E	Idade > 65 anos (**E**lderly)	1
D	Uso de álcool ou **d**rogas de risco (antiagregante plaquetário, anti-inflamatório não hormonal) – 1 ponto para cada	1 ou 2

AVC: acidente vascular cerebral; RNI: razão normalizada internacional.

REFERÊNCIAS BIBLIOGRÁFICAS

1. Huisman BA, Geijteman ECT, Arevalo, JJ, Dees KM, van Zuylen L, Szadek KM, et al. Use of antithrombotics at the end of life: an in-depth chart review study. BMC Palliat Care. 2021;20:110.
2. White C, Noble SIR, Watson M, Swan F, Allgar VL, Napier E, et al. Prevalence, symptom burden, and natural history of deep vein thrombosis in people with advanced cancer in specialist palliative care units (HIDDen): a prospective longitudinal observational study. The Lancet Haematology. 2019 Feb;6(2):e79-e88.
3. Noble S. Cancer-associated thrombosis and palliative care: an interview with Simon Noble. Future Oncol. 2017;13(1):13-17.
4. Zabrocka E, Wojtukiewicz M, Sierko E. Thromboprophylaxis in cancer patients in hospice. Advances in Clinical and Experimental Medicine. 2018;27:283-289.
5. Noble SI, Nelson A, Turner C, Finlay IG. Acceptability of low molecular weight heparin thromboprophylaxis for inpatients receiving palliative care: qualitative study. BMJ. 2006;332(7541):577-580.

6. Johnson MJ, McMillan B, Fairhurst C, Gabe R, Ward J, Wiseman J, et al. Primary thromboprophylaxis in hospices: the association between risk of venous thromboembolism and development of symptoms. J Pain Symptom Manage. 2014 Jul;48(1):56-64.
7. Tardy B, Picard S, Guirimand F, Chapelle C, Danel DM, Celarier T, et al. Bleeding risk of terminally ill patients hospitalized in palliative care units: the RHESO study. J Thromb Haemost. 2017 Mar;15(3):420-428.
8. Dees MK, Geijteman ECT, Dekkers WJM, Huisman BAA, Perez R, van Zuylen L, et al. Perspectives of patients, close relatives, nurses, and physicians on end-of-life medication management. Palliat Support Care. 2018;16(5):580-9.
9. Cai R, Zimmermann C, Krzyzanowska M, Granton J, Hannon B. Thromboprophylaxis for inpatients with advanced cancer in palliative care settings: A systematic review and narrative synthesis. Palliat Med. 2019 May;33(5):486-499
10. Lip GY, Nieuwlaat R, Pisters R, Lane DA, Crijns HJ. Refining clinical risk stratification for predicting stroke and thromboembolism in atrial fibrillation using a novel risk factor-based approach: the euro heart survey on atrial fibrillation. Chest. 2010;137(2):263-72.
11. Lip GY, Frison L, Halperin JL, Lane DA. Comparative validation of a novel risk score for predicting bleeding risk in anticoagulated patients with atrial fibrillation: the HAS-BLED (Hypertension, Abnormal Renal/Liver Function, Stroke, Bleeding History or Predisposition, Labile INR, Elderly, Drugs/Alcohol Concomitantly) score. Journal of the American College of Cardiology. 2011;57(2):173-80.

CAPÍTULO 41

EXTUBAÇÃO PALIATIVA

Henrique Gandara Canosa

INTRODUÇÃO

Extubação paliativa ou terminal é o termo utilizado para a retirada do tubo orotraqueal e da ventilação mecânica invasiva em pacientes que estão em fase final de vida.

Muitos profissionais da área da saúde sentem-se tranquilos em limitar algum procedimento em pacientes que estão em fase final de vida, porém a suspensão de procedimentos como droga vasoativa, diálise, dieta enteral e ventilação mecânica ainda gera muito desconforto.

O código de ética médica diz que: "Nas situações clínicas irreversíveis e terminais, o médico evitará a realização de procedimentos diagnósticos e terapêuticos desnecessários e proporcionará aos pacientes sob sua atenção todos os cuidados paliativos apropriados"[1]. Complementa ainda que: "Nos casos de doença incurável e terminal, deve o médico oferecer todos os cuidados paliativos disponíveis, sem empreender ações diagnósticas ou terapêuticas inúteis ou obstinadas, levando em consideração a vontade expressa do paciente ou, na sua impossibilidade, a de seu representante legal"[1].

Por esses motivos, nos casos em que o profissional identifica que o paciente é portador de doença avançada, progressiva, incurável e terminal, os procedimentos sustentadores de vida (como diálise, droga vasoativa e ventilação mecânica) são considerados inúteis ou obstinados. Sendo assim, o profissional pode suspendê-los.

Diferentemente do que muitos pensam, a retirada da ventilação mecânica não está associada à morte iminente do paciente. Um estudo brasileiro demonstrou que a retirada da ventilação mecânica não foi associada ao aumento da mortalidade hospitalar quando comparado a pacientes em ventilação mecânica com limitações de terapia de suporte à vida que não foram extubados. Porém, o tempo de internação hospitalar foi menor nos pacientes extubados. A retirada da ventilação mecânica era aceitável para famílias e pacientes e estava associada a taxas de mortalidade hospitalar semelhantes às de países de alta renda. Sendo assim, a retirada do suporte artificial de vida pode reduzir o prolongamento de sofrimento desnecessário e permitir uma morte digna[2]. Juan Pablo Beca e colaboradores[3] publicaram em 2010 um artigo em que discutem os mitos referentes à suspensão da ventilação mecânica e extubação paliativa.

Nesse artigo, os autores descrevem que a extubação terminal não pode ser considerada a culpada pelo falecimento de pacientes em cuidados paliativos posto que neles o processo de morte muitas vezes já está instalado e é irreversível, sendo assim, o procedimento de ventilação mecânica invasiva é considerado desproporcional e fútil, logo, pode ser suspenso. Descrevem ainda que não há diferença entre suspender ou limitar um procedimento, pois, das duas formas, o resultado será o óbito do paciente, por isso retirar um procedimento sustentador de vida como hemodiálise, droga vasoativa ou mesmo a ventilação mecânica é proporcional a não realização desses procedimentos, o que não corresponde à eutanásia[3].

Existem diversos protocolos de extubação paliativa e cada instituição deve realizar seu próprio protocolo de acordo com a sua realidade.

O paciente candidato à suspensão da ventilação mecânica invasiva deve ser avaliado por uma equipe de cuidados paliativos e apresentar os seguintes critérios:

- Doença avançada, progressiva e incurável já definida pela equipe responsável.
- Critérios de terminalidade da doença de base.
- Sinais e sintomas de fase final de vida como falência de múltiplos órgãos sem resposta ao tratamento otimizado, declínio funcional irreversível, contraindicação para iniciar ou manter procedimentos sustentadores de vida como diálise, drogas vasoativas, reanimação cardiopulmonar ou dieta, nível de consciência irrecuperável apesar da suspensão da sedação.
- Família e paciente devem estar esclarecidos e de acordo com o procedimento.
- Ser avaliado e acompanhado pela equipe de cuidados paliativos.

Critérios de terminalidade das doenças de base[4]:

- Doenças cardíacas:
  - FE < 20%.
  - Sintomas de ICC durante o repouso.
  - Nova arritmia.
  - Idas frequentes ao PS por descompensação cardíaca.
  - IAM, síncope ou AVC.
- Neoplasias:
  - Câncer metastático ou inoperável.

- Doenças pulmonares:
  - Dispneia em repouso.
  - Saturação de O_2 < 88%.
  - PCO_2 > 50.
  - Perda de peso não intencional.
- Demências:
  - Incapacidade de deambular.
  - Incontinência.
  - Menos de seis palavras inteligíveis.
  - Albumina < 2,5 ou menor ingesta oral.
  - Idas frequentes ao PS.
- Doenças hepáticas:
  - TP > 5 segundos.
  - Albumina < 2,5.
  - Ascite refratária.
  - Peritonite bacteriana espontânea.
  - Icterícia.
  - Desnutrição ou perda de massa muscular.
- Doenças renais:
  - Não candidato à diálise.
  - Depuração de creatinina < 15 ml/min.
  - Creatinina sérica > 6,0.
- Síndrome da fragilidade:
  - Idas frequentes ao PS.
  - Albumina < 2,5.
  - Perda de peso não intencional.
  - Úlceras por pressão.
  - Confinamento ao leito ou domicílio.

PROTOCOLO DE EXTUBAÇÃO PALIATIVA

Como descrito anteriormente, existem diversos protocolos de extubação paliativa e cada instituição desenvolve seu próprio protocolo de acordo com sua estrutura e demanda. Para fins didáticos, descrevemos (Quadro 1) um protocolo adaptado de extubação paliativa baseado em um estudo publicado em 2008 na Intensive Care Medicine, com o objetivo de diminuir o desconforto de pacientes submetidos à extubação paliativa em unidade de terapia intensiva[5].

QUADRO 1 Extubação paliativa

72 horas antes da extubação	Decisão de retirar a ventilação mecânica e remover o tubo orotraqueal está embasada em critérios clínicos que indicam que o tratamento é fútil ou desproporcional, ou desejo do paciente Identificação do processo ativo de morte Realização de reunião familiar Alinhamento de expectativas Definição da data e hora do procedimento
48 horas antes da extubação	Reunião com equipe multidisciplinar Suspensão da dieta Diminuir hidratação (máximo de 25 ml/h) Furosemida 40-80 mg IV *bolus* (em caso de congestão). Se não houver resultado, administrar 250-500 mg de furosemida IV em 1h Metilprednisolona 100 mg IV (objetivo de prevenir estridor pós-extubação) Manter sedação com midazolan ou propofol e analgesia com morfina Midazolan 0,1-0,3 mg/kg IV *bolus* Propofol 20-50 mg *bolus* Morfina 0,1 mg/kg IV se dor
6 horas antes da extubação	Realizar banho no paciente Entrada dos familiares Retirada de sondas Metilprednisolona 100 mg IV Ajuste da sedação e analgesia Buscopan 20 mg IV em *bolus* Redução da FiO_2 para 21%, redução do PEEP para 0, passar para ventilação de suporte
	Ajustar sedativo e analgesia Obs.: Hipoxemia, hipotensão ou baixa aturação de O_2 não são parâmetros para mudança de conduta
30 minutos antes da extubação	Buscopan 20 mg IV em *bolus* Metilprednisolona 100 mg IV (dose adicional para prevenir estridor) Colocar o paciente em Tubo T
Extubação Manter paciente sem O_2	
Recomenda-se manter à beira leito os medicamentos necessários para controle de sintomas (por exemplo: midazolan, morfina, propofol) Recomenda-se que a equipe médica permaneça à beira leito por 1 hora após a extubação para assegurar o controle dos sintomas.	

CONCLUSÃO

A extubação paliativa ou terminal é uma opção de tratamento que pode ser considerada em pacientes que se encontram em fase final de vida, porém requer um grande conhecimento técnico dos profissionais, pois pode causar enorme desconforto não só para o paciente como para seus familiares. Existem vários protocolos diferentes e cada instituição deve definir os seus de acordo com sua demanda.

REFERÊNCIAS BIBLIOGRÁFICAS

1. Conselho Federal de Medicina. Código de Ética Médica: Resolução CFM nº 2.217, de 27 de setembro de 2018, modificada pelas Resoluções CFM nº 2.222/2018 e 2.226/2019. Conselho Federal de Medicina, Brasília, DF; 2019.
2. Lacerda FH, Checoli PG, Silva CM, Brandão CE, Forte DN, Besen BA. Retirada da ventilação mecânica como procedimento paliativo em uma unidade de terapia intensiva. Bras. Ter Intensiva. 2020;32(4):528-534.
3. Beca, JP; Montes, JMS.; Abarca, JD. Mitos sobre el retiro de la ventilación mecánica en enfermos terminales. Rev. Med. Chile. 2010;138:639-644.
4. Carvalho RT de, Parsons HA (orgs). Manual de Cuidados Paliativos. Porto Alegre: ANCP. 2. ed. 2012.
5. Kompanje, EJO; Van der Hoven B; Bakker J. Antecipation of distress after discontinuation of mechanical ventilation in the ICU at the end of life. Intensive Care Med. 2008;34:1593-1599.

CAPÍTULO 42

SEDAÇÃO PALIATIVA

Gustavo Cassefo
Mariana Furugen Cesar de Andrade Issaka
Katia Emi Nakaema

INTRODUÇÃO

Os pacientes portadores de doenças crônicas avançadas podem vivenciar sofrimentos físicos, como dor, dispneia, náuseas e vômitos; sofrimentos psíquicos, como tristeza, angústias e ansiedade; e sofrimentos espirituais e existenciais, como conflitos com Deus e desesperança. Quando chegamos aos momentos finais de vida, esses sintomas podem se intensificar e, se não abordados adequadamente, determinam o aumento do sofrimento do paciente e de seus familiares. Em muitas ocasiões, os sofrimentos físicos e psíquicos estão presentes simultaneamente.

A sedação paliativa passa a ser uma alternativa terapêutica naqueles pacientes em que o sofrimento se torna intolerável e refratário às medidas instituídas para o controle adequado de sintomas no processo de terminalidade.

A prevalência de sedação paliativa é de 14 a 52%, entre estudos com pacientes em atendimento domiciliar, enfermaria de cuidados paliativos e *hospices*. Essa variação de prevalência justifica-se muitas vezes pela falta de padronização desse tipo de procedimento nas instituições, com diferentes definições de sedação paliativa, indicações para início, medicações preconizadas e doses utilizadas.

DEFINIÇÃO

A sedação paliativa compreende a utilização de medicamentos que determinam a redução do nível de consciência, com o objetivo de aliviar adequadamente um ou mais sintomas refratários e intoleráveis em pacientes com doença avançada em fase terminal, com expectativa de dias a poucas semanas de vida.

DIFERENÇAS ENTRE SEDAÇÃO PALIATIVA E EUTANÁSIA

Quando falamos sobre sedação paliativa, tanto paciente como familiares, bem como profissionais da saúde podem confundir esse procedimento para controle de sintomas como eutanásia. Porém, a eutanásia é uma intervenção com a intenção expressa de abreviar a vida a fim de aliviar um sofrimento intratável, com o consentimento do paciente e/ou responsável legal, podendo ser realizada em qualquer fase da evolução da doença.

Já a sedação paliativa é uma intervenção na qual se usa a menor dose necessária de medicamentos sedativos para promover o alívio do sofrimento, não necessariamente promovendo uma sedação profunda, uma vez que permite que a doença prossiga seu curso natural, sem a intenção de acelerar o processo de terminalidade, respeitando o conceito de ortotanásia. Estudos recentes têm demonstrado que a sedação paliativa não determina diminuição do tempo de vida em comparação àqueles que não necessitaram de seu uso. Algumas diferenças entre o procedimento de sedação paliativa e a eutanásia podem ser observadas na Tabela 1.

TABELA 1 Diferenças entre sedação paliativa e eutanásia

Característica	Sedação paliativa	Eutanásia
Intenção	Alívio do sofrimento e controle de sintomas refratários	Provocar a morte do paciente para cessar o sofrimento
Ação	Uso de drogas sedativas em dose necessária para o controle adequado dos sintomas	Uso de drogas letais em altas doses
Resultado esperado	Alívio do sofrimento sem afetar o curso natural da doença	Morte imediata
Tempo	Realizada nos últimos dias a semanas de vida	Em qualquer momento do processo de adoecimento

INDICAÇÃO

A sedação paliativa está indicada nos casos em que sintomas refratários determinam sofrimento intenso e intolerável nos momentos finais de vida.

Os sintomas são considerados refratários quando, após o esgotamento de todos os recursos disponíveis, farmacológicos e não farmacológicos, eles ainda não são adequadamente controlados. Para se determinar a refratariedade do sintoma, sugere-se que haja um consenso entre os membros da equipe assistencial multiprofissional e a avaliação de outros especialistas, especialmente de uma equipe de cuidados paliativos, sempre que possível. No Quadro 1, são apresentados os pontos-chave para a indicação de sedação paliativa.

A sedação paliativa também pode ser indicada em condições agudas ou em situações de morte iminente com sofrimento intenso, como nos casos de sangramento tumoral maciço ou insuficiência respiratória aguda, quando não há mais tempo hábil para o controle adequado dos sintomas, na tentativa de proporcionar ao paciente uma morte mais digna.

QUADRO 1 Pontos-chave para a indicação de sedação paliativa

Doença avançada em fase terminal
Sintomas refratários com sofrimento intolerável
Esgotamento de recursos disponíveis
Morte iminente com sofrimento intenso
Avaliação multidisciplinar

Os sintomas nos momentos finais de vida podem ter origem em sofrimentos físicos, psíquicos ou espirituais. Dispneia, delirium hiperativo, dor, sofrimento existencial e vômitos estão entre as principais causas de sedação paliativa.

Os sofrimentos psíquico, existencial e espiritual são desafios na prática clínica, sendo difícil determinar quando devem ser considerados refratários às medidas instituídas. Nesses casos, a indicação de sedação paliativa ainda gera bastante controvérsia, principalmente quando é o único sintoma refratário presente. Na maioria das vezes, o sofrimento psíquico está acompanhado de sintomas físicos. Desse modo, deve-se ter em mente a complexidade do ser humano e avaliar o indivíduo de maneira holística e integrada, além de ser necessária uma abordagem multidisciplinar para a tomada de decisão em relação ao início da sedação paliativa, o que deverá ser revisado regularmente pela equipe.

O acompanhamento continuado da equipe de cuidados paliativos, criando maior vínculo com o paciente e seus familiares, permite a abordagem rotineira de questões relacionadas à ansiedade, depressão e ao próprio sofrimento existencial, e a sedação paliativa intermitente é uma medida inicial interessante nesses casos.

Sintomas como dor, dispneia e náuseas são subjetivos, e a intensidade varia de pessoa a pessoa, sendo assim, determinar o quanto o sofrimento é intolerável também é uma questão subjetiva que exige adequada comunicação, escuta ativa, boa relação profissional-paciente e vínculo.

É também importante diferenciar sintomas refratários de sintomas de difícil controle. Esses últimos são sintomas que necessitam de uma abordagem mais incisiva, por meio da utilização de diversos recursos farmacológicos e não farmacológicos, invasivos ou não invasivos. Os sintomas de difícil controle podem ser bem manejados por profissionais experientes ou especialistas e se tornam refratários caso todas as possibilidades terapêuticas sejam esgotadas.

Sempre que houver dúvidas quanto à refratariedade dos sintomas ou quanto à indicação da sedação paliativa, deve-se solicitar avaliação e o acompanhamento da equipe de cuidados paliativos, sempre que possível.

Após a confirmação da presença de um ou mais sintomas refratários e indicado o início da sedação paliativa, deve-se verificar o consentimento do paciente enquanto este mantiver a consciência e a autonomia preservadas. Caso o paciente não seja capaz da tomada de decisão, é preciso considerar os valores e vontades expressas previamente pelo paciente na forma do testamento vital ou planejamento antecipado de cuidados. No caso de o paciente ser incapaz e não ter manifestado suas vontades antecipadamente, deve-se buscar o consentimento do responsável legal, sempre que possível. A Figura 1 apresenta uma sugestão de algoritmo para indicação de sedação paliativa.

Antes do início da sedação paliativa, cinco condições devem ser consideradas:

- Foram identificadas e tratadas todas as causas potencialmente reversíveis relacionadas aos sintomas?
- Foram utilizados todos os recursos disponíveis, farmacológicos e não farmacológicos, para o controle de sintomas?
- Foi solicitada avaliação de equipe de cuidados paliativos (se disponível) e/ou outros especialistas para auxílio no controle de sintomas?

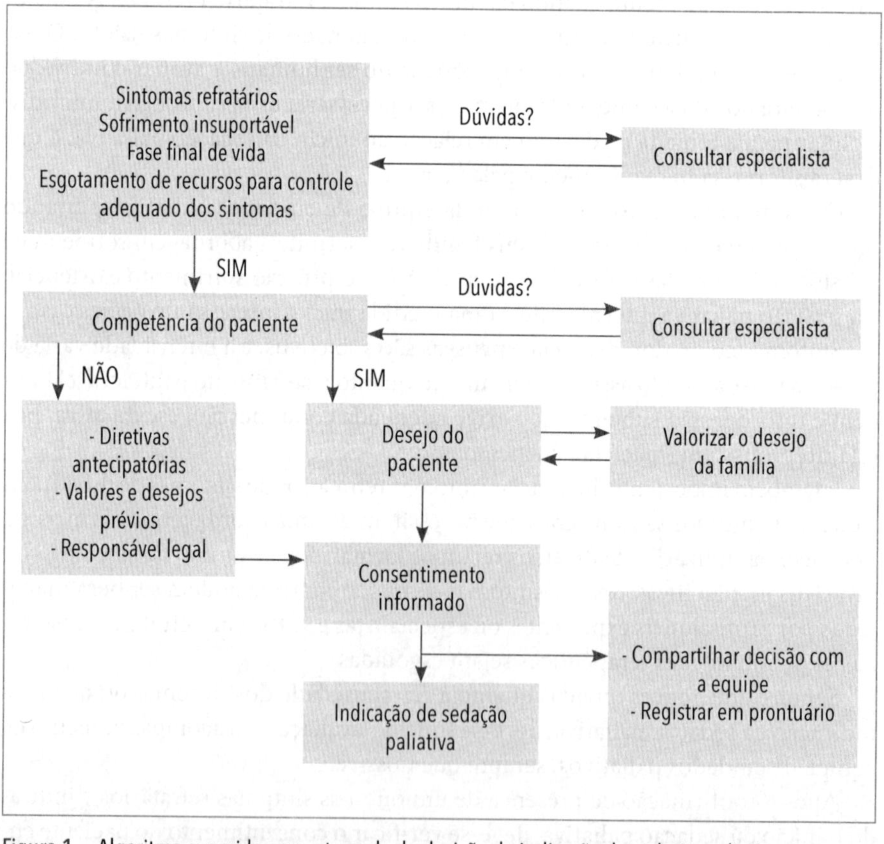

Figura 1 Algoritmo sugerido para a tomada de decisão de indicação de sedação paliativa.
Adapatada de Manual de Cuidados Paliativos, ANCP, 2014.

- Os objetivos e efeitos da sedação paliativa foram explicados para o paciente e seus familiares, e a sedação paliativa foi consensual?
- Foi realizado registro adequado em prontuário?

A comunicação adequada ao paciente e a seus familiares é importante para o bom entendimento dos objetivos da sedação paliativa e dos cuidados de fim de vida. Deve-se incentivar visitas e promover despedidas, facilitar acesso a ritos e costumes religiosos, caso seja desejo do paciente.

CLASSIFICAÇÃO DA SEDAÇÃO PALIATIVA

A sedação paliativa pode ser classificada quanto à temporalidade e à intensidade, conforme descrito no Quadro 2. A sedação profunda está indicada em situações catastróficas de morte iminente, como sangramento tumoral maciço e asfixia. Nas demais situações, a sedação profunda é controversa, pois interrompe a possibilidade de comunicação, interações afetivas e autonomia do paciente.

QUADRO 2 Classificação da sedação paliativa quanto à temporalidade e intensidade

Temporalidade	1. Intermitente: medicações realizadas em horários predeterminados, permitindo períodos de despertar
	2. Contínua: medicações realizadas em infusão contínua com ajuste de dose conforme controle de sintomas
Intensidade	1. Superficial: pode ocorrer o rebaixamento do nível de consciência, porém permitindo que o paciente mantenha contato com o meio externo; breves despertares, permitindo que o paciente mantenha dieta de conforto
	2. Profunda: determina rebaixamento do nível de consciência sem possibilidade de despertares, principalmente quando permanecer acordado determina um sofrimento intenso

A sedação superficial com ajustes de dose e intensidade de maneira gradual, podendo chegar ou não a uma sedação profunda, visando manter a menor dose necessária para o controle de sintomas refratários, encontra respaldo ético por ser uma medida proporcional.

MEDICAMENTOS

A sedação paliativa objetiva primariamente o conforto do paciente por meio do rebaixamento do nível de consciência, para o que são utilizados medicamentos na dose necessária ao controle adequado dos sintomas. A intensidade da sedação, se superficial ou profunda, dependerá do controle de sintomas do paciente. Conforme essa definição, na sedação paliativa são utilizados medicamentos sedativos, com ação primária no rebaixamento do nível de consciência.

Opioides como a morfina não devem ser utilizados como opção de medicamento na sedação paliativa. O rebaixamento do nível de consciência determinado pelo uso de opioides é um efeito colateral e pode determinar a intoxicação por esses medicamentos. Em última análise, o uso de opioides com o objetivo de sedação pode determinar o abreviamento da vida do paciente devido à depressão respiratória. Por outro lado, os opioides devem ser mantidos durante a realização da sedação paliativa, visto que os sedativos não possuem efeito analgésico.

A droga mais utilizada na sedação paliativa é o midazolam. É reportado que seu uso ocorre em 70% das sedações paliativas, com eficácia de 83-87% das vezes. Seu uso é justificado pelo menor risco de efeitos colaterais, meia-vida menor e maior habilidade dos profissionais de saúde em seu manuseio.

Os neurolépticos podem ser utilizados nos casos de delirium refratário na fase final de vida. As drogas mais utilizadas e que possuem maior efeito sedativo são a levomepromazina e a clorpromazina. Cabe lembrar que a primeira está disponível no Brasil somente na apresentação por via enteral. O haloperidol por vezes é descrito como opção para a sedação paliativa, porém tem menor poder sedativo, sendo assim, é menos efetivo nesse objetivo. A clorpromazina pode ser utilizada de 12,5 a 25 mg a cada 4 a 12 horas pela via endovenosa. No geral, é necessária a associação com outras drogas como o midazolam para atingir o efeito sedativo desejado.

Os barbitúricos, como o fenobarbital, podem ser a primeira escolha em casos de estado de mal convulsivo e hipertensão intracraniana, ou nos casos em que o midazolam não teve o efeito esperado.

O anestésico propofol é uma opção como droga em sedação paliativa. É uma droga utilizada em 4% dos casos de indicação de sedação paliativa, seu uso é menos frequente em comparação com o midazolam, em função do seu maior risco de causar depressão respiratória e hipotensão, além de ser mais difícil para titulação de dose, não ser utilizado por via hipodermóclise e poder causar dor no local de infusão.

Na Tabela 2, constam os medicamentos mais utilizados para sedação paliativa.

A escolha da medicação para a sedação paliativa deve levar em consideração o tipo de sintoma refratário, comorbidades do paciente, as medicações disponíveis e a habilidade da equipe no manejo das drogas para sedação paliativa. Assim, uma opção de protocolo sugerido seria:

- Passo 1: uso de midazolam como droga de escolha, com ajuste de dose conforme o controle de sintomas. Acima de 20 mg/h.
- Passo 2: associar a clorpromazina ao midazolam. Persistindo os sinais de desconforto, suspender ambas as drogas e iniciar o passo 3.

TABELA 2 Medicações utilizadas na sedação paliativa

Medicação	Início de Ação	Pico de Ação	Tempo de ação	Dose	Vantagens	Desvantagens
Midazolam	1 min	2-5 min EV: 2-2,5 min HDC: 5-10 min	1-3 horas	*Bolus*: 2-5 mg Infusão contínua: 0,5 – 1,5 mg/h, com ajuste de dose a cada 1 hora Manter de 1-20 mg/h	▪ Vias EV e HDC ▪ Início de ação rápido ▪ Fácil de titulação de dose ▪ Meia-vida curta	▪ Variabilidade de resposta individual ▪ Efeitos colaterais: efeito paradoxal com agitação e agressividade, náuseas e vômitos, depressão respiratória ▪ Estabilidade da droga de 24 horas em solução
Fenobarbital	5 min	30 min	53-120 horas	*Bolus*: 100-200 mg ou 1-3 mg/kg Dose de manutenção: 260-1.250 mg 8/8h; infusão contínua: início com 0,5 mg/kg/h, com ajuste de dose de 30-160 mg/h	▪ Vias EV e HDC ▪ Opção na falha com uso de midazolam	▪ Mais difícil titulação ▪ Início de ação mais lento ▪ Efeito acumulativo no organismo
Propofol	30 seg	90 seg	2-6 min	*Bolus*: 0,5-1 mg/kg (repetir a cada 3 min) Infusão contínua: 1-4 mg/kg/h	▪ Início de ação ultrarrápida ▪ Meia-vida curta	▪ Pode causar depressão respiratória e hipotensão ▪ Titulação deve ser acompanhada de perto ▪ Somente por via EV

EV: endovenoso; HDC: hipodermóclise.

- Passo 3: iniciar uso de fenobarbital. O propofol passa a ser um quarto passo quando todas as outras drogas falharam, porém muitas vezes tem seu uso restrito a depender do setor de atendimento ao paciente.

Doses diferenciadas podem ser necessárias em determinados grupos de pacientes, devendo-se levar em consideração algumas situações especiais:

- Uso de doses iniciais menores para idosos, pacientes com disfunção renal e/ou em estado avançado de caquexia.
- Uso de doses maiores podem ser necessárias para usuários crônicos de drogas psicoativas, como os benzodiazepínicos, histórico de abuso de bebidas alcoólicas e/ou outras drogas ilícitas.

Outro medicamento que tem sido estudado como alternativa para a sedação paliativa é a dexmedetomidina. É um agonista alfa-2 adrenérgico que age na via descendente da dor, não interagindo com os receptores opioides. Sua vantagem estaria na combinação de seus efeitos analgésico e sedativo, proporcionando um estado de sedação, porém o paciente desperta com facilidade, permanecendo mais colaborativo e por vezes contactuante. Sua desvantagem é que pode não atingir o efeito sedativo desejado para o alívio adequado do sofrimento. Seus efeitos adversos principais são a bradicardia e a hipotensão arterial, sendo esses efeitos dose-dependentes. Entretanto, diferente das outras drogas utilizadas, a dexmedetomidina não provoca depressão respiratória. Apesar de ser um medicamento promissor nos casos de delirium e dor de difícil controle, ainda necessita de mais estudos sobre seu uso na sedação paliativa.

CUIDADOS APÓS O INÍCIO DA SEDAÇÃO

Após o início da sedação, os pacientes deverão ser reavaliados principalmente em relação ao conforto e aos possíveis efeitos colaterais da medicação sedativa, tendo em vista que a frequência das reavaliações deverá ser guiada individualmente de acordo, principalmente, com essas duas variáveis. Não existe consenso na literatura em relação ao nível de sedação considerado necessário para aliviar determinado sofrimento, nem um método ideal para avaliação do nível de consciência, existindo inúmeras ferramentas disponíveis atualmente, sendo a maior parte não validada para o contexto de sedação paliativa.

Em relação às ferramentas, uma das mais usadas é a escala Richmond Agitation Sedation Scale (RASS – Tabela 3), desenvolvida inicialmente para o ambiente de medicina intensiva, mas que já possui uma adaptação ainda não validada no Brasil para o contexto da sedação paliativa (RASS-PAL). Apesar de amplamente difundida para a avaliação dos pacientes sedados, a escala de RASS pode não ser a mais

TABELA 3 Escala de RASS

Escore	Termos	Descrição
+4	Combativo	Francamente combativo, violento, levando a perigo imediato da equipe de saúde
+3	Muito agitado	Agressivo, pode puxar tubos e cateteres
+2	Agitado	Movimentos não intencionais frequentes, briga com o respirador (se estiver em ventilação mecânica)
+1	Inquieto	Ansioso, inquieto, mas não agressivo
0	Alerta e calmo	
-1	Torporoso	Não completamente alerta, mas mantém olhos abertos e contato visual ao estímulo verbal por mais de 10 segundos
-2	Sedado leve	Acorda rapidamente e mantém contato visual ao estímulo verbal por menos de 10 segundos
-3	Sedado moderado	Movimento ou abertura dos olhos, mas sem contato visual com o examinador
-4	Sedado profundamente	Sem resposta ao estímulo verbal, mas tem movimentos ou abertura ocular ao estímulo tátil/físico
-5	Coma	Sem resposta aos estímulos verbais ou ao exame físico

adequada na sedação paliativa, considerando que ela avalia o grau de consciência do paciente, mas não consegue determinar necessariamente se o paciente está confortável. Para tanto, já existem outras escalas, porém ainda sem comprovação de eficácia e sem validação no Brasil, como a Patient Comfort Score.

É válido reforçar, entretanto, que possivelmente nenhuma escala observacional conseguirá sozinha ser suficiente. Essa é uma preocupação recente que surgiu após alguns estudos que utilizaram dispositivos de monitoramento cerebral em pacientes sedados e concluíram que alguns pacientes estavam "arresponsivos", porém não "inconscientes", o que poderia indicar uma manutenção do sofrimento, mas sem a possibilidade de o paciente expressá-lo. Os dispositivos de monitoramento cerebral, como o Bispectral Index (BIS), poderão ser uma ferramenta complementar de avaliação dos pacientes em sedação paliativa no futuro, mas, atualmente, eles ainda são validados apenas para pacientes anestesiados, e a oscilação das ondas no contexto do paciente em sedação paliativa pode ser um empecilho ao seu uso.

Mais relevante do que a ferramenta usada para avaliar e reavaliar os pacientes sedados, é manter o cuidado na comunicação com familiares e principais cuidadores, os quais podem fornecer, muitas vezes, a melhor percepção sobre o conforto do paciente, assim como se manterem atentos aos sinais clínicos que possam indicar uma manutenção do desconforto, como a variação da frequência cardíaca, indicativa de dor, mudança na fisionomia e possíveis movimentos incomuns. Caso o paciente persista com o desconforto, doses adicionais da medicação em uso podem ser realizadas, bem como o ajuste dinâmico da dose de infusão contínua até que se alcance o controle satisfatório dos sintomas.

Em casos de dificuldade de sedação, deve-se avaliar condições que podem estar associadas: interrupções na bomba de infusão contínua (preferência para acesso de infusão exclusivo para sedação paliativa), medicamentos e doses utilizadas estão adequados, possibilidade de síndrome de abstinência.

Além do manejo adequado dos sintomas durante a realização da sedação paliativa, alguns cuidados de fim de vida devem ser priorizados, a saber:

- Manter em jejum, sempre que possível, em casos de sedação profunda; e dieta de conforto (dieta conforme a aceitação do paciente para seu prazer e não necessariamente com o intuito de nutri-lo), em casos de sedação superficial, quando o paciente estiver bem acordado com sintomas paliados.
- Evitar, sempre que possível, o excesso de hidratação que pode determinar congestão pulmonar, edema periférico e aumento de secreções.
- Manter medicações essenciais para o controle de sintomas, como analgésicos, antieméticos, escopolamina, entre outros.
- Suspender tratamentos e medicamentos considerados fúteis e desproporcionais na fase final de vida.
- Cuidados com hidratação dos olhos, com a pele e higiene oral.
- Cateterização vesical de alívio em casos de sinais de bexigoma.
- Manter suporte multidisciplinar à família.
- Possibilitar despedidas, realização de cultos e ritos e a permanência junto à família.

CONSIDERAÇÕES FINAIS

A fase final de vida é um momento único que deve ser vivido de forma serena e intensa, com controle impecável dos sintomas físicos e o alívio dos sofrimentos psíquicos e espirituais. Nesse contexto, a sedação paliativa atua como meio de atingir o controle adequado de sintomas em condições em que o sofrimento é insuportável, não acelerando o processo de morte, tampouco prolongando esse sofrimento. A sedação paliativa, se possível, deve ser titulada até a menor dose necessária para o controle do sintoma e, sempre que viável, o paciente deve-se manter consciente e próximo aos seus familiares e amigos. O relato de sintomas pelo próprio paciente ainda é a única forma concreta de se medir o efeito do tratamento, mas quando a sedação profunda se faz necessária, considerando que nenhuma ferramenta de avaliação é superior e tem eficácia comprovada, ter em mente que, além do nível de consciência, devemos nos atentar aos sinais de desconforto e aos possíveis efeitos colaterais da sedação.

REFERÊNCIAS BIBLIOGRÁFICAS

1. Maltoni M, Scarpi E, Nanni O. Palliative sedation in end-of-life care. Curr Opin Oncol. 2013;25:360-7.
2. Maltoni M, Scarpi E, Nanni O. Palliative sedation for intolerable suffering. Curr Opin Oncol. 2014;26:389-94.
3. Cherny N, Fallon M, Kaasa S, Portenoy RK, Currow DC (editors). Oxford Textbook of Palliative Medicine. 5. ed. Oxford University Press, USA; 2015.
4. Cherny NI, Radbruch L. European Association for Palliative Care (EAPC) recommended framework for the use of sedation in palliative care. Palliative Med. 2009;23(7):581-93.
5. National Hospice and Palliative Care Organization (NHPCO). Position statement and comentary on the use of palliative sedation in imminently dying terminally ill patient. J Pain Sympt Manag. 2010;39(5):914-23.
6. Ferreira AP. Sedação Paliativa. In: Conselho Regional de Medicina do Estado de São Paulo. Cuidados Paliativos. São Paulo: CREMESP; 2008. p. 355-361.
7. Palliative sedation guideline. In: Nation-wide guideline. Netherland; 2006.
8. Maltoni M, Scarpi E, Rosati M, Derni S, Fabbri L, Martini F, et al. Palliative sedation in end-of-life care and survival: a systematic review. J Clin Oncol. 2012;30(12):1378-83.
9. Caraceni A, Zecca E, Martini C, Gorni G, Campa T, Brunelli C, et al. Palliative sedation at the end of life at a tertiary cancer center. Support Care Cancer. 2012;20:1299-307.
10. Rietjens JAC, van Delden J, Heide A, vrakking AM, Onwureaka-Philip-sen BD, Maas P, et al. Terminal sedation and euthanasia: a comparison of clinical practices. Arch Intern Med. 2006;166:749-53.
11. Soares LG, Naylor C, Martins MA, Peixoto G. Dexmedetomidine: a new option for intractable distress in the dying. J Pain Symptom Manage. 2002;24:6-8.
12. Prommer E. Dexmedetomidine: does it have potential in Palliative Medicine? Am J Hosp Palliat Care. 2011;28(4):276-83.
13. O'Neil T, Rodgers PE, Shultz C. Dexmedetomidine as adjuvant therapy for acute postoperative neuropathic pain crisis. J Palliat Med. 2014;17(10):1164-6.
14. Beller EM, van Driel ML, McGregor L, Truong S, Mitchell G. Palliative pharmacological sedation for terminally ill adults (Review). Cochrane Database of Systematic Reviews. 2015;1: CD010206.
15. Miccinesi G, Caraceni A, Maltoni M. Palliative sedation: ethical aspects. Minerva Anestesiologica 2017 December; 83 (12): 1317-23.
16. Heijltjes MT, van Thiel GJMW, Rietjens JAC, van der Heide A, de Graeff A, van Delden JJM. Changing practices in the use of continuous sedation at the end of life: a systematic review of the literature. J Pain Symptom Manage. 2020;60(4):828-46.
17. Twycross R. Reflections on palliative sedation. Palliative care: research and treatment. 2018;1-16.
18. Arantzamendi M, Alazne B; Payne S; Rijpstra M, Preston N, Menten J, et al. Clinical aspects of palliative sedation in prospective studies. A systematic review. J Pain Symptom Manage. 2021;61(4):831-44.
19. Bozzaro C, Schildmann J. "Suffering" in palliative sedation: conceptual analysis and implications for decision making in clinical practice. J Pain Symptom Manage. 2018;56(2):288-94.
20. Robijn L, Deliens L, Scherrens AL, Pauwels NS, Pype P, Rietjens J, et al. A systematic review of quality improvement initiatives for continuous sedation until death. Palliat Med. 2021 Apr;35(4):670-682.
21. Belar A, Arantzamendi M, Payne S, Preston N, Rijpstra M, Hasselaar J, et al. How to measure the effects and potential adverse events of palliative sedation? An integrative review. Palliat Med. 2021 Feb;35(2):295-314.
22. Krooupa AM, Vivat B, McKeever S, Marcus E, Sawyer J, Stone P. Identification and evaluation of observational measures for the assessment and/or monitoring of level of consciousness in adult palliative care patients: A systematic review for I-CAN-CARE. Palliat Med. 2020 Jan;34(1):83-113.
23. Twycross R. Reflections on palliative sedation. Palliat Care. 2019 Jan 27;12:1178224218823511.
24. Six S, Laureys S, Poelaert J, Bilsen J, Theuns P, Deschepper R. Comfort in palliative sedation (Compas): a transdisciplinary mixed method study protocol for linking objective assessments to subjective experiences. BMC Palliat Care. 2018 Apr 18;17(1):62.
25. Barbato M, Barclay G, Potter J, Yeo W, Chung J. Correlation between observational scales of sedation and comfort and bispectral index scores. J Pain Symptom Manage. 2017 Aug;54(2):186-193.

26. Schildmann EK, Schildmann J, Kiesewetter I. Medication and monitoring in palliative sedation therapy: a systematic review and quality assessment of published guidelines. J Pain Symptom Manage. 2015 Apr;49(4):734-46.
27. Bodnar J. A rewiew of agentes for palliative sedation/continuous deep sedation: pharmacology and practical applications. J Pain Palliat Care Pharmacother. 2017;31(1):16-37.
28. Zaporowska-Stachowiaka I, Szymańskic K, Oduahd MT, Stachowiak-Szymczake K, Luczakf J, Sopataf M. Midazolam: safety of use in palliative care. A systematic critical review. Biomed Pharmacother. 2019;114:1-7.
29. Gurschick L, Mayer DK, Hanson LC. Palliative sedation: an analysis of international guidelines and position statements. Am J Hosp Palliat Care. 2015;32(6):660-71.
30. Gamblin V, Berry V, Tresch-Bruneel E, Reich M, Da Silva A, Villet S, et al. Midazolam sedation in palliative medicine: retrospective study in a French center for cancer control. BMC Palliat Care. 2020;19(85):1-10.
31. Sulistio M, Wojnar R, Michael NG. Propofol for palliative sedation. BMJ Suppot Palliat Care. 2020;10:4-6.
32. Hilliard N, Brown S, Mitchinson S. A case report of dexmedetomidine used to treat intractable pain and delirium in a tertiary palliative care unit. Palliat Med. 2015;29(3):278-81.
33. O'Hara C, Tamburro RF, Ceneviva GD. Dexmedetomidine for sedation during withdrawal of support. Palliat Care. 2015;9:15-18.
34. Mupamombe CT, Luczkiewicz D, Kerr C. Dexmedetomidine as an option for opioid refractory pain in the hospice setting. J Palliat Med. 2019;22(11):1478-81.

CAPÍTULO 43

CUIDADOS PALIATIVOS E DEMÊNCIA

Melina Filgueiras
Renata Diniz Moreno
Simone Henriques Bisconsin Torres

INTRODUÇÃO

A síndrome demencial é caracterizada por um declínio progressivo de duas ou mais áreas da cognição, suficiente para interferir em atividades sociais, trabalho ou relacionamento interpessoal, desde que não exista *delirium* ou outro transtorno psiquiátrico maior[1]. Existem diversas causas de demência, algumas potencialmente reversíveis e outras irreversíveis, conforme mostra o Quadro 1. A mais prevalente entre essas causas é a demência da doença de Alzheimer.

QUADRO 1 Causas de demência

Demências potencialmente reversíveis:
Deficiência de vitamina B12
Tireoideopatia – hipotireoidismo
Hidrocefalia de pressão normal
Tumor cerebral
Encefalopatia por Aids
Demências irreversíveis:
Doença de Alzheimer
Demência por corpúsculos de Lewy
Demência frontotemporal
Demência vascular
Demência da doença de Parkinson

Assim como as demências, o quadro de *delirium* é comum na população idosa. Esse sintoma está presente entre 10 e 30% dos idosos atendidos em unidades de pronto-socorro e, durante a internação hospitalar, sua mortalidade atinge de 22 a 76%[2,3]. O *delirium* consiste em uma alteração do nível de consciência de instalação aguda (horas ou dias) e curso flutuante, acompanhada de déficit de atenção e alteração da cognição, como déficit de memória ou desorientação[4]. Para seu diagnóstico, costuma-se aplicar o Confusion Assessment Method (CAM), uma ferramenta simples e validada em língua portuguesa[5], conforme descrito no capítulo de *delirium*.

Diferenciar *delirium* e demência é muito importante para que se possa realizar o manejo adequado de cada uma dessas condições (Tabela 1).

TABELA 1 Diferenciação entre *delirium* e demência.

Delirium	Demência
Início abrupto	Início insidioso
Curso flutuante	Declínio progressivo
Memória recente em geral preservada	Comprometimento da memória recente
Nível de consciência alterado	Nível de consciência inalterado

Em 2015, eram estimadas 46,8 milhões de pessoas vivendo com demência. E a perspectiva é de 9,9 milhões de casos novos diagnosticados a cada ano no mundo, o que significa uma pessoa diagnosticada a cada três segundos. Em 2050, a projeção é de 131,5 milhões de pessoas com demência, com taxa de crescimento maior nos países de baixa e média renda, o que inclui o Brasil[6].

Diante deste panorama, um número cada vez maior de pessoas morrerá com ou por demência[7]. Trata-se de uma doença progressiva e incurável cujo tratamento curativo provavelmente não estará disponível em um futuro próximo[8], o que aumenta a relevância de uma abordagem paliativa[7]. Melhorar a qualidade de vida, manter a funcionalidade e maximizar o conforto são objetivos dos cuidados paliativos (CP) e devem ser considerados durante toda a trajetória da doença, porém, com a ênfase na mudança dos objetivos do cuidado ao longo do tempo[7]. A abordagem de CP refere-se ao cuidado integral dessa doença, incluindo controle adequado de sintomas comportamentais e psicológicos, além das comorbidades e outros problemas de saúde[7].

EVOLUÇÃO DA DOENÇA

A demência leva a uma perda progressiva de funcionalidade e sua severidade é avaliada por diversas escalas de estadiamento funcional. Entre elas, a FAST (*functio-*

nal assessment staging), criada especificamente para utilização na demência em caso de Alzheimer, é a mais utilizada e validada em português, como mostra a Tabela 2[9].

TABELA 2 Escala de funcionalidade FAST

Estado	Característica
1: Adulto normal	Nenhuma dificuldade objetiva ou subjetiva
2: Idoso normal	Queixas de esquecimento de locais ou objetos
	Dificuldades subjetivas no trabalho
3: DA incipiente	Decréscimo do funcionamento no trabalho, evidente para os colegas; dificuldade nas viagens para novas localidades
4: DA leve	Decréscimo na habilidade de execução de tarefas complexas, manejo de finanças pessoais, execução de compras etc.
5: DA moderada	Requer assistência na escolha de trajes adequados
6A: DA moderada a grave	Dificuldade em vestir-se adequadamente
6B	Incapaz de banhar-se adequadamente, pode desenvolver medo do banho
6C	Incapacidade de realizar higiene básica
6D	Incontinência urinária
6E	Incontinência fecal
7A: DA grave	Capacidade de falar limitada a meia dúzia de palavras, ou menos, no curso médio de um dia
7B	Capacidade de falar limitada a uma única palavra inteligível no curso médio de um dia
7C	Capacidade de deambulação perdida
7D	Perda da capacidade de sentar-se sem assistência
7E	Perda da capacidade de sorrir
7F	Perda da capacidade de levantar a cabeça
7G	Postura fletida

PROGNÓSTICO

Estimar a expectativa de vida do paciente com demência avançada é difícil. Isto tem contribuído para que o acesso aos CP seja prejudicado quando comparado às demais comorbidades[10]. Um dos fatores que contribuem para a dificuldade na identificação da fase final de vida é a percepção de demência como uma entidade única, quando na verdade cada causa de demência corresponde a uma expectativa diferente[10], como demonstrada na Tabela 3.

TABELA 3 Expectativa de vida após o diagnóstico de demência

Doença de Alzheimer	8-10 anos
Demência vascular	5 anos
Demência frontotemporal	6-8 anos
Demência por corpúsculos de Lewy	2-8 anos

Uma revisão sistemática recente se propôs a investigar o entendimento a respeito da fase final de vida na demência. Nesse estudo foi identificado que a maior parte dos trabalhos nesse sentido se apropriava de ferramentas para avaliar cognição ou funcionalidade, no entanto, ainda sem uma definição estabelecida em consenso[10].

Entretanto, as diversas escalas criadas com o objetivo de prognosticar pacientes com demência avançada conseguiram apenas uma acurácia moderada para predizer sua sobrevida, como as escalas: The Advanced Dementia Prognostic Tool (ADEPT)[11] e Minimum Data Set[12].

Dessa forma, sugere-se que os CP em demência baseiam-se nas necessidades/nos desejos do paciente e de sua família, em vez de estimativas de sobrevida. Apesar disso, alguns critérios foram eleitos para definir a elegibilidade desses pacientes aos *hospices* nos Estados Unidos, o que implica que o paciente tenha uma expectativa de vida menor que 6 meses. Para isso, o paciente com demência precisa preencher os critérios do Quadro 2[13]. A presença de tais critérios pode auxiliar no planejamento de cuidados desses pacientes.

QUADRO 2 Critérios de elegibilidade para *hospice* em demência[13]

Ser avaliado pela escala de funcionalidade: FAST 7C, incapaz de deambular sem auxílio
Apresentar pelo menos uma destas seis complicações no último ano:
Pneumonia aspirativa
Pielonefrite ou ITU Septicemia
Úlcera de pressão estágio 3 ou 4
Febre recorrente após tratamento antibiótico
Disfagia (definida como ingestão de líquidos e alimentos insuficientes para manter a vida – se estiver usando SNE – evidência de perda de peso > 10% nos últimos 6 meses ou albumina sérica < 2,5)

COMPLICAÇÕES

As complicações mais comuns em pacientes com demência avançada são problemas relacionados à alimentação, infecção e úlcera de pressão, que são marcadores de gravidade nesse grupo de pacientes.

Problemas de alimentação

Aproximadamente 90% dos pacientes com demência avançada vão desenvolver problemas com alimentação (Quadro 3)[13,14].

QUADRO 3 Tipos de dificuldade de alimentação

Tipos de dificuldade de alimentação
Disfagia oral (manter alimento na boca)
Disfagia faríngea (causando aspiração)
Incapacidade de comer sozinho (de levar o alimento à boca)
Recusa alimentar

A dificuldade de mastigar e deglutir leva a uma das complicações mais comuns em demência avançada, que é a broncoaspiração. Quando houver dificuldade de alimentação, deve-se descartar eventos agudos e potencialmente reversíveis, como infecção, *delirium* hipoativo e problemas dentários (prótese mal adaptada), conforme Figura 1[13].

Recomenda-se priorizar dieta oral com a oferta de pequenas porções, adaptar a textura/consistência da dieta, oferecer alimentos favoritos e uso de suplementos alimentares de alta caloria, tendo apenas este último evidência moderada em promover ganho de peso em paciente com demência e nenhum deles impacta no aumento de sobrevida ou funcionalidade. O objetivo da dieta oral é dar conforto ao paciente e não suporte calórico. Essa prática é demorada, mas permite o prazer da sensação do alimento pelo paciente, bem como a interação com o cuidador[13].

Não há evidência suficiente para indicar dieta enteral em paciente com demência avançada em termos de sobrevida, qualidade de vida, nutrição, funcionalidade, prevenção de aspiração ou prevenção e cicatrização de úlcera de pressão[13]. Além disso, há riscos associados à sonda nasoenteral, como complicações no procedimento de passagem e necessidade do uso de contenção física ou química se um paciente agitado tentar tirá-la. Obstrução e deslocamento da sonda são causas comuns de visitas ao pronto-socorro e são extremamente desgastantes para um paciente frágil. Essas e outras complicações fizeram com que diversas organizações se posicionassem contra o uso de sonda em pacientes com demência avançada, como a Alzheimer's Association (2011), a American Board of Internal Medicine Foundation (2013), a Sociedade Americana de Geriatria (2014) e a Academia Americana de Hospice e Medicina Paliativa.

A Sociedade Americana de Geriatria recomenda que a decisão com relação ao uso de sonda enteral seja discutida com o paciente previamente e que se incorpore essa definição no plano de cuidados[14].

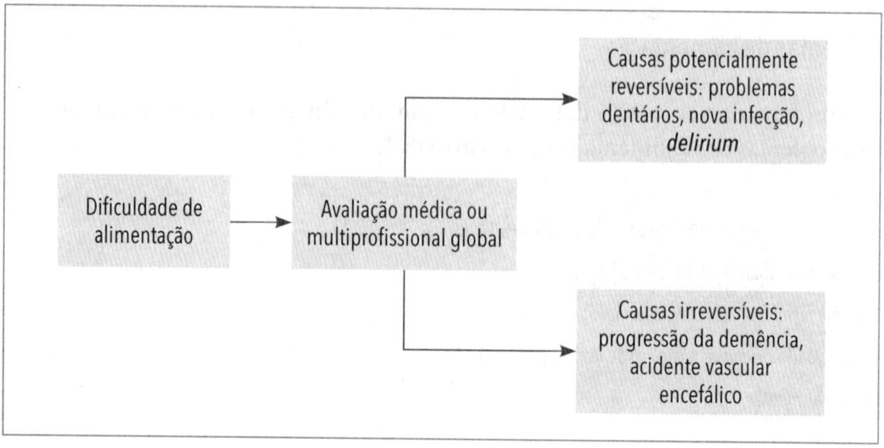

Figura 1 Avaliação da dificuldade de alimentação.

Infecção

Mais da metade dos pacientes com demência avançada terão febre e infecção, porém, não há estudos randomizados que tenham avaliado a eficácia dos antimicrobianos com relação à sobrevida e ao alívio de sintomas nesses pacientes. No estudo CASCADE, pacientes com demência avançada e pneumonia que foram tratados com antimicrobianos viveram 273 dias a mais, porém, tiveram mais desconforto pela escala de manejo de sintomas no final de vida quando comparados aos que não receberam antimicrobianos. Além disso, foi evidenciado que a taxa de mortalidade não foi diferente conforme a via de administração. Esse estudo dá suporte à orientação de que, para iniciar antibioticoterapia em pacientes com demência avançada, deve-se pesar riscos e benefícios desse tratamento e também seu objetivo. Se o objetivo for conforto, deve-se apenas aplicar medidas paliativas sem antibiótico. Se o objetivo for prolongamento de vida, o início da antibioticoterapia deve ser considerado apenas se houver evidências clínicas razoáveis de infecção, idealmente usando a via menos invasiva para administração da medicação e, se possível, evitar hospitalização[13,15].

No cenário de instituições de longa permanência, o Centro para Prevenção e Controle de Doenças (CDC) identificou que os antibióticos estão entre as medicações mais frequentemente prescritas nestas instituições. Consequentemente, há um aumento do risco de infecções gastrointestinais graves, interação medicamentosa, efeitos adversos, além de colonização ou infecção por microrganismos multirresistentes, o que é particularmente significativo no contexto de pessoas com fragilidade, como a demência avançada[16].

Hospitalização

Avaliar a real necessidade de hospitalização. Se o objetivo do cuidado é conforto, raramente uma internação hospitalar conseguirá prover isso, exceto em casos raros, como falta de acesso a cuidados paliativos extra-hospitalares. Se o objetivo do cuidado é prolongar a vida, a internação hospitalar pode fazer sentido, no entanto, doenças comuns, como pneumonia, podem ser eficazmente tratadas fora do hospital[13].

Dor

Em estudos observacionais, entre 25 e 50% dos pacientes moradores de instituições de longa permanência com demência avançada tinham documentado dor na última semana de vida e aproximadamente 33% tiveram dispneia, agitação ou aspiração[13].

A avaliação de dor se torna difícil em pacientes com demência avançada, uma vez que não conseguem verbalizar a queixa, muitas vezes não identificada e não tratada. É necessário observar sinais não verbais de desconforto que podem indicar dor, podendo ser útil o uso de escalas de avaliação observacional de dor para avaliar sua severidade e a resposta ao tratamento, como a PAINAD-Br, Pain Assessment In Advanced Dementia (Tabela 4), validada em português[17].

Essa escala é baseada na avaliação do estado fisiológico e comportamentos, como respiração, vocalização, expressão facial, linguagem corporal e consolabilidade, com pontuação que varia de 0 a 2 para cada uma das cinco áreas avaliadas, na qual 0 (zero) equivale à menor intensidade e 2 (dois) à maior intensidade. É uma ferramenta simples, fácil de ser aplicada, e apresenta uma lista de definições de cada um de seus itens. Sua pontuação total varia de 0 a 10 pontos, com base em uma escala padrão de dor.

Os autores propõem a interpretação dessa pontuação da seguinte forma: de 1 a 3 pontos, dor leve; de 4 a 6 pontos, dor moderada; e de 7 a 10 pontos, dor intensa[18]. Para utilizar essa escala, deve-se observar o paciente por cinco minutos antes de pontuar seus comportamentos (Tabela 4)[19]. A dor deve ser tratada de forma agressiva, até mesmo com uso de opioide se necessário, com especial atenção à associação de laxativos para evitar complicações decorrentes da obstipação, já extremamente comum nesse grupo de pacientes[19].

Sintomas comportamentais

Os sintomas comportamentais/neuropsiquiátricos são muito comuns em pacientes com demência. Durante tal quadro, deve-se avaliar a causa desses sintomas, por exemplo, alterações ambientais, como frio e calor, sintomas físicos como

TABELA 4 Escala de avaliação de dor em demência avançada – PAINAD-Br

Comportamento	0	1	2	Pontuação
Respiração independente de vocalização	Normal	Dificuldade ocasional para respirar	Respiração ruidosa e com dificuldade	
Vocalização negativa	Nenhuma	Curto período de hiperventilação Resmungos ou gemidos ocasionais Fala baixa ou em baixo tom, de conteúdo desaprovador ou negativo	Longo período de hiperventilação Respiração de Cheyne-Stokes Chamados perturbadores repetitivos Resmungos ou gemidos altos Choro	
Expressão facial	Sorrindo ou inexpressiva	Triste Assustada Franzida	Careta	
Linguagem corporal	Relaxada	Tensa Andar angustiado/aflito de um lado para o outro Inquietação	Rígida Punhos cerrados Joelhos encolhidos Puxar ou empurrar para longe Comportamento agressivo	
Consolabilidade	Sem necessidade de consolar	Distraído(a) ou tranquilizado(a) por voz ou toque	Incapaz de ser consolado(a), distraído(a) ou tranquilizado(a)	
Total				

dor, obstipação, retenção urinária, entre outros, e atuar neles antes de classificá-los como decorrentes do quadro demencial propriamente dito[1].

Os transtornos mais frequentes são apatia, depressão, agitação, agressividade e delírios, gerando grande estresse aos cuidadores. O tratamento deve sempre começar pelas medidas não farmacológicas, como a adoção de rotinas e integração às atividades da casa, evitando o isolamento e a privação de estímulos, com a reorientação para a realidade por meio de relógios e calendários[20]. Nos casos em que essas medidas não são suficientes para tratar o distúrbio, é necessário empregar fármacos de maneira cuidadosa, começando com a menor dose possível e aumentando-a de forma gradual. As medicações mais comumente utilizadas são os antipsicóticos e deve-se dar preferência aos atípicos, como risperidona, quetiapina e olanzapina, que induzem menos efeitos colaterais. São fármacos com risco de aumento da mortalidade por eventos cerebrovasculares e, portanto, devem ser empregados por períodos curtos, com reavaliação frequente de sua indicação.

Anticolinesterásicos, como galantamina, donepezil e risperidona, bem como a memantina, podem ser usados para auxiliar no controle dos sintomas comportamentais nos pacientes com demência leve e moderada, podendo promover uma melhora ou estabilidade cognitiva e funcional[20]. Já os antidepressivos, como mirtazapina, citalopram ou trazodona, costumam ser úteis no tratamento de transtornos de humor, agitação ou insônia[20]. Segue tabela com lista de medicações e dosagem disponível para manejo de sintomas (Tabela 5).

Nos pacientes com demência por corpúsculos de Lewy é importante estar atento a algumas particularidades no uso de antipsicóticos, dado que, nesses casos, as vias dopaminérgicas, serotoninérgicas e colinérgicas estão envolvidas tanto na ocorrência de sintomas motores quanto de senso-percepção e psicomotricidade. Nesses ca-

TABELA 5 Medicamentos usados no controle de sintomas comportamentais

Medicamentos	Dose disponível	Observação
Rivastigmina (anticolinesterásico)	Comprimido: 1,5 mg; 3 mg; 4,5 mg; 6 mg Solução: 2 mg/mL; *Patch*: 4,6 mg/24 h; 9,5 mg/24h; 13,3 mg/24 h	Posologia: a cada 12 h, inicia-se com a menor dose com aumento progressivo para checar tolerância. *Patch*: trocado uma vez/dia
Donepezila (anticolinesterásico)	5 mg; 10 mg	Posologia: uma vez/dia, inicia-se com a menor dose com aumento progressivo para checar tolerância
Galantamina (anticolinesterásico)	Comprimido: 4 mg; 8 mg; 16 mg; 24 mg Solução: 4 mg/mL	Posologia: uma vez/dia, inicia-se com a menor dose com aumento progressivo para checar tolerância
Memantina	Comprimido: 10 mg Solução: 1 mg/mL	Posologia: a cada 12 h
Risperidona (antipsicótico atípico)	Comprimido: 0,25 mg; 0,5 mg; 1 mg; 2 mg; 3 mg; 4 mg	Causa sonolência e aumenta apetite
Olanzapina (antipsicótico atípico)	Comprimido: 2,5 mg; 5 mg; 7,5 mg; 10 mg; 15 mg; 20 mg	
Quetiapina (antipsicótico atípico)	Comprimido: 25 mg; 50 mg; 100 mg; 200 mg; 300 mg	
Mirtazapina (antidepressivo)	Comprimido: 15 mg; 30 mg; 45 mg; 7,5 mg Solução: 10 mg/5 mL;	
Citalopram (antidepressivo)	Comprimido: 10 mg; 20 mg; 40 mg	
Trazodona (antidepressivo)	Comprimido: 50 mg; 100 mg	Ação ansiolítica e causa sonolência

sos, é especialmente importante rever o uso de anticolinérgicos e inibidores da monoamina oxidase (IMAO), porém, sabemos que o quadro de psicose também pode estar associado ao uso de Levodopa, que deve ser titulada à dose mínima necessária para controle dos sintomas motores. Quando mal tolerado, pode ser associado a inibidores da acetilcolinesterase para auxílio no controle de sintomas psicóticos.

Quanto ao uso de antipsicóticos, vale lembrar que a indicação do tratamento deve ser guiada pelo desconforto causado ao paciente pelas alucinações. Nas situações em que as alucinações tragam insegurança ao paciente, aos seus cuidadores ou resultem em comportamento aberrante, deve-se valer prioritariamente de antipsicóticos atípicos para o seu manejo adequado. No manejo da psicose, com frequência, também é necessário cuidar dos sintomas associados à insônia ou parasonia, sendo a melatonina uma alternativa interessante quando disponível[21].

Medicações

As medicações de uso contínuo devem ser avaliadas e alinhadas com os objetivos do cuidado, enquanto drogas com benefícios questionáveis devem ser suspensas[13]. Se o objetivo do cuidado for conforto, as medicações inapropriadas são anticolinesterásicos, memantina e estatina. Os estudos da memantina e dos inibidores da colinesterase não envolvem indivíduos com demência avançada (Global Deterioration Scale = 7). Dessa forma, não há evidência para o uso dessas medicações nesses pacientes bem como naqueles que se encontram na fase final de vida. Quando identificadas essas condições, essas medicações devem ser reduzidas paulatinamente, de 25-50% da dose a cada 1 a 2 semanas. Infelizmente, muitas vezes, essas medicações só são suspensas quando o paciente não tem mais condições de utilizar a via oral. A possibilidade de consultar um especialista em cuidados paliativos mostrou estar associada com a interrupção de medicações potencialmente inadequadas em momento oportuno[22].

Obstipação

A obstipação é muito comum em indivíduos com demência avançada, o que pode levar a impactação fecal (fecaloma), dor e óbito. Deve-se estimular a ingesta de dieta rica em fibras e laxativos osmóticos. Laxantes irritativos devem ser usados ocasionalmente, sendo preferencial para pacientes em uso de opioide para controle de dor[1].

PLANEJAMENTO DE CUIDADOS

Na demência, o processo de tomada de decisão deve sempre levar em consideração a discussão do cuidado de um paciente cognitivamente comprometido. Dessa forma, quando as diretivas avançadas de cuidado não forem estabelecidas previamente, corre-se o risco de tomar decisões baseadas em heurísticas morais e cognitivas, em que o profissional de saúde se vale de experiências pregressas na assistência e dos próprios valores no processo de deliberação. O risco de cometer esse tipo de viés é ainda mais frequente em ambientes mais estressantes ou com maior demanda emocional, como costumam ser ambientes de assistência em saúde, particularmente em cuidados paliativos[23].

A incerteza a respeito do que seriam de fato os desejos do paciente, quando ele não pode mais expressá-los, também é um fator dificultador no estabelecimento da comunicação adequada. Nesse cenário, muitos profissionais, em atitude pouco habilidosa, retiram a esperança do paciente e de seus familiares diante de um futuro de prognóstico muitas vezes incerto[24].

O cuidado centralizado na pessoa envolve uma avaliação da doença física e do impacto funcional, considerando as preferências, valores e necessidades/desejos do paciente, de forma que as diretivas antecipadas de vontade sejam um instrumento com o objetivo de aumentar a autonomia do indivíduo nos seus cuidados de fim de vida[8].

A aceitação do diagnóstico de demência e a compreensão da evolução natural da doença permitem que as famílias se prepararem material e psicologicamente, com impacto direto no cuidado do paciente[8], pois famílias que entendem a demência como uma doença terminal priorizam mais a qualidade de vida dos seus entes queridos.

A partir do conhecimento da história natural da doença, pode-se definir com o paciente e/ou familiares (no caso de demência avançada) a proposta de cuidados de fase final de vida, incluindo as diretivas antecipadas de vontade com relação à reanimação cardiorrespiratória, uso de sonda enteral e demais demandas trazidas pelos pacientes e famílias[25].

REFERÊNCIAS BIBLIOGRÁFICAS

1. Watson M, Lucas C, Hoy A, Wells J. Oxford Handbook of Palliative Care. Oxford University Press; 2009.
2. Van Dijk P, et al. Comorbidity and 1-Year Mortality Risks in Nursing Home Residents. J Am Geriatr Soc 53, 660–665; 2005.
3. Inouye S. Delirium in older persons. N Engl J Med 354, 1157–1165; 2006.
4. American Psychiatric Association. Manual diagnóstico e estatístico de transtornos mentais. Artmed; 2014.
5. Fabbri R, Moreira M, Garrido R, Almeida, O. Validação e confiabilidade da versão em língua portuguesa do Confusion Assessment Method (CAM) para detecção de delirium no idoso. Arq Neuro-Psiquiatr 59, 175–179; 2001.
6. Prince M, et al. World Alzheimer Report 2015: The Global Impact of Dementia; 2015.
7. Van der Steen J, et al. Achieving consensus and controversy around applicability of palliative care to dementia. Int Psychogeriatr 28, 133–145; 2016.
8. Jethwa K., Onalaja O. Advance care planning and palliative medicine in advances dementia: a literature review. BJPsych Bull. 39, 74–78; 2015.
9. Reisberg B. Functional Assessment Staging (FAST). Psychopharmacol Bull 24, 653–659; 1988.

10. Browne B, Kupelo N, Moore K, Sampson E, Davies N. Defining end of life in dementia: A systematic review. Palliat. Med. 0, 1–14; 2021.
11. Mitchell S, Miller S, Teno J, Davis R, Shaffer, M. The Advanced Dementia Prognostic Tool (ADEPT): a risk score to estimate survival in nursing home residents with advanced dementia. J Pain Symptom Manag. 4, 639–651; 2010.
12. Mitchell SL, et al. Estimating prognosis for nursing home residents with advanced dementia. JAMA 291, 2734–2740; 2004.
13. Mitchell SL. Advanced Dementia. N Engl J Med 372, 2533–2540; 2015.
14. American Geriatrics Society Ethics Committee and Clinical Practice and Models of Care Committee. American Geriatrics Society Feeding Tubes in Advanced Dementia Position Statement. J Am Geriatr Soc 62, 1590–1593; 2014.
15. Comart J, Mahler, A. How to talk to families about advanced dementia - a guide for health care professionals; 2013.
16. The Core Elements of Antibiotic Stewardship for Nursing Homes; 2015.
17. Batalha L, Duarte C, Rosário R, Morgado T. Adaptação cultural e propriedades psicométricas da versão portuguesa da escala Pain Assessment in Advanced Dementia. Rev Enf Ref 8, 7–16; 2012.
18. Warden V, Hurley A, Volicer L. Development and Psychometric Evaluation of the Pain Assessment in Advanced Dementia (PAINAD) scale. J Am Med Dir Assoc 4, 9–15; 2003.
19. Valera GG, Carezzato NL, Vale FAC, Hortense P. Adaptação cultural para o Brasil da escala Pain Assessment in Advanced Dementia – PAINAD. Rev Esc Enferm USP 48, 462–468; 2014.
20. Burlá C, Azevedo, DL. Cuidados Paliativos nas demências. in Manual de cuidados paliativos ANCP (eds. Carvalho RT, Parsons HA) 474–482; 2012.
21. Badwal K, Kiliaki, SA, Dugani, SB, Pagali, SR. Psychosis Management in Lewy Body Dementia: A Comprehensive Clinical Approach. J. Geriatr. Psychiatry Neurol. xx, 1–7; 2021.
22. Perri, G-A, et al. Cholinesterase Inhibitor Use in Patients with Dementia Admitted to a Palliative Care Unit. Am. J. Hosp. Palliat. Med. 1–5; 2021.
23. Erel M, Marcus E, Dekeyser-Ganz F. Practitioner Bias as an Explanation for Low Rates of Palliative Care Among Patients with Advanced Dementia. Heal. Care Anal.; 2021.
24. Laarhoven AJK, et al. Which moral barriers and facilitators do physicians encounter in advance care planning conversations about the end of life of persons with dementia? A meta-review of systematic reviews and primary studies. BMJ Open 1–16; 2020.
25. Saporetti LA, Andrade L, Sachs MFA, Guimarães TVV. Diagnóstico e abordagem do sofrimento humano. in Manual de cuidados paliativos ANCP (eds. Tavares de Carvalho R, Parsons, HA.) 54; 2012.

CAPÍTULO 44

CUIDADOS PALIATIVOS EM SOBREVIVENTES DE ACIDENTE VASCULAR CEREBRAL GRAVE

Juraci Aparecida Rocha
Janete Maria da Silva

INTRODUÇÃO

O Acidente Vascular Cerebral (AVC) ainda se caracteriza pela alta taxa de mortalidade e morbidade mundial. Segundo o Ministério da Saúde, essa patologia é a principal causa de morte no Brasil, com registros, em 2016, de 40.019 óbitos e 188.223 internações[1]. No mundo, é a segunda causa de óbito, com mortalidade em 1 ano após o evento, girando em torno de 30 a 40% com escala crescente de invalidez[2]. Ademais, a recorrência elevada de AVC é outro contribuidor importante para o aumento de invalidez e morte pós-AVC. A cada ano, um quarto dos quase 800.000 americanos com evento neurológico são sobreviventes de um AVC anterior, e muitos deles evoluem com ganho funcional após programas de reabilitação[3]. No entanto, grande parte dos sobreviventes ainda apresenta sequelas neurológicas graves, irreversíveis, perdendo seu papel social e sua representatividade no núcleo familiar.

O risco de demência no primeiro AVC é duas vezes maior do que no paciente sem esse evento. Enquanto 1 em cada 10 pacientes desenvolve demência após o primeiro AVC, a incidência sobe para 1 em cada 3 após o AVC recorrente[3]. Diante desta condição incapacitante, surgem questionamentos éticos e morais de difícil resolução, haja visto que o prognóstico neurológico é permeado de incertezas, e um planejamento de cuidados futuros torna-se angustiante ao paciente e seus familiares. As sequelas cognitivas são empecilhos reais para uma tomada de decisão centrada na autonomia do paciente, que, muitas vezes, não tem sua diretiva antecipada de vontade manifestada ou registrada previamente.

A família, em cenário de dor e expectativas de melhoras, por vezes, irreais, não se sente emocionalmente segura para advogar a favor dos desejos e valores de seu ente querido. Por outro lado, a própria equipe clínica assistente, desprovida de uma sustentação científica, norteadora de condutas específicas para os sobreviventes de

AVC grave, sente-se insegura em definir com maior clareza sobre planejamento de cuidados e benefício ou não de medidas artificiais sustentadoras de vida.

Desse modo, neste capítulo, serão tratados alguns aspectos de como uma abordagem paliativa poderá transitar e auxiliar nesse cenário de grande complexidade.

DIRETIVA ANTECIPADA DE VONTADE PRÉ E PÓS-EVENTO NEUROLÓGICO

O Conselho Federal de Medicina, em sua resolução 1995/2012, dispõe que a Diretiva Antecipada de Vontade (DAV) trata-se de um: "*conjunto de desejos, prévia e expressamente manifestados pelo paciente, sobre cuidados e tratamentos que quer, ou não, receber no momento em que estiver incapacitado de expressar, livre e autonomamente, sua vontade*"[4]. O cumprimento da DAV, na doença pós-AVC, torna-se um grande desafio, tendo em vista que no Brasil não há uma cultura que valorize esse tipo de abordagem, e grande parte da população ainda desconhece esse direito assegurado.

Não há dúvidas de que a equipe de saúde deve ser estimulada a exercer papel preponderante na divulgação e no esclarecimento sobre DAV, mesmo em cenário de pós-AVC. Grande parte da população que sofreu um evento neurológico, mesmo que leve, tem chance de ter novos eventos que se manifestam numa somatória de perdas da capacidade funcional. Nesses casos, o aproveitamento da janela de oportunidades, para se estruturar uma DAV em que se tenta delinear os desejos e valores do paciente, conduz à excelência em assistência à saúde, com envolvimento da equipe de neurologia e/ou clínica médica, em que os cuidados paliativos podem ser inseridos como intermediadores desse processo.

PROGNÓSTICO NEUROLÓGICO E O PRINCÍPIO DA INCERTEZA

Conforme descrito em literatura, inúmeros desafios permeiam o prognóstico neurológico e, há alguns anos, um debate ético vem se intensificando sobre o chamado princípio da incerteza. A não introdução ou retirada do suporte avançado de vida (SAV) é a principal causa de morte em pacientes com lesão cerebral grave. Uma grande discussão sustenta a hipótese de que as decisões de restrição de SAV, em alguns casos, são prematuras e guiadas por uma série de suposições que conferem falsamente um senso de certeza[5].

Atualmente, não existe embasamento científico que estabeleça critérios claros de como conduzir o tratamento convencional ou proporcional à condição clínica, em pacientes com estado alterado de consciência. Dessa forma, o alinhamento de critérios técnicos, associados a perspectivas de reabilitação neurológica; avaliação de benefício ou não de medidas artificiais de SAV em lesões neurológicas devastadoras; falência terapêutica às infecções recorrentes e respeito aos valores e crenças do paciente, será uma estratégia fundamental que embasará um planejamento terapêutico e de cuidados mais adequado a cada paciente[6-8].

Nesse tipo de tomada de decisão complexa, fica cada vez mais evidente que o tempo é o grande aliado de todos os envolvidos, pois auxilia a contemplar aspectos éticos e humanísticos e evita condutas precipitadas, que levariam à antecipação do desfecho (profecia autorrealizável) e ao maior sofrimento da família. Nesse quesito, a literatura nos apresenta uma grande discussão ética relacionada aos diversos níveis de incertezas que envolvem o prognóstico neurológico e a falsa percepção de alguns profissionais de saúde, e até mesmo de familiares, do que seria "uma vida que não faz mais sentido" em pacientes com perda funcional grave, porém com algum grau de preservação cognitiva. Portanto, nesse cenário, não temos respostas prontas e, enquanto o princípio da incerteza for a tônica do debate, há que se ter uma condução cautelosa no processo deliberativo de pacientes sobreviventes a evento neurológico grave[5,6,9-11].

TOMADA DE DECISÃO COMPARTILHADA E PLANEJAMENTO DE CUIDADOS

Apesar de avanços expressivos ocorridos nas últimas décadas, ainda existem barreiras importantes na integração de neurologia e cuidados paliativos. Alguns vieses de conceitos ainda predominam, como a limitação terapêutica em pacientes paliativos ou a visão distorcida de que os cuidados paliativos assistem apenas pacientes moribundos. Conforme mencionado anteriormente, a abordagem de pacientes com sequelas neurológicas em fase aguda exige tempo e moderação. O prognóstico neurológico deve ser alinhado ao princípio da incerteza e muitas vezes as complicações clínicas inerentes à síndrome do imobilismo, que serão fatores preponderantes na elaboração de um plano terapêutico e de cuidados junto à família e às equipes assistentes. O tempo da família deve ser respeitado, pois propicia o vínculo necessário junto à equipe assistente e de cuidados paliativos especializados, possibilitando uma tomada de decisão conjunta. A deliberação consensual valida um plano terapêutico e de cuidados que inclua a limitação de SAV, a constatação de falência terapêutica e a mudança de foco de tratamento modificador de doença para medidas de conforto, em que se preserve a qualidade de vida e a dignidade da pessoa doente em seu processo de finitude[3,6,9,10].

CONTROLE DA DOR NEUROPÁTICA CENTRAL NO AVC GRAVE

A concepção equivocada de que paciente com sequela neurológica grave não sente dor ou que esse e outros sintomas são inerentes à doença e, portanto, não necessitam ser manejados, deve ser urgentemente revista. A dor central após AVC afeta 11% dos pacientes e é definida como dor neuropática que surge agudamente na fase crônica de um evento cerebrovascular devido às lesões do trato somatossensorial. Essa condição clínica pode estar presente em mais de 50% em subgrupos de pacientes acometidos por insultos medulares ou talâmicos. A dor central inicia-se em 31% dos pacientes no primeiro mês do evento e em 41% entre o 2º e o 12º mês[12]. Portanto, a vigilância sobre o surgimento de dor neuropática central deve perdurar por pelo menos 12 meses após o AVC. Diante disso, esse sintoma deve ser tratado e monitorado sistematicamente, na tentativa de amenizar o sofrimento e garantir a dignidade da pessoa doente e profundamente vulnerável.

Tratamento farmacológico[12]:

- Inibidores seletivos de recaptação de serotonina (ISRS):
  - Fluvoxamina – (50 a 300 mg/dia) melhora significativa da dor após 4 semanas de tratamento e dentro de 1 ano após AVC.
- Antidepressivos tricíclicos:
  - Amitriptilina – (25 a 75 mg/dia, à noite) atenção aos efeitos cardiovasculares.
- Anticonvulsivantes:
  - Pregabalina – (150 a 300 mg/dia) evidências fracas no controle da dor neuropática após AVC, porém melhora do sono e ansiedade.
  - Lamotrigina – (25 a 50 mg/dia) – registro de evidências mais fortes no controle de dor neuropática após AVC.
  - Gabapentina – (600 mg/dia) eficaz em AVC talâmico.
- Inibidores da receptação de serotonina-noradrenalina:
  - Duloxetina – (60 mg/dia) redução expressiva da dor neuropática. Efeitos colaterais: náuseas, agitação e sonolência.

Tratamento não farmacológico:

- Estimulação magnética transcraniana repetitiva (EMTr) – alternativa no tratamento da dor neuropática após AVC em poucos estudos, com resultados contraditórios, pode proporcionar alívio por 2 semanas, após 5 sessões diárias.
- Estimulação elétrica do cérebro e coluna vertebral – pode melhorar a dor a longo prazo e com maior eficácia em regiões mais altas do SNC (48% no córtex motor, 25% em regiões subcorticais e 7% na medula espinhal).

Manejo de outros sintomas: outros sintomas somáticos contribuem para o desconforto e sofrimento dos pacientes no período após AVC. Os mais prevalentes são: dispneia (30%), dor (25-30%, principalmente dor central após AVC, dor hemiplégica no ombro e dor induzida pela espasticidade), xerostomia (20%), constipação (20%), tristeza (35-50%), ansiedade (25%) e fadiga (50%)[2]. O reconhecimento de que esses sintomas causam sofrimento e devem ser tratados adequadamente é fundamental para propiciar bem-estar e dignidade a esses pacientes. O tratamento dos sintomas será abordado neste manual em capítulos específicos.

SUPORTE MULTIPROFISSIONAL AO PACIENTE E AOS FAMILIARES

Por definição, cuidados paliativos é uma abordagem multiprofissional e interdisciplinar que cuida de pacientes com doenças ameaçadoras de vida, a fim de amenizar o sofrimento em suas múltiplas facetas de maneira farmacológica e não farmacológica. Nos pacientes sobreviventes de AVC grave, a atuação de uma equipe multiprofissional e especializada em cuidados paliativos torna-se imprescindível para o trato de pacientes previamente funcionais e socialmente atuantes. A perda abrupta do papel social e, muitas vezes, do sentido da vida tende a transformá-los em indivíduos frágeis e vulneráveis do ponto de vista físico, psicológico, emocional, social, existencial e espiritual. A família é obrigada a conviver com um cenário assustador e imprevisível, no qual, muitas vezes, também se adoece e necessita de suporte especializado. Além disso, o princípio da incerteza também predomina nesse cenário, o que torna necessária uma integração efetiva entre os diversos saberes (medicina, psicologia, fisioterapia, assistência social, terapia ocupacional, nutrição, capelania, entre outros) para se compreender o processo evolutivo do adoecimento e definir um plano terapêutico e de cuidados para cada estágio da doença após AVC.

ESTRATÉGIAS DE REABILITAÇÃO: GANHO FUNCIONAL E/OU CONFORTO?

A magnitude do comprometimento funcional apresentado por pacientes neurologicamente graves é um dos mais marcantes preditores de sobrevida[13], inclusive naqueles acometidos por acidente vascular cerebral (AVC) grave, em que a incapacidade funcional afeta, significativamente, a sua qualidade de vida e também a de suas famílias até a finitude[14]. Esse fato confere um grande desafio aos cuidados paliativos[15] em casos de adoecimento agudo, mas, sobretudo, reforça a necessidade da reabilitação paliativa em todas as fases do adoecimento, seja ela aguda[16], crônica ou em fase final de vida.

Esses pacientes costumam ser acometidos por sintomas múltiplos e complexos que podem culminar com readmissões hospitalares nos últimos meses de vida, por isso, a clareza acerca do prognóstico é uma premissa para que o processo de reabilitação paliativa seja proporcional às demandas do paciente e da família. A elaboração de um plano de cuidados, o manejo dos sintomas, a definição de diretrizes avançadas e uma boa estratégia de comunicação podem e devem ocorrer durante a reabilitação paliativa[15].

O grande desafio de elaborar um plano de cuidados em reabilitação para pacientes com grave incapacidade funcional decorrente do AVC, ou de outras doenças neurológicas progressivas, está associado à incerteza da limitação funcional e progressão dessa disfunção após a doença, informações prognósticas paradoxais ou insuficientes e a manutenção do cuidado até a finitude do paciente[17].

Frente a isso, as estratégias de reabilitação paliativa devem focar seus esforços no conforto do paciente e na melhora da funcionalidade, por meio do controle de sintomas, principalmente, não farmacológico; controle de danos nos diferentes sistemas (lesões por pressão, deformidades articulares, lesões secundárias à mobilização e transferências posturais feitas de forma equivocada, prevenção de novas complicações, sejam elas circulatórias, respiratórias, urinárias ou cutâneas, por exemplo); apoio aos familiares e cuidadores por meio de atividades educativas para garantir a segurança do cuidado do paciente; resgate ou manutenção das rede de apoio do paciente e da família que, dependendo do tempo de hospitalização e da gravidade do prejuízo funcional, estarão muito sobrecarregados e reduzirão seu contato social, limitando as possibilidades de apoio adicional ao ato de cuidar. Resgatar a biografia e o legado do paciente e conhecer suas preferências são aspectos fundamentais para a construção de propostas terapêuticas factíveis e com sentido para paciente e família dentro do processo de reabilitação.

CONSIDERAÇÕES FINAIS

O crescimento da incidência de uma população com evento neurológico agudo foi expressivo nas últimas décadas. Apesar de medidas preventivas reduzirem esse percentual, não são suficientes para evitar uma condição que, quando não leva ao óbito, produz um estado de incapacidade permanente que fere a dignidade da pessoa doente e causa grande transtorno físico, emocional e social aos familiares. Dentre essas doenças, os sobreviventes de AVC grave merecem atenção especial, em que uma ação integrativa entre equipe de neurologia e cuidados paliativos possa se somar aos cuidados de pacientes com altas demandas multiprofissionais e grandes incertezas clínicas e éticas. Muitos desses pacientes necessitam de trabalho de reabilitação e tempo para a adequada avaliação de ganho neurológico e readaptação à nova condição de vida. Quando isso não é possível e a evolução torna-se desfavorável, o vínculo da equipe com a família facilita na mudança de planejamento, na qual o foco dos cuidados estará direcionado para medidas de conforto e dignidade no final de vida.

REFERÊNCIAS BIBLIOGRÁFICAS

1. Brasil e mais onze países assinam documento para prevenção e enfretamento do AVC. Portal da Saúde, 2018. [internet]. [acesso em: 2021 jun. 01]. Disponível em: www.gov.br/saude/pt-br/assuntos/noticias/2018/agosto/ministerio-da-saude-e-signatario-da-carta-de-gramado-para-prevencao-e-enfrentamento-do--avcministerio-da-saude-e-signatario-da-carta-de-gramado-para-prevencao-e-enfrentamento-do-avc.
2. Steigleder T, Kollmar R, Ostgathe C. Palliative care for stroke patients and their families: barriers for implementation. Frontiers in Neurology. 2019 march;10:164.
3. Johnson PD, Ulrich A, Siv J, Taylor B, Tirschwell D, Creutzfeldt CJ. Planning after stroke survival: advance care planning in the stroke clinic. J Am Heart Assoc. 2019;8:e011317.

4. Conselho Federal de Medicina (CFM). Resolução CFM nº 1.995/2012. [internet] [acesso em: 2021 jun. 01]. Disponível em: https://sistemas.cfm.org.br/normas/visualizar/resolucoes/BR/2012/1995.
5. Lazaridis C. Withdrawal of Life-Sustaining Treatments in Perceived Devastating Brain Injury: The Key Role of Uncertainty. Neurocrit Care (2019) 30:33-41
6. Geurts M, Macleod MR. End-of-life decisions in patients with severe acute brain injury Lancet Neurol. 2014;13:515-524.
7. Juthani-Mehta MM, Allore HG. Design and analysis of longitudinal trials of antimicrobial use at the end of life: to give or not to give? Ther Adv Drug Saf. 2019;10:1-9.
8. Baghban A, Juthani-Mehta MM. Antimicrobial use at the end-of-life. Infect Dis Clin N Am. 2017;31:639–647.
9. Souter MJ, Blissitt PA, Blosser S, Bonomo J, Greer D, Jichici D, et al. Recommendations for the critical care management of devastating brain injury: prognostication, psychosocial, and ethical management. Neurocrit Care. 2015;23:4-13.
10. Bodart O, Laureys S, Gosseries O. Coma and disorders of consciousness: scientific advances and practical considerations for clinicians. Semin Neurol. 2013;33:83-90.
11. Robertsen A, Helseth E, Laake JH, Førde R. Neurocritical care physicians' doubt about whether to withdraw life-sustaining treatment the first days after devastating brain injury: an interview study. Scandinavian Journal of Trauma, Resuscitation and Emergency Medicine. 2019;27:81.
12. Liampas A, Velidakis N, Georgiou T, Vadalouca A, Varrassi G, Hadjigeorgiou GM, et al. Prevalence and management challenges in central post-stroke neuropathic pain: a systematic review and meta-analysis. Adv Ther. 2020;37:3278–3291.
13. Shavelle RM, Brooks JC, Strauss DJ, Turner-Stokes L. Life expectancy after stroke based on age, sex, and ranking grade of disability: a synthesis. J Stroke Cerebrovasc Dis. 2019 Dec;28(12):104450.
14. Department of health long term conditions NSF team. The national service framework for long term conditions. London: DH Publications; 2005.
15. Nair KPS, Chandler B, Lee M, Oliver D, Sansam K, King L, et al. Rehabilitation medicine in palliative care of chronic neurological conditions. BMJ Support Palliat Care. 2020 Aug 24:bmjspcare-2020-002415.
16. Burton CR, Payne S, Addington-Hall J, Jones A. The palliative care needs of acute stroke patients: a prospective study of hospital admissions. Age Ageing. 2010 Sep;39(5):554-9.
17. Toze M, Ray M, George T, Sisson K, Nelson D. End-of-life care for long-term neurological conditions: a meta-ethnographic review of the experiences of informal carers. Palliat Med. 2021 Feb;35(2):335-354.

CAPÍTULO 45

CUIDADOS PALIATIVOS EM PACIENTES COM HIV/AIDS

Elisa Miranda Aires

INTRODUÇÃO

Como sabemos, a Aids é uma doença infecciosa causada pelo vírus HIV, que causa imunossupressão grave, afetando principalmente a imunidade celular e predispondo o paciente a infecções e tumores oportunísticos.

Ao longo do tempo a doença sofreu progressivamente pauperização, feminilização, cronificação e estabilização no número de casos. Havia 37,6 milhões de pacientes com Aids no mundo em 2020, e houve 34,7 milhões de mortes desde o início da epidemia até final de 2020. No Brasil, de 1980 a junho de 2020, foram notificados 1.011.617 de casos de doentes de Aids. A média de idade era de 25-39 anos. Apesar da estabilização dos casos, nos últimos 10 anos tem ocorrido aumento em jovens gays do sexo masculino e pessoas acima de 60 anos, e uma diminuição em crianças (queda de 35,7% nos casos).

A letalidade também tem diminuído e tem havido mais mortes não relacionadas à Aids (43-81,7%) assim distribuídas: infecções não oportunistas (20,3-34,4%), doenças cardiovasculares (11,3%), doenças hepáticas (8,5%) e câncer não oportunístico (7,8%). Das mortes por doenças relacionadas à Aids, as principais são pneumocistose, leucoencefalopatia multifocal progressiva, criptococose e toxoplasmose.

Há diferentes populações de infectados, com diferentes demandas:

- Jovens com resistência psicológica para tratar doença crônica.
- Idosos e pacientes multiexperimentados, com predisposição a multirresistência à terapia antirretro viral (TARV), com maior chance de morte precoce.
- Pacientes com comportamentos de risco e dificuldade de adesão.

Existem duas populações bem distintas de pacientes que necessitarão, mais comumente, de cuidados paliativos:

- Os que aderem ao tratamento e, por se exporem às medicações por longos períodos, apresentam complicações relacionadas a elas ou ainda a doenças apresentadas pela idade avançada (como diabetes mellitus, hipertensão arterial, dislipidemias, câncer não oportunístico, fragilidade do idoso, entre outras).
- Os que não aderem, apresentando, dessa forma, complicações oportunistas pela imunodepressão com óbito mais precoce. Muitos desses pacientes não têm residência ou qualquer suporte social e frequentemente têm doenças mentais e dependência química.

Os cuidados paliativos têm o objetivo primordial no alívio de sofrimentos físicos, psicossociais e espirituais do paciente e seus familiares/cuidadores. Também são importantes no manejo de más notícias, reuniões familiares difíceis, discussões éticas, suporte familiar na doença e no luto.

As particularidades mais relevantes dos cuidados paliativos em pacientes com Aids são:

- Dificuldade de prognosticar (principalmente por ser uma doença infecciosa e potencialmente tratável), isso gera, entre outras coisas, dificuldades no encaminhamento para cuidados paliativos e possível aumento de sofrimento principalmente em fase avançada de vida.
- Uso de drogas ilícitas, o que é bastante frequente (dificultando a utilização de opioides e levando ao manejo insuficiente de dor).
- Idade jovem da população (dificultando a aceitação da morte precoce, podendo favorecer a distanasia).
- Frequente desconhecimento, por parte dos profissionais, no manejo de dor e outros sintomas.
- Distúrbios psiquiátricos frequentes, o que dificulta adesão ao tratamento.
- Falta de suporte social, dificultando a adesão ao tratamento e, consequentemente, levando à morte precoce e potencialmente evitável.
- Interação medicamentosa frequente (TARV e outras drogas). Inibidores de protease com quetiapina, midazolam, diazepam, amitriptilina, fluoxetina, sertralina, metadona, neurolépticos, entre outros. Para manejo adequado, é necessária consulta a compêndios farmacológicos ou sites especializados (por exemplo, o site da organização HIV-drug interactions).

PROGNOSTICAR PACIENTES COM HIV/AIDS

Para prognosticar corretamente, é necessário ter conhecimento da história natural da Aids e das doenças oportunistas, do uso e adesão à TARV, da resposta do CD4 e da carga viral aos medicamentos, da funcionalidade, comorbidades, suporte social, entre outros.

Há grande importância da seguinte pergunta-triagem para aventar a possibilidade de iniciar a abordagem aos cuidados paliativos: "*você se surpreenderia se seu paciente falecesse em seis meses?*". Se a resposta for **não**, é preciso pensar em iniciá-la.

Os principais parâmetros prognósticos na era pré-TARV eram a dosagem de linfócitos CD4 e a carga viral do HIV, visto que a morte, entre os imunodeprimidos graves, se dava entre 6 e 18 meses após o diagnóstico da doença. Na era da TARV, principalmente após a descoberta dos inibidores de protease (após 1997), o prognóstico dos pacientes com boa adesão ao tratamento melhorou muito, porém ficou mais difícil prognosticá-lo.

Os principais parâmetros de mau prognóstico são:

- Idade acima de 65 anos.
- Má adesão à TARV.
- Presença de algumas doenças oportunistas graves e de difícil tratamento (principalmente linfoma cerebral primário, linfoma de Burkitt, demência pelo HIV, sarcoma de Kaposi visceral extenso e leucoencefalopatia multifocal progressiva – LEMP).
- Comorbidades graves não definidoras de Aids, como câncer avançado, doenças neurológicas progressivas etc.
- Má funcionalidade.
- Dosagem de linfócitos CD4 baixa e carga viral elevada, 6 meses pós-início de TARV.
- Abuso de drogas ilícitas.
- Doenças psiquiátricas mal controladas.
- Problemas sociais graves.
- Falência de órgão vital, como doença hepática, cardiopatias e pneumopatias avançadas.

Diante da dificuldade para prognosticar esses doentes, nenhum paciente deveria ser considerado terminal sem a avaliação de um médico experiente no tratamento de Aids.

Um estudo sobre o perfil de pacientes com Aids admitidos em *hospice* em Toronto revelou que pacientes tinham necessidades complexas, baixo valor de linfócitos CD4 (60% CD4 < 200 células/mm^3), média de 5,9 complicações clínicas (doença oportunista/Aids: 44%; doença respiratória: 36%; doença hepática: 24%; câncer não relacionado à Aids: 14%; doença cardíaca: 16%; doença renal: 8%), média de 1,9 doenças psiquiátricas (demência associada à Aids: 48,2%).

Houve uma média de utilização de 11,5 medicações na admissão (74% ainda usavam TARV). As principais doenças psiquiátricas foram: dependência química (álcool: 13,3-62%; outras substâncias: 43,4%), 75% dos pacientes usavam medicações psicotrópicas, 9,6% tinham história de tentativa de suicídio e 12% sofriam de doença bipolar.

Um estudo revelou impacto positivo de cuidados paliativos no sofrimento de paciente com HIV/Aids, principalmente no controle de dor e ansiedade e no provimento de bem-estar espiritual.

SOFRIMENTOS FÍSICOS

A percepção dos sofrimentos físicos é subjetiva e influenciada por aspectos psicossociais e espirituais. É frequente a ocorrência de múltiplos sintomas concomitantes. A avaliação deve ser feita com escalas validadas para evitar subdiagnóstico.

Os principais sintomas na era TARV em unidade de CP nos EUA foram:

- Fadiga: 75%.
- Dor: 69%.
- Tosse: 48%.
- Distúrbio de sono: 48%.
- Depressão e tristeza: 47%.
- Perda de peso: 46%.
- Anorexia: 40%.

O manejo de sintomas também tem algumas particularidades que merecem atenção, é necessário buscar sempre a causa, pois grande parte dos sintomas pode ser potencialmente tratada (em especial aqueles causados por infecções oportunistas ou pelo próprio HIV). No tratamento, atentar sempre para:

- Interações medicamentosas.
- Cuidado com doenças renais e hepáticas comuns nesses pacientes.
- Dependência de drogas ilícitas.
- Problemas psicossociais.
- Polifarmácia, que dificulta a adesão ao tratamento.

DOR EM AIDS

A prevalência de dor moderada a severa varia entre 54 e 83%, dependendo do estágio clínico. Em geral, há 1 a 2,5 sítios acometidos. A etiologia geralmente é tratável e bastante variável, desde doenças oportunistas, medicamentosas ou outras doenças não relacionadas à Aids, mas, infelizmente, muitas vezes é bastante subtratada (até cerca de 83%). O manejo segue a escala da Organização Mundial da Saúde (OMS), com algumas adaptações, como maior atenção a uso de opioides em dependentes químicos, interações medicamentosas com TARV e alto índice de nefropatias e hepatopatias.

Outros sintomas físicos

Há alta prevalência de fadiga, anorexia, diarreia e dispneia, que serão abordadas de forma semelhante aos outros pacientes, dando atenção especial às particularidades citadas anteriormente.

SOFRIMENTOS PSICOSSOCIAIS

Pacientes com HIV/Aids têm uma incidência grande de problemas psíquicos/psiquiátricos, como depressão (cerca de 30% dos pacientes têm depressão maior não diagnosticada), dependência química, ansiedade, doença bipolar, entre outros. O manejo adequado é muito importante, porque melhora a qualidade de vida, a adesão ao tratamento e diminui comportamento sexual de risco. São utilizados, com frequência, medicamentos como antidepressivos e neurolépticos. Há ainda muitos problemas de ordem social/financeira, como falta de suporte familiar ou rede de suporte social, emprego, múltiplas contaminações dentro da mesma família e problemas de esfera de identificação sexual. Outro problema bastante frequente e específico é o preconceito sofrido pelo paciente e pela família, o que também dificulta a integração social. A abordagem desses problemas é extremamente difícil, exigindo uma relação segura entre os profissionais da saúde e o paciente, com trabalho árduo sobre o significado do sofrimento e da doença, a dependência física, a incerteza sobre o futuro, a preocupação com entes queridos e as crenças religiosas/espirituais.

Há algumas terapias bastante utilizadas em alguns países e que se mostraram úteis, principalmente em fase final de vida, como a terapia da dignidade e a logoterapia.

PROBLEMAS ESPIRITUAIS

No Brasil, não encontramos bons estudos sobre espiritualidade nessa população. Um estudo americano, publicado em 2006, estudou 450 pessoas (86% eram minoria) e revelou que 80% tinham uma preferência religiosa específica, 23% frequentavam serviços religiosos semanalmente, 32% eram engajados em prece e meditação diária, 75% achavam que a doença havia fortalecido a fé. Os fatores relacionados a maior fé foram: minorias étnicas, maior otimismo, menor abuso de álcool, crença em uma religião, maior autoestima, maior satisfação com a vida e menor funcionalidade global. Outro estudo de 2013 mostrou que a espiritualidade nesses pacientes melhorou a qualidade de vida, direta ou indiretamente (por comportamentos mais saudáveis, otimismo, suporte social), além de ajudar a lidar com estressores, como estigma e discriminação. Um terço dos pacientes sentia sua vida melhor que antes do diagnóstico.

Como regra geral, para melhor enfrentamento, é importante um diálogo franco e acolhedor, provendo esperança fundada na verdade. É preciso tentar preservar a dignidade e a identidade, o senso do eu, incentivar planos para a vida e o reconhecimento de realizações passadas, ajudar a conciliar relacionamentos importantes, reforçar enfrentamentos positivos anteriores e oferecer suporte familiar e social.

FASE FINAL DE VIDA

Os sintomas de fase final de vida são semelhantes aos dos pacientes com outras doenças (são exemplos: dor, dispneia, tosse, boca seca etc.), assim como a abordagem. As principais especificidades são: dificuldade na suspensão de alguns tratamentos como TARV pela possibilidade de trauma psíquico e profilaxias medicamentosas de algumas infecções oportunistas (por ex.: sulfametoxazol-trimeto-prim), que, em geral, são mantidas até as últimas semanas de vida pelo risco de recidiva.

Outros assuntos igualmente importantes são facilitação na realização de testamento, ajuda na decisão da guarda de filhos pequenos, resolução de negócios, reconciliação com membros distanciados da família, contato com parentes presos, despedida de familiares e amigos, estímulo ao perdão e assuntos espirituais ou religiosos. São igualmente válidas as palavras de despedidas, como "obrigado(a)", "eu te amo", "por favor, me perdoe", "eu te perdoo" e "adeus". Também importantes são os cuidados com familiares e profissionais da saúde.

Estudos que analisaram preferências de pacientes com HIV/Aids no final de vida revelaram como prioridades: adequado controle de dor e outros sintomas, evitar prolongamento inapropriado do processo de morte, atingir senso de controle, alívio de sofrimento, estreitamento de relações com entes queridos, não ser um peso para outros e estar em paz com Deus.

PARTICULARIDADES EM CRIANÇAS E ADOLESCENTES

Em 2020, das 37,6 milhões de pessoas vivendo com HIV, 1,7 milhões eram crianças abaixo de 15 anos. A sobrevida tem sido ampliada com a TARV. Há poucos estudos sobre aspectos psicossociais, éticos e culturais. Quanto aos sintomas físicos, 27% das crianças em cuidados paliativos têm dor e 90% caquexia. Tosse, diarreia e úlceras orais também são frequentes.

As principais doenças para entrada em cuidados paliativos são: tuberculose, caquexia, encefalopatia, pneumonite intersticial linfoide (LIP) e cor pulmonale. Grande parte desses pacientes é constituída por órfãos ou filhos de mães bastante doentes, que lidam com problemas sociais e psíquicos bastante graves. Na África, é comum que jovens larguem a escola para cuidar de seus familiares doentes, os quais são frequentemente abusados física e sexualmente.

FAMÍLIA

Há inúmeros problemas com familiares/cuidadores de pacientes com HIV/ Aids, como:

- Número escasso de cuidadores, havendo sobrecarga de trabalho.
- Problemas financeiros.
- Cuidadores jovens e inexperientes.
- Medo da contaminação.
- Revolta pela contaminação com o HIV.
- Negligência dos cuidadores com seu autocuidado, principalmente as mães de crianças com HIV/Aids.
- Falta de suporte social.
- Alto índice de discriminação por parte da sociedade.

Em 2010, Krug e colaboradores[13] realizaram um estudo que demonstrou falta de concordância entre a percepção do cuidador e do próprio paciente em estado avançado sobre seus sofrimentos e comportamentos, o que pode dificultar uma representação fidedigna da vontade do paciente pelos familiares quando o paciente não puder mais expressar suas vontades.

As abordagens principais são: fornecer informações quanto à doença, ao prognóstico e à biossegurança, ressaltar a importância da participação da família no processo, incentivando a divisão de tarefas entre vários membros da família para evitar a sobrecarga de um único cuidador; oferecer apoio psicossocial no enfrentamento da doença, da morte e no luto e prover orientações quanto à necessidade do autocuidado.

LUTO

Há poucos estudos sobre luto nesses pacientes, mas sabe-se que há vários fatores de risco para luto complicado, como múltiplas mortes na família, desagregação familiar, cuidadores idosos (principalmente avós cuidando de crianças), doentes ou cuidadores contaminados, preconceito e falta de apoio da sociedade em relação aos sobreviventes, maior número de usuários de drogas ilícitas e com comorbidades psiquiátricas, além de falta de recursos financeiros. Como consequência, há elevado índice de sintomas depressivos, ansiedade e estresse pós-traumático nesses familiares.

QUESTÕES ÉTICAS AO FINAL DE VIDA

Também há poucos estudos sobre essas questões específicas em pacientes com HIV/Aids, mas sabe-se que o preconceito, problemas com a guarda de filhos e com a herança entre casais homossexuais são alguns dos importantes problemas nesse terreno. Ha ainda dificuldades em relação a decisões sobre prognóstico e decisões de final de vida.

REFERÊNCIAS BIBLIOGRÁFICAS

1. Departamento de condições crônicas e infecções sexualmente transmissíveis. Ministério da Saúde. [internet]. [acesso em 21 aug 2016]. Disponível em: www.aids.gov.br.
2. Cowell A, Shenoi SV, Kyriakides TC, Friedland G, Barakat LA. Trends in hospital deaths among human immunodeficiency virus-infected patients during the antiretroviral therapy era, 1995 to 2011. J Hosp Med. 2015;10(9):608-14.
3. Shen JM, Blank A, Selwyn PA. Predictors of mortality for patients with advanced disease in an HIV palliative care program. J Acquir Immune Defic Syndr. 2005;40(4):445-7.
4. Palella FJ Jr, Baker RK, Moorman AC, Chmiel JS, Wood KC, Brooks JT, et al. HIV Outpatient Study Investigators. Mortality in the highly active antiretroviral therapy era: changing causes of death and disease in the HIV outpatient study. J Acquir Immune Defic Syndr. 2006;43(1):27-34.
5. Fontaine A, Larue F, Lassauniere JM. Physicians recognition of the symptoms experienced by HIV patients - How reliable? J Pain Symptom Ma nage. 1999;18(4):263-70.
6. Karus D, Raveis VH, Alexander C, Hanna B, Selwyn P, Marconi K, et al. Patient reports of symptoms and their treatment at three palliative care projects servicing individuals with HIV/AIDS. J Pain Symptom Manage. 2005;30(5):408-16.
7. Parker R, Stein DJ, Jelsma J. Pain in people living with HIV/AIDS: a systematic review. J Int AIDS Soc. 2014;17:18719.
8. Leserman J. Role of depression, stress, and trauma in HIV disease progression. Psychosomatic Med. 2008;70:539-45.
9. Mayne TJ, Vittinghoff E, Chesney MA, Barrett DC, Coates TJ. Depressive affect and survival among gay and bisexual men infected with HIV. Arch Int Med. 1996;156:2233-8.
10. Cotton S, Puchalski CM, Sherman SN, Mrus JM, Peterman AH, Feinberg J, et al. Spirituality and religion in patients with HIV/AIDS. J Gen Intern Med. 2006;21 Suppl 5:S5-13.
11. Szaflarski M. Spirituality and religion among HIV-infected individuals. Curr HIV/AIDS Rep. 2013;10(4):324-32.
12. Dallas RH, Fanone KE, Lyon ME. Pediatric palliative care for youth with HIV/AIDS: systematic review of the literature. HIV AIDS (Auckl). 2013;5:165-79.
13. Krug R, Karus D, Selwyn PA, Raveis VH. Late-stage HIV/AIDS patients' and their familial caregivers' agreement on the palliative care outcome scale. J Pain Symptom Manage. 2010;39(1):23-32.
14. Stewart A, Chan Carusone S, To K, Schaefer-McDaniel N, Halman M, Grimes R. Causes of death in HIV patients and the evolution of an AIDS hospice: 1988-2008. AIDS Res Treat. 2012;2012:390406.
15. Wilkins ML, Dallas RH, Fanone KE, Lyon ME. Pediatric palliative care for youth with HIV/AIDS: systematic review of the literature. HIV/AIDS (Auckl). 2013:5:165-79.
16. Halman M, Chan Carusone S, Stranks S, Schaefer-McDaniel N, Stewart. Complex care needs of patients with late-stage HIV disease: a retrospective study. AIDS Care. 2014;26:320-5.
17. Merlin JS, Tucker RO, Saag MS, Selwyn PA. The role of palliative care in the current HIV treatment era in developed countries. Top Antivir Med. 2013;21(1):20-6.
18. Chu C, Selwyn PA. An epidemic in evolution: the need for new models of HIV care in the chronic disease era. J Urban Health. 2011;88(3):556-66.
19. Krug R, Karus D, Selwyn PA, Raveis VH. Late stage HIV/AIDS patients' and their familial caregivers' agreement on the palliative care outcome scale. J Pain Symptom Manage. 2010;39(1):23.

20. Harding R, Karus D, Easterbrook P, Raveis VH, Higginson IJ, Marconi K. Does palliative care improve outcomes for patients with HIV/AIDS? A systematic review of the evidence. Sex Transm Infect. 2005;81:5-14.
21. Antiretroviral Therapy Cohort Collaboration (ART-CC). Variable impact on mortality of AIDS-Defining events diagnosed during combination antiretroviral therapy: not all AIDS-defining conditions are created equal. Clin Infect Dis. 2009;48(8):1138-51.
22. Namisango E, Powell RA, Atuhaire L, Katabira ET, Mwangi-Powell F, Harding R. Is symptom burden associated with treatment status and disease stage among adult HIV outpatients in East Africa? J Palliat Med. 2014;17:304-12.
23. Mosack KE, Wandrey RL. Discordance in HIV-positive patient and health care provider perspectives on death, dying, and end-of-life care. Am J Hosp Palliat Care. 2015;32(2):161-7.
24. Namisango E, Harding R, Atuhaire L, Ddungu H, Katabira E, Muwanika FR, et al. Pain among ambulatory HIV/AIDS patients: multicenter study of prevalence, intensity, associated factors, and effect. J Pain. 2012;13(7):704-13.
25. Simms V, Higginson IJ, Harding R. Integration of palliative care throughout HIV disease. Lancet Infect Dis. 2012;12:571-5.
26. Katusiime C. Palliation in adolescent and young adult HIV medicine – an emerging need. J Palliat Med. 2012;15(11):1167-8.
27. James A, Fausto Jr, Selwyn PA. Palliative care in the management of advanced HIV/AIDS. Prim Care Clin Office Pract. 2011;38:311-26.
28. Selwyn PA. Palliative care for patient with human immunodeficiency virus/ acquired. Immune deficiency syndrome. J Palliat Med. 2005;8:1248-68.
29. The Antiretroviral Therapy (ART) Cohort Collaboration. Prognosis of HIV-1-infected patients up to 5 years after initiation of HAART: collaborative analysis of prospective studies. AIDS. 2007;21:1185-97.
30. Shen JM, Blank A, Selwyn PA. Predictors of mortality for patients with advanced disease in an HIV palliative care program. J Acquir Immune Defic Syndr. 2005;40:445-7.
31. Antiretroviral Therapy Cohort Collaboration (ART-CC), Mocroft A, Sterne JA, Egger M, May M, Grabar S, et al. Variable impact on mortality of AIDS-defining events diagnosed during combination of antiretroviral therapy: not all AIDS-defining conditions are created equal. Clin Infect Dis. 2009;48:1138-51.
32. Palella FJ Jr, Delaney KM, Moorman AC, Loveless MO, Fuhrer J, Satten GA, et al. Declining morbidity and mortality among patients with advanced human immunodeficiency virus infection. HIV outpatient study investigators. N Engl J Med. 1998;338:853-60.
33. Sacajiu G, Raveis VH, Selwyn PA. Patients and family care givers' experiences around Highly Active Antiretroviral Therapy (HAART). AIDS Care. 2009;21(12):1528-36.

SEÇÃO 4

INTERFACE DOS CUIDADOS PALIATIVOS COM OUTRAS ESPECIALIDADES

CAPÍTULO 46

CUIDADOS PALIATIVOS EM CARDIOLOGIA

Henrique Gandara Canosa
Daniel Battacini Dei Santi

INTRODUÇÃO

A insuficiência cardíaca (IC) é caracterizada pela incapacidade do coração em suprir as necessidades metabólicas do organismo. É definida pela American College of Cardiology (ACC) e pela American Heart Association (AHA) como uma complexa síndrome clínica, que pode decorrer de qualquer transtorno estrutural ou funcional cardíaco que prejudique a capacidade dos ventrículos em se encher de sangue ou em ejetar sangue[1].

Estudos demonstram que a IC é um problema de saúde presente em todo o mundo, prevalente em diversas faixas etárias e grupos populacionais, responsável por alta morbidade e mortalidade[2]. É a segunda causa de internação em *hospices* americanos, estruturas de assistência específicas para cuidados paliativos (CP). Com o aumento da expectativa de vida e consequente crescimento da população idosa, faixa etária em que a IC é mais prevalente, há potencial aumento de pacientes que convivem com IC, logo, com necessidade de receber CP. Segundo o DATASUS, em 2019, aproximadamente um a cada quatro óbitos no Brasil foi associado a doenças do aparelho circulatório, sendo mais de 27 mil especificamente por IC[3].

Estudo realizado no Instituto do Coração da Faculdade de Medicina da Universidade de São Paulo (FMUSP) e publicado na Revista da Sociedade Brasileira de Cardiologia (SBC) demonstrou que na IC descompensada as etiologias foram: isquêmica em 29,7%, hipertensiva em 20,8%, valvar em 15%, chagásica em 14,7%, idiopática em 8% e outras em 11,8%[4].

Stewart e colaboradores demonstraram que a mortalidade por IC é maior do que a maioria dos cânceres, em ambos os sexos. A única exceção foi o câncer de pulmão[5].

Apesar das diretrizes da AHA (2013), ESC (2016) e SBC (2018), indicando CP para a condição de terminalidade em pacientes com doenças cardíacas, no Brasil, o reconhecimento dessa condição é bastante incomum, o que leva a um grande impacto negativo na assistência destinada a esses pacientes[6,8].

O grupo de CP do Hospital das Clínicas da FMUSP tem observado um progressivo e expressivo aumento no número de casos de solicitação de interconsultas de CP para pacientes com IC, principalmente oriundos do Instituto do Coração. Entre 2014 e 2019, houve aumento de 51 para 177 pacientes, para os quais os cardiologistas solicitaram auxílio no manejo clínico, o que representa 22% de todos os pacientes atendidos por interconsulta pelo nosso grupo, no ano de 2019. Isso demonstra o maior reconhecimento das necessidades de CP nos pacientes com cardiopatias, decorrente de um contínuo processo de educação, criação de vínculo e fluxos entre as equipes.

Com isso, além do aumento do número de casos, foi observada uma redução do tempo entre a internação hospitalar e o momento do pedido de avaliação, com queda da mediana de 20 para 6 dias nesse mesmo intervalo, o que permitiu uma avaliação mais precoce pela equipe especializada em CP e agilidade no controle de sintomas e tomada de decisão. Dos pacientes avaliados em 2019, metade das solicitações foi feita ainda na unidade de emergência, o que reflete o reconhecimento das necessidades de CP logo nos primeiros dias de internação.

Na primeira avaliação da equipe de CP, 86% dos pacientes com IC apresentavam pelo menos um sintoma classificado de intensidade moderada a importante: 50% apresentavam sintomas relacionados ao trato gastrointestinal (náusea, vômitos ou constipação), 45% dispneia, 40% dor, 28% ansiedade e/ou depressão e 19% xerostomia. Isso demonstra uma grande necessidade de intervenções de CP nessa população e que o manejo habitual dos sintomas ainda é inadequado, o que leva a um impacto negativo na qualidade de vida destes pacientes.

FISIOPATOLOGIA

A fisiopatologia da IC é complexa e envolve diversos mecanismos fisiológicos. Podemos resumir na Figura 1 adiante.

DIAGNÓSTICO

O diagnóstico é realizado por meio da clínica do paciente, pelos critérios de Framingham associados à evidência de anormalidade na estrutura ou no débito cardíaco, ou marcadores laboratoriais, como o peptídeo natriurético cerebral (BNP). A IC é dividida em dois tipos: fração de ejeção reduzida (<40%), preservada (>50%) e mid-range (40-50%), o que diferencia as estratégias terapêuticas adotadas[6,9].

Existem duas escalas de classificação da IC amplamente usadas: a da New York Heart Association (NYHA), que avalia a funcionalidade, de acordo com sintomatologia e tolerância ao esforço, e a da ACC/AHA, que associa evidência de doen-

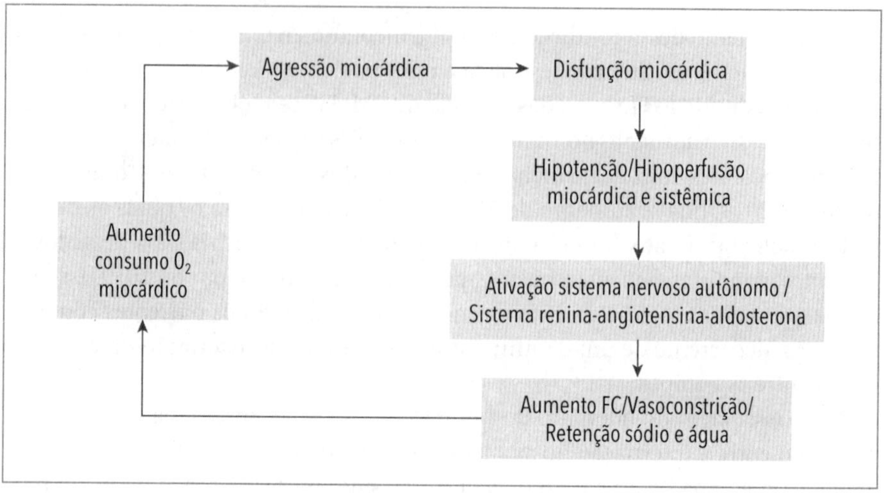

Figura 1 Fisiopatologia da insuficiência cardíaca congestiva

ça estrutural com sintomatologia. A escala NYHA é dinâmica, podendo o paciente migrar entre as classes de acordo com a gravidade e controle da doença, em decorrência da evolução e das intervenções terapêuticas; já na escala da ACC/AHA, uma vez que o paciente progrediu para estágios mais avançados, não é possível retornar. Essas escalas são demonstradas a seguir:

QUADRO 1 – CLASSIFICAÇÃO FUNCIONAL NYHA E ACC/AHA[6]

Classificação Funcional (NYHA)
I – Sem limitação da atividade física. Atividade física não causa sintomas de IC II – Limitação leve da atividade física. Confortável em repouso, mas atividades habituais causam sintomas de IC III – Limitação importante da atividade física. Confortável em repouso, mas pequenas atividades causam sintomas de IC IV – Qualquer atividade física causa sintoma de IC, ou sintomas de IC em repouso
Classificação Funcional ACC/AHA
Estágio A – Presença de fatores de risco para IC, mas sem sintomas ou doença cardíaca Estágio B – Doença cardíaca presente, mas sem sintomas (alterações estruturais no coração antes da ocorrência de sintomas) Estágio C – Presença de doença estrutural cardíaca e ocorrência de sintomas Estágio D – Presença de doença cardíaca avançada com sintomas contínuos de insuficiência cardíaca, necessitando de terapia medicamentosa intensa

A avaliação funcional pela escala da NYHA pode ser complementada com o Palliative Performance Scale (PPS), agregando informações e melhor entendimento sobre o estado clínico e evolução. Dado que a IC é uma doença que oscila entre momentos de piora e melhora, ter escalas que permitam avaliar de forma objetiva essa trajetória, auxilia no entendimento sobre as fases da doença e seu prognóstico.

INSUFICIÊNCIA CARDÍACA TERMINAL

Muitas vezes é difícil a identificar que o paciente com IC se encontra em fase terminal de doença devido à heterogeneidade das etiologias, às formas de apresentação e à evolução de doença. Para um melhor diagnóstico, o profissional deve se valer da identificação de critérios clínicos objetivos. O paciente não necessariamente deve apresentar todos os listados a seguir, mas a maior associação deles favorece o entendimento quanto ao estágio final de vida. Pacientes que progridem para IC avançada apresentam sintomas graves e persistentes, com baixa funcionalidade, como PPS < 50 ou classe funcional NYHA III/IV, disfunção orgânica associada (principalmente síndrome cardiorrenal), sintomas de difícil controle, caquexia cardíaca, albumina e sódio sérico baixos, BNP constantemente alto, necessidade de suporte inotrópico intravenoso, consideração sobre terapia dialítica, arritmias malignas ou choques recorrentes de cardioversor-desfibrilador implantável (CDI), impossibilidade ou intolerância a medicamentos que modificam a evolução da doença, maior necessidade de terapia diurética (por vezes através da via parenteral), consideração sobre transplante ou dispositivo mecânico de assistência ventricular [6,8,10].

O final de vida é marcado pelas descompensações clínicas e piora sintomática, geralmente levando o paciente a recorrer aos serviços de saúde. Esses episódios são cada vez mais frequentes e graves, com perda progressiva da funcionalidade e menor resposta às intervenções terapêuticas.

TRATAMENTO

Os especialistas em CP devem conhecer as medicações e intervenções utilizadas no controle da IC, pois tais tratamentos podem melhorar o prognóstico, evitar hospitalizações e melhorar a qualidade de vida dos pacientes. Diferentemente dos pacientes com câncer avançado, aqueles com IC continuam com as terapias modificadoras da doença até a fase final de vida, desde que as tolerem. Embora as vantagens e desvantagens de drogas individuais devam ser avaliadas regularmente, a retirada de tratamentos da IC coloca os pacientes em maior risco de descontrole hemodinâmico ou hídrico, levando à exacerbação aguda, piora dos sintomas ou morte prematura. Alguns tratamentos, no entanto, podem não ser adequados no final da vida, porque não afetam diretamente a função cardíaca nem aliviam sintomas, e podem requerer monitorização ou agregar riscos não aceitáveis, por exemplo, anticoagulantes, antiagregantes plaquetários ou estatinas[9].

Amy Gadoud e colaboradores publicaram, em 2013, um artigo no Palliative Medicine com um resumo dos principais tratamentos da atualidade para a IC, baseando-se no manejo dos sintomas[11]. Nesse artigo, os autores definem como principais sintomas: dispneia, edema, fadiga e dor. Cada um com um tratamento específico conforme indicado na Tabela 1:

TABELA 1 Sintomas específicos e sugestão de manejo clínico na insuficiência cardíaca avançada[11]

Sintomas	Tratamento
Dispneia	▪ Manejo não farmacológico: exercício físico, treinamento respiratório, caminhadas, tratamento psicológico, utilização de ventilador portátil ▪ Opioides ▪ Benzodiazepínicos: não é recomendado como primeira linha de tratamento, somente se outras intervenções não foram efetivas ▪ Oxigênio: não recomendado como tratamento de rotina para tratamento da dispneia; incertezas clínicas
Edema	▪ Restrição hídrica apropriada ▪ Monitorar peso ▪ Uso de diurético precocemente ▪ Cuidados com a pele
Fadiga	▪ A IC é uma doença multifatorial que pode causar miopatia esquelética, que contribui para a dispneia e fadiga ▪ Exercício físico pode ajudar no controle da fadiga ▪ Considerar hipóxia episódica devido a distúrbios respiratórios do sono, apneia obstrutiva do sono ou apneia do sono central e outras causas de insônia, como sintomas mal controlados. ▪ Considerar outras causas de fadiga, como desnutrição, efeitos colaterais de medicamentos como betabloqueadores, anemia, hipocalemia, hipotireoidismo ou depressão
Dor	▪ Considerar a natureza multifatorial da dor na insuficiência cardíaca, como angina refratária, congestão gastrointestinal, edema grave, gota, imobilidade, neuropatia diabética, osteoartrite ▪ Evitar medicamentos com atividade anticolinérgicas (pró-arritmogênica) e anti-inflamatórios não esteroides (por aumentar a retenção de sal e água)

A Figura 2 resume, de forma simplificada, o esquema terapêutico para a IC.

Os sintomas psicológicos/emocionais, em especial depressão e ansiedade, são frequentes e causam importante impacto na qualidade de vida, mas são comumente pouco diagnosticados. O uso de antidepressivos, em especial os inibidores da recaptação de serotonina, como a sertralina e a paroxetina, mostraram-se eficazes e seguros, devendo-se evitar os tricíclicos, pelo maior risco de complicações arrítmicas. Para pacientes ou familiares que apresentem sofrimentos do campo emocional, é indispensável o acompanhamento por psicólogos, para desenvolvimento de estratégias não farmacológicas.

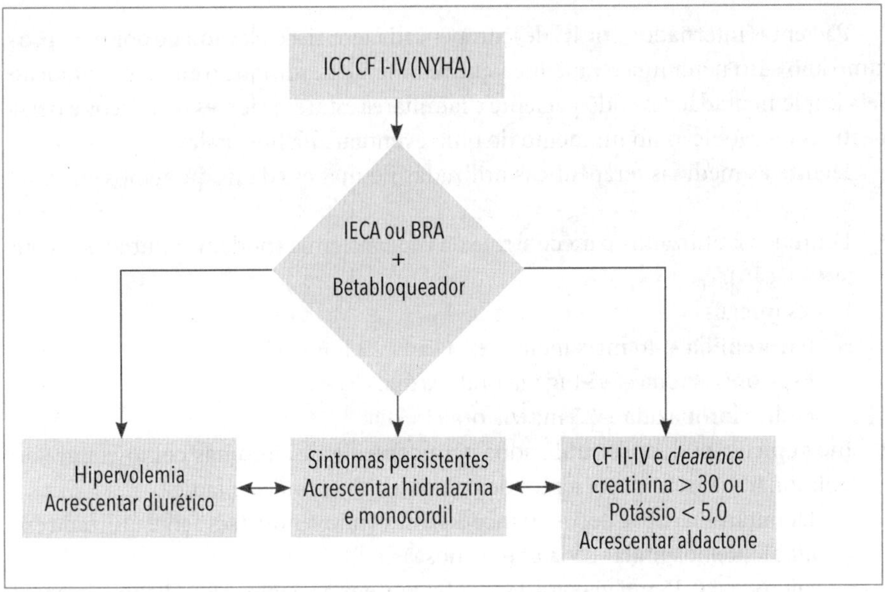

Figura 2 Esquema terapêutico para IC6

A DESCOMPENSAÇÃO AGUDA DA INSUFICIÊNCIA CARDÍACA

Nos episódios de piora clínica e busca às unidades de emergência, o tratamento da IC descompensada é individualizado de acordo com o perfil clínico-hemodinâmico apresentado. Pacientes classificados como "perfil C", ou seja, "frios e úmidos" (baixo débito cardíaco associado à congestão pulmonar e/ou sistêmica), são os pacientes mais graves e de maior mortalidade. Desse modo, eles devem ser foco de atenção da equipe, na tentativa de compreensão sobre o estágio da doença, perspectivas de tratamento e chance de reversibilidade, risco de morte, necessidade de cuidados paliativos e tomada de decisão quanto a medidas de suporte artificial de vida[6,7].

O tratamento se baseia na tentativa de melhorar o débito cardíaco (inotrópicos e dispositivos de assistência ventricular), diminuir a hipervolemia (diuréticos) e a atividade da renina-angiotensina (IECA ou BRA) e controle de sintomas (opioides e benzodiazepínicos).

Como já dito anteriormente, as descompensações clínicas são mais frequentes e graves na fase terminal da doença cardíaca, o que torna o momento oportuno e valioso para uma avaliação minuciosa da doença, biografia do paciente e envolvimento com a família, para adequação das expectativas e elaboração do plano de cuidados, caso esse já não tenha sido organizado[10].

Pacientes internados por IC descompensada têm risco elevado de óbito no próximo ano caso nenhuma terapêutica que realmente modifique o curso de evolução seja implementada, devendo paciente e familiares estarem cientes dos riscos e perspectivas de evolução no momento de uma eventual alta hospitalar.

Dentre as medidas terapêuticas utilizadas no manejo da IC, podemos citar:

- Diuréticos: utilizados para controle da hipervolemia (podem ser utilizados em associação).
  Doses iniciais:
  - Furosemida – 40 mg subcutânea a cada 12 horas.
  - Espironolactona – 25 mg via oral 1x/dia.
  - Hidroclorotiazida – 25 mg via oral 1x/dia.
- Inotrópicos: podem ser utilizados para controle de sintomas como congestão pulmonar, náuseas decorrentes de baixo débito cardíaco e fadiga.
  - Dobutamina: dose de 5 – 20 mcg/kg/min endovenosa (somente utilizada em ambiente hospitalar e via endovenosa).
  - Digoxina: 0,25 mg via oral 1x/dia (evitar em pacientes com disfunção renal pela estreita janela terapêutica e risco de intoxicação digitálica).
- Opioides: bastante utilizados no controle da dor e da dispneia causada pela IC. É preferível utilizar doses baixas, especialmente em pacientes com disfunção renal e virgens de opioide.
  - Morfina: principal opioide utilizado para controle da dispneia. Dose inicial de 2,5 mg via oral de 4/4h.
  - Fentanyl: é uma opção nos pacientes com disfunção renal, por via endovenosa ou subcutânea contínua (5-10 mcg/h).
- Benzodiazepínicos: podem ser utilizados de forma adicional aos opioides para controle da dispneia em pacientes com IC, porém indicados com cautela pelo risco de sonolência excessiva.
  - Midazolan: dose inicial de 5-15 mg endovenosa ou subcutânea a cada 24 horas, em infusão contínua.

O PALIATIVISTA EM SITUAÇÕES ESPECIAIS NA CARDIOLOGIA

Apesar da IC ser o principal cenário em que o especialista em CP será requisitado, outros aspectos dentro da cardiologia merecem destaque dada a sua relevância e desafios[6,8,1]. Cabe ressaltar aqui os pacientes com diagnóstico de estenose de valva aórtica, que em geral são pacientes com idade avançada, que apresentam outras comorbidades, algum grau de fragilidade e risco elevado para procedimentos, tanto cirúrgico quanto percutâneo (TAVI). As discussões devem ser amplas quanto à tomada de decisão sobre procedimentos invasivos. O manejo de sintomas é desafiador, principalmente naqueles que não são candidatos às intervenções.

Outra questão que o profissional de CP pode estar inserido é na discussão quanto ao implante ou à retirada de dispositivos avançados, como suporte ventricular mecânico/corações artificiais, ressincronizadores cardíacos ou cardioversores desfibriladores implantáveis. Os riscos, benefícios e propósitos de cada uma dessas intervenções devem estar claros para todos os envolvidos, com estabelecimento de um plano de cuidados adequado e prudente, visto que elas têm sua indicação em contexto de doença avançada. Dessa forma, tais medidas são mencionadas em cenário com risco elevado de óbito e alta probabilidade de haver sintomas e sofrimentos que precisam ser abordados, portanto, com indicação de oferecer CP.

Os CDI devem receber atenção especial, visto que devem ser desativados no final da vida, evitando o desencadeamento de choques, dolorosos por natureza, e que podem tornar mais sofrido o final de vida. A morte por evento arrítmico é um evento possível e natural do final da evolução da IC. Uma vez que seja entendida a desproporcionalidade de realização de medidas artificiais para suporte de vida, como reanimação cardiopulmonar, a função de "choque" do CDI deve ser desativada, para evitar seus desconfortos e interferências de reversão de algo passível (e esperado) de ocorrer.

Por fim, é de grande valia o envolvimento do profissional paliativista no processo de transplante cardíaco, devendo ser entendido como práticas complementares, e não como excludentes entre si, entendimento que ocorre com grande frequência na prática clínica. Pacientes com IC que têm indicação de transplante, simultaneamente também têm indicação de receber CP, visto que apresentam condição ameaçadora à vida, com alta carga de sintomas, condições que os tornam elegíveis para ambas as abordagens. Desse modo, mesmo os pacientes considerados potenciais indicações a transplante, há risco do paciente falecer antes de entrar em fila, como na espera pelo órgão ou até mesmo após a cirurgia, em vista da baixa disponibilidade de órgãos e de sucesso não garantido da terapêutica. Em todos esses cenários, há muitos sintomas e sofrimentos de diversas formas, o que justifica a necessidade de acompanhamento conjunto dos CP.

CONCLUSÃO

Pacientes com doenças cardíacas, em especial a IC, apresentam diversos sintomas que devem ser controlados, independentemente da fase da doença. Muitos cardiologistas não são treinados no manejo de sintomas e por isso os especialistas em CP desempenham um papel fundamental no controle de sintomas angustiantes destes pacientes e podem auxiliar no planejamento de cuidados[9].

REFERÊNCIAS BIBLIOGRÁFICAS

1. Zipes DP, Libby P, Bonow RO (editors). Braunwald: tratado de doenças cardiovasculares. 2nd ed. Rio de Janeiro: Editora Elsevier; 2006.
2. Garg R, Packer M, Pitt B, Yusuf S. Heart failure in the 1990s: evolution of a major public health problem in cardiovascular medicine. J Am Coll Cardiol. 1993;22(suppl A): 3A-5A.
3. DATASUS, Portal Ministério da Saúde. [internet]. [acesso em: 2022 fev. 18]. Disponível em: http://tabnet.datasus.gov.br/.
4. Mangini S, Silveira FS, Silva CP, Grativvol PS, Seguro LF, Ferreira SM, et al. Insuficiência cardíaca descompensada na unidade de emergência. Arq Bras Cardiol. 2008; 90(6):400-6.
5. Stewart S, MacIntyre K, Hole DJ, Capewell S, McMurray JJ. More 'malignant' than cancer? Five-year survival following a first admission for heart failure. European Journal of Heart Failure. 2001 Jun;3(3):315-22.
6. Yancy CW, Jessup M, Bozkurt B, Butler J, Casey Jr DE, Drazner MH, et al. 2013 ACCF/AHA guideline for the management of heart failure: a report of the American College of Cardiology Foundation/American Heart Association Task Force on Practice Guidelines. J Am Coll Cardiol. 2013 Oct 15;62(16):e147-239.
7. Ponikowski P, Voors AA. 2016 ESC Guidelines for the diagnosis and treatment of acute and chronic heart failure/The Task Force for the diagnosis and treatment of acute and chronic heart failure of the European Society of Cardiology (ESC). European Heart Journal. 2016;37:2129–2200.
8. Comitê coordenador da diretriz de insuficiência cardíaca. Diretriz brasileira de insuficiência cardíaca crônica e aguda. Arq Bras Cardiol. 2018; 111(3):436-539.
9. Pantilat SZ, Steimle AE, Davidson PM. Advanced heart disease. In: Cherny N, Fallon M, Kaasa S, Portenoy R, Currow DC (editors). Oxford Textbook of Palliative Medicine. 5th edition. Oxford: London; 2015.
10. Allen LA, Stevenson LW, Grady KL, Goldstein NE, Matlock DD; Arnold RM, et al. Decision making in advanced heart failure: a scientific statement from the American Heart Association. Circulation. 2012;125:1928-1952.
11. Gadoud A, Shona MMJ, Hogg KJ. Palliative care for people with heart failure: summary of current evidence and future direction. Palliative Medicine. 2013 Oct;27(9):822-8.

CAPÍTULO 47

CUIDADOS PALIATIVOS EM DOENTES RENAIS CRÔNICOS

Erika Souza Garcia Ramos
Maryanne Miranda Matias

INTRODUÇÃO

O número estimado de pacientes em diálise no Brasil, assim como em outros países, manteve-se crescente nos últimos anos. Os pacientes que estão passando por diálise têm uma expectativa de vida significativamente reduzida, possuem muitas comorbidades, consequentemente, muitos sintomas, e uma fatia importante dessa população é composta por idosos[1,3].

Além disso, quase 20% dos pacientes em diálise param o tratamento antes da morte e cada vez mais pacientes idosos estão optando por não iniciar o tratamento dialítico, em razão dos resultados ruins e da perda funcional gradativa relacionada a este tratamento[4].

A integração de estratégias de cuidados paliativos deve começar precocemente e continuar durante toda a trajetória de vida do paciente.

Os cuidados paliativos renais (CPR) são um modelo interdisciplinar de medicina centrada na pessoa, que busca otimizar a qualidade de vida relacionada à saúde (QVRS) e preservar a dignidade humana por meio de estratégias como comunicação adequada com o paciente e a família, tomada de decisão compartilhada, planejamento voltado à atenção à saúde/tratamento futuro, e tratamento da dor e outros problemas biopsicossociais e espirituais, incluindo luto e cuidados adequados no final da vida[5].

A incorporação de tais cuidados ao tratamento de pacientes nas unidades de diálise também é recomendação de organizações como a American Society of Nephrology e Renal Physicians Association, em razão da grande carga de sintomas físicos e psicológicos estressantes e a baixa taxa de sobrevivência em pacientes idosos em diálise[3,6,7].

INDICAÇÕES DE CUIDADOS PALIATIVOS

Pacientes com doenças crônicas, limitantes e ameaçadoras da vida recebem indicação de cuidados paliativos. Os pacientes com doença renal crônica inserem-se nesse grupo.

A Organização Nacional de Hospice dos Estados Unidos estabelece critérios mais objetivos de gravidade para indicar o início de cuidados paliativos nos doentes renais crônicos, a saber: recusa de transplante ou diálise; clearance de creatinina < 15 mL/min; creatinina sérica > 8 mg/dL (6 mg/dL, se houver diabetes)[8].

No entanto, veremos adiante que o prognóstico desses pacientes envolve uma avaliação mais ampla e individualizada de cada caso. E a proporcionalidade dos cuidados acompanha tal avaliação. A partir dessa refratariedade ao tratamento instituído, podemos caracterizar a doença como extensa. Em detrimento ao tratamento adequado, o paciente evolui com perda funcional, desnutrição/caquexia, comprometimento de fatores sociais intangíveis levando à perda de sua autonomia[8]. Esse grupo de pacientes possui uma história natural da doença caracterizada por limitações por meses/anos com períodos de agudização. Essas últimas podem resultar em deterioração gradual da saúde e do estado funcional ou em morte, tendo em vista que o momento de seu surgimento permanece incerto[9].

PROGNÓSTICO

A maioria dos pacientes com DRC deseja ser totalmente informada sobre sua doença (80,6%) e prognóstico (78,3%). Além disso, aproximadamente 19% lamentaram iniciar a diálise e 41% preferiram os cuidados com conforto em vez de prolongar a vida[9].

No que diz respeito à sobrevida, muitos idosos que iniciam diálise provavelmente viverão mais do que aqueles que recebem tratamento conservador abrangente (TCA), porém, essa vantagem pode ser pequena ou inexistente em pacientes com comorbidades graves, particularmente doenças cardiovasculares, demência e diabetes[10]. Em uma revisão sistemática de 12 estudos de coorte, a sobrevida mediana é de menos de 13 meses para pacientes com TCA comparado com pacientes em diálise. Nesse sentido, os pacientes que escolheram diálise tiveram um tempo médio de sobrevida de 8 a 67 meses, enquanto os que optaram pelo tratamento conservador tiveram 6 a 30 meses[11].

Uma outra pesquisa aponta que a média de sobrevida da última diálise até a morte do paciente que suspendeu a diálise é de 7 a 10 dias, podendo variar de 2 a 100 dias, a depender da função renal residual[12].

Na tentativa de predizer mortalidade em pacientes mantidos em hemodiálise, algumas variáveis estão associadas à mortalidade precoce, tais como: questão surpresa ("*me surpreenderia se o paciente falecesse no próximo ano?*"); idade avançada; demência; doença vascular periférica e albuminemia[13].

Os instrumentos utilizados para avaliar o risco de morte na DRC são: pergunta surpresa, KPS (Karnofsky Performance Scale), Modified Charlson Score (MCS), Fried Phemotype Model, Bansal Score, REIN Score, Cohen 6-month Mortality Predictor, KDIGO Clinical Outcomes in CKD[14].

Em estudo que analisou a sobrevida dos pacientes que iniciaram hemodiálise ou diálise peritoneal no Sistema de Saúde Único Nacional de 2002 a 2004, o aumento do risco de morte foi associada a: sexo feminino, idade superior a 55 anos, diagnóstico de diabetes mellitus[14], diálise peritoneal e residência em cidades com baixo IDH. Os resultados sugerem menor sobrevida para diálise peritoneal e pacientes mais idosos[9].

Idade, funcionalidade e albumina também influenciam no prognóstico. Assim, níveis mais baixos de função renal estão associados à redução da expectativa de vida[12].

O cuidado paliativo se baseia em critérios concretos para definir o status de terminalidade. A história natural da doença, a evidência de doença extensa, a condição de fragilidade do doente (idade, situação nutricional, frequência dos agravos recentes), sua funcionalidade e a presença ou ausência de fatores de mau prognóstico, além da presença de duas ou mais falências orgânicas irreversíveis ou cuja reversibilidade ocasione sofrimento inapropriado ao paciente compõem esses critérios[13].

Lançando mão dessas ferramentas, temos condição de prognosticar o paciente e avaliar o que é proporcional no tratamento, de forma que algumas abordagens terapêuticas não tragam mais sofrimento que benefícios, além de nos proporcionar a possibilidade de programar, juntamente com o paciente e os familiares, um plano avançado de cuidados.

Pacientes em estágio final da doença renal com maior risco de morte precoce ou pacientes com maior carga de sofrimento, seja físico, psicossocial ou espiritual, estão propensos a obter maior benefício de serviços de cuidados paliativos. Um programa de cuidados paliativos renal bem-sucedido dependerá, em parte, da capacidade de identificar com sucesso esses pacientes[15].

Cabe salientar que essa fase final de vida é diagnóstico médico, assim como a decisão sobre limitar ou suspender um tratamento concerne ao médico, em consonância com sua equipe. A família deve ser informada e compartilhar das decisões, porém, jamais deve-se delegar a ela essa responsabilidade[9].

As decisões do paciente/representante legal devem basear-se em uma compreensão exata da condição do paciente e os prós e contras das opções de tratamento. O nefrologista deve desenvolver uma comunicação empática e eficaz, essencial no cuidado dessa população de pacientes[16].

DIALISAR OU NÃO DIALISAR?

É importante reconhecer que a terapia de substituição renal, sob a forma de diálise, proporciona grande vantagem, incluindo o alívio dos sintomas, porém, nem sempre vai melhorá-los ou eliminá-los e pode até potencializá-los[15].

Nos pacientes dialíticos, declínio no quadro clínico, incluindo agravamento de comorbidades e deterioração de estado funcional e nutricional, justifica uma reavaliação do risco-benefício da diálise. Uma conversa sobre a opção de descontinuá-la deve ser iniciada, individualizando cada caso, com foco no paciente ao invés da doença. Esse processo é denominado de diálise centrada no paciente. Dessa forma, quando os pacientes iniciam a diálise, os médicos devem esclarecer que tal procedimento pode ser interrompido, explicar o curso provável da doença após a retirada dele e informar a disponibilidade de serviços de cuidados paliativos[15].

Com relação ao início ou interrupção da diálise em pacientes com doença renal terminal, o consenso americano de 2010[16] aconselha não dialisar (interromper ou não iniciar) em situações bem definidas ou nos pacientes com prognóstico ruim, isto é, aqueles para os quais a diálise não pode ser fornecida de forma segura.

Caracterizam-se como situações bem definidas:

- Pacientes com capacidade de tomada de decisão, plenamente informados e com escolhas voluntárias, recusam diálise ou solicitam que a diálise seja interrompida.
- Pacientes que não possuem capacidade de tomada de decisão, mas que tenham indicado previamente recusa de diálise em uma diretriz antecipada verbal ou escrita.
- Pacientes que não possuem capacidade de tomada de decisão e que tenham devidamente nomeado agentes legais/substitutos que recusam a diálise ou solicitam sua interrupção.
- Pacientes com comprometimento neurológico grave e irreversível, sem sinais de consciência de si e do meio ambiente, ausência de sensações ou reações voluntárias.

São pacientes de mau prognóstico ou para quem a diálise não pode ser fornecida de forma segura:

- Aqueles cuja condição médica impede o processo técnico de diálise porque o paciente é incapaz de cooperar (por ex., paciente com demência avançada) ou porque o estado do paciente é muito instável.
- Aqueles que têm uma doença terminal de causas não renais (reconhecendo que alguns nessa condição podem se beneficiar e escolher se submeter à diálise).

- Aqueles com estágio 5 da doença renal crônica com idade superior a 75 anos que preencham dois ou mais dos seguintes critérios de mau prognóstico estatisticamente significativos:
  - resposta de "*não, eu não ficaria surpreso*" dos clínicos à pergunta surpresa;
  - escore de comorbidade elevado;
  - funcionalidade significativamente prejudicada;
  - desnutrição crônica grave (ou seja, albumina sérica menor do que 2,5 g/dL).

Uma opção para os pacientes idosos ou com expectativa de vida curta é a hemodiálise (HD) incremental, em que ocorre um ajuste da frequência de HD, de acordo com as métricas da função renal residual, permitindo um número reduzido de diálise (uma a duas vezes na semana)[17]. Apesar de literatura ainda escassa, essa modalidade de HD tem crescido nos últimos anos.

PLANO AVANÇADO DE CUIDADOS

A comunicação com o paciente de forma clara e precocemente (antes de iniciar a diálise) sobre as alternativas, riscos e benefícios é uma parte importante dos cuidados de boa qualidade[18]. A tomada de decisão compartilhada é um processo de comunicação entre paciente e profissionais de saúde visando um alinhamento dos objetivos de tratamento e cuidados, individualizando cada paciente[3,5].

O processo de planejamento proporciona aos indivíduos a oportunidade de desenvolverem e expressarem suas preferências para o cuidado pautado não só em suas crenças e valores pessoais, mas também em uma compreensão de seu estado de saúde atual, previsão futura dele e os tratamentos e cuidados disponíveis; além de possibilitar a definição de um representante legal que conheça e respeite suas vontades, em caso de tornar-se incapaz para essas decisões.

Quando tal procedimento é realizado com antecedência, pode ajudar a reduzir a sensação de perda de controle trazida pela doença[18]. Além disso, possibilita identificar o que pode ser fornecido para apoiar as famílias e reduzir a carga nos cuidados ao paciente (desde que os serviços adequados estejam disponíveis)[19].

É importante a comunicação entre médico e seus pacientes sobre as particularidades da diálise, circunstâncias nas quais o paciente poderá vir a querer interrompê-la e comunicação verbal das vontades do paciente por meio das diretivas antecipadas de vontade. Essas últimas promovem benefício, uma vez que famílias relatam que é mais fácil parar a diálise quando o ente querido comunicou em que circunstâncias não gostaria de continuar o tratamento. Além disso, as diretivas desempenham um papel de grande importância para pacientes com doenças crônicas, com pequena expectativa de vida e que dependem de tratamentos sustentadores de vida[3].

O planejamento para os cuidados de fim de vida é visto cada vez mais como uma questão de saúde pública, dado o seu potencial para evitar o sofrimento des-

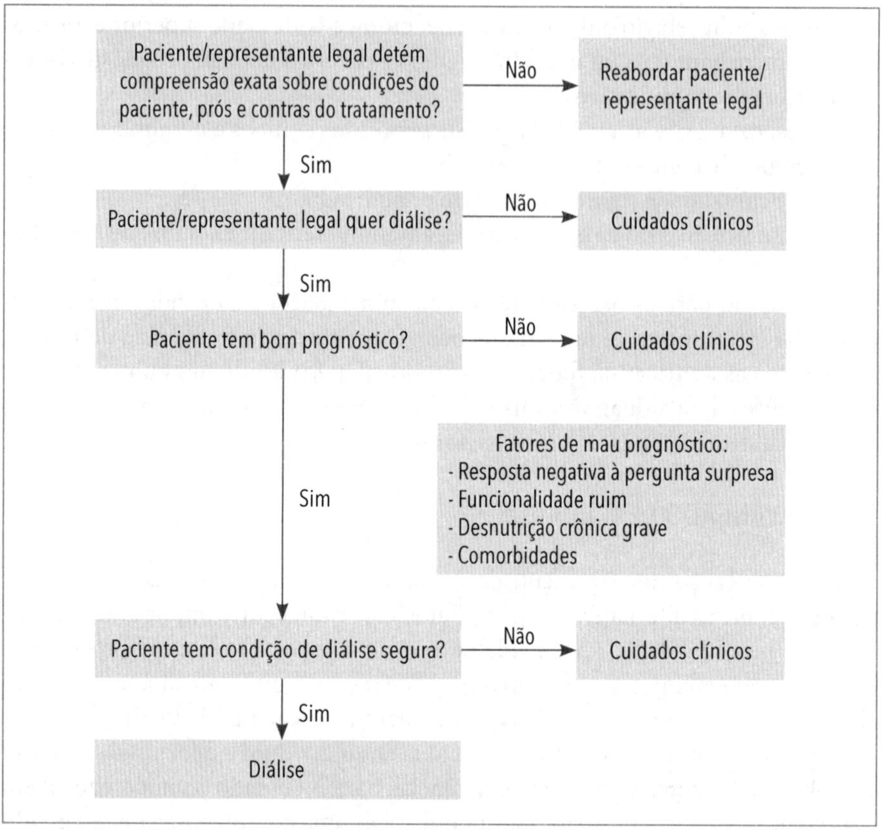

Figura 1 Fluxograma para tomada de decisão sobre diálise.

necessário e para apoiar decisões e preferências relacionadas com o fim da vida de um indivíduo. Esses cuidados são oferecidos aos pacientes nos últimos dias ou semanas de vida em que os sintomas mais comuns são: náuseas, vômitos, secreções respiratórias, ansiedade, dispneia, delírio e agitação[19].

CONTROLE DE SINTOMAS

A avaliação dos sintomas em pacientes com DRC deve ser realizada em intervalos regulares e, preferencialmente, com ferramentas validadas para essa população, tais como: ESAS-r: Renal, IPOS-Renal, DSI, CKD-SBI, KDQOL-36. Vale ressaltar que cada uma delas tem suas particularidades com relação à população (diálise e sem diálise), número de sintomas, tempo para concluir, período de *recall*, frequência de sintomas e impacto dos sintomas na qualidade de vida relacionada à saúde[20-22].

Doentes conduzidos de forma conservadora em estágio 5 da DRC têm uma alta prevalência de sintomas, similar em termos gerais, aos pacientes com câncer avançado, embora com diferenças nos padrões de sintomas e no nível de sofrimento causado.

Pacientes com DRC estão entre os mais sintomáticos de qualquer grupo de doença crônica e apresentam uma média de 6 a 20 sintomas simultâneos. Desse modo, a identificação e o controle deles é prioridade para os pacientes e familiares, pois causam grande impacto na qualidade de vida[20-22].

A morte urêmica geralmente é descrita como indolor e caracterizada por aumento da sonolência. No entanto, estudos de óbitos em pacientes que interromperam a diálise demonstram que 42% dos 79 pacientes apresentaram dor relatada por seus familiares e 75% estavam com dor durante a última semana de vida[23].

Comorbidades subjacentes, como doença vascular periférica, doença arterial coronária e neuropatia foram consideradas causas da dor relatada[23].

A utilização de analgésicos nessa população de pacientes deve ser guiada pela observação da excreção renal, uma vez que muitos desses agentes e/ou suas proteínas de degradação se acumulam em pacientes com doença renal, resultando em efeitos adversos significativos. Como exemplo, o uso de morfina nos pacientes com disfunção renal pode levar ao acúmulo de morfina-3-glucuronídeo e morfina-6-glucuronídeo e desencadear mioclonias. O acúmulo desse último metabólito pode também conduzir à narcose prolongada. No entanto, para uso de curta duração (dias), é um analgésico excelente e útil no controle da dispneia em pacientes com doença renal em processo ativo de morte[24].

Em geral, recomenda-se que a morfina e a codeína devem ser evitadas em pacientes dialíticos; hidromorfona e oxicodona devem ser usadas com precaução; e fentanil e metadona parecem ser relativamente seguros para o uso[24]. Outros sintomas relatados incluem fraqueza, agitação, depressão, mioclonias ou espasmos musculares, dispneia ou respiração agônica, febre, diarreia, disfagia e náuseas, que podem ser tratados com medicamentos ajustados para o nível de função renal.

Os pacientes com idade avançada que optaram por tratamento conservador (não dialisar) também relataram sintomas significativos durante o último mês de vida. Eles apresentavam sintomas semelhantes aos observados em doentes com insuficiência renal terminal que interromperam a diálise, e incluíam fadiga, prurido, falta de ar e dor. Os sintomas de sobrecarga de volume podem estar presentes em pacientes que interromperam a diálise[25].

Nesse caso, os pacientes devem ser instruídos a limitar cuidadosamente a ingestão de líquidos e sódio. Como alternativa, alguns médicos defendem a continuação da ultrafiltração isolada para permitir a liberação da nutrição e a ingestão de líquidos nas últimas semanas de vida[24].

O consenso de manejo de sintomas do Reino Unido sugere o haloperidol com dose ajustada de 50% em pacientes com náuseas induzidas por uremia. Se os sintomas persistirem, levomepromazina foi recomendada como um antiemético alternativo.

A preocupação com o risco de reações extrapiramidais com metoclopramida, levou a sugestão de que ela deve ser usada com precaução e em dose máxima de 30 mg/ a cada 24 horas. Em um estudo pequeno duplo-cego de 10 pacientes urêmicos, a ondansetrona foi mais eficaz do que a metoclopramida para o tratamento de náuseas[24,25].

Em relação ao manejo de secreções do aparelho respiratório, é recomendado o glicopirrolato com dose reduzida em 50% ou butilbrometo de hioscina. Bromidrato de hioscina não é recomendado por causa do risco de sonolência excessiva ou agitação paradoxal[26].

Midazolam é a medicação recomendada para aliviar a agitação no processo ativo de morte. Na DRC avançada, é recomendada a redução da dose e um aumento do intervalo entre doses, em razão da possibilidade de sonolência excessiva. Levomepromazina pode ser acrescentada se os sintomas persistirem[26].

ABORDAGEM MULTIPROFISSIONAL

Os pacientes renais crônicos têm perdas significativas que acompanham o declínio da saúde. Eles têm marcas da doença e de seu tratamento no corpo, geralmente interrompem a atividade produtiva, podem ter uma relação de ambivalência com a máquina de diálise (ela é vida e morte), entre tantos outros problemas que podem ocasionar sentimentos de regressão, perda da autoimagem, insegurança, ansiedade e negação da doença. São previsíveis atitudes defensivas, sentimentos depressivos e um estado de luto diante da perda da saúde. É decisiva a interferência do fator psicológico na forma como o indivíduo vai lidar com sua problemática[27].

A concepção de que o processo de saúde e doença ultrapassa o aspecto biológico e envolve todo o contexto social, político e cultural do indivíduo, incluindo sua família, é verdadeira. A família precisa se reorganizar e se adaptar para os cuidados de seu ente querido. Os papéis e funções devem ser repensados e distribuídos para auxiliar o paciente nas alterações provocadas pela doença.

A atuação do serviço social junto ao doente renal crônico se constitui no acompanhamento do paciente, no sentido de enfrentamento da doença e orientação sobre todo o processo de tratamento e, principalmente, na garantia de seus direitos[28].

A DRC e seu agravamento podem contribuir para manifestações bucais, como doença periodontal, estomatites urêmicas, anomalias do esmalte, perda prematura dos dentes, xerostomia, gengivite e candidíase eritematosas, cárie cervical, erosão e abrasão dental, entre outras. A saúde bucal é importante para a manutenção da saúde sistêmica. Por isso, são necessários atenção odontológica e um controle de higiene bucal para que alterações bucais não se tornem fatores agravantes ao estado de saúde geral do renal crônico.

Cabe ressaltar o impacto da questão estética e funcional da cavidade bucal, que proporciona bem-estar a esses pacientes, mesmo em doenças que se encontram em estágios mais avançados[29].

A desnutrição na doença renal crônica é comum. Ela é mais frequente na insuficiência renal estabelecida e está associada à redução de sobrevida do paciente. Algumas intervenções podem ser recomendadas na prevenção e na gestão de desnutrição nessa população. O monitoramento da manutenção do status nutricional é importante no processo de adoecimento, quando ainda são viáveis possíveis correções e a dieta é parte essencial deste plano terapêutico. Em estágios mais avançados de doença, a dieta perde o significado nutricional e adquire um significado de conforto, ao proporcionar prazer ao paciente, enquanto este ainda sentir fome. Em ambos os momentos, a atuação eficaz da equipe de nutrição faz o diferencial na qualidade de vida do paciente[30].

Os pacientes renais crônicos em hemodiálise, muitas vezes apresentam alterações na estrutura e na função muscular, que podem manifestar-se pela atrofia, fraqueza muscular proximal, dificuldade na marcha, cãibras, astenia e diminuição da capacidade aeróbia. O tratamento hemodialítico favorece o sedentarismo, a deficiência funcional e a inatividade. A prática de atividade física pode melhorar a qualidade de vida desses pacientes. O doente renal crônico pode melhorar sua autonomia, independência pessoal e possibilidade de maior reintegração social, além de melhorar a percepção do seu estado físico. Vale destacar a importância de estimular a movimentação com a finalidade de atenuar a síndrome do imobilismo que boa parte desses pacientes pode apresentar. E em estágios mais avançados da doença, a fisioterapia pode proporcionar conforto ao paciente, por meio de exercícios metabólicos, massagem, alongamento, manobras para mobilização de secreção pulmonar, contenção de energia, entre outros. Assim, a presença do fisioterapeuta se faz necessária na assistência a esses pacientes[31].

O papel do enfermeiro não se restringe a executar técnicas ou procedimentos eficientemente; mais que isso: propõem-se a uma ação cuidativa abrangente, que implica, entre outros aspectos, desenvolver habilidade de comunicação.

Desse modo, as habilidades do enfermeiro deverão estar voltadas para avaliação sistemática dos sinais e sintomas, o auxílio da equipe multiprofissional no estabelecimento de prioridades para cada paciente, a interação da dinâmica familiar e, especialmente, para o reforço das orientações clínicas, a fim de que os objetivos terapêuticos traçados pela equipe multidisciplinar sejam alcançados. Trata-se de cuidados sensíveis e de educação, que demandam ações de proximidade física e afetiva para que muitas orientações se efetivem na prática[19].

A abordagem multiprofissional é imprescindível para a assistência adequada aos pacientes renais crônicos. Esse olhar delicado das diversas necessidades nas esferas física, emocional, espiritual, social e familiar ocasiona a melhora da qualidade de vida do paciente e dos familiares e, assim, pode diminuir a dificuldade da caminhada pela estrada traçada pela doença.

CONSIDERAÇÕES FINAIS

Os pacientes com doença renal terminal têm extensas necessidades de cuidados paliativos. A avaliação prognóstica, o planejamento de cuidados com antecedência, o desenvolvimento de diretivas avançadas, o manejo adequado de sintomas, além de abordagem do sofrimento no que tange aos aspectos sociais, psicológicos e espirituais, que se exacerbam no final de vida, são essenciais para a assistência de qualidade.

Por isso, o cuidado de pacientes renais é melhor gerido por uma equipe multiprofissional. Lembrando que a coordenação entre os profissionais de saúde torna-se imprescindível para garantir um atendimento eficaz e acessível.

É importante também que o nefrologista estabeleça uma comunicação adequada com paciente e família no intuito de esclarecer, de preferência no início do acompanhamento, a evolução da doença, a fim de estabelecer um melhor planejamento de cuidados. Todas essas medidas associadas podem alterar significativamente a qualidade de vida do paciente com doença renal crônica avançada.

REFERÊNCIAS BIBLIOGRÁFICAS

1. Sesso RC, Lopes AA, Thome FS, Watanabe JRLY, Santos DR. Relatório do censo brasileiro de diálise crônica 2012. J Bras Nefrol. 2014;36(1):48-53.
2. United States Renal Data System. 2015 USRDS annual data report: epidemiology of kidney disease in the United States. National Institutes of Health; National Institute of Diabetes and Digestive and Kidney Diseases. Bethesda, MD; 2015.
3. Emanuel LL, Librach SL. Palliative care: core skills and clinical competencies. 2nd ed. Nova York: Elsevier; 2011.
4. Tamura MK, Covinsky KE, Chertow GM, Yaffe K, Landefeld CS, McCulloch CE. Functional status of elderly adults before and after initiation of dialysis. N Engl J Med. 2009;361:1539-47.
5. Davison SN, Levin A, Moss AH, Vivekanad J, Brown EA, Brennan F, et al. Executive summary of the KDIGO controversies conference on supportive care in chronic kidney disease: developing a roadmap to improving quality care. Kidney Int. 2015 Sep;88(3):447-59.
6. Almutary H, Bonner A, Douglas C. Symptom burden in chronic kidney disease: a review of recent literature. J Ren Care. 2013;39:140-50.
7. Van de Luijtgaarden MWM, Caskey FJ, Wanner C, Chesnaye NC, Postorino M, Janmaat CJ, et al. Uraemic symptom burden and clinical condition in women and men of ≥65 years of age with advanced chronic kidney disease: results from the equal study. Nephrol Dial Transplant. 2019 Jul;34(87):1189-96.
8. Leland JY. Death and dying: management of patients with end-stage disease. Clin Geriatr Med. 2000;16(4):875-894.
9. Saeed F, Sardar MA, Davison SN, Murad H, Duberstein PR, Quill TE. Patients' perspectives on dialysis decision-making and end-of-life care. Clin Nephrol. 2019 May;91(5):294-300.
10. O'Connor NR, Kumar P. Conservative management of endstage renal disease without dialysis: a systematic review. J Palliat Med. 2012 Feb;15(2):228-35.
11. Wongrakpanich S, Susantitaphong P, Isaranuwatchai S, Chenbhanich J, Eiam-Ong S, Jaber BL. Dialysis therapy and conservative management of advanced chronic kidney disease in the elderly: a systematic review. Nephron. 2017;137(3):178-89.
12. Davison SN. End-of-life care preferences and needs: perceptions of patients with chronic kidney disease. Clin J Am Soc Nephrol. 2010; 5:195.

13. Kan WC, Wang JJ, Sun YM, Hung CY, Chu CC, Chien CC. The comorbidity scoring systems for predicting survival in elderly dialysis patients, and additional management strategies. OA Nephrology. 2013;1(2):12.
14. Szuster DAC, Caiaffa WT, Andrade EIG, Acurcio FA, Cherchiglia ML. Sobrevida de pacientes em diálise no SUS no Brasil. Caderno de Saúde Pública. 2012;28(3):415-24.
15. Turin TC, Tonelli M, Manns BJ, Ravani P, Ahmed SB, Hemmelgam BR. Chronic kidney disease and life expectancy. Nephrol Dial Transplant. 2012;0:1-5.
16. Cohen LM, Ruthazer R, Moss AH, Germain MJ. Predicting six-month mortality for patients who are on maintenance hemodialysis. Clin J Am Soc Nephrol. 2010;5:72-79.
17. Golper TA. Incremental hemodialysis: how I do it. Semin Dial. 2016 Aug;29(6):476-80.
18. Davison SN. The ethics of end-of-life care for patients with ESRD. Clin J Am Soc Nephrol. 2012;7:2049-57.
19. Cherny N, Fallon M, Kaasa S, Prtenov R, Currow D. Oxford textbook of palliative medicine. 5th ed. Oxford: Oxford University Press; 2015.
20. Scherer JS, Wright R, Blaum CS, Wall SP. Building an outpatient kidney palliative care clinical program. J Pain Symptom Manage. 2018 Jan;55(1):108-16.e2.
21. Flythe JE, Powell JD, Poulton CJ, Westreich KD, Handler L, Reeve BB, et al. Patient-reported outcome instruments for physical symptoms among patients receiving maintenance dialysis: a systematic review. Am J Kidney Dis. 2015 Dec;66(6):1033-46.
22. Aiyegbusi OL, Kyte D, Cockwell P, Marshal T, Gheorghe A, Keeley T, et al. Measurement properties of patient-reported outcome measures (PROMs) used in adult patients with chronic kidney disease: a systematic review. PloS One. 2017 Jun;12(6):e0179733.
23. Murtagh EM, Sheerin NS, Addington-Hall J, Higginson J. Trajectories of illness in stage 5 chronic kidney disease: a longitudinal study of patient symptoms and concerns in the last year of life. Clin J Am Soc Nephrol. 2011;6:1580-90.
24. Murtagh FE, Chai MO, Donohoe P, Edmonds PM, Higginson IJ. The use of opioid analgesia in end-stage renal disease patients managed without dialysis: recommendations for practice. J Pain Palliat Care Pharmacother. 2007;21(2):5-16.
25. Neely KJ, Roxe DM. Palliative care/hospice and the withdrawal of dialysis. J Palliat Med. 2000;3(1):57-67.
26. Douglas C, Murtagh FE, Chambers EJ, Howse M, Ellershaw J. Symptom management for the adult patient dying with advanced chronic kidney disease: a review of the literature and development of evidence-based guidelines by a United Kingdom Expert Consensus Group. Palliat Med. 2009;23(2):103-10.
27. Velloso RLM. Efeitos da hemodiálise no campo subjetivo dos pacientes renais crônicos. Cogito. 2001;3:73-81.
28. Centenaro GA. A intervenção do serviço social ao paciente renal crônico e sua família. Ciênc. saúde coletiva. 2010;15:1881-85.
29. Gonçalves EM, Karam LALL, Milfont TS, Araújo MD, Santana JML, Lima LF. Prevalência de periodontite em pacientes submetidos à hemodiálise. J Bras Nefrol. 2007; 29(3).
30. Wright MJ. Nutrition in CKD. Clinical Practice Guideline. UK Renal Association; 2009-2010.
31. Oh-Park M, Fast A, Gopal S, Lynn R, Frei G, Drenth R. Exercise for the dialyzed: aerobic and strength training during hemodialysis. Am J Phys Med Rehabil. 2002;81:814-21.

CAPÍTULO 48

CUIDADOS PALIATIVOS NA UNIDADE DE EMERGÊNCIA

Mateus Marcheti Gomes
Veruska Menegatti A. Hatanaka

INTRODUÇÃO

Desconforto e estranheza; insegurança fincada no despreparo, esses são alguns dos sentimentos vivenciados por médicos que atuam em unidades de emergência quando se deparam com pacientes com crises agudas de doenças progressivas e potencialmente fatais. Direcionados para intervenções de cura, resvalam em situações clínicas nas quais o cuidar impera e, impossibilitados de oferecer esse cuidado, traduzem-no em descaso.

Cenários caóticos, restrição de tempo, ênfase no rendimento pautado no número de atendimentos, falta de vínculo com familiares e pacientes somam-se à formação deficitária de médicos emergencistas para lidar com pacientes em cuidados paliativos (CP) que buscam algum conforto em pronto atendimentos. Modulando negativamente esse contexto, a provisão de CP na emergência torna-se ainda mais difícil pela falta de acesso a registros médicos completos que permitam prognosticar adequadamente o paciente e a indisponibilidade de uma equipe específica de CP que atenda à demanda gerada pelo serviço de emergência[1].

A incapacidade de detectar uma trajetória de final de vida e implementar a contento diretivas específicas a esse processo em unidades de emergência favorece a introdução de medidas que prolongam a vida e retardam os trâmites que culminam com o pedido de interconsulta para a equipe de CP. Perde o paciente, submetido a cuidados deficitários; perde o médico emergencista, envolto pelo estresse que abraça a terminalidade e perde a equipe de CP, cuja presença se faz minguar em um terreno propício ao seu crescimento.

O PALIATIVISTA E A EMERGÊNCIA

Contrapondo-se à dificuldade de o emergencista compreender as demandas dos pacientes em CP de acordo com o momento em que se encontram na trajetória da doença, o paliativista se vê impelido a se inserir em um contexto relativamente novo de cuidados e que abrange não apenas pacientes previamente em CP, mas também, pacientes que de maneira abrupta tornam-se paliativos, como no caso de traumatizados sem nenhuma perspectiva de resposta às intervenções realizadas.

Nos primórdios dos CP, entendiam-se como pacientes candidatos a esses cuidados aqueles cuja expectativa de vida não era superior a 6 meses. Os benefícios da intervenção paliativista, porém, restringiam-se à prática a uma população ainda menor, dado o encaminhamento tardio desses pacientes, comumente próximo ou em fase final de vida. Com a mudança do conceito de CP, a abrangência dessa área de atuação em medicina também se ampliou, o que permite ao paliativista acompanhar o paciente com doença progressiva e potencialmente fatal a partir do momento do diagnóstico, quando intervenções de cura estão ainda em fase de implementação.

Como lidar, então, com a potencialização da pretensa dualidade entre curar e cuidar propiciada pelas unidades de urgência e emergência, evitando-se os extremos da obstinação terapêutica e da mistanásia?

No que se refere ao emergencista não paliativista, algumas questões começam a impregnar seu dia a dia e escancaram a dificuldade desse profissional em ofertar uma proposta de cuidados com base também no controle de sintomas, entendendo a possível progressão da doença para a terminalidade e a necessidade de iniciar medidas direcionadas para a fase final de vida. Impõe-se claramente a mudança de um conceito de consentimento informado para o de escolha informada, processo que exige a atenção do profissional médico às peculiaridades que envolvem o paciente e seu entorno, atentando para uma gama muitíssimo maior de variáveis que influenciam na escolha do paciente ou de seu responsável legal. Habilidades paliativas[2,3] tornam-se essenciais no manejo de situações clínicas específicas, e essa exigência já impulsiona a busca por alguns emergencistas pela subespecialização em CP[4]. As 11 habilidades primárias em cuidados paliativos para emergencistas estão listadas a seguir:

1. Avaliação da trajetória da doença.
2. Determinação do prognóstico e comunicação de más notícias.
3. Interpretação e formação de um plano avançado de cuidados.
4. Presença da família durante a ressuscitação.
5. Manejo de sintomas.
6. Não introdução e retirada de tratamentos de prolongamento da vida.
7. Manejo de pacientes com morte iminente.
8. Identificação e implementação de planos de cuidados em cuidados paliativos e *hospice*.
9. Compreensão de aspectos éticos e legais pertinentes aos cuidados de final de vida.
10. Apresentar competências espirituais e culturais.
11. Manejo da criança em terminalidade.

Para o paliativista, a unidade de urgência e emergência é enriquecedora. Atua-se na otimização do controle de sintomas expressos em sua potencialidade máxima. Identificam-se pacientes em trajetória de fase final de vida, discutindo-se a adequação ou não das medidas terapêuticas. Intervêm-se com familiares, cuidadores e profissionais da saúde, confrontando-os com a terminalidade e a imposição de uma nova visão na proposta de tratamento do paciente. Ainda, a presença do paliativista, quando estruturada e apoiada pela instituição, configurando-se em um trabalho que extrapola o pontual, pode-se firmar como educadora, além de viabilizar o envolvimento da equipe multiprofissional do próprio setor de emergência em intervenções verdadeiramente paliativas, atenuando o desgaste sofrido por esses profissionais no exercício individual de ações dessa natureza, distantes de um conceito interdisciplinar. A literatura sugere que a intervenção paliativa no Departamento de Emergência (DE) permite vários benefícios, entre outros, a provisão de cuidados em um tempo apropriado, melhores resultados, encaminhamento direto para *hospices*, redução do tempo de permanência hospitalar, melhora da satisfação do paciente e do familiar, menor utilização de cuidados intensivos e redução de custos[5].

No entanto, ainda há muito a crescer. Em um estudo com médicos emergencistas de um hospital-escola terciário e urbano, a maioria iniciaria um pedido de interconsulta para a equipe de CP para pacientes com desconforto respiratório, hemorragia intracraniana maciça, pós-parada cardíaca por trauma e câncer metastático. Entretanto, esse pedido raramente seria disparado para pacientes com readmissões frequentes decorrentes da insuficiência de órgãos (cirrose, insuficiência cardíaca e exacerbações da doença pulmonar obstrutiva crônica [DPOC])[1].

Em outro estudo realizado em um serviço de emergência acadêmico e urbano, com cerca de 100.000 atendimentos ao ano, identificou-se que a maioria dos pedidos de interconsulta para a equipe de CP envolvia pacientes jovens em comparação com as interconsultas para a mesma equipe solicitadas para pacientes internados. Ainda, esses pedidos eram frequentemente requeridos para pacientes em iminência de morte que acabavam morrendo na própria emergência; muitos tinham a necessidade de suporte emocional e comportamental e a comunicação com a família como principal demanda[6].

Além do modelo de interconsulta, outros existem para atender o volume crescente por CP no DE. Alguns hospitais usam o modelo integrativo de cuidados, no qual o emergencista inicia intervenções paliativas primárias para cada paciente. Em outros, o paliativista permanece no DE, que, por sua vez, tem parceria com provedores de *hospices* da região. Independentemente do modelo usado, CP no DE tem se mostrado efetivo e custo-eficiente[7].

CONTROLE DE SINTOMAS

A busca de pacientes em CP por um DE desperta atenção para possíveis falhas terapêuticas no que tange ao controle de sintomas, decorrentes da má aderência ao tratamento instituído ou da incorreta administração dos fármacos, de condução inadequada ou imperita do sintoma em questão ou, até mesmo, da não compreensão do envolvimento de outras dimensões do ser (social, emocional, espiritual e/ou psíquica) na modulação do sintoma. Ainda, a vinda para a emergência pode ser impulsionada pela presença de uma situação nova que cause sofrimento significativo, seja atrelada à progressão da doença de base ou ao tratamento proposto.

Apesar da percepção da demanda, faltam evidências literárias quanto à prevalência de pacientes gravemente doentes com necessidade de CP em serviços de emergência. De acordo com McNamara et al.[8], pacientes com tumores malignos adentraram no serviço de emergência nos últimos 3 meses de vida mais de uma vez (65.8%)[8], chegando a mais de 5 vezes para 26% dos pacientes em um período de 5 anos[9]. Em Ontário, mais de 81% dos pacientes com câncer visitaram um DE nos últimos 6 meses de vida, sendo 34% das visitas nas últimas duas semanas de vida, quando 70% dos atendimentos resultam em admissão hospitalar.

Ainda, Henson et al.[10], em uma metanálise envolvendo estudos que investigaram atendimentos em DE de pacientes adultos com câncer no final da vida, sem restrição de tempo e língua, identificaram questões demográficas (homem, raça negra), clínicas (câncer de pulmão) e ambientais (baixo *status* socioeconômico e ausência de cuidados paliativos) como fatores associados ao risco aumentado para atendimentos em serviços de emergência[10].

O sintoma que mais frequentemente leva pacientes em CP a procurar o DE é a dor (até 50%), seguido por dispneia, náusea e vômitos, anorexia-caquexia, cansaço e sangramentos[11-16] com prevalência muito semelhante.

O DE pode colaborar com a otimização do controle de sintomas, inserindo-o no contexto de um plano de metas terapêuticas cujo delineamento, caso não previamente determinado pela equipe horizontal de assistência, poderá aqui ter seu traçado estimulado.

DOR

Mesmo com o avanço tecnológico e científico, a melhor formação profissional e as inúmeras possibilidades de difusão da informação, a dor prepondera como sintoma muito frequente e causa de angústia ímpar em pacientes em CP, encerrando em sua gênese vários fatores e cuja intensidade é passível de modulação pelas diversas dimensões do ser (dor total[17]).

A criteriosa e atenta avaliação do tratamento analgésico do paciente (caso exista) permite que se possa discernir pela eleição de medidas antálgicas mais adequadas sem risco de intoxicação por opioides ou uso de drogas contraindicadas em situações particulares (insuficiência renal, hepática, histórico de efeitos adversos), viabilizando a escolha do melhor medicamento de forma rápida e certeira[18,19]. A avaliação das dez características da dor (intensidade, localização, duração, tipo de dor, irradiação, evolução, fatores agravantes e atenuantes – incluindo analgésicos em uso –, fatores que acompanham a dor e a relação com funções orgânicas) permite um diagnóstico apropriado em quase todos os casos, favorecendo um tratamento mais eficaz.

A dor irruptiva, que se apresenta como uma dor de moderada a forte intensidade que sobressai à dor "basal" do paciente (para a qual supostamente recebe tratamento) e pode ser incidental (quando há um fator precipitante, como tossir, mobilizar-se) ou espontânea (sem fator causal identificado), configura-se no tipo de dor comumente tratada com dose de escape do analgésico e que mobiliza os pacientes a procurar o DE. O ajuste da dose de resgate e, eventualmente, da dose regular controlam essa dor. Em alguns casos, trabalha-se com o escalonamento da analgesia e intervenção com drogas adjuvantes. No DE, é possível titular a necessidade do opioide com a administração da dose de resgate (que deve corresponder de 50 a 100% da dose de horário do paciente ou 10% da dose diária total – atentar para a via de administração e a equipotência analgésica no caso de rotação de opioides[19]) e reavaliações sequenciais para monitorar melhora e sinais de possível toxicidade.

Em muitos casos, há uma nova dor de etiologia distinta daquela para a qual o paciente já recebe tratamento que o leva ao DE. Assim, o aparecimento de uma lesão óssea metastática em paciente com câncer de mama poderá causar uma dor que responde mais facilmente ao uso de AINE ou AIH, mesmo em paciente na vigência de uso de opioide. Já a invasão de plexos nervosos propiciada pela progressão da doença, fraturas patológicas, acometimento pleural/periostal, dentre outros, pode exigir a introdução de drogas anticonvulsivantes com adjuvantes para o tratamento da dor neuropática.

À medida que o paciente se aproxima do final da vida, visitas ao DE por causa de dor tornam-se mais frequentes e de avaliação mais difícil, pois o quadro tende a ser menos de dor específica e mais atrelado a dores generalizadas[20-22].

DELIRIUM

A prevalência de pacientes em CP que necessitam de atendimento de emergência em *delirium* varia entre 13 e 88% e a incidência, entre 3 e 45%[23]. Em 50% dos casos, trata-se de um quadro passível de resposta à intervenção clínica, porém, na iminência da morte, a irreversibilidade se impõe, configurando-se em *delirium* terminal[24], mais relacionado ao quadro de doença avançada e insuficiência orgânica do que a distúrbios metabólicos ou efeitos adversos de drogas[25].

Dos pacientes em CP que adentram o DE, uma parcela significativa apresenta *delirium* sub ou não diagnosticado, especialmente no caso de *delirium* hipoativo (com prevalência muito variada em estudos, de 20 a 86%[26]), condição associada à mortalidade precoce[27]. Objetiva-se diagnóstico rápido e tratamento causal, atentando-se para as condições mais comumente relacionadas ao sintoma na população em questão. Assim, nesse caso, identificam-se como causas: infecção, dada possível imunossupressão em doenças crônicas, e câncer; dor e uso de opioides, assim como demais drogas frequentemente associadas para controle de sintomas (inclusive psicotrópicos); distúrbios metabólicos (hipocalcemia ou hipercalcemia, hipocalemia ou hipercalemia, hipoglicemia e acidose); caquexia com deficiência de B12; insuficiência renal e hepática; esquema adjuvante de quimioterapia (QT) e radioterapia (RT); eventos no sistema nervoso central (SNC) (metástase cerebral, isquemia, hemorragia, infecção); obstipação, especialmente em hepatopatas; retenção urinária; hipoxemia e o próprio ambiente do DE.

Após uma avaliação adequada da história e um direcionamento investigativo, o tratamento deverá contemplar antes de tudo a melhora sintomática do paciente, incluindo o uso de drogas, com o intuito de diminuir danos determinados pelo paciente a si próprio. Nesse sentido, o haloperidol mantém-se como a droga com maior número de estudos disponíveis e cujos resultados denotam-se muito eficazes[28,29], assim como medidas não farmacológicas que resultam na diminuição dos quadros de *delirium*[30,31].

HEMORRAGIAS

Sangramentos agudos propiciam cenários sempre dramáticos para o paciente e sua família, atingindo cerca de 10 a 20% dos pacientes com câncer em fase avançada[32].

Dada a potencial gravidade dos casos que adentram a emergência nessa situação, algumas condutas devem ser priorizadas. Considerando-se que houve tempo para que o paciente fosse encaminhado ao DE, medidas de ressuscitação, como suporte volêmico (sangue ou cristaloides, em sangramentos maiores), podem ser administradas enquanto se avalia a causa, que, por exemplo, para pacientes ainda em tratamento específico da doença, pode ser reversível a princípio, considerando-se a chance de melhora para que ele siga o tratamento – ainda que o prognóstico deva ser reavaliado nesse momento (a hemorragia em si pode justificar uma nova avaliação). Para pacientes em cuidados paliativos exclusivos, a proposta terapêutica deverá respeitar as diretivas antecipadas de vida, se disponíveis. Em contrário, o acesso aos dados prognósticos do paciente, a avaliação do grau de conhecimento e a aceitação da doença pelo paciente e por familiares e, sobretudo, do desejo manifesto por eles, poderá auxiliar na tomada de condutas. Mesmo em pacientes que não apresentam proposta de tratamento específico, hemorragias podem ser contornadas com sucesso, sem medidas obstinadas, permitindo que eles usufruam de algum tempo de sobrevida com qualidade. Procedimentos como radioterapia hemostática, embolização, laser, endoscopia digestiva, broncoscopia e cistoscopia podem eventualmente ser úteis em sangramentos de menor volume. Já nos casos em que a hemorragia é maciça e eminentemente fatal, o foco do atendimento deverá proporcionar alívio do sofrimento para o paciente e seus familiares, com tratamento rápido e eficaz da dor e eventual diminuição farmacológica da consciência para pacientes com sangramentos refratários e intoleráveis.

DISPNEIA

Não diferentemente dos demais, a dispneia é um sintoma que gera muita angústia e, por esse motivo, é frequentemente difícil de ser tratada em ambiente extra-hospitalar.

As principais causas de dispneia de difícil controle em CP são: doença pulmonar obstrutiva crônica (DPOC), tumor avançado em pulmão, fibrose pulmonar, insuficiência cardíaca, tromboembolismo pulmonar (TEP), hemotórax e pneumotórax, obstrução de vias aéreas superiores (tumores, síndrome da veia cava), infecções pulmonares e tórax instável correlacionado a fraturas patológicas de arcos costais.

A avaliação do médico no setor de emergência deve focar na busca pelo diagnóstico diferencial de causas tratáveis (infecção, TEP, obstruções reversíveis), enquanto oferece suporte para alívio sintomático, sem perder de vista a possibilidade de progressão da doença de base, o que pode implicar na priorização apenas de medidas de conforto. Isso significa que, nos casos em que a dispneia não poderá ser revertida, a principal meta é aliviá-la. A primeira escolha terapêutica é a morfina[33], mas, dependendo da causa, podem ser indicados corticosteroides, benzodiazepínicos e broncodilatadores. As condutas devem ser comunicadas ao paciente dentro do preceito de verdade progressiva e suportável e à família, para que tenham ciência da finitude. O suporte psicológico em ambiente de DE é valioso nesse momento[1,34].

A decisão do paciente em relação às condutas sempre será respeitada em primeiro plano e deve-se ter habilidade para esclarecer e dialogar, com o intuito de evitar medidas obstinadas e fúteis à manutenção da vida, como ventilação artificial.

Em razão de sua relevância, obstrução intestinal maligna e controle de náuseas e vômitos serão discutidos em capítulos específicos deste livro.

SÍNDROME DE COMPRESSÃO MEDULAR (SCM)

Cerca de 2,5 a 6% dos pacientes com câncer são acometidos por SCM[35,36], retratada na compressão mecânica da medula espinhal ou cauda equina por diversos fatores (colapso vertebral, lesões tumorais metastáticas ou infiltrativas, fraturas patológicas), não sendo incomum sua apresentação como o primeiro sintoma de pacientes com doenças oncológicas.

A suspeita de SCM deverá ser feita em qualquer paciente com câncer que apresente dor intensa nas costas; dor de características neuropáticas, especialmente irradiada; dor que piora com Valsalva ou tosse; perda de força e dificuldade para deambular; alterações de sensibilidade e esfincterianas. A suspeita será maior nos casos de câncer de mama, próstata e pulmão[37], sendo o prognóstico pior neste último[35].

No ambiente do DE, mediante suspeita, o paciente deverá receber tratamento imediato com o intuito de preservar a função neurológica. Deve-se solicitar com urgência exames de imagem disponíveis (ressonância nuclear magnética [RNM], preferencialmente, ou tomografia computadorizada), iniciar altas doses de dexametasona (10 a 16 mg iniciais, seguidos de 4 mg a cada 6 horas) e promover o alívio adequado da dor. Evitar a mobilização do paciente e considerar avaliação pela equipe da coluna, caso o prognóstico do paciente possibilite eventual intervenção cirúrgica.

Nos casos de paraplegia e perda de controle esfincteriano, a chance de recuperação neurológica diminui drasticamente, com maior benefício da RT para alívio sintomático e estabilização de fraturas, ainda que não obrigatoriamente contraindique cirurgia[38].

SÍNDROME DA VEIA CAVA SUPERIOR (SVCS)

Citada anteriormente como uma possível causa de dispneia, a SVCS é uma obstrução da veia cava, que pode ser causada por um coágulo ou por compressão extrínseca tumoral, de evolução aguda ou insidiosa. Como a SCM, pode-se apresentar como um dos primeiros sintomas de câncer, estando na quase totalidade dos casos associada à malignidade.

Os tumores mais frequentes para o risco de SVCS são: carcinoma de pulmão (65 a 80%) e linfoma (2 a 10%)[39], seguidos por outros cânceres em 3 a 13% dos casos. A suspeita deve ser alta quando na presença de edema cervical e de membros superiores, cefaleia, dispneia (subjetiva ou objetiva), estridor, cianose, dilatação das veias cervicais e colaterais, tontura e alterações visuais, assim como papiledema (uma alteração mais tardia)[39,40].

Embora seja uma obstrução, o tratamento dessa condição pode ser frustro. Dependendo da causa, pode-se indicar RT[41,42] ou QT[43] quando o intuito é diminuir a massa tumoral; anticoagulação em casos de trombose e que não apresentem contraindicação a ela; colocação de *stent*[44] com alívio sintomático e associação de dexametasona em doses elevadas para diminuir o edema (ainda que sem evidências literárias que respaldem seu uso).

HIPERCALCEMIA (HCA)

Dada a elevada taxa de mortalidade em pacientes com HCA em CP, classifica-se essa alteração metabólica como a mais grave pela condição de risco de vida e pela prevalência entre 10 e 30% dos pacientes com câncer[45]. Os sintomas de HCa geralmente são inespecíficos[46] e os mais frequentes são náuseas e vômitos, confusão mental/*delirium*, astenia, anorexia, dor, obstipação e poliúria e, nos casos mais graves, crises convulsivas e coma.

O diagnóstico se faz com dosagem dos níveis séricos de cálcio iônico e o tratamento deve ser instituído o mais rápido possível, considerando-se a função renal do paciente para a administração de bifosfonatos (ácido zolendrônico 4 mg ou pamidronato de sódio 30 a 90 mg), no intuito de diminuir os níveis de cálcio circulantes e reverter o quadro[47,48]. Assim como os bifosfonatos, a hiper-hidratação tem efeito na espoliação do cálcio, e o uso de adjuvantes como dexametasona tem eficácia mais bem comprovada em tumores hematológicos[49]. Ainda, a calcitonina por via subcutânea ou intramuscular poderá promover a rápida (porém, não duradoura) queda do cálcio sérico[50].

A falência em se obter um controle adequado de sintomas em pacientes em CP exclusivos que evoluem em trajetória de final de vida, tingindo-a pela presença de um ou mais sintomas intoleráveis e refratários à terapêutica otimizada, exige que se considere a instituição de sedação paliativa, segundo os preceitos delineados em capítulo específico deste manual.

CONSIDERAÇÕES FINAIS

Seja por ações paliativas isoladas ou por meio de intervenções regidas por uma equipe interdisciplinar paliativista, os cuidados paliativos figuram-se como essenciais no manejo de pacientes com doenças progressivas e potencialmente fatais, cujo sofrimento escancara-se no dia a dia dos departamentos de emergência.

REFERÊNCIAS BIBLIOGRÁFICAS

1. Lamba S, Nagurka R, Zielinski A, Scott SR. Palliative care provision in the emergency department: barriers reported by emergency physicians. J Pall Med. 2013;16(2).
2. Quest TE, Marco CA, Derse AR. Hospice and palliative medicine: new subspecialty, new opportunities. Ann Emerg Med. 2009;54(1):95.
3. Lowery DS, Quest TE. Emergency medicine and palliative care. Clin Geriatr Med. 2015;31:295-303.
4. Quest TE, Chan GK, Derse A, Stone S, Todd KH, Zalenski R. Palliative care in emergency medicine: past, present, and future. J Pall Med. 2012;15(10):1076-81.
5. U.S. Department of Health and Human Services. Medicare and Medicaid Programs: hospice conditions of participation: final rule. 2008;73(109):32088-220.
6. Lamba S, Nagurka R, Walther S, Murphy P. Emergency-department-initiated palliative care consults: a descriptive analysis. J Pall Med. 2012;15(6):633-6.
7. Solberg LM, Hincapie-Echeverri J. Palliative care in the emergency department. Crit Care Nurs Clin N Am. 2015;27:355-68.
8. McNamara BA, Rosenwax LK, Murray K, Currow DC. Early admission to community-based palliative care reduces use of emergency departments in the ninety days before death. J Palliat Med. 2013;16:774-9.
9. Başol N, Celtek N, Alatlı T, Koc İ, Suren M. The evaluation of terminal stage cancer patients needing palliative care in emergency department. Turk J Emerg Med. 2015;15(2)100-7.

10. Henson L, Gao W, Higginson I, Smith M, Davies J, Ellis-Smith C, et al. Emergency department attendance by patients with cancer in the last month of life: a systematic review and meta-analysis. Lancet. 2015;385(S41).
11. Nauck F, Alt-Epping B. Crises in palliative care-a comprehensive approach. Lancet Oncol. 2008;9:1086-91.
12. Shin SH, Hui D, Chisholm GB, Kwon JH, San-Miguel MT, Allo JA, et al. Characteristics and outcomes of patients admitted to the acute palliative care unit from the emergency center. J Pain Symptom Manage. 2014;47:1028-34.
13. Radbruch L, Nauck F, Ostgathe C, Elsner F, Bausewein C, Fuchs M, et al. What are the problems in palliative care? Results from a representative survey. Supp Care Cancer. 2003;11:442-51.
14. Teunissen SC, de Graeff A, de Haes HC, Voest EE. Prognostic significance of symptoms of hospitalised advanced cancer patients. Eur J Cancer. 2006;42:2510-6.
15. Schrijvers D, van Fraeyenhove F. Emergencies in palliative care. Cancer J. 2010;16:514-20.
16. Ahn S, Lee YS, Lim KS, Lee JL. Emergency department cancer unit and management of oncologic emergencies: experience in Asan Medical Center. Supp Care Cancer. 2012;20:2205-10.
17. Clark D. 'Total Pain', disciplinary power and the body in the work of Cicely Saunders, 1958-1967. Soc Sci Med. 1999;49:727-36.
18. Pereira J, Lawlor P, Vigano A, Dorgan M, Bruera E. Equianalgesic dose ratios for opioids: a critical review and proposals for long-term dosing. J Pain Symptom Manage. 2001;22(2):672-87.
19. World Health Organization. Cancer pain relief: with a guide to opioid availability. Washington: World Health Organization; 1996.
20. Barbera L, Taylor C, Dudgeon D. Why do patients with cancer visit the emergency department near the end of life? Can Med Assoc J. 2010; 182(6):563-8.
21. Meier DE, Beresford L. Fast response is key to partnering with the emergency department. J Palliat Med. 2007;10(3):641-5.
22. Waugh DG. Palliative care project in the emergency department. J Palliat Med. 2010;13(8):936.
23. Caraceni A, Grassi L. Delirium: acute confusional states in palliative medicine. Londres: Oxford University Press; 2011.
24. Lawlor PG, Gagnon B, Mancini IL, Pereira JL, Hanson J, Suarez-Almazor ME, et al. Occurrence, causes, and outcome of delirium in patients with advanced cancer: a prospective study. Arch Intern Med. 2000; 160(6):786-94.
25. Breitbart W, Strout D. Delirium in the terminally ill. Clin Geriatr Med. 2000;16(2):357-72.
26. Rainsford S, Rosenberg JP, Bullen T. Delirium in advanced cancer: screening for the incidence on admission to an inpatient hospice unit. J Palliat Med. 2014;17(9):1045-8.
27. Meagher DJ, Leonard M, Donnelly S, Conroy M, Adamis D, Trzepacz PT. A longitudinal study of motor subtypes in delirium: relationship with other phenomenology, etiology, medication exposure and prognosis. J Psychosom Res. 2011;71(6):395-403.
28. Grassi L, Caraceni A, Mitchell AJ, Nanni MG, Berardi MA, Caruso R, et al. Management of delirium in palliative care: a review. Curr Psychiatry Rep. 2015;17(3):1-9.
29. Tahir TA. A review for usefulness of atypical antipsychotics and cholinesterase inhibitors in delirium. Pharmacopsychiatry. 2012;45(4):163; author reply 164.
30. Inouye SK, Westendorp RG, Saczynski JS. Delirium in elderly people. Lancet. 2014;383(9920):911-22.
31. Maldonado JR. Pathoetiological model of delirium: a comprehensive understanding of the neurobiology of delirium and an evidence-based approach.
32. NHS Lothian. 2010. Emergencies in Palliative Care [Internet] [acesso em 2022 mar. 03]. Disponível em: <https://www.palliativecareguidelines.scot.nhs.uk/guidelines/palliative-emergencies/emergencies-overview.aspx>
33. Allard P, Lamontagne C, Bernard P, Tremblay C. How effective are supplementary doses of opioids for dyspnea in terminally ill cancer patients? A randomized continuous sequential clinical trial. J Pain Symptom Manage. 1999;17(4):256-65.
34. Limehouse WE, Feeser R, Bookman KJ, Derse A. A Model for Emergency department end-of-life communications after acute devastating events part I: decision-making capacity, surrogates, and advance directives. SAEM. 2012;19(9):1070-1.
35. Loblaw DA, Laperriere NJ, Mackillop WJ. A population-based study of malignant spinal cord compression in Ontario. Clin Oncol (R Coll Radiol). 2003;15:211-7.

36. Bach F, Larsen BH, Rohde K, Børgesen SE, Gjerris F, Bøge-Rasmussen T, et al. Metastatic spinal cord compression: occurrence, symptoms, clinical presentations and prognosis in 398 patients with spinal cord compression. Acta Neurochir (Wien). 1990;107:37-43.
37. Loblaw DA, Smith K, Lockwood G, Laperriere N. The Princess Margaret Hospital Experience of malignant spinal cord compression [abstract]. Proc Am Soc Clin Oncol 2003;22:119.
38. Patchell RA, Tibbs PA, Regine WF, Payne R, Saris S, Kryscio RJ, et al. Direct decompressive surgical resection in the treatment of spinal cord compression caused by metastatic cancer: a randomised trial. Lancet. 2005;366:643-68.
39. Yahalom J. Superior vena cava syndrome. In: DeVita VT Jr, Hellman S, Rosenberg SA (eds.). Cancer: Principles and Practice of Oncology. 7. ed. Philadelphia: Lippincott Williams & Wilkins; 2005. p. 2273-80.
40. Wudel LJ Jr, Nesbitt JC. Superior vena cava syndrome. Curr Treat Options Oncol. 2001;2:77-91.
41. Donato V, Bonfili P, Bulzonetti N, Santarelli M, Osti MF, Tombolini V, et al. Radiation therapy for oncological emergencies. Anticancer Res. 2001;21(3C):2219-24.
42. Davenport D, Ferree C, Blake D, Raben M. Radiation therapy in the treatment of superior vena caval obstruction. Cancer. 1978;42:2600-3.
43. Rowell NP, Gleeson FV. Steroids, radiotherapy, chemotherapy and stents for superior vena caval obstruction in carcinoma of the bronchus: a systematic review. Clin Oncol (R Coll Radiol). 2002;14:338-351.
44. Urruticoechea A, Mesía R, Dominguez J, Falo C, Escalante E, Montes A, et al. Treatment of malignant superior vena cava syndrome by endovascular stent insertion: experience on 52 patients with lung cancer. Lung Cancer. 2004;43:209-214.
45. Stewart AF. Hypercalcemia associated with cancer. N Engl J Med. 2005;352:373-9.
46. Deftos LJ. Hypercalcemia in malignant and inflammatory diseases. Endocrinol Metab Clin North Am. 2002;31:141-58.
47. Nussbaum SR, Younger J, Vandepol CJ, Gagel RF, Zubler MA, Chapman R, et al. Single-dose intravenous therapy with pamidronate for the treatment of hypercalcemia of malignancy: comparison of 30-, 60-, and 90-mg dosages. Am J Med. 1993;95:297-304.
48. Berenson JR, Lipton A. Bisphosphonates in the treatment of malignant bone disease. Annu Rev Med. 1999;50:237-48.
49. Ljunghall S. Use of clodronate and calcitonin in hypercalcemia due to malignancy. Recent Results Cancer Res. 1989;116:40-5.
50. Ralston SH, Gardner MD, Dryburgh FJ, Jenkins AS, Cowan RA, Boyle IT. Comparison of aminohydroxypropylidene diphosphonate, mithramycin, and corticosteroids/calcitonin in treatment of cancer-associated hypercalcaemia. Lancet. 1985;2:907-10.

CAPÍTULO 49

CUIDADOS PALIATIVOS NA UNIDADE DE TERAPIA INTENSIVA

Daniel Neves Forte

INTRODUÇÃO

Se o início dos cuidados paliativos (CP) está atrelado ao nome de uma grande mulher, Cicely Saunders, o início da unidade de terapia intensiva (UTI) está atrelado ao nome de outra grande mulher, a também enfermeira, Florence Nightingale. Durante a Guerra da Crimeia, em 1854, Nightingale propôs tratar pacientes graves em local separado, reduzindo a mortalidade dos soldados feridos de aproximadamente 40% para 2%[1].

Reunir pacientes graves, profissionais capacitados e recursos tecnológicos caracteriza UTIs modernas, possibilitando mudanças no curso natural de doenças antes fatais. E junto com esta crescente complexidade técnico-científica, vem uma crescente complexidade bioética: "Até quando?", "Para quem?".

Atualmente, reconhece-se que tanto a abordagem quanto o cuidado paliativo geral ou especializado são essenciais à boa prática da assistência na UTI. Porém, isso não é fácil, e é sobre as dificuldades e os potenciais da interação entre CP e UTI que trata este capítulo.

DIFICULDADES PARA O CUIDADO PALIATIVO NA UTI

Algumas barreiras são comuns e podem ser identificadas:

Fatores que dificultam o cuidado paliativo na UTI

Comunicação com pacientes: Muitos pacientes de UTI vão apresentar barreiras para uma comunicação clara e assertiva, como, por exemplo, presença de tubo orotraqueal, sedação, *delirium*, entre outros.

Incerteza: Pacientes de UTI são muito complexos, por isso a capacidade de prever desfechos não é precisa e muitas decisões são feitas em cenários sem todas as informações.

Tempo de evolução: Paciente crítico em geral sofre de insultos agudos, isto é, quadros que apresentam tempo de instalação de horas a poucos dias. Sabemos que o cuidado paliativo geralmente demanda mais tempo.

Cultura profissional: A equipe multiprofissional da UTI é treinada para "salvar" vidas, fazendo uma série de procedimentos, monitorização e suporte orgânico, muitas vezes precoces, basicamente por reflexos, com alto risco de despersonalização dos pacientes.

Ambiente: O ambiente da UTI não é muito agradável para o paciente. Ele sofre inúmeras intervenções terapêuticas e de monitorização, além disso, convive em um ambiente barulhento e muito iluminado quase 24 horas por dia.

Adaptado de Oxford Textbook of Palliative Medicine, ed. 5, 2015.

SUPERANDO DIFICULDADES: CP DENTRO DA UTI

Quando CP deixou de ser atrelado ao diagnóstico de doença incurável ou de fase final da vida e passou a ser definido como abordagem para cuidar do sofrimento de pacientes com doenças ameaçadoras à vida, ele se tornou necessário para todos os pacientes da UTI. Atualmente, importantes sociedades para a terapia intensiva (ex.: AMIB, American Thoracic Society, American Heart Association/American Stroke Association) apoiam o conceito de CP definido pela OMS. Com isso, CP e UTI já não podem ser considerados como cuidados opostos. Devem ser iniciados com a admissão do paciente na UTI até seu desfecho, independentemente do diagnóstico de cada paciente[14,15]. Para isso, conhecimentos, habilidades e competências de CP passaram a integrar o currículo empregado na formação de intensivistas[16], sendo necessária uma capacitação dos profissionais para atender demandas dos pacientes e familiares dentro da terapia intensiva[17].

A incorporação de CP ao dia a dia da UTI pode ser separada de acordo com a condição clínica do paciente e capacidade de recuperação[18]. (Disso decorrem diferentes objetivos de cuidado. Figura 1).

Fase 1 (Morte pouco provável):

Objetivo do cuidado: Priorizar o tratamento da doença, amenizar o sofrimento dentro do possível.

Fase 2 (Morte prevista para dias, semanas ou meses):

Objetivo do cuidado: Priorizar o cuidado ao sofrimento, tratar a doença evitando causar mais sofrimento.

Fase 3 (Morte prevista para horas ou dia):

Objetivo do cuidado: Cuidar do sofrimento, permitir evolução da doença.

Fase 4: Suporte ao luto.

Objetivo do cuidado: Cuidar do sofrimento dos familiares enlutados.

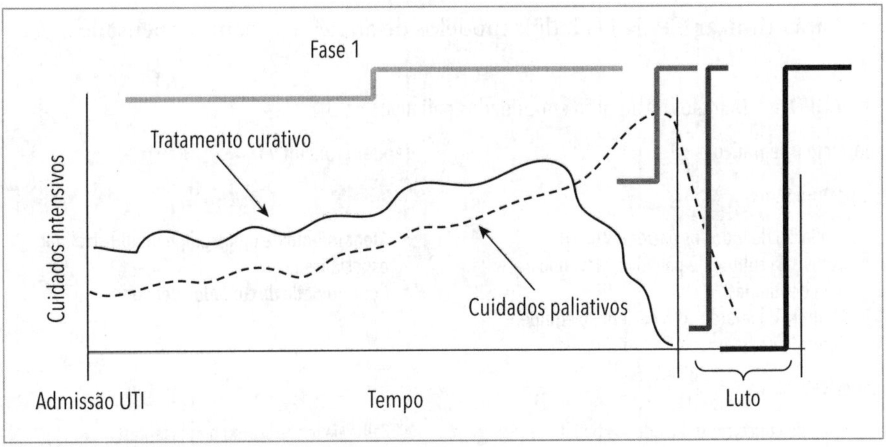

Figura 1 Modelo integrado de cuidados paliativos e curativo dentro da UTI.
Fonte: Adaptada de Lanken et al.; 2008.

Para tanto, chegar ao consenso sobre qual o objetivo do cuidado é mais importante do que definir quais condutas serão ou não utilizadas. Ter clareza e compartilhar qual é o objetivo maior que buscamos com as condutas entre equipes, paciente e famílias permite um cuidado centrado na pessoa. Quando não há esse alinhamento entre profissionais, pacientes e familiares sobre onde querem chegar, qualquer caminho ou conduta proposta leva à confusão e a desentendimentos.

Como podemos ver, algumas práticas de cuidados paliativos devem ser realizadas pelos próprios profissionais da terapia intensiva. Cuidar do sofrimento, amenizando sintomas físicos ou emocionais de pacientes, assim como acolher e informar adequadamente as famílias são, ou pelo menos deveriam ser, parte integrante da atividade de todos os profissionais da UTI[19,20,23-26]. Isso seria o CP Geral. Há também o CP Especializado[21,22].

TABELA 1 Cuidado Paliativo Geral e Especializado

Cuidado Paliativo Geral[a]	Cuidado Paliativo Especializado[b]
1. Conhecimento básico em: 2. Manejo de sintomas gerais. 3. Depressão e ansiedade. 4. Habilidade em discutir: ▪ Prognóstico. ▪ Objetivo de cuidado. ▪ Sofrimento.	1. Manejo de sintoma refratário. 2. Manejo mais complexo de depressão, ansiedade, luto, sofrimento existencial. 3. Assistência em resolução de conflitos: a) Familiares. b) Equipe × Família. c) Equipe × Equipe. 4. Assistência na identificação de tratamento fútil.

[a] Profissional que não tem os cuidados paliativos como foco principal do seu trabalho com treinamento de 60-80 horas em cuidados paliativos.
[b] Profissional com especialização em cuidados paliativos mínimo de 3 a 6 meses de treinamento[17].

Para otimizar CP na UTI, dois modelos de atuação podem ser pensados:

QUADRO 1 Modelos de atuação em cuidados paliativos na UTI

Modelo integrativo	Modelo consultivo
Oportunidades	
▪ Avaliação de todos os pacientes da UTI. ▪ Cultivo da cultura de paliativo, elevando a atenção para demandas. ▪ Melhora da relação com paciente e equipe. ▪ Redução na fragmentação do cuidado.	▪ Atendimento de uma equipe multidisciplinar especializada. ▪ Continuidade de cuidado adequado.
Possíveis riscos	
▪ Erros de conceitos em cuidados paliativos. ▪ Falta de suporte para aumento de cultura na UTI/instituição. ▪ Conflito na continuidade de cuidado.	▪ Falha na identificação de pacientes. ▪ Visão de "elemento estranho" a UTI, família e pacientes. ▪ Falta de compromisso com a cultura. ▪ Cuidado fragmentado. ▪ Desmotivação para adoção de habilidades. ▪ Demanda muito maior do que a capacidade de atendimento, dado o número de profissionais especializados em CP[30].

Adaptada de Andrea K. Knies et al.; 2016

Tratar os modelos integrativos ou consultivos de CP na UTI como separados e excludentes nos leva a alguns riscos[15,27-29]. Mais produtivo é enxergar esses modelos como complementares. Em determinadas UTIs, em certos momentos, o melhor modelo para implantar CP pode ser o integrativo. Em outras, o consultivo. Porém, em ambas, o modelo inicialmente adotado encontrará suas limitações em algum momento. Então, ampliar e incluir o outro modelo na assistência permitirá atingir a maior potência do CP e da UTI.

DA TEORIA À PRÁTICA: APLICANDO CP NA UTI

Os quatro aspectos que consideramos mais relevantes para a prática de CP na UTI são:

1. Controle de sintomas.
2. Prognóstico.
3. Comunicação.
4. Definição de objetivos de cuidado.

Abordaremos a seguir cada um deles.

CONTROLES DE SINTOMAS

Outros capítulos deste livro já abordaram com mais profundidade o controle de sintomas. Aqui restringimos apenas às particularidades prevalentes em UTI.

Dor

- Avaliar a dor de forma sistemática, tanto para pacientes conscientes quanto para inconscientes. A Behavior Pain Scale (BPS) é uma escala validada para o português do Brasil para esta segunda situação.
- Na dor aguda intensa: optar por bólus de analgésicos fortes (morfina, fentanil); utilizar a mínima dose efetiva possível; repetir bólus, se necessário, até o controle da dor e só então aumentar a bomba de infusão; 3 dias frequentemente é suficiente; mais de 7 dias raramente é necessário[31].
- Lembrar que o Fentanil é 100 vezes mais potente que a morfina, e sua unidade (mcg), 1000 vezes menor. Portanto, 50 mcg de fentanil EV (1 mL da solução pura) equivalem a 5 mg de morfina EV. Preferir usar soluções diluídas nas bombas de infusão para evitar doses excessivas.
- Sugerimos diluição de fentanil da seguinte maneira: 20 mL de fentanil com 80 mL de soro fisiológico. A solução final terá 10 mcg/mL ou o equivalente a 1 mg de morfina/mL.

Dispneia

- Lembrar que o tubo orotraqueal nem sempre reduz dispneia, cerca de metade dos pacientes em ventilação mecânica ainda referem dispneia quando perguntados[42].
- A principal medida farmacológica para controle de dispneia é opioide em dose baixa.
- Não existe melhor opioide para o controle, bastando usar a equivalência do opioide.
- O balanço hídrico positivo pode ter correlação com dispneia e piorar desfechos clínicos de pacientes em ventilação mecânica. Reduzir volume de infusão e aumentar diuréticos podem ser benéficos também para controle de dispneia.

Sede

- Talvez o sintoma mais referido pelos pacientes e o mais esquecido pelos médicos.
- Manter lábios hidratados e spray de água gelada na boca pode ser seguro e efetivo para diminuir sede de pacientes intubados e acordados[43].
- Em pacientes sob risco de IOT, em uso de cateter nasal de alto fluxo ou ventilação não invasiva, molhar a boca com gaze umedecida ou mesmo liberar pe-

quenas quantidade de água pode trazer muito conforto, poucos riscos e permite maior acoplamento.

Delirium

- Apesar de frequente em UTI, frequentemente é subdiagnosticado. CAM-ICU pode ser aplicado como rotina para evitar subdiagnóstico.
- Neurolépticos não tratam o *delirium*, apenas controlam a agitação até a resolução do quadro[44]. Não devem ser utilizados para profilaxia, mas sim para controle de agitação.
- Medidas ambientais são mais efetivas (promover higiene do sono, uso de óculos, aparelho auditivo, relógio, mobilização precoce).
- Contenção mecânica é fator de risco para aparecimento e piora de *delirium*. Embora por vezes necessária, prudência para evitar excesso é importante.

PROGNÓSTICO

Prognosticar em UTI pode ser extremamente desafiador, dado o número de variáveis de confusão, incluindo, por exemplo, as novas intervenções disponíveis. Essas novidades tecnológicas modificam o prognóstico de condições que antes resultavam sempre em óbito, como alguns casos de hipoxemia refratária com o uso de ECMO (*extracorporeal membrane of oxygenation*)[45]. Por outro lado, as expectativas excessivamente otimistas, tanto por parte de profissionais quanto de familiares e pacientes, são consideradas uma das maiores barreiras ao CP de qualidade na UTI[15]. Mais ainda, em um estudo realizado em 82 UTIs europeias, a incerteza em relação ao prognóstico constituía o principal fator associado a uma percepção dos profissionais de que os tratamentos utilizados na UTI estavam sendo inapropriadamente excessivos[46]. Como lidar, então, com esse desafio?

Uma resposta que se mostra cada vez mais clara na literatura científica é entender que algum grau de incerteza é inerente a qualquer previsão científica bem feita. Em vez de almejar uma sonhada previsão determinística, na qual há 100% de certeza do que acontecerá, podemos aceitar que essa certeza absoluta é inalcançável[47] e que, frequentemente, quando se acredita que ela foi atingida, há excesso de confiança[48]. Por outro lado, pode-se fazer previsões com maior ou menor grau de certeza e estimar ativamente o grau de incerteza, por exemplo, por meio do uso de estimativas probabilísticas com um intervalo de confiança[49]. Pode-se, ainda, aprimorar o julgamento clínico intuitivo, associando a ele o uso de escalas padronizadas ou, ainda, aprender a evitar os vieses cognitivos mais frequentes a que se está exposto[50,51]. E, por fim, compreender que prognósticos e previsões são informações referentes aos aspectos biológicos do ser humano e que necessariamente embasam o processo de tomada de decisão médica, mas que não definem de forma absoluta a melhor conduta. Especialmente nos prognósticos que envolvem decisões sobre cuidados de fim de vida, essas previsões, com seu grau de incerteza inerente, devem ser associadas às informações sobre valores, biografia e preferências do paciente, por meio de uma comunicação realizada de forma clara, sensível e empática, para que as decisões sobre os melhores cuidados sejam tomadas, respeitando-se o indivíduo em todas as suas dimensões[19].

Nessas previsões probabilísticas em UTI, cabe ressaltar de forma bastante sintética alguns pontos importantes que envolvem populações especiais.

- Idosos: com o envelhecimento populacional, cada vez mais pacientes idosos se internam em UTI. Apesar de muitas pessoas gostarem de acreditar no contrário, feliz ou infelizmente, a idade cronológica continua a ser uma variável independente associada a piores desfechos, segundo todas as publicações e atualizações dos principais escores de predição de sobrevida em UTI dos últimos 30 anos, como APACHE II, APACHE III, APACHE IV, SAPS I, SAPS II, SAPS III, MPM I, MPM II e MPM III[52]. Em alguns estudos, somente 1 a cada 4 pessoas com mais de 85 anos que usaram droga vasoativa na UTI estavam vivas ao final de 28 dias, número significativamente pior do que nos outros estratos etários[53]. Do mesmo modo, em um estudo norte-americano com mais de 35.000 pacientes com mais de 65 anos, observou-se que essa população, quando internada na UTI, tem pelo menos o dobro de chance de receber alta para uma instituição de longa permanência comparada ao grupo que não precisou de UTI, sugerindo que a redução de reserva biológica decorrente da idade tem impacto decisivo na chance de recuperação funcional[54]. Mais ainda, o que se mostra é que a idade biológica, por exemplo, um fenótipo frágil, pesa mais ainda na probabilidade de óbito ou dependência funcional nos sobreviventes[55]. Uma amostra mais recente do impacto da idade pode ser identificado em estudos sobre características da COVID-19[32,33].
- Pacientes com câncer: o comprometimento da funcionalidade (Karnofsky < 60 ou ECOG > 2) mostra-se um fator fortemente associado a uma mediana de sobrevida menor do que 6 meses em pacientes com câncer metastático fora do ambiente de UTI[56]. Uma vez internado na UTI, além do desempenho funcional prévio[57], a literatura mostra que a piora das disfunções orgânicas agudas ao longo dos primeiros 3 a 5 dias de internação na UTI se correlaciona fortemente com chance de óbito no hospital. E que, se por um lado, intensivistas se mostram em geral muito pessimistas em relação ao prognóstico de pacientes oncológicos na UTI, por outro, oncologistas mostram-se em geral muito otimistas[58].

A incerteza sobre o prognóstico dos pacientes em terapia intensiva nos traz diversos desafios no cuidado e uso de recurso, tornando ainda mais importante a reflexão e discussão do caso entre as equipes, além de um cuidado na busca de valores do paciente e família[34,35,36,37]. Devemos compreender também que, mesmo no caso de doenças com possibilidade de cura, idade, disfunções e funcionalidade são impactantes para um paciente que passa por terapia intensiva[38].

COMUNICAÇÃO NA UTI

É antiga a preocupação com comunicação dentro da medicina. Vemos artigos, principalmente em oncologia no cenário de más notícias, desde os anos 1980. Infelizmente, ainda há muito o que ser melhorado no ensino médico com relação a este tema. Isso nos leva a um problema:

Falta de treinamento + paciente com gravidade elevada + ambiente/profissionais/pacientes/familiares com elevado estresse.

Essa combinação muitas vezes leva a conflitos e à quebra da relação com possíveis impactos em desfecho do paciente[22,39,40].

Somente a educação pode intervir nessa barreira. Talvez seja um dos principais auxílios que uma equipe especializada em cuidados paliativos pode levar à UTI.

O objetivo final da educação em comunicação é fazer com que a forma da mensagem não seja mais iatrogênica que a própria mensagem. Em outras palavras, a comunicação de má notícia não pode ser pior que a própria má notícia.

Em um estudo sobre comunicação em UTI com doente crítico crônico e suas famílias realizado pela dra. Judith Nelson, foram avaliadas 18 informações, das quais 16 foram classificadas como vitais para tomada de decisão sobre diretivas de cuidado, e só metade das informações foram transmitidas. Isso mostra a lacuna de informação importante para os pacientes e seus familiares participarem de forma esclarecida na tomada de decisão sobre o cuidado desses pacientes[59].

Outro estudo impactante é de Lautrette e colaboradores com uma simples abordagem que consistia em comunicação de fim de vida proativa (baseada no mnemônico VALUE) associada à entrega de um livreto sobre luto para pacientes que na avaliação clínica tinham pouco tempo de vida. Essa abordagem trouxe um tempo maior de conferência com a família, além de as famílias falarem mais, o que trouxe menor taxa de sintomas psíquicos relacionados ao luto[60].

Entre os problemas comuns na comunicação em UTI, o principal é a falta de lugar adequado para uma conferência familiar. Outro, é a falta de tempo do intensivista para conversar de forma adequada e passar o boletim de várias famílias em um curto espaço de tempo. Também sabemos que em conversas difíceis sobre más notícias, principalmente com muita emoção envolvida, temos maior tendência a falar mais (ouvir menos) e usamos jargão técnico com conteúdo fisiopatológico complexo que não ajuda o paciente e/ou seus familiares a entender o quadro, ou seja, não nos comunicamos.

Além de evitar ou reduzir a incidência de conflito, um treinamento em comunicação adequado pode evitar erros relacionados à assistência em saúde[41].

DISCUSSÃO E DEFINIÇÃO DE OBJETIVOS DE CUIDADO

Para uma melhor discussão e definição de objetivo de cuidado, precisamos ter conhecimento de um grande problema da terapia intensiva atual.

Doente crítico crônico e síndrome pós-cuidados intensivos

Doente crítico crônico não tem uma definição clara, mas a maioria das definições passa por tempo prolongado de ventilação mecânica. A fisiopatologia não está clara, mas sabemos que tem correlação com inflamação prolongada, alteração na composição corporal com perda de massa muscular e aumento de tecido adiposo, fraqueza generalizada, alteração cognitiva e alteração neuroendócrina[61]. Sabemos que as definições de 21 dias de ventilação mecânica (definição mais aceita) estão correlacionadas com perda funcional importante e alta mortalidade em um ano[63].

Infelizmente não existe nenhum tratamento específico para essa síndrome, a busca principal é evitar. Por isso, deve-se evitar o uso excessivo de sedativos, tentar deixar o paciente mais desperto possível. Evitar fármacos que tenham correlação com a síndrome, tais como corticoides e bloqueadores neuromusculares. Fisioterapia motora precoce, com retirada do paciente do leito, mesmo em ventilação mecânica, se possível. Apoio de equipe multidisciplinar na reabilitação[62].

Em geral, por se tratar de internações arrastadas, com inúmeras intercorrências, isso acaba desgastando a relação do paciente/da família com a equipe médica. Nesse contexto de comunicação conflituosa, com inúmeros sintomas e frustação com a funcionalidade, vemos um ponto de abordagem da equipe de cuidados paliativos para conseguir alinhar objetivos de cuidados e coordenar o cuidado de acordo com os valores do paciente.

Síndrome pós-cuidados intensivos (do inglês PICS) são grupo de problemas que pessoas que passaram por cuidados intensivos podem sofrer, divididos em 3 grupos de alteração: físico, mental e cognitivo. Dependendo da casuística, pode chegar a acometer 50% dos pacientes que foram internados em UTI. O tratamento é voltado principalmente para os sintomas. Quadros psíquicos como depressão, ansiedade e estresse pós-traumático costumam ser os mais notados e discutidos[64].

Discussão e definição de objetivos de cuidado

A literatura médica tem mostrado de forma consistente que uma das discussões mais importantes com pacientes e/ou familiares de pacientes na UTI é aquela que se refere aos objetivos do cuidado[15,19,65,66]. Para isso, recomenda-se agendar de forma precoce, preferencialmente já nos 3 primeiros dias de internação, uma conferência com as famílias dos pacientes com alta chance de óbito ou de internação prolongada. Nessa conferência inicial, pode-se entender melhor a dinâmica familiar, as preferências do paciente/da família por informação e na forma de participar de decisões, além de alinhar compreensões sobre o que está acontecendo e sobre quais os desfechos mais prováveis. Escutar ativamente, validar emoções, inclusive o sentimento de esperança, compreender o paciente como uma pessoa e seus valores, além do que ele considera sofrimento, também são assuntos importantes a ser tratados nessas conferências[19,60,67]. De acordo com o grau de incerteza sobre o prognóstico e de acordo com os valores que o paciente tem sobre o que considera digno para sua vida, pode-se recomendar um objetivo de cuidado e se buscar o consenso. Um exemplo de objetivo de cuidado seria tentar todas as intervenções possíveis para reverter ou controlar a doença, independentemente de seu impacto no sofrimento e da sua chance de recuperação. Outro seria tentar todas as intervenções que possam reverter ou controlar a doença, mas que não causem algo que o paciente considere um sofrimento adicional ou ainda que tenham uma chance razoável de recuperação de funcionalidade ou de cognição. O objetivo poderia ser, ainda, priorizar o que o paciente considera como conforto e qualidade de vida, reconhecendo o provável final da vida e permitindo a evolução da doença de forma mais natural e menos sofrida para o óbito. Esses são alguns dos muitos objetivos de cuidado possíveis, que podem ser recomendados e estabelecidos em consenso entre equipe e pacientes e/ou familiares. Uma vez que o objetivo de cuidado é estabelecido, a equipe esclarece, de acordo com a necessidade de informações do paciente/familiar, quais os caminhos técnicos mais adequados para alcançá-lo. Por exemplo, admite-se que, se o objetivo é garantir o conforto e permitir a evolução da doença da forma mais natural e menos sofrida possível, medidas de suporte artificial de vida como reanimação cardiopulmonar, hemodiálise, drogas vasoativas ou ventilação mecânica invasiva não fazem sentido, pois não atingem o objetivo do cuidado. Podem, então, ser contraindicadas, limitadas ou, em consenso, retiradas. Do ponto de vista ético, conforme expresso na resolução do 1995 do Conselho Federal de Medicina publicada em 2006 e validada por um juiz federal em 2010[68], isso se distingue de eutanásia por não ter o objetivo de causar a morte, mas sim de permitir a morte natural, considerando-se uma doença terminal e irreversível e respeitando-se as preferências e valores do paciente ou de seu representante legal. Protocolos de rotinas para eventual retirada de suporte artificial de vida em caso de terminalidade, com o objetivo de cuidado estabelecido em consenso entre equipes e pacientes/família, podem ser encontrados em diversas referências de UTI, por exemplo, na revisão publicada por Curtis e Vincent no Lancet em 2010[67] ou por Cook e Rocker no NEJM 2014[19].

CONSIDERAÇÕES FINAIS

Em 2014, o New England Journal of Medicine publicou uma série com 11 revisões sobre os principais temas em medicina intensiva. A última revisão dessa série, editada por Simon Finfer e Jean Louis Vincent, foi escrita por Debora Cook[19], uma das mais importantes intensivistas do mundo. Em sua revisão, Cook escreveu:

> "A coexistência de cuidados paliativos e cuidados intensivos pode parecer paradoxal numa UTI tecnológica. No entanto, o cuidado crítico contemporâneo deve estar tão preocupado com a paliação como com a prevenção, o diagnóstico, o acompanhamento e o tratamento de doenças que ameaçam a vida".

O cuidado paliativo na UTI pode ser feito por uma equipe de especialistas em CP na forma de interconsultas ou feito como rotina pelos intensivistas que adquirirem os conhecimentos, as habilidades e as competências para tal[69]. Provavelmente, dadas a enorme demanda e a falta de profissionais especializados, é necessário que intensivistas e paliativistas trabalhem em sintonia, tendo como objetivo maior o cuidado de qualidade ao paciente. O cuidado paliativo incorporado à UTI beneficia o paciente e seus familiares que recebem um tratamento cientificamente adequado e um cuidado sensível ao seu sofrimento e que respeite seus valores. Mais ainda, beneficia profissionais da saúde que trabalham em UTI ao reduzir conflitos e cuidados considerados inapropriados em situações de fim de vida, situações fortemente associadas a *burnout* e insatisfação profissional[69]. E também tem impacto demonstrado em reduzir custos na saúde[70], reduzindo o tempo de internação e os tratamentos inapropriados em UTI, com ganho de satisfação de pacientes e até, em alguns casos, aumento de sobrevida com menor uso de UTI[71]. Ou seja, tem o potencial de transformar um cenário em que todos estão perdendo em outro cenário, mais sustentável, mais satisfatório e, principalmente, mais digno para os pacientes.

REFERÊNCIAS BIBLIOGRÁFICAS

1. Slutsky AS. History of Mechanical Ventilation. From Vesalius to Ventilator-induced Lung Injury. Am J Respir Crit Care Med 2015;191:1106–15. [Internet]. [acesso em: 2021 ago. 01]. Disponível em: https://doi.org/10.1164/rccm.201503-0421PP.
2. Puntillo KA, Max A, Timsit JF, Vignoud L, Chanques G, Robleda G, et al. Determinants of procedural pain intensity in the intensive care unit: The Europain® study. Am J Respir Crit Care Med 2014;189:39–47. [Internet]. [acesso em: 2021 ago. 01]. Disponível em: https://doi.org/10.1164/rccm.201306-1174OC.
3. Fumis RRL, Ranzani OT, Martins PS, Schettino G. Emotional disorders in pairs of patients and their family members during and after ICU stay. PLoS One 2015;10:1–12. [Internet]. [acesso em: 2021 ago. 01]. Disponível em: https://doi.org/10.1371/journal.pone.0115332.
4. Scragg P, Jones A, Fauvel N. Psychological problems following ICU treatment. Anaesthesia 2001;56:9–14. [Internet]. [acesso em: 2021 ago. 01]. Disponível em: https://doi.org/10.1046/j.1365-2044.2001.01714.x.
5. Myhren H, Ekeberg Ø, Tøien K, Karlsson S, Stokland O. Posttraumatic stress, anxiety and depression symptoms in patients during the first year post intensive care unit discharge. Crit Care 2010;14:1–10. [Internet]. [acesso em: 2021 ago. 01]. Disponível em: https://doi.org/10.1186/cc8870.
6. Khandelwal N, Brumback LC, Halpern SD, Coe NB, Brumback B, Curtis JR. Evaluating the Economic Impact of Palliative and End-of-Life Care Interventions on Intensive Care Unit Utilization and Costs from the Hospital and Healthcare System Perspective. J Palliat Med 2017;20:1314–20. [Internet]. [acesso em: 2021 ago. 01]. Disponível em: https://doi.org/10.1089/jpm.2016.0548.

7. Nelson JE, Cox CE, Hope AA, Carson SS. Chronic critical illness. Am J Respir Crit Care Med 2010;182:446–54. [Internet]. [acesso em: 2021 ago. 01]. Disponível em: https://doi.org/10.1164/rccm.201002-0210CI.
8. Unroe, Mark (Department of Medicine, Division of Pulmonary and Critical Care Medicine, Duke University, Durham N, Kahn, Jeremy M. (University of Pittsburgh, Pittsburgh P, Carson, Shannon S. (Departments of Medicine, Pediatrics, Anaesthesia, and Critical Care, Robert Wood Johnson Clinical Scholars Program, and Harris School of Public Policy, University of Chicago, Chicago I, Govert, J. (Department of Medicine DUS of M, Martinu, Tereza (Duke University, Durham N, Sathy, Shailaja J. (Division of Pulmonary and Critical Care Medicine, University of Washington, Seattle W, et al. One-year trajectories of care and resource utilization for recipients of prolonged mechanical ventilation: a cohort study. Ann Intern Med 2010;153:167–75. [Internet]. [acesso em: 2021 ago. 01]. Disponível em: https://doi.org/10.1059/0003-4819-153-3-201008030-00007.One-year.
9. Censo AMIB 2010 n.d. [Internet]. [acesso em: 2021 ago. 01]. Disponível em: http://www.amib.org.br/fileadmin/CensoAMIB2010.pdf.
10. Ávila MON. Aposta errada na saude n.d.
11. Janssens J-P, Weber C, Herrmann FR, Cantero C, Pessina A, Matis C, et al. Can Early Introduction of Palliative Care Limit Intensive Care, Emergency and Hospital Admissions in Patients with Severe Chronic Obstructive Pulmonary Disease? A Pilot Randomized Study. Respiration 2019;97:406–15. [Internet]. [acesso em: 2021 ago. 01]. Disponível em: https://doi.org/10.1159/000495312.
12. Cheung MC, Earle CC, Rangrej J, Ho TH, Liu N, Barbera L, et al. Impact of aggressive management and palliative care on cancer costs in the final month of life. Cancer 2015;121:3307–15. [Internet]. [acesso em: 2021 ago. 01]. Disponível em: https://doi.org/10.1002/cncr.29485.
13. Foreman T, Kekewich M, Landry J, Curran D. Impact of palliative care consultations on resource utilization in the final 48 to 72 hours of life at an Acute Care Hospital in Ontario, Canada. J Palliat Care 2015;31:69–75. [Internet]. [acesso em: 2021 ago. 01]. Disponível em: https://doi.org/10.1177/082585971503100202.
14. Bosslet GT, Pope TM, Rubenfeld GD, Lo B, Truog RD, Rushton CH, et al. An official ATS/AACN/ACCP/ESICM/SCCM policy statement: Responding to requests for potentially inappropriate treatments in intensive care units. Am J Respir Crit Care Med 2015;191:1318–30. [Internet]. [acesso em: 2021 ago. 01]. Disponível em: https://doi.org/10.1164/rccm.201505-0924ST.
15. Aslakson RA, Curtis JR, Nelson JE. The changing role of palliative care in the ICU. Crit Care Med 2014;42:2418–28. [Internet]. [acesso em: 2021 ago. 01]. Disponível em: https://doi.org/10.1097/CCM.0000000000000573.
16. Lanken PN, Terry PB, DeLisser HM, Fahy BF, Hansen-Flaschen J, Heffner JE, et al. An official American thoracic society clinical policy statement: Palliative care for patients with respiratory diseases and critical illnesses. Am J Respir Crit Care Med 2008;177:912–27. [Internet]. [acesso em: 2021 ago. 01]. Disponível em: https://doi.org/10.1164/rccm.200605-587ST.
17. Academia Nacional de Cuidados Paliativos. Análise Situacional e Recomendações para Estruturação de Programas de Cuidados Paliativos no Brasil. Acad Nac Cuid Paliativos 2018:28.
18. Moritz RD, Deicas A, Capalbo M, Forte DN, Kretzer LP, Lago P, et al. II Fórum do "Grupo de Estudos do Fim da Vida do Cone Sul": definições, recomendações e ações integradas para cuidados paliativos na unidade de terapia intensiva de adultos e pediátrica. Rev Bras Ter Intensiva 2011;23:24–9. [Internet]. [acesso em: 2021 ago. 01]. Disponível em: https://doi.org/10.1590/s0103-507x2011000100005.
19. Cook D, Rocker G. Dying with dignity in the intensive care unit. N Engl J Med 2014;370:2506–14. [Internet]. [acesso em: 2021 ago. 01]. Disponível em: https://doi.org/10.1056/NEJMra1208795.
20. Kelley AS, Morrison RS. Palliative Care for the Seriously Ill. N Engl J Med 2015;373:747–55. [Internet]. [acesso em: 2021 ago. 01]. Disponível em: https://doi.org/10.1056/nejmra1404684.
21. Timothy E. Quill, M.D., and Amy P. Abernethy. Generalist plus Specialist Palliative Care — Creating a More Sustainable Model Timothy. N Engl J Med 2013;368:1171–3. [Internet]. [acesso em: 2021 ago. 01]. Disponível em: https://doi.org/10.1056/NEJMp1302093.
22. Investigators CS. Prevalence and Factors of Intensive Care Unit Conflicts The Conflicus Study. Am J Respir Crit Care Med 2009. [Internet]. [acesso em: 2021 ago. 01]. Disponível em: https://doi.org/10.1164/rccm.200810-1614OC.
23. Back AL, Arnald RM, Baile WF, Fryer-Edwards KA, Alexander SC, Barley GE, et al. Efficacy of communication skills training for giving bad news and discussing transitions to palliative care. Arch Intern Med

2007;167:453–60. [Internet]. [acesso em: 2021 ago. 01]. Disponível em: https://doi.org/http://dx.doi.org/10.1001/archinte.167.5.453.
24. Hurd CJ, Curtis JR. The intensive care unit family conference: Teaching a critical intensive care unit procedure. Ann Am Thorac Soc 2015;12:469–71. [Internet]. [acesso em: 2021 ago. 01]. Disponível em: https://doi.org/10.1513/AnnalsATS.201503-123ED.
25. Curtis JR, Back AL, Ford DW, Downey L, Shannon SE, Doorenbos AZ, et al. Effect of communication skills training for residents and nurse practitioners on quality of communication with patients with serious illness: A randomized trial. JAMA - J Am Med Assoc 2013;310:2271–81. [Internet]. [acesso em: 2021 ago. 01]. Disponível em: https://doi.org/10.1001/jama.2013.282081.
26. Richman PS, Saft HL, Messina CR, Berman AR, Selecky PA, Mularski RA, et al. Palliative and end-of-life educational practices in US pulmonary and critical care training programs. J Crit Care 2016;31:172–7. [Internet]. [acesso em: 2021 ago. 01]. Disponível em: https://doi.org/10.1016/j.jcrc.2015.09.029.
27. Knies AK, Psych D, Hwang DY. Palliative Care Practice in Neurocritical Care. Semin Neurol 2016.
28. Nelson JE, Bassett R, Boss RD, Brasel KJ, Campbell ML, Cortez TB, et al. Models for structuring a clinical initiative to enhance palliative care in the intensive care unit: A report from the IPAL-ICU Project (Improving Palliative Care in the ICU). Crit Care Med 2010;38:1765–72. [Internet]. [acesso em: 2021 ago. 01]. Disponível em: https://doi.org/10.1097/CCM.0b013e3181e8ad23.
29. Noreika DM, Coyne PJ. Implementing Palliative Care Interdisciplinary Teams: Consultative Versus Integrative Models. Crit Care Nurs Clin North Am 2015;27:297–306. [Internet]. [acesso em: 2021 ago. 01]. Disponível em: https://doi.org/10.1016/j.cnc.2015.05.006.
30. Mercadante S, Gregoretti C, Cortegiani A. Palliative care in intensive care units: Why, where, what, who, when, how. BMC Anesthesiol 2018;18:1–6. [Internet]. [acesso em: 2021 ago. 01]. Disponível em: https://doi.org/10.1186/s12871-018-0574-9.
31. Neuman MD, Bateman BT, Wunsch H. Inappropriate opioid prescription after surgery. Lancet 2019;393:1547–57. [Internet]. [acesso em: 2021 ago. 01]. Disponível em: https://doi.org/10.1016/S0140-6736(19)30428-3.
32. Guan W, Ni Z, Hu Y, Liang W, Ou C, He J, et al. Clinical Characteristics of Coronavirus Disease 2019 in China. N Engl J Med 2020:1–13. [Internet]. [acesso em: 2021 ago. 01]. Disponível em: https://doi.org/10.1056/nejmoa2002032.
33. Emanuel EJ, Persad G, Upshur R, Thome B, Parker M, Glickman A, et al. Fair Allocation of Scarce Medical Resources in the Time of Covid-19. N Engl J Med 2020;382:2049–55. [Internet]. [acesso em: 2021 ago. 01]. Disponível em: https://doi.org/10.1056/nejmsb2005114.
34. Forte DN, Kawai F, Cohen C. A bioethical framework to guide the decision-making process in the care of seriously ill patients. BMC Med Ethics 2018;19:1–8. [Internet]. [acesso em: 2021 ago. 01]. Disponível em: https://doi.org/10.1186/s12910-018-0317-y.
35. White DB, Carson S, Anderson W, Steingrub J, Bird G, Curtis JR, et al. A Multicenter Study of the Causes and Consequences of Optimistic Expectations About Prognosis by Surrogate Decision-Makers in ICUs*. Crit Care Med 2019;47:1184–93. [Internet]. [acesso em: 2021 ago. 01]. Disponível em: https://doi.org/10.1097/CCM.0000000000003807.
36. Hall JB. Making recommendations for limiting care in the ICU based on sound prognosis. JAMA - J Am Med Assoc 2017;317:2170–1. [Internet]. [acesso em: 2021 ago. 01]. Disponível em: https://doi.org/10.1001/jama.2017.4327.
37. Courtright KR, Benoit DD, Curtis JR. Focus on ethics and palliative care in the intensive care unit. Intensive Care Med 2019:8–9. [Internet]. [acesso em: 2021 ago. 01]. Disponível em: https://doi.org/10.1007/s00134-019-05602-4.
38. Besen BAMP, ParK M. "My (critically ill) patient has only a pneumonia" – the risk of oversimplification and the evidence of post-ICU syndrome 2016;62:29–31.
39. Adhikari NKJ, Fowler RA, Bhagwanjee S, Rubenfeld GD. Critical care and the global burden of critical illness in adults. Lancet 2010;376:1339–46. [Internet]. [acesso em: 2021 ago. 01]. Disponível em: https://doi.org/10.1016/S0140-6736(10)60446-1.
40. Maung AA, Toevs CC, Kayser JB, Kaplan LJ. Conflict management teams in the intensive care unit: A concise definitive review. J Trauma Acute Care Surg 2015;79:314–20. [Internet]. [acesso em: 2021 ago. 01]. Disponível em: https://doi.org/10.1097/TA.0000000000000728.
41. Reader TW, Flin R, Cuthbertson BH. Communication skills and error in the intensive care unit 2007:732–6.

42. Schmidt M, Banzett RB, Raux M, et al. Unrecognized suffering in the ICU: addressing dyspnea in mechanically ventilated patients. Intensive Care Med 40, 1–10 (2014). [Internet]. [acesso em: 2021 ago. 01]. Disponível em: https://doi.org/10.1007/s00134-013-3117-3.
43. Puntillo K, Arai SR, Cooper B A, et al. A randomized clinical trial of an intervention to relieve thirst and dry mouth in intensive care unit patients. Intensive Care Med 40, 1295–1302 (2014). [Internet]. [acesso em: 2021 ago. 01]. Disponível em: https://doi.org/10.1007/s00134-014-3339-z.
44. Reade MC, Finfer S. Sedation and Delirium in the Intensive Care Unit. N Engl J Med, 2014, 370(5):444–454. DOI: 10.1056/NEJMra1208705.
45. Nunes LB, Mendes PV, Hirota AS, Barbosa EV, Maciel AT, Schettino Gpp, et al. Severe hypoxemia during veno-venous extracorporeal membrane oxygenation: exploring the limits of extracorporeal respiratory support. Clinics (Sao Paulo). 2014;69(3):173-8.
46. Piers R, Azoulay E, Ricou B, Dekeyser GF, Marc A, Michaelsen A, et al. Inappropriate care in European ICUs: confronting views from nurses and junior and senior physicians. CHEST 2014; 146(2):267- 275.
47. Ridley S, Fisher M. Uncertainty in end-of-life care. Curr Opin Crit Care 2013, 19:642–647.
48. Croskerry P, Norman B. Overconfidence in Clinical Decision Making. The American Journal of Medicine 2008;121(5A):S24–S29.
49. Silver N. O sinal e o ruído. Rio de Janeiro: Intrínseca; 2012.
50. Croskerry, P. From Mindless to Mindful Practice – Cognitive Bias and Clinical Decision Making. N Engl J Med 2013, 368;26.
51. Kahneman D. Rápido e devagar: duas formas de pensar. Rio de Janeiro: Objetiva; 2011.
52. Vincent JL, Moreno R. Clinical review: Scoring systems in the critically ill. Critical Care 2010;14:207.
53. Biston P, Aldecoa C, Devriendt J, Madl C, Chochrad D, Vincent JL, et al. Outcome of elderly patients with circulatory failure. Intensive Care Med 2013;40(1):50-6.
54. Wunsch H, Guerra C, Barnato A, Angus DC, Li G, Linde-Zwirble WT. Three-year outcomes for medicare beneficiaries who survive intensive care. JAMA. 2010;303(9):849-856.
55. Le Maguet P, Roquilly A, Lasocki S, Asehnoune K, Carise E, Saint Martin M, et al. Prevalence and impact of frailty on mortality in elderly ICU patients: a prospective, multicenter, observational study. Intensive Care Med. 2014;40(5):674-82.
56. Salpeter SR, Malter DS, Luo EJ, Lin AY, Stuart B. Systematic Review of Cancer Presentations with a Median Survival of Six Months or Less. J Palliat Med. 2012;15(2):175-85.
57. Azevedo LC, Caruso P, Silva UV, Torelly AP, Silva E, Rezende E, et al. Outcomes for patients with cancer admitted to the ICU requiring venti- latory support: results from a prospective multicenter study. Chest. 2014;146(2):257-66.
58. Benoit D, Soares M, Azoulay, E. Has survival increased in cancer patients admitted to the ICU? We are not sure. Intensive Care Med (2014) 40:1576-9.
59. Nelson JE, Mercado AF, Camhi SL, Tandon N, Wallenstein S, August GI, Morrison RS. Communication about chronic critical illness. Arch Intern Med. 2007 Dec 10;167(22):2509-15. doi: 10.1001/archinte.167.22.2509.
60. Lautrette A, Darmon M, Megarbane B, Joly LM, Chevret S, Adrie C, et al. A communication strategy and brochure for relatives of patients dying in the ICU. N Engl J Med 2007;356(5):469-78.
61. Loss SH, Nunes DSL, Franzosi OS, Salazar GS, Teixeira C, Vieira SRR. Chronic critical illness: are we saving patients or creating victims? Rev Bras Ter Intensiva. 2017 Jan-Mar;29(1):87-95. doi: 10.5935/0103-507X.20170013.
62. Nelson JE, Cox CE, Hope AA, Carson SS. Chronic critical illness. Am J Respir Crit Care Med. 2010 Aug 15;182(4):446-54. doi: 10.1164/rccm.201002-0210CI.
63. Unroe M, Kahn JM, Carson SS, Govert JA, Martinu T, Sathy SJ, Clay AS, Chia J, Gray A, Tulsky JA, Cox CE. One-year trajectories of care and resource utilization for recipients of prolonged mechanical ventilation: a cohort study. Ann Intern Med. 2010 Aug 3;153(3):167-75. doi: 10.7326/0003-4819-153-3-201008030-00007.
64. Needham DM, Davidson J, Cohen H, et al. Improving long-term outcomes after discharge from intensive care unit: report from a stakeholders' conference. Crit Care Med. 2012 Feb;40(2):502-9. doi: 10.1097/CCM.0b013e318232da75.
65. Curtis JR, White DB. Practical guidance for evidence-based ICU family conferences. Chest 2008;134:835-43.

66. Bernacki R, Block S. Communication About Serious Illness Care Goals: A Review and Synthesis of Best Practices. JAMA Intern Med. 2014 Dec;174(12):1994-2003.
67. Curtis JR, Vincent JL. Ethics and end-of-life care for adults in the intensive care unit. Lancet 2010;375:1347-53 actions for intensive care and pediatric intensive care units. Rev Bras Ter Intens 2011;23(1):24-29.
68. Conselho Federal de Medicina. Resolução n. 1.995/2012, publicada no Diário Oficial da União de 31 de agosto de 2012.
69. Nelson J, Bassett R, Boss R, Brasel KJ, Campbell ML, Cortez TB, et al. Models for structuring a clinical initiative to enhance palliative care in the intensive care unit: a report from the IPAL-ICU Project (Improving Palliative Care in the ICU). Crit Care Med 2010;38(9):1775-72.
70. Khandelwal N, Kross EK, Engelberg R, Coe NB, Long AC, Curtis JB. Estimating the effect of palliative care interventions and advanced care planning on ICU utilization: a systematic review. Crit Care Med 2015; 43 (5):1102-11.
71. Temel JS, Greer JA, Muzikansky A, Gallagher E, Admane S, Jackson VA, et al. Early palliative care for patients with metastatic non-small-cell lung cancer. N Engl J Med 2010; 363: 733-42.

CAPÍTULO 50

CUIDADOS PALIATIVOS EM GERIATRIA

Simone Henriques Bisconsin Torres
Elaine Barbosa
Rafaela Braga

INTRODUÇÃO

Muitos óbitos de pacientes idosos ocorrem no contexto de doenças crônicas, frequentemente com múltiplas comorbidades e alterações fisiológicas. A equipe de saúde que assiste esses idosos deve estar atenta para as síndromes geriátricas, muito frequentes e peculiares nessa faixa etária, muitas vezes comprometendo sua qualidade de vida , assim como o prognóstico de suas doenças. As síndromes geriátricas e as condições clínicas frequentemente associadas aos idosos com doenças sem possibilidade de cura são: fragilidade, quedas, *delirium*, distúrbios neurodegenerativos (demências), síndrome de imobilidade, úlceras por pressão, incontinências urinária e fecal, polifarmácia e alterações do sono.

Neste capítulo serão abordados os aspectos mais relevantes relacionados aos cuidados paliativos aos idosos, exceto alguns temas como demência, *delirium*, distúrbios do sono e úlceras por pressão, que terão capítulos específicos neste manual.

EPIDEMIOLOGIA

Dentre as várias modalidades de assistência à saúde, frequentemente os idosos procuram atendimento nas unidades de urgência, aumentando a prevalência de óbitos de portadores de doenças crônicas, neoplásicas, degenerativas ou sequelares em serviços de pronto atendimento, sem ter acesso a equipes treinadas para reconhecer a terminalidade e para dar assistência adequada de cuidados paliativos. Segundo o DATASUS[1], de julho de 2014 a junho de 2015, dos 279.619 óbitos ocorridos dentro de serviços de urgência em pessoas acima de 60 anos, 29.075 (10,4%) foram atribuídos a doenças neoplásicas, 17.308 (6,19%) à insuficiência cardíaca e 17.285 (6,18%) à acidente vascular encefálico (isquêmico ou hemorrágico). Além disso, pacientes portadores das morbidades citadas podem ter óbito atribuído a doenças infecciosas agudas como a pneumonia, que representou 39.565 (14,15%) dos óbitos no mesmo período citado.

Diante desse cenário, descreveremos uma estratégia de atendimento visando reconhecer as necessidades dos idosos que chegam ao pronto-socorro e identificar quais recursos deverão ser utilizados para uma assistência adequada no que tange a esses pacientes em cuidados paliativos.

ASPECTOS GERAIS RELATIVOS AO PACIENTE IDOSO

Para definir adequadamente em qual contexto de saúde/doença o paciente idoso se encontra, Graham et al.[2] sugere que no setor de emergência de um hospital o atendimento geriátrico deve incluir a avaliação dos seguintes itens: funcionalidade, cognição, polifarmácia, presença de multimorbidades, história de quedas e síndrome de fragilidade. Esses aspectos são relevantes em se tratando de pacientes em cuidados paliativos, posto que contribuem para o declínio do estado geral, comprometem a qualidade de vida e aumentam a mortalidade desses idosos.

FUNCIONALIDADE

O declínio funcional afeta um em cada sete idosos, causando prejuízo na qualidade de vida e aumento da mortalidade. Condições médicas comuns que levam à perda de funcionalidade incluem as doenças crônicas de origem cardiopulmonar e neurológica, câncer, demência e fraturas. À medida que o número de doenças aumenta de um para quatro, o percentual de indivíduos com declínio funcional cresce exponencialmente (7, 14, 28, 60%). A funcionalidade deve ser questionada já no primeiro contato com o paciente e qualquer mudança em seu *status* deve ser prontamente investigada pela possibilidade de uma doença subjacente. Para avaliá-la, são utilizadas com frequência as escalas de atividades instrumentais de vida diária (Tabela 1) e as atividades básicas de vida diária (Tabela 2), que refletem o grau de dependência do paciente idoso na vida em comunidade e nas tarefas de autocuidado, respectivamente.

COGNIÇÃO

A avaliação da cognição no idoso é fundamental para o diagnóstico diferencial de demência e *delirium*.

Embora seja uma condição progressiva e irreversível, há dificuldade por parte de cuidadores e de médicos em reconhecer a síndrome demencial como causa de óbito. Geralmente a morte desses pacientes é justificada por infecções respiratórias ou do trato urinário, sem que elas sejam relacionadas ao comprometimento cognitivo que predispôs o paciente à vulnerabilidade aos processos infecciosos.

TABELA 1 Escala de Lawton-Brody – Atividades instrumentais de vida diária (AIVD)[3]

Pontuação: para cada categoria, escolha a descrição do item que mais se assemelha à capacidade funcional do cliente (0 ou 1)

A. Habilidade para usar o telefone	Pontos	E. Lavagem de roupas	Pontos
1. Manipula o telefone por iniciativa própria – busca o aparelho e disca os números etc.	1	1. Lava suas próprias roupas.	1
2. Disca alguns números mais conhecidos.	1	2. Lava pequenos itens como meias.	1
3. Atende o telefone, mas não disca.	1	3. Roupas são lavadas por outras pessoas.	0
4. Não usa o telefone.	0		
B. Compras		**F. Transporte**	
1. Cuida de todas as compras sozinho.	1	1. Viaja de forma independente no transporte público ou carro próprio.	1
2. Faz pequenas compras sozinho.	0	2. Organiza a própria viagem via táxi, mas não usa o transporte público.	1
3. Precisa de acompanhamento para qualquer compra.	0	3. Viaja no transporte público quando acompanhada por outra pessoa.	1
4. Completamente incapaz para compras.	0	4. Viagem limitada a táxi ou automóvel com a ajuda de outra pessoa.	0
		5. Não viaja.	0
C. Preparo de alimentos		**G. Responsabilidade pela própria medicação**	
1. Planeja, prepara e serve refeições sozinho.	1	1. Responsável pelo uso da medicação em doses e horários corretos	1
2. Prepara refeições se os ingredientes forem fornecidos.	0	2. Assume a responsabilidade se a medicação é preparada com antecedência com as dosagens separadas.	0
3. Esquenta, serve e prepara as refeições ou prepara as refeições, mas não mantém dieta adequada.	0	3. Não é capaz de administrar a própria medicação.	0
4. Precisa que as refeições sejam preparadas e servidas.	0		
D. Limpeza da casa		**H. Habilidade para lidar com as finanças**	
1. Limpa a casa sozinho ou com ajuda ocasional (exemplo: auxílio com a faxina pesada).	1	1. Gerencia questões financeiras de forma independente (orçamentos, preenche cheques, paga aluguel, contas, vai para o banco), recolhe e mantém o controle de renda.	1
2. Realiza pequenas tarefas diárias leves, como lavar a louça e arrumar a cama.	1	2. Gerencia as compras do dia a dia, mas precisa de ajuda com banco, grandes compras etc.	1
3. Realiza pequenas tarefas diárias leves, mas não de forma adequada.	1	3. Incapaz de lidar com dinheiro.	0
4. Precisa de ajuda para todas as tarefas diárias de limpeza.	1		
5. Não participa de nenhuma tarefa de limpeza da casa.	0		
Pontuação			

A pontuação vai de 0 (baixa funcionalidade, dependente) a 8 (alta funcionalidade, independente) para mulheres e de 0 a 5 para homens, para evitar potencial viés de gênero.

TABELA 2 Katz – Atividades básicas de vida diária[4]

Atividades	Independente (1 ponto) Sem supervisão, direcionamento ou auxílio	Dependente (0 ponto) Com supervisão, direcionamento, auxílio ou assistência total
Banho Pontuação:___	Se banha sozinho ou precisa de ajuda em uma parte pequena do corpo como as costas, genitais ou membros deficientes.	Precisa de ajuda para mais de uma parte do corpo, entrar ou sair da banheira ou chuveiro ou precisa de ajuda para todo o banho.
Vestimenta Pontuação:___	Pega roupas de armários e gavetas e veste fechando botões e zíperes. Pode ter ajuda para amarrar sapatos.	Precisa de ajuda parcial ou total para se vestir.
Higiene Pontuação:___	Vai ao banheiro, tira e coloca as roupas, se limpa adequadamente sem ajuda.	Precisa de ajuda para ir ao banheiro, se limpar ou usar comadre/papagaio.
Transferência Pontuação:___	Transferência para cama ou cadeira sem auxílio. Dispositivos mecânicos de auxílio podem ser usados.	Precisa de ajuda para transferência da cama para cadeira ou é totalmente dependente de ajuda para transferência.
Continência Pontuação:___	Controle total sobre continência vesical e anal.	É parcialmente ou totalmente incontinente vesical ou anal.
Alimentação Pontuação:___	Transfere comida do prato para a boca sem auxílio. Preparo da comida pode ser realizado por outra pessoa.	Precisa de auxílio parcial ou total para alimentação ou precisa de dieta enteral.

6 pontos: independente; 0 pontos: totalmente dependente.

Contudo, o paciente com demência avançada apresenta apraxia, disfagia e perda de mobilidade, que o levam à desnutrição, a infecções de repetição, quedas e fraturas, entre outros desfechos adversos que exigem do profissional médico decisões rápidas para intervenção. Apesar da dificuldade em predizer a morte desses pacientes, sabe-se que a aquisição de pneumonia aspirativa aumenta o risco de óbito no período de 6 a 12 meses.

Na abordagem de um paciente idoso confuso admitido no pronto-socorro, a cognição pode ser avaliada inicialmente por meio do miniexame do estado mental, um teste de rastreio já validado no Brasil, embora este não seja o momento e o cenário adequado para essa avaliação. O capítulo sobre demências deste manual detalha os aspectos mais relevantes de cuidados paliativos nestes pacientes.

O *delirium*, ou estado confusional agudo, está presente em 11 a 24% dos pacientes idosos admitidos em ambiente hospitalar e está associado à internação prolongada, institucionalização e morte. Por esse motivo, seu diagnóstico e manejo precoce é fundamental. O *confusion assessment method* (CAM – Tabela 3) é a ferramenta amplamente utilizada para seu reconhecimento.

TABELA 3 *Short confusion assessment method* (CAM) simplificado[5,6]

1. Início agudo
Há evidência de uma mudança aguda no estado mental de base do paciente.
2. Distúrbio da atenção
O paciente teve dificuldade em focalizar sua atenção, por exemplo, distraiu-se facilmente ou teve dificuldade em acompanhar o que estava sendo dito.
Se presente, esse comportamento variou durante a entrevista, isto é, tendeu a surgir e desaparecer ou aumentar e diminuir de gravidade.
3. Pensamento desorganizado
O pensamento do paciente era desorganizado ou incoerente, com a conversação dispersiva ou irrelevante, fluxo de ideias pouco claro ou ilógico, ou mudança imprevisível de assunto.
4. Alteração do nível de consciência
No geral, como você avaliaria o nível de consciência desse paciente?
Qualquer resposta diferente de "alerta" indica nível de consciência anormal (exemplos: hiperalerta, letárgico, estupor ou coma).

Delirium se: critérios 1 e 2 somados ao critério 3 ou 4.

POLIFARMÁCIA

A polifarmácia é definida como o uso regular de cinco ou mais medicamentos e sua importância está diretamente relacionada ao risco de interações e seus consequentes efeitos adversos. As reações adversas medicamentosas são responsáveis por mais de 10% das visitas de idosos ao departamento de emergência. Prescrições potencialmente inapropriadas são comuns, causam desfechos negativos e devem ser evitadas. A Sociedade Americana de Geriatria[7] recomenda a aplicação dos critérios de Beers para auxiliar a detecção dessas prescrições e evitá-las, se possível. Vale ressaltar que, nos pacientes em final de vida, essas recomendações devem ser ponderadas, visto que muitos deles necessitam de medicações controladas (ex.: opioides, benzodiazepínicos) para o manejo de sintomas comuns nesta condição clínica. O foco do tratamento estará direcionado não somente ao tempo de sobrevida, mas principalmente à qualidade de vida e ao que faz sentido ao paciente nesta circunstância.

MULTIMORBIDADES

A Sociedade Americana de Geriatria estima que mais de 50% dos idosos apresentem três ou mais doenças crônicas[7]. No processo de envelhecimento, a presença de multimorbidades causa impacto no prognóstico dos pacientes, pois modifica os mecanismos fisiológicos de compensação frente a eventos estressores, influenciando a evolução de doenças agudas e a tolerância terapêutica.

Considera-se um grande desafio a abordagem sobre o manejo clínico e a tomada de decisões quanto à alocação adequada de recursos terapêuticos nesses pacientes. Nesse processo, é importante que o paciente e sua família sejam adequadamente abordados sobre os riscos e os benefícios de cada intervenção terapêutica. Em muitos casos, avaliando-se as patologias separadamente, elas não se encontram em fases avançadas de suas evoluções, porém, ao avaliar o impacto das patologias associadas no estado geral do paciente, observa-se que, associadas, tais comorbidades podem determinar a gravidade do estado de saúde e comprometer o prognóstico desses idosos. Considerar que as doenças crônicas cursam com exacerbações que muitas vezes não significam progressão é fundamental ao avaliar o idoso com multimorbidades, embora a funcionalidade do paciente possa apresentar perdas progressivas em cada intercorrência, delimitando assim seu prognóstico. Portanto, o consultório ou ambulatório do especialista que o acompanha, é o cenário ideal para identificação de critérios de cuidados paliativos em pacientes idosos com multicomorbidades. Uma vez estabelecidas previamente as diretivas antecipadas de vontade, haverá melhor possibilidade de promover um atendimento adequado em ambiente de urgência e emergência, caso haja uma intercorrência aguda.

Há dois instrumentos utilizados na geriatria para avaliar a presença de doenças e estimar a mortalidade do paciente idoso: o *burden of illness score for elderly persons* (BISEP) e o índice de comorbidades de Charlson[8,9]. Enquanto o BISEP (Tabela 4) estima o risco de morte dentro de 1 ano a partir da admissão hospitalar, o índice de Charlson prediz individualmente esse risco a curto e a longo prazo (Tabelas 5 e 6).

O índice de comorbidades de Charlson apresenta algumas limitações:

- O termo "qualquer tumor" estava presente na tabela original, porém, dentro do contexto do estudo, podemos interpretar como qualquer tumor maligno sólido sem metástase.
- Algumas neoplasias malignas (seminomas, por exemplo) têm bons prognósticos, enquanto outras são rapidamente progressivas e fatais.
- Tanto a leucemia quanto o linfoma têm categorias de baixo e alto risco.
- Pacientes portadores de Aids tiveram sobrevida aumentada desde 1987, ano de publicação do estudo original.

QUEDAS

As quedas constituem uma das principais razões de procura pelos serviços de emergência. Elas representam um marcador de fragilidade no idoso e podem ser a manifestação atípica de uma doença subjacente, como sepse ou descompensação

TABELA 4 *Burden of illness score for elderly persons* (BISEP). Mortalidade de idosos após um ano da data de internação hospitalar[6].

Diagnósticos de alto risco	Pontos do diagnóstico	
Linfoma/leucemia	6 pontos	
Insuficiência renal aguda	5 pontos	
Câncer localizado/metastático	3 pontos	
Acidente vascular encefálico	2 pontos	
Insuficiência cardíaca	2 pontos	
Doença pulmonar crônica	2 pontos	
Insuficiência renal crônica	2 pontos	
Diabetes mellitus com lesão de órgão-alvo	2 pontos	
Pneumonia	2 pontos	
Total de pontos do diagnóstico		
Grupos de diagnósticos de alto risco		
0 pontos	Grupo A	
1 a 2 pontos	Grupo B	
3 a 5 pontos	Grupo C	
Mais que 5 pontos	Grupo D	
Grupos de diagnósticos de alto risco		**Pontos no BISEP**
	Grupo A	0 pontos
	Grupo B	1 ponto
	Grupo C	2 pontos
	Grupo D	3 pontos
Albumina ≤ 3,5 mg/dL		1 pontos
Creatinina > 1,5 mg/dL		1 pontos
Demência		1 pontos
Alteração da marcha		1 pontos
Soma de pontos no BISEP		
Taxa de mortalidade em 1 ano de acordo com a soma de pontos no BISEP		
Grupo I (0-1 pontos)	8%	
Grupo II (2 pontos)	24%	
Grupo III (3 pontos)	51%	
Grupo IV (≥ 4 pontos)	74%	

TABELA 5 Índices de comorbidades de Charlson

Diagnóstico	Pontos
Infarto do miocárdio	1
Insuficiência cardíaca	1
Doença vascular periférica	1
Doença cerebrovascular	1
Demência	1
Doença pulmonar obstrutiva crônica	1
Doença do tecido conjuntivo	1
Doença ulcerosa	1
Doença hepática leve	1
DM	1
Hemiplegia	2
Doença renal moderada a avançada	2
DM com lesão de órgão-alvo	2
Qualquer tumor	2
Leucemia	2
Linfoma	2
Doença hepática de moderada a avançada	3
Tumor sólido metastático	6
(AIDS/SIDA)	6
Total 1:	
Total 2: acrescentar 1 ponto por década completa após os 40 anos. TOTAL (1 + 2) =	

TABELA 6 Sobrevida média em 10 anos

Total de pontos	Sobrevida média em 10 anos
0	98%
1	96%
2	90%
3	77%
4	53%
5	21%
6	2%
7	0%

de quadros clínicos prévios. Por esses motivos, requerem avaliação detalhada e intervenção interdisciplinar.

SÍNDROME DE FRAGILIDADE DO IDOSO

Na definição de Fried et al.[11], a presença de três ou mais das seguintes condições: perda de peso não intencional, diminuição da força muscular, exaustão, diminuição da funcionalidade e diminuição da velocidade da marcha representa a presença de síndrome de fragilidade do idoso. A fragilidade é mais comum nos idosos com multimorbidades e pode ocorrer independentemente da idade, de incapacidade ou de doenças[12].

A fragilidade é uma complexa interação de múltiplos fatores, incluindo alterações fisiológicas da idade, multimorbidades, nutrição inadequada, influências ambientais, genéticas e estilos de vida[9]. O acúmulo desses fatores exerce um efeito sinérgico. Entre as características-chave estão a perda de peso e a sarcopenia[12]. Ela pode estar presente em idosos obesos que, nesse caso, são chamados de obesos sarcopênicos e está associada à deterioração significante da saúde[13].

Estima-se que 3 a 5% das mortes de idosos poderiam ser evitadas prevenindo-se a fragilidade[14]. Ela está associada ao aumento do risco de quedas, a hospitalizações, à diminuição da funcionalidade e à mortalidade.

Considerando-se o princípio dos cuidados paliativos, a manutenção e/ou a melhora da funcionalidade, o controle de sintomas e a manutenção do bem-estar psicológico, além da prevenção de internações hospitalares, são fatores que contribuem para a qualidade de vida dos idosos em terminalidade. Sendo assim, é fundamental considerar a prevenção e intervenção interdisciplinar nessa população com síndrome de fragilidade.

ATENDENDO O PACIENTE IDOSO

Fatores para identificar o paciente indicado em cuidados paliativos constam nos Quadros de 1 a 4.

DESAFIOS NA APLICAÇÃO DA MEDICINA PALIATIVA EM AMBIENTE DE EMERGÊNCIA E EM PACIENTES IDOSOS

Estudos mostram que idosos hospitalizados são menos propensos a ter um controle adequado de dor e outros sintomas, estando mais propensos a receber intervenções onerosas no final de vida quando comparados aos pacientes mais jovens.

Primeiramente, é fundamental estratificar a fase de evolução da doença e a funcionalidade do idoso que está sendo atendido, para que a terapêutica seja adequada e proporcional à condição clínica. Em seguida, deve-se identificar se ele se encontra diante de uma intercorrência aguda reversível ou irreversível, e se ela está

QUADRO 1 Critérios à admissão – indicadores na triagem de pacientes em que a terapêutica de cuidados paliativos deve ser prioritária
É portador de doença ameaçadora de vida sem possibilidade de cura? Você estranharia se o paciente morresse em um ano?
O paciente apresenta internações frequentes nos últimos 6 meses? Apresenta algum sintoma ou sofrimento não controlado?
Necessidades de cuidados domiciliares complexos (suporte ventilatório e/ou nutricional, antibioticoterapia frequentes?)
Sintoma físico ou psíquico de difícil controle ou refratário?
Declínio funcional, redução da ingesta alimentar e perda de peso não intencional? Morador de instituição de longa permanência?
Idosos com diagnósticos de doenças como neoplasias, doenças crônicas, demência nos estágios avançados e vítimas de quedas com fraturas?

QUADRO 2 Determinando o diagnóstico
A efetividade de um tratamento depende do diagnóstico correto por parte da equipe de saúde. Devemos nos fazer a seguinte pergunta: Qual(is) doença(s) torna(m) o paciente com indicação ao tratamento paliativo? O próximo passo é identificar o motivo da busca pelo serviço de emergência.
Uma peculiaridade do paciente idoso é o fato de, geralmente, um sintoma ser justificado por várias causas e todas devem ser abordadas no planejamento terapêutico.

QUADRO 3 Determinando a fase de evolução da doença do paciente
Definir a fase da doença é imprescindível para nortear a abordagem quanto à alocação de recursos e à realização de procedimentos invasivos. Nesses casos, é fundamental a definição das diretrizes avançadas com o paciente e sua família.
O paciente pode ou não ser candidato à terapêutica invasiva com suporte artificial de vida, dependendo da fase da doença. Considera-se a terapêutica com limitação de medidas invasivas aos pacientes em fases avançadas de suas doenças, em que tais intervenções não modificarão o curso da doença dado à irreversibilidade do quadro, podendo agregar mais sofrimento que benefícios.
Avaliação de multimorbidades
Qual a funcionalidade? Houve piora nas últimas semanas? Qual a intercorrência aguda? Potencialmente reversível? Familiares cientes do diagnóstico e prognóstico?
Abordar diretrizes avançadas – indicação de medidas invasivas?

QUADRO 4 Manejo do idoso
Realizar planejamento de cuidados.
Iniciar o tratamento da intercorrência aguda.
Avaliar a necessidade de controle de sintomas.
Definir alocação indicada: UTI, enfermaria geral, enfermaria de cuidados paliativos, *hospice*, ambulatório de cuidados paliativos, assistência domiciliar de cuidados paliativos ou hospital-dia geriátrico.
Solicitar equipe de interconsulta, se disponível.

relacionada à progressão de doença ou não. A sistemática dessa estratificação se encontra no capítulo sobre indicações de cuidados paliativos.

Feita a identificação e a contextualização do paciente idoso diante do grau de evolução de sua doença, deve-se priorizar o reconhecimento do sofrimento e dos sintomas para o tratamento imediato. Assim, é importante estabelecer o diagnóstico preciso da origem do sintoma para o tratamento adequado. Em muitos casos, no contexto de terminalidade ou fase final de vida, a equipe de cuidados paliativos deve ser acionada para que o paciente seja encaminhado para a unidade de assistência mais apropriada (*hospice*, enfermaria) ou, mesmo após sanada a intercorrência aguda e o controle de sintomas, encaminhá-lo para acompanhamento ambulatorial de cuidados paliativos.

Embora não seja o cenário ideal para o atendimento do paciente idoso em cuidados paliativos, o pronto-socorro é o principal local em que essa população é atendida, dada a ausência de uma rede estruturada de assistência, com planejamento de cuidados e assistência adequada, com prevenção e controle de sintomas. Diante dessas considerações, alguns aspectos relevantes podem ser enumerados como desafios para melhorar a prática clínica no atendimento.

- Aprimorar conceitos adquiridos no ensino médico de enfoque na doença (não no paciente).
- Individualizar a assistência, identificando o contexto do paciente frente ao grau de evolução de suas enfermidades.
- Ampliar o conceito de assistência na unidade de urgência, normalmente usada com objetivo de *salvar a vida*, resolvendo intercorrências potencialmente fatais por meio de recursos terapêuticos invasivos. Além disso, considerar que essa unidade também pode ser compatível com outro objetivo, como o de propiciar controle de sintomas para proporcionar maior qualidade de vida (por menor que possa ser esse tempo) num contexto de terminalidade quando não há possibilidade de transferência para um leito de cuidados paliativos.
- Encontrar tempo necessário para estabelecer uma comunicação adequada com pacientes e familiares, diante do número volumoso de pacientes a serem atendidos em pouco tempo, com sobrecarga de trabalho e falta de profissionais, bem como com a falta de locais adequados para essa abordagem.
- Trabalhar com a escassez de informações por não haver, em muitos casos, um prontuário informatizado disponível no sistema público, dificultando a compreensão do quadro geral e a tomada de decisões por parte da equipe médica.
- Muitas vezes, os pacientes não discutem diretrizes avançadas com os médicos que os acompanham ambulatorialmente, o que acaba adiando esse tipo de decisão para momentos inadequados, como o de intercorrências agudas, quando, frequentemente, o paciente tem muitos sintomas físicos que dificultam uma decisão racional e ponderada.

REFERÊNCIAS BIBLIOGRÁFICAS

1. Datasus. [Internet]. [Acesso em 2021 nov. 1]. Disponível em: datasus.saude.gov.br.
2. Graham E, Langhorne P. Comprehensive geriatric assessment for older hospital patients. Brit Med Bull. 2004;71(1)
3. Lawton MP, Brody EM. Assessment of older people: self-maintaining and instrumental activities of daily living. The Gerontologist 1969;9(3):179-86.
4. Katz S, Down TD, Cash HR, Grotz RC. Progress in the development of the index of ADL. The Gerontologist 1970;10(1):20-30.
5. Inouye SK, van Dyck CH, Alessi CA, Balkin S, Siegal AP, Horwitz RI. Clarifying confusion: the confusion assessment method. A new method for detection of delirium. Ann Intern Med 1990;113:941-8.
6. Inouye SK, Kosar CM, Tommet D, Schmitt EM, Puelle MR, Saczynski JS, et al. The CAM-S: development and validation of a new scoring system for Delirium Severity in 2 Cohorts. Ann Intern Med. 2014;160:526-33.
7. American Geriatrics Society Expert Panel on the Care of Older Adults with Multimorbidity. Guiding principles for the care of older adults with multimorbidity: an approach for clinicians. Journal of the American Geriatrics Society 2012;60(10):E1-E25.
8. Charlson ME, Pompei P, Ales KL, MacKenzie CR. A new method of classifying prognostic comorbidity in longitudinal studies: Development and validation. J Chron Dis 1987;40:373-383.
9. Charlson M, Szatrowski TP, et al. Validation of a combined comorbidity index. J Clin Epidemiol. 1994;47:1245-51.
10. Inouye SK, Bogardus ST Jr, Vitagliano G, Desai MM, Williams CS, Grady JN, et al. Burden of illness score for elderly persons: risk adjustment incorporating the cumulative impact of diseases, physiologic abnormalities, and functional impairments. Med Care 2003;41(1):70-83. Erratum in: Med Care 2003;41(3):446.
11. Fried LP, Tangen CM, Walston J, Newman AB, Hirsch C, Gottdiener J, et al. Frailty in older adults: evidence for a phenotype. J Gerontol A Biol Sci Med Sci. 2001;56(3):M146-56.
12. Ko Y, Lin SJ, Salmon JW, Bron MS. The impact of urinary incontinence on quality of life of the elderly. Am J Manag Care. 2005;11(4 Su- ppl):S103-11.
13. Heuberger RA. The frailty syndrome: a comprehensive review. J Nutr Gerontol Geriatr. 2011;30(4):315-68.
14. Shamliyan T, Wyman J, & Kane RL. Nonsurgical treatments for urinary incontinence in adult women: Diagnosis and comparative effectiveness. Rockville, MD: Agency for Healthcare Research and Quality, 2012.
15. Inouye SK. The short confusion assessment method (short CAM): training manual and coding guide. Boston: Hospital Elder Life Program, 2014.
16. Bellera CA, Rainfray M, Mathoulin-Pélissier S, et al. Screening older cancer patients: first evalutation of the G-8 geriatric screening tool. Annals of Oncology. 2012;23(8):2166-72.
17. Beynon T, Gomes B, Glucksman E, et al. How common are palliative care needs among older people who die in the emergency department? Emerg Med J. 2011;28:491-95.
18. British Geriatrics Society. Palliative and end of life care for older people. [Internet]. [Acesso em: 2016 jul. 27]. Disponível em: <http://www.bgs.org.uk/index.php?option=com_conten- t&id=1301:palliativecare&catid=155:eolc&Itemid=784>.
19. Clegg A, Husebo JB. Which medications to avoid in people at risk of Delirium: a systematic review. Age and Ageing. 2011;40:23-29.
20. Close JC, Lord SR. Fall assessment in older people. BMJ. 2011;343:d5153.
21. Cherny N, Fallon M, Kaasa S, Portenoy R, Currow DC. Improving end-of-life care in acute geriatric. Oxford text book of paliative medicine. 5.ed. 2015.

CAPÍTULO 51

CUIDADOS PALIATIVOS EM PNEUMOLOGIA

Tatiane Coelho Pinto
Juliana Monteiro de Barros

INTRODUÇÃO

A definição de cuidados paliativos pela Organização Mundial da Saúde (OMS), feita em 2000, reitera a qualidade de vida do paciente e de seus familiares diante de doenças que ameacem a vida e tragam limitações funcionais, por meio de prevenção e alívio do sofrimento. Desde então, os esforços são constantes na área de pneumologia, tanto nacional como internacionalmente, para assegurar cuidados adequados aos pacientes com doenças crônicas pulmonares.

Inúmeras doenças respiratórias se encaixam nesse perfil entre as mais prevalentes: neoplasias pulmonares, doença pulmonar obstrutiva crônica (DPOC) e fibrose pulmonar idiopática (FPI). A dispneia, comum a praticamente todas as doenças respiratórias, tende a piorar em intensidade, tornando a experiência subjetiva de desconforto ao respirar um dos principais fatores de limitação. A dispneia surge de interações entre fatores fisiológicos, psicológicos, sociais e ambientais, podendo induzir alterações secundárias fisiológicas e de comportamento[1].

Em pacientes com neoplasia avançada, por exemplo, independentemente do sítio primário e de haver ou não envolvimento pulmonar, a dispneia tem prevalência de 49 a 87%[2], sendo notadamente um sintoma a ser considerado em todas as fases de doença. Conforme o avanço das doenças pulmonares, neoplásicas ou não, a dispneia se torna mais pronunciada, assim como a limitação físico-funcional dos pacientes.

Os cuidados com o paciente portador de doenças crônico-degenerativas devem priorizar o alívio de sintomas desconfortáveis, além do tratamento específico de cada diagnóstico primário em si de acordo com a funcionalidade do paciente (p. ex., fibrose pulmonar idiopática, bronquiectasias, DPOC, entre outras). Mantem-se a proporcionalidade entre medidas que podem ser tomadas e o princípio básico da medicina socrática de não causar dano.

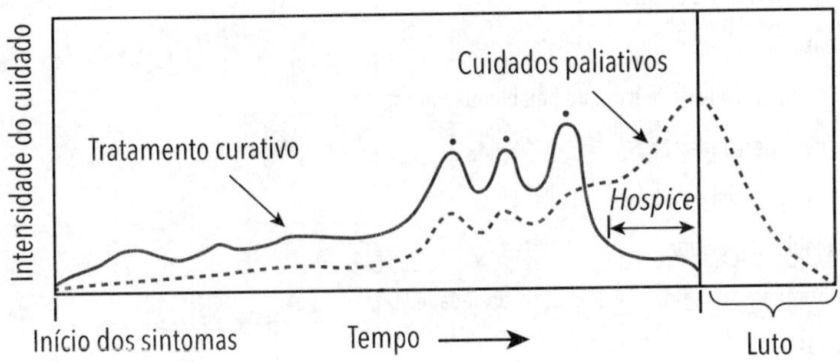

Figura 1 Cuidados com o paciente em doenças crônicas.

Apesar das recomendações globalmente aceitas, há algumas barreiras para instituição de cuidados paliativos em doenças crônicas, principalmente as não neoplásicas, pois o acerto prognóstico não é simples. Alguns profissionais de saúde sentem desconforto em abordar o paciente e sua família sobre questões de final de vida. Como princípio, na abordagem de quaisquer sintomas em cuidados paliativos, a primeira preocupação do profissional de saúde deve ser a avaliação detalhada da situação clínica. Nesse contexto, a avaliação do paciente e de sua família deve ser realizada e levada em conta para o montante de decisões clínicas sobre os aspectos físico, emocional, comportamental e circunstancial.

Dessa forma, a avaliação apropriada e a conduta a ser tomada dependem essencialmente da percepção acurada da equipe toda, que deve ter formação técnica alinhada para, em conjunto, estabelecer metas possíveis, visando ao conforto adequado do binômio paciente-família.

Antever problemas futuros é uma ferramenta útil na avaliação dos pacientes com problemas pulmonares, evitando-se o despreparo pessoal (tanto da equipe como do paciente e de sua família) em momentos de crise. Ao polarizar ações em torno dos sintomas desconfortáveis, as limitações que as doenças pulmonares crônicas impõem podem ser menos pesarosas. Problemas associados também podem ser amenizados em frequência e intensidade, como, por exemplo, a depressão, vetor direto de aumento na mortalidade desses pacientes[3].

INVESTIGAÇÃO

A dispneia pode ser aguda ou crônica (de duração maior que 30 dias).

QUADRO 1 Dispneia aguda[4]

Broncoespasmo
Asma, DPOC, hiper-reatividade e uso de betabloqueadores.
Síndrome de hiperventilação
Causas orgânicas: asma e embolia.
Causas fisiológicas: gravidez.
Distúrbios psiquiátricos: síndrome do pânico, ansiedade.
Uso de drogas.
Idiopática.
Forma primária
Dispneia não relacionada a esforços, incapacidade de encher os pulmões, ansiedade, pânico, tontura, palpitação, tremores de extremidades, parestesias e suspiros frequentes.
Pode haver ideação catastrófica ou sensação de morte iminente nos casos de insuficiência ventricular esquerda, crise hipertensiva e infarto agudo do miocárdio.
As causas cardíacas podem ser diferenciadas de outras causas por meio da dosagem de peptídio natriturético cerebral (BNP). Valores acima de 100 pg/mL têm sensibilidade de 90% e especificidade de 75% para diagnóstico de insuficiência cardíaca congestiva (ICC).
Discinesia de laringe mais comum em mulheres jovens, obesas (confundido frequentemente com distúrbio de conversão e asma). No laringoespasmo, pode haver estridor (reações alérgicas, choque anafilático, refluxo).
Outras formas
Pneumotórax.
Pneumonia.
Aspiração de corpo estranho.

Achados associados, como radiografia de tórax, eletrocardiograma e uma boa história clínica e exame clínico são indispensáveis para o rápido diagnóstico dessas condições.

Ao avaliar sintomas respiratórios, é fundamental acessar a intensidade da dispneia, suas características, desencadeantes, ritmo de evolução, fatores de melhora e piora, além da doença que leva ao sintoma. É comum o paciente limitar seus esforços em tarefas diárias por causa da dispneia, como forma de adaptação sem, no entanto, ter consciência disso. Por isso, uma história detalhada é tão importante. Perguntas a respeito de alergias, uso de medicações, tabagismo, riscos ocupacionais e ambientais são relevantes, podendo diferenciar dispneia cardiogênica de pulmonar.

QUADRO 2 Dispneia crônica[4]

Normal
Indivíduos descondicionados fisicamente.
Anormal
Asma.
DPOC.
ICC.
Causas psicogênicas.
Hipertensão pulmonar.
Doenças pulmonares intersticiais.
Primárias: fibrose pulmonar idiopática.
Secundárias: fibrose por quimioterapia (bleomicina), edema pulmonar, pneumonia por hipersensibilidade, uso de anorexígenos (fenfluramina).

A simples observação da posição do paciente e sua relação com a dispneia pode gerar pistas importantes[5]:

- Trepopneia: ocorre em um decúbito lateral determinado. Geralmente indica doença unilateral, como derrame pleural ou paralisia de um hemidiafragma.
- Ortopneia: dispneia em decúbito dorsal aliviada pela posição sentada. Pode indicar insuficiência ventricular esquerda, doença pulmonar obstrutiva ou paralisia bilateral do diafragma (nesse último caso, a dispneia é instantânea, imediatamente após o decúbito).
- Platipneia: ocorre na posição ortostática, aliviada pelo decúbito. Geralmente é acompanhada de ortodeoxia, queda da PaO_2 em posição de pé. Causas: *shunt* vascular, cardíaco ou intrapulmonar.

Alguns exames podem auxiliar na investigação inicial: hemograma para excluir anemia, dosagem de hormônios tireoidianos; dosagem de creatinina para excluir acidose metabólica por insuficiência renal. Radiografia de tórax, ainda que no leito, pode trazer importantes diferenciais para o diagnóstico. O eletrocardiograma pode indicar arritmias, desvio de eixo para a direita, hipertrofia ventricular direita, aumento atrial direito e taquicardia atrial multifocal, sugerindo doença pulmonar avançada ou hipertensão pulmonar. Quando a doença é conhecida e uma medida objetiva simples é necessária para acompanhamento do curso clínico, a oximetria de pulso é muito útil.

As neoplasias pulmonares apresentam diversas particularidades, não apenas pela sua epidemiologia e sobrevida limitada, mas porque 90% dos pacientes com câncer de pulmão são sintomáticos no momento do diagnóstico. Alguns estudos mostram

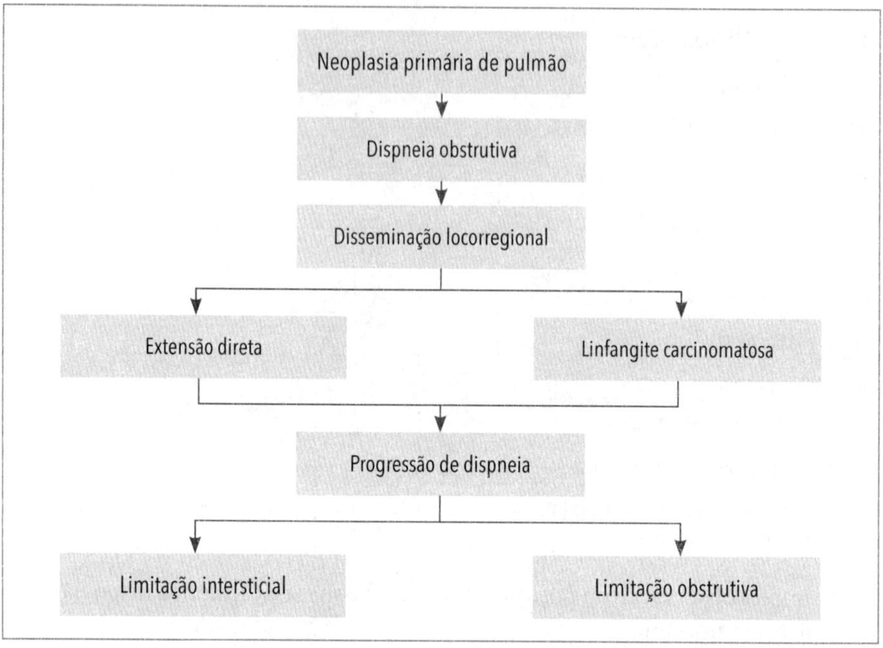

Figura 2 Dispneia por neoplasia[8].

que a dispneia impõe grande estresse aos pacientes, principalmente aos portadores de neoplasias pulmonares, nos quais ela parece ser mais intensa[6,7,8].

No âmbito de cuidados paliativos, alguns testes não são utilizados como rotina, em razão da pouca funcionalidade do paciente. Mas, a depender do desconforto, do estágio da doença e do consenso com o paciente e sua família, algumas ferramentas podem ser úteis: espirometria, ecocardiograma, mapeamento perfusional do miocárdio, PET (*positron emission tomography*), coronariografia, mapeamento ventilação-perfusão pulmonar, tomografia computadorizada.

Nas seis últimas semanas de vida, segundo o National Hospice Study[8], a prevalência de dispneia aumenta de 49 a 64% nos pacientes portadores de neoplasias, podendo ser o principal sintoma referido e o mais grave em alguns casos[9].

As causas de dispneia nos pacientes com neoplasias são as mais diversas, devendo ser considerado o âmbito completo do tratamento para considerar suas origens.

O tratamento, portanto, é instituído à medida que o raciocínio clínico é direcionado para a estabilidade e o conforto do paciente, de acordo com o diagnóstico da doença principal e das comorbidades existentes.

QUADRO 3 Relação com a prevalência e a intensidade de dispneia

Prevalência
Sítio primário da neoplasia: pulmão, mama, colorretal
Metástase pulmonar ou pleural
História prévia de doença cardíaca e/ou pulmonar
Baixo desempenho
Tabagismo
Exposição a asbesto, e poeira do carvão, algodão e areia
Intensidade
Envolvimento pulmonar primário ou secundário
Metástases para o mediastino, hilo e costelas
Ansiedade
Fadiga ou cansaço
Capacidade vital
Pressão inspiratória máxima

QUADRO 4 Causas locais de dispneia em pacientes oncológicos

Envolvimento direto por neoplasia maligna
Neoplasia de pulmão
Metástase pulmonar
Derrame pleural
Mesotelioma
Derrame pericárdico
Obstrução traqueal
Trombose de veia cava superior
Artéria pulmonar: obstrução tumoral, embolia tumoral
Carcinomatose linfática
Paralisia do nervo frênico
Infiltração da parede torácica
Síndrome paraneoplásica
Pneumotórax
Pneumonia (aspiração, fístula traqueoesofágica, infecção oportunística)

(continua)

QUADRO 4 Causas locais de dispneia em pacientes oncológicos (*continuação*)

Síndrome paraneoplásica
Embolia pulmonar
Causas relacionadas ao tratamento: cirurgia (pneumonectomia, lobectomia), quimioterapia (toxicidades pulmonar e cardíaca), pericardite ou pneumonite após radioterapia
Doenças cardiopulmonares
Doença pulmonar obstrutiva crônica
Asma
Doença intersticial pulmonar
Deformidade da parede torácica
Má-formação arteriovenosa pulmonar ICC
Doença cardíaca isquêmica
Arritmia cardíaca

QUADRO 5 Causas sistêmicas de dispneia em pacientes oncológicos

Maligna/paramaligna
Fraqueza dos músculos respiratórios (caquexia, síndrome paraneoplásica, miopatia por esteroides, distúrbios metabólicos e hidreletrolíticos)
Sangue (anemia, síndrome de hiperviscosidade)
Diafragma elevado (paralisia diafragmática, ascite, hepatomegalia)
Acidose metabólica por falência renal
Não maligna
Distúrbio neuromuscular
Bócio retroesternal
Síndrome hepatopulmonar
Síndrome do pânico (hiperventilação)
Obesidade

PROGNÓSTICO DAS DOENÇAS PULMONARES CRÔNICAS

A seguir, serão discutidas as duas principais doenças pulmonares crônicas, tendo em vista o escopo de um manual: FIP e DPOC.

A FIP é a afecção pulmonar intersticial idiopática mais comum, ocorrendo geralmente em indivíduos com mais de 60 anos. O prognóstico é reservado e a sobrevida é de 3 a 5 anos. Apesar da variabilidade do curso da doença, os pacientes apresentam declínio funcional progressivo e perda da capacidade vital forçada (CVF). A causa mais comum de morte é a insuficiência respiratória.

Pacientes com FIP podem apresentar dispneia aos esforços no início da doença e dispneia de repouso nos estágios mais tardios, frequentemente com tosse (60-95%). Nos últimos estágios, a hipertensão pulmonar causada por hipóxia alveolar estimulada por vasoconstrição pode levar à fadiga, dor torácica e arritmias cardíacas. Dessaturação pode ocorrer em caminhadas no plano. Cianose e baqueteamento digital também ocorrem na doença avançada, assim como anorexia e depressão.

A fibrose pulmonar idiopática apresenta diversas trajetórias de declínio. Muitos pacientes sofrem debilidade gradual, assim como em outras doenças crônicas, mas outros podem apresentar uma progressão rápida mesmo no caso de doença considerada leve a moderada no diagnóstico. Essas características dificultam muito a estimativa de prognóstico para a doença. Há instrumentos disponíveis para isso, mas nenhum se mostrou efetivo na definição de prognóstico até o momento. A incerteza prognóstica pode ser usada para aumentar a compreensão e os benefícios potenciais entre planejamento de cuidados avançados e paliativos e para determinar quando um é mais importante que o outro. Os pacientes geralmente têm medo da morte e do momento em que ela vai ocorrer, particularmente temem falta de ar, mas mostram-se relutantes em iniciar a discussão com os profissionais de saúde. A comunicação com um paciente com FIP deveria incluir a capacidade de compreensão da doença, a abordagem de diretivas antecipadas de vida com ele mesmo e seus familiares, tendo em vista a trajetória incerta da doença.

A DPOC é a terceira causa de morte no mundo e a maior causa de morbidade crônica, o que resulta em impactos econômico e social significativos em todos os países.

Evidências científicas sugerem que mais de 50% da população com DPOC não foi diagnosticada. E dos pacientes que tiveram a doença diagnosticada, de 30 a 70% são subtratados.

O curso da doença é marcado por períodos de exacerbações e infecções oportunistas e a indicação de cuidados paliativos deve começar precocemente com o controle de sintomas e a atuação nas exacerbações da doença.

Acreditamos que a equipe de cuidados paliativos pode ajudar no controle de sintomas e em estratégias de comunicação de pacientes com DPOC grave, ou seja, volume expiratório forçado no primeiro Segundo (VEF1) abaixo de 30% do predito, dependência de oxigênio, múltiplas internações hospitalares, comorbidades, perda de peso/caquexia, além de perda progressiva de funcionalidade.

O prognóstico na DPOC é um desafio, e consideramos fundamentais as estratégias de duas importantes entidades norte-americanas: Global Initiative for Chronic Obstructive Lung Disease (GOLD) e American Thoracic Society. Ambas recomendam que a percepção do paciente em relação à dispneia seja incluída no estadiamento de DPOC, por exemplo, quando a dispneia é o sintoma mais desconfortável[6,7].

A queixa do paciente, portanto, deve ser considerada, assim como é relatada, havendo instrumentos validados para relacioná-la a outras variáveis que podem determinar a previsão de mortalidade no caso de portadores de DPOC[10].

A maior pontuação define o pior prognóstico do paciente, sendo que, idealmente, as medidas para alívio de dispneia devem ser tomadas desde o princípio.

Embora o estudo de BODE não reflita a taxa de declínio na saúde dos pacientes, fica claro que ferramentas simples podem fazer a diferença no planejamento do tratamento desses pacientes.

MANEJO DAS DOENÇAS PULMONARES CRÔNICAS[11,13]

As doenças pulmonares, exceto nas infecções, quando não deixam sequelas estruturais nos pulmões e alterações na função pulmonar, tendem à cronicidade. Esse fato indica a importância dos cuidados paliativos associados aos cuidados e tratamento específicos de cada doença em questão. Quando os cuidados paliativos são instituídos desde o princípio de um diagnóstico de doença crônica, a cada fato de progressão de doença e/ou de perda funcional pulmonar, a transição certamente é mais tranquila para o paciente, de modo a otimizar sempre a qualidade de vida. Entre as questões físicas a ser tratadas, há também fatos de ordem pessoal, espiritual, social, dimensões que compõem o ser humano como um todo. E quando o acompanhamento do paciente contempla todas as suas dimensões, outros aspectos surgem como mediadores ativos no suporte final imunológico e inflamatório do organismo doente.

QUADRO 6 Índice BODE*

	Pontos			
Variáveis	0	1	2	3
VEF1 (% previsto)**	≥ 65	50 a 64	36 a 49	≤ 35
Distância caminhada 6 min (m)#	≥ 350	250 a 349	150 a 249	≤ 149
MRC (escala de 0 a 4)##	0 ou 1	2	3	4
IMC (kg/m²)#	> 21	≤ 21		

* *Body-mass index* (B), *degree of airflow obstruction* (O), *dyspnea* (D), *exercise capacity* (E).
** Mede o grau de dano pulmonar;
# expressa as consequências sistêmicas da DPOC;
pontos na escala de dispneia modificada da Medical Research Council (MMRC) vão de 0 a 4, sendo a nota maior indicação de que o paciente é tão dispneico que é incapaz de sair de casa ou tem muita dispneia ao se vestir. Avalia, portanto, a percepção do paciente.

Estudos recentes mostram que quanto maior o apoio ao paciente, melhor o número e a qualidade de suas células de defesa, gerando, assim, um sistema contrarregulador mais forte em relação aos mediadores de estresse tão presentes e ativos nas doenças crônicas. Quanto melhor a regulação desse desbalanço inicial, mais protegido o paciente estará.

DPOC

A otimização da terapêutica com broncodilatadores inalatórios de longa duração, oxigenoterapia domiciliar 24 h/dia,[14] cirurgia redutora de volume pulmonar (melhora da mecânica da caixa torácica), reabilitação pulmonar e ventilação não invasiva (nas exacerbações graves), antibióticos[11,12].

FIP

Em pacientes com FIP grave associada à hipertensão pulmonar, sildenafil pode melhorar a dispneia em repouso relaxando as paredes arteriais e reduzindo o trabalho ventricular. Também é sugerido que a ventilação não invasiva pode melhorar a tolerância ao exercício. Porém, as taxas de mortalidade são altas (96%) quando a ventilação mecânica é utilizada para exacerbações ameaçadoras da vida, recomendando-se em caso de intubação estratégias protetoras de ventilação.

Deve-se realizar oxigenioterapia domiciliar contínua caso o paciente seja elegível (PaO2 < 56; sinais de hipertensão pulmonar e/ou sinais de sobrecarga da VD). E para os casos de dependentes de O2 (DPOC, FIP) deve-se atentar para todo o preparo do paciente e de seus familiares em torno do uso da oxigenoterapia: seus benefícios para o conforto, inclusive amenizando a sobrecarga cardíaca, e seus cuidados (uso mínimo diário de 18 horas, cuidados com possibilidade de incêndio quando em proximidade ao fogo, a cosméticos derivados de petróleo e *sprays*, por exemplo).

O benefício da reabilitação pulmonar não é tão claro como em pacientes com DPOC em cuidados paliativos, a não ser por higiene brônquica, medidas de conservação de energia e posicionamento de conforto[13]. Chega o momento em que a ideia não é reabilitar, mas "devolver para o leito", prezando pelo melhor conforto possível. O investimento na melhora clínica de causas potencialmente reversíveis deve ser realizado, mas o conforto é o fiel da balança. Assim funciona para as demais doenças pulmonares, como em quaisquer momentos do processo de adoecer, seja do paciente clínico ou oncológico. Guardadas as devidas proporções, para cada caso, avalia-se em conjunto com o paciente (se possível) e com sua família as possibilidades a ser instauradas.

TRATAMENTO MEDICAMENTOSO/INTERVENCIONISTA DE SINTOMAS PULMONARES

Algumas causas de dispneia podem ser corrigidas se houver foco de quem avalia o paciente em termos da busca do comportamento da doença de base e associação de comorbidades que a acompanham. Um bom exemplo é o paciente com insuficiência cardíaca grave que pode apresentar desconforto respiratório. O raciocínio clínico deve ir além do diagnóstico de base. Deve compor uma pessoa e o que ocorre em seu organismo como um todo.

QUADRO 7 Algumas causas de dispneia e possíveis condutas[15,16]

Causas
Congestão
Derrame pleural
Tromboembolismo pulmonar
Obstrução das vias aéreas
Linfangite carcinomatosa
Infecção primária
Anemia
Manejo
Diuréticos, ventilação não invasiva
Punção de alívio, drenagem, pleurodese
Anticoagulação
Radioterapia, *laser*, *stents*
Corticoides (dexametasona, 8-12 mg por dia)
Antibióticos
Sangue

Identificada a causa da dispneia, associando-se o quadro clínico ao substrato anatomopatológico que acomete o paciente, a escolha da medicação e da dose corretas para aquele paciente específico e naquele determinado momento tem maior chance de melhor sucesso terapêutico. Procurar sempre manter o princípio farmacológico da menor dose de medicação possível com o melhor efeito desejado, evitando-se efeitos colaterais.

A dispneia causa grandes transtornos ao paciente, limitando sua capacidade física e tornando-o dependente de outras pessoas (familiares e cuidadores formais). Deve-se levar em consideração a associação entre hábitos e vícios, sobretudo o tabagismo. Muitos pacientes tendem a se isolar do convívio social, sentindo "culpa" por hábitos prévios que podem ter levado à condição clínica atual.

Para os pacientes com fibrose, doenças ocupacionais graves, restrições significativas por deformidades da caixa torácica, os hábitos não foram determinantes e, nesses casos, ainda assim, muitas vezes procura-se uma culpa, um responsável pela limitação que progride lentamente, reduzindo as atividades de vida diária (AVD) a um mínimo. Seguem-se momentos de desesperança e depressão, ou seja, dado um diagnóstico de doença pulmonar crônica, seja qual for, todas as fases descritas por Elizabeth K. Ross[14] se manifestam. Atentar para elas é muito importante para o paciente conseguir dar uma ressignificação à sua vida, relacionando sua trajetória ao momento presente vivido. A cada consulta é imprescindível retomar a consciência para o momento presente, contar com toda a equipe multiprofissional que tem seu papel em cada faceta que compõe aquela pessoa em particular.

Direcionar o cuidado para todos os aspectos que envolvem um sintoma desconfortável é fundamental para sua melhora. Da mesma forma, atentar para a funcionalidade do paciente e para o que ele ainda suporta em termos de medidas, é fundamental para que tenhamos sucesso no alívio máximo de algo que o desconforta. Assim sendo, medidas não invasivas ainda podem ser aventadas, como mencionadas a seguir.

QUADRO 8 Medicações para dispneia e recomendações

Medicação	Recomendação
Opioide	Morfina (padrão ouro) Iniciar com doses baixas (5 a 10 mg/dia) Reduzir dose/espaçar horários para depuração de creatinina < 30 e hepatopatas
	Metadona Pacientes ambulatoriais com IRC Internados com IRC (com cautela IV por meia-vida errática)
	Fentanil Considerar como opção para pacientes internados com IRC Via oral não patente, difícil acesso venoso – possibilidade de uso transdérmico
	Oxicodona Ainda com poucas evidências 10 a 20 mg/dia
Benzodiazepínicos (BDZ)	Midazolam Doses baixas podem ser suficientes 15 mg, EV em BIC /24h
Antipsicóticos	Haloperidol Efeito secundário para pacientes refratários na intenção de retardar a sedação Pode ser infundido em conjunto com BDZ e opioide 5 a 10 mg/24h
Anticolinérgicos	Hioscina Tem o efeito colateral de redução de secreções 10 mg até 4/4h
Diuréticos	Furosemida Benefício nos pacientes em anasarca e congestão pulmonar 20 mg, EV 6/6h
Corticoterapia	Metilprednisolona Benefício em pacientes com componente broncoespasmo 125 a 500 mg, 6/6 h (dose maior para os pacientes com doença pulmonar prévia descompensada)

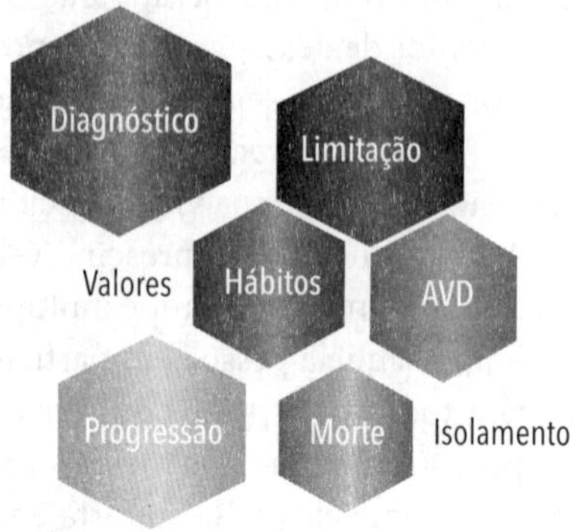

Figura 3 Trajetória do paciente na doença crônica pulmonar.

Oxigenoterapia

Dados os parâmetros corretos para sua instalação (PaO_2 < 55 mmHg, $SatO_2$ < 88%, PaO_2 55-59 mmHg/SpO_2 < 89%), se houver sinais de hipertensão arterial pulmonar, *cor pulmonale* (policitemia, edema periférico, turgência jugular, segunda bulha cardíaca hiperfonética, realizar eletrocardiograma com onda "*p pulmonale*")[14].

Ventilação não invasiva

Uma medida útil no recrutamento de áreas preenchidas por secreção é a ventilação não invasiva. Melhora a expansibilidade e reduz o trabalho muscular dos pacientes com perda ponderal. No entanto, a cooperação do paciente é importante para o sucesso da VNI, sendo seu uso limitado nos pacientes com rebaixamento do estado de consciência ou em *delirium*. A VNI, pela inexistência de uma prótese traqueal, somente pode ser utilizada nos pacientes capazes de manter a permeabilidade da via aérea superior, assim como a integridade da deglutição e da capacidade de mobilizar secreções.

Fisioterapia respiratória

A fisioterapia respiratória deve ser realizada em manobras de higiene brônquica, tendo-se o cuidado de não aspirar frequentemente o paciente. Há medidas menos desconfortáveis ao paciente e menos traumáticas, como a escolopamina e a atropina, que podem auxiliar na redução de secreções.

QUADRO 9 Contraindicações para ventilação não invasiva[15]. Rebaixamento de consciência
Uso de drogas vasopressoras
Arritmias complexas
Obstrução de via aérea superior ou trauma facial
Tosse ineficaz ou disfagia acentuada
Distensão abdominal
Náuseas ou vômitos
Sangramento digestivo alto
Infarto agudo do miocárdio
PO recente (face, via aérea superior ou esôfago)
Uso de VNI é controverso: pós-operatório de cirurgia gástrica, gravidez

Fisioterapia motora

A fisioterapia motora deixa de ter o caráter de reabilitação à medida que a doença avança. A posição do paciente se torna mais importante, ou seja, as medidas para o seu conforto prevalecem. O paciente é conduzido de volta ao leito e não para fora dele.

CONSIDERAÇÕES FINAIS

A cronicidade está diretamente ligada ao paciente com doenças pulmonares. A melhoria dos sintomas desconfortáveis ao paciente é proporcional aos cuidados de suporte dispensados tanto ao paciente quanto aos que o acompanham.

Ainda hoje encontramos poucos profissionais da área clínica atuando em cuidados paliativos, mas deve-se lembrar que a expectativa de vida do brasileiro aumenta a cada ano, a não ser por esse período de pandemia, onde esperamos reverter essa situação. A população economicamente ativa atinge hoje a casa dos 60 anos de idade. Mesmo com a expectativa de vida reduzindo em 2 anos, a prevalência de doenças crônicas ainda se manterá alta.

Esse aumento, aliado ao grau de educação nos países em desenvolvimento, como o Brasil, faz a proporção de DPOC, por exemplo, chegar a 1:1 em termos homem:mulher.

Hábitos podem ser mudados e muitas doenças podem ser evitadas com educação e melhorias na saúde primária.

Quando as doenças pulmonares se instalam, o alvo deve ser, sempre que possível, tratar a causa direta de exacerbações e manter o controle de doenças de base, buscando qualidade de vida. Os profissionais de saúde devem conhecer não apenas o VEF1 do indivíduo, mas sua história de vida, valores e desejos. Com efeito, tais atitudes tornam a medicina de aliviar, curar e confortar, uma arte.

CUIDADOS PALIATIVOS NA COVID-19

Os cuidados paliativos na pandemia reforçam a importância da proporcionalidade nos cuidados ao paciente, seja ele crítico ou não. A OMS recomenda que os pacientes tenham a possibilidade de definir diretivas antecipadas de vida durante a doença (por exemplo, se deseja suporte avançado de vida) e que seu desejo pessoal seja respeitado como prioridade no plano de cuidados.

Atualmente o reforço sistemático de que toda especialidade clínica deve oferecer cuidados paliativos em conjunto com o tratamento curativo infere a importância da equipe interdisciplinar nos cuidados durante a Covid-19[18].

Seguem alguns critérios de referência do paciente para cuidados paliativos (adaptado de Center to Advance Palliative Care – CAPC)[19]:

Critérios Covid-19:

- Paciente previamente definido como em cuidados paliativos.
- Sintomas refratários para protocolos clínicos de cuidados paliativos.
- Em suporte ventilatório prolongado.
- Proporcionalidade de tratamento definido por médico, paciente e/ou família (ou constatação de que não há mais tratamentos de benefício ao paciente).
- Estresse psicológico/espiritual/existencial do paciente ou da família no contexto de uma doença grave.
- A pedido da família ou do paciente.

Critérios gerais:

Presença de doença grave e um ou mais dos seguintes:

- Diagnóstico recente de doença limitante da vida para controle de sintomas, suporte do paciente e familiar.
- Dependência funcional aumentada para atividades diárias.
- Perda de peso.
- Neoplasia metastática progressiva.
- Admissão em casa de longa permanência.
- Duas ou mais hospitalizações por doença dentro de 3 meses.
- Sintomas físicos ou emocionais de difícil controle.
- Prognóstico sombrio por parte do médico assistente, da família e do paciente.
- Solicitação da família quanto a tratamentos ou terapias que não tragam benefício.
- Pacientes com mais de 65 anos, seriamente doentes e que necessitem de hidratação ou alimentação artificial, ou pacientes em fase final de vida.

- Suporte social limitado na instalação de uma doença séria.
- *Palliative Performance Scale* (PPS) ≤ 60.

Critérios neoplásicos:
Presença de quaisquer dos abaixo (e/ou):

- Neoplasia metastática ou localmente avançada em progressão a despeito do tratamento oferecido.
- Karnofsky < 50 ou ECOG > 3.
- Metástases cerebrais, compressão medular ou meningite neoplásica.
- Hipercalcemia maligna.
- Derrame pericárdico/pleural recidivante.

Critérios neurológicos:
Presença de quaisquer dos abaixo (e/ou):

- Folstein Mini Mental *score* < 20.
- Sonda de alimentação sendo considerada por condição neurológica.
- *Status Epilepticus* > 24 h.
- Doença neuromuscular e/ou decisão de intubação para suporte mecânico de ventilação.
- Neoplasia cerebral.
- Parkinson com estado funcional baixo ou demência.
- Demência avançada com dependência para todas as atividades diárias.

REFERÊNCIAS BIBLIOGRÁFICAS

1. Cachia E, Ahmedzai SH. Breathlesness in cancer patients. Eur J Cancer 2008; 44:116-1123.
2. Ahmedzai SH. Cough in cancer patients. Pulm Pharmacol Therapy. 2004;17:415-23.
3. Unützer J, Patrick D, Marmon T, Simon GE, Katon WJ. Depressive Symptoms and Mortality: a Prospective Study of 2558 Older Adults. Am J Geriatr Psychiatry 10:521-30, 2002.
4. Zamboni M, Pereira CAC. Pneumologia - Diagnóstico e Tratamento. 1. ed. São Paulo: Atheneu, 2007. 69-74. Adaptado.
5. Martinez JAB, Padua AI, Terra Filho J. Medicina, Ribeirão Preto, Simpósio: Semiologia 2004;37:199-207.
6. Pauwels RA, Buist AS, Calverley PM, Jenkins CR, Hurd SS. Global strategy for the diagnosis, management, and prevention of chronic obstructive pulmonary disease: NHLBI/WHO Global Initiative for Chronic Obstructive Lung Disease (GOLD) Workshop.
7. Definitions, epidemiology, pathophysiology, diagnosis, and staging. American Journal of Respiratory and Critical Care Medicine 1995;152: Suppl: S78-S83.
8. Frank C, Detterbeck M, Patricia R, Mark AS, Julian GR (eds). Diagnosis and Treatment of Lung Cancer. An Evidence-Based Guide for the Practicing Clinician. WB Sauders Company, 2001.
9. Reuben DB, Mor V. Dyspnea in terminally ill patients. Chest 1986;89(2):234-6.
10. Celli BR, Cote CG, Marin JM, Casanova C, Oca MM de, Mendez RA, et al. The Body-Mass Index, Airflow Obstruction, dyspnea, and exercise capacity index in chronic obstructive pulmonary disease. New England J Med 2004;350:1005-12.
11. Consenso Brasileiro de Ventilação Mecânica. J Bras Pneumol. 2007;33(Supl 2):S 92-S.

12. Lanken PN, Terry PB, DeLisser HM, Fahy BF, Hansen-Flaschen J, Heffner JE, An Official American Thoracic Society Clinical Policy Statement: Palliative Care for Patients with Respiratory Diseases and Critical Illnesses. ATS:2007.
13. Lewis D, Scullion J. Palliative and end-of-life care for patients with idiopathic pulmonary fibrosis: challenges and dilemmas. International Journal of Palliative Nursing 2012;18(7):331-337.
14. Kübler-ross E. Sobre a Morte e o Morrer. 9.ed. São Paulo: Martins Fontes.
15. Mercadante S, Casiccio A, Fulfaro F. The course of symptom frequency and intensity in advanced cancer patients followed at home. J Pain Symptom Manag 2000;20:104-12.
16. Doyle D; Hanks G; Cherny N; Calman K. Oxford Textbook of Palliative Medicine. 3. ed. Oxford: Oxford University Press, 2005. p.87-590. Adaptado.
17. Machado MCLO. Oxigenioterapia Domiciliar Prolongada. SBPT 2008. www.sbpt.org.br
18. World Health Organization (2020). Clinical management of COVID-19: interim guidance, 27 May 2020. World Health Organization. [INTERNET] [Acesso em: 2021 abr. 14]. Disponível em: https://apps.who.int/iris/handle/10665/332196.
19. Center to Advance Palliative Care (CAPC). Palliative care referral criteria covid-19 context. [INTERNET] [Acesso em: 2021 abr. 14] Disponível em: https://www.capc.org/covid-19.

CAPÍTULO 52

CUIDADOS PALIATIVOS NA DOENÇA HEPÁTICA CRÔNICA

Suelen Medeiros e Silva

INTRODUÇÃO

Doença hepática crônica (DHC) é o conjunto de doenças caracterizadas pelo declínio da função hepática como resultado de um estímulo lesivo persistente e/ou inflamação crônica no fígado. A avaliação dos pacientes deve ser direcionada para estabelecer o diagnóstico etiológico, estimar a gravidade e estabelecer o estágio da doença. O diagnóstico deve enfocar a causa da doença e o padrão de lesão celular (hepatocelular, colestática ou mista). A estimativa de gravidade refere-se à avaliação da atividade da doença (ativa ou inativa) e à intensidade (leve, moderada ou grave/avançada). Por fim, o estadiamento refere-se à estimativa do estágio atual na evolução da doença: aguda ou crônica; precoce ou tardia; pré-cirrótica, cirrótica ou terminal[1].

EPIDEMIOLOGIA

Estimativas de 2008 sugerem que aproximadamente 5,5 milhões de pessoas no mundo sofrem de DHC, dessas, 40 mil morrerão como resultado do curso natural dessas doenças. Nos Estados Unidos, a DHC resulta em 4-5 mil óbitos por ano, sendo a 12ª causa de óbito, e em 11-17 mil internações[1].

No Brasil, apesar dos dados discrepantes e das poucas informações disponíveis, 16 mil óbitos foram atribuídos ao grupo fibrose, cirrose hepática e doença alcoólica do fígado em 2002[2].

Apesar do transplante hepático resultar em aumento da sobrevida e melhora da qualidade de vida para pacientes com DHC avançada, muitos pacientes não são elegíveis por comorbidades associadas, funcionalidade ou por condições sociais. Dos elegíveis, de 10 a 15% falecem à espera de transplante em decorrência da pequena viabilidade do órgão nesses pacientes, resultando em maior risco de complicações e óbito[2]. Além disso, aqueles que recebem transplante com sucesso geralmente vivenciam complicações associadas a sofrimento físico e emocional.

ETIOLOGIA

A maioria dos casos de DHC resulta de complicações provenientes do uso álcool e das hepatites virais, que, juntos, contabilizam mais de 75% de todos os casos. As demais causas de DHC se encontram no Quadro 1.

QUADRO 1 Principais causas de doença hepática crônica

Álcool
Hepatites virais (principalmente vírus B e C)
Doença hepática gordurosa não alcoólica (NASH)
Doença de Wilson
Hemocromatose
Síndromes colestáticas; obstrução biliar extra ou intra-hepática, colangite, colecistite
Lesão vascular; doença venoclusiva, síndrome de Budd-Chiari, trombose de veia porta
Lesões expansivas (CHC, colangiocarcinoma, adenoma, tumores metastáticos)
Doenças hepáticas genéticas autoimunes

No estágio mais avançado, a DHC geralmente resulta no desenvolvimento de cirrose, definida como uma distorção irreversível da arquitetura hepática por meio de fibrose e formação de nódulos anormais de regeneração, com consequente perda progressiva da função hepática e complicações da hipertensão porta[4]. Essas duas síndromes apresentam algumas características fisiopatológicas e manifestações clínicas especiais em cada grupo, porém, em estágio avançado, geralmente convergem para a falência hepática, com alguns sinais e sintomas mais prevalentes.

Neste capítulo serão abordados os principais sintomas relacionados à DHC avançada, assim como a discussão de prognóstico e de plano de cuidados integral ao paciente.

PRINCIPAIS SINTOMAS E COMPLICAÇÕES DA DOENÇA HEPÁTICA CRÔNICA

Pacientes com DHC avançada desenvolvem uma variedade de sinais e sintomas que afetam a sobrevida e a qualidade de vida[1]. Além das manifestações típicas relacionadas ao diagnóstico principal, esses pacientes geralmente são acometidos por consequências clínicas comuns a doenças crônicas em estágio avançado, como síndrome caquexia-anorexia, sarcopenia, queda da imunidade e fadiga[4].

A DHC avançada geralmente é o caminho final de várias doenças com lesão hepática. A depender do padrão de lesão (comprometimento da arquitetura hepatocelular e/ou sistema porta e/ou presença de dilatação biliar), da presença ou não de cirrose, da forma da lesão (forma aguda, forma crônica), da presença de doença compensada ou descompensada, muda-se tanto a manifestação clínica quanto laboratorial. Porém, no curso avançado de tais doenças, alguns sinais e sintomas são mais prevalentes e comuns, conforme listado no Quadro 2. Alguns serão elucidados de forma mais detalhada a seguir.

QUADRO 2 Manifestações clássicas da cirrose hepática avançada
Fadiga
Anorexia, dor abdominal, náuseas e vômitos
Icterícia e prurido
Ascite
Sangramento (varizes esofágicas e/ou coagulopatia)
Encefalopatia hepática
Edema de membros inferiores
Rarefação de pelos
Atrofia testicular e perda de libido

DOR

Informações do estudo SUPPORT sugerem que a dor grave é comum em pacientes com DHC avançada[5]. Outros estudos sugerem a melhora da qualidade de vida com o controle de dor em pacientes não oncológicos[6].

Podem ocorrer vários padrões de dor a depender da etiologia da doença hepática, como no caso de lesões expansivas intra-hepáticas ou de hepatomegalia secundária a colestase. Nesta última, é comum o desconforto no gradil costal direito ou, menos comumente, no flanco direito, com dor referida na região cervical direita, ombro direito ou região escapular ipsilateral[4].

As orientações do World Health Organization (WHO) para o manejo de sintomas necessitam de modificações nos pacientes com doença hepática avançada e cirrose em decorrência das alterações de farmacodinâmicas que ocorrem nesses pacientes[1]. A seguir, estão descritas algumas sugestões na literatura.

RECOMENDAÇÕES

Nos pacientes com DHC e dor leve, prefere-se o uso de paracetamol ou dipirona ao uso de anti-inflamatórios não esteroidais (AINEs) seletivos e não seletivos. A ação de AINEs nesses pacientes promove a supressão do efeito vasodilatador da prostaglandina na artéria renal aferente, o que pode resultar em insuficiência renal aguda nos pacientes com cirrose[7]. Ainda, o efeito antiplaquetário dos AINEs pode precipitar a hemorragia gastrintestinal[1]. As evidências não sugerem piora da lesão hepática associada ao uso de parecetamol em doses terapêuticas (≤ 4 g/dia) por curto tempo[7]. Se houver necessidade de uso em longo prazo, apesar da escassez de estudos prospectivos que avaliem sua segurança nessa população de pacientes, muitos especialistas recomendam o uso de doses reduzidas, geralmente 2 a 3 g/dia, em pacientes com disfunção hepática não alcoólica[1].

Em pacientes com dor de moderada a grave, os opioides podem ser utilizados com segurança, com algumas cautelas em decorrência do aumento do risco de precipitação de encefalopatia hepática associado ao seu uso[7]. Fentanil e oxicodona são os opioides de primeira escolha no contexto de doença hepática. Codeína e tramadol devem ser evitados pela eficácia reduzida e aumento de efeitos colaterais[1].

Quanto à morfina, ela geralmente é tolerada pela maioria dos pacientes com disfunção hepática[9]. Porém, há evidência do prolongamento da meia-vida em pacientes com cirrose e disfunção hepática. Assim, sugere-se iniciar seu uso com redução da dose de 25 a 50% e aumentar o intervalo de uso de 4 horas para 6 horas[1].

QUADRO 3 Recomendações para avaliação e controle de dor

Classificação quantitativa e qualitativa da dor: sem modificações
Dor leve
Evitar AINEs.
Preferência por dipirona (sem ajuste de dose) e paracetamol:
▪ Curto prazo: paracetamol 4 g/dia.
▪ Longo prazo: paracetamol 2-3 g/dia.
Dor moderada a intensa
Preferência por oxicodona e fentanil.
Morfina: redução da dose inicial em 25-50% e maior intervalo entre as doses, a cada 6 horas.
Metadona: pode ser usada com cautela, sugere-se avaliação com especialista (profissional de cuidados paliativos, de controle de dor).
Codeína e tramadol: não usar.
Adjuvantes de dor: avaliar farmacocinética, farmacodinâmica, possibilidade de interação medicamentosa, metabolismo de primeira passagem hepática.

A metadona pode ser utilizada, porém, sugere-se uma avaliação especializada nesse caso, em decorrência de sua grande variabilidade individual e risco potencial de interações medicamentosas[10]. Em relação ao uso de adjuvantes, reforçamos que o tipo de dor, sua gravidade e o risco de eventos adversos (incluindo polifarmácia) devem ser considerados na escolha das medicações[9]. Ainda, farmacocinética e farmacodinâmica, assim como o metabolismo de primeira passagem observado em alguns desses medicamentos, devem ser avaliados.

PRURIDO

O prurido é um sintoma que interfere de forma significativa na qualidade de vida. Está presente nos pacientes com doença hepática de qualquer origem, porém, mais comumente nos casos de colestase, sinalizando que há descompensação[11]. A patogenia do prurido na doença hepática ainda continua em investigação, mas parece ser mediada por substâncias pruritogênicas resultantes do prejuízo da secreção biliar, que ativam as terminações nervosas a nível central e periférico[4].

RECOMENDAÇÕES

A primeira medida a ser tomada é assegurar o tratamento de forma adequada da descompensação da doença hepática. A depender do prognóstico e das condições clínicas do paciente, a obstrução biliar extra-hepática pode ser tratada de forma efetiva por *stent* biliar endoscópico, drenagem biliar percutânea ou cirurgia para anastomose biliodigestiva. O prurido por colestase intra-hepática é mais difícil de ser abordado com procedimentos invasivos[12].

As resinas não absorvidas, como a colestiramina, são usadas em pacientes com prurido por colestase[11]. Esses agentes se ligam a sais biliares e a demais substâncias pruridogênicas, impedindo a recaptação no íleo terminal e facilitando a excreção fecal. Adicionalmente, há estudos com pacientes em uso de colestiramina que sugerem redução do nível de colecistocinina sérica, que apresenta ação de antagonismo a opioide[13]. Cerca de 80% dos pacientes respondem de forma parcial ou completa a esses agentes. A dose sugerida é de 4 g uma ou duas vezes ao dia, que pode ser aumentada progressivamente para até 16 g/dia. Como as substâncias pruridogênicas se acumulam na vesícula biliar pela noite, essas medicações são geralmente oferecidas entre 30 minutos e 1 hora antes e após o café da manhã, administradas 4 horas antes de qualquer medicação. Efeitos adversos que podem ocorrer incluem desconforto e distensão abdominal, além de diarreia[14].

Os pacientes com DHC com prurido apresentam maior concentração de opioides no plasma e níveis reduzidos de receptores de opioides no sistema nervoso central[13]. Assim, o uso de antagonistas de opioides também é eficaz no tratamento do prurido na DHC, tanto o uso intravenoso (naloxone 0,4 mg em bolus, seguido por infusão contínua) como o oral (naltrexona 25-50 mg/dia) [15]. Em relação ao controle álgico em usuários de opioides, recentes estudos com pacientes em pós-operatório anestésico demonstraram uma redução de efeitos colaterais como o prurido, sem perda do controle de dor ou aumento da quantidade de uso de opioides, após a introdução de naloxona intravenosa[16,17].

A rifampicina é um antibiótico semissintético utilizado para manejo do prurido colestático, com mecanismo de ação desconhecido[18]. Geralmente é indicada no tratamento por curto tempo, em doses de 300 mg a 600 mg/dia.

Quanto aos anti-histamínicos, não há evidência do uso em pacientes com colestase[13]. A ação nesses casos se deve provavelmente ao efeito sedativo dessas medicações. Demais medicações, como fenobarbital[16], ondansetrona e propofol[19], têm sido estudadas nos quadros de prurido por diversas causas[13].

Quanto às demais medidas, sugere-se o uso de hidratantes e a manutenção do ambiente frio e úmido para diminuir a sudorese. Ainda, deixar sempre as unhas cortadas e optar por tecidos de algodão também ajuda a evitar a piora do quadro e algumas complicações locais.

QUADRO 4 Recomendações para o manejo do prurido na DHC

A depender de prognóstico: aventar procedimentos invasivos (*stent* biliar endoscópico, drenagem biliar percutânea, cirurgia de anastomose biliodigestiva).
Prurido por colestase: colestiramina 4 g, 1 a 2 vezes/dia (dose máxima: 16 g/dia).
Antagonistas de opioide: ▪ Endovenoso: naloxone 0,4 mg, *bolus* IV, seguida por infusão contínua. ▪ Oral: naltrexone 25-50 mg/dia.
Rifampicina (uso por curto prazo): 300-600 mg/dia.
Anti-histamínicos: sem comprovação.
Hidratantes, ambiente frio, unhas cortadas, tecidos de algodão.

IV: intravenoso.

ENCEFALOPATIA HEPÁTICA

A encefalopatia hepática (EH) é caracterizada por alterações neurológicas de graus variados, marcada por confusão mental, que pode ser hipoativa, hiperativa ou mista[4]. Ela é decorrente da presença de toxinas não depuradas pela disfunção primária dos hepatócitos ou pela presença de *shunt* portossistêmico. A presença de EH é sinal de descompensação da insuficiência hepática, e o primeiro episódio é associado à sobrevida de 1 a 3 anos de 42 e 23%, respectivamente[20].

RECOMENDAÇÕES

O tratamento deve ser focado na avaliação cuidadosa de causas potencialmente reversíveis e no tratamento delas, como hipovolemia, sangramento gastrintestinal, constipação, hipocalemia, alcalose metabólica, hipóxia, uso de sedativos (por exemplo, benzodiazepínicos), hipoglicemia, infecções[12]. Como todo procedimento realizado no paciente com doença avançada, a realização de testes diagnósticos deve sempre levar em consideração os riscos e benefícios, dependendo do prognóstico esperado e da mudança de conduta que podem precipitar.

Dieta com restrição proteica geralmente é sugerida somente no momento agudo de descompensação[13]. Porém, há estudos que questionam tal indicação hoje em dia, com evidências sugerindo agravo da encefalopatia em casos de catabolismo avançado associado a prolongadas restrições dietéticas, já que o músculo é importante para a metabolização da amônia[21].

Juntamente à correção do fator precipitante, o uso de lactulose permanece como indicação, apesar de metanálises recentes (Cochrane e British Medical Journal), que questionam sua eficácia. Pode ser utilizada via oral (20 a 40 mL de 8/8 h a 4/4 h) e no preparo de solução para uso retal (200 a 300 mL de lactulose em 800 mL a 700 mL de solução para uso retal - soro, água, glicerina, manitol) [12]. Objetiva-se melhora da constipação com 2 a 3 evacuações diárias. Os antibióticos não absorvidos podem ser usados isoladamente ou associados à lactulose, com objetivo de redução da flora intestinal. Neomicina oral geralmente é a primeira escolha, na dose de 1 a 1,5 g de 6/6 horas, com risco de aumento de ototoxicidade e nefrotoxicidade. Em pacientes com disfunção renal de base, opta-se pelo uso de metronidazol (250 mg a 500 mg de 8/8 horas), com a limitação de gosto metálico e de causar neuropatia periférica.[22] Rifampicina (dose de 1.200 a 2.400 mg/dia, dividida em duas tomadas) é indicada nos casos de encefalopatia hepática crônica. Pacientes com EH podem estar agitados; nesse caso, o uso de haloperidol é uma opção mais segura que de benzodiazepínicos, uma vez que estes são associados à precipitação de EH e ao aumento de *delirium*.[23] Ainda assim, deve ser usado de forma criteriosa. Em casos de agitação de difícil controle, avalia-se o uso das demais drogas antipsicóticas, porém, dependendo da dose, podem levar ao rebaixamento do nível de consciência. Ainda, sugere-se evitar as fenotiazinas pela hepatotoxicidade associada[1]. Porém, mais estudos são necessários à avaliação das indicações e doses sugeridas.

O uso das medidas sugeridas deve ser avaliado conforme a funcionalidade e o prognóstico do paciente. Nos casos de EH refratárias, com melhora parcial às medidas instituídas, recorrentes e sem causas de reversibilidade, sugere-se quadro possivelmente secundário à terminalidade pela progressão natural da doença hepática avançada. Nesse caso, as medidas instituídas para o controle das consequências clínicas potencialmente desencadeantes de sofrimento ao paciente, à família e aos cuidadores recebe enfoque especial. Deve-se orientar e acolher o paciente, a família e a equipe de forma empática, no contexto clínico e nas consequências possíveis.

QUADRO 5 Recomendações no manejo da EH

Avaliação de causas potencialmente reversíveis: hipovolemia, sangramento gastrintestinal, constipação, hipocalemia, alcalose metabólica, hipóxia, sedativos, hipoglicemia, infecções.
Dieta com restrição proteica: controversa (se descompensação aguda?).
Evacuações diárias (2-3 episódios): ▪ Lactulose oral: 20-40 mL de 8/8h a 4/4 h. ▪ Solução para uso retal: 200-300 mL de lactulose em 800-700 mL de solução para uso retal – soro, água, glicerina, manitol).
Antibióticos: ▪ Neomicina oral: 1-1,5 g oral 6/6 h. ▪ Disfunção renal: metronidazol 250-500 mg oral 8/8 h. ▪ Encefalopatia hepática crônica: rifampicina 1.200-2.400 mg/dia oral dividida em duas tomadas.
Delirium agitado: ▪ Haloperidol: 0,5 a 5 mg, IV, de 30 em 30 minutos (dose máxima? Se 20-30 mg/dia sem melhora, avaliar demais sedativos). ▪ Evitar demais sedativos, porém, se necessário, evitar fenotiazinas e, se utilizar benzodiazepínicos, corrigir dose para função hepática, ▪ Sem controle apesar de medidas otimizadas: aventar necessidade de sedação paliativa.

EH refratárias, recorrentes: aventar terminalidade da doença de base; IV: intravenoso.

HEMORRAGIA

A hemorragia secundária à DHC geralmente é a mais angustiante complicação da DHC. Assim, o profissional precisa preparar o paciente, a família e os cuidadores para essa potencial complicação[24]. Como parte do planejamento do cuidado, o profissional deve discutir de forma aberta e clara os benefícios e riscos da realização de medidas instituídas e preconizadas, como transfusões, endoscopia de emergência ou portocava intra-hepática transjugular (TIPS).

No contexto de tratamento domiciliar, a equipe multiprofissional deve levar em consideração essa possibilidade de sangramento e perceber as condições do paciente e de seu suporte familiar para lidar com essa consequência. Com frequência, preconiza-se a hospitalização dos pacientes nesses casos de grande risco de sangramento.

RECOMENDAÇÕES

Na hemorragia varicosa em ambiente intra-hospitalar, o tratamento inicial pode ser realizado com octreotide, um análogo da somatostatina, na dose de 50 mcg em bolus, seguido de 50 mcg, intravenoso (IV), a cada hora em bomba de infusão contínua endovenosa ou subcutânea. Essa medicação age por meio da redução do fluxo sanguíneo esplâncnico. Como alternativa, pode-se usar terlipressina ou somatostatina. Os pacientes também podem se beneficiar de desmopressina ou vasopressiva intravenosa, hormônios da hipófise posterior que mediam a vasoconstrição esplâncnica[12].

Outra causa de sangramento na DHC é a presença de coagulopatia por redução da produção dos fatores de coagulação e por colestase, que reduz a secreção de sais biliares, fundamentais para a absorção de vitaminas lipossolúveis responsáveis pelo processo de coagulação. Isso geralmente resulta no alargamento do tempo de protrombina como primeira alteração laboratorial. Nesses pacientes, sugere-se prova terapêutica com vitamina K, 10 mg subcutâneo (SC), IV ou por via oral (VO) por 3 dias consecutivos, com uso, em alguns casos, de maneira profilática, se houver alteração laboratorial sugestiva[4].

Na doença hepática avançada com prognóstico reservado, em muitos casos, o paciente apresenta pouca resposta às medidas anteriormente sugeridas. Nesses casos, avalia-se a sedação para o alívio do sofrimento associado ao sangramento refratário, com consequente redução do nível de consciência com o intuito de controlar sintomas[1]. Para isso, sugere-se o uso de benzodiazepínicos de curta duração ou outros sedativos, como antipsicóticos[13]. Na escolha das doses preconizadas, deve-se levar em consideração que a doença hepática geralmente altera o metabolismo dessas drogas. Outras medidas para promover o conforto na fase final de vida devem ser instituídas.

Ainda, podemos extrapolar as orientações realizadas para pacientes com câncer que evoluem com hemorragia terminal: podem ser realizadas compressas nasais e empregadas toalhas escuras com o objetivo de reduzir o impacto visual do sangue. É de suma importância o acolhimento dos familiares nesse momento.

QUADRO 6 Recomendações para o sangramento na DHC

A depender de prognóstico: aventar possibilidade de realização de transfusões, endoscopia de emergência, TIPS.
Hemorragia varicosa: ▪ Octreotide, somatostatina. ▪ Desmopressina, vasopressina.
Coagulopatia (alargamento de INR): vitamina K, 10 mg durante 3 dias seguidos, VO, SC, IV.
Se houver prognóstico reservado, o sangramento de grande monta refratário às medidas iniciais: iniciar sedação paliativa (benzodiazepínicos, antipsicóticos, outros sedativos. Ajustar a dose para função hepática). ▪ Compressas nasais, toalhas escuras. ▪ Acolhimento dos familiares.

IV: intravenoso, SC: subcutâneo; VO: via oral.

ASCITE

O desenvolvimento de ascite secundário à descompensação da DHC ou à malignidade sugere um pior prognóstico em termos de sobrevida e uma piora da qualidade de vida, pelo desconforto associado e pelos sintomas secundários a um aumento da pressão intra-abdominal[1].

RECOMENDAÇÕES

Os pacientes com ascite devem ter uma dieta com baixa quantidade de sódio para redução do acúmulo de líquidos. Nos casos de DHC avançada, a restrição isolada não será suficiente e deve-se iniciar um esquema de diureticoterapia com antagonista da aldosterona isolado ou associado a diuréticos de alça. Tipicamente, inicia-se a administração de espironolactona 100 mg/dia com furosemida 40 mg/dia oral, que pode ser aumentada a cada 3 a 5 dias, sempre mantendo essa proporção com a finalidade de manter o potássio sérico adequado (dose máxima de espironolactona de 600 mg/dia)[25]. Para as ascites com tensão abdominal, sugere-se associar paracentese de alívio com a diureticoterapia otimizada. Cabe ressaltar que a otimização da diureticoterapia deve levar em consideração a possibilidade de hipotensão secundária à perda de volume intravascular, fator de risco para quedas e piora da funcionalidade[13].

Nas ascites refratárias, que ocorrem em 5 a 10% dos pacientes, ocorre incapacidade de resolução da ascite e recorrência precoce (em menos de uma semana) apesar da terapêutica otimizada. Diante disso, pode-se indicar paracenteses de alívio seriadas. Nos casos de expectativa de vida limitada com função hepática razoavelmente preservada, aventa-se a possibilidade de derivação portocava intra-hepática transjugular (TIPS). Assim como toda terapêutica invasiva, no caso de pacientes em cuidados paliativos, sua indicação deve ser individualizada diante do desempenho funcional do paciente e do prognóstico esperado.

QUADRO 7 Ascite na DHC avançada

A depender de prognóstico: aventar possibilidade de TIPS.
Dieta com restrição de sódio (2 g/dia): avaliar a suspensão dessa recomendação em fase final de vida (benefício?).
Diureticoterapia: ▪ Espironolactona: dose inicial de 50-100 mg/dia isolado ou associado a diurético de alça. ▪ Furosemida: dose inicial de 40 mg/dia. ▪ Proporção: 100 mg de espironolactona para 40 mg de furosemida oral. ▪ Aumentar a cada 3 a 5 dias (dose máxima de espironolactona: 600 mg/dia).
Ascite com tensão abdominal: paracentese de alívio. ▪ Ascite refratária: paracentese de alívio seriada.

A presença de líquido na cavidade abdominal pode levar a infecções por translocação bacteriana a partir do tubo digestivo, que pode resultar em quadro de febre, dor abdominal, queda do estado geral, com indicação de tratamento com antibioticoterapia[12].

PROGNÓSTICO

Vários modelos de prognósticos foram desenvolvidos na tentativa de predizer os desfechos a curto e longo prazo dos pacientes com DHC, com ou sem cirrose. Os dois mais importantes são a classificação de Child-Pugh e o escore MELD (Model for End Stage Liver Disease)[1,4].

Na classificação de Child-Pugh, os pacientes são agrupados em três classes baseadas na soma de escores de cinco modalidades (Tabela 1)[26].

- Classe A (5-6 pontos), associada com sobrevida de 1 e 2 anos de 95 e 90%, respectivamente.
- Classe B (7-9 pontos), em média de sobrevida de 1 e 2 anos de 80 e 70%, respectivamente.
- Classe C (10-15 pontos), com média de sobrevida de 1 e 2 anos de 45 e 38%, respectivamente.

O escore de MELD (Tabela 2) apresenta três variáveis (bilirrubina, creatinina e INR) e prediz de forma acurada a mortalidade em três meses de pacientes com cirrose e doença descompensada, a fim de determinar a prioridade na fila do transplante (Tabela 1)[27,28]. Pode superestimar a gravidade da doença nos subgrupos de pacientes com doença renal grave, hiperbilirrubinemia secundária, a síndrome de Gilbert e em pacientes que fazem uso de anticoagulantes[4]. Ainda, pacientes com baixa pontuação e com presença de complicações (síndrome hepatorrenal, ascite com grande volume de derrame pleural, hipertensão portopulmonar leve, ou ascite refratária e hiponatremia) apresentam alto risco de morte se não for feito um transplante de fígado[1].

Em pacientes com cirrose que são admitidos na UTI em decorrência da falência de múltiplos órgãos, o prognóstico é especialmente limitado. A mortalidade de pacientes cirróticos admitidos com dois ou três sistemas em falência está entre 75 e 95%, respectivamente[29].

A avaliação funcional nos cuidados paliativos é fundamental para a vigilância evolutiva da doença e constitui elemento valioso na tomada de decisões, previsão de prognóstico e diagnóstico de terminalidade.[30] A escala PPS – *palliative care performance* – foi inicialmente desenvolvida para a população oncológica, porém, estudos sugerem que ela tem algum valor prognóstico também em pacientes não oncológicos[31,32].

TABELA 1 Classificação de Child-Turcotte-Pugh*

Critério	1 ponto	2 pontos	3 pontos
Bilirrubina (mg/dL)	< 2	2-3	> 3
Albumina	> 3,5	2,8-3,5	< 2,8
INR ou tempo de	< 1,7 ou 0-4	1,7-2,3	> 2,3
protombina		4-6	> 6
Encefalopatia hepática**	Não	Estágio 1-2	Estágio 3-4
Ascite	Não	Leve-moderada	Grave

* A classificação é baseada na soma dos critérios: classe A (5-6 pontos); classe B (7-9 pontos); classe C (10-15 pontos).

** Estágio 1: leve perda da atenção, euforia, ansiedade, adição e subtração prejudicados; estágio 2: aumento da letargia com desorientação do tempo, mudança de personalidade, comportamento inadequado; estágio 3: sonolento mas responsivo, desorientação grave; estágio 4: coma.

TABELA 2 Escore de MELD

Escore	Mortalidade de 3 meses (%)
40 ou mais	71
30-39	53
20-29	20
10-19	6
9 ou menos	2
MELD = 3,78[Ln bilirrubina sérica (mg/dL)] + 11,2[Ln INR] + 9,57[Ln creatinina sérica (mg/dL)] + 6,43*	

* A constante 6,43 é desconsiderada nos casos de cirrose alcoólica ou cirrose biliar.

CUIDADOS PALIATIVOS PARA O PACIENTE COM DOENÇA HEPÁTICA AVANÇADA - UM MODELO INTEGRADO DE CUIDADO

Assim como nas demais doenças ameaçadoras de vida, progressivas e sem proposta curativa, indica-se de forma precoce cuidados paliativos de forma integrada aos tratamentos modificadores de doença, sendo a intensidade individualizada de acordo com as necessidades e os desejos dos pacientes e familiares (Figura 1). Essas formas de cuidado não se anulam, podendo ser complementares no cuidado ao paciente em situações de risco de vida e de sua família[33]. Cabe ressaltar que, em pacientes em tratamento ambulatorial, o início precoce dos cuidados paliativos integrado aos cuidados modificadores de doença foi associado tanto à melhora na qualidade de vida quanto ao ganho de sobrevida[34].

Da mesma forma, pacientes com DHC que apresentam indicação clínica para transplante hepático (presença de ascite, hemorragia varicosa, doença renal agu-

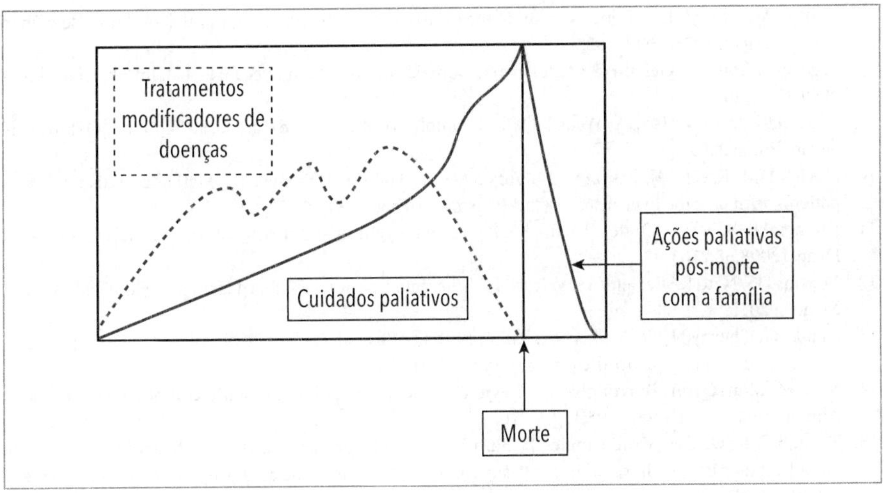

Figura 1 Modelo de integrado de cuidado paliativo[34].

da, encefalopatia hepática, câncer hepatocelular) têm indicação de cuidados paliativos integrados ao tradicional modelo de manejo da doença[1].

Assim, a principal questão a ser enfrentada pela equipe assistencial, pelo paciente e por familiares não é se o paciente é candidato a cuidados paliativos, mas sim a prioridade do tratamento, ou seja, a cura e o restabelecimento ou o conforto e a qualidade de vida, dependendo do momento evolutivo da doença[33]. Tais discussões prognósticas sensíveis são um grande desafio para o cuidado integral do paciente e devem levar em consideração o que o paciente e a família querem saber em relação ao prognóstico, de forma empática e acolhedora. Por meio dessa abordagem, o plano de cuidado nos diferentes momentos evolutivos da doença pode ser planejado junto com o paciente e a família, com o objetivo de promover a melhora da qualidade de vida dos pacientes com sintomas controlados, além de abrir espaços para discussão sobre planejamentos de fim de vida.

REFERÊNCIAS BIBLIOGRÁFICAS

1. Golstein NE II, Morrison R. Evidence-based practice of palliative care. 1. ed. Saunders; 2013.
2. The U.S. Organ Procurement and Transplantation Network, Scientific Registry of Transplant Recipients. OPTN/SRTR 2010.
3. Datasus. Dados de mortalidade Brasil. [Internet]. [Acesso em: 2021 nov. 27]. Disponível em: https://datasus.saude.gov.br/
4. Longo DL, Fauci AS, Kasper DL, Hauser SL, Jamerson JL, Loscalzo J. Manual de Medicina de Harrison. 18. ed. AMGH; 2013.
5. Roth K, Lynn J, Zhong Z, Borum M, Dawson NV. Dying with end stage liver disease with cirrhosis: insights from Support. Study to understand prognoses and preferences for outcomes and risks of treatment. J Am Geriatr Soc. 2000;48:122-30.
6. Devulder J, Richarz U, Nataraja SH. Impact of long-term use of opioids on quality of life in patients with chronic, non-malignant pain. Curr Med Res Opin. 2005;21:1555-68.

7. Murray MD, Brater DC. Renal toxicity of the nonsteroidal anti-inflammatory drugs. Annu Rew Pharmacol Toxicol. 1993;33:435-65.
8. Tegeder I, Lotsch J, Geisslinger G. Pharmacokinetics of opioids in liver disease. Clin Pharmacokinet. 1999;37:17-40.
9. Watson M, Lucas C, Hoy A, Wells J. Oxford Handbook of Palliative Care. 2. ed. London: Oxford University Press; 2009.
10. Novick DM, Kreek MJ, Fanizza AM, Yancovitz SR, Gelb AM, Stenger RJ. Methadone disposition in patients with chronic liver disease. Clin Pharmacol Ther. 1981;30:353-62.
11. Kremer AE, Beuers U, Oude-Elferink RP, Pusl T. Pathogenesis and treatments of pruritus in cholestasis. Drugs. 2008;68:2163-82.
12. Martins HS, Neto RAB, Neto AS, Velasco IT. Emergências clínicas – abordagem prática. 10. ed. Barueri: Manole; 2015.
13. Hanks G, Cherny N, Christakis NA, Fallon M, Kaasa S, et al. Oxford Textbook of Palliative Care Medicine. 4. ed. London: Oxford University Press; 2010.
14. Mela M, Mancuso A, Burroughs AK. Review article: pruritus in cholestatic and other liver diseases. Aliment Pharmacol Ther. 2003;17:857-70.
15. Tandon P, Rowe BH, Vandermeier B, Bain VG. The efficacy and safety of bile acid biding agents, opioid antagonists, or rifampin in the treatment of cholestasis-associated pruritus. Am J Gastroenterol 2007;102:1528-36.
16. Cepeda MS, Alvarez H, Morales O, Carr DB. Addition of ultralow dose naloxone to postoperative morphine PCA: Unchanged analgesia and opioid requirement but decreased incidence of opioid side effects. Pain. 2004;107:41-6.
17. Maxwell LG, Kaufmann SC, Bitzer S. The effects of a small-dose naloxone infusion on opioid-induced side effects and analgesia in children and adolescents treated with intravenous patient-controlled analgesia: A double-blind, prospective, randomized, controlled study. Anesth Analg 2005;100:953-58.
18. Ghent CN, Carruthers SG. Treatment of pruritus in primary biliary cirrhosis with rifampin. Results of a double-blind, crossover, randomized trial. Gastroenterol. 1998;94:488-93.
19. Horta ML, Morejon LC, Da Cruz AW, dos Santos GR, Welling LC, Terhorst L, et al. Study of the prophylatic effect of dropridol, alizapride, propofol and promethazine on spinal morphine-induced pruritus. Br J Anaesth. 2006;96:796-800.
20. Bustamante J, Rimola A, Ventura PJ, Navassa M, Cirera I, Reggiardo V, et al. Prognostic significance of hepatic encephalopathy in patients with cirrhosis. J Hepatol. 1999;30:890-5.
21. Blei AT, Cordoba K. Hepatic encephalopathy. Am J Gastroenterol. 2001;96:1968-76.
22. Sundaram V, Shaikh OS. Hepatic encephalopathy: pathophysiology and emerging therapies. Med Clin North Am. 2009;93:819-36.
23. Pandharipande P, Shintani A, Peterson J, Pun BT, Wilkinson GR, Dittus RS, et al. Lorazepam is an independent risk factor for transitioning to delirium in intensive care unit patients. Anesthesiol. 2006;104:21-6.
24. Nauck F, Alt-Epping B. Crisis in palliative care: a comprehensive approach. Lancet Oncol. 2008;9:1086-91.
25. Greenway B, Johnson PJ, William R. Control of malignant ascites with spironolactone. Br J Surg. 1982;69:441-2.
26. Fernandez-Esparrach G, Sanchez-Fueyo A, Ginès P, Uriz J, Quintó L, Ventura PJ, et al. A prognostic model for predicting survival in cirrhosis with ascites. J Hepatol. 2001;34:46-52.
27. Antali F, Lukowski A. A model for end-stage of liver cirrhosis patients after discharge to hospice. J Clin Gastroenterol. 2007;41:412-5.
28. Chalasani N, Kahi C, Francois F, Pinto A, Marathe A, Bini EJ, et al. Model for end-stage liver disease (MELD) for predicting mortality in patients with acute variceal bleeding. Hepatol. 2007;45:797-805.
29. Wehler M, Kokoska J, Reubach U, Hahn EG, Strauss R. Short-term prognosis in critically ill patients with cirrhosis assessed by prognostic scoring systems. Hepatol. 2001;34:255-61.
30. Carvalho RT, Parsons HA. Manual de cuidados paliativos ANCP. 2. ed. Porto Alegre: Meridional; 2012.
31. Harrold J, Rickerson E, Carroll JT, McGrath J, Morales K, Kapo J, et al. Is the palliative performance scale a useful predictor of mortality in a heterogeneous hospice population? J Palliat Med. 2005;8(3):503-9.
32. Lau F, Downing M, Lesperance M, Karlson N, Kuziemsky C, Yang. Using the palliative performance scale to provide meaningful survival estimates. J Pain Symptom Manage. 1999;18(1):2-3.

33. Moritz RD, Deicas A, Capalbo M, Forte D, Kretzer LP, Lago P, et al. II Forum do "Grupo de Estudos do Fim de Vida do Cone Sul": definições, recomendações e ações integradas para cuidados paliativos na unidade de terapia intensiva de adultos e pediátrica. Rev Bras Ter Intens. 2016;23(1):24-29.
34. Temel JS, Greer JA, Muzikansky A, Gallagher ER, Admane S, Jackson VA, et al. Early palliative care for patients with metastatic non-small-cell lung cancer. N Engl J Med. 2010;363(8):733-42.

CAPÍTULO 53

CUIDADOS PALIATIVOS NA NEUROLOGIA

Laura Cardia Gomes Lopes
Sergio Seiki Anagusko

INTRODUÇÃO

Uma gama de doenças neurológicas é progressiva e incurável, ameaça a continuidade da vida e causa grande sofrimento ao paciente e a seus familiares. Assim, a consciência da necessidade de cuidados paliativos (CP) para doenças neurológicas vem crescendo, com recomendações das principais entidades relacionadas à integração precoce, ao treinamento de neurologistas e à capacitação em habilidades de comunicação [1] .

Nos últimos anos, atenção especial tem sido dispensada à intervenção precoce do CP, ao mesmo tempo em que um tratamento modificador é realizado, no contexto de doenças graves e progressivas, com evidências de aumento da qualidade de vida, maior sobrevida, melhora no controle de sintomas e aumento da satisfação do cuidador[1].

Por esses motivos, a Medicina paliativa tem sido considerada uma subespecialidade emergente na Neurologia[1,2], além de enfatizada pela Academia Americana de Neurologia que esse conhecimento deve fazer parte da formação do neurologista, uma vez que muitos pacientes com doenças neurológicas morrem após um curso prolongado de doença, durante a qual ele foi o principal médico a fornecer os devidos cuidados e auxiliar na tomada de decisões.

Para que esse conhecimento específico alcance a maioria dos neurologistas, vem sendo proposto o ensino de cuidados paliativos de nível primário[3] para médicos residentes, consistindo em técnicas de comunicação de más notícias, capacidade de estimar prognóstico e controlar sintomas visando desenvolver metas adequadas de cuidados. Quando em fase avançada da doença, na qual os sintomas e as intercorrências se tornam frequentes e complexos, uma equipe especializada deve ser acionada.

INDICAÇÕES DE CUIDADOS PALIATIVOS NEUROLÓGICOS

Uma das questões centrais se relaciona ao momento mais adequado para a abordagem de uma equipe multidisciplinar especializada em cuidados paliativos. A grande variabilidade no curso das diferentes doenças neurológicas, com evoluções que podem variar de dias a anos (Tabela 1), dificulta a percepção de benefício por parte dos profissionais de saúde, uma vez que muitos associam o CP apenas com o cuidado de fim de vida.

TABELA 1 Mostra as principais doenças com possibilidade de indicação de cuidados paliativos.

Início rápido e com piora progressiva
▪ Acidente vascular cerebral (AVC) ▪ Hemorragia subaracnóidea (HSA) ▪ Encefalite ou meningite
Início lento com piora progressiva
▪ Esclerose Lateral Amiotrófica (ELA) ▪ Glioblastoma ▪ Doença de Huntington ▪ Distrofias musculares ▪ Esclerose múltipla ▪ Demência ▪ Doença de Parkinson
Lesões cerebrais sequelares
▪ Estado vegetativo ▪ Pós-AVC

HABILIDADES DE COMUNICAÇÃO

A comunicação na área da saúde é reconhecida há tempos como necessária na educação médica e representa um pilar importante dentro das boas práticas do cuidado, com a necessidade de diálogos francos e honestos com os pacientes e/ou familiares, com peso importante nos momentos críticos do processo de adoecimento, mas de preferência o mais precoce possível, quando esta evolução é previsível[4].

Existem protocolos especificamente criados para auxiliar no processo de comunicação[5]. Eles podem servir como apoio durante conversas mais difíceis, porém, o treinamento constante, seja em situações reais ou em atividades de educação, é essencial para a maturidade e confiança da comunicação. Trata-se de uma habilidade que todo profissional que lida com doenças graves deve dominar.

Nos cuidados paliativos neurológicos, é fundamental a reavaliação contínua da evolução clínica e neurológica, permitindo comunicação constante com a família sobre cada decisão tomada, alinhando expectativas de estudos populacionais ao caso clínico individual. Dessa maneira, podemos identificar com mais clareza o momento de limitar ou suspender medidas que, dentro dos valores conhecidos do paciente, já não representam condutas compatíveis com uma qualidade de vida aceitável.

ACIDENTE VASCULAR CEREBRAL

Prognóstico

O AVC é a principal causa neurológica de morte[6]. Estimar o prognóstico e comunicar adequadamente à família de pacientes com AVC é fundamental para a tomada de decisões. Como o primeiro atendimento é usualmente realizado na unidade de emergência, recomenda-se que todos os profissionais desse cenário tenham conhecimento e treinamento em cuidados paliativos neurológicos primários[2,3].

Prognosticar um paciente com AVC é importante para que a equipe de saúde tenha informações sobre risco de morte, riscos relacionados a procedimentos invasivos (por exemplo, a craniectomia), e a quais sequelas o paciente poderá ser exposto caso sobreviva à fase aguda. Com tais informações, é possível se comunicar de maneira mais adequada com a família e o responsável legal do paciente (caso ele não tenha condições de se expressar), a fim de se chegar à melhor decisão.

Existem escalas e escores que indicam critérios de mau prognóstico no AVC (Tabela 2)[7,8], mas é importante ressaltar que elas estimam a chance de sobrevida e de sequelas graves, porém, não devem ser usados isoladamente para a tomada de decisões, evitando que ocorra um "viés de retirada" ou "profecia autocumprida"[3].

Via de regra, para se estabelecer prognóstico em doenças neurológicas agudas como o AVC, é necessário levar em consideração fatores prévios ao insulto agudo, além do tipo e extensão do AVC (Tabela 2). Os dados relacionados ao paciente devem ser colhidos o mais rápido possível através de conversa com os familiares ou cuidadores ainda no cenário de emergência.

TABELA 2 Fatores que configuram pior prognóstico no paciente com AVC

Relacionados ao próprio AVC	Relacionados ao paciente
AVC isquêmico (AVCi) de artéria basilar que se apresenta com coma e apneia. AVCi maligno de artéria cerebral média. Pior escore na escala de NIHSS[7], sendo um corte que indica prognóstico ruim acima de 15. Outros escores: Iscore, Thrive, Span-100[8,9].	Idade avançada
Hemorragia intraparenquimatosa (HIP): Escala ICH (10) (Glasgow admissão, idade, local do hematoma, volume do hematoma, presença de hemoventrículo)	Capacidade funcional prévia comprometida (ex.: escala de Rankin ≥3)
HSA: volume de sangramento e complicações tardias como ressangramento e vasoespasmo, exame neurológico inicial (Escala Hunt-Hess)[11]	Comprometimento nutricional (caquexia, perda de peso não intencional de mais de 10% do peso nos últimos 6 meses, hipoalbuminemia)
	Comorbidades (ex.: ICC, FA, lesão cerebral prévia, lesão renal em diálise, câncer, IAM prévio)
	Infecções de repetição
	Necessidade de IOT/VM

Outro grande desafio, além de estimar o prognóstico, é balizar cada conduta dentro dos valores de vida e dignidade de um indivíduo único. Por exemplo, o peso de uma vida de total dependência pode ser diferente para indivíduos distintos, podendo ser aceitável para um, enquanto para outro seria intolerável.

Muitas vezes é necessário estabelecer objetivos do tratamento com o paciente em relação à utilização ou não de medidas invasivas, como intubação orotraqueal ou reanimação cardíaca. Entretanto, é comum que não exista essa conversa previamente nos casos de pacientes com AVC agudo, exceto em situações em que o paciente já tinha comorbidades graves ou AVCs prévios e esse tema já tinha sido abordado.

Devido à imprevisibilidade do AVC e ao fato de o paciente muitas vezes chegar ao pronto-socorro com comprometimento respiratório, há indicação de intubação, em torno de 1 a cada 15 pacientes com AVC é submetido à ventilação mecânica na admissão[3], sendo mais frequente em pacientes com AVC hemorrágico (AVCh)[12]. Nos estudos, a mortalidade desses indivíduos varia de 46 a 75%. A ventilação invasiva prolongada está associada a pior prognóstico, principalmente em pacientes com mais de 60 anos, pior nível de consciência na admissão (escala de coma de Glasgow <10) e pacientes com lesão cerebral preexistente. Existem poucos dados em relação ao prognóstico e sequelas nesses pacientes que sobreviveram à ventilação mecânica (VM) prolongada após AVC.

Principais sintomas associados

O olhar atento para identificar a presença de sofrimento em todas as esferas (física, psíquica, social, espiritual) deve sempre estar presente. O fato de o paciente ser submetido a tratamento intensivo com medidas invasivas não exclui esse olhar que busca prevenir e aliviar sintomas, pois eles devem ocorrer concomitantemente.

Após a fase aguda, alguns pacientes, muitas vezes portadores de sequelas, podem apresentar sintomas responsáveis por um impacto negativo na qualidade de vida. Os principais sintomas são apresentados na Tabela 4.

Limitação de terapias artificiais de manutenção da vida

Nos países desenvolvidos, a maioria dos doentes que morrem de AVC morre após uma decisão para limitação de medidas artificiais prolongadoras da vida[3]. A decisão em relação à limitação de medidas deve ser compartilhada entre as equipes envolvidas no cuidado levando em conta a biografia do doente, suas diretivas e desejos. Nos casos dos pacientes com muitos fatores de mau prognóstico, pode ser proporcional limitar medidas precocemente para evitar distanásia. Sugere-se, nos casos mais duvidosos, realizar um "trial" de tratamento por tempo limitado e objetivos definidos, para compreender melhor o prognóstico, ter mais tempo e permitir aspectos adicionais para tomada de decisão[3]. No Brasil, ainda observamos que os pacientes falecem após falha terapêutica por complicações clínicas/infecciosas e não é tão frequente a suspensão de medidas artificiais prolongadoras da vida.

Esses pacientes estão em risco de desenvolver sintomas graves como dor, dispneia, agitação ou *delirium* de fase final de vida e, como em grande parte das vezes perdem a capacidade de comunicação, requerem uma avaliação contínua e muito atenta da equipe para identificar e tratar qualquer sinal de sofrimento, incluindo sinais indiretos, como aumento de frequência respiratória ou da frequência cardíaca, presença de tensão muscular, fácies de dor e careteamento. Nem sempre os sinais e sintomas de processo ativo de morte são tão claramente identificáveis, isso irá depender, por exemplo, da gravidade dos sintomas neurológicos e se o paciente está ou não intubado.

TABELA 3 Sintomas frequentes no paciente pós-AVC e seus tratamentos.

Sintomas	Tratamento[3]
Dor central pós-AVC: ocorre em 1 a 12%. Dor crônica nas áreas do corpo que perderam parte de sua inervação sensitiva.	Tricíclicos, Lamotrigina (tratamento difícil).
Ombro doloroso: em 50% dos pacientes que evoluem com sequela de hemiparesia.	Reabilitação, AINE para poder reabilitar, se refratário, injeção de corticoide intra-articular.
Espasticidade: sintomática em 1/3 dos pacientes com AVC.	Relaxantes musculares (ex.: Baclofeno), reabilitação, toxina botulínica.
Fadiga: presente 50% após 1 ano do evento.	Modafinil, Amantadina e Metilfenidato não têm benefício tão definido.
Incontinência urinária: 20% persistem com incontinência urinária após 6 meses do AVC.	Tentar evitar sondagem prolongada, infecções e impactação fecal.
Disfunção sexual: importante declínio na atividade sexual após o 1º AVC, mesmo que o paciente tenha sequelas mínimas. Tem múltiplas causas.	Segurança e eficácia do uso de Sildenafil: estudo com 12 pacientes sugere que seja seguro.
Depressão: em pelo menos um terço dos pacientes pós-AVC é subdiagnosticado e subtratado.	Antidepressivos (principalmente IRSS), psicoterapia, se possível.
Ansiedade: aproximadamente 20% dos pacientes apresentam transtorno de ansiedade generalizada nos primeiros 3 anos pós-AVC.	Antidepressivos, psicoterapia. Benzodiazepínico somente em curto prazo.

ESCLEROSE LATERAL AMIOTRÓFICA

Apesar de vários esforços recentes para controlar a progressão da ELA, o tratamento médico ainda está centrado principalmente no controle sintomático que objetiva a diminuição da velocidade de progressão dos sintomas, prevenção de complicações, medidas de conforto e qualidade de vida.

Já foi demonstrado que o seguimento desses pacientes por uma equipe especializada e multidisciplinar foi capaz de melhorar a qualidade de vida e prolongar a sobrevida[13]. O único medicamento aprovado no Brasil para a doença é o Riluzol, entretanto, ele prolonga o tempo de vida do paciente quando ele já está na fase mais avançada da doença (fase 4), com mais limitações funcionais[14].

As técnicas de comunicação para criação de um bom vínculo médico-paciente-família devem ser utilizadas desde a primeira conversa, em que será dada a confirmação desse diagnóstico para o paciente. É preferível que o prognóstico seja comunicado ao longo das consultas de acordo com a velocidade de progressão da doença e com a identificação dos critérios de mau prognóstico (abaixo), principalmente a queda da função ventilatória.

Critérios prognósticos

- Função ventilatória: distúrbio ventilatório restritivo com capacidade vital forçada (CVF) <50%[15].
- Tipo de doença neuromuscular (DNM): os doentes com a forma bulbar e início com dispneia têm pior prognóstico[16], bem como associação com demência frontotemporal (DFT).
- Idade: a doença progride mais rápido quanto maior a idade do doente.
- Velocidade de queda da funcionalidade (escala ALSFRS-R) que deve ser aplicada periodicamente.
- Comprometimento nutricional: a perda de mais de 10% do peso corpóreo com queda rápida do IMC no início dos sintomas é associada a pior prognóstico.
- Complicações clínicas: pneumonia aspirativa recorrente; infecção do trato urinário superior; sepse; febre recorrente após a terapia antibiótica.

Aspectos nutricionais

É recomendada avaliação da disfagia por um fonoaudiólogo a cada três meses e o paciente deve ser pesado em todas as consultas. Se for detectado que o paciente apresenta disfagia leve, o tratamento inicial consiste em orientação e mudança da consistência dos alimentos. A colocação de gastrostomia deve ser indicada e discutida com o paciente se ele continuar apresentando perda de peso ou desidratação ou broncoaspiração apesar das orientações clínicas[13].

A colocação da gastrostomia é considerada segura quando o paciente ainda apresenta CVF >50%, por técnica endoscópica, com sedação. A gastrostomia deve ser considerada tendo como objetivo manter e estabilizar o peso do paciente e também existem evidências de aumento de sobrevida se for realizada precocemente[17]. Entretanto, não há evidência de melhora da qualidade de vida.

Comunicação

A perda da habilidade de comunicação em um paciente com cognição preservada é uma das situações que mais comprometem a qualidade de vida e predispõe a ansiedade/depressão.

A intervenção da fala deve se concentrar em aprender a economizar energia para tarefas de fala prioritárias e descansar frequentemente para reduzir a fadiga em vez de aumentar o esforço com exercícios de fala. Os doentes devem aprender a evitar situações adversas de fala/audição, silenciando a televisão, convidando as pessoas a falar com elas em um lugar calmo e não em uma sala lotada, e usando amplificação de voz ao falar em ambientes ruidosos. À medida que o discurso torna-se difícil de entender, muitos doentes complementam seu discurso identificando a primeira letra de cada palavra em uma placa de alfabeto ou identificando o tópico em uma placa de comunicação.

Talvez o avanço mais significativo na tecnologia de acesso tenha ocorrido com a disponibilidade de sistemas de rastreamento ocular para permitir que o controle do cursor com o movimento dos olhos acesse dispositivos de alta tecnologia.

Ventilação

A fraqueza na musculatura respiratória geralmente ocorre na fase final da ELA, e a detecção precoce é importante tanto para discussão de diretivas antecipadas de vontade quanto para manejo do sintoma de dispneia.

A ventilação não invasiva (VNI) é indicada na ELA quando há insuficiência respiratória com objetivo de aumentar a sobrevida e diminuir a velocidade de queda da CVF[13]. Em um estudo randomizado controlado, os pacientes que usaram a VNI tiveram benefício de aumento médio de sobrevida de 205 dias[18]. Também existem evidências de aumento de qualidade de vida com melhora dos sintomas de perda de energia, falta de ar, sonolência diurna, depressão e qualidade do sono.

O fluxograma a seguir mostra a recomendação de como deve ser feita a avaliação ventilatória. Na prática clínica existem dificuldades em relação a este fluxograma proposto na literatura, principalmente quando o paciente já está utilizando VNI e começa a aumentar o número de horas do aparelho por conta própria, para melhora do seu sintoma de dispneia[19]. É frequente que pacientes não consigam mais manejar secreções neste contexto, onde acabam recorrendo às aspirações mecânicas ou dispositivo de assistência a tosse (*cough assist*). Nesse momento, a utilização de opioide em doses baixas pode auxiliar no sintoma de dispneia. É também frequente queixa de insônia nesses casos, quando lançamos mão de indutores do sono por exemplo. No Brasil, não é comum que os pacientes sejam encaminhados a um *hospice*, pois temos poucos disponíveis, e a grande maioria per-

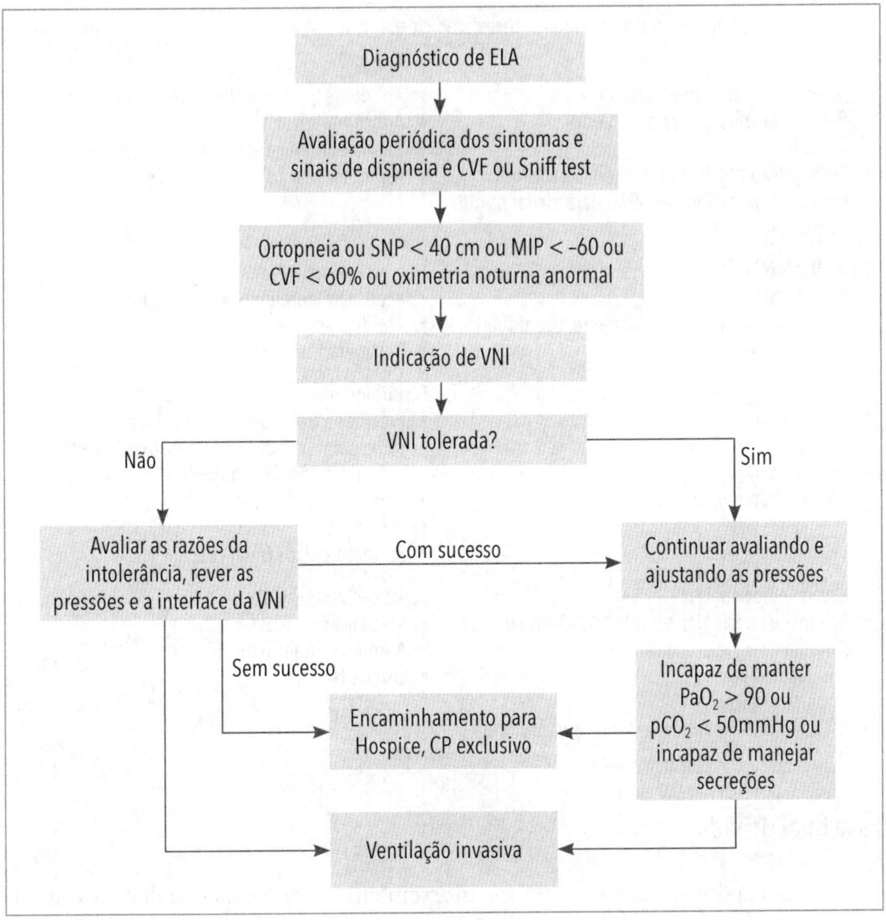

Figura 1 Fluxograma

Legenda: CVF: capacidade vital forçada. SNP: sniff nasal pressure. MIP: maximal inspiratory pressure. VNI: ventilação não invasiva. Oximetria noturna anormal: queda da saturação abaixo de 90% por mais de 1 minuto consecutivo.

manece em casa até ocorrer uma piora respiratória mais evidente, geralmente em vigência de alguma infecção.

Sintomas "não motores"

Além dos sintomas relacionados diretamente à degeneração do neurônio motor, outros sintomas também são comuns nesses doentes e devem ser abordados objetivando melhor qualidade de vida possível.

TABELA 4 Principais sintomas "não motores" relacionados à ELA e os tratamentos recomendados.

Dor ▪ Analgésicos/ anti-inflamatórios ▪ Relaxantes musculares (baclofeno) ▪ Opioides ▪ Mobilização passiva/ massagem de conforto ▪ Colchão ou almofada especial para aliviar pontos de pressão	Sialorreia ▪ Antidepressivos tricíclicos (ex.: amitriptilina) ▪ Anticolinérgicos ▪ Toxina botulínica em glândulas salivares ▪ Aspirador mecânico de secreções
Espasticidade ▪ Fisioterapia ▪ Relaxantes musculares (baclofeno, tizanidina) ▪ Benzodiazepínicos	Depressão e ansiedade ▪ Acompanhamento com psicologia ▪ Antidepressivos ▪ Benzodiazepínicos
Cãibras ▪ Fisioterapia ▪ Massagens ▪ Relaxante muscular ▪ Carbamazepina/ Fenitoína	Distúrbios do sono ▪ Procurar e tratar uma causa subjacente, principalmente distúrbio ventilatório restritivo com indicação de ventilação não invasiva ▪ Benzodiazepínicos ▪ Zolpidem ▪ Antidepressivos tricíclicos
Labilidade emocional ▪ Orientar os pacientes e cuidadores sobre o sintoma ▪ Antidepressivos ▪ Dopaminérgicos ▪ Associação de dextrometorfano com quinidina (não disponível no Brasil)	Constipação intestinal ▪ Mudanças na dieta ▪ Aumentar ingesta hídrica ▪ Uso de laxantes

Fase final de vida

A maioria dos portadores de ELA morrem em decorrência de falência ventilatória decorrente de distúrbio ventilatório restritivo. Os doentes geralmente sabem que estão próximos de morrer, mesmo que não seja conversado abertamente sobre isso, e os sintomas de ansiedade e depressão podem se agravar.

Resultados de estudos da Alemanha e do Reino Unido, realizados antes do advento da ventilação não invasiva, mostraram que entre 88% e 98% dos pacientes com ELA morrem em paz e nenhum paciente se engasgou até a morte. Sintomas incluíram tosse como resultado de congestão das vias aéreas por muco, dor, dificuldades respiratórias, insônia e inquietação, ansiedade e medo[20].

Discussões e tomada de decisão sobre o fim da vida geralmente abordam as preferências para o controle de sintomas e, nos estágios finais, suporte nutricional e respiratório, incluindo inserção de gastrostomia, VNI, ventilação mecânica invasiva. Muitas vezes, essas práticas são adiadas ou só acontecem numa situação de piora clínica pela ocorrência de complicações potencialmente fatais. Pacientes com ELA geralmente desejam uma oportunidade de discutir questões do fim da vida com seu médico[20].

Na atualidade, com a utilização cada vez maior de dispositivos invasivos como VNI e gastrostomia (GTT), observamos um aumento da sobrevida desses doentes no estágio 4 (ou estágio final). Sintomas que antes não eram vistos, agora ocorrem com mais frequência, como o comprometimento da motricidade ocular extrínseca resultando numa grande limitação de comunicação. Como consequência disso, nos últimos anos, começamos a nos deparar com casos em que o doente e a família solicitam à equipe de saúde que os dispositivos sejam desligados e que a doença volte a seguir seu curso natural, pois os sintomas são cada vez mais intensos e intoleráveis. Apesar de não haver uma recomendação de como exatamente isso deva ser feito, sugerimos que ocorra em leito de cuidados paliativos, com equipe especializada, que seja utilizado opioide, benzodiazepínico e escopolamina para controle de sintomas. Kettemann et al. descrevem a experiência com 49 pacientes que descontinuaram a ventilação (13 VNI e 36 ventilação mecânica (VM)) e ressalta que o tempo médio de sobrevida após a descontinuação, mesmo de pacientes que utilizavam ventilação por 24h, foi de VM: 9,59h VNI: 23,07h[21].

DEMÊNCIAS

A demência engloba um grupo de doenças representadas pela doença de Alzheimer (60 a 70% dos casos), seguidas pela demência vascular, demência por corpúsculos de Lewy e o grupo de demências ligadas à demência frontotemporal. Em 2015, cerca de 47 milhões de pessoas foram afetadas pela doença, com projeções de 75 milhões em 2030 e 132 milhões em 2050[22].

A demência avançada apresenta características semelhantes ao Global Deterioration Scale (GDS) estágio 7, incluindo incapacidades importantes, como déficits profundos de memória (não reconhecer familiares), habilidades verbais mínimas, impossibilidade de deambular e de realizar atividades básicas de vida diária, além de incontinências urinária e fecal[23]. O reconhecimento da demência como doença terminal é recente, e os pacientes que se encontram em quadros avançados não recebem o cuidado paliativo adequado, levando a um prolongamento da fase final de vida, muitas vezes com sintomas não controlados (como dor, dispneia, constipação, agitação), em um momento de total dependência e quando já não são mais capazes de participar da tomada de decisões.

Processo de tomada de decisão

O pilar central relacionado à abordagem do paciente com demência é o planejamento de cuidados[23], embasado na educação dos cuidadores a respeito da trajetória da doença e no conhecimento dos valores do paciente, seja através de diretivas antecipadas de vontade ou pelo auxílio de seus representantes, alinhado ao que se define como sendo de maior interesse ao paciente, tornando concreta a escolha de melhores tratamentos de acordo com os objetivos do cuidado estabelecidos. Decisões relacionadas a medidas invasivas de suporte de vida, desejo de não hospitalização, uso de sondas de alimentação devem ser definidos preferencialmente antes de acontecimentos agudos que exijam definições imediatas, causando menos angústia aos familiares, assim como aos profissionais de saúde responsáveis pelo paciente.

Prognóstico

O prognóstico no contexto da demência é complexo, apresentando uma grande variabilidade de sobrevida mediana, quando comparado a outras doenças[24]. Sua evolução se caracteriza pela deterioração clínica progressiva (queda de funcionalidade, incontinência dupla, perda ponderal, surgimento de lesões por pressão, albumina baixa) associada a diversos períodos críticos de intercorrências clínicas (principalmente infecções respiratórias ou urinárias de repetição), muitas delas com necessidade de hospitalização, podendo ser comparada à evolução da doença pulmonar obstrutiva crônica (DPOC), por exemplo. Apesar de dificilmente ser possível afirmar quando ocorrerá a intercorrência que acarretará o óbito do paciente, sabe-se que o aumento da frequência desses eventos tem correlação com tempo de sobrevida.

O National Hospice Organization descreveu a associação da reconhecida escala Functional Assessment Staging (FAST) com uma lista específica de comorbidades como ferramenta prognóstica para mortalidade em 6 meses (Tabela 5), muito embora existam críticas para o seu uso, não havendo um modelo considerado padrão-ouro até o momento.

TABELA 5 *Guidelines* para estimar prognóstico menor que 6 meses no paciente com demência[23]

Paciente deve preencher os dois critérios abaixo:
1. Escala FAST igual ou acima do estágio 7c, e apresentar todas as características do estágio 6a ao 7c (dependente para atividades básicas de vida diária, incontinência urinária e fecal, incapaz de andar de forma independente).
2. Ter apresentado pelo menos uma das complicações clínicas abaixo no último ano:
▪ pneumonia aspirativa
▪ pielonefrite ou outra infecção do trato urinário alto
▪ úlceras por pressão múltiplas, no estágio 3 ou 4
▪ febre recorrente após uso de antibioticoterapia
▪ alterações nutricionais, definidas como ingesta alimentar ou hídrica insuficiente para manutenção da vida. (ex.: Pacientes em uso de SNE ou gastrostomia, perda de mais de 10% do peso nos últimos 6 meses ou albumina sérica < 2,5 g/dL).

Manutenção ou suspensão de medicamentos

Alguns estudos avaliando pacientes com limitada expectativa de vida, apesar de a população não ser composta exclusivamente de pacientes com demências, têm demonstrado que o uso de muitos medicamentos no fim de vida é inapropriado, podendo esses pacientes estar expostos a fármacos cujos efeitos benéficos já não sejam claros, com maior risco de efeitos adversos[25].

Os medicamentos de uso habitual devem estar alinhados com os objetivos do cuidado, e os fármacos de benefício questionável devem ser descontinuados. Dentre os medicamentos mais comumente prescritos e que necessitam de avaliação crítica em relação ao seu uso, podem ser citados os inibidores da colinesterase, a memantina e as estatinas[23].

Alterações relacionadas à alimentação

As alterações relacionadas à alimentação oral são complicações frequentes na demência avançada[20]. A exclusão de causas possivelmente reversíveis, por exemplo, causas dentárias, xerostomia, efeitos colaterais de medicamentos ou náuseas, devem sempre ser pesquisadas e tratadas, com uma reavaliação posteriormente. Por muitas vezes se apresentar como consequência da progressão do quadro de base, decisões devem ser realizadas de acordo com as evidências existentes[23].

Apesar de não haver estudos controlados e randomizados, os estudos observacionais existentes na literatura não apresentam evidência de que, em pacientes com demência avançada, a alimentação por sonda é superior à alimentação manual cuidadosa por via oral em desfechos como sobrevida, pneumonia aspirativa, funcionalidade ou estado nutricional[26].

Outra questão importante é a exposição a riscos relacionados a determinadas escolhas. A presença de sonda nasoenteral (SNE) ou de gastrostomia frequentemente representa justificativa para contenção mecânica e/ou química, elevando a incidência de agitação e podendo causar lesões por pressão ou dificultar a melhora daquelas já existentes. Outras possíveis consequências incluem complicações locais, como lesões de rinofaringe, esôfago, no caso da SNE, ou de pele e subcutânea, no caso de sonda de gastrostomia.

Fatores ligados ao papel social da alimentação, crenças e questões culturais devem ser respeitadas e levadas em consideração no processo de tomada de decisões[26]. O treinamento em técnicas de comunicação é de extrema importância neste momento, para o acolhimento adequado do sofrimento do familiar que vivencia essa experiência, escuta relacionada aos motivos pelos quais a alteração alimentar causa angústia e dor, seguida do fornecimento de informações a respeito dos riscos e benefícios envolvidos.

Pela ausência de trabalhos com qualidade, além dos aspectos éticos envolvidos em se realizar estudos controlados e randomizados sem levar em consideração a autonomia do paciente e a visão dos familiares, algumas entidades, como a Royal College of Physicians e a British Society of Gastroenterologists[27], são cuidadosos em afirmar que os estudos atuais não provam que a gastrostomia nunca deve ser indicada no contexto da demência, mas mostram que sua indicação deve ser muito rara. Como consequência, alguns pontos específicos devem ser apontados como exemplos de boas práticas (vide Tabela 6).

TABELA 6 Boas práticas no contexto de vias de nutrição e demência

▪ Precocemente, discutir sobre futuros problemas relacionados à alimentação e deglutição, além de educação relacionada à nutrição artificial, para documentação de desejos pessoais.
▪ Avaliação médica especializada em suporte nutricional e fonoaudiológica antes da admissão em instituições de longa permanência.
▪ A adaptação de consistência de dieta e fluidos, em casos de alterações na deglutição, como espessamento de líquidos, pode tornar a alimentação possível, além de preservar a qualidade de vida, sendo opção preferível, em comparação com a dieta via sonda.
▪ Avaliação contínua e suporte de nutrição oral e hidratação com modificação progressiva da dieta em direção a alimentos pastosos e líquidos espessados.

Principais sintomas associados

A fase final de vida nos pacientes portadores de demência pode ocorrer com o surgimento de sintomas que causam desconforto e pioram a qualidade de vida. Um estudo holandês[28] detectou, por meio de entrevistas com familiares de pacientes com demência, que pacientes em instituições de longa permanência apresentaram sintomas, sendo os principais relatados no final de vida: dor (52%), agitação (35%) e desconforto respiratório (32%). Os medicamentos opioides foram os mais utilizados para controle de dor e dispneia, e o ansiolíticos, para quadros de agitação.

O treinamento dos profissionais para detectar alterações de sinais vitais e comportamentais (face, posturas antálgicas, reações de defesa, inquietude, irritabilidade) relacionados à dor, associar ao estado clínico e elaborar hipóteses causais possíveis é fundamental para se alcançar a melhor conduta farmacológica e não farmacológica. Do mesmo modo, habilidades para detecção de causas de agitação (dor, *delirium*, constipação, retenção urinária) e para dispneia (infecções, comorbidades como DPOC ou insuficiência cardíaca) são importantes no sentido de realizar um tratamento para uma causa reversível ou priorizar o controle de sintoma.

REFERÊNCIAS BIBLIOGRÁFICAS

1. The Lancet Neurology Editorial. Integrating palliative care into neurological practice. Lancet Neurol. 2017;16(7):489.
2. Dallara A, Tolchin DW. Emerging subspecialties in neurology: Palliative care. Neurology. 2014;82(7):640–2.
3. Holloway RG, Arnold RM, Creutzfeldt CJ, Lewis EF, Lutz BJ, McCann RM, et al. Palliative and end-of-life care in stroke: A statement for healthcare professionals from the American heart association/American Stroke Association. Vol. 45, Stroke. 2014. 1887–1916 p.
4. Brighton LJ, Bristowe K. Communication in palliative care: Talking about the end of life, before the end of life. Postgrad Med J. 2016;92(1090):466–70.
5. Baile WF. SPIKES – A Six-Step Protocol for Delivering Bad News: Application to the Patient with Cancer. Oncologist [Internet]. [acesso em: 2021 dez. 01] 2000;5(4):302–11. Disponível em: http://theoncologist.alphamedpress.org/cgi/doi/10.1634/theoncologist.5-4-302
6. Feigin VL, Nichols E, Alam T, Bannick MS, Beghi E, Blake N, et al. Global, regional, and national burden of neurological disorders, 1990–2016: a systematic analysis for the Global Burden of Disease Study 2016. Lancet Neurol. 2019;18(5):459–80.
7. Nedeltchev K, Renz N, Karameshev A, Haefeli T, Brekenfeld C, Meier N, et al. Predictors of early mortality after acute ischaemic stroke. Swiss Med Wkly. 2010;140(17–18):254–9.
8. Saposnik G, Kapral MK, Liu Y, Hall R, O'Donnell M, Raptis S, et al. IScore: A risk score to predict death early after hospitalization for an acute ischemic stroke. Circulation. 2011;123(7):739–49.
9. Yufe R. Stroke prognostication using age and NIH stroke scale: Span-100. Neurology. 2013;81(6):603.
10. Hemphill JC, Bonovich DC, Besmertis L, Manley GT, Johnston SC. The ICH Score. Stroke. 2001;32(4):891–7.
11. Kapapa T, Tjahjadi M, König R, Wirtz CR, Woischneck D. Which clinical variable influences health--related quality of life the most after spontaneous subarachnoid hemorrhage? Hunt and Hess scale, Fisher score, World Federation of Neurosurgeons score, Brussels coma score, and Glasgow coma score compared. World Neurosurg. 2013;80(6):853–8.
12. Huttner HB, Kohrmann M, Berger C, Georgiadis D, Schwab S. Predictive factors for tracheostomy in neurocritical care patients with spontaneous supratentorial hemorrhage. Cerebrovasc Dis. 2006;21(3):159–65.
13. Miller RG, Jackson CE, Kasarskis EJ, England JD, Forshew D, Johnston W, et al. Practice parameter update: the care of the patient with amyotrophic lateral sclerosis: multidisciplinary care, symptom management, and cognitive/behavioral impairment (an evidence-based review): report of the Quality Standards Subcommittee of the American. Neurology. 2009;73(15):1227–33.
14. Fang T, Al Khleifat A, Meurgey JH, Jones A, Leigh PN, Bensimon G, et al. Stage at which riluzole treatment prolongs survival in patients with amyotrophic lateral sclerosis: A retrospective analysis of data from a dose-ranging study. Lancet Neurol [Internet]. [acesso em: 2021 dez. 01] 2018;4422(18):1–7. Disponível em: http://dx.doi.org/10.1016/S1474-4422(18)30054-1
15. Czaplinski A, Yen AA, Appel SH. Forced vital capacity (FVC) as an indicator of survival and disease progression in an ALS clinic population. J Neurol Neurosurg Psychiatry. 2006;77(3):390–2.
16. Swinnen B, Robberecht W. The phenotypic variability of amyotrophic lateral sclerosis. Nat Rev Neurol. 2014;10(11):661–70.
17. Group PS. Gastrostomy in patients with amyotrophic lateral sclerosis (ProGas): a prospective cohort study. Lancet Neurol [Internet]. [acesso em: 2021 dez. 01] 2015;14(7):702–9. Disponível em: http://linkinghub.elsevier.com/retrieve/pii/S1474442215001040
18. Bourke SC, Tomlinson M, Williams TL, Bullock RE, Shaw PJ, Gibson GJ. Effects of non-invasive ventilation on survival and quality of life in patients with amyotrophic lateral sclerosis: A randomised controlled trial. Lancet Neurol. 2006;5(2):140–7.
19. Fiorentino G, Annunziata A, Gaeta AM, Lanza M, Esquinas A. Continuous noninvasive ventilation for respiratory failure in patients with amyotrophic lateral sclerosis: current perspectives. Degener Neurol Neuromuscul Dis. 2018;Volume 8:55–61.
20. Connolly S, Galvin M, Hardiman O. End-of-life management in patients with amyotrophic lateral sclerosis. Lancet Neurol [Internet]. [acesso em: 2021 abr. 14] 2015;14(4):435–42. Disponível em: http://dx.doi.org/10.1016/S1474-4422(14)70221-2

21. Kettemann D, Funke A, Maier A, Rosseau S, Meyer R, Spittel S, et al. Clinical characteristics and course of dying in patients with amyotrophic lateral sclerosis withdrawing from long-term ventilation. Amyotroph Lateral Scler Front Degener. 2017;18(1–2):53–9.
22. Global action plan on the public health response to dementia 2017–2025 [Internet]. [acesso em: 2021 abr. 14] 2017th ed. World Health Organization; 2017. Disponível em: www.who.int/mental_health/neurology/dementia/en
23. Mitchell SL. Advanced Dementia. N Engl J Med [Internet]. [acesso em: 2021 abr. 14] 2015;372(26):2533–40. Disponível em: http://www.nejm.org/doi/10.1056/NEJMcp1412652
24. Sekerak RJ, Stewart JT. Caring for the Patient With End-Stage Dementia. Ann Long Term Care [Internet]. [acesso em: 2021 abr. 14] 2014;22(12):36–43. Disponível em: http://search.ebscohost.com/login.aspx?direct=true&db=cin20&AN=107811352&lang=ja&site=ehost-live
25. Parsons C, Hughes CM, Passmore AP, Lapane KL. Withholding, Discontinuing and Withdrawing Medications in Dementia Patients at the End of Life. Drugs Aging [Internet]. [acesso em: 2021 abr. 14] 2010;27(6):435–49. Disponível em: http://www.ncbi.nlm.nih.gov/pubmed/20524704
26. Cegelka A. American Geriatrics Society feeding tubes in advanced dementia position statement. J Am Geriatr Soc. 2014;62(8):1590–3.
27. ROYAL COLLEGE OF PHYSICIANS BSOG. Oral feeding difficulties and dilemmas. A guide to practical care, particularly towards the end of life. [Internet]. [acesso em: 2021 abr. 14] London: Royal College of Physicians; 2010. Disponível em: https://www.rcplondon.ac.uk/projects/outputs/oral-feeding-difficulties-and-dilemmas
28. Hendriks SA, Smalbrugge M, Hertogh CMPM, Van Der Steen JT. Dying with dementia: Symptoms, treatment, and quality of life in the last week of life. J Pain Symptom Manage [Internet]. [acesso em: 2021 abr. 14] 2014;47(4):710–20. Disponível em: http://dx.doi.org/10.1016/j.jpainsymman.2013.05.015.

SEÇÃO 5

INTERAÇÃO COM O PACIENTE E A FAMÍLIA

CAPÍTULO 54

CUIDADOS PALIATIVOS EM DOMICÍLIO

Keila T. Higa-Taniguchi
Angélica Massako Yamaguchi

INTRODUÇÃO

As intervenções de cuidados paliativos podem ser de curto a longo prazo, dependendo da fase do processo de adoecimento em que a equipe de assistência domiciliar é acionada e das condições mórbidas apresentadas pelo paciente, como oncológica ou não oncológica (em geral, doenças neurodegenerativas têm curso arrastado, assim como multimorbidades e síndrome da fragilidade do idoso). O ideal é que a linha de continuidade de cuidados não sofra interrupção na transição entre os vários setores das instituições de saúde (hospital, ambulatório, centro-dia e assistência domiciliar). Há, na literatura, relato de vários fatores que interferem na decisão e na possibilidade de os cuidados no final da vida serem realizados em domicílio[1]. Grande parte dos pacientes prefere passar seus últimos dias de vida em suas residências, mas nem sempre esse desejo é realizado ou possível[1] (Figura 1). A presença de políticas públicas que sustentem a atenção domiciliar é essencial.

A atenção domiciliar (AD) propicia que o paciente esteja em seu ambiente, ou seja, seu local de morada, vivência e, por vezes, morte[2]. A AD reforça a autonomia do paciente e da família e deve estar pautada em uma equipe multiprofissional, preferencialmente com prática interdisciplinar, para uma abordagem mais integral e resolutiva[3]. O cuidador é uma peça fundamental nesta modalidade de atendimento. Os procedimentos devem ser bem planejados, muitos deles adaptados e alguns contraindicados, considerando-se a segurança do paciente, cuidador, equipe, comunidade e ambiente.

Definições:

A existência de diversas nomenclaturas e definições utilizadas pelos serviços públicos ou privados para a atuação em domicílio levou a entendimentos ambíguos para a mesma atividade. Desta forma, a Resolução da Diretoria Colegiada (RDC)[4]

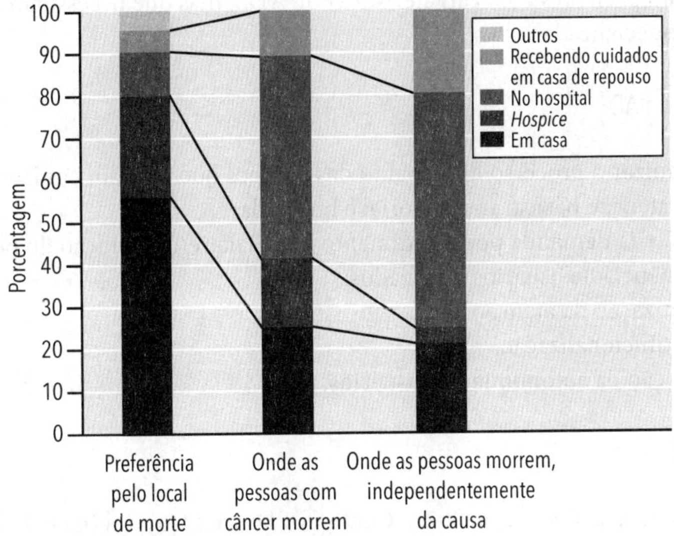

Figura 1 Preferência de local de morte e o verdadeiro local de morte[1].

nº 11, de 26 de janeiro de 2006, da Agência Nacional de Vigilância Sanitária (ANVISA) veio contribuir com a padronização desses termos:

- **AD** é um termo genérico que envolve ações de promoção à saúde, prevenção, tratamento de doenças e reabilitação desenvolvidas em domicílio. Engloba a assistência e a internação domiciliar.
- **Assistência domiciliar**: conjunto de atividades de caráter ambulatorial, programadas e continuadas desenvolvidas em domicílio.
- **Internação domiciliar:** conjunto de atividades prestadas no domicílio, caracterizadas pela atenção em tempo integral ao paciente com quadro clínico mais complexo e com necessidade de tecnologia especializada.
- **Cuidador:** indivíduo capacitado para auxiliar o usuário em suas necessidades e atividades da vida cotidiana, seja ele um familiar ou conhecido que não recebe por esse serviço, denominado cuidador informal, ou pessoa paga para efetuar o serviço, denominado cuidador formal, que pode ser leigo ou profissional da saúde.
- A AD no serviço público pode ser classificada, de acordo com a complexidade do paciente e necessidades, em AD1, AD2 e AD3. Podemos colocar de forma simples que AD1 são pacientes de baixa complexidade que podem ser atendidos pela unidade básica de saúde e pelo programa de saúde da família; AD2 são pacientes com perfil para assistência domiciliar de média complexidade, e

AD3 são pacientes com características de AD2, mas que necessitam de tecnologia especializada[3].

Objetivos da AD[2]:

- Reorganizar o processo de trabalho das equipes que prestam cuidado domiciliar na atenção básica, ambulatorial e hospitalar.
- Redução da demanda por atendimento hospitalar e/ou redução do período de permanência de usuários internados.
- Humanização da atenção.
- Desinstitucionalização.
- Ampliação da autonomia dos usuários.

Epidemiologia:

- Nos Estados Unidos, em 2007, o Center for Disease Control (CDC)[5] fez um levantamento no qual foi estimado que 1.459.900 pacientes estavam em *home care* por dia, destes:
  - 69% eram idosos com idade igual ou superior a 65 anos.
  - 64% eram do sexo feminino.
  - Diagnósticos primários mais comuns para admissão eram: diabetes mellitus (10,1%), doença cardíaca (8,8%), neoplasia maligna (3,9%) e, dentre outras condições, 10% eram de cuidados pós-hospitalares.
  - Os pacientes possuíam em média 4 diagnósticos concomitantes.
  - 84% apresentavam limitações em pelo menos 1 de 5 atividades básicas da vida diária (ABVD), visto que, desses, 50,5% apresentavam de 4-5 limitações.
- No projeto SABE (Saúde, Bem-Estar e Envelhecimento na América Latina e no Caribe)[5], coordenado pela Organização Pan-Americana de Saúde e realizado no município de São Paulo, em uma amostra de 2.143 idosos com 60 anos ou mais, foi observado que 19,2% apresentaram limitações funcionais nas ABVD, dado que 25,6% deles necessitavam de auxílio para transferência. Esses dados evidenciam a demanda por AD.

Pacientes elegíveis para AD:

- Pacientes com doenças crônicas, o que leva à dificuldade para locomoção.
- Pacientes com doenças agudas que estejam clinicamente estáveis e necessitem completar tratamento (e.g., antibioticoterapia, controle de anticoagulação).
- Pacientes que necessitem de reabilitação (e.g., pós-acidente vascular encefálico, pós-trauma, cuidados pós-hospitalares por perda de ABVD).
- Pacientes em cuidados paliativos.

Critérios de inclusão:

- Pacientes elegíveis para AD.
- Presença de um cuidador.
- Presença de um responsável legal no caso de paciente incapaz para as atividades da vida civil.
- Aceitação do acompanhamento.
- Domicílio precisa ter condições mínimas para se cuidar do paciente: água potável, saneamento básico, energia elétrica, local adequado para preparo e armazenamento dos alimentos, condições de higiene adequadas.
- Domicílio deve estar na área de abrangência do Serviço de Atenção Domiciliar.

Critérios de exclusão e desligamento:

- Paciente com melhora do quadro clínico e com condições de frequentar atendimento ambulatorial.
- Ausência de cuidador.
- Ausência de responsável legal no caso de paciente incapaz de exercer atividades da vida civil.
- Domicílio sem condições mínimas para o cuidado.
- Paciente mora fora da área de abrangência do Serviço.
- Não aceitação do acompanhamento.
- Óbito.

Recursos humanos e infraestrutura necessários para se realizar a AD:

- Presença de equipe de saúde composta por, no mínimo, médico, enfermeiro, auxiliar/técnico de enfermagem, assistente social (EMAD – equipe multiprofissional de AD) ou preferencialmente com uma equipe completa composta também por fisioterapeuta, nutricionista, fonoaudiólogo, terapeuta ocupacional, farmacêutico, odontólogo e psicólogo (EMAP – equipe multiprofissional de apoio)[3].
- Infraestrutura do Serviço:
  - Transporte com veículos e motoristas para a equipe de saúde.
  - Secretaria.
- O Serviço de AD deve possuir um hospital e unidade básica para referência/contrarreferência.
- Prontuário do Serviço e domiciliar, conforme a RDC 11 da ANVISA.

O atendimento realizado pelo médico:

- Consulta: anamnese, exame físico, hipóteses diagnósticas, prognóstico obtido e plano de tratamento pertinente ao caso clínico.
- Avaliar a funcionalidade (ABVD) e outras avaliações do estado funcional utilizadas em cuidados paliativos (e.g. escala de Karnofsky, Palliative Performance Scale - PPS).
- Anotar a presença e a característica de sondas, cateteres, ostomias, e quando foram colocados.
- Avaliar o risco ou presença de lesão por pressão (LP) com a enfermagem.
- Em idosos, é necessário realizar consulta/atendimento domiciliar aplicadas na Geriatria:
  - Avaliação geriátrica ampla/global.
  - Avaliação neuropsicológica básica para depressão, *delirium* e demência.
- Gerenciamento de caso: é uma estratégia de serviço de saúde e de apoio, focado no cliente e com sua participação, por meio de utilização eficiente e efetiva dos recursos, com o objetivo de auxiliar este cliente a obter suas metas[7]; há muitos pontos em comum com o conceito de projeto terapêutico singular da Atenção Primária.
- Orientação a distância das intercorrências clínicas que os cuidadores encaminham via telefone ou telemedicina à secretaria do serviço de AD, no horário estipulado por este.
- Checagem de exames coletados no domicílio e comunicação via telefone ou *in loco* para condutas pertinentes (e.g. tempo de protrombina/international normalized ratio - INR, Urina I/Urocultura).
- Constatação de óbito no domicílio e formulação da declaração de óbito.

O atendimento multiprofissional realizado deve ter uma prática interdisciplinar, em que podemos destacar os seguintes pontos principais[2]:

- Atuação de diversos profissionais das diferentes áreas da saúde.
- Busca de consenso visando à melhora terapêutica.
- Troca de informações e conhecimentos entre as diferentes áreas.
- Possibilidade de visão ampliada sobre o paciente, de forma a fornecer subsídios para as diferentes áreas.
- Respeito às especificidades de cada área.
- Linguagem harmônica visando ao entendimento de todos.
- Interdisciplinaridade como processo de atuação e como objetivo a ser constantemente buscado.

Atendimentos realizados em conjunto[2]:

- **Reunião de família:** é uma reunião feita com membros da equipe de saúde, da família e, se possível, com a participação do paciente, no intuito de informar e orientá-los quanto ao diagnóstico, prognóstico, organização de cuidados e resolução de conflitos relacionados à atenção ao paciente (ver capítulo 2 desta seção).
- **Visita pré-óbito:** é uma visita que objetiva comunicar a proximidade de um óbito para o paciente e/ou para a família, de forma a prepará-lo(s) para o que possa acontecer.
- **Visita de luto:** é uma visita feita após alguns dias ou poucas semanas após o falecimento do paciente que objetiva finalizar o atendimento, avaliar o serviço prestado e escutar e apoiar o cuidador em um momento tão delicado. Também é um momento em que se traz informações de ordem prática, como documentos a serem organizados ou providenciados, pensão, seguro etc.

Esses atendimentos demandam dos profissionais: habilidades de comunicação verbal e não verbal, empatia, delicadeza, sensibilidade, noção do melhor momento para falar ou ficar em silêncio, as palavras mais adequadas para conseguir transmitir uma informação e uma escuta ativa, procurando ter o discernimento diante das circunstâncias para encontrar a melhor forma de lidar com elas[2,8].

Principais procedimentos realizados no domicílio[9]:

- Procedimentos com ostomias:
  - Traqueostomia: troca de cânula plástica, higienização, aspiração e decanulação.
  - Gastrostomia: troca de sonda, curativo e retirada de sonda.
  - Jejunostomia: higienização e curativos.
  - Colostomia, ileostomia: troca de bolsa, higienização e curativos.
  - Cistostomia, nefrostomia, ureterostomia: troca de bolsa, sonda, higienização e curativo.
- Sondagens:
  - Vesical de alívio: treinamento de autocateterismo e cateterismo de alívio com técnica limpa[10].
  - Vesical de demora: troca de sonda e higienização.
  - Nasogástrica, orogástrica e nasoentérica: troca de sonda, fixação e higienização.
- Curativos:
  - Feridas agudas – traumáticas e pós-operatórias: manter o leito da ferida limpo, livre do risco de infecção e com curativos diários ou conforme necessidade.
  - Feridas crônicas –
    - Com presença de tecido inviável ou necrose: realizar desbridamento, promover a restauração da matriz extracelular e tecido de granulação.

- Com presença de infecção ou inflamação: remover ou reduzir a infecção e inflamação, controlar a dor, orientar o cuidador quanto aos cuidados com a contaminação e manuseio do paciente.
- Feridas limpas com tecido de granulação: manter o leito da ferida limpo e controlar umidade, diminuir risco de infecção.

- Punções:
  - Periféricas com cateter flexível ou rígido: fixação, cuidados com infiltração e mobilização do paciente;
  - Centrais (inserção central, periférica ou totalmente implantada) - realizadas em ambiente hospitalar para maior segurança, mas mantidas em domicílio para tratamento. Entretanto, a inserção periférica (PICC - *peripherally inserted central catheter*) pode ser realizada no domicílio, desde que seja feito controle com raio-X. Cuidados devem ser tomados em relação à manutenção do cateter, evitando a obstrução, curativo e fixação.
- Realização de exames:
  - ECG.
  - Coleta de materiais biológicos para exames complementares (sangue, urina e secreções).
  - AD privadas possuem também a opção de realizar alguns exames de imagem como: radiografia, ultrassonografias, ecocardiograma, doppler, holter, monitorização ambulatorial da pressão arterial (MAPA) e polissonografia.
- Procedimentos em odontologia: limpeza de placa bacteriana, extração dentária, obturação, pequenas biópsias.
- Outros procedimentos:
  - Quebra e retirada de fecaloma.
  - Aplicação de enema glicerinado.
  - Aspiração de vias aéreas.
  - Hipodermóclise.
  - Sangrias.
  - Drenagem de abscesso.
  - Ajuste de órteses e próteses.
  - Espirometria.
  - Laserterapia.
  - Nutrição enteral.
  - Nutrição parenteral - equipes especializadas.
  - Paracentese/toracocentese - equipes com experiência hospitalar.
  - Avaliação ginecológica simples (toque, espéculo, avaliação mamária).
  - Otoscopia e retirada de rolha de cerume.
  - Tamponamento do corpo do falecido.

Cuidados com a biossegurança[9]:

- Prevenção: uso de equipamento de proteção individual, imunização (equipe, cuidadores, familiares e pacientes).
- Acidentes com perfurocortantes e exposição a material biológico: o Serviço de AD deve ter um fluxo de atendimento nesses casos.
- Ambiente domiciliar: infraestrutura necessária para a segurança do paciente, família e equipe.
- Gerenciamento de resíduos de saúde, de acordo com a RDC nº 306, de 2004, da ANVISA.

Segurança da equipe em locais de maior periculosidade:

- Preferir (sempre!) a vestimenta de trajes de trabalho como o jaleco.
- Veículo de transporte com emblema da instituição de saúde.
- Dar preferência para o atendimento de manhã ou no início da tarde.
- Em algumas comunidades, ir acompanhado do agente comunitário de saúde.
- Nunca ir sozinho.
- Avaliar com a equipe a possibilidade de começar ou continuar o acompanhamento em alguns casos.

Procedimentos orientados ao cuidador:

Alguns procedimentos podem ser realizados pelo cuidador após capacitação e pactuação entre equipe e cuidador[9,11]:

- Higienização.
- Troca de bolsas coletoras e curativos.
- Banho no leito.
- Administração de medicamentos por via oral ou enteral.
- Registro dos horários de sono, frequência de diurese e evacuações.
- Aferição de sinais vitais, se houver aparelhagem disponível.
- Aviso de sinais de alerta:
  - Febre.
  - Falta de ar, lábios ou dedos roxos, respiração ruidosa, tosse, catarro.
  - Cor ou cheiro da urina alterada, ausência de urina ou dor para urinar.
  - Vômitos, diarreia, prisão de ventre.
  - Feridas, vermelhidão, inchaço.
  - Quedas.
  - Acidentes no domicílio com perfurocortantes.
  - Sonolência excessiva, confusão mental, desmaio, crise convulsiva.

- Falta ou excesso de apetite.
- Dor.

- Mudança de decúbito.
- Administração de dietas enterais e cuidados com as sondas.
- Administração de dietas parenterais e cuidados com punções e cateteres (equipes especializadas).
- Cateterismo vesical intermitente – técnica limpa.
- Uso de dispositivo para incontinência urinária masculina (tipo Uripen).
- Hidratação da pele.
- Hipodermóclise: a punção é feita pela equipe de saúde, e a administração do soro e/ou da medicação pode ser feita pelo cuidador, após constatação de capacidade para desempenhar este procedimento.
- Troca/limpeza de subcânula de traqueostomia.

Paciente em CP[9]:

- Atuar com competência cultural, para reconhecimento adequado de valores e funcionamento das famílias atendidas, aliada à humildade cultural, para a ênfase ao respeito dessas mesmas características observadas, em espaço e tempo tão íntimos que é o evento da morte no domicílio.
- Comunicar-se de forma clara, possibilitando ao paciente e aos familiares a possibilidade de receber todas as informações necessárias e expressar todos os sentimentos e dúvidas (ver capítulos específicos de comunicação).
- Atingir o maior nível de controle dos sintomas, com ênfase na dor.
- Em caso de não se alcançar o controle adequado dos sintomas em domicílio, ter a retaguarda hospitalar para dar continuidade ao cuidado necessário.
- Preparar paciente e familiares para a morte dentro dos limites de cada um e proporcionar o máximo alívio do sofrimento.
- Instrumentalizar cuidadores e familiares para o cuidado paliativo domiciliar.
- Proporcionar qualidade de vida e dignidade para paciente e familiares, com todo o suporte e segurança possível.

Morte no domicílio[9]:

- A família aciona o serviço de AD, que deve realizar a constatação do óbito para se formular a declaração de óbito (DO).
- Quando o Serviço de AD não puder realizar a DO devido ao óbito ter ocorrido em horário fora do atendimento estipulado, deve-se pactuar anteriormente os procedimentos necessários, nesse caso. Exemplo: chamar médico conhecido da família, SAMU vinculado à EMAD para retaguarda de assistência ao final da vida ou encaminhar para o serviço de verificação de óbito (SVO).

- Se houver qualquer dúvida quanto ao motivo do óbito, o corpo deverá ser encaminhado para o SVO. Na presença de lesão externa, ou em casos de traumas prévios potencialmente causadores do evento, o corpo deverá ser encaminhado ao Instituto Médico Legal.
- Para que o corpo seja encaminhado ao SVO, a família deverá fazer a notificação do óbito por morte natural à delegacia da cidade ou do bairro mais próximo do domicílio para providências quanto ao traslado do corpo para o referido serviço, que, após verificação, emitirá a declaração de óbito.

Cuidados com o cuidador[9,11]:

- Faz parte do trabalho da equipe de AD atentar ao cuidador, pois ele pode apresentar uma sobrecarga física e/ou emocional devido aos cuidados prestados ao paciente, visto que essa condição pode levar à depressão, isolamento e até culminar com o aparecimento de doenças agudas ou crônicas.
- A sobrecarga do cuidador pode ser constatada pela equipe ou utilizando-se um instrumento de avaliação como a escala de Zarit[12].
- Para prevenção e manejo de estresse do cuidador: orientar sobre a importância do autocuidado, da divisão de tarefas com outros familiares; se possível, acompanhamento com psicólogo da equipe e encaminhamento para serviços específicos se necessário.
- O reconhecimento de limites e possibilidades, tanto do cuidador como da equipe, auxilia na reflexão contínua e levantamento dos recursos disponíveis, e planejar cuidados realistas caso a caso, momento a momento. As rotas do cuidado podem se modificar no transcurso da longitudinalidade da assistência.

REFERÊNCIAS BIBLIOGRÁFICAS

1. Keri T. Home Care and Hospice Home Care. In: Walsh TD, et al. Palliative Medicine. 1st ed. Philadelphia, PA: Saunders Elsevier, 2009.
2. Yamaguchi AM, Higa-Taniguchi KT, Andrade L, Bricola SP, Jacob Filho W, Martins MA, et al. Assistência Domiciliar: uma proposta interdisciplinar. Barueri, SP: Manole, 2010.
3. Brasil. Ministério da Saúde. Portaria Nº 2.527, de 27 de outubro de 2011. Redefine a atenção domiciliar no âmbito do Sistema Único de Saúde (SUS). Diário Oficial da União, Poder Executivo, Brasília, DF, 28 out. 2011. Seção 1, p. 44.
4. Brasil. Ministério da Saúde. ANVISA. Resolução da Diretoria Colegiada – RDC Nº 11, de 26 de janeiro de 2006. Disponível em: http://www.anvisa.gov.br/hotsite/segurancadopaciente/documentos/rdcs/RDC%20N%C2%BA%2011-2006.pdf – Acesso em: 29 out. 2013.
5. Caffrey C, Sengupta M, Moss A, Harris-Kojetin L, Valverde R. Home health care and discharged hospice care patients: United States, 2000 and 2007. National health statistics reports; nº 38. Hyattsville, MD: National Center for Health Statistics. 2011.
6. Duarte YAO, Lebrão, ML, Lima FD. Contribuição dos arranjos domiciliares para o suprimento de demandas assistenciais dos idosos com comprometimento funcional em São Paulo, Brasil. Rev Panam Salud Publica. 2005;17(5/6):370–8.

7. Canadian Home Care Association. Implementing case management as a strategy for system integration: experiences from the CHCA National Partnership Project. August, 2007. Disponível em: http://www.cdnhomecare.ca/media.php?mid=2382 – Acesso em: 1 nov. 2013.
8. Silva MJP, Araújo MMT. Comunicação em Cuidados Paliativos. Em: Manual de cuidados paliativos ANCP/organizado por Ricardo Tavares de Carvalho e Henrique Afonseca Parsons. – 2.ed. ampl. e atual. – Porto Alegre: Sulina, 2012. p. 75-85.
9. Brasil. Ministério da Saúde. Secretaria de Atenção à Saúde. Departamento de Atenção Básica. Caderno de atenção domiciliar / Ministério da Saúde, Secretaria de Atenção a Saúde, Departamento de Atenção Básica. – Brasília: Ministério da Saúde, 2013. Vol 2.
10. Moroóka M, Faro ACM. A técnica limpa do autocateterismo vesical intermitente: descrição do procedimento realizado pelos pacientes com lesão medular. Rev Esc Enferm USP 2002;36(4):324-31.
11. Brasil. Ministério da Saúde. Secretaria de Atenção à Saúde. Secretaria de Gestão do Trabalho e da Educação na Saúde. Guia prático do cuidador. Brasília, 2008 (Série A. Normas e Manuais Técnicos).
12. Scazufca M. Versão brasileira da escala Burden Interview para avaliação de sobrecarga em cuidadores de indivíduos com doenças mentais. Rev Bras Psiquiatr 2002;24(1):12-7.

CAPÍTULO 55

SUPORTE À FAMÍLIA NO CONTEXTO DA DOENÇA AVANÇADA

Célia Maria Kira

Suporte à família é um dos pilares dos cuidados paliativos, porque, na medida em que a doença avança e a morte se aproxima, a angústia e o sofrimento dos familiares e cuidadores aumentam e eles se sentem mais inseguros e temerosos quanto ao que pode ocorrer. O papel da equipe de saúde, neste momento, é prover segurança e dar apoio à família no aspecto físico, além de aprofundar a atenção em relação a outros aspectos: psicoemocional, socioeconômico e necessidades específicas.

No aspecto físico, é preciso manter o paciente bem cuidado e bem controlado de sintomas como dor, dispneia e *delirium*. Nos outros aspectos, deve-se avaliar a sobrecarga de trabalho dos cuidadores e familiares que enfrentam conflitos e dificuldades de comunicação, além de conviver com o luto antecipatório. Para que isso ocorra, é necessário que haja continuidade do olhar e do trabalho inter e multidisciplinar.

A experiência indica que a qualidade da relação entre o paciente e seu(s) cuidador(es) pode ser benéfica ou interferir negativamente nos processos de adoecimento, morte e luto. Na prática diária, o profissional de saúde precisa ter discernimento para decidir qual o melhor momento de tomar providências e falar com o paciente/a família sobre o avanço da doença e sobre as possibilidades de cura estarem se esgotando ou já não serem mais possíveis.

Isso pode ser muito problemático nos casos em que a família não está preparada para a ocorrência da morte, muitas vezes, voltando-se contra a equipe de saúde que assiste o paciente. Por outro lado, o reconhecimento do momento adequado para abordar a finitude da vida com a família pode não ocorrer em uma primeira, nem em uma segunda conversa. É fundamental que a equipe de saúde saiba a maneira e o tempo certos de dar informações ou o momento de apenas ouvir e acolher o sofrimento e as dúvidas. A escuta ativa e o acolhimento são ações imprescindíveis, para conhecer e compreender melhor as limitações dessa família e as possibilidades de intervenções. Essa avaliação global das necessidades e dos medos familiares, evidentemente, deve ocorrer ao longo do tratamento do paciente, quando se conhece melhor a família e se aprofundam os vínculos de confiança. Quanto maior o vínculo construído, quanto mais a família estiver envolvida e informada sobre as fases da(s) doença(s), com suas dúvidas clarificadas, melhor será o resultado das ações e decisões sobre as mudanças a serem implementadas. Vale lembrar também como é a trajetória da(s) doença(s), o que possibilita à equipe de saúde antever as possíveis evoluções, complicações, sintomas e o tipo de morte (mais lenta ou mais rápida).

Deve-se dar atenção especial aos pacientes que têm filhos pequenos ou àqueles que são arrimo de família, pois muitas vezes se preocupam mais com os outros que consigo mesmos. Alguns deles evitam falar sobre a possibilidade de morte, pois têm pavor de abandonar e deixar desassistidos seus dependentes, imaginado o que pode acontecer caso não estiverem mais presentes.

As maiores aflições por parte da família geralmente são:

- Ele (o paciente) está bem cuidado? Está sem dor?
- Por que não fazer este tratamento? Por que vocês (equipe de saúde) acham que esse tratamento é desnecessário (fútil)?
- O que fazer se ele piorar?
- Como vocês sabem que ele está morrendo? Devo chamar o resto da família?
- Ele vai ficar aqui onde está (domicílio, hospital) ou vai ser transferido (para uma enfermaria de cuidados paliativos ou *hospice*)?
- Com quem devo me comunicar se algo acontecer?

Muitos familiares se sentem agradecidos se compreendem que o processo de morte está se instalando ("ele não está mais respondendo aos tratamentos, ele está cada vez mais enfraquecido pela doença", "ele está se despedindo"), e precisam se preparar e chamar familiares mais distantes. A conversa empática e transparente com paciente/família torna-se uma ótima oportunidade para que se façam os acertos, agradecimentos e as despedidas, que amenizam as dores e trazem consolo a todos.

Sobre a futilidade terapêutica, é importante relembrar que os profissionais da saúde não são obrigados a instituir tratamentos que considerem ineficazes. Porém, não devemos apenas dizer não, mas dialogar com o paciente e familiares (se as condições clínicas permitirem), providenciando meios e momentos para a compreensão e decisão de diretrizes avançadas de tratamento. Os médicos devem ter convicção de que o cuidar nunca é fútil e precisam saber distinguir entre um tratamento agressivo e aquele que proporciona conforto – que benefício trará tal medida (exame, procedimento, medicação) ao paciente? Qual dano tal medida poderá acarretar? Nesse contexto, é importante que a família esteja ciente do que acontece com o paciente; ela precisa se sentir incluída no processo decisório, saber a importância de se evitar o prolongamento da morte, receber explicações claras sobre o papel familiar, receber ajuda para chegar a um consenso embasado em informação de qualidade, em boa quantidade e no momento adequado. Frases como "trabalhar pelo melhor resultado, mas se preparar para o pior", "o tempo está encurtando, antes eram meses a semanas, agora são semanas a dias, agora temos dias a horas" ou "ele não está mais respondendo ao tratamento" ajudam muito a família a entender a fase final da doença.

A discussão e a decisão sobre mudança ou não de local de tratamento (domicílio, hospital, *hospice*) devem ser baseadas no local onde o paciente pode e consegue ter o melhor tratamento de que precisa naquele momento. Se há sintomas refratários ou não, se a família está preparada emocional e psicologicamente para a morte ou não, além de poder contar com garantias de ajuda e apoio. Se o paciente estiver internado (hospital, enfermaria de cuidados paliativos, *hospice*), deve-se facilitar o acesso a visitas com horários de visitação flexíveis. Se o paciente estiver no domicílio, além de tentar garantir o melhor controle possível de sintomas, deve-se ter escuta ativa e esclarecer as dúvidas por meio de contato telefônico e/ou visitas domiciliares mais frequentes, se necessário.

A avaliação socioeconômica com informações sobre composição familiar, local de moradia, renda, religião, formação, profissão e situação empregatícia do paciente darão os parâmetros adequados sobre as necessidades vividas pelas famílias e/ou mostrarão seus mecanismos de enfrentamento ou fragilidade de seus membros. Há questões sociais e formais a respeito de regularização de documentos, afastamento do trabalho e benefícios, situação previdenciária e questões bancárias. Há também outras demandas e preocupações de ordem prática que exigem providências, orientações e encaminhamentos, para a reorganização da família frente à difícil situação que se avizinha: aquisição de medicamentos, material para curativos ou fraldas, dieta ou suplemento industrializado para alimentação, contratação de uma pessoa para auxiliar nos cuidados e a preocupação com provisão de recursos financeiros e garantia da manutenção dos familiares.

Em um segundo momento, após o falecimento do paciente e depois de um período normalmente difícil, a família precisa se reorganizar, agora em um novo formato. É preciso rever os aspectos emocional (o período de luto e se há necessidade de apoio psicológico) e financeiro, pois a preocupação real passa a ser a manutenção da família. Uma abordagem cuidadosa, respeitando o período de luto, procura orientar sobre providências a serem tomadas, principalmente aquelas cujos prazos expiram: pensão, inventário, documentação do financiamento da casa própria e seguro de vida.

QUADRO 1 Resumo da conduta no suporte à família no contexto da doença avançada

Identificação da fase final de doença, pela equipe que cuida e pela família.
Conhecimento dos possíveis desfechos conforme a trajetória da doença (e de morte) para o melhor controle dos sintomas.

(continua)

QUADRO 1 Resumo da conduta no suporte à família no contexto da doença avançada (*continuação*)
Ajuda para que a família reconheça e entenda medidas fúteis.
Discussão da necessidade ou não de mudança de local de cuidado na fase final de vida.
Identificação das dificuldades emocionais e sofrimento da família e suporte específico para essas questões.
Identificação da pessoa da família que pode ser orientada quanto a questões sociais e formais, como regularização de documentos, afastamento do trabalho, benefícios, seguro de vida e situação previdenciária (ver seção de tópicos específicos em serviço social).
Novo olhar sobre a família no período pós-falecimento do paciente para observar como o luto está sendo vivenciado.
Frases úteis
"Trabalhar pelo melhor resultado, mas se preparar para o pior."
"O tempo está encurtando, antes era de meses a semanas, agora é de semanas a dias, agora é de dias para horas."
"Ele não está mais respondendo ao tratamento."

REFERÊNCIAS BIBLIOGRÁFICAS

1. Bruera E, Higginson IJ, Von Gunter C. Morita T. (eds.). Textbook of Palliative Medicine and Supportive Care. CRC Press; 2015.
2. EAPC update. White Paper on improving support for family carers in palliative care: parts 1 and 2. [Internet]. [acesso em: 08 mai. 2021]. Disponível em: https://www.eapcnet.eu/wp-content/uploads/2021/03/Family-carers-2010.pdf.
3. Oliveira IB. Suporte ao paciente e à família na fase final da doença. In: Carvalho RT, Parsons HA. Manual de cuidados paliativos ANCP. 2. ed. Meridional; 2012. p. 544-55.
4. Nunes LV. O papel do psicólogo na equipe. In: Carvalho RT, Parsons HA. Manual de cuidados paliativos ANCP. 2. ed. Meridional; 2012. p. 337-41.

CAPÍTULO 56

CONDUÇÃO DE UMA REUNIÃO DE FAMÍLIA EM CUIDADOS PALIATIVOS

Douglas Henrique Crispim
Ana Beatriz Brandão

INTRODUÇÃO

Um dos pilares da comunicação em cuidados paliativos é a condução de reuniões familiares. Grande parte dos pacientes em atendimento pelas equipes de cuidados paliativos estarão sob os cuidados de familiares. Manter vínculo com eles, além de ter seu respeito e apoio, garante ao profissional maior chance de sucesso na implementação de seu plano terapêutico. Sempre que possível, e com respeito às vontades do paciente, os familiares devem ser incluídos no planejamento do cuidado.

O modo com que se lida com familiares e os acordos feitos entre cuidadores e familiares está associado a uma boa manutenção ou à quebra do vínculo com o paciente. Além disso, familiares podem ajudar e muito reforçando as mensagens passadas pelos cuidadores. Familiares como parceiros no cuidado geram resultados assistenciais melhores, menor incidência de luto complicado e maior sensação de recompensa pelos cuidados que ofereceram ao paciente[1].

A intervenção em unidades de terapia intensiva com técnicas de comunicação com famílias mostrou, além de redução de sintomas depressivos, redução de custos para a unidade estudada[2].

Quando realizadas em momento oportuno, reuniões com a família (e com o paciente, sempre que possível) são de grande valia. Mais frequentemente, elas ocorrerão no ambiente hospitalar, mas essa ferramenta também pode ser utilizada nos pacientes ambulatoriais e em assistência domiciliar. Porém, reuniões de família necessitam de esforço, tempo e uma equipe disponível, e os estudos nessa área não mostram formas de se remunerar adequadamente os profissionais por esse tipo de trabalho[1].

PRINCIPAIS TEMAS E METAS DE REUNIÕES FAMILIARES EM CUIDADOS PALIATIVOS

Reuniões familiares poderão ser solicitadas por toda a equipe ou parte dela, a depender do tema a ser abordado. Em nossa realidade, a maioria das reuniões são solicitadas e conduzidas por profissionais médicos, porém, fora do Brasil, observa-se uma grande tranquilidade de profissionais não médicos na condução de reuniões familiares. O ideal é que todos os profissionais da equipe estejam capacitados a conduzir reuniões de família. É importante ressaltar que a responsabilidade técnica por informações de determinada profissão deve seguir com profissionais da área e, por exemplo, se uma reunião for tratar de temas diagnósticos e de prescrição, a presença do médico se faz necessária, mesmo em uma reunião liderada por outro profissional.

QUADRO 1 Principais temas e metas de reuniões familiares em cuidados paliativos

Fornecer diagnóstico
Informar prognóstico e estágio de doença
Discutir plano terapêutico com familiares
Informar piora clínica e mudança de metas do tratamento
Educar sobre a doença e seu manejo
Identificar necessidades dos cuidadores
Entender possíveis desejos sobre o fim da vida e, se possível, sobre o local da morte
Definir as diretrizes e as limitações de recursos fúteis em fases mais avançadas
Discutir desospitalização assim que possível
Identificar familiares com risco elevado de luto complicado e estresse do cuidador e referenciá-los para acompanhamento específico
Resolução de conflitos
Conspiração de silêncio

Deve-se utilizar desse recurso com parcimônia, pois o excesso de solicitações de reunião pode levar a um descrédito das decisões tomadas, além de gerar confusão dentro da equipe e da família do paciente. Sendo assim, ter previamente bem claro qual o objetivo da reunião, as informações que se busca obter e as que se busca levar. Em cidades maiores, devemos sempre lembrar que os familiares podem viver longe do hospital e os chamados devem levar em conta essa possibilidade. É importante também levar em conta que receber uma ligação do hospital pode deixar os familiares mais ansiosos e apreensivos, sendo essa espera uma carga a mais para eles.

Entendimento sobre famílias

Famílias não são uma coleção de pessoas, são organismos independentes com seu funcionamento próprio. Cada membro da família aprende e assume seu papel ao longo do tempo. Quando um desses falta e é necessária uma mudança brusca nos papéis, o membro que assume seu lugar pode viver grandes dificuldades e ter reações variadas. Por exemplo, um patriarca que centraliza todas as decisões adoece e um filho precisa assumir o papel. Nesse caso, o filho poderá sentir insegurança e ansiedade para tomar decisões importantes. Famílias são desafiadoras por uma série de motivos, expressos no Quadro 2.

Existe um espectro complexo de formas com que se organizam as famílias. Para o profissional de cuidados paliativos, o mais importante é identificar se uma família é predominantemente resiliente ou se está em risco (Quadro 3) e isto não busca classificar famílias e sim facilitar o trabalho dos profissionais[3].

QUADRO 2 Características das famílias[1]

Famílias trazem a complexidade de suas próprias relações para a reunião
Membros da família possuem seus próprios interesses
Membros da família têm suas necessidades emocionais próprias
Membros da família têm preferências diferentes sobre o processo decisório
Membros da família podem discordar a respeito da maneira adequada de agir
Famílias possuem relações entre os membros que envolve dominância e hierarquia

QUADRO 3 Características das famílias do tipo resiliente e "em risco"

Família resiliente[4]	Esse tipo de família age em benefício de seu membro enfermo e também da comunidade. A resiliência é a capacidade de uma adaptação positiva frente a adversidades significativas. As principais características dessas famílias são: ▪ coesão: membros seguem mantendo o significado de pertencimento ▪ suporte econômico: recursos suficientes para necessidades ▪ educação e socialização: família desempenha um papel na comunidade ▪ proteção a membros vulneráveis
Família "em risco"	Fatores associados a esse tipo de família levam a um risco maior de luto complicado e outros distúrbios psiquiátricos entre seus membros. São eles: ▪ baixa coesão familiar marcada por conflitos internos ▪ perfil argumentativo: desestruturada, rejeita auxílio ▪ perfil depressivo: aceita ajuda, porém, tem perfil apático-pessimista

O reconhecimento precoce desse tipo de família ou membros levando a uma abordagem preventiva em relação a eles gera benefícios, permitindo um processo de luto menos arrastado e/ou complicado. Os benefícios comprovadamente melhoram o estresse adaptativo dos sobreviventes[5]. Ambulatórios especializados em atendimento a cuidadores e ambulatórios de luto são peças-chave em serviços de cuidados paliativos. Um ambulatório de luto não deve ser utilizado apenas após o óbito do paciente, e sim ao longo de todo o processo terapêutico.

UM ROTEIRO BÁSICO: MÉTODO DOS 8 PASSOS

Em cuidados paliativos, protocolos fixos geram dificuldades no dia a dia dos profissionais. O ideal seria que o profissional tivesse uma formação completa em comunicação em cuidados paliativos, porém isso nem sempre é possível. Considerando os protocolos vigentes e a rotina do Hospital das Clínicas da FMUSP, em 2015, desenvolvemos um modelo prático em 8 passos, que contempla diferentes necessidades e metas a serem atingidas em uma reunião familiar.

1. Agendamento e preparação: quem são as pessoas que virão para a reunião? Certifique-se de que o paciente autoriza cada uma delas a estar lá. Verifique se o paciente quer participar da reunião. Um erro comum é agendar reuniões sem a presença do principal cuidador ou realizar reuniões durante um boletim de visita para um familiar mais distante. Cuidado! É preferível reagendar a reunião com o principal cuidador e os familiares a realizá-la na ausência dele. Familiares mais distantes podem ter reações heroicas motivadas por sofrimento e tomar decisões precipitadas na ausência dos cuidadores principais.
2. Acolhimento: acolher os participantes significa acompanhar seu processo de entrada no hospital e levá-los a um local minimamente tranquilo. Burocracias na liberação da entrada de familiares podem aumentar o tempo de espera de forma significativa. Deve-se ter atenção com relação ao número de membros da equipe, pois uma família pequena se sentirá constrangida em uma reunião com vários membros. Ao acolher os familiares, toda a equipe presente deve ser apresentada, e a finalidade da reunião, descrita, assim como deve ser indicado o condutor da reunião e quanto tempo ela durará. Nessa etapa, inicia-se o processo de hierarquização dos presentes já com a observação dos sinais não verbais.
3. Hierarquização: etapa crucial, raramente descrita em protocolos. Nesta etapa, deve-se identificar quem é o principal cuidador e quem mora com o paciente. É útil perguntar quem passa mais tempo com o paciente e quem mora com ele ou quem é a pessoa mais próxima. Em seguida, em ordem decrescente, identificar da pessoa mais próxima para a menos próxima ao paciente. Nem sempre a mais próxima é um familiar, pode ser um amigo ou um parceiro. Recomendamos que, de maneira imaginária, seja criada uma ordem numérica para os membros: 1, 2, 3 etc. Esta etapa é um grande facilitador para reuniões com muitos familiares e para reuniões com familiares distantes. Existe uma tendência de familiares distantes tomarem para si a palavra e aparentarem ser quem

mais cuida do paciente, porém, muitas vezes, aquele familiar que estava ali quieto em silêncio é quem deveria estar falando (menor padrão de dominância).

4. Acessar o racional: em nossa prática, identificamos duas perguntas diretas a ser direcionadas para o familiar número 1, que normalmente fornecem uma resposta aceitável do ponto de vista racional. Após aplicá-la ao familiar número 1, seguir a ordem de familiares, não sendo habitualmente necessário que todos falem. A pergunta é: "O que você sabe da doença de seu familiar nesse momento? O que lhe foi comunicado pela equipe?".
5. Acessar o emocional: em nossa prática, notamos que uma pergunta simples tem grande poder de acessar os sentimentos dos familiares e pacientes, levando a discussão para algo mais profundo. Essa pergunta simples deve ser usada com cuidado, pois acessar conteúdos emocionais sem o devido preparo para manejá-los ou sem um profissional de psicologia pode ter consequências negativas. A pergunta é: "Como você imagina que será de agora em diante?".
6. Fornecer as informações e opinião da sua equipe: com base no próprio discurso dos familiares e uma linguagem ajustada para o nível intelectual e cultural deles, deve-se expor as informações planejadas. No caso de reuniões de temas médicos, deve ser explicado o diagnóstico, o prognóstico, a opinião sobre a indicação ou não de novos procedimentos invasivos e o planejamento de cuidados a curto, médio e longo prazo. Aqui, o detalhamento de temas que envolvem a necessidade de obter valores e preferências será útil nos casos de tomada de decisões compartilhadas, mas lembre-se de que não se deve delegar temas técnicos aos familiares, mesmo que eles sejam profissionais de saúde.
7. Acolher: respeitar o momento de emoções dos familiares. Acolher, tocar quando apropriado, fazer silêncio, pois ele permite um momento mínimo para a absorção das informações que estão sendo recebidas. O acolhimento pode ser necessário em qualquer fase da reunião, mas é mais necessário depois que as informações forem dadas.
8. Sumarizar: checar o entendimento dos familiares sobre o plano, assim como se concordam e sentem segurança com a proposta. Familiares que permaneceram com postura retraída, olhar baixo, afastados da mesa, contraindo o semblante facial, podem estar mostrando sinais de discordância com seu plano. Aborde-os individualmente. Por exemplo: "Estou notando que a senhora está incomodada, o que lhe preocupa mais?".

Crianças nas reuniões de adultos:

Como forma preventiva de complicadores, mostra-se importante evitar a presença de crianças nessas reuniões, desde os bebês até crianças no início da adolescência, a menos que a linguagem seja adaptada para elas. As informações devem ser passadas de acordo com a fase de desenvolvimento em que se encontram. O bebê sente o coração e a pressão das mãos, as crianças observam o choro, o sofrimento e as dúvidas e, sem adequação na linguagem, a interpretação desse momento pode vir a ser prejudicial.

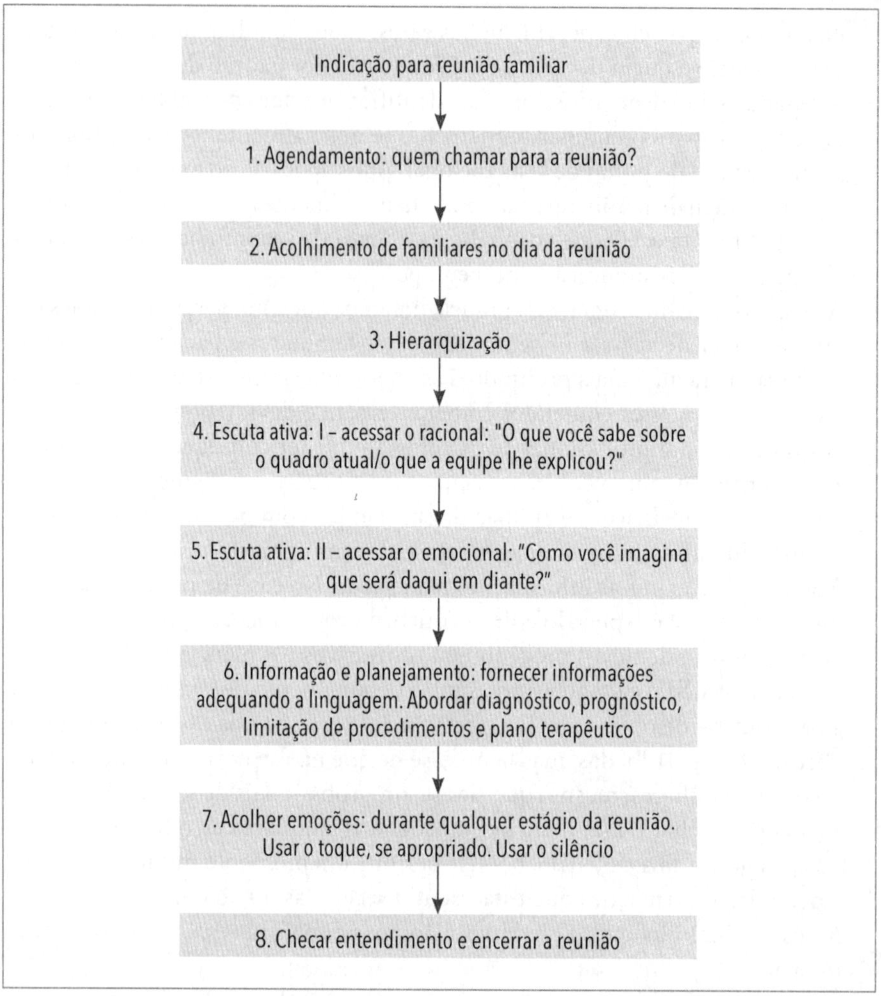

Figura 1 Modelo em oito passos para reunião de família em cuidados paliativos[7].

DOCUMENTAÇÃO EM PRONTUÁRIO DE UMA REUNIÃO DE FAMÍLIA

Após a realização da reunião, deve-se realizar um bom registro das informações em prontuário. Profissionais que tomam muitas notas durante a reunião podem intimidar tanto familiares quanto colegas de trabalho. Deve-se utilizar o tempo de reunião exclusivamente para a interação empática com os presentes, mesmo que o participante seja um ouvinte. Ao término da reunião, cada classe profissional presente deve registrar em prontuário as informações apontadas no Quadro 4.

QUADRO 4 Informações a ser registradas após uma reunião familiar
1. Quem estava presente na reunião, incluindo profissionais.
2. Registrar a presença do paciente ou o motivo da ausência.
3. Um breve resumo da história médica e social.
4. Genograma principalmente para famílias extensas.
5. O resumo em narrativa dos passos seguidos na reunião.
6. O resumo dos resultados da reunião, incluindo as metas acordadas.
7. O plano terapêutico a ser seguido de agora em diante.
8. Descrever a incapacidade do paciente caso ele não seja abordado.

CONSIDERAÇÕES FINAIS

A família desempenha um papel importante no cuidado de pacientes com doenças avançadas. Reunião familiar é uma das ferramentas de uso diário do paliativista, que deve ter o domínio de uma técnica efetiva associada a uma comunicação empática e verdadeira. Obter apoio de membros da família é de extrema importância no acompanhamento multiprofissional ao paciente.

Reuniões de família podem ser conduzidas por profissionais médicos e não médicos, e em diferentes níveis assistenciais que incluem ambiente hospitalar, ambulatórios especializados e atenção domiciliar.

O profissional de cuidados paliativos deve identificar sinais de risco para luto complicado, assim como famílias resilientes, e agir conforme o perfil específico de cada família, respeitando as individualidades. Protocolos são úteis para que pontos imprescindíveis e norteadores para a abordagem nunca deixem de ser considerados, evitando perda de tempo da equipe e dos familiares, porém, deve-se perceber que cada família tem sua história e sua forma própria de adaptação a situações adversas.

Programas de treinamento específicos dessa habilidade para profissionais da área são de grande valia para o alinhamento de processos e resultados de um serviço e o estabelecimento de uma relação de parceria cada vez maior entre profissionais e familiares para minimizar ao máximo o sofrimento do paciente.

Humildade e verdade são elementos fundamentais para que possamos acolher melhor aqueles que precisam.

REFERÊNCIAS BIBLIOGRÁFICAS

1. Back A, Arnold R, Tulsky J. Mastering communication with seriously ill patients: balancing honesty with empathy and hope. Cambridge: Cambridge University Press; 2009
2. Curtis JR, Treece PD, Nielsen EL, Gold J, Ciechanowski PS, Shannon SE, Engelberg RA. Randomized trial of communication facilitators to reduce family distress and intensity of end-of-life care. Amer J Resp Crit Care Med. 2016;193(2):154-62.

3. Kissane DW, Bloch S, Onghena P, McKenzie DP. The Melbourne Family Grief Study, II: Psychosocial morbidity and grief in bereaved families. Amer J Psic. 1996;153(5):659.
4. Patterson JM. Understanding family resilience. J Clin Psicol. 2002;58(3):233-46.
5. Kissane DW, Bloch S. Family focused grief therapy. Philadelphia: OU Press; 2002.
6. Kissane D (ed.). Handbook of communication in oncology and palliative care. Oxford: Oxford University Press; 2012.

SEÇÃO 6

TÓPICOS ESPECÍFICOS DE ENFERMAGEM

CAPÍTULO 57

AVALIAÇÃO DE ENFERMAGEM EM CUIDADOS PALIATIVOS

Maria Fernanda Ferreira Angelo
Ednalda Maria Franck

INTRODUÇÃO

A avaliação é utilizada pelos indivíduos de forma constante e em várias situações da vida diária. Dependendo da situação e do que se queira avaliar, o ato pode assumir um caráter formal ou informal, objetivo ou subjetivo, sistemático ou assistemático, profundo ou superficial, entre outros, a partir do ponto de vista e dos sistemas de referências do avaliador[1].

A avaliação é uma atividade metodológica que, no sentido mais amplo, pode ser definida como um processo que visa à coleta e ao uso de informações que permitem a tomada de decisão[1].

AVALIAÇÃO DE ENFERMAGEM

A morte não se apresenta igualmente para as pessoas e varia ainda ao longo da vida de cada uma delas dependendo da cultura e das experiências individuais e familiares. Com a evolução da doença, o núcleo de cuidados passará por situações que causarão sofrimento, e muitas vezes isso se dá em decorrência da perda progressiva da funcionalidade e da progressão da doença, que resulta em novas limitações ou no agravamento daquelas já existentes. Os profissionais devem considerar todas essas situações durante sua avaliação para poder planejar ações que acolham e auxiliem o núcleo de cuidados a lidar com o sofrimento, bem como (re)adequar o cuidado.

Avaliar em enfermagem significa fazer um levantamento ou verificação dos procedimentos de enfermagem utilizados e dos resultados obtidos no atendimento das necessidades básicas do ser humano. É um processo contínuo, realizado pelo enfermeiro por meio da observação e da retroalimentação, com coleta de informações provenientes do paciente, da família e da equipe[1].

Na abordagem ao paciente é necessário ter empatia, respeito e anseio de entender o sentido atribuído pelo paciente e sua família ao adoecimento e à morte. A comunicação deve ser utilizada como estratégia para o estabelecimento do vínculo, e a escuta deve ser sensível, a ponto de perceber o que o outro quer e o que ele deseja falar e ouvir. Não deve haver julgamento ou abandono do paciente, e é preciso manter a esperança[2].

Independentemente da modalidade de atendimento, a avaliação do paciente deve conter elementos fundamentais que possibilitem a compreensão de quem é a pessoa doente, o que facilita identificar preferências e dificuldades, a cronologia da evolução de sua(s) doença(s) e os tratamentos já realizados, as necessidades atuais e sintomas do paciente, o exame físico, os medicamentos propostos, as demais decisões clínicas e a impressão a respeito da evolução, do prognóstico e das expectativas com relação ao tratamento proposto[3].

SISTEMATIZAÇÃO DA ASSISTÊNCIA DE ENFERMAGEM EM CUIDADOS PALIATIVOS

A sistematização da assistência de enfermagem (SAE) é uma metodologia ordenada e deliberada que possibilita ao enfermeiro e sua equipe desenvolverem o processo de enfermagem por meio do conhecimento técnico, científico e humano, conferindo-lhes autonomia, respaldo científico e legal e satisfação profissional em suas ações.

Conforme a Resolução Cofen n. 358/2009, art. 2º, o “Processo de Enfermagem organiza-se em cinco etapas inter-relacionadas, interdependentes e recorrentes que seguem informadas e descritas no Quadro 1.

O enfermeiro realiza avaliação completa à admissão do paciente na instituição, com a realização do exame físico e do histórico de enfermagem, cujo objetivo é coletar informações do paciente para, posteriormente, identificar os principais problemas de enfermagem, realizar o diagnóstico e a prescrição de enfermagem. Após a admissão, avaliações diárias serão realizadas.

O enfermeiro deve saber que a avaliação clínica permite identificar diagnósticos de enfermagem, os quais lhe conferem o exercício autônomo da profissão. O resultado da boa aplicação desse processo é garantir que o paciente receba cuidados dignos de acordo com suas necessidades e com um profissional pleno em sua atuação[4].

Ao realizar a avaliação, o profissional de enfermagem deve identificar de quem é a demanda avaliada e, posteriormente, propor ações para resolvê-la. A demanda pode ser do paciente, do familiar ou até mesmo de membros da equipe de saúde, por isso se deve tratar/orientar quem trouxe a demanda e não os demais. Um exemplo poderia ser a queixa da esposa sobre a falta de ar de seu marido: “Enfermeira, meu marido está com falta de ar”. Você avalia o paciente e identifica um padrão respiratório alterado, então pergunta ao paciente se ele está com fal-

QUADRO 1 Etapas do processo de enfermagem

Coleta de dados de enfermagem ou histórico de enfermagem	Processo deliberado, sistemático e contínuo realizado com o auxílio de métodos e técnicas variadas, com a finalidade de obter informações sobre o núcleo de cuidados
Diagnóstico de enfermagem	Processo de interpretação e agrupamento dos dados coletados que serão a base para a seleção das ações ou intervenções a serem realizadas
Planejamento de enfermagem	Determinação das ações ou intervenções a serem realizadas para atender às demandas do núcleo de cuidados diante dos problemas identificados e com o objetivo de atingir os resultados esperados
Implementação	Realização das ações ou intervenções determinadas para atender às demandas do núcleo de cuidados diante dos problemas identificados
Avaliação de enfermagem	Processo deliberado, sistemático e contínuo de verificação do resultado alcançado com a realização das ações ou intervenções prescritas para atender às demandas do núcleo de cuidados e avaliação da necessidade de alterar a prescrição das ações ou intervenções, caso o objetivo não tenha sido alcançado

Fonte: adaptado da Resolução Cofen n. 358/2009.

ta de ar e ele responde: "Não, não estou com falta de ar". O tratar a esposa, nesse caso, seria chamá-la para conversar fora do quarto, perguntar por que ela considera que o marido está com falta de ar e esclarecer que a dispneia é uma sensação subjetiva, e que se o marido não reclamou é porque, mesmo que o padrão esteja alterado e ao vermos ele respirar pareça estar com falta de ar ou desconfortável, ele não está.

É importante que, durante a avaliação, o profissional de enfermagem esteja totalmente focado naquele momento de interação com o núcleo de cuidados, para que até mesmo os detalhes que pareçam insignificantes sejam observados e levados em consideração. Além disso, é necessário estar atento à linguagem verbal e não verbal do paciente e de quem o estiver acompanhando, pois nem sempre o que é falado é o que realmente incomoda ou traz significado.

Pode acontecer algumas vezes de, ao receber um paciente para atendimento, seja qual for a modalidade de assistência, ele estar desconfortável ou queixar-se de algo. O profissional de enfermagem deve estar atento, uma vez que sua avaliação inicia a partir do momento em que há o primeiro contato com o núcleo de cuidados, pela observação. Assim que algum desconforto ou queixa de sintoma físico é identificado, o ideal é que o paciente possa ser medicado/controlado antes da realização da avaliação completa usual. É necessário que seja realizada uma avaliação mínima, pelo médico e pelo enfermeiro, para a coleta de informações estritamente necessárias para elucidar o(s) sintoma(s), devendo as ações para manejo ser realizadas o quanto antes.

Para exemplificar: um paciente chega à unidade de internação com dispneia nota 10; a equipe de enfermagem deve realizar sua admissão, e para isso é necessário conversar com o paciente para obter informações e também realizar exame físico completo. O ideal é que a equipe interdisciplinar avalie imediatamente o paciente e execute ações imediatas para o controle do sintoma. Muitas vezes há a necessidade de administração de medicamentos, caso o médico não esteja presente e até que ele venha, o enfermeiro pode realizar medidas não farmacológicas, atendendo às demandas conforme a prioridade. Somente após o controle ou significativa melhora do sintoma deve-se proceder com a avaliação necessária.

De acordo com a International Association for Hospice & Palliative Care (IAHPC), o modo de fazer nos cuidados paliativos inclui atitudes de sensibilidade, empatia, compaixão e demonstração de interesse pela pessoa; preocupação com todos os aspectos do sofrimento do paciente; não julgamento do outro pela formação intelectual, étnica ou religiosa; pelo contrário, considerar e respeitar esses aspectos socioculturais, sabendo que tais fatores compõem a identidade e influenciam no enfrentamento da pessoa[2].

Sendo assim, é importante considerar a biografia do paciente e da família, bem como a avaliação e a identificação de sofrimentos em todas as dimensões do ser humano (Figura 1) para planejar e realizar ações que auxiliem o núcleo de cuidados a lidar com suas causas.

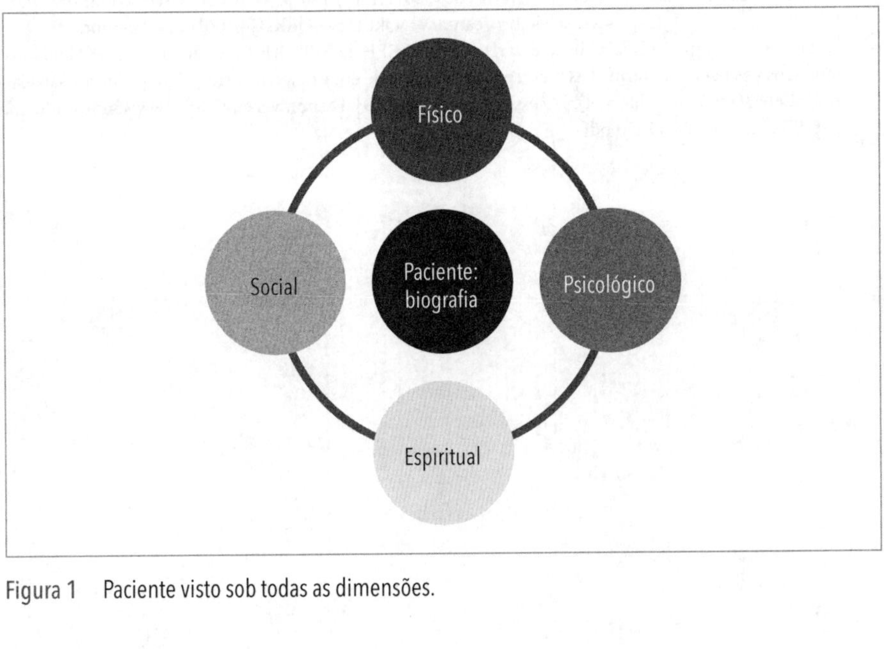

Figura 1 Paciente visto sob todas as dimensões.

CONSIDERAÇÕES FINAIS

A equipe de cuidados paliativos tem por objetivo o bem-estar e o conforto do núcleo de cuidados. Assim, nenhuma ação deve ser realizada se não visar à compreensão necessária para a prevenção, o alívio de um sintoma ou o controle de alguma situação potencialmente reversível. Especialmente na fase final de vida, nada justifica, por exemplo, aplicar um estímulo doloroso ao paciente para investigar seu nível de consciência, colher exames ou realizar exames de imagem sem que essas informações sejam utilizadas para alterar as ações do plano de cuidados que já vêm sendo realizado.

REFERÊNCIAS BIBLIOGRÁFICAS

1. Cianciarullo TI. Instrumentos básicos para o cuidar: um desafio para a qualidade de assistência. São Paulo: Atheneu; 1996.
2. Combinato DS, Martins STF. (Em defesa dos) cuidados paliativos na atenção primária à saúde. O Mundo da Saúde. 2012;36(3):433-41. [Internet]. [acesso em: 2021 dez. 29]. Disponível em: https://revistamundodasaude.emnuvens.com.br/mundodasaude/article/view/479.
3. Maciel MGS. Avaliação do paciente em cuidados paliativos. In: Carvalho RT, Parsons HA (organizadores). Manual de cuidados paliativos ANCP. 2. ed. ampl. atual. Porto Alegre: Sulina; 2012.
4. Barros ALBL (organizador). Anamnese e exame físico: avaliação diagnóstica de enfermagem no adulto. Porto Alegre: Artmed; 2015.
5. Silva RCV, Cruz EA. Planejamento da assistência de enfermagem ao paciente com câncer: reflexão teórica sobre as dimensões sociais. Esc Anna Nery. 2011;15(1):180-5. [Internet]. [Acesso em: 2021 dez. 29]. Disponível em: https://www.scielo.br/j/ean/a/VDQkFLJcKpQdKsCLz9PP7TP/?lang=pt.
6. Santana JCB, Campos ACV, Barbosa BDG, Baldessari CEF, de Paula KF, Rezende MAE, et al. Cuidados paliativos aos pacientes terminais: percepção da equipe de enfermagem. Centro Universitário São Camilo. 2009;3(1):77-86. [Internet]. [Acesso em: 2021 dez. 29]. Disponível em: http://www.saocamilo-sp.br/pdf/bioethikos/68/77a86.pdf.

CAPÍTULO 58

HIGIENE E CONFORTO PARA PACIENTES EM CUIDADOS PALIATIVOS

Camila Cristófero Yamashita
Ana Paula Mirachi

INTRODUÇÃO

Os cuidados paliativos têm como pressuposto o alívio da dor e de outros sintomas que possam gerar desconforto em pacientes que enfrentam doenças ameaçadoras da continuidade da vida. Promover o conforto, seja físico, psicológico, social ou espiritual, deve ser o norteador da equipe que presta esse tipo de assistência[1].

Entre os cuidados que não podem ser dispensados a qualquer doente, estão os procedimentos relacionados com a higiene pessoal. Essa é uma área de importância fundamental, pois, conforme a teoria das necessidades humanas básicas de Maslow, ter esse tipo de cuidado atendido é uma necessidade primária inerente a qualquer pessoa[2].

As práticas usadas para promover a higiene de pacientes em cuidados paliativos devem ser realizadas, tecnicamente, da mesma forma que são realizadas em outros pacientes. A diferença nessa população está no fato de ela ser composta por indivíduos que, com o passar do tempo, vão perder a autonomia e a capacidade de cuidar de si, o que vai exigir uma demanda cada vez maior tanto da equipe que o assiste dentro de uma instituição de saúde como do familiar que o auxilia em casa. Além disso, a preocupação com o conforto do paciente deve ser primordial. Deve-se manter a dignidade do paciente em cuidados paliativos até o momento de sua morte.

A seguir destacamos algumas das principais práticas de higiene citadas no Quadro 1 sob a ótica da assistência em cuidados paliativos.

BANHO NO LEITO / BANHO DE ASPERSÃO

É função do enfermeiro avaliar se o paciente tem condições para a realização dos cuidados de higiene pessoal, incluindo aqui o banho. No contexto de cuidados paliativos, é sabido que em algum momento durante o decorrer da doença, o pa-

QUADRO 1 Práticas comuns de higiene e conforto

- Banho no leito.
- Banho de aspersão.
- Higiene do couro cabeludo.
- Higiene oral.
- Higiene íntima.
- Arrumação da cama.
- Readequação do vestuário.
- Massagem de conforto.
- Reposicionamento (mudança de decúbito e alívio de pontos de pressão).
- Tricotomia facial.

Fonte: Pereira, 2012[3].

ciente irá precisar de supervisão, auxílio ou mesmo que a equipe de enfermagem ou o cuidador execute os procedimentos relacionados ao banho. Deve-se ter em mente que é preciso tentar preservar ao máximo a autonomia do paciente enquanto ele tiver condições de promover alguma atividade de seu autocuidado.

O banho pode ser realizado no leito ou sob o chuveiro (aspersão), com o auxílio ou não de cadeira higiênica. O profissional de enfermagem deve levar em consideração alguns aspectos clínicos do paciente, como equilíbrio, força muscular, coordenação motora e tolerância à atividade, para poder optar por uma dessas modalidades de banho[4].

Essa decisão serve de orientação não somente à equipe de enfermagem, mas também aos cuidadores (formais ou familiares) que irão prestar esse tipo de cuidado no domicílio. Nesse caso, auxiliar o cuidador sobre como escolher a modalidade de banho mais adequada ao estado clínico do paciente pode minimizar suas angústias e oferecer mais segurança ao paciente.

A equipe de enfermagem pode, na medida do possível, aproveitar o momento do banho para a realização de curativos e de exame físico, trazendo menos desconforto ao paciente decorrente de mobilizações.

Um aspecto importante a ser ressaltado é a forma como a equipe de enfermagem pode se dirigir ao doente durante a realização do banho. Usar voz calma e gentil enquanto os cuidados de higiene são prestados, principalmente durante o banho (momento em que o paciente se encontra mais exposto), ajuda o paciente a relaxar, diminuindo seus temores e promovendo dignidade[4].

É fundamental também que o enfermeiro ou a enfermeira avalie se o paciente sente algum desconforto decorrente das mobilizações antes da realização do banho, como dor, por exemplo. Se é sabido que o paciente vai sentir dor durante o banho, o enfermeiro ou enfermeira deve se antecipar a essa situação e solicitar a administração de analgésico antes da realização do banho (e não depois, quando a dor já estiver instalada), diminuindo assim a chance de o procedimento causar desconforto ao doente. A administração da medicação deve ocorrer em tempo suficiente para que tenha efeito terapêutico de acordo com a via de administração utilizada.

HIGIENE DO COURO CABELUDO

A limpeza do couro cabeludo proporciona conforto e bem-estar ao paciente, podendo desencadear sentimentos positivos, aumentar a força e a motivação. A utilização da cadeira higiênica pode ser útil para promover maior permanência do paciente no banheiro e facilitar o trabalho do cuidador.

No caso de pacientes acamados, esse procedimento pode ser realizado em conjunto com o banho de leito, com a adaptação deste para a utilização da bacia, de modo a conter a água morna utilizada no procedimento. A frequência deve ser determinada levando em consideração o desejo e o conforto do paciente, mas pode-se ter como base cerca de duas vezes por semana.

Garantir a privacidade do paciente é primordial. Deve-se fechar portas e janelas para eliminar eventuais correntes de ar. Além disso, caso o doente esteja internado, é importante verificar se o acompanhante que está com ele no momento do banho é alguém que o próprio paciente queira que permaneça no quarto durante o banho, e até mesmo que auxilie ou não.

Às vezes o cuidador presente não é aquele que auxilia o doente em casa, e deve-se, nesse caso, preservar a privacidade de ambos, solicitando que esse acompanhante saia do quarto nesse momento, bem como os acompanhantes de outros doentes, em caso de quarto com mais leitos.

Para os pacientes que estão em cuidados domiciliares, existe a necessidade de treinamento do cuidador para a realização desse procedimento, que, sempre que possível, deve ser realizado com o auxílio de outra pessoa.

HIGIENE ORAL

A prática da higiene oral influencia diretamente na qualidade de vida, no conforto, no bem-estar e na imagem corporal do paciente.

A mucosa oral íntegra tem a função de proteger a camada superficial da entrada de microrganismos, além de possibilitar informação sensorial e gustativa. Um paciente com a mucosa oral prejudicada pode apresentar maior dificuldade para alimentação, maior sensibilidade e menor prazer ao alimentar-se.

Além disso, a via oral pode ser um importante e confortável meio para a administração de medicamentos, que pode ficar prejudicado na presença de mucosite ou infecções.

Os melhores momentos para realizar a higiene oral são ao acordar, logo após as refeições e antes de dormir. A higiene oral deve ser realizada independentemente de o paciente ter dentes naturais ou utilizar prótese dentária, e deverá ser realizada no paciente que tenha alimentação por via oral ou não. É importante lembrar que a falta de higiene oral pode causar alteração de paladar, inapetência e náusea/vômito.

Em pacientes que apresentem quadros de sialorreia pode ser considerada a utilização de anticolinérgicos ou a aplicação de toxina botulínica. É importante lembrar que, para que haja ação do anticolinérgico aplicado na mucosa oral, é de suma importância a realização de higiene oral prévia à administração, pois, havendo sialorreia na cavidade oral, esta impedirá a absorção adequada da medicação pela mucosa.

REPOSICIONAMENTO

Pacientes em cuidados paliativos podem apresentar mobilidade prejudicada decorrente do avanço da doença. Quando o paciente se encontra acamado, pode receber auxílio da equipe de enfermagem ou do cuidador para conseguir se movimentar no leito. Conforme a doença progredir, o paciente irá deixando de ser capaz de mover-se e será necessário que alguém, seja da equipe de enfermagem ou o próprio cuidador, execute essa ação por ele.

Doentes com mobilidade diminuída, portanto, podem sentir dor por ficarem mais tempo na mesma posição e talvez tenham risco aumentado para o desenvolvimento de lesão por pressão, uma vez que mobilidade prejudicada é fator de risco para o surgimento desse tipo de lesão[5]. Estudos recomendam que, para a prevenção de lesão por pressão, o reposicionamento (mudança de decúbito ou alívio de pontos de pressão) deve ser feito a cada 2 horas. Além disso, proeminências ósseas devem ser protegidas com a ajuda de travesseiros ou coxins[5].

Em relação à fase final de vida, esses cuidados devem continuar sendo realizados, não só como medida de prevenção de lesão por pressão, mas também como forma de minimizar o desconforto (reposicionar em intervalos menores que 2 horas) ou evitar o desconforto do reposicionamento (reposicionar em intervalos maiores que 2 horas), individualizando, dessa forma, o cuidado. Toda a avaliação, a discussão, o planejamento e a tomada de decisão compartilhada devem ser registrados em prontuário. Pacientes em fim de vida podem encontrar-se com rebaixamento do nível de consciência, portanto, o enfermeiro ou a enfermeira e/ou cuidador deve intensificar a avaliação do doente em relação a seu conforto, incluindo a necessidade de realização de reposicionamentos periódicos. É importante lembrar que os pacientes em terminalidade e em fase final de vida podem desenvolver algum tipo de ferida, por exemplo, lesão por pressão, lesão por umidade e lesão por fricção, mesmo que os cuidados de prevenção estejam sendo adequadamente realizados. Isso se dá em decorrência de a pele do paciente estar mais fragilizada.

Novamente, um aspecto importante que deve ser avaliado é a dor pelas mobilizações. Caso o paciente apresente esse sintoma, deverá ser realizada a administração de analgésico, com pelo menos meia hora de antecedência à realização do reposicionamento.

ASPECTOS IMPORTANTES PARA O PACIENTE E A FAMÍLIA

Frequentemente, um dos maiores receios do paciente e/ou dos familiares é o abandono do tratamento e aos cuidados. É importante assegurar que o paciente será cuidado e que os princípios de higiene e conforto serão mantidos ao longo de todo o curso da doença.

Esses medos são agravados principalmente na fase final de vida do paciente. A família tem receio de que os cuidados sejam realizados com menor frequência e que a atenção da equipe seja menor. Deve-se ter como princípio de que esse é o momento em que a equipe precisa estar mais presente e disponível, uma vez que, possivelmente, será uma fase de maior demanda tanto por parte do paciente como da família. Aspectos como a manutenção de dieta e hidratação para conforto, ou a suspensão desses itens, deverão ser discutidos com a família, uma vez que isso pode ser entendido pelos familiares como conforto e não como algo que possa vir a causar desconforto nessa fase de adoecimento.

No momento de fase final de vida, a equipe precisa estar atenta à necessidade de realizar as adaptações dos cuidados que se fizerem necessárias nesse momento de doença e preconizar sempre cuidados que não causem desconforto e que possam proporcionar um fim de vida tranquilo e humano.

Às vezes será necessário alterar o horário de alguma atividade de higiene e conforto para deixar o paciente descansar, tendo em vista, por exemplo, que durante a noite anterior ele não conseguiu dormir devido a vômitos, dor ou outro desconforto que tenha impedido seu repouso adequado. Nesses momentos é importante que a equipe oriente a família sobre o porquê de, por exemplo, deixar o banho para mais tarde. Se isso não for explicado, pode ser entendido como *descaso* e não como *cuidado*.

A manutenção do banho, da higiene oral, das trocas de fraldas, a realização de tricotomia facial (quando solicitado pelo paciente/familiar), o reposicionamento do paciente no leito, a umidificação da mucosa oral, a educação dos familiares e o monitoramento contínuo de seu estado de conforto são aspectos importantes para a satisfação do paciente e da família. Os familiares devem ter a garantia de que todos os cuidados com o paciente serão continuados ao longo da evolução da doença e que poderão sofrer adaptações para assegurar melhor conforto a seu ente querido.

CONSIDERAÇÕES FINAIS

Por mais básico que seja um cuidado de higiene, não se pode dispensá-lo de forma alguma. Não o realizar, apesar de não interferir na condição clínica do paciente (p. ex., deixar de fazer a higiene do couro cabeludo não desencadeará instabilidade clínica), poderá trazer desconforto, além de não promover a dignidade e o bem-estar, tão exaustivamente preconizados em cuidados paliativos.

No contexto de cuidados paliativos, garantir que os cuidados de higiene sejam adequadamente realizados o mais rápido possível toma uma dimensão maior, uma vez que a busca pelo conforto deve ser imperativa.

Cabe à equipe assistencial reavaliar periodicamente o paciente em relação a possíveis desconfortos e intensificar as avaliações conforme o doente for perdendo sua capacidade de autocuidado, bem como reorientar as possíveis adaptações de cuidados necessárias. É importante lembrar que é papel da equipe orientar o paciente e familiares sobre como realizar as atividades de higiene e conforto quando o paciente voltar para casa. Sendo assim, o momento ideal para que o paciente e o cuidador sejam orientados sobre como realizar as atividades de higiene e conforto é durante a internação hospitalar, uma vez que dessa forma é possível acompanhar a equipe que realiza as atividades e mesmo auxiliá-la em alguns momentos a saber como executá-las e como adquirir segurança para desempenhá-las no domicílio.

Estabelecer um vínculo de confiança com os pacientes e familiares, de modo a dar espaço para que as dúvidas e as angústias sejam esclarecidas e os cuidados possam ser planejados de forma conjunta, levando em consideração os desejos do paciente, é o canal para a promoção de práticas que visem ao bem-estar, ao conforto e à qualidade de vida.

REFERÊNCIAS BIBLIOGRÁFICAS

1. World Health Organization (OMS). Palliative care. [internet] [Acesso em: 2021 out. 3]. Disponível em: https://www.who.int/news-room/fact-sheets/detail/palliative-care.
2. Mandu ENT, Almeida MCP. Necessidades em saúde: questões importantes para o trabalho da enfermagem. R Bras Enferm [Brasília]. 1999;52(1):54-66.
3. Pereira I. Medidas de higiene e conforto. In: Carvalho RT, Parsons HA (organizadores). Manual de cuidados paliativos da ANCP. Porto Alegre: Sulina; 2012. p.319-29.
4. Baird SK. Higiene. In: Potter PA, Perry AG, organizers. Fundamentos de enfermagem. Nascimento MIC, et al. (tradutores). Rio de Janeiro: Elsevier; 2009. p. 849-906.
5. European Pressure Ulcer Advisory Panel, National Pressure Injury Advisory Panel and Pan Pacific Pressure Injury Alliance. Prevenção e tratamento de úlceras/lesões por pressão: guia de consulta rápida. (edição em português brasileiro). Emily Haesler (editor). EPUAP/NPIAP/PPPIA, 2019.
6. Campbell ML. Nurse to nurse: cuidados paliativos em enfermagem. Ritomy M (tradutor); Ambrosini L, Vieira RW (revisores técnicos). Porto Alegre: AMGH; 2011.
7. Payne S, Ingleton C, Seymour J. Palliative care nursing: principles and evidence for practice. Open University Press; 2008.

CAPÍTULO 59

CUIDADOS COM PELE E FERIDAS

Ednalda Maria Franck

INTRODUÇÃO

A pele é o maior órgão do corpo e recebe 1/3 do volume sanguíneo circulante. A pele de um adulto, em média, equivale a 2 m^2, e seu peso é equivalente a 15% do peso corpóreo.

QUADRO 1 Algumas funções da pele

Função	Descrição
Proteção	Para as estruturas internas do organismo diante de agressores químicos, físicos e biológicos
Termorregulação	Controle da temperatura do organismo, por meio do suor e do resfriamento
Percepção	Por meio de terminações nervosas específicas para calor, frio, pressão e tato
Secreção e excreção	Em forma de sebo, para hidratação; limitação da perda de água para o ambiente; a formação de melanina (melanogênese) oferece proteção contra a radiação ultravioleta; síntese de vitamina D
Comunicação	É a primeira forma de comunicação, não verbal, com o meio

FATORES QUE CAUSAM ALTERAÇÕES DA PELE

Existem inúmeros fatores que causam alterações da pele (alguns estão citados no Quadro 2), ou seja, prejudicam de alguma forma e com intensidade variável suas funções, tanto em pessoas com doenças ameaçadoras da vida quanto nas demais.

Além disso, situações clínicas que modifiquem o estado geral de saúde, como alteração de perfusão e oxigenação, aumento ou diminuição da umidade da pele e da temperatura corporal, alterações de coagulação, insuficiências respiratória, he-

QUADRO 2 Fatores que causam alterações na pele

Fatores	O que acontece
Idade	Há diferenças cutâneas fisiológicas nos extremos de idade e, assim como nos demais órgãos, há modificações com o passar dos anos
Hidratação	Se menos hidratada, pode haver níveis de xerose, cujos sinais são ressecamento, descamação, fissura, tensão, e pode haver prurido e até sangramento
Exposição solar	Se excessiva, acelera o envelhecimento cutâneo (fotoenvelhecimento), cujos sinais são ressecamento ao toque, alteração na textura e rugosidade da pele
Uso de sabão/ sabonetes	Sabão/sabonetes com tensoativos (de pH alcalino) e soluções com álcool removem parte da camada lipídica natural e com isso aumentam a perda de água transepidérmica, o que pode ocasionar ressecamento, vermelhidão ou prurido
Nutrição	A nutrição inadequada leva à alteração do nível de substâncias como proteína, carboidratos, gorduras, vitaminas A, B, C e D, piridoxina, riboflavina e sais minerais (ferro, zinco, cobre etc.), essenciais para a saúde da pele e para a cicatrização de feridas
Tabagismo	Diminui o fluxo sanguíneo, por ter efeito vasoconstritor, o que prejudica o fornecimento de oxigênio à pele e leva a alteração em células das camadas da pele
Medicamentos	Corticoides interferem no processo cicatricial de feridas, e drogas vasoativas prejudicam a circulação periférica (risco de isquemia/necrose, diminuição de temperatura local – dose-dependente), enquanto quimioterápicos, esteroides e drogas anti-inflamatórias podem comprometer o processo de reparação tissular, entre outros

Fonte: adaptado de Oliveira, 2014.

pática e renal, entre outras, podem causar alguma alteração da pele. Por isso, o paciente em cuidados paliativos, independentemente de sua doença de base e ao longo da evolução natural dessa doença, estará sujeito a alterações de pele em algum grau.

É importante lembrar que, quanto mais próximo da fase final de vida, mais os riscos se intensificarão, uma vez que, com a evolução de sua doença, o paciente provavelmente apresentará disfunção de sistemas orgânicos, diminuirá gradativamente a ingestão de líquidos e dieta, terá uma diminuição da espessura das camadas da pele (primeiro o tecido subcutâneo, que atua absorvendo o impacto externo e acolchoando as proeminências ósseas, depois o tecido muscular, que fornece energia), perda de funcionalidade, entre outros. E é em razão dessas alterações sistêmicas que poderá ocorrer a falência da pele e, com isso, o surgimento de alterações de pele no final da vida, mesmo que o paciente esteja recebendo o cuidado preventivo adequado. Pode também se manifestar na ocorrência da piora das feridas que o paciente já tem quando está em fase final de vida e em processo ativo de morte.

A equipe deve estar atenta ao surgimento de feridas que tenham evolução desfavorável em curto espaço de tempo, ou seja, que evoluam de uma pequena bolha para uma área maior de necrose em horas, pois pode se tratar da úlcera terminal de Kennedy. Esta ainda é pouco conhecida, mas há relatos de que ocorre pouco tempo antes de o paciente falecer (a estimativa de sobrevida é de até 6 semanas após

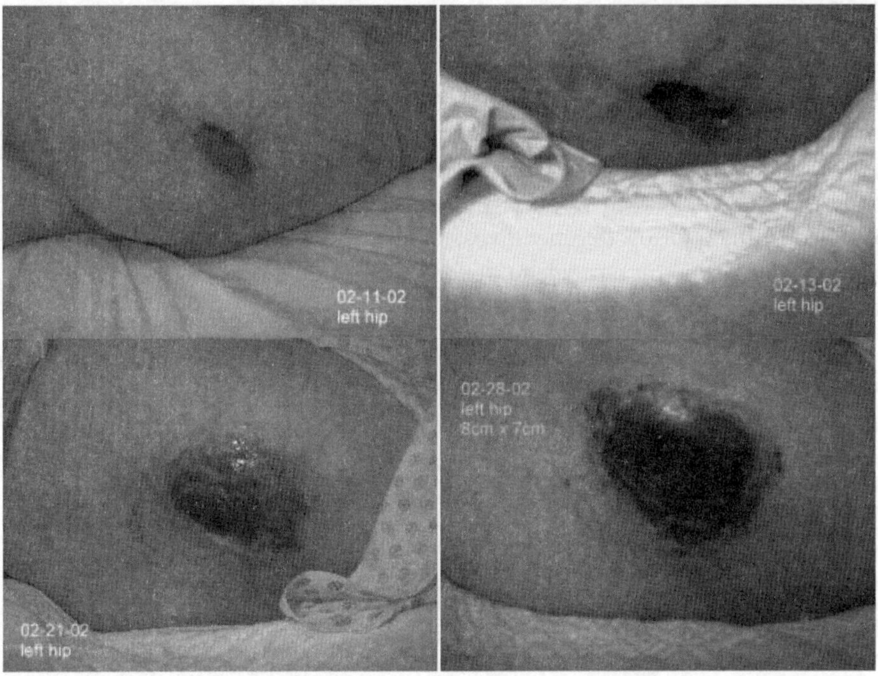

Figura 1 Evolução da úlcera terminal de Kennedy (em trocanter esquerdo).
Fonte: Kehoe, 2016.

seu surgimento). Todas as alterações de pele no final da vida devem ser identificadas e gerar mudança no plano de cuidado para o cuidado de final de vida por toda a equipe interdisciplinar.

AVALIAÇÃO DO PACIENTE

Deve incluir, de modo geral, a avaliação da história pregressa e do estado atual da doença (fase de evolução da doença de base), tratamentos anteriores e vigentes, medicamentos em uso (verificar se há adesão à terapêutica e se há automedicação), comorbidades associadas e resultados de exames laboratoriais (a albumina se refere à nutrição; a hemoglobina e a gasometria arterial se referem à oxigenação; a glicemia/hemoglobina glicada se referem a níveis altos de glicose circulante e aumentam o tempo de cicatrização).

Deve-se realizar uma avaliação holística para que o cuidado seja planejado considerando a individualidade, as necessidades e as preferências de cada paciente, família e cuidadores. Além disso, a tomada de decisão deve ser compartilhada com esses. O registro deve conter todas as informações discutidas e acordadas.

AVALIAÇÃO DA PELE

Durante o exame físico, é necessário atentar para alterações em geral: de cor, textura, aparência, volume, temperatura, umidade, elasticidade, mobilidade, turgor, sensibilidade, dor, lesões elementares e feridas.

Lesões elementares são modificações do tegumento cutâneo determinadas por processos inflamatórios, degenerativos, circulatórios ou neoplásicos, por distúrbio do metabolismo ou por defeito de formação. Podem ser primárias ou secundárias (Quadro 3).

QUADRO 3 Lesões primárias e secundárias

Lesões primárias: ▪ Ocorrem na pele sadia e não são precedidas de outra alteração. ▪ Alteração de cor (mácula/mancha). ▪ Alterações sólidas (pápula, nódulo, placa e vergão). ▪ Alterações líquidas (vesículas, pústulas, bolhas, abscesso e cisto).
Lesões secundárias: ▪ Podem ser a evolução da lesão primária ou ocorrer por agressão externa. ▪ Alterações de consistência e espessura (atrofia, esclerose, liquenificação, edema e infiltração). ▪ Alterações produzidas por perda de substância e reparações (escama, crosta, erosão, escoriação, fissura, úlcera, cicatriz, escara).

AVALIAÇÃO DA FERIDA

Durante a avaliação da ferida é importante atentar para: etiologia, tempo de evolução, localização, tamanho, tipo de tecido no leito (necrose – de amarela amolecida a escara, esfacelo, granulação ou epitelização), tipo de tecido e grau de umidade na margem da ferida (excesso de umidade traz risco de aumentar a área da ferida por maceração, e pouca umidade retarda/impede a cicatrização), área periférica (íntegra, lesionada), odor, exsudato (quantidade e aspecto), sangramento, sinais de inflamação ou infecção e dor.

PREVENÇÃO

As ações preventivas devem incluir, de modo geral, o afastamento de fatores externos/extrínsecos que possam aumentar o risco para o desenvolvimento de feridas. Alguns desses cuidados estão descritos no Quadro 4. Contudo, muitos fatores infelizmente não podem ser afastados, por isso é importante que a equipe esteja ciente dos objetivos realistas do cuidado e do tratamento do paciente, de forma a orientar o próprio paciente, familiares e demais membros da equipe sobre o plano de cuidados adotado e os possíveis resultados.

QUADRO 4 Cuidados com a pele

Hidratação:

- Estimular a ingestão de água e líquidos, se possível.
- Orientar a hidratação cutânea com hidratante após o banho (melhor absorção do hidratante) e quantas vezes forem necessárias ao longo do dia.
- Tipos de hidratantes:
  - Oclusivos: contêm óleo (lanolina, vaselina, glicerina, outros) na formulação e criam uma película hidrofóbica que diminui a perda de água da pele por evaporação.
  - Umectantes: contêm na formulação D-pantenol, ácido hialurônico, ureia, entre outros, e auxiliam a retenção de água na pele, assim como a captação de água do ambiente.
  - Emolientes: contêm na formulação óleos vegetais, ácidos graxos e lipídios não gordurosos, preenchendo as feridas entre as células da epiderme (corneócitos) e evitando a perda de água.
  - Reparadores proteicos: contêm compostos proteicos (colágeno, ceramidas, entre outros) na formulação e propiciam a reparação da perda de estruturas proteicas.
- Evitar vários banhos ao dia, banhos em água quente ou banhos demorados (retiram a proteção lipídica natural da pele).
- Preferir os sabonetes líquidos aos em barra durante o banho e a higiene (o pH dos sabonetes em barra costuma ser mais alcalino, o que prejudica a pele).

Umidade:

- Manter a pele sempre seca, evitando o contato por longos períodos de tempo ou o contato crônico com fontes de umidade (suor, urina, fezes diarreicas, vazamento de dieta enteral ou drenos, saliva, exsudato de feridas, entre outras). Sempre que for trocar o paciente (fralda e/ou roupa), é necessário realizar a higiene prévia do local, caso contrário, a pele manterá resíduos da fonte de umidade agindo sobre ela, mesmo que tenha sido seca.
- Após a higiene íntima, secar sem fricção e aplicar na região inguinal e perineal um protetor cutâneo (à base de óxido de zinco, creme barreira ou outro).
- Manter o ambiente arejado e o paciente com roupas apropriadas ao clima, sempre que possível (o excesso de roupas favorece o aumento da temperatura e a consequente sudorese).

Prevenção de lesão por fricção:

- A lesão por fricção é uma ferida traumática. Pode ter tamanhos variáveis de acordo com o dano sofrido: desde uma lesão mínima até a retirada de grande área de tecido, por exemplo.
- Realizar hidratação cutânea frequentemente (melhora a resistência da pele ao atrito).
- Usar roupas compridas (blusas com mangas e calças) se o paciente tolerar, pois as roupas sofrerão o atrito caso haja algum trauma nas transferências (da cama para a poltrona), por exemplo, minimizando o dano à pele propriamente.
- Ao realizar a transferência do paciente com algum grau de dependência, evitar segurá-lo somente pelas mãos/braços, pois pode haver ruptura da pele (o ideal é segurar pelo tronco).

Prevenção de lesão por pressão:

- Envolve melhorar, sempre que possível, as situações que colocam o paciente em risco: controle de umidade, realização da redistribuição de pressão por meio do reposicionamento (mudança de decúbito ou alívio de pontos de pressão), adequação nutricional, diminuição de fricção e cisalhamento (usar lençol móvel para facilitar reposicionamento), uso adequado de coxins para proteger as proeminências ósseas e hidratação cutânea frequente.
- O uso de coberturas para proteção está indicado (como espumas multicamadas, hidrocoloides, entre outras), porém, a cobertura não elimina a pressão local, por isso, manter o reposicionamento (avaliar necessidade de analgesia prévia no paciente).

CUIDADOS COM FERIDAS EM CUIDADOS PALIATIVOS

A seleção do tratamento deve basear-se nas demandas identificadas e na fase de evolução natural da doença do paciente, já que as ações para atingir um mesmo objetivo se modificam ao longo desse tempo. Por exemplo, o desbridamento instrumental de necroses de ferida em paciente em fase final de vida e/ou processo ativo de morte normalmente não é indicado, pois o organismo não tem substratos para a reparação tecidual, ocorrendo isquemia e necrose do tecido pós-desbridamento. Nesse caso, a indicação é o tratamento conservador (a não ser que haja flutuação sob a área).

O objetivo de cuidado de feridas em cuidados paliativos é promover e manter o leito limpo, controlando exsudato, odor, inflamação e/ou infecção, sangramento e dor. A cicatrização pode não ocorrer, em razão dos fatores já comentados anteriormente, mas é muito comum que haja cicatrização quando todos os fatores informados na Figura 2 estão adequadamente manejados. Deve-se concentrar na autonomia do paciente. Em hipótese alguma os cuidados paliativos significam a retirada, a não realização de procedimentos/condutas/terapias ou uma assistência de qualidade inferior.

Deve-se estar atento aos impactos causados pelas alterações de pele e das feridas, uma vez que não se restringem aos aspectos físicos, mas também ao psicológico (mudança da imagem corporal e autoestima, vergonha, estresse, depressão, "o que significa ter a ferida?", entre outros) e ao social (isolamento, necessidade de cuidado, custo, entre outros). É importante a realização de curativos que sejam o mais "estéticos" possível, na tentativa de minimizar os impactos citados.

Se possível, deve-se selecionar a cobertura que possa ser substituída com menor frequência de tempo para diminuir a exposição do paciente à dor da troca de curativo e da ferida aberta (consultar as orientações do fabricante quanto ao tempo máximo de permanência e lembrar-se de que, às vezes, as condições da ferida não permitem a permanência da cobertura pelo tempo máximo indicado).

CONSIDERAÇÕES FINAIS

Os cuidados com a pele e as feridas em cuidados paliativos devem ser baseados na autonomia do paciente e da família, visando promover conforto. Assim, é imperativo que as medidas preventivas sejam, desde sempre, adotadas para tentar evitar que o paciente desenvolva feridas ao longo da evolução de sua doença de base e, naqueles casos em que não puderem ser evitadas, que priorizemos os cuidados para garantir o conforto e manter o leito limpo, de modo a tratar e tentar evitar a ocorrência de sintomas que tanto prejudicam a qualidade de vida do núcleo de cuidados.

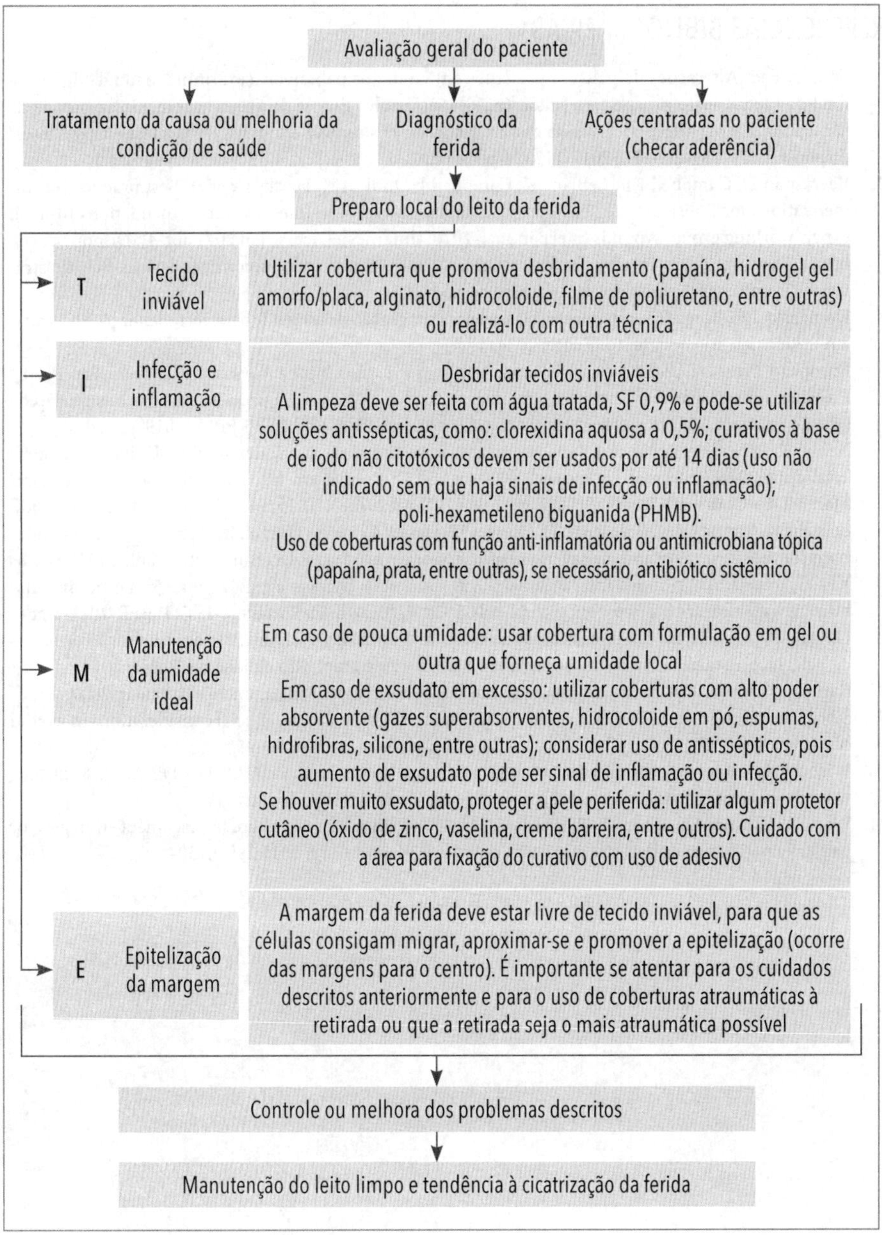

Figura 2 Tratamento de feridas em cuidados paliativos.

REFERÊNCIAS BIBLIOGRÁFICAS

1. Franck, EM. Alterações de pele em pacientes em cuidados paliativos na terminalidade da doença e final da vida: coorte prospectiva [dissertação]. São Paulo: Escola de Enfermagem, Universidade de São Paulo; 2016. [Internet]. [Acesso em 2021 abr. 4]. Disponível em: https://www.teses.usp.br/teses/disponiveis/7/7139/tde-17052017-112324/pt-br.php.
2. Beeckman D, Campbell KE, LeBlanc K, Campbell J, Dunk AM, Harley C, et al. Best practice recommendations for holistic strategies to promote and maintain skin integrity: recommendations from an expert working group. Wounds International. 2020. [Internet]. [Acesso em 2021 abr. 4]. Disponível em: https://www.woundsinternational.com/resources/details/best-practice-recommendations-holistic-strategies-promote-and-maintain-skin-integrity.
3. Domansky RC, Borges EL, organizers. Manual para prevenção de lesões de pele: recomendações baseadas em evidências. Rio de Janeiro: Rubio; 2014.
4. European Pressure Ulcer Advisory Panel, National Pressure Injury Advisory Panel and Pan Pacific Pressure Injury Alliance. Prevenção e tratamento de úlceras/lesões por pressão: guia de consulta rápida (edição em português brasileiro). Emily Haesler, editor. EPUAP/NPIAP/PPPIA: 2019.
5. Kehoe K. When healing is not the goal: palliative wound care and Scale. Medline University Course Transcript. 2016. [Internet]. [Acesso em: 2020 mai. 5]. Disponível em: http://musite.s3.amazonaws.com/Main/PDFs/Courses/When%20Healing%20Is%20Not%20the%20Goal%20Course%20Transcript.pdf.
6. LeBlanc K, Campbell K, Beeckman D, Dunk AM, Harley C, Hevia H, et al. Best practice recommendations for the prevention and management of skin tears in aged skin. Domansky RC, Paula MAB, Santos VLCG, translators. Wounds International 2018. [Internet]. [Acesso em: 2020 mai. 5]. Disponível em: http://www.skintears.org/wp-content/uploads/2020/07/Brazillian-Portugese-ISTAP-BPR-2018-1.pdf.
7. Oliveira RA. A pele em diferentes etapas da vida. In: Domansky RC. Manual para prevenção de lesões de pele: recomendações baseadas em evidência. 2.ed. rev. e ampl. Rio de Janeiro: Rubio; 2014.
8. Ramos-e-Silva M, Castro MCR. Fundamentos de dermatologia. Rio de Janeiro: Atheneu; 2009.
9. Sibbaldi G, Goodman L, Woo KY, Krasner DL, Smart H, Tariq G, et al. Special considerations in wound bed preparation 2011: an update. Wound Care Canada J. 2011;(10)2:20-35.
10. Wisocky AB. Anatomy and physiology of skin and soft tissue. In: Bryant RA, Nix DP. Acute & chronic wounds: current management concepts. 4.ed. Saint Louis: Mosby Elsevier; 2012. p.40-62.
11. Woo KY, Krasner DL, Kennedy B, Wardle D, Moir O. Palliative wound care management strategies for palliative patients and their circles of care. Adv Skin Wound Care. 2015;28(3):130-40.

CAPÍTULO 60

CUIDADOS COM FERIDAS NEOPLÁSICAS MALIGNAS

Maria Fernanda Ferreira Angelo
Ednalda Maria Franck

INTRODUÇÃO

Estima-se que cerca de 5-14% dos pacientes com câncer metastático ou com tumor primário localizado próximo à superfície da pele apresentarão feridas neoplásicas, que aparecem geralmente na fase final de vida, entre 6-12 meses antes do falecimento. Essas lesões constituem mais um agravo na vida dos pacientes, pois, progressivamente, desfiguram o corpo e tornam-se friáveis, dolorosas, exsudativas e podem liberar odor fétido.

DEFINIÇÃO

As feridas neoplásicas malignas (FNM) ocorrem em razão da quebra da integridade da pele decorrente da proliferação celular descontrolada, com consequente infiltração de células malignas nas estruturas da pele. Esse tipo de ferida recebe várias nomenclaturas, entre elas: feridas neoplásicas tumorais, feridas neoplásicas malignas, feridas tumorais malignas cutâneas, feridas ulcerativas malignas, feridas fungosas malignas ulceradas ou ainda feridas neoplásicas vegetativas. As FNM constituem uma das preocupações na assistência à saúde de pacientes com câncer, já que podem ocasionar dor e provável alteração da imagem corporal, que irão interferir na qualidade de vida dessas pessoas e de suas famílias. Na maioria dos casos o tratamento não leva à cicatrização da ferida, pois depende do tipo de câncer primário; o tratamento visará ao controle de sinais e sintomas.

SINAIS E SINTOMAS

Essas feridas podem inicialmente se manifestar como uma inflamação, caracterizada por endurecimento, hiperemia, calor e/ou sensibilidade local. Quando alterações no fluxo vascular e linfático ocorrem pela expansão do tumor, há destruição dos tecidos e consequente formação de úlcera.

Os principais sinais e sintomas incluem: lesões friáveis, dolorosas, com odor fétido que liberam grande quantidade de exsudato e que podem ter sangramento ativo, além de um progressivo desfiguramento da área corporal acometida.

TRATAMENTO

O paciente com FNM deve ser tratado por uma equipe interdisciplinar, da qual o enfermeiro faz parte e é elemento importantíssimo para a assistência.

Ao avaliar a ferida, o enfermeiro precisa tomar decisões fundamentadas no conhecimento da anatomia da pele, em princípios de fisiologia, de reparação tissular e em fatores que podem interferir. Esses profissionais devem conhecer os tipos de feridas e as diversas formas de tratamento existentes, sendo capazes de desenvolver a habilidade de observar a perda tecidual, o aspecto clínico da lesão, sua localização e dimensão, a presença de exsudato, características da pele periferida, dor e sinais de infecção e de propor a utilização de coberturas que atenderão às necessidades identificadas durante a avaliação.

Os enfermeiros são responsáveis pela prestação de cuidados e apoio aos pacientes com FNM; portanto, devem ter consciência do impacto físico, psicológico e social que essas feridas causam sobre os pacientes e também sobre seus familiares/cuidadores e oferecer tratamento adequado por meio do uso de coberturas apropriadas para o manejo dos sintomas que podem estar presentes. As intervenções de enfermagem devem favorecer o conforto, o alívio da dor e demais sofrimentos, além de minimizar o impacto causado pela ferida e de favorecer, com o controle adequado dos sintomas, melhora da qualidade de vida.

Entre as atribuições específicas do enfermeiro, podemos citar:

- Realizar a sistematização da assistência em enfermagem, priorizando os diagnósticos relacionados à melhoria da qualidade de vida.
- Realizar consulta de enfermagem em cada atendimento do paciente.
- Orientar os pacientes e familiares quanto ao uso dos medicamentos (ação, dosagem, efeitos colaterais), bem como sobre a realização dos curativos (se estiver em casa).
- Conscientizar o paciente e/ou cuidadores quanto à importância de o paciente realizar as atividades de autocuidado que puder (se não puder realizar, informar à família que isso ocorre por conta da doença).
- Orientar e supervisionar a administração de medicações prescritas (se o paciente estiver internado) e orientar a administração (se estiver em casa).

O conhecimento sobre as FNM e as coberturas elegíveis para a realização de curativos é informação essencial para a enfermagem, pois a partir daí são feitas as intervenções básicas (Quadro 1) e as específicas (Quadro 2).

QUADRO 1 Intervenções básicas no cuidado de feridas neoplásicas malignas

- Limpar a ferida para remoção superficial do tecido desvitalizado e de microrganismos.
- Utilizar cobertura para conter/absorver exsudato.
- Eliminar o espaço morto, preenchendo-o com gaze e/ou coberturas.
- Eliminar a adesão de gazes às margens/superfícies da ferida.
- Manter o leito da ferida úmido.
- Promover curativos simétricos com a aparência da área corpórea do paciente.
- Retirar gazes/coberturas anteriores com irrigação abundante até que se solte completamente.

Os cuidados direcionados às FNM são específicos e um pouco diferentes, em alguns aspectos, das orientações encontradas em estudos na área do cuidado de feridas em geral, pois visam ao controle dos sintomas em vez da cicatrização. Além disso, comumente não utilizamos coberturas que favoreçam a melhora de fatores envolvidos no processo de reparação tecidual, por exemplo, cobertura que favoreça a angiogênese, a proliferação celular, entre outras.

Segundo Tilley (2020), a dor costuma ser o sintoma mais prevalente e ocorre entre 31,3-77,3%, com maior intensidade às trocas de curativo. O odor foi caracterizado como cheiro de "lixo", "carne podre", "pútrido" ou de "cadáver", e as pessoas relataram mudar o padrão respiratório para não sentir, ter náusea, lembrando-se do odor por longo tempo. Exsudato e sangramento foram correlacionados com alteração de autoconfiança e isolamento social, além de sentimento de risco iminente de morte durante os episódios de sangramento. Os sintomas presentes causam impactos devastadores na qualidade de vida e na funcionalidade dos pacientes.

No Quadro 2 encontramos algumas ações específicas de enfermagem para o cuidado de FNM (outras informações sobre cuidado de feridas em geral podem ser obtidas no capítulo Cuidados com a pele e feridas).

Não podemos esquecer que é muito difícil para todos, seja o próprio paciente, a família e a própria equipe interdisciplinar, lidar com a FNM em si e com os sofrimentos e significados causados por sua característica de alterar as áreas corpóreas que acomete. Lembremo-nos sempre de cuidar da nossa linguagem não verbal ao atendermos e ao realizarmos o curativo, pois o paciente e a família estarão nos observando e, dependendo da nossa reação não verbal, poderão enfrentar mais sofrimento.

QUADRO 2 Ações de enfermagem no cuidado de feridas neoplásicas malignas

Sinais e sintomas	Ações específicas de enfermagem
Dor	▪ Avaliar e registrar o nível de dor (utilizar escala de avaliação de dor que o paciente compreenda ou, se paciente não comunicativo, usar escalas específicas para essa população). ▪ Propor para a equipe médica a avaliação e a prescrição de analgésico de horário e doses de resgate. ▪ Planejar o curativo e sua troca de acordo com a necessidade. ▪ Planejar o uso de cobertura que atenda à demanda do leito da ferida e com necessidade de menos trocas ao dia. ▪ Administrar analgesia prévia (dose de resgate) com pelo menos meia hora de antecedência e verificar a necessidade de analgesia durante e após o curativo. ▪ Considerar o uso de gelo. ▪ Retirar os adesivos cuidadosamente (usar removedor de adesivo, se disponível). ▪ Empregar técnica cautelosa ao retirar o curativo anterior (irrigar a ferida até o curativo se soltar sozinho – há risco de sangramento também). ▪ Não esfregar o leito da ferida. ▪ Comunicar à equipe médica se não houver controle álgico adequado com a prescrição medicamentosa instituída para que seja implementada.
Controle do exsudato	▪ Eleger o uso de antissépticos ou coberturas com função de antimicrobianos tópicos (normalmente o excesso de exsudato está relacionado ao aumento de carga microbiana e com isso ao risco de infecção, de odor e é uma das causas do prurido). ▪ Proteger a pele periferida com protetor cutâneo (óxido de zinco, vaselina ou creme barreira, entre outros) para que o excesso de umidade não ocasione lesão (lembre-se de deixar a área da pele sem protetor para o uso de adesivo a fim de ocluir a ferida). ▪ Manejar o exsudato o mais breve possível, para garantir o conforto ao paciente e favorecer a melhoria de sua autoestima. ▪ Uso de coberturas absortivas (alginato de cálcio, gazes superabsorventes, espumas, entre outros).
Prurido	▪ Se exsudativas, realizar medidas para controle de exsudato acima descritas. ▪ Investigar a causa e tratar com terapia medicamentosa tópica ou sistêmica, conforme prescrição médica.
Odor/infecção	▪ Considerar a utilização de antissépticos. – Gel tópico a 0,8% (fabricado para uso vaginal). – Comprimido: 1 comprimido de 250 mg macerado e diluído em 250 mL SF 0,9%. – Ampola endovenosa: utilizar na proporção 1:1 (100 mL de metronidazol + 100 mL SF 0,9%); as soluções são utilizadas para irrigar a ferida e como cobertura (nesse caso, umedecer a gaze que ficará em contato com o leito da ferida em vaselina). ▪ Se necessário, associar metronidazol sistêmico. ▪ Pode-se utilizar coberturas com prata, poli-hexametileno biguanida, entre outras, para controle de carga microbiana. ▪ Às vezes é necessário utilizar antibiótico sistêmico para controlar a infecção e com isso eliminar ou minimizar o odor.
Sangramento	▪ Realizar compressão diretamente sobre os vasos sangrantes. ▪ Pode ser aplicado SF 0,9% gelado na área sangrante. ▪ Utilizar coberturas à base de colágeno hemostático, alginato de cálcio, ácido tranexâmico ou adrenalina.

(Continua)

QUADRO 2 Ações de enfermagem no cuidado de feridas neoplásicas malignas (*continuação*)

Sinais e sintomas	Ações específicas de enfermagem
	▪ Preferencialmente usar coberturas não aderentes ou impregnar a cobertura com vaselina (para remoção automática). ▪ Irrigar a cobertura anterior até ela se soltar sozinha. ▪ Se houver sangramento intenso, solicitar avaliação médica para sutura ou intervenção. ▪ Se ocorrer sangramento maciço (provável causa de óbito): providenciar sedação (midazolan) e analgesia (morfina). ▪ Em caso de sangramento frequente, orientar o uso de toalhas e lençóis escuros (e roupas) para conter o sangramento e minimizar o efeito visual angustiante para o paciente e a família.
Fístulas	▪ Proteger a pele periferida com protetor cutâneo (óxido de zinco, vaselina ou creme barreira, entre outros); lembre-se de deixar parte da pele sem protetor para aderir à base adesiva ou adesivo. ▪ Utilizar gazes superabsorventes ou, se necessário, adaptar equipamento coletor (base adesiva e bolsa coletora) de estomia. ▪ Se a fístula for ao nível da pele, utilizar pasta de hidrocoloide ou hidrocoloide moldável para criar uma elevação (simulando uma "estomia) ao redor do orifício da fístula, para evitar ou minimizar que a drenagem do efluente ocorra sob a base adesiva ou na pele e cause dermatite química.

CONSIDERAÇÕES FINAIS

Nessa perspectiva, os cuidados paliativos configuram a melhor proposta de assistência aos pacientes com FNM, por ter como premissa o cuidado integral e integrado, preconizando uma postura ativa diante da prevenção e do controle de sintomas e sofrimentos o mais breve possível. O cuidado ao paciente com FNM requer o atendimento realizado por equipe interdisciplinar para garantir que todas as necessidades, nas dimensões física, emocional, social ou espiritual, sejam acolhidas e resolvidas ou que haja auxílio para o paciente (e a família) lidar com o sofrimento.

REFERÊNCIAS BIBLIOGRÁFICAS

1. Agra G, Fernandes MA, Platel ICS, Freire MEM. Cuidados paliativos ao paciente portador de ferida neoplásica: uma revisão integrativa da literatura. Rev Lit Cuid Pal Ferida. 2012:95-104. [Internet]. [Acesso em: 2021 dez. 27]. Disponível em: https://rbc.inca.gov.br/revista/index.php/revista/article/view/555.
2. Aguiar RM, da Silva GRC. Os cuidados de enfermagem em feridas neoplásicas na assistência paliativa. Rev Hosp Uni Pedro Ernesto. 2012;11(2). [Internet]. [Acesso em: 2021 dez. 27]. Disponível em: http://bjhbs.hupe.uerj.br/?handler=artigo&id=331.
3. Firmino F. Pacientes portadores de feridas neoplásicas em serviços de cuidados paliativos: contribuições para a elaboração de protocolos de intervenções de enfermagem. Rev Bras Cancerol. 2005;51(4):347-59. [Internet]. [Acesso em: 2021 dez. 27]. Disponível em: https://rbc.inca.gov.br/revista/index.php/revista/article/view/1941.
4. Gozzo TO, Tahan FP, Andrade M, Nascimento TG, Prado MAS. Ocorrência e manejo de feridas neoplásicas em mulheres com câncer de mama avançado. Rev Esc Anna Nery Rev Enf. 2014;270-6.

5. Tilley C, Fu JV, Crocilla BL, Comfort CP. Symptoms of malignant fungating wounds and functional performance among patients with advanced cancer: an integrative review from 2000 to 2019. J Pall Medicine. 2020;23(6):848-62.
6. Tilley CP, Fu MR, Van Cleave JH, Most AR, Comfort CP. Palliative wound and ostomy care. In: Cherny NI, Fallon MT, Kaasa S, Portenoy RK, Currow DC, editors. Oxford textbook of palliative medicine. 6th ed. United Kingdom: Oxford University Press. 2021:622-47.
7. Tilley C, Lipson J, Ramos M. Palliative wound care for malignant fungating wounds: holistic considerations at end-of-life. Nurs Clin North Am. 2016 Sep;51(3):513-31. doi:10.1016/j.cnur.2016.05.006. PMID: 27497023.
8. Villela-Castro DL, Santos VLCG, Woo K. Polyhexanide versus metronidazole for odor management in malignant (fungating) wounds: a double-blinded, randomized, clinical trial. J Wound Ostomy Continence Nurs. 2018;45(5):413-8. doi:10.1097/WON.0000000000000460.

CAPÍTULO 61

CUIDADOS COM ESTOMIAS

Jozinete Xavier da Costa Oliveira
Ednalda Maria Franck

INTRODUÇÃO

No Brasil, durante anos foi utilizado o termo "ostomia", que deriva da palavra grega *stóma* (boca), para designar a abertura cirúrgica que desconecta um segmento corpóreo para ligá-lo a uma parte exterior do corpo, de forma temporária ou definitiva. Em 2004, a Associação Brasileira de Estomaterapia: estomias, feridas e incontinências (Sobest) realizou consulta à Academia Brasileira de Letras (ABL) para consultar o termo correto para designar tal abertura – estomia, estoma e ostomia. O parecer da ABL foi o de que o termo "ostomia" não existia na língua portuguesa, e dessa forma os termos corretos são "estomia" e "estoma". As estomias podem ser construídas para auxiliar algumas funções orgânicas, como a respiração (traqueostomia), a eliminação (colostomia, ileostomia, urostomia) e a alimentação (gastrostomia).

Com relação às estomias de eliminação, a equipe de saúde não especialista em cuidados paliativos tem papel importantíssimo ao realizar a demarcação do local onde será confeccionada a estomia, visto que essa ação diminui o risco de complicações da estomia e pele periestomia e favorece a reinserção social do paciente.

O cuidado planejado a cada momento de evolução da doença, ao paciente e à família, quer internado ou em domicílio, é o objetivo da enfermagem em cuidados paliativos. Dentro desse contexto, a assistência de enfermagem, juntamente da equipe interdisciplinar, é fundamental, uma vez que avaliará e orientará os cuidados necessários, de modo a prevenir complicações. Caso as possíveis complicações já estejam instaladas, a equipe indicará o cuidado adequado para minimizá-las ou resolvê-las.

ESTOMIAS DE RESPIRAÇÃO

Traqueostomia

Traqueostomia é uma pequena abertura realizada na traqueia para facilitar a respiração e a saída ou a retirada de secreção por meio de uma cânula plástica ou metálica.

Complicações

Perda acidental da cânula, obstrução por crostas acumuladas, sangramentos e lesões periestomia.

QUADRO 1 Cuidados com pacientes com traqueostomia

Adultos:
▪ Evitar a entrada de água na traqueostomia durante o banho ou a realização de higiene. ▪ Realizar higiene diária com soro fisiológico 0,9% (SF 0,9%) e secar bem com gaze. ▪ Proteger a pele com anteparo (gaze dobrada ao meio ou sem dobra, cortada com tesoura para fazer uma fenestra ou espuma de poliuretano absorvente) entre a cânula e a pele periestomia para evitar lesões. ▪ Realizar a limpeza da subcânula 4-6 vezes ao dia, com água corrente e gaze torcida introduzida no interior dela para remover secreções e crostas ou com escovinha própria. ▪ Solicitar avaliação do fisioterapeuta quanto à necessidade de mobilização de secreções e de aspiração da traqueostomia em casos de paciente com hipersecreção. Ficar atento ao volume que o paciente está recebendo, que pode aumentar a produção de secreções, causando maior desconforto respiratório. ▪ Observar a estomia diariamente e indicar tratamento adequado para alterações de pele periestomia ou da própria estomia (ver o capítulo sobre cuidados com a pele e feridas para orientações). ▪ Realizar a troca de cadarço/fixador sempre que estiver úmido ou com sujidade. ▪ Em caso de perda acidental da cânula, higienizá-la e reintroduzi-la para evitar o início do fechamento do estoma (a reintrodução da cânula pode ser realizada pelo próprio paciente ou cuidador – se já realizam o autocuidado há algum tempo – ou pela equipe de saúde: médico, fisioterapeuta, enfermeiro capacitado ou enfermeiro estomaterapeuta). ▪ Em caso de sangramentos, solicitar avaliação da equipe médica (se em domicílio, orientar a ida ao pronto-socorro ou adiantar retorno ambulatorial para avaliação).

ESTOMIAS DE ALIMENTAÇÃO

Gastrostomia

Gastrostomia é um procedimento cirúrgico em que uma abertura é criada no estômago com a introdução de uma sonda, com a finalidade de administrar alimentos, líquidos e medicações, quando há impossibilidade de uso da via oral. Também é realizada em casos em que há a necessidade de descompressão do estômago e/ou do intestino delgado.

QUADRO 2 Cuidados de enfermagem a pacientes com gastrostomia

Manipulação do dispositivo:
▪ Observar o posicionamento do dispositivo ("marca inicial") em razão do risco de tracionamento ou migração: anotar o número da demarcação do dispositivo em prontuário para que a equipe multiprofissional possa identificar o tracionamento. ▪ Ajustar o anel de silicone externo à parede abdominal para evitar movimento do dispositivo: não deixar o anel muito justo à parede abdominal em razão do risco de lesões na estomia ou na pele periestomia (como lesão por pressão ou por umidade). ▪ Orientar a rotação de 360 graus do dispositivo após 14 dias, diariamente, exceto se contraindicado, para evitar a aderência do dispositivo à parede gástrica, granulomas e necrose periestomal.
Cuidados com o dispositivo:
▪ Não dobrar ou pinçar o dispositivo (sem que seja com a pinça/clamp próprio). ▪ Não administrar soluções oleosas, ácidas ou quentes (prejudicam o dispositivo e diminuem sua vida útil). ▪ Manter o dispositivo pérvio: administrar água filtrada, antes e após qualquer administração (medicações e dieta).
Cuidados com a administração de soluções (dieta, líquidos e medicações):
▪ Manter decúbito elevado a pelo menos 45 graus durante a administração de soluções e permanecer nesse decúbito por 2 horas após o término da infusão, em razão do risco de refluxo e aspiração.
Cuidados específicos com:
▪ Dieta: atentar para o volume; envolver o nutricionista para orientação com relação ao preparo, manipulação e armazenamento de alimentos na dieta caseira (ou na solicitação de dieta enteral), consistência e alimentos que podem ser administrados para não obstruir ou prejudicar o dispositivo; insumos necessários; velocidade de infusão (lenta); administração com seringa ou equipo (gotejamento por gravidade ou bomba de infusão, se assim indicado). ▪ Medicação: preferir formulações líquidas; macerar e diluir bem as formulações sólidas (administração imediata após diluição), atentar para interação medicamentosa. ▪ Água: infundir 30-50 mL após administrar dieta/medicamento e infundir maior volume entre as dietas (infundir livremente com gotejador aberto, pois auxilia a remoção de resíduos da parede interna do dispositivo).
Cuidados de higiene com a estomia e a pele periestomia:
▪ Realizar higiene diária da estomia com água e sabão neutro ou SF 0,9%. ▪ Secar com gaze ou tecido de algodão macio e limpo após o banho. ▪ Se houver exsudato ao longo do dia, realizar higiene sempre que necessário e trocar o anteparo. ▪ Manter anteparo entre o dispositivo e a pele periestomia e trocar sempre que estiver úmido ou com sujidade (lembrar-se de higienizar a pele antes de colocar o anteparo limpo para evitar a permanência do contato do conteúdo gástrico e o risco de dermatite química local). ▪ Não colocar anteparo de muitas gazes ou gazes torcidas dando a volta, pois podem causar deslocamento do dispositivo, extravasamento de conteúdo gástrico ou lesão por pressão. ▪ Avaliar diariamente a estomia e a pele periestomia para prevenir complicações locais. ▪ Não é preciso utilizar adesivos para fixar o dispositivo, mas, se necessário, sempre realizar rodízio do local para evitar lesões por adesivo (fixar em locais alternados como os "ponteiros" do relógio).
Manejo de complicações:
▪ Manejo de granuloma (ocorre por causa de uma reação inflamatória desencadeada pela fricção do dispositivo na estomia).

(continua)

QUADRO 2 Cuidados de enfermagem a pacientes com gastrostomia (*continuação*)

Manejo de complicações:

- Para minimizar o risco de formação do granuloma é importante evitar que o dispositivo se movimente livremente (mantê-lo fixo com o auxílio de fixadores de tubos ou da roupa do paciente, p. ex., com o elástico/cós da calça, da fralda, faixa de tecido etc.).
- Aplicar bastão de nitrato de prata: aplicar protetor cutâneo oleoso (vaselina, AGE ou pomada com óxido de zinco) na pele periestomia ao redor da estomia e do granuloma (para evitar queimadura local) e aplicar o nitrato de prata sobre o granuloma, 1-2 vezes ao dia até a regressão completa do granuloma.
- Gel/solução de cloreto de sódio a 20%: aplicar 3 vezes ao dia até ocorrer a regressão completa do granuloma.
- Aplicação tópica de corticosteroide: aplicar 2 vezes ao dia, por 10 dias.
- Utilização de espuma de poliuretano.

Dermatite de contato/química ocasionada pelo vazamento de conteúdo gástrico:

- Investigar e resolver possíveis causas:
  - Verificar se o dispositivo está alocado ou se o balão está desinsuflado (preencher com água destilada conforme a orientação do fabricante).
  - Pode ser em razão do aumento da pressão intragástrica ocasionada pelo retardo no esvaziamento gástrico, por gases ou constipação: avaliar a periodicidade e o aspecto das evacuações é de extrema importância [verifique a escala de fezes de Bristol – tipos de fezes cíbalos (tipo 1) e bolinhas granuladas (tipo 2) indicam constipação], pois evitará complicações como: má absorção da dieta, náuseas, vômitos, refluxo da dieta, distensão abdominal ou diarreia; checar o volume de dieta infundido e a velocidade, promover pausas da dieta ou reduzir o volume pode amenizar desconfortos. Outra causa pode ser o alargamento da estomia (para manejar essa situação está indicado a troca por dispositivo de menor calibre, para haver contração do pertuito).

Obstrução do dispositivo:

- Verificar se há dobra/acotovelamento do dispositivo e reposicioná-lo.
- Obstrução por falta de irrigação, maceração inadequada de sólidos, refluxo de conteúdo gástrico: tentar realizar a desobstrução infundindo água morna com pressão de forma irregular e aspiração de conteúdo; amassar o dispositivo para deslocar depósitos na parede do dispositivo; administrar 50 mL de água com gás ou suco de abacaxi; se não houver resultado, administrar enzimas pancreáticas.
- Se nada resolver, o dispositivo precisará ser substituído.

Perda acidental do dispositivo:

- Realizar a introdução de novo dispositivo (ou do mesmo) imediatamente. Caso não possua o dispositivo indicado, utilizar um cateter de Foley com o mesmo tamanho (calibre, informado em FR), já que a estomia pode fechar em até 6 horas após a saída do dispositivo. Checar se o paciente está em uso regular de protetor gástrico: se o dispositivo utilizado tiver balão, é importante que o paciente esteja em uso de protetor gástrico para aumentar o tempo de vida útil do dispositivo (diminui a ação do suco gástrico sobre o dispositivo).

Lesão da pele periestomia ou do estoma:

- A cobertura a ser utilizada dependerá do tecido no leito da lesão e dos sintomas presentes (ver capítulo sobre cuidados com a pele e feridas).

- É imperativo identificar e resolver a causa.

SF: soro fisiológico.

Como complicações, pode-se desenvolver infecção do estoma, celulite e abscesso na parede abdominal, sangramentos, remoção acidental da sonda pelo paciente ou cuidador, dermatites periestomia.

A troca da gastrostomia pode ser realizada em qualquer ambiente em que o paciente esteja sendo assistido, seja na internação, no ambulatório ou no domicílio. Pode ser realizada pelo médico, pelo enfermeiro estomaterapeuta ou enfermeiro capacitado e habilitado, conforme protocolo institucional (desde que a primeira troca já tenha sido realizada pelo médico, pois ele faz a avaliação do pertuito da estomia e o primeiro cateter tem fixador interno de outro formato que não o balão). Em cuidados paliativos, deve-se aproveitar o momento da internação para avaliar a necessidade da troca do cateter de gastrostomia. Quando o procedimento for realizado durante a internação atual, é imprescindível o treinamento do paciente e do cuidador antes da alta para o domicílio.

ESTOMIAS DE ELIMINAÇÃO

Urostomia

A urostomia é realizada por meio da exteriorização do conduto urinário, a fim de desviar a urina da bexiga para um novo sítio de saída. Esse procedimento é realizado principalmente quando há tumor vesical que exige a remoção de toda a bexiga.

Colostomia e ileostomia

São definidas respectivamente pela abertura de segmento cólico ou ileal na parede abdominal, visando ao desvio do conteúdo fecal para o meio externo.

Como complicações precoces podem surgir sangramentos, isquemia, necrose, edema, retração, deslocamento miocutâneo do estoma e sepse periestomal; como complicações tardias podem ocorrer retração, estenose e prolapso do estoma, hérnia paraestomal, disfunção do estoma e dermatite periestomal, que é uma das complicações mais frequentes, associada à umidade resultante da exposição da pele ao efluente do intestino ou das vias urinárias.

QUADRO 3 Cuidados com estomias de eliminação

Avaliar as características do estoma em relação a:
▪ Coloração: deve ser vermelho vivo; se diferente, conversar com o médico. ▪ Aparência: deve estar úmida e a mucosa não deve apresentar ulcerações, tumorações, granulomas ou sangramentos. ▪ Protusão: distância da parede abdominal, que pode ser mínima ou ausente (por afundamento da estomia) – aumenta o risco de dermatites periestomia. Dar preferência para equipamentos coletores ou adjuvantes para garantir alguma convexidade. ▪ A higiene pode ser realizada com água morna e sabão neutro, se possível durante o banho de chuveiro, ou se deve realizar a limpeza da pele com tecido de algodão limpo e macio. ▪ Cortar os pelos com tesoura; não usar lâmina, para evitar lesões na pele. ▪ Trocar o equipamento coletor (base adesiva e bolsa coletora) sempre que apresentar saturação da base adesiva, de preferência antes do café da manhã, quando há menor eliminação do efluente, ou conforme o hábito do paciente. ▪ Retirar a bolsa coletora delicadamente, de preferência durante o banho de chuveiro, pois facilita a retirada da base adesiva, evitando lesão da pele, ou com o uso de removedor de adesivo. ▪ Realizar a medida do estoma com a régua que acompanha o dispositivo. A base adesiva deve ser recortada no máximo 0,03 mm maior que o estoma, para não garrotear a mucosa da estomia. ▪ Colocar a base adesiva com a pele seca e sem resíduos, fazer uma leve compressão para aderir à pele e adaptar a bolsa coletora. ▪ Se o estoma apresentar irregularidades ou menor protusão, preencher os espaços com pasta de hidrocoloide para correção, evitando vazamento do efluente. ▪ A qualquer irregularidade ou sangramento percebido no estoma ou na pele periestomia, deve-se entrar em contato com o serviço de cuidados paliativos em que o paciente faz o acompanhamento, avisar a equipe do ambulatório ou ir ao pronto-socorro.

CONSIDERAÇÕES FINAIS

O paciente traz consigo a perda abrupta ou progressiva da funcionalidade, a debilidade de órgãos e/ou sistemas do corpo, com questionamentos sobre a doença e as incertezas quanto ao futuro. O paciente com estomias tem direito a receber cuidados especializados de uma equipe multiprofissional com o olhar voltado a suas necessidades. Desenvolver um plano de cuidados durante o período de internação, com planejamento do cuidado, registro das ações, achados e condutas, garantindo a continuidade do cuidado também na alta do paciente, é imperativo.

É necessário que o paciente e/ou os cuidadores recebam informações e orientações adequadas por meio de diálogo franco, com linguagem acessível para que entendam a finalidade da estomia e sejam capacitados para organizar e realizar o cuidado no domicílio e garantir que o paciente receba suprimentos necessários por meio de encaminhamento para serviços públicos ou para o próprio convênio disponíveis em sua região.

REFERÊNCIAS BIBLIOGRÁFICAS

1. Associação Brasileira de Estomaterapia (Sobest). Estomias: o que são. [Internet] [Acesso em: 2021 out. 3]. Disponível em: https://sobest.com.br/estomias/.

2. Brasil. Ministério da Saúde. Instituto Nacional de Câncer. Orientações aos pacientes traqueostomizados. Instituto Nacional de Câncer. Rio de Janeiro: Inca; 2003.
3. Dalmolin A, Girardon-Perlini NMO, Beuter M, Gomes ES, Moraes JT, Niestsche EA. Saberes e práticas dos profissionais de enfermagem no cuidado às pessoas com estoma intestinal. Rev Bras Enferm. 2020; 73(Suppl 5):e20200018. doi: http://dx.doi.org/10.1590/0034-7167-2020-0018. [Internet]. [Acesso em: 2022 mar. 9]. Disponível em: https://www.scielo.br/j/reben/a/5H6CPWm3nT6YYBNVYwp5k8s/?-format=pdf&lang=pt.
4. Forest-Lalande L. Gastrostomias para nutrição enteral. Dreyer E (tradutor). Campinas: Lince; 2011.
5. Martinez AP, Azevedo G. Tradução, adaptação cultural e validação da Bristol Stool Form Scale para a população brasileira. Rev Latino-Am Enfermagem. 2012;20(3). [Internet]. [Acesso em: 2022 mar. 9]. Disponível em: https://doi.org/10.1590/S0104-11692012000300021.
6. Matsubara MGS, Villela DL, Hashimoto SY, Reis HCS, Saconato RA, Denardi UA, et al. Feridas e estomas em oncologia: uma abordagem interdisciplinar. São Paulo: Lemar; 2012.
7. Nunes MLG, Santos VLC. Instrumentos de avaliação das complicações na pele periestoma: revisão integrativa. Aquichan. 2018; 18(4):477-91. [Internet]. [Acesso em: 2021 out. 3]. Disponível em: http://www.scielo.org.co/scielo.php?script=sci_arttext&pid=S1657-59972018000400477&lng=en. https://doi.org/10.5294/aqui.2018.18.4.9.
8. Santos VLCG, Cesaretti IUR. Assistência em estomaterapia: cuidando do ostomizado. São Paulo: Atheneu; 2015.

CAPÍTULO 62

ORIENTAÇÕES IMPORTANTES AO PACIENTE E AO FAMILIAR NA ALTA HOSPITALAR

Luciene Ribeiro
Ednalda Maria Franck

INTRODUÇÃO

A alta hospitalar é o momento em que se encerra a assistência prestada ao paciente dentro do ambiente hospitalar. A equipe interdisciplinar, por meio das orientações ao paciente e aos familiares/cuidadores, favorecerá que o cuidado seja continuado em casa pelo próprio paciente e sua família.

Para o paciente e seus familiares e/ou cuidadores, esse momento proporciona alívio, pelo fato de estarem voltando para casa, mas ao mesmo tempo podem surgir o medo, a insegurança e as dúvidas relacionadas à forma como ocorrerão os cuidados no domicílio, já que muitas vezes o paciente volta para casa com a funcionalidade reduzida (em relação ao período anterior à internação) e/ou com alterações no estilo de vida (causadas pela própria doença ou momento de evolução natural da doença) ou com algo novo (uma ferida, um dispositivo, alteração cognitiva, entre outras), o que pode resultar em insegurança e dificuldades para o autocuidado e para a realização das atividades básicas de vida diária e/ou atividades instrumentais de vida diária.

O estabelecimento de confiança e vínculo adequados entre a equipe e o paciente e seus familiares e/ou cuidadores facilitará a possibilidade de cuidados serem continuados em seu domicílio, conforme orientações informadas durante a internação. O conhecimento da biografia, dos valores e preferências do doente e de sua família é o ponto crucial para que as orientações de cuidados propostos obtenham o efeito desejado.

A equipe deve reconhecer os limites do paciente e de seus familiares, devendo abordar com clareza os cuidados que serão realizados no domicílio. Além disso, deve orientar quanto aos horários de funcionamento, a forma de dispensação de medicamentos e insumos (se a instituição o fizer) e a data de retorno ambulatorial ou visita domiciliar (de acordo com agenda do serviço, se houver) após a alta hospitalar.

O planejamento da alta hospitalar deve ocorrer no início da internação, por meio da identificação das demandas, do plano de cuidados e metas a serem alcançadas em determinado tempo. Dessa forma, a internação terá a duração necessária para que as metas sejam alcançadas.

Porém, é importante destacar que muitas vezes a internação será prolongada pela identificação de progressão de doença em algum momento. Com isso, o plano de cuidados pode ser transformado em cuidados de final de vida – a última internação do paciente.

Mesmo nesse cenário, caso a família opte por levar o paciente para que o falecimento aconteça em casa, a equipe precisa avaliar a segurança e a possibilidade de controle de sintomas em domicílio. Além disso, deve-se orientar quanto aos trâmites burocráticos para isso. A equipe precisa identificar quando não é possível/seguro que ocorra o óbito em domicílio e orientar a permanência na internação. Dessa forma, tende-se a mitigar o sofrimento da família por não atender, talvez, ao último desejo de seu ente querido.

PREPARANDO O PACIENTE E A FAMÍLIA PARA A ALTA HOSPITALAR

O enfermeiro avaliará as habilidades do paciente para realizar as atividades de autocuidado e a necessidade de a família ajudá-lo. Um de seus papéis, desde o início da internação, é o de educar e orientar pacientes e familiares/cuidadores tanto nos cuidados básicos, como na higiene corporal, oral e nos cuidados com a pele, como nos cuidados mais complexos, como a troca de curativos, cuidado com sondas, drenos e cateteres, traqueostomias, medicamentos, colostomia, entre outros.

O plano de cuidados é uma ferramenta que ajuda a garantir a continuidade do cuidado no domicílio e faz parte do processo educativo. Deve incluir orientações ao paciente e à família sobre suas necessidades, levando em conta os aspectos biopsicossocioespirituais, uma vez que informar os pacientes, familiares e cuidadores sobre os cuidados a serem prestados diminui a ansiedade e os aproxima da equipe, criando uma atmosfera de confiança e segurança.

Na maioria dos casos, a realização de reunião de família se faz necessária para que a equipe esclareça aos familiares os cuidados que serão necessários ao paciente quando retornar para casa. É um momento em que poderão esclarecer suas dúvidas e ter suas angústias acolhidas, o que melhora o vínculo.

É importante entender e trabalhar a alta hospitalar como um processo e não apenas uma atividade isolada (no sentido de que não deve ser um único momento a partir da hora em que o médico avisa que vai dar alta ao paciente até a saída no mesmo dia). A alta hospitalar deve ser planejada pela equipe interdisciplinar, devendo também ser informada à família com antecedência para que os familiares tomem as providências necessárias para receber seu familiar em casa.

A orientação de alta hospitalar, em equipe, deve considerar as necessidades individuais do paciente, transmitindo segurança para a continuidade de seu tratamento em casa.

Normalmente, quando a alta hospitalar não é planejada e é realizada em um único dia, o familiar recebe várias orientações de diferentes membros da equipe interdisciplinar e provavelmente não terá tempo hábil para compreender tudo, de forma que gera dúvidas, medos e insegurança. Além disso, infelizmente, muitas vezes os profissionais transmitem as orientações de forma mecânica e apressada, sem considerar que o familiar pode ter dúvidas ou medos e que contar com mais tempo daria oportunidade de esclarecê-las.

Assim, a forma ideal de a alta hospitalar ser trabalhada é como um processo que tem o marco inicial na decisão da equipe, segue com a comunicação e planejamento em conjunto com a família, considera o treinamento das atividades necessárias para o cuidado com o paciente/familiares/cuidadores e termina com a saída da unidade de internação.

Apesar de o planejamento de alta hospitalar ser uma atividade interdisciplinar, o enfermeiro tem o papel de fazer o elo entre os profissionais da equipe interdisciplinar, comunicando-os sobre o planejamento da alta. É de suma importância a compreensão desse momento e da colaboração entre os principais profissionais envolvidos na assistência, uma vez que cada um planejará os cuidados (de sua área) que serão orientados ao paciente e familiar/cuidador.

Dessa forma, o planejamento da alta hospitalar deve iniciar com antecedência de 1 semana a 5 dias para a efetivação real da alta hospitalar. Esse tempo é necessário para que a equipe possa orientar o paciente e familiares/cuidadores na *prática*, ou seja, para que eles possam ser inseridos nos *afazeres das atividades diárias de cuidado* enquanto o paciente está internado. Por exemplo, no caso de o paciente ter sido submetido à confecção de uma gastrostomia na atual internação, a equipe de enfermagem deverá treinar o paciente (se este puder realizar seu autocuidado) ou o familiar/cuidador quanto a todos os cuidados com higiene, administração de medicamentos e alimentos e manutenção da via pérvia, por meio da demonstração prática da realização dessas atividades durante o momento em que estejam sendo executadas.

Sempre que possível, deve-se perguntar ao paciente ou familiar/cuidador se ele quer *experimentar*, ou seja, se deseja realizar os cuidados com o enfermeiro ao seu lado (é importante lembrar que, nesses casos, o enfermeiro será responsável pela supervisão da execução das atividades). Além da equipe de enfermagem, todos os membros da equipe interdisciplinar deverão ao longo desses dias realizar suas orientações, sempre que possível com demonstrações práticas.

A linguagem utilizada durante as orientações deve ser de fácil compreensão para o paciente e o familiar/cuidador, sendo importante que após a orientação o profissional solicite que a pessoa repita o que entendeu – seguindo o exemplo acima, "Você pode me dizer como dar a medicação pela gastrostomia?". O profissional deve estar atento à resposta e esclarecer as dúvidas percebidas. Além disso, deverá se colocar à disposição para esclarecer alguma dúvida posterior. O fato de as orientações serem fornecidas ao longo desses dias favorecerá que o paciente e familiar/cuidador tenham melhor compreensão das atividades que deverão ser realizadas em casa após a alta hospitalar. É importante o fornecimento dessas orientações por escrito para consulta em casa.

Os principais pontos a serem orientados pela enfermagem antes da alta hospitalar estão descritos no Quadro 1.

QUADRO 1 Algumas orientações da enfermagem para a alta hospitalar

- Data do retorno ambulatorial.
- Modo de utilização dos medicamentos prescritos (esclarecer dosagem, via, horários e indicação).
- Tipo de dieta.
- Cuidados com sondas, drenos, cateteres, estomia e feridas.
- Higienização corporal e oral.
- Hidratação da pele.
- Orientação sobre a realização de reposicionamento e o uso de coxins (se necessário).
- Riscos de sangramento (se houver, e o que fazer).
- Manejos no controle e na prevenção da dor.
- Necessidades fisiológicas: os riscos de constipação e a necessidade de evacuar a cada 3 dias, quando o paciente está em uso de opioide.
- Orientação quanto a possíveis intercorrências e o que fazer se ocorrerem.
- Telefone para esclarecer dúvidas (se o serviço tiver).

A família deve ser orientada a procurar o próprio serviço (orientar os dias e horários de atendimento) ou outro serviço (fora dos dias e horários de atendimento) quando não conseguir controlar algum sintoma, após ter seguido as orientações informadas no plano de cuidados ou orientada por telefone, ou quando alguma nova intercorrência acontecer e não for possível comunicar o serviço.

Diante de todas essas orientações, não se pode deixar de orientar a família sobre o óbito no domicílio para os casos em que o paciente está em terminalidade ou em fase final de vida ou em que seja desejo do paciente e/ou da família. As orientações dos trâmites burocráticos podem ser realizadas pelo Serviço Social após a identificação da possibilidade de óbito ou por solicitação das orientações pela família.

Todas as atividades necessárias para a alta hospitalar devem estar resolvidas até o dia anterior à saída do paciente. Em nossa experiência, as únicas atividades realizadas no mesmo dia da saída do paciente são a orientação do uso dos medicamentos, sua entrega e a entrega do plano de cuidados com as orientações individualizadas (ver o exemplo de plano de cuidado no Quadro 2).

QUADRO 2 Exemplo de plano de cuidados para alta hospitalar

Cuidados paliativos			
Nome			
Idade			
Diagnóstico			
Data da alta hospitalar			
Data de retorno ao ambulatório			
Plano de cuidados domiciliares			
Alimentação: dieta enteral 200 mL, 3/3 horas + água filtrada 100 mL nos intervalos (via gastrostomia – GTT)			
Medicações			
Uso via GTT	**Manhã**	**Tarde**	**Noite**
Loratadina, 10 mL, 12/12 horas	8 horas		20 horas
Omeprazol, 20 mL, 12/12 horas	6 horas		18 horas
Quetiapina, 1/2 comprimido à noite			22 horas
Bisacodil 5 mg – 1 comprimido à noite			22 horas
Morfina solução, 1 mg/mL – 1 mL, 4/4 horas	6-10 horas	14-18 horas	
Morfina solução, 1 mg/mL – dar 2 mL às 22 horas			22 horas
Metoclopramida 10 mg – 1 comprimido, 8/8 horas, se náusea ou vômito			
Morfina solução, 1 mg/mL – 1 mL se a dor continuar			
Supositório de glicerina, colocar no ânus se não tiver evacuado há 3 dias			

Cuidados:

- Dar as medicações no horário estabelecido.
- Amassar os comprimidos separadamente e colocar 15 mL de água, misturar até dissolver e colocar na seringa de 20 mL.
- Após infundir a medicação, lavar a gastrostomia com 20 mL de água.
- Quando infundir a dieta, manter decúbito elevado (mínimo de 45 graus).
- Realizar higiene oral 3 vezes ao dia com escova macia e creme dental ou enxaguatório bucal.
- Hidratar a pele após o banho e 3 vezes ao dia.
- Durante o banho, lavar a pele ao redor da gastrostomia com água e sabão. Secar bem. Não deixar úmido para evitar assadura. Colocar gaze seca embaixo do anel de silicone (limpar e trocar sempre que estiver suja).
- Curativo da perna: limpar a ferida com SF 0,9%, secar levemente, colocar hidrogel 1 vez ao dia e fechar (refazer se soltar ou estiver sujo).
- Na área de fralda que estiver avermelhada, passar o creme de barreira a cada troca de fralda após limpar com água e sabão e secar.
- Precisa evacuar a cada 3 dias. Se não evacuar, colocar supositório de glicerina.

Em caso de dúvida, ligar para a enfermaria de cuidados paliativos (número do telefone). Em caso de emergência, encaminhá-la ao pronto-socorro do Hospital das Clínicas e avisar (nome de membro da equipe) no telefone (número do telefone).
SF: soro fisiológico.

CONSIDERAÇÕES FINAIS

O planejamento da alta hospitalar favorece a melhor compreensão, por parte do paciente e dos familiares/cuidadores, dos cuidados a serem realizados em casa para continuidade do tratamento. Deve-se estar atento à linguagem verbal e não verbal, uma vez que a alta em si gera sentimentos de alegria e medo ao mesmo tempo, o que pode dificultar a compreensão das orientações. Não se deve cobrar demais ou de menos, e sim buscar o equilíbrio para ambos. Dessa forma, possibilita-se maior adesão aos cuidados propostos, sem esquecer que a comunicação é um dos pontos mais importantes em todos os âmbitos da assistência em cuidados paliativos.

REFERÊNCIAS BIBLIOGRÁFICAS

1. Baptista BO, Beuter M, Girardon-Perlini NMO, Brondani CM, Budó MLD, Santos NO. A sobrecarga do familiar cuidador no âmbito domiciliar: uma revisão integrativa da literatura. Rev Gaúcha Enferm. 2012;33:(1):147-56.
2. Franck EM. Avaliação do paciente e plano de cuidados. In: Carvalho RT, Rocha JA, Franck EM (editores). Cuidados paliativos: falências orgânicas. São Paulo: Atheneu. 2019. p.33-46.
3. Gonçalves-Bradley DC, Lannin NA, Clemson LM, Cameron ID, Shepperd S. Discharge planning from hospital. Cochrane Database of Systematic Reviews. 2016(1):1-82. doi:10.1002/14651858.CD000313.pub5.
4. Miasso AI, Cassiani SHB. Administração de medicamentos: orientação final de enfermagem para a alta hospitalar. Rev Esc Enferm USP. 2005;39(2):136-44.
5. Pereira APS, Tessarini MM, Pinto MH, Oliveira VDC. Alta hospitalar: visão de um grupo de enfermeiras. Rev Enferm UERJ. 2007;15(1):40-5.
6. Pompeo DA, Pinto MH, Cesarino CB, Araújo RRDF, Poletti NAA. Atuação do enfermeiro na alta hospitalar: reflexões a partir dos relatos de pacientes. Acta Paul Enferm. 2007;20(3):345-50.

CAPÍTULO 63

HIPODERMÓCLISE

Livia Tanaka
Ednalda Maria Franck

INTRODUÇÃO

A hipodermóclise é uma via de acesso para administração de medicamento e hidratação parenteral, cujo dispositivo fica alocado no tecido subcutâneo, também chamado de hipoderme. Por ser dotado de capilares sanguíneos, o tecido subcutâneo torna-se uma via favorável à administração de soluções isotônicas, uma vez que estas serão absorvidas e transportadas pelos capilares à macrocirculação, por ação combinada entre difusão e perfusão tecidual, e, em razão disso, o efeito terapêutico é atingido.

A técnica foi descrita e utilizada em 1865, para hidratação, pelo médico italiano Arnaldo Cantani, na epidemia de cólera em Nápoles. De 1913 a 1940 a técnica continuou a ser utilizada para a hidratação em crianças e recém-nascidos. Na década de 1950, a técnica foi abandonada devido à ocorrência de iatrogenias atribuídas, posteriormente, à baixa qualidade da punção e da administração de soluções inadequadas. No final da década de 1960 houve a retomada do uso da via com o advento dos cuidados paliativos. Alguns artigos sobre hipodermóclise citam o uso de hialuronidase, enzima que facilitaria a absorção das soluções e diminuiria prováveis desconfortos ao paciente. Em 1991, um artigo comparou soluções administradas com e sem hialuronidase e não encontrou diferenças significativas para justificar seu uso sistemático. Na prática do Núcleo Técnico-Científico de Cuidados Paliativos do Hospital das Clínicas da Faculdade de Medicina da Universidade de São Paulo (HCFMUSP), essa substância nunca foi utilizada.

A técnica é segura, com baixo custo e eficiente desde que as equipes de enfermagem e médica estejam devidamente capacitadas para a realização correta da punção e da manutenção adequada da via, bem como tenham conhecimento das medicações que podem ser administradas e de suas diluições, além da compatibilidade entre os medicamentos para uso no mesmo sítio ou na mesma infusão.

INDICAÇÕES E CONTRAINDICAÇÕES

As indicações e contraindicações para o uso da hipodermóclise estão listadas nos Quadros 1 e 2, respectivamente.

QUADRO 1 Indicações para uso da hipodermólise

- Impossibilidade de ingestão por via oral.
- Por náusea, vômito, disfagia, rebaixamento do nível de consciência, entre outros.
- Dificuldade ou impossibilidade de acesso venoso.
- Pela fragilidade venosa ou da pele do paciente, por processo de envelhecimento natural ou por adoecimento e tratamentos anteriores.
- Possibilidade de permanência fora do ambiente hospitalar e saída do hospital.
- O paciente pode ter alta precoce em uso de medicação parenteral; a equipe capacitará o cuidador para o cuidado com a via e administração das soluções prescritas.

QUADRO 2 Contraindicações para uso da hipodermóclise

Absolutas:
▪ Situações de emergência (falência circulatória, desequilíbrio hidroeletrolítico e desidratação grave). ▪ Anasarca.
Relativas:
▪ Edema. ▪ Risco grave de congestão pulmonar (insuficiência cardíaca congestiva e síndrome da veia cava superior). ▪ Coagulopatia.

Há contraindicação absoluta em situações de emergência, pois as velocidades de infusão e de absorção de soluções administradas por hipodermóclise são baixas. Nessas situações, a via mais adequada é a intravenosa. A contraindicação relativa em caso de edema se deve ao fato de que, em alguns casos, o paciente pode não ter condições para a obtenção de outra via para administração de medicamentos. Nesses casos, é selecionado o local para punção com menor edema e utilizando-se menor volume para diluição dos medicamentos (a fim de facilitar sua absorção). Nos casos de anasarca não é indicado, pois não haverá absorção dos fluidos pela saturação do tecido subcutâneo.

LOCAIS PARA PUNÇÃO

Cada local para punção tem tolerância de volume a ser administrado. Isso ocorre em razão da área corpórea de cada local, por ter menor ou maior extensão, por isso a escolha do local deve ser bastante criteriosa e de acordo com a necessidade terapêutica.

Por exemplo, se a indicação é a infusão de 1.000 mL de soro fisiológico a 0,9% (SF 0,9%), em 24 horas, os locais mais adequados para a punção são abdome, tórax anterior e região interescapular (áreas do tronco), porque possuem maior área de extensão. As regiões do deltoide e da coxa, pelo fato de terem uma área menor, podem saturar com grande volume, formando um edema, o que prejudica a circulação sanguínea local, provavelmente em razão de vasoconstrição periférica, e levando a hipocromia cutânea (Figura 1). Caso a área se apresente saturada, com edema/abaulamento local ou região com hipocromia, a orientação é suspender a infusão até que o volume seja absorvido.

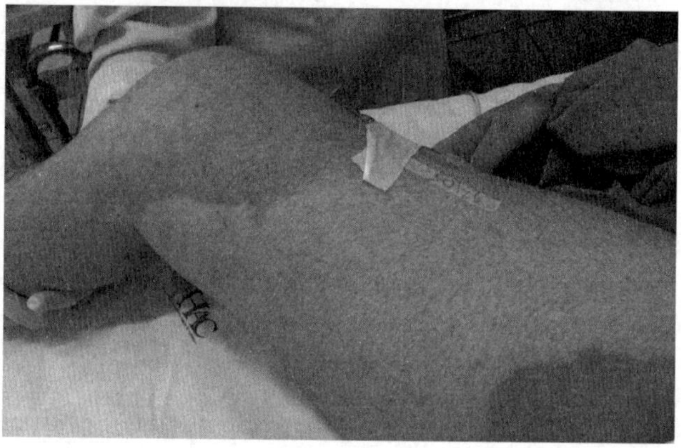

Figura 1 Hipocromia cutânea em coxa por excesso de volume infundido.

Os locais comumente utilizados em nosso serviço para a punção da hipodermóclise são:

- Tórax anterior (puncionar na região entre a linha axilar e a linha média clavicular).
- Face lateral ou posterior do deltoide.
- Abdome (puncionar a 4 cm de distância da cicatriz umbilical).
- Face anterior da coxa
- Região interescapular.

Não se usa a região anterolateral da coxa, pois não seria possível reposicionar o paciente em decúbito lateral devido à presença do dispositivo e ao risco de lesão por pressão.

Durante a infusão de medicação concomitante com hidratação, são necessárias duas ou mais hipodermóclises, dependendo do número de medicações e de suas compatibilidades. Além disso, o soro pode diminuir a ação terapêutica da medicação pelo volume que aguarda ser absorvido. É importante também que a enfermagem intercale

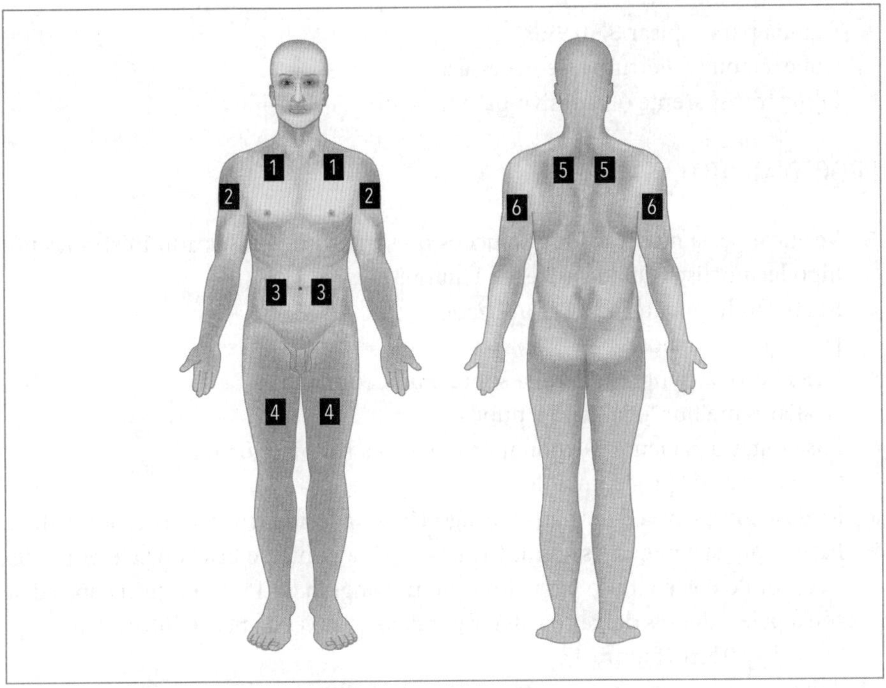

Figura 2 Locais para punção de hipodermóclise.
Fonte: adaptada de Constans T, Dutertre JP, Frogé E.[1].

o aprazamento das medicações para que uma seja absorvida antes da administração da próxima. Na literatura encontramos informação segundo a qual cada hipodermóclise pode receber um volume máximo de 1.500 mL em 24 horas, mas, dependendo das condições clínicas e a necessidade do paciente, esse volume poderá ser excessivo. Além disso, como informado anteriormente, não é todo local de punção que suportará esse volume. O corpo dará a própria velocidade de absorção das soluções administradas (pacientes mais desidratados tendem a absorver em menor tempo).

TÉCNICA PARA PUNÇÃO

Os materiais necessários para a punção são os mesmos utilizados em punção venosa periférica:

- Cateter sobre agulha, de menor calibre possível (em adultos, 22 ou 24 G).
- Algodão/gaze umedecidos com álcool 70% ou clorexidina alcoólica 0,5%.
- Seringa 5 ou 10 mL.
- Luvas de procedimento.
- Ampola de soro fisiológico 0,9% (SF 0,9%)

- Agulha para aspirar SF 0,9%.
- Conexão ou torneirinha, se necessário.
- Filme transparente ou adesivo para fixação.

PROCEDIMENTO

1. Verificar se as medicações e soluções prescritas podem ser administradas por hipodermóclise (Quadros 3 e 4 e Figura 3).
2. Reunir todo o material a ser utilizado.
3. Higienizar as mãos.
4. Orientar o paciente e a família sobre o procedimento.
5. Avaliar o melhor local para a punção.
6. Posicionar o paciente e expor apenas a área a ser puncionada.
7. Calçar luvas de procedimento.
8. Realizar antissepsia da região com algodão umedecido em álcool ou clorexidina.
9. Fazer a prega cutânea e segurar firme, inserir a ponta do bisel do cateter periférico, com o corte virado para cima, em um ângulo de 15-45 graus na entrada e sob a pele e depois deixar o cateter paralelo ao nível da pele e introduzir o restante do cateter (Figura 4).
10. Soltar a prega, segurar o cateter (retirar a agulha/mandril) e aspirar com a seringa para checar a ausência de refluxo de sangue (a presença de refluxo é indicativa de transfixação de vaso sanguíneo; retirar a punção e fazer outra, pois com o uso haverá equimose ou hematoma local).
11. Conectar a conexão/torneirinha (se necessário), já preenchida com SF 0,9%, e infundir 3 mL de SF 0,9%, lentamente.
12. Observar a presença de botão (pequena elevação), que, quando presente, deve ser amolecida à palpação superficial e será rapidamente absorvida; se for tenso, aguardar completa absorção, injetar novamente 3 mL de SF 0,9%, palpar; se não estiver amolecido, retirar e realizar nova punção.
13. Fixar com filme transparente, de preferência (se não tiver, fixar com adesivo; nesse caso, o adequado é realizar a troca da fixação diariamente após antissepsia com clorexidina alcoólico 0,5%).
14. Identificar a punção com adesivo contendo: data da punção, nome do acesso (utilizar os dois nomes: hipodermóclise e acesso subcutâneo) e do profissional que realizou a punção (ou de acordo com as normas institucionais).
15. Cobrir a área previamente exposta para a punção e deixar o paciente em posição confortável.
16. Reunir e desprezar os materiais adequadamente.
17. Higienizar as mãos.
18. Anotar o procedimento no prontuário do paciente.

QUADRO 3 Medicamentos e soluções administrados pela hipodermóclise

Classe	Fármaco	Diluição	Tempo de infusão
Analgésicos opioides	Morfina	10 ml SF 0,9% se *bolus*/ intermitente (solução decimal) ou sem diluição	Se *bolus*/intermitente, administrar lentamente*
	Metadona	10 mL SF 0,9% ou sem diluição	
	Tramadol	50 ml SF 0,9%	Infundir lentamente
	Fentanil	10 mL SF 0,9% ou ACM	Em bomba de infusão, conforme prescrição médica
Analgésico	Dipirona	100 mL SF 0,9% ou ACM	Infundir lentamente
Anticolinérgicos	Atropina, Escopolamina, Hioscina (Buscopan®)	10 mL SF 0,9%	Se *bolus*/intermitente, administrar lentamente*
Antieméticos	Metoclopramida	100 mL SF 0,9%	De 30-40 minutos**
	Ondansetrona, Haloperidol, Dimenidrato	50 mL SF 0,9%	Se *bolus*/intermitente, administrar lentamente*
Anti-histamínicos	Prometazina, Hidroxizina	50 mL SF 0,9%	Se *bolus*/intermitente, administrar lentamente*
Anti-inflamatório	Cetorolaco	100 mL SF 0,9%	30-40 minutos
Antibiótico	Ampicilina, Amicacina, Cefepima, Ceftazidima, Cefotaxima, Ceftriaxona, Tobramicina, Teicoplanina, Ertapenem, Meropenem, Piperacilina + Tazobactan	100 mL SF 0,9%	30-40 minutos
Corticoide	Dexametasona	100 mL SF 0,9%	30-40 minutos**
Diurético	Furosemida	50 mL SF 0,9%	
Protetor gástrico	Ranitidina, Omeprazol, Pantoprazol	50 mL SF 0,9%, diluente próprio	Infundir lentamente*
Sedativo	Midazolam	10 mL 0,9%, se *bolus*/intermitente (solução decimal) ou sem diluição. Ou ACM.	Se *bolus*/intermitente, administrar lentamente*
	Levomepromazina	100 mL SF 0,9%	Em bomba de infusão, conforme prescrição médica
Anticonvulsionante	Fenobarbital. Fenitoína (experiência).	100 mL SF 0,9%	Sempre infundir lentamente e observar hiperemia
Outros	Octreotide	Existe apresentação subcutânea que não precisa diluir	Se *bolus*/intermitente, administrar lentamente*
	Naloxona, Clorpromazina, Cetamina	50 ou 100 mL SF 0,9%	

* A administração rápida, em *flush*, causa desconforto (dor, ardência) e eritema local. Se houver queixas nos primeiros minutos após o início da infusão, diminuir a velocidade de infusão que o desconforto cessa e o eritema se resolverá espontaneamente algum tempo após o término da infusão.

** O tempo pode ser aumentado se houver desconforto para o paciente, mas deve-se atentar para a estabilidade da solução a ser infundida (consultar a bula da medicação).

Não se deve esquecer que os pacientes podem apresentar reações adversas mesmo seguindo essa orientação de diluição, por conta das características individuais e da própria medicação (pH, potencial de irritação etc.). Nesses casos, o volume da diluição pode ser aumentado. Na fase final de vida pode haver dificuldade de absorção das soluções infundidas por hipodermóclise, por conta da falência da pele.

SF: soro fisiológico.

QUADRO 4 Compatibilidade entre medicações administradas pela hipodermóclise

	Ampicilina	Atropina	Cefepima	Cefotaxima	Ceftriaxona	Ceftazidima	Cetorolaco	Clonazepam	Clorpromazina	Dexametasona	Famotidina	Fentanil	Fenobarbital	Furosemida	Granisentrona	Haloperidol	Hioscina	Insulina	Cetamina	Metadona	Metoclopramida	Midazolam	Morfina	Octreotida	Ondansetrona	Ranitidina	Tramadol
Ampicilina														C													
Atropina														C													
Cefepima																											
Cefotaxima																											
Ceftriaxona																											
Ceftazidima																											
Cetorolaco																					C					C	C
Clonazepam																											
Clorpromazina																C					C	C	C			C	
Dexametasona									C				I	C		I	C	C	C	C	C	I	C	I		C	C
Famotidina																											
Fentanil																											

(continua)

QUADRO 4 Compatibilidade entre medicações administradas pela hipodermóclise (*continuação*)

Fenobarbital									I								I					C			I	
Furosemida									C											I	I	I			C	
Granisentrona																										
Haloperidol								C	I							C		C	C		C	C				C
Hioscina									C						C			C	C	C	C	C	C	C		C
Insulina									C			I								C	C	C	I		I	
Cetamina									C						C	C				C	C	C		C		
Metadona									C						C	C				C	C	I				I
Metoclopramida								C	C				I			C	C	C	C		C	C	C		C	C
Midazolam								C	I				I		C	C	C	C	C	C		C		C	I	C
Morfina								C	C			C	I		C	C	C	C	I	C	C		C	C	C	I
Octreotida									I							C	I			C		C				
Ondansetrona																C		C			C	C				
Ranitidina						I			C	C			I	C				I			C	I	C			
Tramadol									C						C	C			I	C	C	I				

C: compatível; I: incompatível; em branco: não testado. Fonte: adaptado de Bruno, 2015.[9]

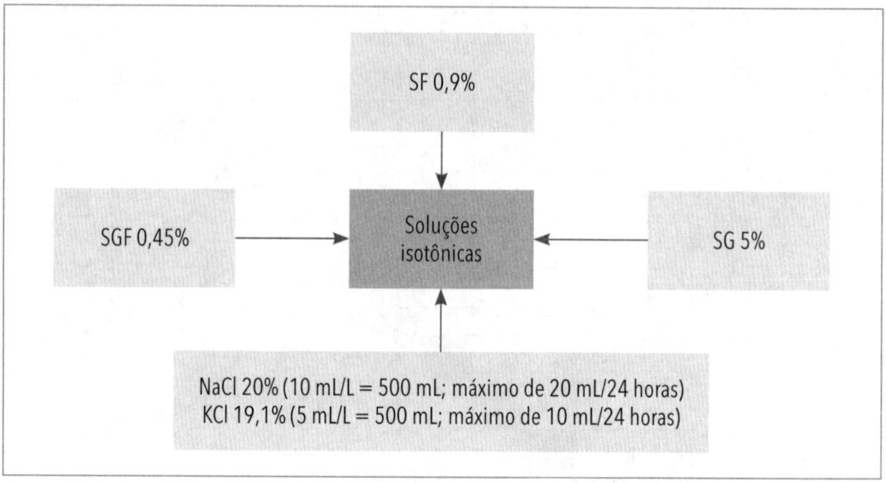

Figura 3 Soluções que podem ser administradas pela hipodermóclise.
Não se pode administrar 20 mL de NaCl 20% ou 10 mL de KCl 19,1% em 500 mL (SF 0,9% ou SG 5%), pois a solução será hipertônica e ocasionará irritação do tecido (haveria hiperemia e algia local).

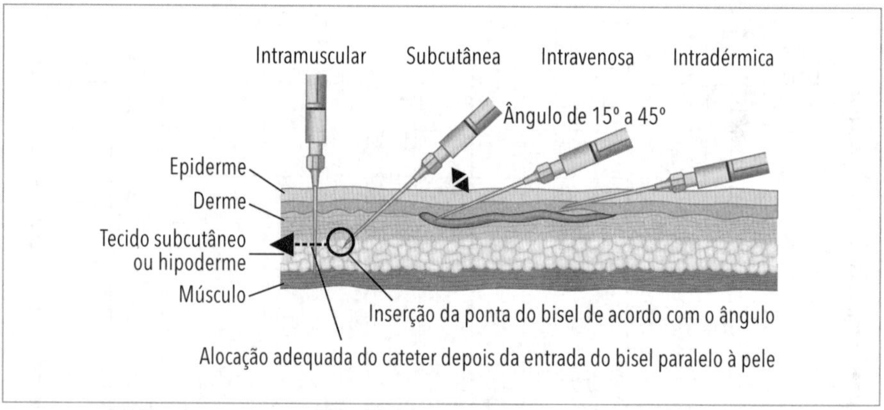

Figura 4 Ângulo para punção e alocação do cateter na hipodermóclise.
Fonte: adaptada de Azevedo EF, Barbosa LA, Cassiani SHB[2].

RECOMENDAÇÕES IMPORTANTES

- Segurar firmemente a prega e não a soltar durante a introdução de todo o dispositivo.
- O que define o ângulo de punção é a espessura de tecido subcutâneo do paciente: se este possuir pouco tecido subcutâneo (quando emagrecido e caquético), o ângulo de punção será menor (15 graus); para os demais pacientes pode-se usar 30 graus; e 45 graus para pacientes obesos.

- A direção do dispositivo (direção da seta) está ilustrada na Figura 5.
- Observar a tolerância de absorção do local puncionado. Iniciar com volume pequeno. Se o paciente tolerar e o local tiver boa absorção, o volume poderá ser aumentado posteriormente.

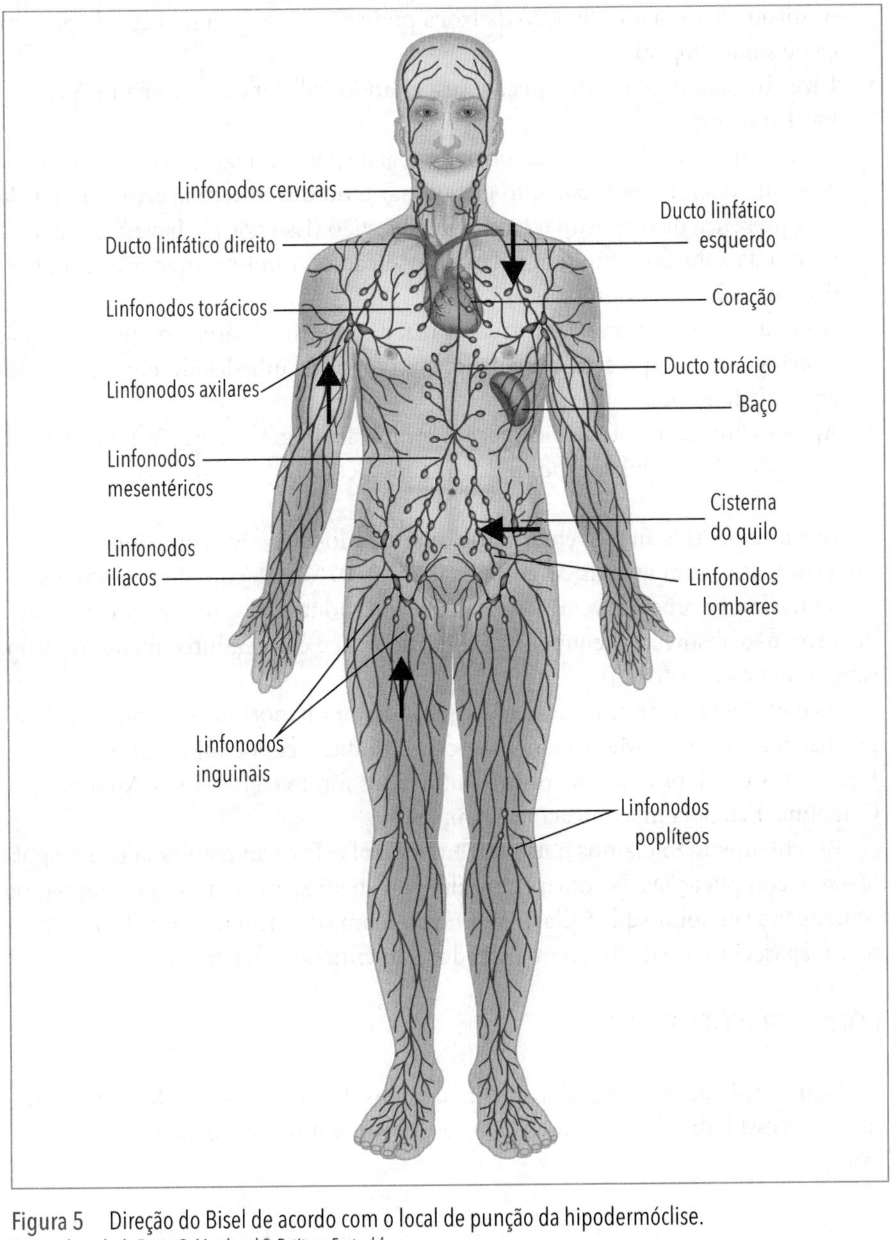

Figura 5 Direção do Bisel de acordo com o local de punção da hipodermóclise.
Fonte: adaptada de Frasca D, Marchand S, Petitpas F, et. al.[4].

- Se houver abaulamento decorrente de coleção do volume infundido e ele não for absorvido nas primeiras 4 horas, retirar o dispositivo e puncionar novo local.
- Realizar a troca da hipodermóclise de acordo com o tempo de permanência recomendado para cada tipo de cateter: tipo Jelco® a cada 7 dias; tipo BD Saf-T-Intima® até 14 dias; cateter agulhado, tipo Scalp®, a cada 3-5 dias; para todos os dispositivos, a antecipação da troca pode ser necessária no caso de presença de sinais flogísticos.
- Fazer rodízio do local de punção, respeitando a distância mínima de 5 cm do local anterior.
- São contraindicações para a escolha do local de punção: regiões irradiadas; membros que tiveram esvaziamento ganglionar e/ou mastectomia; área com ferida ou a presença de dispositivo ou dreno na região (isso porque haverá extravasamento da solução infundida pela sua inserção e, com isso, menor disponibilidade da solução administrada).
- Antes de administrar a medicação, realizar a assepsia da área do cateter ao qual a seringa ou equipo será conectado, com algodão umedecido em álcool 70% ou *swab* de álcool.
- Após a administração de medicações, salinizar o cateter com 3 mL de SF 0,9% (isso para disponibilizar toda a dose da medicação).

Nos últimos três anos, a enfermaria de Cuidados Paliativos puncionou 494 hipodermóclises com apenas 39 complicações (0,07%). As complicações mais recorrentes foram hiperemia (17) com melhora espontânea após a retirada do dispositivo, não absorção adequada das soluções (12) e com endurecimento do sítio, sangramento (7) e dor (3).

As medicações mais utilizadas nesse período foram morfina, Haloperidol, Clorpromazina, Dipirona, Midazolan, Metoclopramida, Escopolamina, Ondasetrona e Dexametasona. E os antibióticos mais utilizados foram Ceftriaxona, Meropenem, Cefepima, Ertapenem, Amicacina e Ampicilina.

Recentemente iniciamos o uso de Omeprazol e Tazocin com uma boa resposta e sem complicações. Já com a Fenitoína percebemos que seu uso por um tempo prolongado (maior do que 5 dias), mesmo com um sítio de punção exclusivo, favorece o aparecimento de hiperemia e endurecimento do local de punção.

CONSIDERAÇÕES FINAIS

Com a utilização da hipodermóclise é possível fazer o manejo de vários sintomas e necessidades dos pacientes (Figura 6) com segurança, eficácia e efetividade.

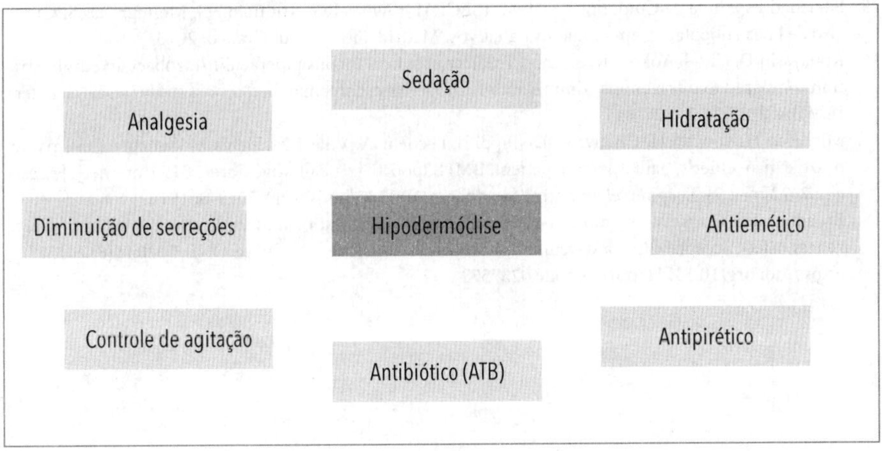

Figura 6 Hipodermóclise e manejo de sintomas em cuidados paliativos[1-6].

REFERÊNCIAS BIBLIOGRÁFICAS

1. Constans T, Dutertre JP, Frogé E. Hypodermoclysis in dehydrated elderly patients: local effects with and without hyaluronidase. J Palliat Care. 1991;7(2):10-2.
2. Azevedo EF, Barbosa LA, Cassiani SHB. Administração de antibióticos por via subcutânea: uma revisão integrativa da literatura. Acta Paul Enferm. 2012;25(5):817-22.
3. Ferreira KASL, Santos AC. Hipodermóclise e administração de medicamentos por via subcutânea: uma técnica do passado com futuro. Prática Hospitalar. 2009;65:109-14.
4. Frasca D, Marchand S, Petitpas F, Dahyot-Fizelier C, Couet W, Mimoz O. Pharmacokinetics of ertapenem following intravenous and subcutaneous infusions in patients. Antimicrobial Agents and Chemotherapy. 2010;54(2):924-6.
5. National Health Service (NHS). Lanarkshire: guidelines for the use of subcutaneous medications in palliative care. 2009.
6. Roberts JA, Kirkpatrick CM, Roberts MS, Robertson TA, Dalley AJ, Lipman J, et al. Meropenem dosing in critically ill patients with sepsis and without renal dysfunction: intermittent bolus versus continuous administration? Monte Carlo dosing simulations and subcutaneous tissue distribution. J Antimicrob Chemoter. 2009;64(1):142-50.
7. Australian Government. Department of Health and Ageing. Guidelines for subcutaneous infusion device management in palliative care. 2.ed. The State of Queensland: Queensland Health; 2010.
8. Brasil. Ministério da Saúde. Instituto Nacional de Câncer. Terapia subcutânea no câncer avançado. Série Cuidados Paliativos. Instituto Nacional de Câncer. Rio de Janeiro: Inca; 2009. [Internet]. [Acesso em: 2016 ago. 01] Disponível em: http://bvsms.saude.gov.br/bvs/publicacoes/inca/Terapia_subcutanea.pdf.
9. Bruno VG. Hipodermóclise: revisão de literatura para auxiliar a prática clínica. Einstein. 2015;13(1):122-8.
10. Conselho Regional de Enfermagem de São Paulo (Coren-SP). Parecer Coren-SP 031/2014 – CT. Punção e administração de fluidos na hipodermóclise. São Paulo: Coren-SP; 2014.
11. Desenhos para colorir: corpo humano. [Internet]. [Acesso em: 2016 jul. 29]. Disponível em: http://www.rota83.com/desenhos-para-colorir-corpo-humano.html.
12. Fonzo-Christe C, Vukasovic C, Wasilewski-Rasca AF, Bonnabry P. Subcutaneous administration of drugs in the elderly: survey of practice and systematic literature review. Palliat Med. 2005;19:208-19.
13. Les injections parentérales. [Internet]. [Acesso em: 2016 jul. 29]. Disponível em: http://recap-ide.blogspot.com.br/2014/09/les-injections-parenterales.html.
14. AJKJ. Clínica Vascular e Endovascular. Linfedema. [Internet]. [Acesso em: 2016 ago. 01]. Disponível em: https://ajkj.med.br/index.html.

15. Sociedad Española de Cuidados Paliativos (SECPAL); Avilés RG, Antiñolo FG. Monografías SECPAL. Uso de lavía subcutánea em cuidados paliativos. Madrid: Síosí Punto Gráfico; 2013.
16. Kobayashi D, Cho F, Yokota K, Shimbo T. Safety of subcutaneous piperacillin/tazobactam administration compared to intravenous administration: propensity scoreematched cohort study (research letter). JAMDA. 2019;21(1):127-8.
17. Michelon H, Souchu H, Chauvron-Defilippi B, Lecoeur A, Villart M, Denis M. Subcutaneous pantoprazole in an elderly, palliative care patient. BMJ Supportive & Palliative Care. 2019 [Internet]. [Acesso em: 2022 mar. 9]. Disponível em: http://dx.doi.org/10.1136/bmjspcare-2019-001916.
18. Broadhurst D, Cooke M, Sriram D, Gray B. Subcutaneous hydration and medications infusions (effectiveness, safety, acceptability): a systematic review of systematic reviews. PLoS ONE. 2020;15(8):e0237572. https://doi.org/10.1371/ journal.pone.0237572.

CAPÍTULO 64

DIMENSIONAMENTO DE PESSOAL EM UNIDADE DE CUIDADOS PALIATIVOS

Márcia Cossermelli Cana Dias Brasil
Ednalda Maria Franck

INTRODUÇÃO

Dimensionamento de pessoal de enfermagem é definido como um processo sistemático que fundamenta o planejamento e a avaliação quantitativa e qualitativa de profissionais de enfermagem, necessário para prover a assistência de acordo com a singularidade dos serviços de saúde, de forma a garantir a segurança dos usuários e dos trabalhadores[1].

A identificação da carga de trabalho da unidade de assistência de enfermagem (produto da quantidade média de pacientes assistidos, segundo o grau de dependência da equipe de enfermagem, pelo tempo médio de assistência utilizada, por paciente e de acordo com o grau de dependência) é uma das principais etapas dos métodos de dimensionamento de pessoal.

Em 2003 surgiu o *Nursing Activities Score* (NAS), uma ferramenta para medir a carga de trabalho de enfermagem, derivada de outro instrumento, utilizado para classificar a gravidade dos pacientes nas unidades de terapia intensiva (UTI), o *Therapeutic Intervention Scoring System* (TISS-28).

As pontuações do NAS medem o tempo que as atividades de enfermagem no cuidado ao paciente levam para serem executadas e representam a porcentagem de tempo de enfermagem dedicada a realizar as atividades listadas. A soma de todas as pontuações representa a quantidade de tempo consumido com as atividades de enfermagem para aquele paciente por dia; por exemplo, um escore de 100% indica a necessidade de uma enfermeira (ou profissional de enfermagem) por plantão, por paciente. Apesar de ser elaborado para uso em UTI, há vários trabalhos que demonstram a adequação dessa ferramenta para medir a carga de trabalho de enfermagem em pacientes de maior complexidade assistencial, mesmo fora da UTI.

O Conselho Federal de Enfermagem (Cofen) aprovou, em 2004, a Resolução n. 293, que define os critérios para o dimensionamento de pessoal de enfermagem nas instituições de saúde[2]. Nessa resolução encontramos a recomendação para o uso de um sistema de classificação de pacientes, e a definição do quantitativo de horas necessárias para atendimento aos pacientes de acordo com a categoria de cuidado. Essa resolução foi substituída pela Resolução Cofen n. 543/2017[9], que, entre outras coisas, altera as horas de assistência necessárias para essas categorias e cria a categoria de cuidados de alta dependência, contemplando os pacientes em cuidados paliativos (Tabela 1).

TABELA 1 Categoria de cuidado e horas de assistência de enfermagem, segundo a Resolução Cofen n. 293/2004 e Cofen n. 543/2017

Categoria de cuidado	Horas de assistência - Resolução Cofen n. 293/2004	Horas de assistência - Resolução Cofen n. 543/2017
Cuidados mínimos	3,8	4
Cuidados intermediários	5,6	6
Cuidados de alta dependência	–	10
Cuidados semi-intensivos	9,4	10
Cuidados intensivos	17,9	18

Atualmente, sabemos que as horas de assistência de enfermagem recomendadas pelo Cofen podem não refletir, na totalidade, o tempo real necessário para o desempenho das atividades de enfermagem no dia a dia. Isso ocorre porque há vários fatores que interferem no tempo necessário para a realização dos cuidados de enfermagem, conforme ilustrado na Figura 1.

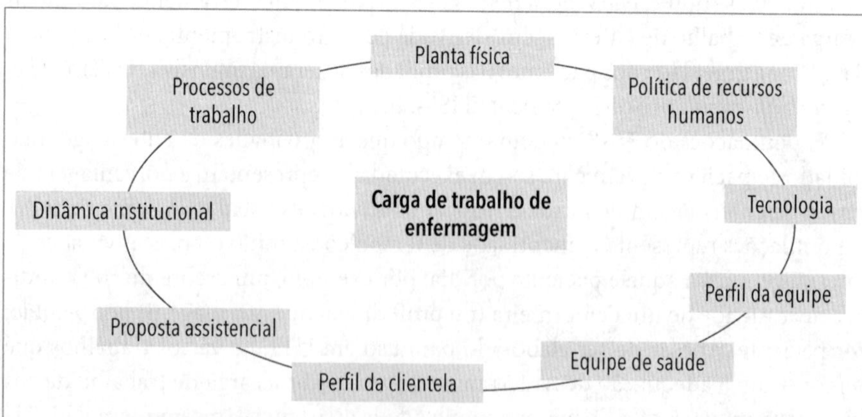

Figura 1 Fatores que interferem no tempo da assistência de enfermagem.

De algum modo, os aspectos indicados interferem no tempo que o profissional de enfermagem despende para executar suas atividades. Instituições com diferentes especialidades, processos de trabalho diversos e campos tecnológicos distintos podem demandar cargas de trabalho diferentes para pacientes classificados na mesma categoria de cuidado. Por isso, o dimensionamento de pessoal de enfermagem costuma ser uma atividade complexa e não é possível generalizar o método, pois cada organização possui suas peculiaridades.

Em uma unidade especializada em cuidados paliativos, a quantidade de fatores intervenientes é ainda maior. A variação da limitação, o grau de dependência dos pacientes, a atenção que deve ser dedicada ao apoio, orientação e escuta do paciente e seus familiares, a necessidade de permitir e realizar a quebra de protocolos, normas, rotinas, e a estrutura do profissional para lidar constantemente com o sofrimento e a morte são fatores que modificam bastante a demanda de atendimento da equipe de enfermagem diariamente. É importante também considerar a necessidade de que se tenha um tempo maior, muitas vezes, para que o registro em prontuário seja realizado de forma a caracterizar os fatos e as atividades realizadas com detalhes relevantes sobre a assistência prestada ao paciente e aos familiares, incluindo, se pertinente, sentimentos e emoções, relatos da história de vida e do adoecimento, desejos e vontades, receios, medos e preferências.

FERRAMENTAS RECOMENDADAS PARA MENSURAR A CARGA DE TRABALHO DE ENFERMAGEM EM CUIDADOS PALIATIVOS

Como já mencionado, uma das principais características desses pacientes é o grau de dependência de enfermagem. Além disso, porém, a equipe de enfermagem que cuida de pacientes em cuidados paliativos dedica muito tempo a medidas de conforto, a ouvir e orientar o paciente e seus familiares e também a atividades de discussão multiprofissional das condutas a serem adotadas. Poucos instrumentos permitem à enfermagem quantificar essas ações, já que não são atividades muito valorizadas nas diversas especialidades.

Analisando as recomendações do Cofen, já encontramos algumas dificuldades importantes:

- Não é permitido modificar a quantidade de tempo recomendada para cada categoria de cuidado; observamos que pacientes classificados em determinada categoria necessitam ser atendidos em diferentes necessidades, o que faz com que a carga de trabalho varie bastante, para mais ou para menos.
- Não são consideradas diferenças culturais, organizacionais, tecnológicas e de processos que interferem na carga de trabalho de enfermagem.

O instrumento de classificação de pacientes mais utilizado em nosso meio, o de Fugulin et al.[1] (Quadro 1), possibilita definir a categoria de cuidado (Quadro 2) em que o paciente se encontra, mas não possibilita o cálculo direto das horas de assistência necessárias, sendo necessário utilizar as horas recomendadas pelo Cofen para calcular a carga de trabalho.

QUADRO 1 Instrumento de classificação de pacientes de Fugulin et al.

Valor	Estado mental	Oxigenação	Sinais vitais
1	Orientação no tempo/espaço	Não depende de oxigênio	Controle de rotina (8 horas)
2	Períodos de desorientação no tempo/espaço	Uso intermitente de máscara/ cateter de O_2	Controle em intervalos de 6 horas
3	Períodos de inconsciência	Uso contínuo de máscara/cateter de O_2	Controle em intervalos de 4 horas
4	Inconsciente	Ventilação mecânica (uso de ventilador a pressão ou a volume)	Controle em intervalos ≤ 2 horas
Valor	**Motilidade**	**Deambulação**	**Alimentação**
1	Movimenta todos os segmentos corporais	Ambulante	Autossuficiente
2	Limitação de movimentos	Necessita de auxílio para deambular	Por boca, com auxílio
3	Dificuldade para movimentar segmentos corporais. Mudança de decúbito e movimentação passiva	Locomoção por cadeira de rodas	Por sonda
4	Incapaz de movimentar qualquer segmento corporal. Mudança de decúbito e movimentação passiva programada e realizada pela enfermagem.	Restrito ao leito	Por cateter central
Valor	**Cuidado corporal**	**Eliminação**	**Terapêutica**
1	Autossuficiente	Autossuficiente	IM ou VO
2	Auxílio no banho de chuveiro e/ou higiene oral	Uso de vaso sanitário com auxílio	IV intermitente
3	Banho de chuveiro/higiene oral realizados pela enfermagem	Uso de comadre ou eliminações no leito	IV contínua ou por sonda
4	Banho no leito/higiene oral realizados pela enfermagem	Evacuação no leito e uso de sonda vesical para controle de diurese	Uso de drogas vasoativas para manutenção de PA

Pontuação: 9-14: cuidados mínimos, 3,8 horas; 15-20: cuidados intermediários, 5,6 horas; 21-26: alta dependência, 9,4 horas; 27-31: cuidados semi-intensivos, 9,4 horas; > 31: cuidados intensivos, 17,9 horas.

IM: via intramuscular; IV: via intravenosa; PA: pressão arterial; VO: via oral.

QUADRO 2 Definição das categorias de cuidados de enfermagem

Categoria do cuidado	Definição
Cuidados mínimos	Pacientes estáveis sob o ponto de vista clínico e de enfermagem que requeiram avaliações médicas e de enfermagem, mas fisicamente autossuficientes quanto ao atendimento das necessidades humanas básicas
Cuidados intermediários	Pacientes estáveis sob o ponto de vista clínico e de enfermagem que requeiram avaliações médicas e de enfermagem, com parcial dependência de enfermagem para o atendimento das necessidades humanas básicas
Alta dependência de enfermagem	Pacientes crônicos que requeiram avaliações médicas e de enfermagem, estáveis sob o ponto de vista clínico, porém, com total dependência das ações de enfermagem quanto ao atendimento das necessidades humanas básicas
Cuidados semi--intensivos	Pacientes recuperáveis, sem risco iminente de vida, sujeitos à instabilidade de funções vitais que requeiram assistência de enfermagem e médica permanente e especializada
Cuidados intensivos	Pacientes recuperáveis, com risco iminente de vida, sujeitos à instabilidade de funções vitais, que requeiram assistência de enfermagem e médica permanente e especializada

Para o cálculo da carga de trabalho da unidade, é necessário utilizar uma equação matemática. Estudos feitos com esse instrumento, Fugulin et al.[1], e pacientes de alta dependência de enfermagem indicaram que os pacientes que se encontram nesse nível de complexidade demandam aproximadamente a mesma quantidade de horas de assistência necessárias aos pacientes classificados como cuidados semi-intensivo (9,4 horas).

Com as facilidades tecnológicas atuais, podemos fazer esses cálculos rapidamente em planilhas eletrônicas, mas não é possível o cálculo direto.

O instrumento considerado mais sensível e adequado para ser aplicado aos pacientes em cuidados paliativos, segundo nossa experiência, é o NAS (Tabela 2).

As principais vantagens do NAS sobre o Instrumento de Classificação de Pacientes de Fugulin et al. para pacientes em cuidados paliativos é possibilitar a detecção de variações no estado do paciente relativas à necessidade mais frequente de cuidados de higiene (itens 4a, 4b, 4c) ou maior dependência para mobilização e posicionamento no leito (itens 6a, 6b e 6c). Também permite considerar o suporte e o cuidado aos pacientes e familiares (itens 7a e 7b) e a participação em discussões multiprofissionais, reuniões e orientação de admissão e alta (itens 8a, 8b e 8c), essenciais para pacientes em cuidados paliativos.

Essa ferramenta permite a obtenção direta da carga de trabalho de enfermagem, pois sua pontuação indica a porcentagem de tempo de um profissional necessária para atender às necessidades de cuidado do paciente e também possibilita o cálculo dessa informação em horas, já que cada ponto NAS corresponde a 14,4 minutos.

Um estudo realizado em nossa enfermaria de cuidados paliativos comparando o uso desses dois instrumentos demonstrou que, utilizando o ICP de Fugulin et al., a

TABELA 2 *Nursing Activities Score* (NAS)

Atividades básicas	Pontuação
1. Monitorização e controles.	
1a. Sinais vitais horários, cálculo e registro regular do equilíbrio hídrico.	4,5
1b. Presença à beira do leito e observação ou atividade contínua por 2 horas ou mais em algum plantão por razões de segurança, gravidade ou terapia, como: ventilação mecânica não invasiva, desmame, agitação, confusão mental, posição prona, procedimentos de doação de órgãos, preparo e administração de fluidos ou medicação, auxílio em procedimentos específicos.	12,1
1c. Presença à beira do leito e observação ou atividade contínua por 4 horas ou mais em algum plantão por razões de segurança, gravidade ou terapia, como os exemplos acima.	19,6
2. Investigações laboratoriais: bioquímicas e microbiológicas.	4,3
3. Medicação, exceto drogas vasoativas.	5,6
4. Procedimentos de higiene.	
4a. Realização de procedimentos de higiene como: curativos de feridas e cateteres intravasculares, troca de roupa de cama, higiene corporal do paciente em situações especiais (incontinência, vômito, queimaduras, feridas com exsudato, curativos cirúrgicos complexos com irrigação), procedimentos especiais (p. ex., isolamento) etc.	4,1
4.b Realização de procedimentos de higiene que durem mais do que 2 horas, em algum plantão.	16,5
4c. Realização de procedimentos de higiene que durem mais do que 4 horas em algum plantão.	20
5. Cuidados com dreno. Todos (exceto sonda gástrica).	1,8
6. Mobilização e posicionamento incluindo procedimentos como: mudança de decúbito, mobilização do paciente, transferência da cama para a cadeira; mobilização do paciente em equipe (p. ex., paciente imóvel, tração, posição prona).	
6a. Realização do(s) procedimento(s) até 3 vezes em 24 horas.	5,5
6b. Realização do (s) procedimento(s) mais do que 3 vezes em 24 horas ou com 2 enfermeiros em qualquer frequência.	12,4
6c. Realização do(s) procedimentos(s) com 3 ou mais enfermeiros em qualquer frequência.	17
7. Suporte e cuidados aos familiares e pacientes incluindo procedimentos como telefonemas, entrevistas e aconselhamentos. Frequentemente o suporte e o cuidado, sejam aos familiares ou aos pacientes, permite à equipe continuar com outras atividades de enfermagem (p. ex., comunicação com o paciente durante procedimentos de higiene, comunicação com os familiares enquanto presente à beira do leito).	
7a. Suporte e cuidado aos familiares e pacientes que requerem dedicação exclusiva por cerca de 1 hora em algum plantão como: explicar condições clínicas, lidar com a dor e a angústia, lidar com circunstâncias familiares difíceis.	4
7b. Suporte e cuidado aos familiares e pacientes que requerem dedicação exclusiva por 3 horas ou mais em algum plantão como: morte, circunstâncias trabalhosas (p. ex., grande número de familiares, problemas de linguagem, familiares hostis).	32
8. Tarefas administrativas e gerenciais.	
8a. Realização de tarefas de rotina como: processamento de dados clínicos, solicitação de exames, troca de informações profissionais (p. ex., passagem de plantão, visitas clínicas).	4,2

(continua)

TABELA 2 *Nursing Activities Score* (NAS) (*continuação*)

Atividades básicas	Pontuação
8b. Realização de tarefas administrativas e gerenciais que requerem dedicação integral por cerca de 2 horas em algum plantão, como: atividades de pesquisa, aplicação de protocolos, procedimentos de admissão e alta).	23,2
8c. Realização de tarefas administrativas e gerenciais que requerem dedicação integral por cerca de 4 horas ou mais tempo em algum plantão, como: morte e procedimento de doação de órgãos, coordenação com outras disciplinas.	30
Suporte ventilatório	
9. Suporte respiratório: qualquer forma de ventilação mecânica ou ventilação assistida com e sem pressão expiratória final positiva, com e sem relaxantes musculares; respiração espontânea com ou sem pressão expiratória final positiva (p. ex., CPAP ou BIPAP), com ou sem tubo endotraqueal; oxigênio suplementar por qualquer método.	1,4
10. Cuidados com vias aéreas artificiais. Tubo endotraqueal ou cânula de traqueostomia.	1,8
11. Tratamento para melhora da função pulmonar. Fisioterapia torácica espirometria estimulada, terapia inalatória, aspiração endotraqueal.	4,4
Suporte cardiovascular	
12. Medicação vasoativa independente do tipo e dose.	1,2
13. Reposição intravenosa de grandes perdas de fluidos. Administração de fluidos > 31 m^2/dia, independentemente do tipo de fluido administrado.	2,5
14. Monitorização do átrio esquerdo. Cateter de artéria pulmonar com ou sem medida do débito cardíaco.	1,7
15. Reanimação cardiorrespiratória nas últimas 24 horas (excluído soco precordial).	7,1
16. Técnicas de hemofiltração. Técnicas dialíticas.	7,7
17. Medida quantitativa do débito urinário (p. ex., cateter vesical de demora).	7
Suporte neurológico	
18. Medida de pressão intracraniana.	1,6
Suporte metabólico	
19. Tratamento da acidose ou alcalose metabólica complicada.	1,3
20. Hiperalimentação intravenosa.	2,8
21. Alimentação enteral. Através de tubo gástrico ou outra via gastrointestinal (p. ex., jejunostomia).	1,3
Intervenções específicas	
22. Intervenções específicas na unidade de terapia intensiva. Intubação endotraqueal, inserção de marca-passo, cardioversão, endoscopias, cirurgia de emergência no último período de 24 horas, lavagem gástrica. Intervenções de rotina sem consequências diretas para as condições clínicas do paciente, como: raio-x, ecografia, eletrocardiograma, curativos ou inserção de cateteres venosos ou arteriais não estão incluídos.	2,8
23. Intervenções específicas fora da unidade de terapia intensiva. Procedimentos diagnósticos ou cirúrgicos.	1,9
Total	

Os subitens dos itens 1, 4, 6, 7 e 8 são mutuamente exclusivos.

média de horas de assistência obtida foi de 8,74. O escore NAS médio encontrado foi de 45,19 pontos, correspondendo a 10,84 horas de assistência por paciente por dia. Comparando as horas de assistência medidas pelo NAS e as atribuídas pelo Cofen de acordo com o SCPF, constatamos que o NAS mostra, em média, a necessidade de 24% a mais de horas assistenciais por pacientes.

Além disso, em nossa experiência, os pacientes em fase final de vida e em processo ativo de morte requerem maior tempo de assistência direta, como nos casos de necessidade de controle de sintomas agudizados nesse momento, e de acolhimento aos familiares com a proximidade do falecimento.

Esses parâmetros possibilitam o dimensionamento do quadro de profissionais de enfermagem de uma unidade de cuidados paliativos e indicam que a necessidade assistencial desses pacientes é maior que a recomendada pelo Cofen na Resolução n. 293/2004. Ainda não há estudos comparativos dos dois instrumentos após a Resolução n. 543/17.

Recomenda-se, no entanto, que o NAS seja aplicado diariamente para todos os pacientes da unidade, não somente com o objetivo de dimensionar o quadro de pessoal necessário, mas também para possibilitar uma distribuição de trabalho adequada e equitativa entre os profissionais da equipe de enfermagem.

O NAS tem sido utilizado também em unidades oncológicas e onco-hematológicas com bons resultados[9-10].

Especialmente, recomendamos que os enfermeiros sejam bem treinados e orientados para a utilização do instrumento e que a equipe padronize a pontuação de alguns itens, principalmente aqueles que apresentam opção de escolha de acordo com o tempo da atividade. Isso permitirá a uniformização da aplicação do instrumento e um resultado melhor do cálculo da carga de trabalho de enfermagem.

REFERÊNCIAS BIBLIOGRÁFICAS

1. Fugulin FMT, Gaidzinski RR, Castilho V. Dimensionamento de pessoal de enfermagem em instituições de saúde. In: Kurcgant P (coordenador). Gerenciamento em enfermagem. 2.ed. Rio de Janeiro: Guanabara Koogan; 2005. p.121-35.
2. Conselho Federal Enfermagem. Resolução n. 293/2004. Fixa e estabelece parâmetros para dimensionamento do quadro de profissionais de enfermagem nas unidades assistenciais das instituições de saúde e assemelhados. [Internet]. [Acesso em: 2021 mai. 01]. Disponível em: http://www.cofen. gov.br/resoluo-cofen-2932004_4329.html.
3. Miranda DR, Nap R, Rijk A, Schaufeli W, Iapichino G; Members of the TISS Working Group. Nursing activities score. Crit Care Med. 2003;31(2):374-82.
4. Dias MCCB. Aplicação do Nursing Activities Score – NAS – como instrumento de medida da carga de trabalho em UTI cirúrgica cardiológica [dissertação]. São Paulo: Universidade de São Paulo. Programa de Pós-Graduação em Enfermagem; 2006.
5. Lima MKF, Tsukamoto R, Fugulin FMT. Aplicação do Nursing Activities Score em pacientes de alta dependência de enfermagem. Texto Contexto Enferm. 2008;17(4):638-46.
6. Magalhães AMM, Riboldi CO, Dall'Agnol CM. Planejamento de recursos humanos de enfermagem: desafio para as lideranças. Rev Bras Enferm. 2009;62(4):608-12.

7. Brito AP, Guirardello EB. Nível de complexidade assistencial dos pacientes em uma unidade de internação. Rev Bras Enferm. 2012;65(1):92-6.
8. Conselho Federal Enfermagem. Resolução n. 543/2017. Fixa e estabelece parâmetros para dimensionamento do quadro de profissionais de enfermagem nas unidades assistenciais das instituições de saúde e assemelhados. [Internet]. [Acesso em: 2021 mai. 01]. Disponível em: http://www.cofen.gov.br/resolucao-cofen-5432017_51440.html.
9. Fuly PSC, Pires LMV, Souza CQS, Oliveira BGRB, Padilha KG. Nursing workload for cancer patients under palliative care. Rev Esc Enferm USP. 2016;50(5):792-9.
10. Silva JB, Póvoa VCO, Lima MHM, Oliveira HC, Padilha KG, Secoli SR. Carga de trabalho de enfermagem em transplante de células-tronco hematopoiéticas: estudo de coorte. Rev Esc Enferm USP. 2015;49(Esp):93-100.

SEÇÃO 7

TÓPICOS ESPECÍFICOS EM PSICOLOGIA

CAPÍTULO 65

AVALIAÇÃO E REGISTRO DA PSICOLOGIA NOS DIFERENTES CENÁRIOS EM CUIDADOS PALIATIVOS

Ana Beatriz Brandão
Débora Genezini
Luciana Suelly Barros Cavalcante
Daniela Cristina Rodrigues Bernardes

AVALIAÇÃO PSICOLÓGICA PRELIMINAR EM CUIDADOS PALIATIVOS NO CONTEXTO DE INTERCONSULTA

A avaliação psicológica preliminar em cuidados paliativos no contexto de interconsulta (Figura 1) é uma ferramenta utilizada para investigação situacional psicoemocional do paciente e de seus familiares e cuidadores (FC). Visa levantar sintomas de ordem física, emocional e psíquica e uma breve história de vida do doente, seu contexto familiar, a compreensão do processo de adoecimento em que se encontra e como familiares e pacientes enfrentam esse processo. O foco estará nas questões/queixas físicas inicialmente, as quais definirão se haverá ou não avaliação psicológica, tendo em vista sintomas ainda não controlados, como dor, dispneia, náusea e vômito, *delirium*, entre outros, que impossibilitam a abordagem. Em seguida, se o paciente estiver apto a ser avaliado, as questões supracitadas serão levantadas, com atenção ao relato de demandas multiprofissionais, para que haja encaminhamento às devidas especialidades, como serviço social e capelania, por exemplo. Demonstra ser de grande importância a integração da equipe nesse contexto. Abordar o doente e/ou FC com perguntas já exploradas por outros membros da equipe pode dar a impressão de falta de comunicação e de que todos os envolvidos estão sobrecarregados. No contexto de interconsulta, que é extremamente dinâmico, as ações precisam ser assertivas e rápidas e o psicólogo deve saber o momento certo de abordar, como e onde intervir com sensibilidade e eficácia.

A avaliação tem como norteadores cinco pontos-chave:

1. Identificação.
2. Resumo clínico.
3. Aspectos psicoemocionais do paciente/família/cuidadores.

Etapa	Descrição
Resumo clínico	Checagem em prontuário, informações coletadas com demais membros da equipe: idade, gênero, naturalidade, estado civil, profissão (em atividade ou aposentado/a?), religião (praticante?), assim como procedimento realizado, atendimento ao paciente e ao CF, reunião familiar, discussão de caso com equipe etc.
Identificação	Identificar sinais e sintomas que impossibilitem avaliação, principais diagnósticos, estado emocional de paciente e FC, grau de conhecimento/compreensão do diagnóstico/prognóstico, assim como expectativas em relação a adoecimento, tratamento e planejamento de cuidados.
Aspectos psicoemocionais de paciente, família e cuidadores	Identificar se paciente e familiares apresentam algum transtorno psiquiátrico prévio ou em curso, como: transtorno de ansiedade, transtorno depressivo, transtorno de adaptação, entre outros que possam alterar/dificultar a percepção da doença e perdas associadas ao processo de adoecimento em curso.
Sintomas de luto antecipatório, luto esperado, indicadores TLCP	Avaliar sinais de luto antecipatório, reações esperadas às mudanças ocorridas que correspondem ao luto esperado/normal ou não (processo dual de luto), ou indicadores que possam desencadear TLCP, visando a encaminhamento/acompanhamento psicológico precoce (ambulatório de cuidadores) ou para ambulatório de luto, após concretização da perda.
Informações a familiares/cuidadores	Identificar a pessoa de referência do paciente, grau de parentesco ou vínculo estabelecido, gênero, idade, se a rede social de apoio é presente, ausente ou insuficiente para as necessidades do paciente. Checar se há conspiração do silêncio por parte da equipe para com a família/paciente ou paciente/família, visando quebrar esse mecanismo, bem como identificar a dinâmica familiar preponderante naquele contexto.
Encaminhamentos	Identificar se algum FC necessita de encaminhamento para acompanhamento psicológico interno (ACL) ou externo (demais serviços de rede de assistência disponível na cidade de origem).

Figura 1 Passos da avaliação psicológica preliminar em cuidados paliativos na modalidade interconsulta.

ACL: ambulatório de cuidadores/luto; FC: familiar/cuidador; TLCP: transtorno do luto complexo persistente.

4. Sintomas de luto antecipatório e/ou luto.
5. Informações familiares e encaminhamentos.

Essa avaliação tem como objetivo auxiliar na condução do planejamento e prognóstico, na tomada de decisão e na percepção de como as informações podem/devem ser repassadas ao doente e aos FC. Com base nas observações preliminares, identificar propostas de atuação e intervenções adequadas ao contexto/situação visando integrar os envolvidos às perdas, mudança de papéis, de direcionamento de vida, de expectativas, de planos e objetivos, entre outros.

Por fim, é preciso situar o sofrimento, acolher e possibilitar a criação (ou validação) de mecanismos de enfrentamento psicoemocionais úteis (compreender e desenvolver sentidos e percepções diferenciados de vida e significados das experiências, em relação ao sofrimento, às mudanças e às perdas sofridas) que os auxiliem a passar pelas dificuldades e sofrimentos trazidos por doenças fora de possibilidade de cura.

AVALIAÇÃO PSICOLÓGICA EM ENFERMARIA DE CUIDADOS PALIATIVOS

A internação no contexto de cuidados paliativos é um ponto crítico da trajetória de adoecimento do paciente, pois pode desencadear nele a consciência de proximidade do fim da vida. Os pacientes são transferidos para a enfermaria pelo grupo de interconsulta, às vezes com diagnósticos recém-realizados de quadros avançados de doença, exigindo reformulações rápidas dos familiares e do próprio paciente. Alguns outros casos procedem do ambulatório, e a internação sinaliza que a execução do cuidado domiciliar se torna mais difícil, de modo que começam a ser vividas as intercorrências agudas que indicam piora da enfermidade do paciente. Em ambos os casos, situações nevrálgicas são vivenciadas pelo paciente e seus familiares.

O paciente se afasta do seu meio habitual e passa a ocupar um leito hospitalar, o contato com a realidade da morte se dá de modo mais intenso e o conteúdo emocional associado ao adoecimento, finitude e morte pode se tornar mais agudo.

As repercussões psíquicas desse processo são o escopo de trabalho da psicologia, e nestas se sustenta a necessidade de avaliação psicológica do paciente e de seus familiares na enfermaria.

Na enfermaria de Cuidados Paliativos do Hospital das Clínicas da Faculdade de Medicina da Universidade de São Paulo, a avaliação psicológica ocorre em até 48 horas após a internação do paciente, sem que seja necessária a solicitação de atendimento, que é realizado por busca ativa. Embora o tempo da subjetividade seja alheio à organização cronológica, entendemos esse tempo como necessário para que o paciente entre em contato com a realidade de internação, passe por ajustamentos necessários e possa, então, acessar sua dimensão psicológica a partir da escuta especializada.

Para fins de organização do cuidado interdisciplinar, cabe ressaltar que esse intervalo também é preconizado para que o paciente possa ter seus sintomas físicos abordados adequadamente, o que revela a necessidade de um trabalho em equipe que institua o cuidado em termos da interação das dimensões possíveis de sofrimento do paciente. Se o sofrimento físico estiver atenuado, as dimensões intangíveis do paciente podem ser mais bem acessadas. Objetivamente, se o paciente apresenta dor ou dispneia intensas, por exemplo, o atendimento psicológico se torna difícil e pode acarretar mais consternação para o doente.

A avaliação psicológica consiste em identificar aspectos subjetivos que influenciam a maneira como o paciente vivencia o adoecimento e a hospitalização, naquilo que diz respeito aos itens listados a seguir:

- Caracterização do estado emocional do paciente e do familiar e/ou cuidador no início e ao longo da internação.
- Recursos de enfrentamento utilizados ou mecanismos de defesa em ação.
- Conhecimento e compreensão acerca do diagnóstico e do prognóstico.
- Relação que estabelece com a doença.
- Principais preocupações.
- Causas de sofrimento relacionadas às esferas de atenção em cuidados paliativos (física, psíquica, familiar e espiritual).
- Expectativas quanto ao tratamento em cuidados paliativos.
- Percepção de finitude.
- Identificação de conteúdos subjacentes às queixas.
- Identificação de conflitos psíquicos que causam sofrimento.

A família é incluída no processo de avaliação psicológica, que também é norteada pelos itens listados acima.

Considerando as consequências psicossociais da internação e a alteração da dinâmica de vida ocasionada pela hospitalização, a avaliação psicológica da família tem o intuito de verificar sua psicodinâmica, identificar sobrecarga afetiva e física, que condiciona estresse aos cuidadores, e o modo como a situação vivenciada afeta a família. Busca-se também identificar o suporte emocional e material que esta pode oferecer ao paciente ao longo da internação. Além disso, a psicologia objetiva identificar a(s) pessoa(s) de referência para o paciente, considerando a qualidade dos vínculos afetivos que ele mantém, para inclusão na tomada de decisões e ampliação da rede de suporte.

O acompanhamento psicológico ao paciente e ao familiar é realizado de acordo com a demanda de sofrimento psíquico apresentado.

A síntese de cada atendimento é registrada em campo específico do instrumento de avaliação psicológica utilizado pela psicologia, elaborado para uso no setor com a finalidade de documentar e registrar o seguimento psicológico do caso.

As sínteses dos atendimentos auxiliam o profissional a identificar o curso da evolução do seguimento em psicologia e facilitam o registro em prontuário eletrônico.

AVALIAÇÃO PSICOLÓGICA EM AMBULATÓRIO MULTIPROFISSIONAL DE CUIDADOS PALIATIVOS

Diante de uma doença ameaçadora da vida, experimentam-se diferentes sentimentos e sintomas que abrangem as dimensões física, emocional, social e espiritual. O ambulatório multiprofissional de cuidados paliativos é realizado com o objetivo de prover atendimento integral ao paciente e à família. Em geral, os profissionais presentes são médicos, enfermeiros, psicólogos e assistentes sociais. O foco principal desse ambulatório é o atendimento médico e a demanda multiprofissional que se mostrar necessária. O tempo médio destinado ao atendimento de cada paciente, ou seja, sua permanência no ambulatório e atendimento de todas as áreas que se mostrarem prioridade no dia da consulta, pode variar de acordo com o serviço e as demandas observadas. Para a primeira consulta, muitas vezes o paciente chega sem clareza quanto ao diagnóstico, sintomático e desconfortável, já tendo percorrido um longo caminho até fechar o diagnóstico, ou sofreu agravamento em seu quadro clínico, e, na maior parte dos casos, é nesse momento que ele recebe más notícias.

O papel do psicólogo em ambulatório multiprofissional é de acolhimento, avaliação e assistência psicológica a pacientes e FC, bem como de facilitação nas diferentes relações entre equipe-paciente, paciente-família, equipe-família e dentro da equipe interdisciplinar. A avaliação se destina a detectar o problema/demanda do paciente e/ou de seus familiares, realizar o devido atendimento e encaminhamento, bem como discutir com a equipe questões pertinentes ao caso, importantes para o planejamento de cuidados. Nesse ambulatório não é objetivo da psicologia realizar psicoterapia.

Muitas vezes a avaliação psicológica não acontece na primeira consulta, principalmente quando o sofrimento físico é intenso e, portanto, há prioridade na abordagem médica, de enfermagem e de outras especialidades. Nesse momento o acesso à dimensão psicoemocional fica prejudicado e não tem muito valor, podendo vir a ser iatrogênico.

ATIVIDADES PRÁTICAS DO PSICÓLOGO NO AMBULATÓRIO MULTIPROFISSIONAL

- Triar os pacientes agendados.
- Consultar registros realizados em prontuário, a fim de entender o caso e de saber se houve atendimento psicológico em consulta anterior, qual foi o planejamento e se há demanda para psicologia. Na hipótese de primeira consulta, conhecer o caso.

- Apresentar-se ao paciente e FC e realizar a abordagem, sendo ela atendimento e/ou acolhimento, respeitando as prioridades clínicas do momento, se houver.
- Participar das discussões de casos e realizar apontamentos quando necessário, com objetividade.
- Registrar em prontuário o que foi realizado: acolhimento, atendimento, apresentação da psicologia, discussão de caso.
- Preencher ficha de avaliação psicológica específica da especialidade.

PRIMEIRA CONSULTA NO AMBULATÓRIO DE CUIDADOS PALIATIVOS

- Sempre que possível, é recomendável que o profissional de psicologia permaneça junto ao médico na primeira consulta, evitando dessa forma que pacientes e acompanhantes durante atendimento individual precisem retomar suas histórias, questões, dúvidas etc., uma vez que já foram colocadas para outros profissionais da equipe. O objetivo da presença do psicólogo na primeira consulta não é de intervenção e sim de coleta de informações biográficas, observação da dinâmica familiar e das relações paciente-família com a equipe e a doença, bem como auxiliar o médico na anamnese.
- Importante: na primeira consulta, o psicólogo estará junto com o médico, portanto se deve ficar atento ao tamanho da sala e à quantidade de pessoas. Sugere-se que se respeite o limite máximo de três profissionais, nos casos em que há apenas o paciente e um acompanhante. Se houver mais de um acompanhante, a sala ficará lotada, sendo, portanto, fundamental ponderar sobre sua presença.
- Após a anamnese, o médico fará a avaliação física e, nesse momento, o psicólogo deve avaliar se há necessidade de sua permanência durante o exame. Muitas vezes é nesse momento que se pode realizar breve atendimento ao familiar, convidando-o a sair da sala.
- Deve-se registrar em prontuário, pois são informações importantes ao longo do acompanhamento ambulatorial do paciente.
- É importante conhecer bem os pacientes e familiares, o que pode ocorrer na primeira consulta e/ou nos retornos ambulatoriais. Ter claro que o tempo desses atendimentos está atrelado ao tempo destinado à consulta ambulatorial, portanto é necessário atentar à demanda para outras áreas multiprofissionais. Ser flexível sempre, lembrando que o objetivo é acolher pacientes e familiares/acompanhantes/cuidadores, não os cansar ou esgotá-los.

POSSIBILIDADES DE DEMANDA PARA A PSICOLOGIA OBSERVADAS EM AMBULATÓRIO MULTIPROFISSIONAL

Demandas psicológicas do paciente observadas pelo psicólogo durante sua abordagem

Nesse caso, verificar a possibilidade de atender o paciente ainda durante a consulta no ambulatório multiprofissional. Para tanto, há algumas variáveis, como disponibilidade emocional e física do paciente, transporte (ambulância) e prioridade específica de outras especialidades. Esse atendimento, mesmo que seja necessário, não pode ser muito prolongado. Se for possível, combinar contato telefônico, caso perceba a necessidade de um acompanhamento mais próximo. Em virtude do quadro clínico que apresentam, os pacientes não têm condições de vir ao hospital para atendimento psicológico exclusivamente. Seus atendimentos, em geral, são realizados apenas no dia da consulta médica.

Demandas psicológicas do paciente e/ou de seu familiar/acompanhante observadas por membro da equipe e que necessitam de abordagem psicológica imediata

Avaliar, presencialmente ou por teleatendimento, registrar em prontuário e dar retorno à equipe a respeito de suas observações.

Demandas psicológicas do familiar/acompanhante observadas pelo psicólogo durante sua abordagem

Realizar, se possível, intervenções pontuais. Caso verifique a necessidade de acompanhamento psicológico mais próximo, oferecer atendimento ao FC em dia independente da consulta médica do paciente. Em alguns casos, essa possibilidade torna-se inviável, pois estes são os cuidadores principais e não têm como deixar seu familiar com outra pessoa para vir ao atendimento. Assim, averiguar a possibilidade de realizar contato telefônico ou colocar-se à disposição, entregando o cartão de visita da psicologia com telefone para contato institucional e o nome do profissional a ser procurado.

Não há demanda psicológica observada no momento

Quando, no momento da consulta, não forem identificadas demandas, como estresse do cuidador, enfrentamento, cerco do silêncio, luto, entre outras questões relacionadas ao adoecimento e acompanhamento em cuidados paliativos, apresentar-se e disponibilizar o atendimento psicológico tanto ao paciente quanto ao FC.

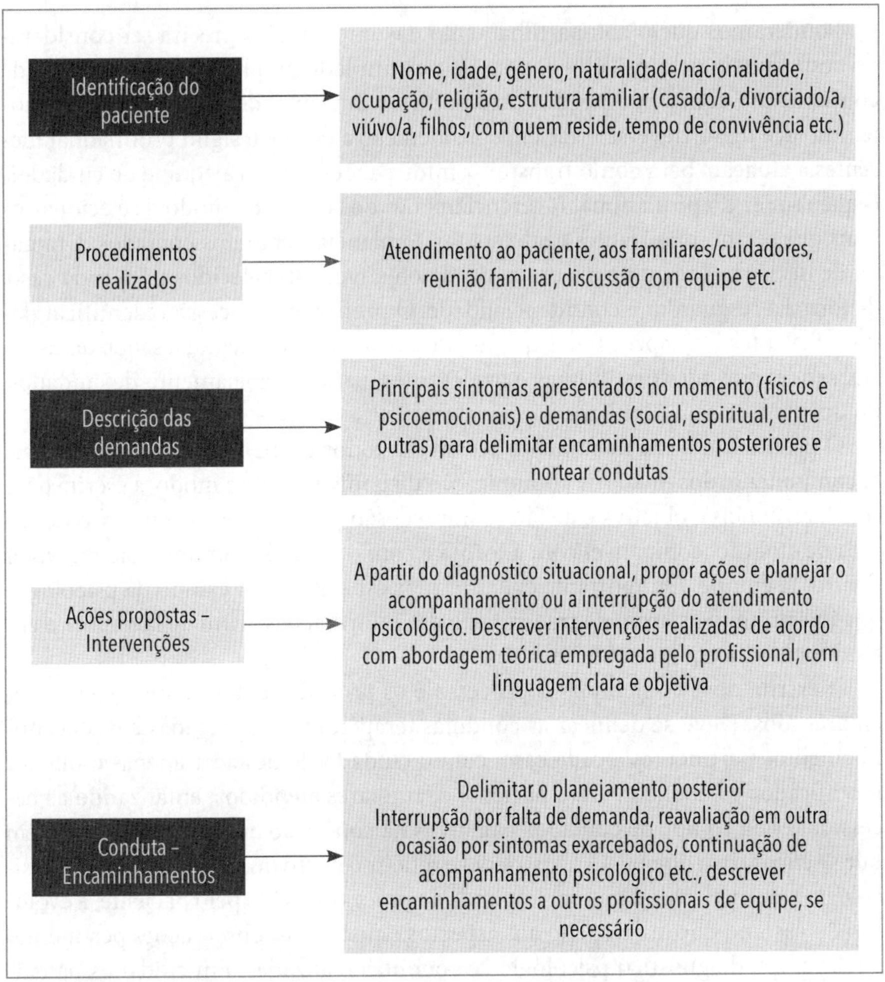

Figura 2 Descrição/evolução em prontuário (psicologia em cuidados paliativos).
FC: familiares/cuidadores.

Orientá-los para que entrem em contato pelo telefone informado e solicitem atendimento com a psicologia. É importante que saibam da existência desse canal de acolhimento e atendimento.

O prontuário é um documento no qual devem ser registradas as informações a respeito de tratamentos realizados por pacientes, sendo responsabilidade de cada profissional proceder ao registro de condutas e procedimentos pertinentes aos casos que acompanha. O registro em prontuário é parte da rotina do psicólogo em todos os contextos de atuação – interconsulta, enfermaria, ambulatório –, sendo uma ação das mais delicadas.

Ponderamos que o compartilhamento das informações precisa ser considerado com cautela pelo psicólogo, pois, se por um lado amplia as possibilidades de comunicação com a equipe, de outro pode ser um canal de exposição do paciente. Em face disso, deve-se levar em consideração a ética e o sigilo profissional inerentes à atuação, bem como transmitir informações válidas à equipe de cuidados, o que requer do profissional o gerenciamento dos dados de modo a selecionar os itens que sejam importantes e adequados ao planejamento dos cuidados, à tomada de decisões da equipe e à execução de objetivos estabelecidos para cada caso, de forma a resguardar a confidencialidade. O profissional necessita identificar dados relevantes à compreensão e que favoreçam a atenção integral à saúde do usuário, sem expor questões íntimas e irrelevantes, para o planejamento de cuidados, do doente e de seus familiares.

O prontuário é um documento acessível a todos os membros da equipe e parte componente dos fluxos de comunicação disponíveis. Desse modo, a escrita deve ser clara, concisa, objetiva e de fácil compreensão para aqueles que não são de sua área de atuação, compatível com a forma e com o nível de comunicação em vigor dentro da equipe. É importante evitar termos específicos do campo da psicologia, que interfiram na clareza da transmissão das informações, a fim de favorecer o entendimento da equipe sobre os casos.

A escrita deve contemplar o processo e os procedimentos técnico-científicos empregados. Deve-se delinear as condutas terapêuticas empregadas e os encaminhamentos pertinentes a cada caso, com o cuidado de destacar apenas o que for modificador e benéfico para o paciente e familiares atendidos, enfatizando as necessidades da equipe de cuidados paliativos na condução do caso e o contexto em que se encontra o doente. O registro deve refletir o curso do acompanhamento psicológico, de maneira tal que corresponda ao processo vivido pelo paciente, à evolução do caso no que diz respeito aos aspectos emocionais, observações pertinentes e relevantes, diagnóstico psicológico e condutas realizadas. Em cuidados paliativos, o paciente pode atravessar diferentes etapas da evolução da doença, e para cada etapa haverá um plano de cuidados específico e individualizado. O registro deve acompanhar essa evolução.

Vale ressaltar que os registros são documentos que respaldam o profissional, protegem o paciente e também são direito do doente. É importante ter em mente que os registros não excluem a importância da troca de informações e da discussão presencial dos casos por parte da equipe, pois refletem a atuação e a visão do todo pela equipe a respeito do momento do doente/família e devem ser dinâmicos e fiéis ao que está sendo avaliado.

REFERÊNCIAS BIBLIOGRÁFICAS

1. Fonseca JP. Luto antecipatório: Experiências pessoais, familiares e sociais diante de uma morte anunciada. Campinas: Livro Pleno; 2004.
2. Franco MHP. Formação e rompimento de vínculos: o dilema das perdas na atualidade. São Paulo: Summus; 2010.
3. Guldin MB, Vested P, Jemen AB, Olesen F, Zachariae R. Bereavement care in general practice: a cluster-randomized clinical trial. Family Practice. 2013;30:134-41.
4. Kovács MJ. Educação para a morte: temas e reflexões. São Paulo: Casa do Psicólogo; 2012.
5. Academia Nacional de Cuidados Paliativos (ANCP). Manual de Cuidados Paliativos. 2.ed. Porto Alegre: Sulina; 2012.
6. ASSOCIAÇÃO AMERICANA DE PSIQUIATRIA. Manual diagnóstico e estatístico de transtornos mentais- DSM-V. 5 ed. Porto Alegre: Artmed, 2014.
7. Moretto MLT. O que pode um analista no hospital? São Paulo: Casa do Psicólogo; 2013.
8. Parkes CM. Luto: estudos sobre a perda na vida adulta. São Paulo: Summus; 1998.
9. Parkes CM. Amor e perda: as raízes do luto e suas complicações. São Paulo: Summus; 2009.
10. Conselho Federal de Psicologia (CFP). Resolução n. 001/2009 – Cap. I; art. 1º "a", "b"; art 2º I, II, III, IV, V, VI; art. 3º; Art. 4º "a", "b"; Cap. II, art. 5º, I, II, III, IV; art. 6º, art. 7º, art. 8º.
11. Conselho Federal de Psicologia (CFP). Resolução n. 002/1987 – P.F. I, II, III, IV; art. 1º "a", "b", "c"; art. 3º; art. 6º "a", "b"; art. 9º, par. único.
12. Worden JW. Terapia do luto: um manual para o profissional de saúde mental. Porto Alegre: Artes Médicas; 1998.

CAPÍTULO 66

ABORDAGEM PRELIMINAR DOS FAMILIARES – ADULTO E IDOSO

Daniela Cristina Rodrigues Bernardes
Débora Genezini

Os familiares de pacientes com doenças avançadas e sem possibilidade de cura são pessoas importantes no tratamento do doente. A sensação de adoecimento conjunto, quando se desestabiliza a suposta homeostase cotidiana, pela possibilidade da perda de um dos entes queridos que compõem aquele círculo familiar, deve ser o foco da equipe que os assiste. É importante salientar que a família é composta não somente pelos laços consanguíneos, mas pelos vínculos significativos que o paciente mantém.

O papel exercido pelo doente no círculo familiar em que está inserido é de suma relevância na abordagem preliminar (provedor, consultor, dependente, distante etc.), pois ele será o norteador nas condutas a serem adotadas conjuntamente pela equipe e pela família no planejamento de cuidados proposto e no modo como o familiar/cuidador agirá perante a equipe.

Nesse cenário, a equipe multidisciplinar deve atentar para alguns cuidados importantes na abordagem inicial, que devem contemplar:

1. Compreensão, acolhimento, empatia e programação de ações que possam aliviar sintomas e sofrimento imediato, visando possibilitar condições de planejamento conjunto e alívio de sintomas físicos, psíquicos, emocionais e espirituais dos cuidadores e familiares (foco no autocuidado).
2. Identificação do cuidador principal e dos secundários que acompanham o doente. O cuidador principal pode não ser um familiar, mas um indivíduo cujo vínculo afetivo é de maior intensidade, sendo ele o que possivelmente apresenta maior sofrimento e tem maior carga de trabalho devido aos cuidados intensos.
3. Estabelecer, junto daqueles que cuidam, empatia e confiança, visando possibilitar acesso facilitado à comunicação de mudanças no diagnóstico e no prognóstico, bem como facilitar a compreensão da necessidade de elaborar as diretrizes avançadas de cuidado em algum momento do tratamento proposto.

4. Demonstrar apoio e sensibilidade diante das questões pontuadas e das preocupações levantadas pelos familiares, acionando imediatamente as especialidades competentes, caso a resolução não seja de sua alçada.
5. Entender com urgência toda e qualquer preocupação dos familiares/cuidadores, haja vista a percepção e o sofrimento peculiares e angústia intensificada no contexto de sensação de perda iminente de um ente querido.
6. Acolher e conter reações emocionais e de sofrimento intenso, compreendendo que diferentes pessoas têm diferentes formas de lidar com mudanças e perdas, a depender de sua história de vida e experiências pregressas, por vezes desconhecidas pela equipe.
7. No que compete ao familiar/cuidador idoso, deve-se levar em conta os itens anteriores, somando fatores associados ao envelhecimento, como eventual fragilidade física e emocional, experiência de vida e história pregressa, que podem facilitar ou dificultar o manejo com o doente e a equipe que o assiste.
8. Não subestimar a capacidade do idoso de lidar com situações difíceis e sofrimento, respeitando fragilidades, quando e se assim se apresentarem, e levando em conta sua capacidade de enfrentar situações adversas.
9. Os familiares/cuidadores idosos também devem estar a par das mudanças e da condução do tratamento, em conjunto com os demais membros da família, bem como ser autorizados a estar por perto, quando assim desejarem.
10. Há que sensibilizar os demais familiares quanto aos idosos para que estes também possam fazer parte dos cuidados e das visitas, tendo em vista por vezes serem "poupados" e perderem a chance de participar da reorganização dos papéis exercidos, das despedidas e do contato com o ente querido adoecido.
11. Orientar sobre a evolução da doença e seu curso natural, bem como sobre possíveis sintomas, visando prepará-los para o porvir e antever crises e desestabilizações emocionais diante da vivência de acompanhar o sofrimento do paciente e da sensação de impotência muitas vezes relatada pelos familiares nesse contexto.
12. Estimular familiares/cuidadores a participarem dos cuidados e planejamentos, pois essa é uma forma de mantê-los vinculados à equipe, de fazê-los sentir-se úteis e parte de algo importante. Com isso se minimizam a sensação de impotência e as dúvidas quanto a não ter feito todo o possível e necessário por seu ente querido em vida, sempre respeitando suas limitações e desejos, caso não tenham condições para agir de modo cooperativo.
13. É necessário ser tolerante, paciente, estar disponível, ser calmo, objetivo e solicitar ajuda de outros membros da família/equipe para dar continência a um fluxo exacerbado de emoções, caso alguma reação exuberante se apresente em algum familiar, buscando argumentar de forma compreensiva sobre o impacto do comportamento no entorno e na rotina do local de atendimento.
14. Procurar não evitar a família. Compreender sua necessidade de proximidade, esclarecendo com limites claros as atribuições e a disponibilidade da equipe.

15. Definir objetivamente o papel que a família pode desempenhar para contribuir, estimulando os familiares a buscar apoio psicológico quando indicado.
16. Estabelecer contato frequente e identificar possíveis causas de desconfiança são ações importantes, bem como não fazer promessas que não poderão ser cumpridas.

Por fim, a abordagem inicial é fundamental na melhor condução das ações a serem propostas ao longo do processo de cuidado. A abordagem preliminar influencia também a aceitação ou recusa de medidas e mudanças necessárias para o bem-estar do doente. O cuidado e a sensibilidade da equipe são de extrema relevância nesse contexto introdutório, pois o estabelecimento da relação terapêutica é favorecido por esses elementos, que são essenciais ao cuidado paliativo.

REFERÊNCIAS BIBLIOGRÁFICAS

1. Franco MHP. A família em psico-oncologia. In: Temas em psico-oncologia. São Paulo: Summus/SBPO, 2008.
2. Franco MHP. Formação e rompimento de vínculos: o dilema das perdas na atualidade. São Paulo: Summus, 2010.
3. Knobel E, Andreoli PB, Erlichman MR. Psicologia e humanização: assistência aos pacientes graves. São Paulo: Atheneu, 2008.
4. Academia Nacional de Cuidados Paliativos (ANCP). Manual de Cuidados Paliativos. 2.ed. Porto Alegre: Sulina, 2012.
5. Parkes CM. Luto: estudos sobre a perda na vida adulta. São Paulo: Summus, 1998.
6. Walsh F, McGoldrick M. Morte na família: sobrevivendo às perdas. Porto Alegre: Artes Médicas, 1998.
7. Walsh F. Fortalecendo a resiliência familiar. São Paulo: Roca, 2005.

CAPÍTULO 67

IDENTIFICAÇÃO DO SOFRIMENTO PSÍQUICO PELA EQUIPE

Luciana Suelly Barros Cavalcante

INTRODUÇÃO

Sabe-se que, em cuidados paliativos, o trabalho deve ser realizado em equipe e cada membro deve ter seu papel definido a partir da diferenciação das atribuições de cada um. Apesar da organização multiprofissional, é um engano considerar o paciente um somatório de partes que devem ser atendidas por distintos profissionais, tendo em vista que se trata de um todo complexo e indivisível. Ele, o paciente, é um sujeito doente, em cuja vida há transformações, perdas e sofrimento decorrentes de uma doença que lhe ameaça a continuidade de vida; ele não é somente o hospedeiro de um diagnóstico. Além disso, o conceito de dor total, postulado por Cicely Saunders, coloca uma interdição sobre a ideia de que há um organismo biológico dissociado dos estados psíquicos que o sujeito apresenta.

Nesse cenário, reações emocionais são esperadas e compreensíveis e, a depender dos recursos psicológicos do paciente, podem cursar sem que isso indique desorganização ou adoecimento mental, sendo um processo de ajustamento do sujeito a sua nova condição. Por isso é importante observar com cautela tais reações, a fim de verificá-las em sua proporcionalidade ao momento vivido pelo paciente, pois não é possível delimitar uma visão geral e padronizada sobre como enfrentar a enfermidade e a morte, afinal cada um as enfrenta de modo singular.

Sendo assim, apontaremos alguns aspectos a serem observados e que podem ser indicadores de sofrimento psíquico no paciente.

A PERSPECTIVA DO PACIENTE

A ideia de ter uma enfermidade que deverá levar o sujeito à morte com frequência é torturante para o paciente e seus familiares. Tomar consciência desse fato, para além da realidade objetiva que representa, produz abertura para estados internos de angústia bastante intensos.

Desse modo, não é incomum que os pacientes apresentem e se queixem de sensações inomináveis, estados de agonia interna que são difíceis de suportar, inúmeras formas de medo e sentimentos difusos, inéditos ou outros reconhecidos com menor dificuldade. É necessário lembrar que os pacientes em cuidados paliativos estão constantemente em contato com uma fronteira da existência, a morte, que se mostra gradualmente mais próxima. Esse fato, por si só, é gerador de sofrimento psíquico.

A capacidade psicológica de cada paciente para lidar com suas angústias é o que diferencia os sujeitos, de tal forma que cada um será capaz de suportar graus individualizados de sofrimento, bem como de buscar ou não modos de vida possíveis apesar da doença. Em termos expressos, isso se observa em diferentes reações e em níveis distintos de qualidade de vida. O Quadro 1 mostra alguns aspectos emocionais importantes, incluindo reações que podem ser observadas como indicativos de sofrimento do paciente.

QUADRO 1 Aspectos emocionais importantes e reações possíveis dos pacientes

Medo	Sentimento	Reações
▪ De sofrer ▪ De sentir dor ▪ De morrer ▪ Da separação ▪ Do isolamento ▪ Da incapacidade ▪ Da solidão ▪ De ser esquecido	▪ Tristeza ▪ Raiva ▪ Desânimo ▪ Impotência ▪ Irritação ▪ Euforia ▪ Apatia ▪ Desesperança ▪ Inutilidade	▪ Choro constante ou incapacidade de chorar as perdas ▪ Instabilidade no contato com os profissionais ▪ Isolamento ▪ Subestimar ou superestimar sinais físicos ▪ Perguntas frequentes sobre aspectos aparentemente esclarecidos ▪ Insônia ou hipersonia ▪ Baixa autoestima ▪ Luto por si mesmo

Devemos ter em vista que o paciente com uma doença incurável e irremediavelmente progressiva vivencia perdas de diversas ordens e em muitos âmbitos de sua vida, o que também é fonte de sofrimento. Com o avanço da enfermidade e o aumento da dependência, o universo do paciente se torna, gradualmente, mais restrito, conforme vemos na Figura 1.

Além da redução da funcionalidade, as perdas se dão em outros campos da vida do sujeito, conforme ilustra a Figura 2.

Com esse panorama de vida, as causas de sofrimento são múltiplas e justificáveis. As formas como o sofrimento se manifesta, porém, dependem dos recursos internos de cada paciente e da maneira como ele interpreta a realidade a partir de seu sistema de afetos e crenças, o qual influencia o modo como se sente e percebe o que vive.

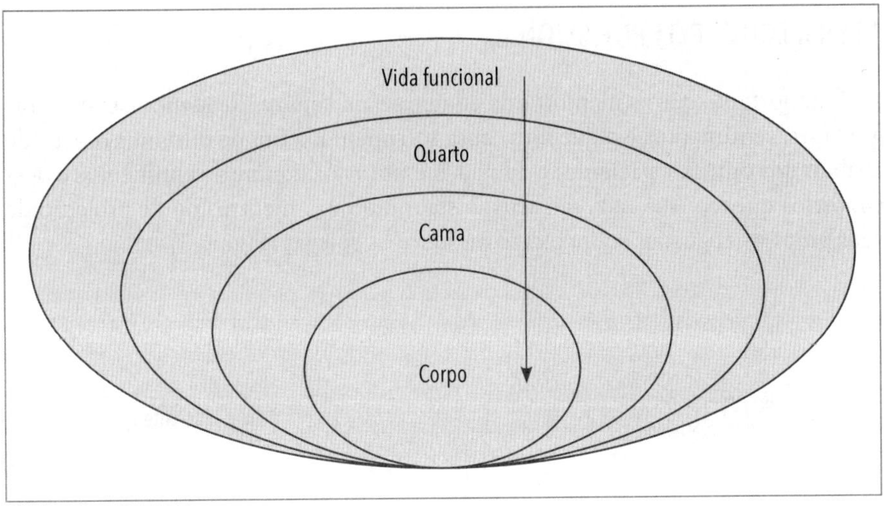

Figura 1 Progressão de restrição do universo do paciente proporcionalmente à redução da funcionalidade.

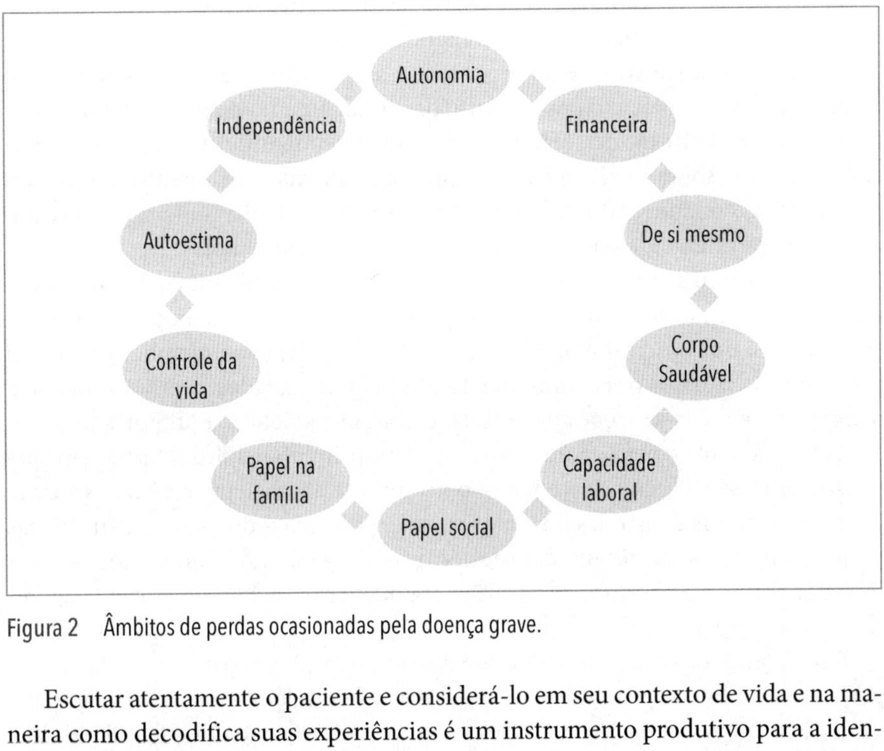

Figura 2 Âmbitos de perdas ocasionadas pela doença grave.

Escutar atentamente o paciente e considerá-lo em seu contexto de vida e na maneira como decodifica suas experiências é um instrumento produtivo para a identificação de sofrimento. Para o bom uso desse instrumento, o profissional precisa se munir de algumas capacidades, das quais tratamos a seguir.

A PERSPECTIVA DO PROFISSIONAL

É importante que os membros da equipe sejam capazes de identificar suas fragilidades, sentimentos e o que lhes causa sofrimento, a fim de diminuir o risco de atribuir aos outros – pacientes e demais membros da equipe – sentimentos e desconfortos que, em sua raiz, são seus, instaurando um mecanismo de projeção de suas próprias angústias sobre o caso ou sobre os colegas (Figura 3).

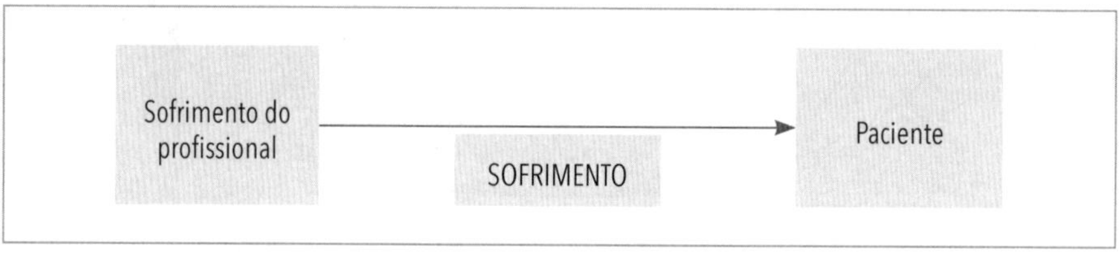

Figura 3 O profissional atribui ao paciente o sofrimento que é seu.

Esse processo de identificar o que sente se torna mais fluido a partir do incremento de autoconhecimento, algo recomendado às equipes de cuidados paliativos. Isso facilita, inclusive, que a equipe proceda à análise das intervenções de modo a distinguir se elas ocorrem como conforto para o sofrimento do paciente e/ou família ou para a amenização do sofrimento da equipe, sendo importante questionar-se continuamente sobre a prática que se realiza, naquilo que diz respeito ao resultado e à função da conduta definida, de acordo com a seguinte pergunta: a intervenção aliviará o sofrimento do paciente ou nosso próprio sofrimento?

O profissional precisa reconhecer em si a emoção que identifica no outro para que assim se dê um entendimento mais próximo da perspectiva que o outro apresenta. Esse é um processo complexo e sofisticado e exige autoconhecimento do profissional, visto que o reconhecimento dos próprios estados internos propicia o melhor manejo das situações do cotidiano com os pacientes. É importante reconhecer o que sente e pensa para manter seus próprios conteúdos internos em suspensão, a fim de direcionar o empenho no suporte ao paciente e de não se arriscar a responder às demandas ou tentar resolver problemas do caso a partir de suas próprias angústias. Ao resguardar seus próprios julgamentos e impressões, o profissional propicia a abertura necessária para que o sofrimento do paciente apareça mais nitidamente.

Em algumas ocasiões, o reconhecimento das emoções do paciente e da família por membros da equipe multiprofissional torna-se um lenitivo para o sofrimento, além de funcionar como via de conexão entre equipe, pacientes e familiares, tornando o vínculo mais genuíno e próximo.

CONSIDERAÇÕES FINAIS

Estabelecer um vínculo que se expresse em uma boa relação equipe-paciente é fundamental para a identificação de sofrimento psíquico. Escapando a isso, estaremos no campo das inferências e das interpretações incautas. Uma relação empática favorece e facilita o reconhecimento do sofrimento do paciente; além disso, ajuda a validar a perspectiva do outro como verdade e como expressão da singularidade de que tanto falamos em cuidados paliativos. Podemos tomar modelos possíveis de análise ou parâmetros de observação, porém as respostas aos dilemas vividos na rotina de cuidados serão distintas a depender de cada paciente e da forma como cada um reage ao momento vivido. A escuta ativa e atenta é sempre uma boa alternativa.

É importante não exigir de si mesmo ou do paciente o enfrentamento heroico das circunstâncias, pois o terreno da angústia é árido e, paradoxalmente, também é proteção para experiências de difícil elaboração, como estar diante de um fenômeno complexo como a morte.

Assim, ao identificar situações de intenso sofrimento, recomenda-se que a avaliação e a intervenção psicológica sejam solicitadas, para que não se incorra no risco de produzir outras angústias pela dificuldade de manejo da equipe profissional.

REFERÊNCIAS BIBLIOGRÁFICAS

1. Kovács MJ. Educação para a morte: temas e reflexões. São Paulo: Casa do Psicólogo; 2012.
2. Moretto MLT. O que pode um analista no hospital? 3.ed. São Paulo: Casa do Psicólogo; 2013.
3. Nunes LV. Papel do psicólogo na equipe de cuidados paliativos. In: Parsons HA, Carvalho RT. Manual de cuidados paliativos ANCP. 2.ed. Porto Alegre: Sulina; 2012.
4. Pisetta MAAM. Considerações sobre as teorias da angústia em Freud. Psicologia Ciência e Profissão. 2008;28(2):404-17.
5. Saporetti LA, Andrade L, Sachs MFA, Guimarães TVV. Diagnóstico e abordagem do sofrimento humano. In: Parsons HA, Carvalho RT. Manual de cuidados paliativos ANCP. 2.ed. Porto Alegre: Sulina; 2012.

CAPÍTULO 68

ASSISTÊNCIA AO CUIDADOR – SUPORTE AO FAMILIAR E À EQUIPE

Ana Beatriz Brandão dos Santos
Luciana Suelly Barros Cavalcante

INTRODUÇÃO

Ao jogar uma pedra em uma superfície aquática – um lago, por exemplo –, percebem-se ondas concêntricas onde a pedra caiu. O deslocamento da água gerado pelo impacto da pedra produz ondas que parecem partir de um ponto central. De maneira análoga, o advento de uma doença grave, ameaçadora da vida, produz efeitos e alterações no ambiente e no funcionamento familiar, assim como afeta a equipe de cuidados que assiste o paciente e sua família.

SUPORTE AO FAMILIAR

Cometeremos uma falácia se estabelecermos um modo padrão de reação das famílias diante de uma doença, posto que cada família possui dinâmica e funcionamento singulares. Quando um membro de uma família adoece, há repercussões em seu funcionamento familiar em aspectos sutis, subjetivos e concretos. Assim, alertamos para alguns elementos que convêm serem avaliados e observados no atendimento a esse grupo.

É importante investigar a dinâmica familiar e seu funcionamento prévios ao adoecimento, a fim de avaliar os efeitos desse evento na trama familiar atual. Essa avaliação deve incluir a estrutura e a distribuição de papéis, assim como o papel que o doente exerce nesse grupo.

Em se tratando dos efeitos do processo de adoecimento, é possível observar:

- Mudanças de papéis.
- Alterações severas na rotina.
- Mudanças no modo de relacionamento da família.

- Instauração de conflitos ou intensificação ou abrandamento de tensões familiares prévias ao adoecimento.
- Mudanças no padrão sociofinanceiro.
- Mudança de endereço e/ou de cidade.

A intensificação das perdas e do grau de dependência do doente, decorrente do avanço da doença, afeta o grau de sofrimento do cuidador, potencializando desgaste físico e emocional, o que gera vulnerabilidade ao estresse por causa dos cuidados.

Além do grau de dependência, as características da doença, alterações comportamentais exuberantes, mudanças de humor abruptas e intensas, angústias avassaladoras ou deterioração rápida das capacidades do paciente também são fontes de sofrimento para o cuidador familiar.

Com frequência, cuidadores de pacientes em cuidados paliativos tornam-se vulneráveis à sobrecarga e passam a apresentar alguns sinais que devem servir de alerta para a equipe. Condições de organização de rotina que envolvem falta de tempo para si mesmo, múltiplas atribuições ou problemas de sono podem ser causadoras de reações, como falta de energia, irritabilidade ou choro fácil e concomitantes emocionais de culpa, impotência ou raiva.

É preciso observar esses aspectos, pois eles podem ser sinalizadores de dificuldades para a execução do cuidado, o que nem sempre é um indicador de negligência, mas de insuficiência do cuidador e de evidência de intenso sofrimento. Os sinais citados podem denunciar um quadro de exaustão. É por isso que se observa a importância da escuta desses cuidadores familiares no tocante a suas necessidades e dificuldades, com o objetivo de acolhê-los e orientá-los no que concerne ao processo de evolução da doença. Um olhar atento do profissional para esses familiares é de extrema importância para que haja um acompanhamento adequado. Com isso, os processos de enfrentamento e de luto são facilitados e os possíveis complicadores, identificados.

O ato de cuidar traz encargos para o cuidador nas esferas física, emocional e ocupacional. É necessário que o plano de cuidados envolva atenção a ele, a fim de que possa realizar uma autoavaliação de suas condições para o desempenho de suas atividades. É importante também que ele seja estimulado a encontrar espaços pessoais para o autocuidado, bem como a obter momentos para si mesmo, ainda que sejam breves e programados. Afinal, em algum momento, após o falecimento do paciente, será necessária a reformulação da vida, e ao cuidador caberá continuar vivendo a partir de suas próprias referências.

SUPORTE À EQUIPE

O contato diário com as dores dos pacientes, em todas as suas dimensões, evoca sentimentos no profissional de saúde e o coloca em contato com suas próprias fragilidades e vulnerabilidades. É necessário lidar constantemente com sentimentos de frustração e impotência, a sensação de fracasso e a desvalorização do cuidado. Com frequência, os quadros de dimensionamento profissional não são suficientes para atender à demanda, ocasionando sobrecarga de trabalho, tendo em vista o número pequeno de profissionais.

No contexto de cuidados paliativos, a temática da morte é uma constante. Em um campo cujo objetivo primordial é o alívio do sofrimento e a promoção de conforto ao paciente e a seus familiares, não é raro que resvalem no profissional o desconforto e o mal-estar que são sustentados para que se leve a termo o objetivo estabelecido. O mal-estar se traduz em sofrimento do cuidador profissional, sobretudo nos casos nos quais não foi possível obter o alívio de sintomas com excelência ou quando há um vínculo intenso entre a equipe e o paciente.

Além do contato com o sofrimento do paciente, características do profissional também podem gerar sofrimento, como nos casos em que ele apresenta intensa autoexigência, cobranças de desempenho feitas a si mesmo em relação ao momento, impondo-se a obrigação de acertar *versus* o medo de errar. As cobranças de desempenho podem vir do meio externo, na forma de exigência de resultados e de seguimento de protocolos que muitas vezes não correspondem à realidade do paciente ou ao contexto vivido no momento.

É necessário alertar para o fato de que a formação não constitui fator protetor para o desgaste decorrente do contato diário com o sofrimento alheio. Desse modo, para além da formação continuada e das estratégias pedagógicas, há que atentar para os demais recursos e estratégias desenvolvidos pelos profissionais que se expõem ao sofrimento dos doentes e de seus familiares diariamente, como a discussão multiprofissional, espaços de cuidado e supervisão, os quais, reconhecidamente, tendem a amenizar a carga de trabalho. A formação continuada auxilia na tomada de decisão quando a situação exige rapidez na deliberação a respeito de uma conduta, que muitas vezes é definida sem que haja tempo suficiente para reflexão mais complexa.

Um problema que se observa nos profissionais de saúde é a fadiga por compaixão. Trata-se de um fenômeno caracterizado pela fadiga física e emocional que os profissionais sentem, decorrente do contato com o sofrimento alheio. Em cuidados paliativos, compaixão e empatia fazem parte dos valores dos profissionais, o que os sensibiliza para o sofrimento do paciente e torna possível que o trabalho seja realizado. Contudo, tal sensibilização também pode levar ao adoecimento, na medida em que o profissional pode ser afetado demasiadamente por esse sofrimento.

Não é possível proporcionar uma blindagem do profissional para esses aspectos, porém, é necessário que ele desenvolva recursos para reconhecer o que o faz sofrer e cuidar dessa condição, sob o risco de formas mais severas de adoecimento estabelecerem-se ao longo do tempo. É o caso do *burnout*, que consiste em uma síndrome psicológica caracterizada pela exaustão emocional, despersonalização e redução da satisfação e do desempenho no trabalho.

Considerados sintomas de *burnout* e possíveis consequências ao profissional que trabalha diante de limites pessoais e profissionais são o aparecimento de:

- Queixas somáticas: dor, sintomas gástricos, problemas cardíacos.
- Distúrbios psicológicos: irritação, distração, raiva, medo, isolamento.
- Absenteísmo e abandono do emprego.
- Uso de drogas (lícitas e ilícitas) e de álcool entre profissionais de saúde.
- Problemas de relacionamento na família e interpessoal.

Em cuidados paliativos, pretende-se aliviar o sofrimento humano, que, por sua complexidade, requer uma abordagem sob uma perspectiva multidimensional. Desse modo, o trabalho em equipe e as discussões de caso com olhar interdisciplinar são aspectos que promovem qualidade na assistência e também funcionam como proteção aos profissionais paliativistas para o risco de estresse, pois o trabalho realizado a partir da articulação de saberes, das parcerias e da cooperação em função de um objetivo comum - o bem-estar do paciente - escapa da lógica das ações realizadas isoladamente.

Apesar disso, as discussões técnicas nem sempre englobam a dimensão ética e afetiva do cuidar. Grupos de discussão cujo foco sejam os aspectos relacionados às trocas afetivas fundadas no encontro profissional-paciente, de onde deriva o ato de cuidar, podem ser facilitadores no manejo de angústias relacionadas às experiências vivenciadas com pacientes.

Como possibilidades de espaços de cuidado do cuidador profissional, há supervisão multidisciplinar, vivências para lidar com temas considerados complicados como perdas e morte, problemas de relação na equipe, como lidar com a família, problemas de comunicação, expressão de sentimentos - grupos de discussão transdisciplinar, consultoria para casos mais graves, apoio terapêutico individual e em grupo.

Existe dificuldade para que profissionais de saúde assumam sentimentos, por uma interdição que os ensina a manter a neutralidade diante dos pacientes. Entretanto, como seres humanos, esses profissionais trocam afeto com os pacientes, ainda que isso se dê em uma dimensão não observada ou não percebida. Em face desse cenário, é necessário que o profissional desenvolva autoconhecimento, possa reconhecer seus afetos e validar sentimentos gerados pelo ato de cuidar de pessoas, para que, dessa forma, possa desenvolver seus próprios mecanismos emocionais para lidar com as angústias que emergem do contato com pacientes em sofrimento.

O profissional deve ter constante atenção para si a fim de identificar a própria fragilidade. Esse olhar para si, que muitas vezes é prejudicado, pode partir de outros membros da equipe para que uma intervenção apropriada seja realizada e o trabalho interdisciplinar direcionado ao paciente seja efetivo.

CONSIDERAÇÕES FINAIS

No processo de produção de cuidado, família e equipe necessitam de atenção em suas dificuldades e necessidades. O suporte ao cuidador familiar é uma valiosa intervenção que faz parte das atribuições dos profissionais. Entretanto, para que essa tarefa seja bem realizada, é fundamental o autocuidado do profissional. Para cuidar do outro, é preciso cuidar de si, e, considerando o cuidado como processo, as partes envolvidas se retroalimentam, de tal forma que uma equipe que não se cuida não cuida bem do outro, correndo o risco de falhar na observação e no cuidado ao cuidador familiar.

O cuidado da equipe também deve contar com a observação coletiva e recíproca entre seus membros, pois nem sempre o profissional se percebe ou visualiza em si necessidades de cuidado.

REFERÊNCIAS BIBLIOGRÁFICAS

1. Prade CF, organizador. Cuidando de quem cuida. São Paulo: Dínamo; 2014.
2. Kovács MJ. Educação para a morte: desafio na formação de profissionais de saúde e educação. São Paulo: Casa do Psicólogo/Fapesp; 2003.
3. Lago K, Codo W. Fadiga por compaixão: o sofrimento dos profissionais em saúde. Petrópolis: Vozes; 2010.

SEÇÃO 8

TÓPICOS ESPECÍFICOS EM SERVIÇO SOCIAL

CAPÍTULO 69

O PAPEL DO ASSISTENTE SOCIAL EM EQUIPES DE CUIDADOS PALIATIVOS: VISÃO GERAL

Letícia Andrade
Fernanda de Souza Lopes
Francimar Felipa da Silva Costa
Márcia Bovaroti Armando Maranho

INTRODUÇÃO

Cuidar paliativamente de alguém, em nosso entender, seja em hospitais (ambulatório, enfermaria, pronto-socorro e *hospice*), seja no domicílio, requer prioritariamente um trabalho interdisciplinar, trabalho este que prima pela complementação dos saberes, pela partilha de responsabilidades, tarefas e cuidados e pela negação da simples sobreposição entre as áreas envolvidas.

O reconhecimento de que o cuidado adequado requer o entendimento do homem como ser integral, cujas demandas são diferenciadas e específicas e podem, e devem, ser solucionadas conjuntamente, possibilita às diferentes áreas do conhecimento a oportunidade e a necessidade de se perceberem incompletas. A percepção das necessidades múltiplas do indivíduo em cuidados paliativos e a certeza de que somente uma área não oferecerá as respostas a essas necessidades fazem crescer e consolidar a busca por um trabalho efetivo e realizado por uma equipe interdisciplinar[1-2].

Por isso, o papel do assistente social nas equipes de atenção em cuidados paliativos orienta-se pela atuação junto ao paciente, à família e à rede de suporte social, à instituição na qual o serviço se encontra organizado e às diferentes áreas atuantes na equipe.

Em todas as instâncias o conhecimento prévio em consonância com uma proposta de ação adequada incorrerá em resultado satisfatório para todos os envolvidos.

PACIENTE, FAMÍLIA E REDE DE SUPORTE SOCIAL

No que se refere à perspectiva social, busca-se primeiramente conhecer família, paciente e cuidadores. É necessário traçar um perfil socioeconômico com informações que serão fundamentais na condução do caso. Sendo assim, é importante reconhecer a família com quem manteremos contato como exatamente é – família real –, e não como gostaríamos que fosse – família ideal[3].Nem sempre os vínculos foram formados de maneira satisfatória, nem sempre aquele que está morrendo "é amado por todos", nem sempre a família tem condições adequadas de cuidar (sejam essas condições financeiras, emocionais, organizacionais), e nem sempre o paciente quer ser cuidado da forma como avaliamos como necessária e ideal.

Conhecer e compreender essa família em seus limites e possibilidades é o primeiro passo para um atendimento adequado. Para tanto, a escuta e o acolhimento são ações imprescindíveis, assim como o reconhecimento do momento adequado para a abordagem. Não ouviremos tudo em uma primeira entrevista, não perceberemos muito em uma primeira abordagem, por isso é fundamental que o profissional do serviço social saiba a maneira e o tempo certos de colher informações ou o momento adequado de só ouvir e acolher.

No que se relaciona à avaliação socioeconômica, algumas informações são fundamentais e devem ser obtidas na primeira abordagem: composição familiar, local de moradia, renda, religião, formação, profissão e situação empregatícia do paciente e rede de suporte social.

Esses dados embasarão o atendimento social, pois nos darão parâmetros adequados sobre as necessidades vividas pelas famílias ou nos mostrarão seus mecanismos de enfrentamento dos limites. Esquematicamente, podemos apontar:

- **Composição familiar:** com quem o paciente reside e com quem poderá, ou não, contar no que se refere aos cuidados; se a família é extensa ou nuclear, se é monoparental[4] e se há outros indivíduos no mesmo núcleo familiar que demandam cuidados específicos (crianças, idosos dependentes ou outros indivíduos doentes). Esses dados oferecerão subsídios para auxiliar a família na busca de alternativas quando o cuidado não for suficiente para as necessidades do paciente, além de nos fornecerem conhecimento amplo que justificará a adequação do cuidado ou sua fragilidade no que se refere ao tempo disponível, à facilidade ou dificuldade de assunção de intervenções junto aos pacientes, à assiduidade ou absenteísmo nos atendimentos ambulatoriais, nas reuniões de família e nas demais intervenções solicitadas pelas equipes. Esse conhecimento será a base da nossa intervenção em duas grandes frentes: junto às famílias, no sentido de auxiliar na busca de alternativas para que o cuidado seja possível dentro da dinâmica familiar e não se transforme em mais um fato estressor ou de sofrimento para esse núcleo; e junto às equipes, no compromisso de que esse "olhar social" não seja somente a justificativa para que os profissionais entendam aquele núcleo familiar no que tem de potencialidade ou fragilidade, mas também, a partir daí, seja capaz de adequar suas intervenções para que o cuidado seja possível. Afinal, as famílias e pacientes não devem estar a serviço das equipes; é exatamente o contrário: as equipes é que devem, na medida do possível, adequar suas intervenções para que o tratamento proposto seja possível para todos os envolvidos: paciente, família, equipe e instituições.

- **Local de moradia:** item também relacionado à possibilidade de entendimento sobre a rede de suporte social. Dependendo do local onde o indivíduo reside, há que perceber a precariedade ou suficiência das redes de suporte social, assim como a facilidade ou dificuldade de comparecer às consultas ou demais procedimentos. A ciência dessas dificuldades ou facilidades possibilita ao assistente social viabilizar e encaminhar adequadamente para recursos da região, providenciar a solicitação de transporte de outras instituições ou buscar assistência domiciliar, da própria instituição ou do bairro/município onde o paciente reside, conforme o grau de dificuldade apresentado pela família para comparecer aos retornos agendados ou para oferecer a atenção solicitada.

O local de moradia também oferece subsídios para o entendimento da possibilidade ou não de ocorrência de morte no domicílio. É imprescindível a discussão anterior sobre acesso, facilidade ou dificuldade de transporte, de serviços domiciliares de cuidado, de prestação de socorro e de remoção do corpo. Apesar de difícil, essa orientação é bastante necessária em virtude das dificuldades que podem ser enfrentadas pelas famílias se tais assuntos não forem abordados a contento. Aqui é importante esclarecer que a condição econômico-financeira da família não é determinante para a viabilização ou inviabilização dos cuidados finais e a possibilidade de óbito no domicílio quando esse for o desejo de paciente e da família, mas essas mesmas condições podem constituir facilitadores ou dificultadores de tais ocorrências, e isso em nenhuma hipótese pode ser desconsiderado pelo profissional assistente social, devendo ser abordado de maneira adequada e delicada junto às famílias.

- **Renda familiar:** estreitamente relacionada ao item anterior, e nem sempre obtendo a importância devida na análise, deve sempre ser conhecida para que a equipe tenha parâmetros reais para as solicitações futuras. Exigências além do que a família pode arcar, aqui relacionadas especificamente a custos, costumam inviabilizar a atenção ao paciente e gerar situações de estresse desnecessárias para os envolvidos.
- **Religião:** aspecto cultural importantíssimo na avaliação social do paciente em cuidados paliativos, a religião da família e do paciente traz subsídios para abordagens adequadas sobre morte, cuidados no final da vida, rituais e diferentes necessidades relacionadas às crenças e significados pessoais. Deve ser conhecida e compartilhada com a equipe para que, na medida do possível, os cuidados no final da vida sejam ajustados ao que é significativo e simbólico para família e paciente.

- **Formação, profissão e situação empregatícia do paciente:** essas informações são fundamentais principalmente quando o paciente é o mantenedor da família. A orientação e o encaminhamento adequado da questão oferecerão a garantia de sustento para o núcleo familiar.
- **Rede de suporte social:** relaciona-se às entidades (instituições, grupos formais, serviços) ou pessoas (parentes, amigos, vizinhos) com que o paciente e seus familiares podem contar em casos de necessidade. As redes de suporte são muito mais suficientes e eficazes quanto maior disponibilidade e segurança oferecem aos indivíduos que a elas recorrem. Tal efetividade não se relaciona à renda dos envolvidos, mas sim a vínculos estabelecidos e fortalecidos no decorrer do tempo[5]. Algumas instituições religiosas oferecem redes mais organizadas e eficazes, principalmente em situações de doença ou fragilidade de seus membros.

INSTITUIÇÃO

Além dos itens citados, que fazem parte da avaliação social e do embasamento da intervenção junto ao paciente e à família, em nossa prática cotidiana percebemos a importância que o profissional deve dar às relações estabelecidas na instituição onde intervém, seja no que se refere ao total conhecimento de aspectos que influenciarão na intervenção social, seja na possibilidade de construção de sua própria rede de suporte social, no estabelecimento de parcerias e na formação de vínculos visando a uma intervenção verdadeiramente multisetorial, além de interdisciplinar.

Aqui nos referimos especificamente a cada instituição à qual se vincula o serviço de atenção em cuidado paliativo. Esse conhecimento oferecerá condições para o profissional se inteirar dos serviços disponíveis e dos canais de encaminhamento da clientela. É necessário que o assistente social saiba criar sua rede intrainstitucional no intuito de bem atender os pacientes e na certeza de que um único serviço também não é capaz de solucionar todas as demandas dos que necessitam de cuidado, mesmo estando inserido em uma grande instituição. Conhecer as interfaces, estabelecer parcerias, saber quais são os fluxos adequados de encaminhamento e agilizar a inserção do paciente nos serviços também é parte da atuação do assistente social nos grupos de cuidados paliativos. Além disso, faz parte da proposta de trabalho do assistente social conhecer a fundo a instituição na qual realiza sua ação, ciente das diferentes formas de intervenção social relacionadas ao exercício do cuidado paliativo sob diferentes propostas, como veremos a seguir.

Enfermaria ou *hospice*

Em uma enfermaria de cuidados paliativos ou em um *hospice*, o profissional do serviço social desempenha alguns papéis, tais como:

- Acolhimento.
- Escuta/orientação e atendimento do paciente/família.
- Vinculação desse paciente/família à equipe multiprofissional.

Para Simão et al.[6], o assistente social deve ser capaz de oferecer ao paciente e a sua família suporte emocional e social. E, juntamente com os demais profissionais, deve ser capaz de fortalecer o sistema de apoio ao paciente.

Na visão de Simão et al.[6],

> Ouvir o paciente e também o seu familiar poderia ser o ponto de partida para os profissionais da área que atuam junto a pacientes terminais dentro da abordagem que se denomina como cuidados paliativos. Neste sentido, a preocupação destes profissionais deve ir muito além daquelas relacionadas com os aspectos externos e biológicos da doença, voltando-se, também, para as dimensões psicossociais e espirituais que permeiam o paciente que possui uma doença terminal.

Já para Hermes e Lamarca[7], com o paciente/família, o assistente social atua no fortalecimento das relações entre o paciente e seus entes queridos, providenciando os recursos necessários para os cuidados básicos e, nessa perspectiva, para que o paciente tenha uma morte digna. Em relação à equipe, os autores destacam que o serviço social é capaz de contribuir mostrando quem é o paciente do ponto de vista biográfico – onde vive e em que condições se encontra –, para que o tratamento seja planejado a contento.

Quando paciente e família vêm encaminhados para um serviço especializado em cuidados finais, às vezes podem estar sendo direcionados por outros profissionais e serviços, ao mesmo tempo sendo destes desvinculados. Assim, aceitar mais um encaminhamento e o envolvimento de outra equipe pode suscitar sentimento de rejeição, não aceitação do trabalho e despendimento de esforços para o início de um novo caminho. É por isso que fortalecer o vínculo torna-se importante para a adesão ao tratamento.

Na primeira intervenção social, por meio de uma entrevista, conhecemos as necessidades apresentadas pelo paciente e sua família, que em uma instituição pública, na grande maioria dos casos, sofre com a privação de recursos e de informações. Visando ao atendimento adequado, realizamos orientações e encaminhamentos para as resoluções de ordem prática, como regularização de documentos, providências legais, provisão financeira para futuras despesas etc.

Em um primeiro momento, buscamos acolher.

> O acolhimento como ato ou efeito de acolher expressa, em suas várias definições, uma ação de aproximação, um "estar com" e um "estar perto de", ou seja, uma atitude de inclusão (Ministério da Saúde, 2010)[28].

Em um segundo momento, o foco está na garantia de suporte social por meio de orientações relacionadas a auxílio-doença, aposentadoria por invalidez, quitação da casa própria, assistência permanente/acompanhante (25%), procuração/curatela, conta conjunta, testamento, seguro, saque do Fundo de Garantia do Tempo de Serviço (FGTS) e do Programa de Integração Social (PIS), homologação de contrato de trabalho, amparo assistencial / Lei Orgânica da Assistência Social (LOAS), auxílio-transporte (isenção), isenção de Imposto de Renda etc.

No que se relaciona à equipe multidisciplinar, o serviço social desempenha um papel importante, pois a ele cabe repassar para a equipe quem é o paciente do ponto de vista biográfico, em que meio ele vive e quais as condições sociais em que se encontra inserido, a fim de que possa ser atendido adequadamente[8].

Entre as informações repassadas estão a situação socioeconômica, o histórico familiar, dúvidas, queixas, dificuldades e potencialidades, as necessidades e possibilidades da família e do paciente. Claro que no repasse de informações há o respeito ao sigilo profissional e ao compromisso ético com o usuário exigido nos arts. 15, 16, 17 e 18 do Código de Ética do Assistente Social[9].

Compreendemos, assim, que a atuação do serviço social em cuidados paliativos em uma enfermaria especializada ou em um *hospice* objetiva-se no atendimento, acolhimento e viabilização do acesso a bens e serviços que possibilitam que o paciente e sua família enfrentem o processo de finitude com qualidade de vida e tendo seus direitos assegurados. Tal abordagem se amplia na interação junto aos demais profissionais, no auxílio, na construção e no acionamento de rede de suporte social intra e extrainstitucional, bem como na acolhida às diferentes demandas que emergem em um momento tão especial.

Interconsulta

A característica da interconsulta em cuidado paliativo é seu diferencial para o atendimento de pacientes graves, com sintomas não controlados, e, nos casos de pacientes oncológicos, na perspectiva do serviço àqueles que não têm indicação de tratamento específico, ou curativo, mas que demandam controle de dor e outros sintomas geradores de sofrimento. A interconsulta atua na elaboração de um plano de cuidados para o paciente e sua família, não assumindo o doente de forma integral, mas realizando assistência em conjunto, mesmo porque o doente está sendo atendido pela equipe assistente solicitadora da avaliação no leito em que este se encontra internado (clínica cirúrgica, clínica médica, neurologia, unidade de terapia intensiva – UTI –, cardiologia, entre outras especialidades).

Avaliamos pacientes com doenças ameaçadoras à vida, tais como câncer, aids, doenças crônico-degenerativas de natureza neurológica, reumatológica, renal crônica, cardiopatias, pneumopatias crônicas, neuropatias progressivas, esclerose lateral amiotrófica, esclerose múltipla, demências, além dos pacientes com sequelas de acidentes vasculares encefálicos, ou seja, pacientes sem possibilidade terapêutica modificadora de sua doença.

Assim, podemos afirmar que nessa modalidade a atenção ao paciente em cuidados paliativos se dá em conjunto com outras clínicas, sendo a proposta principal o controle de sintomas, a organização do cuidado, a comunicação eficaz e efetiva com a equipe solicitadora e a família, bem como a divulgação da filosofia de cuidados paliativos dentro da instituição.

Na interconsulta, o papel do assistente social é um diferencial e um campo novo de atuação, que possibilita a esse profissional um aprendizado contínuo. Ele atua nas discussões de caso com profissionais da equipe de cuidados paliativos e de áreas específicas de outros setores.

Segundo Martinelli[10], na área da saúde o âmbito hospitalar é visivelmente um dos serviços em que se encontram os usuários mais vulneráveis, em que as emoções estão constantemente instáveis. É nesse contexto que entra o assistente social em sua primeira abordagem. São dados imprescindíveis em um primeiro momento: composição familiar, renda, formação e situação empregatícia do paciente, rede de suporte social e local de moradia[11].

Toda vez que a equipe de interconsulta é solicitada a avaliar um paciente, o caso é discutido com a equipe assistente responsável pela especialidade (enfermaria em que o paciente se encontra internado), a fim de que se planejem os cuidados desse doente.

O diferencial dessa modalidade de atendimento é a necessidade de agilidade na intervenção. Quando formalizado o pedido, a equipe tem 24 horas para atender à solicitação, mas deve-se priorizar a avaliação nas primeiras horas, agilizando o atendimento e definindo a conduta a ser tomada. Afinal, como enfatizado anteriormente, a maioria das avaliações é de pacientes muito graves e sintomáticos.

Nesse primeiro momento, o assistente social convoca os familiares para a reunião de família com objetivo de conhecer o paciente em sua totalidade, sendo essa reunião agendada com antecipação e com data e local definidos em conjunto pela equipe. A convocação, na maior parte das vezes, é o primeiro contato do profissional assistente social com a família, por isso não se trata de simples agendamento de reunião, mas sim do primeiro acolhimento em virtude da abordagem difícil que se seguirá. Nesse momento, cabe ao profissional se imbuir de conhecimentos precisos sobre o quadro clínico e o propósito da reunião e, minimamente, preocupar-se em esclarecer, confortar e, em algumas situações, acalmar os familiares convocados.

É importante frisar que não cabe ao profissional abordar a gravidade do caso ou o diagnóstico, uma vez que esse conhecimento e essa informação são prerrogativas médicas. No entanto, invariavelmente, quando do primeiro contato, vários familiares, já cientes do quadro clínico, devem ser abordados adequadamente quanto ao teor e ao propósito da reunião. Essa é uma responsabilidade do assistente social nessa modalidade de atendimento.

Geralmente participam das reuniões aqueles familiares que mantêm vínculos com o paciente, independentemente de laços sanguíneos, ou aqueles eleitos por ele, cuja autonomia se mantém preservada.

Segundo Izabel Galriça[29] a reunião de família no contexto dos cuidados paliativos tem o objetivo de clarificar os cuidados, de identificar necessidades de paciente e familiar, de prestar apoio e explorar as dificuldades de comunicação. O diferencial da equipe de cuidados paliativos é a abordagem com o paciente e a família, que prioriza a escuta e o acolhimento.

As famílias verbalizam as dificuldades encontradas, até que se encontrasse o diagnóstico do paciente, muitos deles tendo passado por vários serviços de saúde, a demora em ser encaminhado para o especialista nos municípios e cidades de origem cuja rede de acesso é escassa, a morosidade dos serviços de saúde e, muitas vezes, o descaso dos profissionais.

Quando chegam ao hospital para a reunião, a proposta de tratamento é outra: acolher a família, ouvi-la, compreendê-la e explicar que o objetivo de tratamento curativo não se faz mais possível, sendo a proposta de tratamento paliativo apresentada. Não é uma reunião simples, porque grande parte dos pacientes avaliados pela equipe de interconsulta, já em fase avançada de doença ameaçadora da vida, tem como melhor proposta de tratamento o paliativo, pois não existe mais a possibilidade de tratamento curativo. Diante desse cenário, os familiares querem encontrar respostas, se culpam, ficam indignados, revoltados, choram e fazem questionamentos, sendo o papel da equipe acolhê-los e lhes dar o suporte necessário.

Quando a equipe se prepara para conversar e iniciar esses planejamentos, é notável que a maioria dos familiares e cuidadores desconheça os objetivos dos cuidados paliativos, por isso todas as dúvidas devem ser esclarecidas. Está previsto na própria definição da World Health Organization[12]: uma abordagem ou tratamento que melhora a qualidade de vida de pacientes e familiares, diante de doenças que ameacem a continuidade da vida.

O trabalho desenvolvido pela interconsulta na assistência aos pacientes se dá na transferência após a realização da reunião de família, quando os familiares compreendem e aceitam a proposta dos cuidados paliativos. Nesse caso, o paciente é transferido para o leito da enfermaria ou *hospice*, acompanhado de um familiar, com avaliação formal da equipe de interconsulta.

O assistente social oferece o suporte burocrático para o paciente e os familiares. Aquele é transferido com relatório social e orientações pertinentes, que vão subsidiar a equipe que o receberá para a condução do caso.

Enfatizamos também que nem sempre deparamos com um modelo ideal de família ou um modelo que nós idealizamos. Encontramos muitas histórias de vida sofridas, vínculos rompidos, conflitos familiares, "desarranjos" familiares, e é nesse momento que temos de atentar para a história de vida de cada um e sua construção familiar, respeitando seus pontos de vista e particularidades. De fato, nos últimos anos houve muitas mudanças no mundo, que alteraram e interferiram na dinâmica estrutural familiar, "de distintas formas conforme sua composição, história e pertencimento social", conforme Miotto[30]:

> [...] a família pode se constituir no decorrer de [uma] vida, ou em alguns momentos dela, tanto num espaço de felicidade como num espaço de infelicidade. Tanto num espaço de desenvolvimento para si e para seus membros, como num espaço de limitações e sofrimentos.

É preciso ter em mente que no modelo de interconsulta teremos poucos encontros com essas famílias e provavelmente pouco tempo para ações mais extensas, o que aumenta enormemente a importância do cuidado e a responsabilidade nas poucas intervenções possíveis.

O paciente passa a ser cuidado de forma integral pela equipe depois que ocorre a transferência para leitos de cuidados paliativos ou quando o paciente tem indicação de alta e encaminhamento para seguimento ambulatorial. Se isso não ocorre devido à piora do quadro clínico, a prioridade é o "suporte no leito" no qual o paciente se encontra para controle de sintomas e acolhimento da família e condução do final de vida.

Podemos resumir, com base em nosso modelo de intervenção cotidiano, o papel do assistente social na interconsulta em cuidados paliativos:

1. Acolhimento do paciente no leito (intervenção realizada dentro da unidade de atendimento do paciente).
2. Avaliar o paciente, quando lúcido, quanto aos aspectos: ciência da doença (diagnóstico e prognóstico; local de início do tratamento, rede de saúde à qual é vinculado), perfil sociodemográfico (sexo, idade, formação, situação empregatícia, estado civil, número de filhos, local de moradia, renda, rede de suporte social), benefícios e direitos sociais e previdenciários.
3. Solicitação dos familiares para comparecimento à reunião com prévia anuência do paciente, quando lúcido, ou de seu responsável legal.
4. Participação na reunião de família com o intuito de esclarecer e abordar questões de caráter social ou cultural, que emergem influenciadoras na condição de saúde/doença, bem como no tratamento paliativo proposto.
5. Acolhimento à família posterior à reunião com o intuito de esclarecer individualmente qualquer dúvida ainda existente sobre a transferência do paciente, o local onde será atendido, entendimento sobre cuidados e a proximidade do óbito, em algumas situações; a minimização de conflitos decorrentes de histórias familiares não relacionadas à doença ora discutida; esclarecimentos quanto a benefícios, direitos sociais e questões burocráticas.

A interconsulta é um espaço dinâmico, que exige agilidade e *expertise* dos profissionais. Estes, ao assumirem a responsabilidade de trabalhar em cuidados paliativos, devem estar preparados, tanto técnica quanto emocionalmente, para enfrentar esse papel árduo, de alta exigência e ainda pouco reconhecido na realidade brasileira.

Ambulatório

Dentre todas as modalidades, essa é a que se apresenta com mais frequência nas unidades de cuidados paliativos em geral.

O funcionamento do ambulatório depende do deslocamento do paciente, na maioria das vezes, de sua casa até o local de atendimento pela equipe. Nesse sentido, é prudente que essa modalidade seja indicada para pacientes clinicamente estáveis, com relativa capacidade funcional preservada e com disponibilidade de transporte.

Com base no modelo de consultas com um especialista, a assistência ambulatorial em cuidados paliativos, na concepção de Maciel[13], tem como objetivo:

> [...] proporcionar ao doente o excelente controle de sintomas de sua doença, a comunicação adequada de informações sobre a evolução da doença e perspectivas de tratamento e a oportunidade de elaborar as dificuldades pessoais de ser um portador de doença ameaçadora da vida, onde a possibilidade de sua morte é tão ameaçadora quanto o curso de sua doença. O principal benefício do ambulatório de Cuidados Paliativos é poder acompanhar os doentes mais precocemente, numa fase em que a doença, apesar de significativa, tem pouco impacto sobre o perfil funcional do doente.

A periodicidade das consultas varia de acordo com a condição clínica do paciente e com as necessidades apresentadas pelos familiares durante o processo de execução das atividades de cuidado em domicílio.

A possibilidade de formação de vínculos, na concepção de Chiba[14], representa o diferencial do atendimento em ambulatório.

> A atividade ambulatorial em Cuidados Paliativos ocupa uma posição importante, devido à maior duração de atendimento dentro da evolução de uma doença ativa e progressiva, em relação ao tempo de internação numa unidade de internação ou em terapia intensiva. Isso confere à equipe um vínculo de relacionamento que, talvez, seja um alicerce de boa prática desta modalidade de atendimento.

O encaminhamento médico direcionado ao ambulatório consiste na primeira etapa do atendimento ambulatorial. A consulta é agendada, e nela é constatado se de fato a condição clínica do paciente se enquadra nos critérios estabelecidos para cuidados paliativos.

Um ambulatório de Cuidados Paliativos recebe os pacientes encaminhados de outros setores ou de especialidades clínicas e cirúrgicas, por meio de um pedido de consulta ou de um encaminhamento. É conveniente sempre ter critérios de inclusão e exclusão adequados para cada instituição que for constituir esse tipo de atendimento, a fim de que a especialidade não se perca. E por mais óbvio que seja, para que esses pacientes sejam alocados o mais adequadamente possível, estes critérios devem ser divulgados aos setores originários desses pacientes[14].

Durante a consulta, o paciente tem a possibilidade de receber atendimento de toda a equipe multiprofissional. De acordo com a demanda apresentada, os profissionais se articulam de modo a oferecer a assistência necessária, utilizando os recursos da rede interna e externa.

Nos atendimentos de rotina, o paciente clinicamente estável é avaliado pela equipe e posteriormente tem seu retorno agendado. O cuidador é orientado a entrar em contato com o serviço social sempre que uma intercorrência se apresente entre uma consulta e outra. De acordo com Maciel[13], "o acompanhamento ambulatorial deve sempre vislumbrar a possibilidade de agir na prevenção de crises de necessidades".

O gerenciamento de casos, operacionalizado pelo serviço social por meio de recebimento e realização de ligações, é mais uma vertente da assistência realizada. Nas situações de descompensação clínica vivenciada pelo paciente em domicílio, a equipe tem a possibilidade de agendar um retorno ambulatorial ou de propor internação em leitos de enfermaria ou *hospice**.

O vínculo estabelecido entre equipe, paciente e família durante o atendimento ambulatorial permite ao assistente social conhecer e avaliar as implicações sociais do processo de adoecimento e finitude. Por meio da aplicação do estudo socioeconômico, o profissional traça um panorama sobre a condição de vida e histórias pregressas à doença vivenciadas pelos sujeitos envolvidos. Esses dois elementos interferem diretamente no modo como o paciente se comporta mediante a condição de doença e terminalidade da vida e, pode justificar, portanto, a disponibilidade ou não dos familiares para o ato de cuidar.

Outra vertente do trabalho realizado pelo assistente social está na articulação da rede de apoio disponível ao paciente. Durante esse processo, tanto os recursos institucionais (serviços públicos sociais e de saúde) quanto os recursos particulares (amigos, vizinhos, comunidade) podem ser acionados.

O atendimento ambulatorial favorece a permanência do paciente em casa até o momento em que sua condição clínica assim o permitir. Para tanto, a justa medida entre a responsabilidade familiar e a equipe de saúde é um exercício que se faz continuamente necessário.

* Unidade de internação direcionada ao paciente em fase final de vida.

A retaguarda e a presença empática da equipe são características indispensáveis para o êxito dessa modalidade de atendimento. Elas possibilitam, tanto ao paciente quanto aos familiares, segurança em administrar uma doença grave fora do ambiente hospitalar.

Pronto-socorro

Cabe ao assistente social, em uma unidade de emergência, primeiramente a realização do acolhimento[10], mediante a escuta qualificada e a compreensão do vivido e relatado pela família, no que se refere a quem é o paciente, a família, como se dá a relação entre estes e como vivem a situação de doença e de cuidados, para só então realizar a avaliação social completa[15], que inclui: dados sobre o paciente e seus familiares cuidadores, local de moradia, território[16] e rede de suporte social[5].

Nem sempre essa abordagem pode ser realizada em uma única intervenção, pois está condicionada ao quadro clínico do paciente, à disponibilidade deste ou de seu familiar responsável, ao local onde se encontra em atendimento etc. Cabe ao profissional perceber o momento certo para uma intervenção adequada, sendo a experiência adquirida fator determinante para uma conduta pertinente.

O Quadro 1 sintetiza o que devemos conhecer, por qual motivo e o que fazer com base nas informações.

O assistente social que atende na emergência deve ter claro que, provavelmente, o tempo escasso para a avaliação social e as orientações pertinentes pode restringir a abordagem ao mínimo necessário para uma conduta adequada às especificidades de cada caso. Dessa forma, é imprescindível priorizar o mais importante diante do quadro clínico do paciente, maiores preocupações e demandas de paciente e família e tempo de atendimento.

Nos serviços de emergência, tanto é importante atender de maneira adequada quando perceber o quê, para quem e quando encaminhar. A articulação com outros serviços e a proposta do atendimento em rede se torna o grande diferencial. Isso porque é claro para o profissional que, na maior parte das vezes, o tempo escasso de atendimento inviabiliza a atenção integral que o binômio paciente e família em cuidados paliativos exige, o que requer interface com outros recursos, conhecimento sobre a rede de suporte social disponível e encaminhamento responsável.

Em serviço social denominamos encaminhamento responsável aquele em que o profissional checa as informações antes de orientar. Então, dados sobre a existência do serviço/instituição, tipos de documentos a serem apresentados, critérios de inclusão, local, dias e horários de funcionamento requerem checagem constante em virtude de alterações recorrentes sem aviso prévio.

É importante frisar que são específicos ao assistente social o conhecimento e a abordagem sobre a realidade socioeconômica da família, bem como sobre os aspectos culturais que compõem esse universo. Assim, a decodificação dessa realidade

QUADRO 1 Procedimentos à assistência

O que conhecer	Por quê / para quê	Orientações sobre
Dados do paciente (idade, religião, formação, profissão, situação empregatícia ou previdenciária, renda)	Teremos parâmetros para conhecer a condição socioeconômica da família a fim de orientá-la sobre benefícios previdenciários ou assistenciais a que o paciente tem direito.	▪ Auxílio-doença. ▪ Aposentadoria por invalidez. ▪ Saque de FGTS e PIS. ▪ BPC. ▪ Licença médica escolar. ▪ Realização de CadÚnico (Cadastro Único é um conjunto de informações sobre as famílias brasileiras em situação de pobreza e extrema pobreza). ▪ Encaminhamento ao CREAS e ao CRAS.
Organização familiar (quem mora com o paciente ou quem pode ser acionado em casos de necessidade)	Principalmente nos casos de dependência é importante sabermos com quem o paciente conta para os cuidados diretos e indiretos.	▪ Necessidades do paciente em relação aos cuidados. ▪ Orientações sobre o tratamento em curso ou a ser iniciado. ▪ Orientações sobre o processo de finalização da vida. ▪ Orientações sobre o processo de curatela nos casos de pacientes que não mais respondem pelos atos da vida civil.
Local de moradia	▪ Condições de moradia em face das necessidades do paciente. ▪ Se em regiões vulneráveis socialmente e com fragilidade no oferecimento de serviços. ▪ Facilidade ou dificuldade de acesso a serviços adequados.	▪ Necessidade de adaptação do domicílio quando indicado e possível. ▪ Necessidade de auxílio externo para a organização do cuidado.
Rede de suporte social	▪ Serviços oferecidos no local de moradia. ▪ Pessoas com quem o paciente e a família contam para o cuidado.	▪ Acionamento de rede já construída. ▪ Construção de rede nos casos em que esta não foi estabelecida. ▪ Organização quanto ao encaminhamento para serviços e organizações no território do paciente.

BPC: benefício de prestação continuada; CRAS: Centro de Referência em Assistência Social; CREAS: Centro de Referência Especial em Assistência Social; FGTS: Fundo de Garantia do Tempo de Serviço; PIS: Programa de Integração Social.

para a equipe de trabalho constitui uma de suas principais atribuições. Esse profissional torna-se o interlocutor entre paciente/família e equipe nas questões apontadas, que são fundamentais para que se alcancem os objetivos almejados em cuidados paliativos: morte digna e cuidado aos que ficam.

Domicílio

Morrer no próprio domicílio, acompanhado de seus entes queridos e no ambiente em que tudo lhe é familiar, não é indicação para todos os casos. Nem todas as famílias têm a condição de assumir esses últimos cuidados e de presenciar o falecimento na residência, nem todos os pacientes têm essa indicação – indicação essa atrelada ao quadro clínico e aos riscos daí gerados – e nem todas as residências são propícias a esse acontecimento. Há que perceber não só o desejo do paciente e da família, mas todas as circunstâncias que cercam a possibilidade de falecimento no domicílio, para só então, mediante a concordância do paciente, da família e da equipe, proporcionar tal desenlace.

Atender no domicílio em nenhum momento pode ser visto como apenas a "publicização" de um espaço privado, ou, como ouvimos constantemente, "levar o hospital para dentro das casas dos pacientes". Muito ao contrário, tal modelo de assistência concretiza-se na particularização de uma ação e no reconhecimento de um espaço diferenciado que precisa ser conhecido e respeitado no que ele tem de único.

Essa atenção deve ser redobrada quando falamos de cuidados ao final da vida e da possibilidade de morte no domicílio. Isso porque, na avaliação social, cada residência é particular em sua construção, organização, regras de conduta e valores compartilhados por seus membros. Não falamos somente do domicílio como lugar físico, como espaço de cuidados, mas como construção social, um espaço social de convívio, de cuidados ou de ausência destes.

Se o foco em cuidados paliativos é sempre a manutenção da qualidade de vida nos momentos finais, morte digna e garantia do equilíbrio familiar possível, a morte no domicílio hoje constitui grande ponto de discussão. Nem todo paciente tem condições de falecer em casa, nem todos optam por isso e nem todas as famílias podem aceitar tal desenlace[17].

Por isso, falar de cuidados finais no domicílio significa perceber/conhecer não só o paciente que está sendo cuidado, mas todo o entorno: o próprio espaço, os cuidadores informais ou formais, os familiares, a situação socioeconômica, os traços culturais da família em questão e todas as possibilidades e limites aí vislumbrados.

No que se refere especificamente ao espaço físico em si, é necessário levar em conta as dificuldades inerentes aos próprios cuidados finais e ao processo de morte. Essa análise não se relaciona a condições estritamente econômicas, mas se refere a questões mais amplas que nem sempre são abordadas adequadamente por despreparo do profissional ou às vezes por constrangerem família e equipe. Espaços físicos exíguos, em que há dificuldade de manter uma cama hospitalar (quando indicado e possível), a falta de espaço para a circulação de cadeira de rodas ou de banho (mesmo as adaptadas pela família com o mero acréscimo de rodas pequenas às cadeiras comuns), ou mesmo a falta de um local adequado para o paciente manter seus cuidados privativamente, dificultam sobremaneira esses cuidados ao final da vida na residência.

Em nenhum momento tais fatores abordados podem ser encarados pela equipe como impeditivos se família e paciente estão imbuídos desse ideal, mas devem ser ponderados e trabalhados junto ao grupo familiar. Isso porque, se o cuidado se estender por muitos meses e o estresse for crescente, o simples fato de não mais conseguir retirar o paciente da cama para uma higienização adequada pode gerar uma grave crise no cuidador.

Pacientes "reféns do próprio quarto" por conta da arquitetura da casa são uma constante na assistência domiciliar em cuidados paliativos. Tal fato requer conhecimento prévio para uma abordagem precisa da equipe, o que às vezes inclui a transferência do paciente para outro cômodo da casa ou adaptações prévias providenciadas pela própria família. O assunto deve ser abordado com delicadeza, visto que alterações no ambiente, pelo fato de este ser compartilhado por vários membros, nem sempre são aceitas tranquilamente, mas sabemos a angústia gerada quando o cuidado e a atenção ao paciente não são realizados a contento por dificuldades previsíveis e possíveis de serem solucionadas.

Apesar de apontarmos sempre que "cada caso é um caso", a experiência acumulada com o cotidiano deve ser capaz de nos fornecer conhecimento suficiente para prever problemas e sugerir soluções adequadas, evitando mais estresse para os cuidadores.

Morrer no domicílio, se por um lado pode trazer conforto para o paciente por estar em um ambiente que lhe é familiar, por respeitar seus desejos e por propiciar a proximidade da família, por outro pode causar extrema angústia para os familiares que estarão mais próximos, podendo trazer a sensação de impotência ou de não terem feito o suficiente, o que poderá acarretar complicações no processo de luto dos envolvidos[18].

Além disso, o significado da morte para os familiares, o quadro clínico do paciente, a organização familiar e as questões burocráticas devem ser bem avaliados pela equipe em conjunto com a família. A agonia respiratória, a dispneia, a possibilidade de sangramento e a dor incontrolável são sempre fatores que inviabilizam a morte no domicílio por causarem demasiado sofrimento para paciente e familiares. No que se relaciona ao paciente, um sofrimento maior do que o esperado e passível de ser controlado no ambiente hospitalar; para a família, a sensação de não ter evitado a dor ou de ter sido responsável por tamanha agonia. Mesmo que tudo tenha sido minuciosamente explicado, a razão nesse momento não se sobrepõe à emoção de presenciar tamanha dor, e por esse motivo tal situação não deve nunca ser imposta com a justificativa de que era um desejo do paciente. Se esse desejo não for extensivo à família e se as situações descritas não forem adequadamente abordadas, a ocorrência da morte no domicílio constituirá uma violência para paciente e família e, a nosso ver, uma irresponsabilidade da equipe.

Além disso, as questões burocráticas que se apresentam devem ser antecipadamente solucionadas: a família deve ter informações precisas a respeito do que fazer assim que ocorrer o óbito, a quem recorrer para a obtenção da declaração de óbito (a própria equipe, o médico da família ou, na impossibilidade destes, a comunicação à delegacia mais próxima do bairro e os procedimentos de praxe), serviços funerários disponíveis na região, documentos exigidos e todas as demais questões burocráticas que nem sempre são explicadas e que trazem tantos transtornos quando não encaminhadas da forma adequada. Afinal, se em cuidados paliativos se preconiza o cuidado aos familiares, a equipe deve proporcionar a abordagem mais cuidadosa e completa possível para que, no que se refere à família, a sensação após o falecimento do paciente seja a de que fez tudo o que deveria e poderia ter feito.

Associado ao exposto, cabe aos profissionais entender e respeitar o significado da morte para paciente e família: questões espirituais[19] e religiosas devem ser sempre abordadas e crenças, que em uma análise superficial parecem sem sentido, sempre devem ser consideradas pela equipe na avaliação sobre o local onde ocorrerá o óbito. Por exemplo: resguardados os devidos cuidados e preparos, indica-se o domicílio como local mais indicado para o óbito nas situações em que a religião professada pelo paciente regulamenta que somente um membro designado pelo grupo religioso poderá tocar no corpo após o falecimento. Já nos casos em que se espera que não haja a ocorrência da autópsia para preservação do corpo, e tanto a equipe quanto a família não conseguirão garantir o fornecimento do atestado de óbito, o mais indicado é que o paciente faleça durante uma internação programada, em que a equipe tenha ciência do caso e possa auxiliar adequadamente paciente e família nesses momentos finais.

Nas situações em que, apesar de todo o trabalho realizado pela equipe, o núcleo familiar não consegue perceber a morte daquele indivíduo como uma ocorrência natural, mas, ao contrário, vivencia-a como uma situação extremamente traumática, não há por que incentivar a ocorrência do óbito no domicílio, mesmo que seja esse o desejo do paciente. Há que abordar tal assunto junto à família e ao paciente, demonstrando o quanto essa ocorrência pode ser traumática para os familiares e o quanto isso pode representar um processo de luto complicado para os que ficam. É preciso respeitar a autonomia do paciente, mas essa autonomia é sempre relativa e partilhada quando se vive em família e principalmente quando se vive uma situação de dependência de outrem, como nos casos de doenças em fase final de cuidados.

Um cuidado especial deve existir por parte da equipe nas situações em que há o envolvimento de crianças e se for um dos pais que está em cuidados paliativos. É um direito desse indivíduo permitir ou recusar a participação dos filhos em seu processo de morte. Muitos adultos ainda preferem que seus filhos pequenos não estejam próximos quando ocorrer o óbito, com o intuito não de negar a morte[20], mas de não forçá-los a presenciar esse desenlace. Essa participação nunca deve ser motivo de insistência da equipe com a justificativa de que é necessária a naturalização da morte; paciente e família são autônomos para decidir o que querem para si e para seus filhos; devem ter o direito de, até o final, decidirem qual imagem desejam que seus filhos mantenham deles.

Nem sempre apontada como importante por grande parte dos membros da equipe, a situação socioeconômica é vista como fundamental pelo profissional assistente social.

É importante frisar que as condições socioeconômicas de vida não são determinantes para o cuidado ou a falta deste, mas facilitam, em grande medida, a manutenção por um período prolongado do cuidado domiciliar e condicionam a garantia deste até o final de vida do paciente. Em nenhum momento, porém, devemos esquecer que há sempre um aumento nos gastos e a necessidade de adequação do orçamento familiar quando um dos membros adoece. Quanto mais grave for a doença e quanto mais prolongado é o período de cuidados, maiores são os gastos. Isso é bastante visível na assistência domiciliar de forma geral: o período prolongado de cuidados tende a trazer empobrecimento para as famílias que já não viviam em situação financeira confortável, o que invariavelmente quase nunca é discutido pelos serviços de saúde[21]. Todavia, se um dos objetivos da assistência domiciliar é a redução dos custos com as internações[22-24], uma certeza nos fica: esses custos são divididos com as famílias, que nem sempre apresentam a condição de assumi-los.

Assim, o domicílio do paciente pode ser ou não um espaço propício ao cuidado, e, no que se refere aos cuidados paliativos, de possibilidade de realização dos cuidados finais e de ocorrência da morte. Cabe à equipe entender a construção social do espaço onde atua, suas fragilidades e potencialidades, bem como suas possibilidades e limites para que, em conjunto com a família, chegue a bom termo no que se refere aos cuidados finais e à morte no domicílio. Esse entendimento perpassa não só a apreensão do já exposto, mas também e, principalmente, as propostas de ações efetivas e intervenções adequadas.

É necessário ter sempre presente que o óbito na residência do paciente deve ser uma possibilidade e não falta de opção; deve ser um exercício de liberdade e não uma imposição. E, se esse for o desejo do paciente em consonância com a família, a equipe de atendimento domiciliar deve oferecer suporte e assistência adequados ao binômio paciente e família, garantindo tanto a morte digna do sujeito sob cuidados quanto a atenção e apoio àqueles que ficam – seus familiares.

Abordagem social no luto

O serviço social tem uma série de abordagens após o falecimento do paciente que já são reconhecidas como um diferencial na área, muito embora boa parte dos profissionais ainda não as realize rotineiramente. As questões burocráticas, documentais e relacionadas à garantia de direitos devem fazer parte da intervenção social, seja no período que antecede a morte, quando a família dá margem a isso ou, às vezes é quem faz a solicitação sobre essas orientações, seja posteriormente ao falecimento do paciente.

Dessa forma, as orientações burocráticas sobre solicitação de transformação de aposentadoria em pensão, regularização de documentação para abertura de inventário, partilha, bens e reversão do processo de curatela somam-se ao acolhimento pela perda e a outras abordagens com foco no cuidador/familiar.

A própria Organização Mundial da Saúde[12] aponta em um de seus princípios a necessidade de utilizar uma abordagem interdisciplinar para acessar necessidades clínicas e psicossociais dos pacientes e de suas famílias, incluindo aconselhamento e suporte ao luto.

O suporte social ao luto pode incluir, além do já abordado, a intervenção junto ao cuidador familiar no sentido de incentivar a participação em rituais, que, independentemente do caráter religioso, facilitam a ressignificação da perda; a aceitação sobre a necessidade de desconstrução do papel de cuidador[17] e o auxílio na conscientização sobre a necessidade de retomada da própria vida, principalmente naquelas situações em que o cuidado ao outro se estendeu por longos anos.

CONCLUSÃO

A atuação do assistente social em equipes de atenção paliativa pode ser resumida em conhecer o paciente, a família e cuidadores nos aspectos socioeconômicos, visando ao oferecimento de informações e orientações legais, burocráticas e de direitos, imprescindíveis para o bom andamento do cuidado ao paciente e para a garantia de morte digna. Cabe também a esse profissional, avaliar a rede de suporte social dos envolvidos, para junto a estes acioná-la em situações apropriadas; conhecer e estabelecer uma rede intrainstitucional, no intuito de garantir atendimento preciso ao paciente, além de constituir-se como interlocutor entre paciente/família e equipe nas questões relacionadas aos aspectos culturais e sociais que envolvem o cuidado de forma geral. Soma-se a isso a importância da escuta e da acolhida em momento tão especial, que é o do enfrentamento de uma doença incurável e em fase final de vida.

Toda a atuação profissional em cuidados paliativos firma-se na perspectiva de que, se a morte do paciente em questão deve ocorrer o mais dignamente possível, seu familiar cuidador deve ser auxiliado no enfrentamento dessa condição de cuidados extremos, condição esta que perpassa a construção e a reconstrução de sua trajetória de vida. Seja a construção do "sujeito cuidador" no período de cuidados, seja a reconstrução, pós-falecimento do paciente, do sujeito que não mais mantém o cuidado a outrem como eixo central de sua vida.

REFERÊNCIAS BIBLIOGRÁFICAS

1. Japiassu H. Interdisciplinaridade e patologia do saber. Rio de Janeiro: Imago; 1976.
2. Martinelli ML; Rodrigues ML.; Muchail ST. (Organizadores). O uno e o múltiplo nas relações entre as áreas do saber. São Paulo: Cortez/Educ, 1995.
3. Carvalho MCB, organizador. A família contemporânea em debate. São Paulo: Cortez/Educ; 1995.

4. Vitale MAF. Famílias monoparentais: indagações. Rev Serviço Social & Sociedade. 2002 Sep;(71):45-62.
5. Biffi RG, Mamede MV. Suporte social na reabilitação da mulher mastectomizada: o papel do parceiro sexual. Rev Escola de Enfermagem USP. 2004;38:262-9.
6. Simão AB, Santos F, Oliveira LF, Santos RA, Hilário RC, Caetano SC. A atuação do Serviço Social junto a pacientes terminais: breves considerações. Revista Serviço Social & Sociedade 2010;102:352-364.
7. Hermes HR, Lamarca ICA. Cuidados paliativos: uma abordagem a partir das categorias profissionais de saúde Revista Ciência & Saúde Coletiva. 2013. Disponível em: http://www.scielosp.org/pdf/csc/v18n9/v18n9a12.pdf. Acesso em: 15 maio 2015.
8. Santos SMA. Idosos, família e cultura: um estudo sobre a construção do papel do cuidador. Campinas: Alínea; 2003.
9. Brasil. Código de Ética do Assistente Social. Lei 8.662/93 de regulamentação da profissão. 10.ed. rev. e atual. [Brasília]: Conselho Federal de Serviço Social; 2012.
10. Martinelli ML. O trabalho do assistente social em contextos hospitalares: desafios cotidianos. Rev Serviço Social & Sociedade. 2011 Jul/Sep;(107). Disponível em: http://www.scielo.br/scielo.php?script=sci_arttext&pid=S0101-66282011000300007.
11. Andrade L. O perfil sociodemográfico dos pacientes do ambulatório de cuidados paliativos. Reunião de equipe, São Paulo, Hospital das Clínicas da Faculdade de Medicina da Universidade de São Paulo, 2008.
12. World Health Organization. National cancer control programmes: policies and managerial guidelines. 2.ed. Geneva: WHO; 2002.
13. Maciel MGS. Organização de serviços em cuidados paliativos. In: Carvalho RT, Parsons HA, organizers. Manual de cuidados paliativos ANCP. Porto Alegre: Sulina; 2012.
14. Chiba T. Ambulatório. In: Cuidado Paliativo / Coordenação Institucional de Reinaldo Ayer de Oliveira. São Paulo: Conselho Regional de Medicina do Estado de São Paulo, 2008;115-9.
15. Andrade L, Portela E, Lopes F, Costa F, Maranho M, Lima T.. O papel do assistente social em equipes de cuidados paliativos. In: Carvalho RT, Souza MRB, Frank EM, Polastrini RTV, Crispim D, Jales SMCP, et al. (editores). Manual da residência de cuidados paliativos: abordagem multiprofissional. 1ª edição. São Paulo: Manole; 2018;756-92.
16. Gondim G, Monken M, Rojas LI, Barcellos CC, Peiter PC, Navarro M, et al. . O território da saúde: a organização do sistema de saúde e a territorialização. In: Miranda AC, Barcellos C, Moreira JC, Monken M. Território, ambiente e saúde. Rio de Janeiro: Editora Fiocruz; 2008;237-55.
17. Andrade L. Desvelos: trajetórias no limiar da vida e da morte: cuidados paliativos na assistência domiciliar. [Tese]. São Paulo: Pontifícia Universidade Católica de São Paulo; 2007. Disponível em: https://tede2.pucsp.br/handle/handle/17868. Acesso em: 16 mar. 2015.
18. Colin MP. Luto: estudos sobre a perda na vida adulta. São Paulo: Summus; 1998.
19. Saporetti Luis A. Espiritualidade em cuidados paliativos. In: Santos FS, organizer. v.2. A arte de morrer: visões plurais. Bragança Paulista: Comenius; 2009.
20. Kubler-Ross E. Sobre a morte e o morrer. São Paulo: Martins Fontes; 1969.
21. Pereira ABMC. As implicações dos fatores sócio-econômicos no cuidado à saúde do idoso em domicílio. [Monografia]. São Paulo: Curso de Especialização em Serviço Social Médico, Divisão de Serviço Social Médico do Instituto Central do HC-FMUSP; 2005.
22. Jacob Filho W. Doenças degenerativas e a assistência domiciliar. In: Jovem médico. Edição especial. São Paulo: Grupo Editorial Moreira Júnior, jun. 2000;19-23.
23. Cohn A, Elias PE. Saúde no Brasil: políticas e organização de serviços. São Paulo: Cortez; 1996.
24. Mendes Júnior WV. Assistência domiciliar: uma nova modalidade de assistência domiciliar para o Brasil? [Dissertação]. Rio de Janeiro: Universidade do Estado do Rio de Janeiro; 2000.
25. Brasil. Conselho Federal de Serviço Social: CFESS. Parâmetros para a atuação de assistentes sociais na política de saúde. Série Trabalho e Projeto Profissional nas Políticas Sociais. Brasília, 2010.
26. Chiba T. A equipe multiprofissional no atendimento a pacientes terminais. In.: Serviço Social Hospitalar., vol. 3, nº 1/96. São Paulo: CASS (Coordenadoria de Atividades do Serviço Social), Hospital das Clínicas – FMUSP, 1996;10-12.
27. Oliveira IB. Suporte ao paciente e à família na fase final. In: Carvalho RT, Parsons HA, organizers. Manual de cuidados paliativos ANCP. 2.ed. ampl. e atual. Porto Alegre, 2012.
28. Ministério da Saúde. Secretaria de Atenção à Saúde. Núcleo Técnico da Política Nacional de Humanização. Acolhimento nas práticas de produção de saúde / Ministério da Saúde, Secretaria de Atenção à

Saúde, Núcleo Técnico da Política Nacional de Humanização. – 2. ed. 5. reimp. – Brasília: Editora do Ministério da Saúde, 2010.
29. Galriça I. Cuidados paliativos: desafio para além da cura. Rev Port Clin. Ger. 2003;19:27-9.
30. Miotto R. Família e serviço social – contribuições para o debate. Rev Serv Soc Deb. 1997;55:114-30.

CAPÍTULO 70

ORIENTAÇÕES BUROCRÁTICAS POR OCASIÃO DO ÓBITO

Ivone Bianchini de Oliveira
Angélica Massako Yamaguchi

INTRODUÇÃO

A previsibilidade do risco iminente de falecimento traz ao paciente e à sua família uma angústia e uma sensação de impotência que, por vezes, estende-se à equipe que o assiste. A atuação nesse espaço de expectativas, medos e apreensões é um grande desafio para os profissionais. Aplacar a aflição do paciente e de seus familiares é sempre uma experiência nova. Se a experiência é nova, não há um modelo pronto que se aplique a todas as situações. Como conduzir esse processo é um apelo à sensibilidade.

Quanto à morte em si, que representa o desconhecido, pouco se pode fazer, como afirmam Huisman e Vergez: "O limite entre o medo e angústia é, sem dúvida, o incerto"[1]. E o sentimento de separação, de estar desamparado, requer acolhimento, atenção, conforto.

Há, entretanto, aflições em relação às providências de ordem prática que podem ser amenizadas por meio de orientações e encaminhamentos adequados. Isso implica o quanto é possível ouvir o paciente e seus familiares, deixando-os manifestar seus medos, apreensões e desejos. É aconselhável que, muito antes de abordar o tema com os familiares e pacientes, os profissionais saibam ouvir as falas e perceber o momento apropriado para a abordagem, e a melhor maneira de inseri-la em contextos tão únicos e particulares.

É o momento que temos para exercitar a sensibilidade para uma escuta que pode ser derradeira, conforme infere Rilke:

> A minha vida não se resume nessa hora que se consome, em cujo tempo você me vê apressado. Muito tenho atrás de mim; e eu estou à sua frente como uma árvore. Eu sou uma das muitas bocas, e dessas, aquela que se calará primeiro[2].

Os profissionais atentos perceberão quais intervenções devem ser tomadas para que o paciente e a família se sintam seguros de suas escolhas, considerando todas as circunstâncias. E, tendo como certo que poderão mudá-las a qualquer momento, desde que as condições permitam, com a certeza de que a equipe aceitará suas decisões e os apoiará para que tudo possa transcorrer de forma mais tranquila possível.

Uma das propostas que necessitam de tempo apropriado e que exigem sensibilidade, discernimento e habilidade para serem conduzidas é a reunião para orientações à família. Nessa reunião, denominada pré-óbito, deverão ser abordadas de forma tranquila e produtiva as questões que envolvem o falecimento do paciente. A equipe terá a oportunidade de, além de ouvir o desejo do paciente, definir com a família os caminhos a serem percorridos, considerando as circunstâncias e as condições clínicas do próprio paciente.

Naturalmente, nessa fase, os profissionais presentes durante o atendimento, de uma forma ou de outra, acabam percebendo ou ouvindo as manifestações, tanto do paciente quanto da família, sobre seus medos e o que esperam e desejam nesse momento. É um processo vivido mais agudamente pela família e pelo paciente, mas partilhado, com a mesma preocupação, pela equipe. Por isso, reforçamos a necessidade da presença dos profissionais, não somente para a escuta, mas também para orientações, como medidas de conforto ao paciente e de esclarecimentos a seus cuidadores.

A reunião pré-óbito é o momento em que se abre um parêntese para acordar tacitamente os rumos das ações, tanto da família quanto da equipe, com base no quadro clínico com o prognóstico definido. Evidentemente, tais ações devem ser pautadas no conhecimento técnico indispensável e nos preceitos éticos e legais. Assim, se a opção for o falecimento no domicílio, o médico detalhará, na medida do entendimento dos cuidadores, os sinais a serem observados durante o processo de morrer e os momentos finais. Os outros profissionais, dentro de suas respectivas competências, também o farão naquilo que for necessário e pertinente ao momento.

O serviço social, por sua vez, tem a atenção voltada ao cuidador e a outros familiares, que se encarregarão dos cuidados finais, que devem ficar a cargo de quem tem mais condições para realizá-los. Normalmente as mulheres se incubem dos cuidados com o paciente e os homens das providências práticas, como o funeral. Machado Pais pontua: "O contexto dos indivíduos aparece associado a normas que integram sistemas de representações sociais ou de significados compartilhados"[3].

Às vezes, realizar tal leitura em um momento de conflito pode restabelecer a harmonia entre os familiares. Exley fala sobre o caráter pragmático dos homens, marcado pela "praticidade na resolução dos problemas", ressaltando que, "diante da impossibilidade, se sentem extremamente desconfortáveis"[4]. Há que atentar, portanto, para a natureza das coisas e dos costumes comuns ao grupo ao qual pertence a família. Essa aparente distância dos homens não denota necessariamente que eles sejam menos preocupados; eles apenas tomam para si a tarefa da contratação do funeral e do respectivo pagamento, pois, no ideário comum, tal responsabilidade lhes pertence.

Assim, é oportuno que na reunião pré-óbito sejam entregues aos familiares orientações impressas de forma clara e objetiva quanto à documentação e às providências para o funeral. Recomenda-se que todos possam ler as orientações, discuti-las em família e, se ainda houver dúvidas, esclarecê-las com o assistente social.

Aos olhos desatentos, pode parecer muito simples esclarecer as dúvidas da família, mas essa percepção é equivocada. Tais decisões, muitas vezes, têm um peso emocional muito forte, além de implicações culturais e legais. Estar atento a isso é estar atento às mudanças de comportamento nos grandes centros urbanos, que se instalam de forma intempestiva, onde a comunicação de massa esmaga a individualidade. O respeito à cultura, ou seja, aos costumes e crenças, é uma maneira de compartilhar e uma forma de acolhimento.

É preciso não ignorar os rituais aos quais as pessoas, principalmente as mais idosas, estão acostumadas, pois, conforme Huisman e Vergez, a "cultura é o conjunto de formas de comportamentos adquiridos, peculiares a um grupo de indivíduos ligados por uma tradição comum e transmitidos através da educação"[1].

O desrespeito à tradição, às crenças e aos costumes não causa dor, causa sofrimento, e entender como a família vive e compartilha um momento tão delicado exige uma postura não somente respeitosa, mas ética, como observa Comte-Sponville:

> [...] um trabalho, um processo, um caminhar: é o caminho pensado de viver, na medida em que tende para a vida boa; como diziam os gregos, ou para a menos ruim possível, e é essa a única sabedoria verdadeira[5].

Assim, ao entender o sofrimento, a equipe se posiciona ao lado do paciente e da família, e isso não requer grandes discursos filosóficos, mas, muitas vezes, somente o silêncio. Como afirma Exley: "Esquece-se, então, da importância do abraço, do toque, ou ainda da *presença*, como a mais forte manifestação de solidariedade"[4].

Há, portanto, para quem atende pacientes e familiares em situações-limite, fragilizados pela iminência da perda, angustiados pelo desconhecido, a responsabilidade e o dever de ampliar o olhar, aumentar a compreensão, reconhecer os limites e entender que não há conforto para a alma quando o corpo padece, mas que o contrário também é verdadeiro. Portanto, a ajuda somente é efetiva quando se consegue visualizar os limites que estão na própria situação do paciente.

A ajuda pode ser mais simples do que se imagina, ou ainda mais difícil, mas o importante é que haja empenho e busca da equipe para que esteja muito bem preparada para o desafio. Preparada, aqui, não somente do ponto de vista emocional, mas utilizando habilidades e conhecimentos específicos de cada profissional, para que se tenha segurança nessa travessia. Assim, o momento pode ser de conciliação com a família, com os amigos, com aspectos da espiritualidade ou consigo mesmo, necessitando da mediação dos profissionais que estão envolvidos no atendimento.

AÇÕES PLANEJADAS EM CONJUNTO

O paciente e seu familiar responsável, dentro dos limites do contexto de suas vidas, com condições de exercer sua autonomia e esclarecidos sobre as opções de condutas possíveis, poderão, juntamente com a equipe de saúde, decidir a melhor alternativa dentro das circunstâncias. Esse processo decisório ocorre em etapas, submetido a constantes reavaliações. Haverá situações em que não é mais possível que o paciente opine sobre seu final de vida, como nos casos de demência avançada ou coma. Nesses casos, é oportuno verificar se o paciente manifestou anteriormente algum desejo em documento ou relato. Atualmente há uma discussão sobre o testamento vital, como uma forma de assegurar o desejo do paciente a respeito de sua terminalidade.

Pode ocorrer uma situação em que o desejo do paciente se contrapõe ao da família, ou em que tal desejo não seja possível dentro dos limites técnicos e dos recursos da equipe ou dos limites legais. Entre as decisões em conjunto, deve-se assegurar que haja a garantia de acesso a medicamentos e de controle de sintomas, de orientações claras sobre o processo de morrer, da possibilidade de tirar dúvidas quanto a novas alterações do quadro clínico e da segurança de que o que está sendo realizado está resultando em benefício ao paciente. Há lembranças que perduram de forma dolorosa nas histórias das famílias, podendo algumas vezes desencadear um processo complicado de luto.

AS DECISÕES SÃO MUTÁVEIS - MUDANÇAS E RESPONSABILIDADES

Reforçamos aqui o que já foi mencionado, ou seja, a necessidade de a equipe de saúde manter o mínimo grau de flexibilidade diante da possibilidade de mudança de opinião em face das decisões no final da vida, tanto do paciente como de seus familiares ou da própria equipe. Muitas vezes acredita-se ser possível manter os cuidados até o falecimento, mas, com a aproximação do momento, outros fatores, principalmente o esgotamento emocional, podem influenciar tal escolha. Outra ação da equipe é a contínua observação das condições do cuidador para desempenhar seu papel.

O paciente descompensado clinicamente pode ser internado em uma unidade hospitalar de retaguarda, estabilizar-se e desejar depois voltar para casa. Essas condições podem ser ideais para que o cuidador principal descanse, se restabeleça e retome sua rotina de cuidados.

QUANDO PARAR DE INTERVIR NÃO SIGNIFICA PARAR DE CUIDAR

Na fase final da vida, quando está claro que o processo de morte é irreversível, a conduta de não ressuscitar está embasada na legislação com os princípios de preservação da dignidade humana, e em respeito à autonomia do paciente, que tem o direito de recusar tratamentos dolorosos ou extraordinários para tentar prolongar sua vida, e ainda de escolher o local de sua morte, com o reforço da Lei Estadual paulista n. 10.241, de 17 de março de 1999 (Lei Mário Covas)[6].

É importante estar atento para as prescrições de tratamentos que não têm valia terapêutica, embora muitas vezes pacientes e familiares, influenciados pela mídia, insistam em condutas não indicadas, sem comprovação científica. Em geral, esses tratamentos são caros e de difícil acesso, colocando em discussão questões de direito sanitário e o direito individual.

Um tratamento clínico, a princípio, pode parecer obstinação terapêutica. Porém, muitas vezes, o paciente deseja prolongar sua vida o quanto for possível, pelo fato de ainda existirem pendências que necessitam de tempo para serem resolvidas. É comum o paciente querer aguardar a vinda de um filho distante, o nascimento de um neto, a formatura de uma filha ou a visita de um antigo amigo. E por que não fazê-lo, dentro dos limites éticos e técnicos vigentes? Não há regras ditadas sobre o que fazer ou não no final da vida, nas fases que não são claramente indicativas dos momentos finais e da irreversibilidade do processo de morte. Cada caso deve ser estudado para delinear os riscos e benefícios de cada procedimento terapêutico, cada diagnóstico ou, até mesmo, da inação.

QUANDO OCORRER O FALECIMENTO – DECLARAÇÃO DE ÓBITO

Para amenizar a preocupação em relação à declaração de óbito, é importante que a família seja orientada, em linhas gerais, sobre como proceder. Ainda, para que se tenha um norteamento, considerando os aspectos legais, é importante observar a Resolução CFM n. 1.290/89 do Conselho Federal de Medicina, que estabelece os critérios e as condições em que os médicos podem declarar o óbito:

- O médico só atestará o óbito após tê-lo verificado pessoalmente; é dever do médico atestar o óbito do paciente ao qual vinha prestando assistência, ainda que o óbito ocorra fora do ambiente hospitalar, exceto quando se tratar de morte violenta ou suspeita.
- Quando o óbito ocorrer em hospital, caberá ao médico que houver dado assistência ao paciente a obrigatoriedade de fornecimento do atestado de óbito, ou, em seu impedimento, ao médico de plantão.
- Em caso de morte violenta ou suspeita, é vedado ao médico assistente atestar o óbito, o que caberá ao médico legalmente autorizado.

- Entende-se por morte violenta aquela que é resultante de ação exógena e lesiva, mesmo tardiamente.
- Entende-se por morte suspeita aquela que decorre de falecimento inesperado e sem causa evidente.
- É vedado cobrar qualquer remuneração pelo fornecimento do atestado de óbito, pois se considera a expedição desse documento uma extensão do ato médico[7].

QUANTO AO LOCAL DO FALECIMENTO

Se o falecimento se der no hospital em que o paciente realizava acompanhamento ou se encontrava internado, a declaração de óbito será fornecida pelo médico assistente ou pelo profissional que estiver de plantão, mediante consulta ao prontuário, o qual deverá conter informações que possam subsidiar a elaboração do atestado, salvo dúvidas quanto à causa do falecimento.

Se o paciente falecer em domicílio e tiver sido assistido por Programa de Atenção Domiciliar, deve-se verificar a possibilidade do fornecimento da declaração de óbito por profissional daquele serviço.

A declaração de óbito poderá ser fornecida, também, por médico particular, cumprindo as determinações legais, conforme a Resolução do CFM n. 1.290/89[7].

Caso faleça no domicílio e não exista nenhuma das possibilidades mencionadas, os familiares deverão notificar o óbito na Delegacia de Polícia mais próxima para que seja providenciado o traslado do corpo para o Serviço de Verificação de Óbito, o qual fornecerá a devida declaração.

Se o falecimento tiver ocorrido em consequência de causas violentas, independentemente do local do óbito, mesmo que se passe um tempo relativamente longo em tratamento, o evento deverá ser notificado à Delegacia de Polícia, que fará o traslado do corpo para o Instituto Médico-Legal (IML), órgão que fornecerá a declaração de óbito.

Obs.: familiares de pacientes que não tenham condição de arcar com as despesas deverão solicitar a gratuidade dos custos com o funeral, conforme dispõe a Lei Orgânica da Assistência Social (LOAS).

QUANTO AO SEPULTAMENTO

Os sepultamentos realizados em municípios distantes ou em outro estado exigem providências adicionais, como o tratamento do corpo, a aquisição de uma urna adequada, a expedição de autorização de livre trânsito por órgão competente, além do contato prévio com a cidade onde o corpo será sepultado. Além disso, em caso de traslado aéreo, o contato com a empresa que fará o transporte do corpo. É importante que a família esteja ciente de que as despesas podem aumentar significativamente, pois, para além do que já tiver sido realizado, haverá a necessidade de contratar o serviço funerário na cidade onde serão realizados o velório e o sepultamento.

A documentação para as providências quanto ao funeral, em qualquer situação, consiste em: declaração de óbito, documentos pessoais da pessoa falecida (cédula de identidade, cadastro de pessoa física, certidão de nascimento ou casamento) e certidão de nascimento dos filhos. Além disso, a pessoa responsável pelas providências deverá estar de posse de seu próprio documento de identidade pessoal. É imprescindível a apresentação dos documentos originais, para que não haja dúvidas quanto à grafia de nomes, datas e outras informações, pois, uma vez lavrada a certidão de óbito, só poderá ser retificada por decisão judicial.

Se o sepultamento ocorrer antes de 24 horas, há exigência de autorização do médico assistente no próprio impresso da declaração de óbito. Isso normalmente ocorre pelo desejo da família e quando o paciente apresenta lesões no corpo que não permitem um velório prolongado. Em alguns municípios o serviço funerário é municipalizado, enquanto em outros é particular. É importante, também, caso a família tenha jazigo próprio, levar a escritura, comunicando antecipadamente ao cemitério o sepultamento. Os serviços religiosos também poderão ser acionados, conforme o desejo da família.

QUANTO À CREMAÇÃO

Embora o paciente possa manifestar uma declaração de vontade, optando pela cremação após sua morte, o mais comum é que tal manifestação seja realizada verbalmente à família. Assim, se não há declaração formal, mas a família concorda em atender a vontade do paciente, a autorização para a cremação poderá ser assinada por um de seus parentes de primeiro grau, obedecendo à ordem sucessória (cônjuge, ascendentes, descendentes e irmãos maiores de idade), com duas testemunhas. Ainda, tal autorização não poderá ser feita por companheiro(a), exceto aquele(a) que apresente declaração de união estável.

A declaração de óbito necessita obrigatoriamente ser assinada por dois médicos.

Caso a morte da pessoa tenha ocorrido por motivos violentos, a opção pela cremação deverá ser autorizada pela Justiça.

CONSIDERAÇÕES FINAIS

A procura de uma travessia menos dolorosa possível na fase final de vida do paciente, amenizando suas aflições e as de seus familiares, é um desafio que se impõe na prática dos cuidados paliativos, independentemente do local da assistência. Abordar o assunto com delicadeza e bom senso, fundamentando-o com argumentos técnicos, com princípios éticos e legais, propicia um caminho seguro norteado pela beneficência.

Para que isso seja feito com o mínimo possível de conflitos, é necessário atentar às regras da convivência, pois em nenhum momento é tão importante perceber as sutilezas do conviver quanto nessa hora. Quando se fala da delicadeza na abordagem, depara-se com o desafio de escolher as melhores palavras, no momento mais oportuno, e, ainda assim, não há a certeza de ter amenizado todo o sofrimento.

REFERÊNCIAS BIBLIOGRÁFICAS

1. Huisman D, Vergez A. Compêndio moderno de filosofia: a ação. Rio de Janeiro; São Paulo: Livraria Freitas Bastos; 1966.
2. Rilke RM. Selected poems. Bly R, translator. Harper & Row; 1981.
3. Pais JM. Vida cotidiana: enigmas e revelações. São Paulo: Cortez; 2001.
4. Exley R. Quando você perde alguém que ama. Rio de Janeiro: GW; 2006.
5. Comte-Sponville A. Dicionário filosófico. São Paulo: Martins Fontes; 2003.
6. São Paulo (Estado). Lei n. 10.241, de 17 de março de 1999. Dispõe sobre direitos dos usuários de serviços de saúde. Disponível em: http://www. cremesp.org.br/library/modulos/legislacao/versao_impressao.php?id=3080. Acesso em: 9 set. 2015.
7. Brasil. Lei n. 8.742, de 7 de dezembro de 1993. Dispõe sobre a Lei Orgânica de Assistência Social (LOAS). Brasília, 1993.
8. Oliveira IB. Cuidados paliativos sob o olhar do serviço social. Rev Bras Home Care. 2003;99:6.
9. White D. Cruzando o desconhecido: o verdadeiro sentido do trabalho e da vida. São Paulo: Negócio; 2002.
10. Oliveira IB, Yamaguchi AM, Andrade L, Yum SC. Reunião de orientação pré-óbito no ano 1999: experiência do Núcleo de Assistência Domiciliar Interdisciplinar do HCFMUSP (NADI). In: Anais do XII Congresso Brasileiro de Geriatria e Gerontologia, 2000. p.71. Apresentado no XII Congresso Brasileiro de Geriatria e Gerontologia; 2000 Jun 21-24; Brasília. Anais.
11. Laurenti R, Jorge MHPM. O atestado de óbito. 5.ed. São Paulo: Centro Brasileiro de Classificação de Doenças, Faculdade de Saúde Pública - MS/USP/OPAS/OMS; 2004.
12. Brasil. Lei n. 8.742, de 7 de dezembro de 1993 - Lei Orgânica da Assistência Social - (LOAS). Dispõe sobre a organização da assistência social e dá outras providências. Disponível em: http://www.cress-sp.org.br/index. asp?fuseaction=leg_reg&id_subsecao=9#. Acesso em: 9 set. 2015.
13. Oselka G, coordinator. Bioética clínica: reflexões e discussões sobre casos selecionados. São Paulo: Conselho Regional de Medicina do Estado de São Paulo, Centro de Bioética; 2008.
14. Thomas K. Home care and hospice home care. In: Walsh TD, editor. Palliative medicine. Philadelphia: Saunders Elsevier; 2009. p.219-24.
15. Silveira MJ, Schneider CE. Common sense and compassion: planning for the end of life. Clin Fam Practice. 2004;6:349-69.
16. Araújo MMT, Silva MJP. A comunicação com o paciente em cuidados paliativos: valorizando a alegria e o otimismo. Rev Esc Enferm USP. 2007;41(4):668-74. Disponível em: http://www.scielo.br/scielo.php?script=sci_arttext&pid=S0080-62342007000400018&lng=en. doi:10.1590/S0080-62342007000400018. Acesso em: 21 set. 2009.
17. Andrade L, Oliveira IB. Garantia de direitos e acesso a benefícios: uma preocupação do serviço social em cuidados paliativos. In: Cuidado paliativo. Coordenação Institucional de Reinaldo Ayer de Oliveira. São Paulo: Conselho Regional de Medicina do Estado de São Paulo (Cremesp); 2008. p.632-42.
18. Brasil. Código Civil. Lei n. 10.406, de 10 de janeiro de 2002 (art. 1.591). Bauru: Edipro; 2002.

CAPÍTULO 71

A ABORDAGEM DE FAMÍLIAS E CUIDADORES EM CUIDADOS PALIATIVOS

Fernanda de Souza Lopes

INTRODUÇÃO

A contextualização da família ocorre a partir de sua relação com o meio social no qual está inserida. Suas características, funções e seus modos de organização estão condicionados à evolução da história da humanidade, desde sua origem até os dias atuais. Sendo passível de transformações, a família pode ser considerada uma instituição dinâmica, dialeticamente mediada pelo movimento da trama social. Essa premissa, na concepção de Sarti,

> [...] dificulta sustentar a ideologia que associa a família à ideia de natureza, ao evidenciar que os acontecimentos a ela ligados vão além de respostas biológicas universais às necessidades humanas, mas configuram diferentes respostas sociais e culturais, disponíveis a homens e mulheres em contextos históricos específicos[1].

As mudanças vivenciadas pela família, sobretudo no que diz respeito à sua composição e suas funções, estão relacionadas às transformações nos padrões socioculturais da sociedade brasileira. Ao longo dos anos, esse instituto apresentou diferentes configurações na tentativa de corresponder às necessidades de seus membros e de adequar-se às exigências que lhe eram impostas. Apesar de todo esse processo de transformação, a visibilidade social da família, na concepção de [Mioto[2],] permaneceu quase inalterada.

> O consenso existente sobre as transformações da família tem se concentrado apenas nos aspectos referentes à sua estrutura e composição, pois as expectativas sociais sobre suas tarefas e obrigações continuam preservadas. Ou seja, espera-se um mesmo padrão de funcionalidade das famílias, independentemente do lugar em que estão localizadas

na linha da estratificação social, padrão este calcado em postulações culturais tradicionais referentes aos papéis paterno e materno, principalmente.

Independentemente de sua condição socioeconômica, é esperado que a família assuma para si determinadas funções; no entanto, por essência, a ela sempre esteve confiado o compromisso de socializar e proteger. Na concepção de Sawaia[3], a família "continua sendo, para o bem ou para o mal, a mediação entre o indivíduo e a sociedade".

José Filho[4] afirma, no entanto, que esse é apenas um dos papéis desempenhados pelas famílias contemporâneas. Elas estão encarregadas de suprir as necessidades de seus membros em diferentes instâncias.

> Funções de ordem *biológica e demográfica* garantem a reprodução e a sobrevivência do ser humano; funções de ordem *educadora e socializadora* transmitem conhecimento, valores, afetos mediante uma comunicação verbal e corpórea tão importante nas relações interpessoais; funções de ordem *econômica* (produtos e consumidores) se dão no campo do trabalho; a função de *seguridade* cuida da seguridade física e moral, afetiva, criando uma dimensão de tranquilidade, e a função *recreativa* se traduz em atividades diversas que rompem o tédio, as tensões (grifos do autor).

As relações na contemporaneidade assumiram tamanha complexidade que se tornou praticamente impossível definir família somente sob o ponto de vista de suas determinações naturais. As inúmeras interferências às quais está sujeita deram o tom à família do tempo presente, já que esta, por sua vez, viu-se obrigada a se reinventar e buscar novos meios para se constituir como tal.

Segundo Sarti,

> Vivemos numa época como nenhuma outra, em que a mais naturalizada de todas as esferas sociais, a família, além de sofrer importantes abalos internos, tem sido alvo de marcantes interferências externas. Estas dificultam sustentar a ideologia que associa a família à ideia de natureza, ao evidenciarem que os acontecimentos a ela ligados vão além de respostas biológicas universais às necessidades humanas, mas configuram diferentes respostas sociais e culturais, disponíveis a homens e mulheres em contextos históricos específicos[1].

A vida familiar adquire novos contornos no incessante movimento de busca por estratégias de adaptação e enfrentamento. Em face das mudanças nos padrões sociais, econômicos, culturais e políticos da sociedade, os membros que compõem esse instituto desenvolvem diferentes modos de convivência. Como afirma Szymanski,

Ao se pensar na família, hoje, devem-se considerar as mudanças que ocorrem em nossa sociedade, como estão se construindo as novas relações humanas e de que forma as pessoas estão cuidando de suas vidas familiares. Como foi apontado, as trocas intersubjetivas na família não podem ser vistas isoladamente. As mudanças que ocorrem no mundo afetam a dinâmica familiar como um todo e, de forma particular, cada família conforme sua composição, história e pertencimento social[5].

A entrada da mulher no mercado de trabalho, a queda da incidência do casamento formal, a redução do número de filhos e o aumento no número de divórcios são fenômenos estruturais que favoreceram a constituição de novas configurações familiares[6]. Nesse contexto, a emergência de diferentes possibilidades de arranjos destitui a hegemonia absoluta do modelo nuclear burguês, embora este seja ainda um padrão a ser reproduzido.

Kaslow[7] apresenta as diferentes formas de viver em família:

- Família nuclear, incluindo duas gerações, com filhos biológicos.
- Famílias extensas, incluindo três ou quatro gerações.
- Famílias adotivas temporárias.
- Famílias adotivas, que podem ser inter-raciais ou multiculturais.
- Casais.
- Famílias monoparentais, chefiadas por pai ou mãe.
- Famílias reconstituídas depois de divórcio.
- Várias pessoas vivendo juntas, sem laços legais, mas com forte compromisso mútuo.

Esse processo de instituição de novos arranjos familiares, que despontou inicialmente no âmbito social, passou a ser também reconhecido pelo plano jurídico por meio dos dispositivos legais. No Brasil, a Constituição Federal de 1988 e o Código Civil de 2002 legitimaram as diferentes formas de composição familiar e a sociedade conjugal partilhada entre o homem e a mulher.

Vale ressaltar que a instituição de diferentes configurações familiares contribui para o processo de redefinição de papéis. Para Vitale[8], essa condição apresenta-se com importante evidência na relação entre avós e netos.

> [...] as mudanças dos laços familiares e a vulnerabilidade que atinge as famílias demandam novos papéis, novas exigências para essas figuras, personagens que ganham relevo não só na relação afetiva com os netos, mas também como auxiliares na socialização das crianças ou mesmo no seu sustento, mediante suas contribuições financeiras.

Já os papéis desempenhados pelo homem e pela mulher, sobretudo nas famílias empobrecidas, na maioria das vezes, ainda permanecem inalterados. Apesar de sua inserção no mercado de trabalho, muitas mulheres ainda são encarregadas de funções relativas à esfera doméstica e do cuidado dos membros. Sarti descreve a rigidez desses papéis:

> No universo simbólico dos pobres, existe uma divisão complementar de autoridades entre o homem e a mulher na família, que corresponde à diferenciação que fazem entre casa e família. A casa é identificada com a mulher, e a família com o homem. Casa e família, como mulher e homem, constituem um par complementar, mas hierárquico. Em consonância com a precedência do homem sobre a mulher e da família sobre a casa, o homem é considerado o chefe da família e a mulher, a chefe da casa. O homem corporifica a ideia de autoridade como uma mediação da família com o mundo externo. Ele é a autoridade moral, responsável pela respeitabilidade familiar. *À mulher cabe outra importante dimensão da autoridade: manter a unidade do grupo. Ela é quem cuida de todos e zela para que tudo esteja em seu lugar* (grifo do autor)[1].

As mudanças na composição familiar geram, consequentemente, múltiplas respostas às várias exigências determinadas pela sociedade. As relações firmadas e sua capacidade de proteção estão associadas às dinâmicas internas, mas, acima de tudo, aos determinantes macroestruturais aos quais essas famílias estão submetidas. Segundo Mioto,

> A família, nas suas mais diversas configurações, constitui-se como um espaço altamente complexo. É construída e reconstruída histórica e cotidianamente, através das relações e negociações que estabelece entre seus membros, entre seus membros e outras esferas da sociedade e entre ela e outras esferas da sociedade, tais como Estado, trabalho e mercado. Reconhece-se também que, além da sua capacidade de produção de subjetividades, ela também é uma unidade de cuidado e de redistribuição interna de recursos. Portanto, ela não é apenas uma construção privada, mas também pública e tem um papel importante na estruturação da sociedade em seus aspectos sociais, políticos e econômicos. E, nesse contexto, pode-se dizer que a família que cobre as insuficiências das políticas públicas, ou seja, longe de ser um "refúgio num mundo sem coração", é atravessada pela questão social[9].

Um dos desafios que permeiam a vida das famílias contemporâneas consiste na satisfação das necessidades de seus membros quando estão inseridas na dimensão da pobreza. Cotidianamente, elas buscam atender às demandas que lhes são apresentadas, tanto pela sociedade quanto pelas instituições a ela pertencentes, utilizando-se de seus próprios e parcos recursos.

Na concepção de Campos e Mioto[10], a condição de vulnerabilidade à qual as famílias estão expostas compromete a sua capacidade de proteção.

> [...] a família se encontra muito mais na posição de um sujeito ameaçado do que de instituição provedora esperada. E considerando a sua diversidade, tanto em termos de classes sociais como de diferenças entre os membros que a compõem e de suas relações, *o que temos é uma instância sobrecarregada, fragilizada e que se enfraquece ainda mais quando lhe atribuímos tarefas maiores que a sua capacidade de realizá-las* (grifo do autor).

Qualquer análise acerca dos limites e possibilidades dessas famílias deve levar em consideração o recorte de classe. A condição de pobreza vivenciada contribui, muitas vezes, para o processo de organização em rede.

A família pobre, constituindo-se em rede, com ramificações que envolvem o parentesco como um todo, configura uma trama de obrigações morais que enreda seus membros, num duplo sentido, ao dificultar sua individualização e, ao mesmo tempo, viabilizar sua existência como apoio e sustentação básicos[1].

A garantia da subsistência depende também da socialização de recursos e de apoio mútuo interno (entre os membros da família) e externo (entre a família e a comunidade). Esse movimento de organização em rede é uma necessidade premente diante da escassa rede de suporte formal.

A condição de centralidade das famílias contemporâneas nas políticas públicas favorece, cada vez mais, a reprodução desse processo. De acordo com Sawaia[3], "as redes de sociabilidade e de solidariedade que a família é capaz de promover ganham nova importância política no contexto do Estado mínimo".

Vivemos em um momento em que cada vez mais a instituição familiar assume posição de destaque nos arranjos de proteção social, com vistas à provisão do bem-estar de seus membros. De acordo com Di Giovanni[11], entendem-se por proteção social.

> As formas institucionalizadas que as sociedades constituem para proteger parte ou o conjunto de seus membros. Tais sistemas decorrem de certas vicissitudes na vida natural ou social, tais como a velhice, a doença, o infortúnio, as privações. [...] Neste conceito, também, se inserem tanto as formas seletivas de distribuição e redistribuição de bens materiais (como a comida e o dinheiro) quanto os bens culturais (como os saberes), que permitirão a sobrevivência e a integração, sob várias formas da vida social. Ainda, os princípios reguladores e as normas que, com o intuito de proteção, fazem parte da vida das coletividades.

Nesse sentido, a família contemporânea torna-se, portanto, parte integrante desse sistema de proteção. Este deve ser compartilhado com o Estado, por meio da instituição de políticas públicas, já que a família, na concepção de [Carvalho[12],] volta a ser pensada como corresponsável pelo desenvolvimento dos cidadãos. Para essa mesma autora, a família e o Estado têm funções correlatas.

O Estado e a família desempenham papéis similares, em seus respectivos âmbitos de atuação: regulam, normatizam, impõem direitos de propriedade, poder e deveres de proteção e assistência. Tanto família quanto Estado funcionam de modo similar, como filtros redistributivos de bem-estar, trabalho e recursos.

Com relação aos deveres de assistência, sobretudo no âmbito da saúde, observa-se que a responsabilização das famílias torna-se mais proeminente. Observamos, em nossa vivência profissional, que muitas vezes a ideologia presente nas instituições hospitalares defende a ideia de que o andamento do processo terapêutico depende também (e em grande parte) do grau de envolvimento dos familiares.

O *familismo*, expressão empregada por diversos autores, fundamenta essa realidade ao configurar-se como alternativa em que a política pública supervaloriza as obrigações das famílias e sua responsabilização direta por suas condições social e econômica. Nessa perspectiva, o Estado somente passa a intervir nas situações em que os grupos familiares deixam de cumprir seu papel social e historicamente estabelecido.

> A ideia central da proposta familista reside na afirmação da tradição secular de que existem dois canais naturais para satisfação das necessidades dos indivíduos: a família e o mercado. Somente quando esses falham é que a interferência pública deve acontecer, e de maneira transitória. Então a ideia que vem embutida no campo da incorporação da família na política social é a ideia de falência da família. Ou seja, a política pública acontece prioritariamente, de forma compensatória e temporária, em decorrência da sua falência no provimento de condições materiais e imateriais de sobrevivência, de suporte afetivo e de socialização de seus membros. Isso corresponde a uma menor provisão de bem-estar por parte do Estado[13].

No cenário da saúde, a tendência *familista* é claramente percebida. A direta atribuição de responsabilidades às famílias, no que se refere à oferta de cuidados práticos e afetivos, evidencia a centralidade desse instituto.

Nessa direção, entendemos, portanto, que a figura do cuidador familiar pode ser considerada uma representação do *familismo* na política de saúde.

> O cuidador é a pessoa que, no espaço privado doméstico, realiza ou ajuda a pessoa com limitação a realizar suas atividades básicas e instrumentais de vida diária, com o objetivo da preservação de sua autonomia e de sua independência. Atividades estas que vão desde a higiene pessoal até a administração financeira da família[14].

Sem considerar sua condição socioeconômica ou as formas que compõem os novos arranjos, as famílias são conclamadas a cumprir seu papel perante as situações de adoecimento e vulnerabilidade vivenciadas pelos seus membros.

> Independentemente de alterações e mudanças substantivas na composição e nos arranjos familiares, a família é um forte agente de proteção social de seus membros: idoso, doente crônico, dependentes, crianças, jovens, desempregados. Não podemos, porém, exaurir esse potencial protetivo em lhe ofertar um forte apoio. Há aqui uma mão dupla a ser garantida[12].

O modo como paciente e familiares se relacionam com a situação de adoecimento é influenciado pelos diferentes arranjos existentes. É possível que famílias extensas apresentem maiores recursos para a divisão de tarefas, ao contrário dos modelos monoparentais, nos quais o chefe de família – na maioria das vezes, mulheres – torna-se o único responsável pela provisão de cuidado e sustento.

A maioria dos estudos sobre cuidadores demonstra a predominância das mulheres, sejam elas esposas, filhas ou irmãs, no exercício dessa função. A tarefa de cuidar de um paciente no domicílio ainda é prioritariamente feminina, condição que acentua a desigualdade de gênero e o lugar ocupado pelo homem e pela mulher na sociedade. Para Camarano, Passinato e Lemos[15], "a responsabilidade pelo cuidado tem um forte viés de gênero".

Sobre a diferenciação entre as práticas sociais masculinas e femininas, Faria e Nobre[16] consideram:

> A expressão relações de gênero é, portanto, utilizada para definir que as desigualdades entre homens e mulheres não são determinadas por diferenças biológicas entre eles e sim construídas socialmente. Essa construção social se expressa sobretudo pelas "atribuições" femininas no âmbito privado, das quais destacam-se a maternidade e o cuidado, e pelas "atribuições" masculinas no âmbito público, das quais a liberdade e o provimento material se sobressaem.

Outro ponto relevante diz respeito ao modo como o papel de cuidador foi assumido pelo familiar. Nossa experiência profissional, assim como diversos estudos da literatura, comprova que se tornar cuidador, muitas vezes, não é uma opção. Essa ausência de alternativas pode ser resultado de uma imposição, da dificuldade financeira que impede a contratação de um profissional ou de questões familiares que impossibilitam outras pessoas de assumirem essa condição. O fato é que nem sempre quem cuida o faz por vontade própria; essa situação, segundo Andrade[17], pode ser analisada por meio do estudo sobre a construção dos papéis sociais:

> [...] o exercício de alguns papéis se resume no desempenho do que é imposto, na aceitação do socialmente determinado e na alienação da ação. A imposição, sempre externa ao indivíduo, transforma-se também em necessidade pessoal, em valores a serem respeitados, em ações a serem realizadas sem possibilidade de discussão ou questiona-

mento. Faz-se porque é necessário que se faça; age-se dessa ou daquela forma "porque sempre foi assim", porque, "desde que o mundo é mundo, a realidade sempre foi essa".

Para o indivíduo que tem um familiar gravemente doente, sua condição de cuidador, como papel socialmente determinado, na maioria das vezes é incontestável. Não se espera outra posição dele senão a de assumir, direta ou indiretamente, a responsabilidade em zelar pela condição de dependência e fragilidade desse paciente, independentemente da condição socioeconômica, do tipo de vínculo consolidado ou de sua ausência.

Vale ressaltar que nem sempre os vínculos entre os membros de uma família são permeados por laços de estima e afetividade, tampouco sequer foram construídos ao longo dos anos. Por isso, é um equívoco avaliar a possibilidade de cuidados somente pela perspectiva da obrigação legal, muito embora ainda haja uma forte cobrança para isso.

Uma questão relevante diz respeito às famílias cuja relação não está baseada nos laços legais. Determinar quem assumirá a responsabilidade por um paciente quando a ausência de familiares é uma realidade torna-se um desafio para a área da saúde que deve ser enfrentado juntamente com o Poder Judiciário.

A possibilidade de assistência e apoio mútuo dentro da família depende, em grande parte, da relação de reciprocidade estabelecida. De acordo com Hellinger e Hovel[18],

> Bem no fundo da alma, existe a necessidade de equilíbrio. Quem recebe algo tem a necessidade de recompensar, na mesma medida em que recebeu. Isso tem uma função social importante: possibilita o intercâmbio e a solidariedade. Um grupo mantém-se unido quando todos dão e recebem de modo equilibrado.

O relacionamento prévio interfere, de modo significativo, no tipo de suporte social oferecido por essas famílias. A possibilidade de dar e receber de modo equilibrado estimula a formação de uma rede de cuidados mais ampla e disponível. Essa premissa permite questionar se de fato a família pode ser considerada, em sua essência, uma fonte de proteção e ajuda mútua.

Sobre as condições pelas quais se dá o processo de constituição do papel de cuidador, Fratezi e Gutierrez consideram:

> Dentro da família, geralmente, existem pessoas que são delegadas a exercerem determinados papéis, tais como o de cuidador. Há, contudo, uma hierarquia para a escolha deste cuidador, que depende de fatores como: gênero, idade, fatores geracionais, grau de parentesco com o paciente, local de residência do cuidador, tempo de que o cuidador dispõe, afetividade entre paciente e cuidador e personalidade daquele que cuida[19].

Para Floriani[20], "a escolha para ser cuidador nem sempre é livre e muitas vezes é feita sob pressão da instituição". Isso ocorre devido à posição de destaque assumida pela família contemporânea no processo de proteção social de seus membros. Necessariamente, a tarefa de cuidar torna-se obrigação da família, assim como é natural a individualização dos problemas por ela apresentados.

Essa desvinculação da família do contexto macroestrutural obriga as instituições e os profissionais a repensarem sua atuação, atribuindo importância ao fato de que

> [...] as necessidades trazidas por sujeitos singulares não são mais compreendidas como problemas individuais/familiares. Ao contrário, tais demandas são interpretadas como expressões de necessidades humanas não satisfeitas, decorrentes da desigualdade social própria da organização capitalista. Assim, torna-se possível desvincular-se da ideia de que as necessidades expressas nas famílias e pelas famílias são "casos de família" e, por conseguinte, as questões que afligem as famílias não se circunscrevem ao campo da competência ou incompetência desses sujeitos[13].

O número reduzido de membros e o empobrecimento são características presentes nas famílias contemporâneas, que comprometem a possibilidade de cuidado durante o processo de adoecimento. O ato de cuidar de um paciente requer organização e provimento de materiais, e isso se torna mais difícil no contexto do Sistema Único de Saúde (SUS). Cadeira de rodas e de banho, cama hospitalar, fraldas, insumos para curativo, sondas, enfim, são instrumentos que, diante da ausência de políticas públicas voltadas aos cuidados de fim de vida, acabam sendo providenciados pelas próprias famílias.

O despreparo para assumir o cuidado e os entraves práticos vivenciados para sua efetivação produzem a necessidade de busca por apoio nas redes de suporte social. De acordo com Domingues et al.,

> As redes de suporte social podem ser consideradas vínculos construídos no decorrer da vida, além de meios facilitadores de interação emocional, auxílio material, manutenção e afirmação da identidade social, novos contatos sociais e pertencimento a uma rede de relações comuns e mútuas[21].

Nesse sentido, entendemos, portanto, que o papel desempenhado pela família durante o processo de adoecimento e terminalidade é um fenômeno constantemente influenciado pelo recorte social e de classe. O principal desafio da área da saúde consiste no entendimento de que a disponibilidade ou não para o cuidado está associada aos modelos de configuração adotados e às condições concretas de vida às quais essas famílias estão submetidas.

REFERÊNCIAS BIBLIOGRÁFICAS

1. Sarti C. Famílias enredadas. In: Acosta AR, Vitale MAF (Organizadores.). Família: redes, laços e políticas públicas. São Paulo: Cortez; Coordenadoria de Estudos e Desenvolvimento de Projetos Especiais, PUC-SP; 2010. p. 21-36.
2. Mioto RCT. Trabalho com famílias: um desafio para os assistentes sociais. Rev Virt Text Context [São Paulo]. 2004;3:1-15.
3. Sawaia BB. Família e afetividade: a configuração de uma práxis ético-política, perigos e oportunidades. In: Acosta AR, Vitale MAF (Organizadores.). Família: redes, laços e políticas públicas. São Paulo: Cortez; Coordenadoria de Estudos e Desenvolvimento de Projetos Especiais, PUC-SP; 2010. p. 39-50.
4. José Filho M. A família como espaço privilegiado para a construção da cidadania. Franca. [Tese – Doutorado em Serviço Social]. Faculdade de História, Direito e Serviço Social, Universidade Estadual Paulista, 1998.
5. Szymanski H. Viver em família como experiência de cuidado mútuo: desafios de um mundo em mudança. Serv Soc [São Paulo]. 2002;71:9-25.
6. Gueiros DA. Família e trabalho social: intervenções no âmbito do serviço social. Katálysis [Florianópolis]. 2010;1:126-32.
7. Kaslow FW. Families and family psychology at the millenium, 2001. In: Szymanski H. Viver em família como experiência de cuidado mútuo: desafios de um mundo em mudança. Serv Soc [São Paulo]. 2002;71:9-25.
8. Vitale MAF. Avós: velhas e novas figuras da família contemporânea. In: Acosta AR, Vitale MAF (Organizadores.). Família: redes, laços e políticas públicas. São Paulo: Cortez; Coordenadoria de Estudos e Desenvolvimento de Projetos Especiais, PUC-SP; 2010. p.93-105.
9. Mioto RCT. Família, trabalho com famílias e serviço social. Serv Soc Londrina. 2012;12(2):163-76.
10. Campos MS, Mioto RCT. Política de assistência social e a posição da família na política social brasileira. Serv Social. Rev Progr Pós-Graduação Pol Soc. 2003;12:165-87.
11. Di Giovanni G. Sistemas de proteção social: uma introdução conceitual. In: Oliveira MA (Organizador.). Reforma do Estado & políticas de emprego no Brasil. Campinas: Instituto de Economia, Unicamp; 1998. p.10.
12. Carvalho MCB. Famílias e políticas públicas. In: Acosta AR, Vitale MAF (Organizadores). Família: redes, laços e políticas públicas. São Paulo: Cortez; Coordenadoria de Estudos e Desenvolvimento de Projetos Especiais; PUC-SP; 2010. p. 267-74.
13. Mioto RC. Família, trabalho com famílias e serviço social. Serv Soc Rev. 2010;12(2).
14. Brasil. Ministério da Saúde. Melhor em casa: a segurança do hospital no conforto do seu lar. Caderno de Atenção Domiciliar. v. 1. Brasília: Ministério da Saúde; 2012.
15. Camarano AA, Passinato MT, Lemos VR. Cuidados de longa duração para a população idosa: uma questão de gênero. In: Neri AL (Organizador). Qualidade de vida na velhice: enfoque multidisciplinar. Campinas: Alínea; 2007.
16. Faria N, Nobre M. Gênero e desigualdade, 1997. In: Fávero ET. Rompimento dos vínculos do pátrio poder: condicionantes socioeconômicos e familiares. São Paulo: Veras; 2001.
17. Andrade L. Desvelos: trajetórias no limiar da vida e da morte. Cuidados paliativos na assistência domiciliar. Holambra, set. 2011.
18. Hellinger B, Hovel GT. Constelações familiares: o reconhecimento das ordens do amor. São Paulo: Cultrix; 1996.
19. Fratezi FR, Gutierrez BA. O cuidador familiar do idoso em cuidados paliativos: o processo de morrer no domicílio. Ciênc Saúde Col [São Paulo]. 2011;7(16):3241-8.
20. Floriani CA. Cuidador familiar: sobrecarga e proteção. Rev Bras Cancerol [Rio de Janeiro]. 2004;50:341-5.
21. Alvarenga MRM, Oliveira MAC, Domingues MAR, Amendola F, Faccenda O. Rede de suporte social do idoso atendido por equipes de saúde da família. Ciência e Saúde Coletiva. 2011;16(5):2603-11.

CAPÍTULO 72

LEGISLAÇÃO E BENEFÍCIOS A SEREM ORIENTADOS A PACIENTES E CUIDADORES

Ivone Bianchini de Oliveira
Dimitri Sales
Ligia Stungis Spedanieri

INTRODUÇÃO

Muito se tem falado sobre o acolhimento do paciente e de sua família, a empatia ou o desconforto diante de uma situação tão delicada como o agravamento da doença e a iminência do falecimento. O acolhimento, por vezes, passa por um respeitoso silêncio, por um olhar, por um gesto, em um momento cheio de medos e incertezas. O mais importante é a presença, por vezes sutil, mas sempre necessária.

Estar disponível para ouvir vai muito além de seguir um protocolo ou apenas escutar; é estar despido de ideias preconcebidas, pois cada história é sempre nova e sempre singular. O sentimento, a dor e o sofrimento são únicos.

O acolhimento, por si tão importante, pode esvaziar-se caso não haja uma devolutiva consistente para as demandas apresentadas. Estas, embora nem sempre sejam claras, tornam-se presentes quando perceptíveis a um olhar mais atento.

Assim como o alívio da dor exige o manejo adequado da analgesia, o alívio do sofrimento, que a princípio pode parecer subjetivo, exige uma avaliação criteriosa para encaminhamentos adequados. Incertezas quanto ao provimento de recursos para os cuidados com o paciente, assim como preocupações quanto à manutenção e ao sustento da família no futuro, podem trazer inquietações e angústias aos pacientes e familiares.

A compreensão das expectativas do paciente e da família depende da sensibilidade e da percepção das circunstâncias que envolvem as histórias de vida desses sujeitos. Conduzir a abordagem depende ainda do conhecimento e de quais elementos devem ser considerados e trabalhados concretamente para amenizar, quando possível, o sofrimento e as preocupações.

É necessário ter paciência para esperar o momento, descobrir o tempo do paciente, da família e – por que não dizer? – o nosso próprio tempo. Essa não é, de forma alguma, uma espera interminável, mas sim uma que visa ao momento oportuno. O desafio que se impõe é perceber o que aflige o paciente e seus familiares, distinguir o que é premente naquele momento. Não menos importante é a habilidade para abordar o que é necessário e imprescindível, discutindo com a família os caminhos que deverão ser seguidos.

O óbvio é quase sempre um risco. A experiência do profissional, que lhe dá melhor manejo da situação, não deve substituir uma observação atenta. A análise dos dados coletados e a observação do paciente e da família subsidiarão a avaliação social, que ocorre com maior clareza quando se apura a sensibilidade e se amplia o cabedal de conhecimentos. Portanto, os olhos devem estar treinados, mas não acostumados; devem estar abertos e atentos a todas as possibilidades.

Aquilo que nos pode parecer evidente não é necessariamente visto com clareza pelos familiares; assim, o que seria de grande auxílio e benefício poderá trazer ainda mais transtornos se não for conduzido com habilidade. Uma comunicação adequada melhora a relação do profissional com o paciente e seus familiares, fortalecendo o vínculo e a confiança.

Evidentemente, a percepção desse tempo, que nortreará as ações, só pode ocorrer quando há a participação efetiva dos profissionais envolvidos, agindo conjuntamente e sinalizando o momento adequado. A identificação do momento depende das fases da doença, do estágio e da evolução; do preparo do paciente e da família para seu enfrentamento; do preparo, do conhecimento e da habilidade da equipe para conduzir as ações que tragam benefícios ao paciente e à família.

Reconhecer os limites da instituição e da família na provisão dos cuidados ao paciente, em situação de tamanha fragilidade, exige dos profissionais uma postura proativa e de coragem no que diz respeito à articulação possível de recursos concretos para o alívio e o conforto do próprio paciente. Para atingir esse objetivo, é necessário instrumentalizar-se quanto ao domínio de leis, portarias, normas e regulamentos que se impõem como desafios na concretização dos direitos previstos na extensa e complexa legislação de proteção social.

Restringir-se aos recursos da família ou da instituição reduz as possibilidades de ajuda ao paciente e seus familiares. Prover recursos financeiros para a manutenção dos cuidados com o paciente na fase final de doença, assim como garantir futuramente a manutenção de seus familiares, depende de providências que, por vezes, têm implicações legais. Essa análise e o processo de orientação sobre a legislação, principalmente previdenciária, fazem parte do escopo de trabalho do assistente social.

Hoje, há inúmeros meios para a obtenção de informações, como a internet, cuja importância é indiscutível; porém, para acessá-la com sucesso, é necessário ter uma base de conhecimento que permita encontrar a informação específica e que esta se aplique à situação do paciente. Faz-se necessário estar sempre atento às mudanças na legislação, principalmente previdenciária, que, apesar das dificuldades, ainda se configura como a espinha dorsal do sistema de seguridade no Brasil. Portanto, pela importância e abrangência, deve ser a preocupação do assistente social em sua prática diária.

Assim, mediante a necessidade de encaminhamento a qualquer instituição, este deve ser feito com responsabilidade, verificando-se sempre se as informações estão atualizadas para evitar transtornos e deslocamentos desnecessários. É importante lembrar que de forma alguma há a pretensão de substituir o advogado, o habilitador de benefícios previdenciários ou outros profissionais. O conhecimento sobre a legislação protetiva permite que o assistente social reconheça quais situações devem ser encaminhadas para instituições e profissionais habilitados para tratar de tais questões.

ATENÇÃO ESPECIAL À DOCUMENTAÇÃO

Para evitar futuros problemas com a concessão de benefícios, inventário e outras providências, são necessárias orientações ao paciente e à família quanto à regularização da documentação. Caso haja alguma pendência, como dados incorretos ou divergências entre documentos, é necessário providenciar a retificação.

A regularização do estado civil, a celebração de casamento religioso ou a declaração de união estável em cartório, inclusive homoafetiva, facilitará a concessão da pensão e demais providências. Se não houver tal documentação, a Previdência Social exige três provas plenas para comprovação da condição de companheira ou companheiro.

É necessário antecipar-se nessa orientação, pois algumas informações, como a localização da documentação, dependem, às vezes, do próprio paciente. Assim, é preciso verificar previamente a existência de tais provas e reunir documentos comprobatórios sobre a convivência sob o mesmo teto: conta bancária conjunta, beneficiário em seguro de vida ou seguro-saúde, bens adquiridos conjuntamente, comprovante de residência no mesmo endereço, filhos e declaração firmada em cartório, pelo próprio paciente, a respeito da vida em comum.

Ao abordar assuntos mais delicados e difíceis, como o reconhecimento de filhos fora do casamento, por exemplo, é necessário propiciar um momento em que o paciente possa manifestar sua vontade, evitando o desconforto comum a essas situações. A importância dessas orientações se deve ao tempo abreviado de vida do paciente e à urgência de medidas para a proteção da família, principalmente de filhos menores, evitando demora com pendências judiciais que dificultem o acesso aos benefícios previdenciários e outros.

Portanto, casar-se, quando possível, e registrar em cartório a declaração de união estável, inclusive a união homoafetiva, são atos recomendáveis para evitar maiores transtornos, assim como o reconhecimento dos filhos, para não os deixar desamparados. Quando o paciente, internado ou em seu domicílio, estiver impedido de se locomover por doença grave ou sob risco de falecimento iminente, desde que em seu juízo, e manifestar a vontade de casar-se, poderá fazê-lo, cumprindo as formalidades legais, conforme dispõem os arts. 1.539 a 1.541 do Código Civil[1].

É possível que um casamento tenha seus efeitos garantidos mesmo após o falecimento de um ou de ambos os nubentes. Para tanto, antes da morte, é preciso que os atos legais para a celebração do matrimônio tenham sido observados, ainda que atentos às peculiaridades de cada caso. Casar-se, principalmente após os 70 anos, pode trazer prejuízos com relação a bens e até à pensão, já que a legislação obriga ao regime da separação total de bens, conforme dispõe o art. 1.641, II, do Código Civil[1]. O reconhecimento de filhos poderá ser feito conforme dispõe o art. 1.609 do Código Civil[1].

DOCUMENTAÇÃO DE REPRESENTAÇÃO CIVIL

Quando o paciente está lúcido e responde por seus atos da vida civil: procuração

Antecipando-se às dificuldades futuras, o paciente capaz e em condições de manifestar sua vontade poderá nomear, dentre seus familiares, um que o represente. Para tanto, deve ser feita uma procuração para fins definidos ou não. É recomendável que o documento seja lavrado em cartório, mas, para o paciente com dificuldade de locomoção ou internado, o tabelião poderá ir até a sua residência ou à instituição na qual se encontra. É um procedimento simples e rápido.

Quando o paciente não responde pelos atos da vida civil: curatela

Caso o paciente já não tenha mais a condição de manifestar sua vontade, em função de comprometimento cognitivo, poderá ser interditado judicialmente, nomeando-se um curador. O processo deve ser embasado por relatório médico, que comprove sua incapacidade para os atos da vida civil. O juiz pode nomear um curador dentre os membros da família ou não. Trata-se de um processo judicial executado com a assistência de um advogado; o Instituto Nacional de Seguro Social (INSS) aceita a curatela provisória por seis meses. A curatela visa proteger o paciente e seu patrimônio, evitar transtornos com relação ao não recebimento de benefícios e outros numerários e permite movimentar a conta bancária, evitando dificuldades com a própria manutenção do paciente e da família.

Para filhos menores de pacientes viúvos ou solteiros, já com a ausência de um dos pais, é recomendável *pensar* sobre quem será o responsável por eles quando ocorrer o falecimento. Se for possível e houver a oportunidade, o paciente poderá manifestar sua vontade, a fim de que se facilite o processo de tutela, providenciando a documentação para representação do menor com o INSS e outras instituições, agilizando o processo para a concessão de pensão por morte e outras providências.

DOCUMENTAÇÃO DE REGULARIZAÇÃO DE BENS

A regularização de imóveis com pendências quanto à documentação e ao registro em cartório, assim como a de prestações de financiamento vencidas e condomínios atrasados, também se faz necessária. No caso do financiamento da casa própria, a quitação do imóvel ocorre com a concessão da aposentadoria por invalidez ou com o falecimento do mutuário. Vale lembrar que, se o financiamento estiver em nome de mais de uma pessoa, quita-se somente a parte que corresponde à pessoa falecida.

Muitas vezes os familiares não se sentem confortáveis em abordar essas situações com o paciente. Contudo, é necessário que se procure uma forma delicada para a tratativa dessas questões. Quando há a intenção de deixar testamento ou doações, exige-se agilidade nessas providências, minimizando dificuldades futuras.

DOCUMENTAÇÃO DE SEGURO

Por se tratar de um assunto delicado para a família, muitas vezes se deixa de verificar quais são os beneficiários constantes em apólices de seguro. Quando o paciente é solteiro, é comum ter os pais como beneficiários. Quando se casa ou se têm filhos, deixa-se de alterar os beneficiários na apólice de seguro. Para essa abordagem, é recomendável perceber o momento oportuno e eleger a pessoa na família com a maior habilidade para conduzir tal situação.

PIS/PASEP E FGTS

Uma vez regularizada a documentação, é importante identificar quais são as alternativas que irão viabilizar os recursos de que o paciente e a família necessitam. Dentre estes, os que podem ser viabilizados mais rapidamente são o Programa de Integração Social (PIS) e o Fundo de Garantia do Tempo de Serviço (FGTS). O saque desses benefícios pode minimizar as dificuldades financeiras quando paciente e familiares são surpreendidos por uma doença grave. Para tanto é necessário estar munido do relatório médico que ateste o diagnóstico e as condições clínicas do paciente, além da documentação pessoal. Além disso, há a possibilidade de saque do PIS e do FGTS pelo titular das contas se um de seus dependentes, devidamente reconhecido, vier a contrair uma doença grave.

O paciente inscrito no PIS até 4 de outubro de 1988, mesmo que no momento esteja desempregado, pode sacar a cota do PIS/Pasep e FGTS, conforme dispõem a Resolução n. 2, de 17 de dezembro de 1992 (HIV), e a Resolução n. 1, de 15 de outubro de 1996 (neoplasia maligna)[2]. Quanto ao FGTS, em se tratando de HIV, o saque tem como base a Lei n. 7.670/88[3]; já a neoplasia maligna é abordada na Lei n. 8.922/94[4], que permite levantar o total presente na conta vinculada, inclusive os saldos dos planos econômicos.

AFASTAMENTO DO TRABALHO

A comprovação para a licença médica, que antecede o auxílio-doença, tem pontos comuns independentemente das instituições ou empresas. É necessário orientar sobre a necessidade de apresentar ao empregador relatório médico dentro dos 30 dias da data do afastamento do trabalho para que seja concedida a licença médica (os 15 dias da empresa) e não se correr o risco de ser desligado por abandono de emprego.

Para os empregados de empresas, inclusive domésticos, ou segurado obrigatório, como os autônomos, a concessão de benefícios/auxílio-doença segue o que dispõe o Regime Geral da Previdência Social (RGPS). Para os que trabalham por outro regime, como os funcionários públicos, é preciso observar as exigências que impõem os estatutos específicos de cada instituição.

AUXÍLIO-DOENÇA

O paciente que contribui para a Previdência Social, estando incapaz para o trabalho por mais de 15 dias, tem direito, após 12 contribuições, a solicitar auxílio-doença. Para a concessão desse benefício é necessário cumprir algumas exigências, como a carência e ser considerado incapaz para o trabalho pela perícia médica da Previdência Social.

Essa carência pode ser dispensada se o paciente for portador de algumas doenças (desde que comprovadas em laudo médico e que se permaneça vinculado à Previdência), tais como: tuberculose ativa, hanseníase, alienação mental, neoplasia maligna, cegueira, paralisia irreversível e incapacitante, cardiopatia grave, doença de Parkinson, espondiloartrose anquilosante, nefropatia grave, doença de Paget em estágio avançado, aids e hepatopatia grave e contaminação por radiação.

Poderá ainda pleitear esse benefício o paciente que estiver em período de graça (segurado inadimplente). Nessa condição, para os contribuintes de 10 anos o benefício será de 24 meses; há menos de 10 anos, o tempo é de 12 meses. Acrescentam-se mais 12 meses ao período de graça se o paciente for beneficiário do seguro-desemprego.

O paciente desempregado, sem contribuir e esgotado seu período de graça, poderá solicitar retroação do auxílio-doença, desde que a doença tenha se iniciado em uma época em que ele ainda se encontrava na condição de segurado. Nesse caso, a retroação ocorre somente a partir da data do início da doença, o que possibilita a concessão do benefício, porém sem retroação do pagamento.

É sempre bom reforçar que o pedido do auxílio-doença deve ser feito dentro de 30 dias da data do afastamento do trabalho. Caso o pedido tenha sido posterior aos 30 dias, o início do auxílio-doença é considerado a partir da data do protocolo. Daí a importância de enfatizar ao paciente e a seus familiares a obrigatoriedade de protocolar o requerimento dentro do prazo estipulado.

Para solicitar auxílio-doença, não é necessária a participação de intermediário. O paciente ou o familiar pode marcar a perícia em contato direto com a Previdência, pelo telefone 135 ou pelo *site* <www.previdencia.gov. br>[5].

Ainda, se o paciente estiver internado ou sem condições de comparecer à agência do INSS, pode-se solicitar a perícia no hospital ou em domicílio. O auxílio-doença é um benefício temporário, devendo o segurado submeter-se periodicamente à perícia e, em todas elas, comprovar a doença e o tratamento por meio de relatórios médicos e exames.

APOSENTADORIA POR INVALIDEZ

A aposentadoria por invalidez é uma conversão do auxílio-doença, quando a perícia médica da Previdência Social conclui que a doença é irreversível e a incapacidade é definitiva. Isso pode ocorrer de imediato, dependendo do estado de saúde do paciente, ou depois de um período prolongado em auxílio-doença.

Quando houver dependência de terceiros e incapacidade para a realização das atividades da vida diária, o valor da aposentadoria por invalidez poderá ter um acréscimo de 25%, correspondente ao benefício de assistência permanente. Esse benefício só cabe aos aposentados por invalidez e deverá ser solicitado na agência do INSS na qual foi concedida a aposentadoria por invalidez.

A aposentadoria por invalidez permite o saque do PIS e do FGTS, caso não tenha ocorrido anteriormente, e a quitação do financiamento da casa própria pelo Sistema Financeiro da Habitação (SFH).

AMPARO ASSISTENCIAL: BENEFÍCIO DE PRESTAÇÃO CONTINUADA (BPC)

Ao paciente que não dispõe de nenhuma fonte de renda e que se encontra totalmente dependente, é possível solicitar o amparo assistencial, previsto na Lei Orgânica da Assistência Social (LOAS), Lei n. 8.742/93[6], no valor de um salário mínimo. Para a obtenção desse benefício, a renda *per capita* deve ser menor que 1/4 do salário mínimo. Esse benefício também cabe aos idosos maiores de 65 anos, porém não se transforma em pensão, extinguindo-se com o falecimento do paciente.

Embora seja um benefício assistencial, sua concessão é feita pelo INSS, pois esse instituto conta com infraestrutura e rede bancária para viabilizá-lo. Assim, para solicitar informações ou agendar perícia, utiliza-se o mesmo número de telefone 135 ou o *site* <www.previdenciasocial.gov.br>[5].

REORGANIZAÇÃO APÓS O FALECIMENTO

Após o falecimento do paciente, a família procura se reorganizar em um novo formato, revendo todos os aspectos, inclusive o financeiro, pois a preocupação, além da dor da perda, é também com sua manutenção. Invariavelmente, as famílias retornam aos serviços que prestaram atendimento ao paciente, muitas vezes para ser acolhida, ouvida, confortada, além de agradecer e de buscar informações complementares.

Nesse momento, além da atenção e do conforto, é preciso encontrar as fontes dos recursos possíveis, identificando as alternativas que redundarão em renda, de forma a normalizar o mais breve possível a rotina e o cotidiano da família.

SEGURO DE VIDA EM GRUPO OU INDIVIDUAL

Cabe às pessoas que o paciente designou como beneficiárias. Se entre elas houver menores de idade, o valor do prêmio deverá ser depositado em caderneta de poupança e só poderá ser retirado com alvará judicial, com a assistência de um advogado. O menor pode ser representado por um dos pais, seu tutor natural, ou, na falta deste, por um tutor nomeado.

PENSÃO POR MORTE

É o benefício pago aos dependentes habilitados após a morte do paciente que mantinha a qualidade de segurado da Previdência Social. No caso de pacientes em cuidados paliativos, é mais frequente que estivessem em gozo de auxílio-doença ou já aposentados. Os dependentes habilitados são aqueles considerados pela Previdência Social: cônjuge, companheiro(a) e filhos menores de 21 anos, não emancipados ou inválidos – estes são chamados de preferenciais e têm sua dependência econômica presumida.

Aqui cabe lembrar que a ex-esposa tem direito à pensão por morte, desde que conste o direito à pensão alimentícia na averbação da separação em certidão de casamento. Nessa situação, a pensão é rateada entre a ex-esposa e a atual companheira, assim como os filhos de outras uniões, desde que menores ou inválidos.

O prazo de requerimento da pensão é de 30 dias. Após esse período, o início do benefício conta da data do protocolo, por isso é importante agendar o processo pelo telefone 135 ou pelo *site* da Previdência Social o mais rápido possível. Para o paciente que já se encontrava em benefício, aposentado ou em auxílio-doença, os familiares deverão apresentar também o comprovante do benefício.

Na pensão por morte, permanece a regra: 100% do valor da aposentadoria que recebia ou a que teria direito o paciente se fosse aposentado por invalidez. Esse cálculo está previsto nos arts. 29 e 75 da Lei n. 8.213/91[7]. A pensão permite o saque do PIS e do FGTS pelos dependentes por meio da certidão de dependentes, que acompanha a carta de concessão da pensão emitida pelo INSS. Permite também o recebimento de saldo de rescisão do contrato de trabalho do falecido. Em caso de inexistência de dependentes para fins previdenciários, os herdeiros poderão sacar os saldos do PIS e do FGTS por meio de alvará judicial.

A pensão por morte tem duração variável, conforme o tempo de contribuição, a idade do beneficiário e o tempo de casamento ou união estável. São mudanças previstas na Lei n. 13.135, de 17 de junho de 2015[8]. Se o óbito ocorrer sem que o segurado tenha realizado 18 contribuições mensais à Previdência ou se ele houver menos de 2 anos de casamento ou união estável, o beneficiário terá pensão somente por 4 meses a contar da data do óbito.

CONSIDERAÇÕES FINAIS

As constantes alterações nas leis trazem insegurança aos pacientes e seus familiares, os quais, muitas vezes, possuem referências de informações do passado e que hoje não se confirmam.

A legislação é ampla, e não seria possível citá-la na íntegra, mesmo porque não é a intenção substituir os profissionais que quanto a ela têm competência, como os advogados, aos quais se deve recorrer sempre que a situação exigir.

A intenção, na verdade, é contribuir para que o assunto seja conhecido e possibilitar que o profissional reconheça quando e como encaminhar tais questões de forma adequada, evitando, assim, perda de tempo precioso para as resoluções que dizem respeito à manutenção da família.

REFERÊNCIAS BIBLIOGRÁFICAS

1. Brasil. Lei n. 10.406, de 10 de janeiro de 2002. Institui o Código Civil. Diário Oficial [da] União, 11 jan. 2002. Disponível em: http://www.planalto.gov.br/ccivil_03/leis/2002/L10406.htm. Acesso em: 15 set. 2015
2. Brasil. Resolução CD/PIS-PASEP n. 1, de 15 de outubro de 1996. Diário Oficial [da] União, 16 out. 1996. Disponível em: http://www.normasbrasil.com.br/norma/resolucao-1-1996_95224.html. Acesso em: 15 set. 2015.
3. Brasil. Lei n. 7.670, de 8 de setembro de 1988. Estende aos portadores da Síndrome da Imunodeficiência Adquirida – SIDA/AIDS – os benefícios que especifica e dá outras providências. Diário Oficial [da] União, 9 set. 1988. Disponível em: http://www.planalto.gov.br/ ccivil_03/leis/L7670. htm. Acesso em: 15 set. 2015.
4. Brasil. Lei n. 8.922, de 25 de julho de 1994. Acrescenta dispositivo ao art. 20 da Lei n. 8.036, de 11 de maio de 1990, para permitir a movimentação da conta vinculada quando o trabalhador ou qualquer de seus dependentes for acometido de neoplasia maligna. Diário Oficial [da] União, 26 jul. 1994. Disponível em: http://www.planalto.gov.br/ ccivil_03/leis/L8922. htm. Acesso em: 15 set. 2015.
5. Brasil. Previdência Social. Disponível em: www.previdencia.gov.br. Acesso em: 15 set. 2015
6. Brasil. Lei n. 10.406, de 10 de janeiro de 2002. Institui o Código Civil. Diário Oficial [da] União, 11 jan. 2002. Disponível em: http://www.planalto.gov.br/ccivil_03/leis/2002/L10406.htm. Acesso em: 15 set. 2015.
7. Brasil. Lei n. 8.213, de 24 de junho de 1991. Dispõe sobre os Planos de Benefícios da Previdência Social e dá outras providências. Diário Oficial [da] União, 25 jul. 1991. Disponível em: http://www.planalto.gov.br/ CCIVIL_03/leis/L8213cons.htm. Acesso em: 15 set. 2015.
8. Brasil. Lei n. 13.135, de 17 de junho de 2015. Altera as Leis n. 8.213, de 24 de julho de 1991, n. 10.876, de 2 de junho de 2004, n. 8.112, de 11 de dezembro de 1990, e n. 10.666, de 8 de maio de 2003, e dá outras providências. Diário Oficial [da] União, 18 jun. 2015. Disponível em: http://www.planalto.gov.br/ ccivil_03/_Ato2015-2018/2015/Lei/L13135.htm. Acesso em: 15 set. 2015.

SEÇÃO 9

TÓPICOS ESPECÍFICOS EM FISIOTERAPIA, TERAPIA OCUPACIONAL, FONOAUDIOLOGIA E NUTRIÇÃO

CAPÍTULO 73

PAPEL DA FISIOTERAPIA EM CUIDADOS PALIATIVOS

Janete Maria da Silva

INTRODUÇÃO

A atuação do fisioterapeuta na equipe interdisciplinar responsável pela assistência em cuidados paliativos é mandatória e fundamenta-se, basicamente, em três grandes pilares: a capacidade funcional, o desejo do paciente e a qualidade de vida do paciente, de sua família e da própria equipe assistencial.

Na composição da equipe multidisciplinar de cuidados paliativos, é de amplo conhecimento que o fisioterapeuta é um dos profissionais que mais tem *expertise* para avaliar a condição funcional de um paciente, aspecto que é um forte preditor de muitos desfechos em saúde. Estudos têm evidenciado que o prejuízo da capacidade funcional pode conduzir o paciente a uma percepção negativa de sua qualidade de vida, aumentar a demanda de cuidados devido a dependência funcional, onerar os custos do cuidado e aumentar o risco de complicações associadas ao imobilismo. Nesse contexto, a fisioterapia exerce papel importante para a prevenção, a manutenção e, quando possível, o restauro da condição funcional, oferecendo maior dignidade aos dias que esses pacientes terão.

QUAIS SÃO OS PACIENTES SOB CUIDADOS PALIATIVOS QUE TÊM INDICAÇÃO DE FISIOTERAPIA?

Todos os pacientes. Embora a inserção da fisioterapia em cuidados paliativos tenha ocorrido a partir da oncologia, pacientes não oncológicos que apresentem falências orgânicas ou doenças neurodegenerativas também têm indicação e se beneficiarão com o tratamento fisioterapêutico. O melhor momento para iniciá-los é no diagnóstico, pois intervenções profiláticas na funcionalidade poderiam, potencialmente, minimizar ou protelar o declínio funcional inexorável ao curso de evolução da doença. A assistência fisioterapêutica poderá, ainda, promover o controle de sintomas e auxiliar pacientes e familiares a tomar decisões pautadas em prioridades de vida e a definir suas diretrizes avançadas de vida.

O Quadro 1 menciona exemplos de doenças que podem comprometer a capacidade funcional do indivíduo e torná-lo elegível para a realização de fisioterapia.

QUADRO 1 Doenças que podem comprometer a funcionalidade de pacientes em cuidados paliativos

Tipo de doença	Exemplos
Oncológica	Neoplasia em diferentes órgãos e seus tratamentos (radioterapia e quimioterapia)
Hematológica	▪ Linfoma ▪ Mielomas ▪ Leucemias ▪ Mieloma múltiplo
Respiratória	▪ DPOC ▪ Fibrose pulmonar ▪ Mucoviscidose (fibrose cística) ▪ Pneumoconioses (p. ex., sarcoidose, asbestose)
Renal	Insuficiência renal
Hepática	Insuficiência hepática
Cardíaca	Insuficiência cardíaca
Neurológica	▪ Acidente vascular encefálico ▪ Esclerose lateral amiotrófica ▪ Esclerose múltipla ▪ Distrofias musculares ▪ Encefalopatia anóxica ▪ Paralisia cerebral ▪ Demências
Reumatológica	▪ Esclerodermia ▪ Artrite reumatoide ▪ Lúpus erimatoso sistêmico
Genética	Síndromes diversas

DPOC: doença pulmonar obstrutiva crônica.

PAPEL DA FISIOTERAPIA NA EQUIPE DE CUIDADOS PALIATIVOS

A fisioterapia tem amplo campo de atuação com pacientes em cuidados paliativos, independentemente do ciclo de vida, desde o diagnóstico até suas últimas horas de vida, ainda que esses pacientes recebam, eletivamente, sedação paliativa para o controle de sintomas refratários.

Destacam-se como atribuições da fisioterapia em cuidados paliativos:

- Avaliação e anamnese dos aspectos físicos, psíquicos, sociais e espirituais do paciente.
- Avaliação funcional detalhada, com enfoque nas atividades de maior interesse/desejo do paciente e nas atividades que a doença de base poderá influenciar negativamente durante o curso de vida.
- Avaliação detalhada da qualidade de vida do paciente, de sua família, de seu cuidador e da equipe assistencial.
- Elaboração de um plano de cuidado junto à equipe que atenda às necessidades elencadas, com a previsibilidade de déficits e/ou sintomas que poderão aparecer ao longo do curso de evolução da doença.
- Comunicação ativa, clara, gradual e dirigida ao paciente, aos familiares/cuidadores e aos demais membros da equipe assistencial. É importante alinhar a comunicação com os demais membros da equipe de cuidados paliativos e estar disponível, sempre que necessário.
- Manutenção, maximização ou até mesmo adaptação de atividades de vida diária mediante a aplicação de técnicas de conservação de energia, nos casos em que a perda funcional será irreversível e inevitável.
- Controle não farmacológico de sintomas (como dor, náusea, fadiga, dispneia, obstipação, linfedema e outros) utilizando recursos terapêuticos manuais, cinesioterapia e eletrotermofototerapia.
- Condicionamento da função respiratória e cardiovascular.
- Indicação e discussão com a equipe médica sobre a implementação de assistência ventilatória invasiva ou não invasiva.
- Ajuste de parâmetros ventilatórios invasivos e não invasivos, tanto de pacientes sob assistência em domicílio como naqueles internados.
- Prevenção de complicações físicas decorrentes da progressão da doença ou de internações sofridas pelo paciente.
- Promoção da autonomia, do conforto, do bem-estar, da dignidade, da funcionalidade e da qualidade de vida.
- Incentivo à convivência em comunidade.
- Orientação acerca de técnicas de mobilização do paciente nos diferentes cenários assistenciais (hospedaria, ambulatório, hospital, domicílio) para garantir a segurança nas transferências e na deambulação e na redução do risco de quedas.
- Ensino/orientação de estratégias e abordagens à família e aos cuidadores, em cada fase de evolução do cuidado, seja durante uma internação ou para facilitação do cuidado em domicílio.
- Assistência aos cuidadores e familiares no que diz respeito às queixas que podem estar associadas à sobrecarga física decorrente do cuidado oferecido ao paciente.
- Disseminação da informação científica nos diferentes meios de acesso à informação, em especial na graduação em Fisioterapia, para que os novos profissio-

nais possam iniciar sua carreira profissional conhecendo a importância dessa ciência em tais pacientes.

CONSIDERAÇÕES FINAIS

O papel do fisioterapeuta em cuidados paliativos ultrapassa a assistência direta ao paciente, na medida em que abrange a preocupação com a segurança, a sociabilização, o controle adequado de sintomas, o auxílio na definição de prioridades, a qualidade de vida e a capacidade funcional do paciente. Além disso, pode oferecer suporte à família e incluí-la como centro do processo de reabilitação, tornando-a agente ativa do cuidado.

REFERÊNCIAS BIBLIOGRÁFICAS

1. Agapito C, Silva JM. O papel da fisioterapia em cuidados paliativos. In: Costa AP, Othero MB, organizadores. Reabilitação em cuidados paliativos. Porto: Lusodidacta; 2014. p.1-382.
2. Marcucci FCI. O papel da fisioterapia nos cuidados paliativos a pacientes com câncer. Rev Bras Cancerol. 2005;51(1):67-77.

CAPÍTULO 74

VENTILAÇÃO MECÂNICA NÃO INVASIVA EM CUIDADOS PALIATIVOS

Janete Maria da Silva

INTRODUÇÃO

A ventilação mecânica não invasiva (VMNI) consiste na aplicação de pressão positiva nas vias aéreas superiores por meio de uma interface como uma máscara ou um *prong* nasal[1]. Pode ser empregada no manejo e no tratamento da insuficiência respiratória aguda ou crônica agudizada[2]. Fortes evidências científicas têm apontado que a VMNI pode ser empregada, com sucesso, em pacientes com doença pulmonar obstrutiva crônica (DPOC), insuficiência cardíaca congestiva e pacientes imunossuprimidos[3], pois pode prevenir a intubação orotraqueal.

A VMNI pode ser realizada no ambiente domiciliar, na hospedaria, no hospital e/ou ambulatorialmente.

O Quadro 1 apresenta as indicações para o uso de VMNI[3], enquanto o Quadro 2 apresenta suas contraindicações.

QUADRO 1 Indicações da ventilação mecânica não invasiva pautadas na observação clínica à beira do leito e na avaliação da troca gasosa

Observações à beira do leito
▪ Dispneia de moderada a intensa
▪ Taquipneia (maior que 24 incursões respiratórias por minuto em pacientes com alterações obstrutivas e maior que 30 incursões para pacientes com alterações restritivas)
▪ Sinais de aumento do trabalho respiratório (tiragens, grunhido ao final da expiração, batimento de asa do nariz), uso de musculatura acessória da respiração, respiração paradoxal
Avaliação da troca gasosa por gasometria arterial
▪ Insuficiência respiratória aguda ou crônica, com $PaCO_2 > 45$ mmHg e pH $< 7,35$
▪ Hipoxemia e relação $PaO_2/FiO_2 < 200$

FiO_2: fração inspirada de oxigênio; PaO_2: pressão arterial de oxigênio.

QUADRO 2 Contraindicações da ventilação mecânica não invasiva[4]
▪ Rebaixamento do nível de consciência
▪ Agitação psicomotora
▪ Recusa do paciente
▪ Instabilidade hemodinâmica
▪ Arritmias complexas
▪ Obstrução de via aérea superior ou trauma de face
▪ Tosse ineficaz ou incapacidade de deglutição
▪ Náuseas, vômitos e distensão abdominal
▪ Hemorragia digestiva alta
▪ Infarto agudo do miocárdio
▪ Pós-operatório de trato gastrointestinal alto, via aérea superior e cirurgia de face

Entretanto, considerando as peculiaridades dos pacientes sob cuidados paliativos, além das indicações clássicas mencionadas no Quadro 1, o emprego da VMNI também deve atender à definição de diretrizes avançadas de vida do paciente. Curtis et al.[5] descreveram três cenários clínicos que podem compreender os pacientes em cuidados paliativos com indicação para o uso de VMNI. O Quadro 3 apresenta os cenários, exemplificando-os mediante o caso clínico de um paciente com DPOC durante o curso da doença.

A compreensão da fase da doença e o conhecimento das diretrizes avançadas permitirão a implementação ou a suspensão da VMNI quando o risco de um evento adverso passar a ser maior que o benefício real.

A interface de escolha é aquela preferida pelo paciente (máscara nasal, facial, facial total, *prong* nasal), pois a adaptação da interface é um dos fatores determinantes para o sucesso da VMNI. A VMNI pode ser aplicada em diversas modalidades, porém as duas mais utilizadas são a pressão positiva contínua nas vias aéreas (CPAP) e a pressão positiva com dois níveis pressóricos (Bipap). A CPAP tem sido muito utilizada em edema agudo de pulmão. Em casos nos quais o paciente apresenta hipercapnia, é preferível o uso de Bipap, pois essa modalidade permite aumentar a ventilação alveolar e a retirada do dióxido de carbono do sangue.

Pode-se utilizar a VMNI para otimizar o contato do paciente com seus familiares, pois com ela esse paciente pode melhorar sua condição respiratória e, por exemplo, conversar mais durante a visita de um ente querido. Ele se manterá, assim, capaz de resolver questões importantes nos dias de vida que lhe restam. Contudo, se a VMNI for implementada de forma contínua, na fase final de vida do paciente pode dificultar o contato com familiares e, inclusive, fazer com que esse paciente tenha de, eventualmente, ser transferido para um local onde essa terapêutica seja

QUADRO 3 Situações clínicas possíveis em cuidados paliativos e o uso da VMNI considerando um paciente com DPOC5

Cenário clínico	Exemplo
Pacientes com descompensação respiratória inicial, para os quais as diretrizes avançadas de suporte à vida não foram definidas	Senhor de 70 anos com DPOC procurou serviço de emergência com descompensação respiratória. Antes da exacerbação o paciente apresentava qualidade de vida aceitável e conseguia deambular independentemente na comunidade, não dependia de oxigênio. Neste momento apresenta infecção respiratória, com necessidade de suporte ventilatório, e manifesta a vontade de ser submetido a intubação. Apresentou duas hospitalizações prévias, uma delas com o uso de VMI.
Pacientes com descompensação respiratória frequente, cuja diretriz avançada foi definida, e que não desejam ser intubados	Senhor de 70 anos com DPOC procurou serviço de emergência com descompensação respiratória. Antes da exacerbação apresentava prejuízo significativo da funcionalidade, múltiplas internações prévias com necessidade de intubação e VMI; múltiplos quadros de infecção respiratória e dependência de oxigênio domiciliar. O paciente tem conhecimento da doença e de sua evolução e está ciente dos tratamentos e de suas consequências. Aceita o uso da VMNI e relata não querer ser submetido a VMI. Neste momento é introduzida a VMNI sabendo-se que, caso haja falha, o paciente receberá somente medidas de conforto e alívio de sintomas.
Pacientes com descompensação respiratória nos quais a VMNI é utilizada apenas como medida de conforto respiratório	Senhor de 70 anos com DPOC grave e avançado, oxigênio-dependente grave, procurou serviço de emergência com DPOC descompensado. Neste momento, paciente com grande limitação funcional prévia à exacerbação (dispneia intensa em repouso), mesmo com otimização terapêutica. Paciente é claro e incisivo em não querer medidas que prolonguem sua vida. Aceita a VMNI para alívio da dispneia. A família está de acordo.

DPOC: doença pulmonar obstrutiva crônica; VMI: ventilação mecânica invasiva; VMNI: ventilação mecânica não invasiva.

implementada com adequada monitorização (p. ex., unidade de terapia intensiva – UTI). Esse é um dos motivos pelos quais o emprego da VMNI prolongada no final de vida é visto como um indicador de má qualidade de assistência oferecida ao paciente que está próximo ao óbito[6].

O fisioterapeuta deve estar disponível para instalar e/ou retirar a VMNI e esclarecer dúvidas e questionamentos que aparecerão com sua aplicação.

CONSIDERAÇÕES FINAIS

A VMNI pode ser utilizada em pacientes sob cuidados paliativos como tratamento de insuficiência respiratória, para controle de sintomas respiratórios (p. ex., a dispneia) e como medida de conforto. A avaliação para implementação e suspensão deve ser feita a cada atendimento e deve considerar a identificação da fase de evolução da doença, os objetivos terapêuticos, o emprego de uma comunicação assertiva, clara e unificada entre a equipe e o paciente, a compreensão das preferências do paciente e da família e a elaboração de diretivas antecipadas de vontade.

O seguimento dessas diretrizes pode aumentar a aderência ao recurso e facilitar o entendimento dos momentos em que se optou pela suspensão de tal recurso.

REFERÊNCIAS BIBLIOGRÁFICAS

1. Crummy F, Naughton MT. Non-invasive positive pressure ventilation for acute respiratory failure: justified or just hot air? Intern Med J. 2007;37(2):112-8.
2. Elliot MW. Non-invasive ventilation: established and expanding roles. Clin Med (Lond). 2011;11(2):150-3.
3. Nava S, Hill N. Non-invasive ventilation in acute respiratory failure. Lancet. 2009;374(9685):250-9.
4. III Consenso Brasileiro de Ventilação Mecânica, ventilação mecânica não invasiva com pressão positiva. J Bras Pneumol. 2007;33(Supl 2):S92-105.
5. Curtis JR, Cook DJ, Sinuff T, White DB, Hill N, Keenan SP, et al.; Society of Critical Care Medicine Palliative Noninvasive Positive VentilationTask Force. Non invasive positive pressure ventilation in critical and palliative care setting: understanding the goals of therapy. Crit Care Med. 2007;35(3):932-9.
6. Tang ST, Wu SC, Hung YN, Huang EW, Chen JS, Liu TW. Trends in quality of end-of-life care for Taiwanese cancer patients who died in 2000-2006. Ann Oncol. 2009 Feb;20(2):343-8.

CAPÍTULO 75

O PAPEL DA TERAPIA OCUPACIONAL EM CUIDADOS PALIATIVOS

Mônica Estuque Garcia de Queiroz

INTRODUÇÃO

Os cuidados paliativos podem ser compreendidos como uma modalidade assistencial direcionada a indivíduos portadores de doenças crônico-degenerativas progressivas e não responsivas à terapêutica curativa. Tais indivíduos sofrem com a presença de sintomas de difícil controle, estressantes e debilitantes, associados e incrementados em razão de sofrimentos e desconfortos nas esferas física, psicossocial e espiritual.

Essa filosofia é caracterizada por ser um modelo de assistência integral e integrada, multiprofissional e interdisciplinar, que visa incrementar a qualidade de vida do paciente no processo de doença e em sua evolução para o processo de finitude, além de acompanhar o cuidador em período estendido ao luto.

O trabalho da equipe multiprofissional e interdisciplinar em cuidados paliativos, da qual faz parte o terapeuta ocupacional, é fundamental para a elaboração de um plano de cuidados resultante da articulação de diferentes conhecimentos, habilidades e técnicas específicas a cada área técnica profissional[1].

O papel do terapeuta ocupacional nesse contexto é auxiliar o paciente e seu cuidador a lidar com as dificuldades referidas, identificadas e observadas, a fim de que se obtenha maior conforto e alívio de sofrimentos, dignidade e qualidade de vida, no hospital (ou outra estrutura de assistência institucional) ou em seu domicílio, com o objetivo de promover o máximo nível "possível" de independência e/ou autonomia no desempenho ocupacional, apesar do declínio da funcionalidade e das perdas motoras, cognitivas, sociais e psíquicas presentes no processo.

TERAPIA OCUPACIONAL E CUIDADOS PALIATIVOS

O terapeuta ocupacional em cuidados paliativos, na atuação com crianças, adolescentes, adultos ou idosos, deve ter uma visão abrangente e integradora, uma vez que o paciente pode apresentar sintomas debilitantes e estressantes (principalmente dor, fadiga, imobilidade e dispneia), além de outros desconfortos e sofrimentos físicos, psicossociais e/ou espirituais que impactam de forma significativa sua vida ocupacional e a de seus familiares/cuidadores, resultando em aumento gradual e progressivo do grau de dependência nas atividades cotidianas. O profissional deve ser um facilitador na adaptação do paciente e de seus cuidadores às perdas decorrentes da evolução da doença e ao processo de finitude.

De Carlo et al.[2] apontam que o papel da terapia ocupacional em cuidados paliativos pode ser compreendido a partir da seguinte premissa:

> Por sua formação, ancorada tanto nas ciências biológicas como nas ciências humanas, o profissional terapeuta ocupacional está capacitado a colaborar com trabalhos multiprofissionais, tanto na esfera da saúde física quanto na da saúde mental e no campo social, na perspectiva da prevenção, orientação e tratamento ou reabilitação e em quaisquer níveis de atenção à saúde e, em particular, na instituição hospitalar. O terapeuta ocupacional é o profissional responsável por analisar e promover a vida ocupacional, auxiliando pacientes e familiares e/ou cuidadores no alívio ou na resolução das dificuldades a ela relacionadas, mediante um plano assistencial complexo e abrangente que envolva as múltiplas dimensões da vida ocupacional do paciente e de sua família, especialmente nas grandes áreas ocupacionais: de cuidados pessoais, de trabalho e de lazer.

Com o intuito de facilitar a compreensão dessa atuação, propõe-se exemplificar esse papel por meio de alguns princípios de cuidados paliativos.

Promoção do alívio da dor e de outros sintomas

A abordagem terapêutica ocupacional busca o alívio dos sintomas e desconfortos que impactem de forma significativa no desempenho funcional e ocupacional do paciente, comprometendo sua vida ativa e sua participação social. A dor, da mesma forma que outros sintomas, repercute em todas as dimensões da vida humana, sejam eles de ordem física, psicossocial e/ou espiritual, como também no contexto biográfico, demostrando a importância do conceito de dor total e podendo-se ampliar sua caracterização para sofrimento total.

Na avaliação e na abordagem dos sintomas que são debilitantes e estressantes pontuam-se a intensidade e agravantes, ao mesmo tempo que a identificação dos atenuantes e das formas de alívio pode auxiliar na definição dos métodos e recursos terapêutico-ocupacionais que serão utilizados a fim de contribuir na realização de um plano de cuidados integral e transdisciplinar que seja resolutivo e efetivo.

Alívio do sofrimento

O paciente deve encontrar sentido e significado em sua vida para elaborar e compreender seu processo de adoecimento e terminalidade, bem como o sofrimento resultante. O maior impacto ocorre na realização de suas atividades e tarefas, que são comprometidas em função da perda de funcionalidade, do declínio físico, cognitivo e sensório e das perdas em nível psicossocial.

A realização das atividades humanas de modo funcional e significativo é o foco primordial da atenção e da abordagem terapêutica e ocupacional. Portanto, a colaboração para o alívio do sofrimento nas diferentes dimensões do ser humano é prerrogativa para o terapeuta ocupacional que atua em cuidados paliativos.

O indivíduo encontra sentido na vida a partir daquilo que faz e realiza, de suas vivências e experiências, que irão (re)significar sua identidade subjetiva e social, resultando em respostas coerentes às demandas advindas do sofrimento e de seu alívio.

Oferecer sistema de apoio ao paciente para ajudá-lo a manter sua vida ativa quanto possível

O terapeuta ocupacional utiliza recursos e métodos para incrementar o desempenho ocupacional dos pacientes. Ele desenvolve habilidades, atitudes e ações que mantenham ou incrementem a capacidade funcional e promovam conforto e alívio, por meio de atividades propositadas e dirigidas, de técnicas de conservação de energia e da modificação ambiental.

Esse profissional possibilita que o paciente maximize sua independência nas áreas das atividades básicas, instrumentais e avançadas da vida diária, mantendo o controle sobre si mesmo, sobre a situação e sobre o ambiente. O paciente é assistido no estabelecimento e na priorização de novas metas de vida, para que mantenha o *status* de "ser produtivo e ativo", competente no desempenho funcional e na participação em tomada de decisões[3].

O objetivo é a manutenção da vida ativa do paciente, com conforto e dignidade, no hospital, na residência e nos espaços sociais de trabalho e lazer, com a reorganização da estrutura da vida cotidiana, a partir do entendimento da fase de adoecimento e de suas repercussões e limitações.

Oferecer um sistema de suporte que auxilie os entes queridos a sentir-se amparados durante todo o processo da doença

O cuidador e a família constituem parte integrante dos cuidados do paciente em cuidados paliativos. Gradativamente, durante o processo de doença, o cuidador passa a assumir o cuidado integral do paciente, espontaneamente ou não, em razão do aumento da dependência. Ele será sensibilizado, orientado e capacitado para a realização das atividades de cuidado e cotidianas, sendo uma referência no processo de tomada de decisões. Dessa forma, é parte ativa de todo o processo, devendo ser cuidado e apoiado no adoecimento e no luto.

O papel da terapia ocupacional é a promoção do máximo nível de qualidade de vida, entendida como o estreitamento do espaço existente entre o que se pode fazer (a realidade) e o que se quer fazer (a expectativa e o desejo), para o paciente e seus cuidadores, ainda que em um processo de perdas e limitações progressivas, mantendo o significado e o domínio de sua vida mesmo na presença da perda funcional.

Segundo Armitage e Crowter[4], o papel da terapia ocupacional nos cuidados paliativos inclui:

- A realização de atividades e/ou de exercícios terapêuticos para o restabelecimento da funcionalidade.
- A melhoria do desempenho ocupacional e a adaptação às perdas funcionais.
- Treino de atividades de vida diária no autocuidado e no ambiente doméstico, bem como orientação sobre a realização das demais atividades de vida diária e prática, lazer e trabalho.
- Orientação para adaptação a um novo estilo de vida e mudança de hábitos, com orientação para o manejo do tempo, a simplificação do trabalho, a proteção articular e a conservação de energia.
- Posicionamento no leito, treinamento de mudanças posturais e transferências.
- Treino de relaxamento e manejo de estresse.
- Orientação e prescrição de cadeiras de rodas e demais equipamentos assistivos, como órteses, recursos tecnológicos e adaptações.
- Confecção ou prescrição de equipamentos adaptativos (tecnologia assistiva) e/ou órteses, para prevenção de deformidades e controle da dor.
- Treino das disfunções cognitivas e perceptivas.
- Orientação e treino de cuidadores (formais e informais) para o aproveitamento do tempo livre (lazer) e inserção na comunidade.
- Orientação e adequação domiciliar.

A atuação do terapeuta ocupacional está direcionada para a atividade humana, para o fazer do indivíduo, tendo a proposição de atividades significativas e propositadas como centro de sua proposta terapêutica. A finalidade é incrementar a funcionalidade e o sentimento de ser ativo e útil. Esse sentimento é agregado à sensação de pertencimento familiar e social. Dessa forma, uma possível resultante é a minimização de prejuízos e limitações e a potencialização de habilidades, potencialidades e capacidades, respeitando características individuais e subjetivas, necessidades e demandas, fase de faixa etária, patologia, processo de doença e prognóstico.

Segundo De Carlo et al.[2],

> O terapeuta ocupacional é o profissional responsável por analisar e promover a vida ocupacional, auxiliando pacientes e familiares e/ou cuidadores no alívio ou na resolução das dificuldades a ela relacionadas, por meio de um plano assistencial complexo e

abrangente que envolva as múltiplas dimensões da vida ocupacional do paciente e de sua família, em especial nas grandes áreas ocupacionais: cuidados pessoais, trabalho e lazer.

Um facilitador para a atuação do terapeuta ocupacional neste contexto é que faz parte de seu rol de atividades a compreensão da vida funcional e ocupacional do paciente nos contextos hospitalares (espaço diferenciado e estruturado dentro de sua especificidade), em razão do impacto do processo de doença, ao mesmo tempo que mantém em perspectiva o histórico de vida anterior ao adoecimento, contextualizando a subjetividade, a individualidade e a participação do paciente na sociedade.

CONSIDERAÇÕES FINAIS

Nos cuidados paliativos, a terapia ocupacional volta sua atenção e foco para o paciente e seu cuidador no sentido de auxiliá-los no enfrentamento das dificuldades referidas e observadas, incrementadas pelos desconfortos e sofrimentos, a fim de que se obtenham maior conforto e alívio de sintomas no contexto em que o paciente estiver, respeitando-se sua dignidade e autonomia.

O principal objetivo é a promoção da máxima funcionalidade, com foco nas limitações e dificuldades, a fim de incrementar e favorecer a independência do paciente no desempenho ocupacional, com a manutenção do sentido e do significado na realização das atividades cotidianas, apesar das perdas funcionais, cognitivas, sociais e emocionais.

Mediante técnicas de conservação de energia, adaptações no meio em que o paciente realiza suas atividades cotidianas e atividades terapêuticas, o terapeuta ocupacional atua com os pacientes e cuidadores para minimizar sofrimentos e desconfortos por meio de intervenções no controle de sintomas, na manutenção da vida ativa e no alívio de desconfortos e sofrimentos com incremento da qualidade de vida de todos os envolvidos no processo terapêutico-ocupacional.

Como ensina Cecily Saunders em sua prática e teoria, deve-se dar vida aos dias que o paciente tem, independentemente do tempo que se tem. O paciente precisa se sentir cuidado e apoiado em uma atuação que envolve competência técnica, comunicação e compaixão.

REFERÊNCIAS BIBLIOGRÁFICAS

1. Figueiredo MTA. A dor no doente fora de recursos de cura e seu controle por equipe multidisciplinar. Âmbito Hospitalar. 1996;89(8):63-7.
2. De Carlo MMRP, Queiroz MEG, Santos WA. Terapia ocupacional em dor e cuidados paliativos: princípios, modelos de intervenção e perspectiva. In: De Carlo MMRP, Queiroz MEG. Dor e cuidados paliativos: terapia ocupacional e interdisciplinaridade. São Paulo: Roca; 2008. p.126-45.
3. Pizzi MA. Occupational therapy in hospice care. Am J Occupat Ther. 1984;38(4):252-7.
4. Armitage K, Crowter L. The role of the occupational therapist in palliative care. Eur J Palliat Care. 1999;6(5):154-7.

CAPÍTULO 76

PROCESSO DE AVALIAÇÃO DA TERAPIA OCUPACIONAL EM CUIDADOS PALIATIVOS

Mônica Estuque Garcia de Queiroz

INTRODUÇÃO

A realização de um processo avaliativo efetivo é de fundamental importância para o desenvolvimento de uma abordagem terapêutico-ocupacional que responda às demandas identificadas pela equipe assistencial, referidas pelos pacientes e seus cuidadores, além das observadas pelo terapeuta ocupacional.

Em cuidados paliativos a avaliação assume um caráter de maior destaque em razão do sofrimento e do desconforto vividos pelo paciente durante o processo de doença ou de terminalidade. Desse modo, faz-se necessária a identificação precoce para que uma abordagem resolutiva controle ou alivie sintomas e possa minimizar desconfortos e sofrimentos.

Durante o processo avaliativo o terapeuta ocupacional conhece a patologia, a fase de evolução da doença em que o paciente se encontra, a terapêutica farmacológica preconizada e o prognóstico; identifica o nível de funcionalidade individual e social, desconfortos e sofrimentos presentes, de forma subjetiva, e considera o paciente, a família e a equipe de saúde; compreende o paciente e sua família/seu cuidador em suas relações interpessoais e sua rede de apoio[1].

TERAPIA OCUPACIONAL E PROCESSO AVALIATIVO

O processo avaliativo é fundamental para a proposição de condutas e o estabelecimento de metas que estejam de acordo com a condição física, psicossocial e espiritual do paciente. É nesse processo que se delineia a história do paciente, suas limitações e necessidades. Com base nele é possível propor condutas e estabelecer metas.

Queiroz aponta que:

> Durante o processo de avaliação, consideram-se: as queixas do paciente, os aspectos sensório-motores e cognitivos, o grau de independência no desempenho ocupacional,

a presença de sintomas incapacitantes e o declínio físico e psíquico. Por consequência, identificam-se os problemas para a proposição das condutas em um plano de ação individualizado e multiprofissional, com o estabelecimento de metas cabíveis para o paciente e cuidador. Esse processo é dinâmico e passível de alterações a qualquer momento[2].

O terapeuta ocupacional avalia o desempenho ocupacional a partir do estado funcional, estabelecendo as intervenções que visam à proteção das capacidades do paciente e à redução de suas incapacidades, sendo também responsável pela planificação e execução de um programa variado de atividades terapêuticas, que podem ser compartilhadas com outros profissionais[3].

No processo de avaliação, devem ser identificados:

- Queixas do paciente: o que ele refere como os principais desencadeadores de desconforto e sofrimento, em uma visão global, ou seja, de modo a abranger o físico, o psicossocial e o espiritual.
- Aspectos sensório-motores: considerando a realização da movimentação ativa e funcional, o equilíbrio, a força e o tônus muscular, a presença de contraturas e/ou deformidades na inter-relação com o ambiente por meio do aparato sensorial (visão, audição e percepção de segurança).
- Aspectos cognitivos: no que diz respeito a memória, atenção, concentração, raciocínio, resolução de problemas e habilidade de organização de interação social.
- Grau de independência e autonomia nas atividades básicas (ABVD), atividades instrumentais (AIVD) e atividades avançadas de vida diária (AAVD) no tocante ao autocuidado, atividades instrumentais, manutenção do domicílio, manejo na comunidade, trabalho e lazer.
- Presença de sintomas como dispneia, dor, fadiga, confusão mental, tristeza e grau de dependência, principalmente com conhecimento da intensidade, da frequência, de agravantes e atenuantes e do impacto no desempenho ocupacional e funcional.
- Estrutura do domicílio: edificação, mobiliário, acessibilidade.
- Rede de suporte de cuidadores.

O Quadro 1 apresenta uma proposta de roteiro de avaliação em cuidados paliativos que deverá ser adaptada, de forma ampliada ou reduzida, a cada situação e à realidade institucional, de acordo com o perfil clínico dos pacientes.

Com base na avaliação e na observação das habilidades, dos prejuízos e das capacidades remanescentes é possível a identificação dos problemas para a proposição das condutas em um plano de ação individualizado com o estabelecimento de metas para o paciente e seu cuidador. Esse processo é dinâmico e passível de alterações a qualquer momento.

QUADRO 1 Proposta de roteiro de avaliação em cuidados paliativos

▪ Queixa do paciente: o que é identificado como desconforto ou sofrimento. O que incomoda? O que precisa ser modificado?
▪ Aspectos sensoriais: visão, audição, percepção de segurança
▪ Aspectos motores: equilíbrio, mudanças posturais, transferências, locomoção, postura
▪ Membros superiores: mão dominante, funcionalidade, coordenação, edema/atrofia/deformidade, dor, força e tônus muscular
▪ Aspectos cognitivos: memória, concentração, raciocínio, habilidade de organização, solução de problemas, interação social
▪ Fadiga: intensidade, frequência, interferência no desempenho ocupacional, agravantes, atenuantes, sensações e sentimentos relacionados
▪ Dor: intensidade, localização, frequência, interferência no desempenho ocupacional, agravantes, atenuantes, sensações e sentimentos relacionados
▪ Dispneia: intensidade, frequência, interferência no desempenho ocupacional, agravantes, atenuantes, sensações e sentimentos relacionados
▪ Domicílio: edificação, mobiliário, acessibilidade
▪ Cuidador: identificação do principal, suporte social e familiar
▪ Índice de Katz: identificação do grau de independência nas atividades de alimentação, banho, vestir-se, higiene pessoal, continência e transferência[4]
▪ Índice de Lawton-Brody: identificação do grau de autonomia na utilização do telefone, no fazer compras, no preparo da comida, no cuidar da casa, no lavar da roupa, no uso de meios de transporte, na responsabilidade na medicação, no tratar de assuntos econômicos[5]
▪ Definição de problemas: a partir do processo avaliativo, verificar quais foram os problemas e os déficits observados e referidos
▪ Proposição de condutas: abordagem terapêutico-ocupacional dos problemas identificados
▪ Metas: a serem atingidas

É muito importante o uso de escalas de capacidade funcional para a determinação do grau de independência e/ou autonomia do paciente, que auxiliam na proposta da abordagem e no estabelecimento de metas realistas e objetivas. As mais utilizadas são a Escala de Sintomas de Edmonton (ESAS), a Escala de Zubrod – *Palliative Performance Status* (PPS) e a Escala de Karnofsky[6].

CONSIDERAÇÕES FINAIS

O processo avaliativo é determinante para a elaboração de um plano terapêutico-ocupacional, e é a partir dele que o terapeuta conhece a biografia do paciente, sua história de vida pessoal e social, a problemática decorrente do processo de adoecimento, as perdas ocorridas e todas as suas implicações biopsicossociais presentes no contexto. A partir desse processo são definidos objetivos, condutas e metas.

Mello afirma que:

> [...] a avaliação deve levar o terapeuta a conhecer o indivíduo a partir de sua história de vida, de seus valores culturais e espirituais, de seus interesses, de sua relação sociofamiliar, de seu cotidiano e de sua rotina diária, bem como de seu trabalho, lazer e de suas expectativas diante do futuro. Independentemente de seu nível de atuação – preventivo, adaptativo ou reabilitador –, é imprescindível que o terapeuta ocupacional procure conhecer o paciente/cliente/sujeito em toda a sua complexidade[7].

A avaliação inicia-se quando o terapeuta ocupacional entra em contato com o mundo externo e interno do paciente e de sua família/seu cuidador, identificando seu desempenho ocupacional e funcional, e segue ao longo do processo de adoecimento. O vínculo terapêutico e de confiança deve ser estimulado e facilitado a partir do estabelecimento dos objetivos e metas conjuntos que respondem à problemática, às limitações, às necessidades, às expectativas e aos desejos.

REFERÊNCIAS BIBLIOGRÁFICAS

1. Queiroz MEG. Terapia ocupacional junto aos enlutados. In: Santos FS, et al. Tratado brasileiro sobre perdas e luto. São Paulo: Atheneu; 2014. p.393-9.
2. Queiroz MEG. Atenção em cuidados paliativos. Cadernos de Terapia Ocupacional UFSCar. 2012;20(2):203-5.
3. Mora RM. La comunicación del terapeuta ocupacional con el equipo terapéutico. Buenos Aires: Pallium Latinoamérica; 2005 (apostila do curso avançado de Cuidados Paliativos, 2005-2006).
4. Freitas EV, Miranda RD, Nery MR. Parâmetros clínicos do envelhecimento e avaliação geriátrica global. In: Freitas EV, Py L, Neri AL, Cançado FAXC, Gorzoni ML, Doll J. Tratado de geriatria e gerontologia. Rio de Janeiro: Guanabara Koogan; 2002. p.609-17.
5. Azeredo Z, Matos E. Grau de dependência em doentes que sofreram AVC. Revista da Faculdade de Medicina de Lisboa. 2003;(3 Série);8(4):199-204.
6. Brasil. Ministério da Saúde. Instituto Nacional do Câncer. Cuidados paliativos oncológicos: controle de sintomas. Rio de Janeiro: Inca; 2001.
7. Mello MAF, Carlo MMRP, Barroso PN, Seabra RC. Processo avaliativo em terapia ocupacional. In: Carlo MMRP, Luzo MCM. Terapia ocupacional: reabilitação física e contextos hospitalares. São Paulo: Roca; 2004. p.74-98.

CAPÍTULO 77

ABORDAGEM DO PACIENTE E SEUS PRINCIPAIS DESCONFORTOS E SOFRIMENTOS

Mônica Estuque Garcia de Queiroz

INTRODUÇÃO

A abordagem dos principais desconfortos e sofrimentos do paciente pelo terapeuta ocupacional é iniciada no processo avaliativo quando são identificadas as demandas objetivas e subjetivas do paciente e de seu cuidador. A partir de então são delineados os objetivos, as condutas e as metas do processo terapêutico-ocupacional a se desenvolver de forma individualizada.

O terapeuta ocupacional irá definir condutas terapêuticas a fim de desenvolver um programa de tratamento que incremente a funcionalidade, mediante o alívio de desconfortos e sofrimentos e o estabelecimento do máximo nível possível de qualidade de vida para o paciente e seus cuidadores.

O processo terapêutico-ocupacional ocorre pela proposição de atividades significativas e com sentido que possibilitem a identificação de déficits e limitações, muitas vezes maximizados por sintomas não controlados e por sofrimentos nas diferentes dimensões humanas do indivíduo. Em paralelo a essa questão, busca-se propiciar o desenvolvimento de habilidades e potencialidades remanescentes, uma vez que, quando o indivíduo realiza uma atividade, componentes cognitivos, motores, afetivos e sociais estão presentes no planejamento e na ação; dessa forma, o desempenho ocupacional ocorre em uma perspectiva de respeito aos desejos e necessidades dos envolvidos, objetivando uma prática eficiente em cuidados paliativos.

TERAPIA OCUPACIONAL, PACIENTES E DESCONFORTOS/SOFRIMENTOS

Trombly e Radomski[1] discutem o papel específico que a terapia ocupacional exerce no desenvolvimento da competência (habilidade de responder às demandas surgidas de tarefas ou situações, de forma realista e satisfatória) e da eficiência (julgamento para a resolução de problemas que propiciem o controle da vida), incrementando a participação e o engajamento em ocupações significativas.

Dessa forma, o desempenho ocupacional pode ser entendido como a capacidade do indivíduo para realizar tarefas e atividades, de acordo com características individuais, sociais, culturais e ambientais, sendo influenciado e mediado por fatores intrínsecos e extrínsecos. O terapeuta ocupacional busca a facilitação desse processo por métodos, técnicas, recursos adaptativos e atividades terapêuticas a fim de manter ou aumentar a funcionalidade do indivíduo em sua vida pessoal e coletiva com competência, eficiência, qualidade e dignidade.

ABORDAGEM AOS DESCONFORTOS E SOFRIMENTOS

A metodologia de trabalho da terapia ocupacional em cuidados paliativos pode ser apresentada da seguinte forma:

Avaliação da disfunção específica que compromete o desempenho ocupacional e funcional, considerando a queixa referida pelo paciente e seus cuidadores e pela equipe de saúde solicitante.

- Identificação dos problemas, desconfortos e sofrimentos que interferem na funcionalidade.
- Estabelecimento de condutas em consonância com a equipe multiprofissional, objetivando conforto e alívio/controle de sintomas e desconfortos.
- Definição de metas realistas e prioritárias em consonância com o processo de adoecimento e/ou terminalidade.
- Reavaliações periódicas.

Queiroz[2] afirma:

> A abordagem proposta pela terapia ocupacional abrange ações preventivas, educativas, reabilitadoras em um programa de tratamento que tem o intuito de promover a realização de atividades significativas e que possibilitem o resgate do sentido da vida; a melhora do estado de saúde e o incremento da qualidade de vida; a reorganização do cotidiano; a retomada da vida ativa e significativa com desempenho funcional e ocupacional adequados; e a participação social e familiar.

Os problemas mais encontrados na prática são a dor, a fadiga, a dispneia, o prejuízo na movimentação ativa com repercussão na mobilidade, transferência e deambulação ativas; distúrbios do sono; a fragilidade, a vulnerabilidade e o declínio físico. Todos esses agravantes são intensificados durante o processo de adoecimento e terminalidade com a desorganização da vida cotidiana e a dificuldade na busca e na resolução de problemas.

A dor, que é subjetiva e multidimensional, abrange aspectos físico-sensoriais e emocionais distintos individualmente no tocante à percepção, à reação e ao alívio da dor; assim, é necessário propor uma abordagem efetiva, identificando o tempo de existência do sintoma, determinando sua localização e intensidade, bem como os fatores de melhora e piora, além de seu impacto no desempenho ocupacional, no humor, no sono e na vida social.

No processo terapêutico-ocupacional, a utilização de recursos físicos como o calor ou o frio, por meio de compressas, banhos de imersão e bolsas, é indicada de acordo com uma avaliação específica para cada caso. A realização de massagens terapêuticas por movimentos de deslizamento, fricção, vibração e compressão contribui para a sensação de conforto e bem-estar com diminuição da tensão muscular e psíquica, que pode ser incrementada com técnicas de relaxamento muscular progressivo.

O posicionamento adequado no leito, com o uso de dispositivos e recursos assistivos que promovam conforto, estabilidade e repouso, favorece o conforto físico e o alívio desse sintoma, o que apresenta repercussões positivas no desempenho ocupacional dentro das reais possibilidades na qualidade do sono e no humor.

Também podem ser propostas e estimuladas atividades propositadas para o desvio do foco de atenção e percepção da dor: como experiências sensório-motoras e cognitivas, a exemplo de assistir a filmes, noticiários e programas via televisão, internet e recurso audiovisual; ouvir músicas; ler; realizar movimentos expressivos como o dançar direcionado ou espontâneo; o uso de materiais criativos com o intuito de propiciar atividades de pintura, modelagem e construção. Todas essas propostas devem estar de acordo com a realidade pessoal e sociocultural do paciente.

No tocante à fadiga, entendida como uma sensação de exaustão que não melhora com o repouso e apresenta repercussões físicas e psíquicas, usualmente caracterizada pela falta de energia para realizar as atividades cotidianas, a intervenção requer apoio emocional e trabalho de conscientização voltado aos familiares, que geralmente não entendem e não aceitam essa falta de vontade e disposição.

Exercícios, alongamentos e atividades físicas são estimulados a fim de evitar a síndrome do desuso, a distrofia e a hipotonia muscular, em conjunto com orientações sobre a necessidade de momentos de repouso, para que haja economia de energia para a realização de atividades prazerosas e de autocuidado.

Outro aspecto a ser considerado é o prejuízo da qualidade do sono. Para minimizar essa situação, algumas medidas de suporte podem ser implementadas: a orientação quanto ao tipo de travesseiro e de colchão, bem como sobre o melhor posicionamento corporal, além do favorecimento de medidas de conforto (iluminação adequada, diminuição dos estímulos sonoros, rotina de adormecimento e relaxamento), são medidas efetivas em muitas das situações, minimizando o desconforto e garantindo maior disposição física e mental.

No tocante à desorganização do cotidiano, são fundamentais a valorização e a retomada de uma rotina estruturada que favoreça o senso de organização e a sensação de controle sobre si mesmo e a vida familiar e social. Deve-se planejar uma agenda de atividades pessoais e sociais, aliando interesses e necessidades, que incluam o autocuidado, as atividades de manutenção da casa, o trabalho e o lazer.

Galheigo[3] afirma:

> A vida cotidiana do sujeito se revela no entroncamento da realidade exterior e da realidade psíquica, na rede de suas relações sociais, nas atividades costumeiras de autocuidado e automanutenção, nas manifestações de solidariedade. O terapeuta ocupacional tem, portanto, uma posição privilegiada ao poder contribuir para a elaboração crítica do cotidiano do sujeito. O poder refletir a vida cotidiana e suas determinações, esse olhar estrangeiro para o que parece rotina imutável, contribui de forma marcante para os movimentos de autodeterminação do sujeito, de reorganização do coletivo e ressignificação do cotidiano.

A dispneia é um sintoma incapacitante, estressante e desgastante para paciente e cuidador, uma vez que repercute nas atividades cotidianas de maneira significativa, aumentando a sensação de desconforto e a impossibilidade de realização das atividades costumeiras. Orientações quanto à elevação de decúbito com segurança e estabilidade, permanência na posição deitada ou sentada com dispositivos e proposta de modificações ambientais auxiliam no alívio.

A fragilidade, a vulnerabilidade e o declínio físico podem ser atenuados com a adequação do uso da mecânica postural e a ênfase na conservação de energia. Podem ser facilitados durante a realização das atividades por meio de orientações e educação para que o paciente realize as posturas corporais e as atividades cotidianas a partir da adequação postural, de exercícios de fortalecimento, de alongamentos e de adaptações.

A construção das histórias de vida, por meio de fotografias, relatos, desenhos, músicas e lembranças, pode resgatar momentos significativos, que ressignificam o sentido da vida. O paciente será estimulado a realizar atividades terapêuticas, que poderão ser expressivas, corporais e de relaxamento, para o resgate do autocuidado, da autoestima e do sentimento de "mais-valia", com valorização de interesses e experiências prévias.

Nesse contexto, pode-se identificar a abordagem dos sofrimentos e desconfortos pelo terapeuta ocupacional, que tem a meta de facilitar e incrementar o fazer dos pacientes, discutindo o que se pretende diante das possibilidades realísticas de execução de projetos de curto e médio prazos que dão sentido e significado à vida de quem é acompanhado. As condutas propostas valorizam conquistas e progressos, mas não negam a realidade, respeitando os sentimentos, principalmente os de revolta, raiva, impotência e frustração. Durante todo o processo terapêutico, o paciente deve receber informações claras, objetivas e honestas acerca de suas dificuldades e limitações, para que possa compreender e elaborar sua situação e, a partir da consideração de sua percepção subjetiva de todo o processo, buscar estratégias internas e externas para o enfrentamento da crise.

Pizzi[4] afirma que a terapia ocupacional facilita o processo de adaptação para que o paciente consiga viver o mais ativamente possível, com suporte dos cuidadores, possibilitando a permanência do indivíduo no domicílio o maior tempo possível, com controle sobre si mesmo e domínio sobre suas ocupações e sua participação na vida social. Isso favorece a maximização dos papéis ocupacionais.

CONSIDERAÇÕES FINAIS

A abordagem terapêutico-ocupacional busca a melhora ou o incremento do desempenho ocupacional nas atividades de vida diária, produtivas e de lazer a fim de diminuir a interferência nas rotinas individuais, sociais e familiares. À medida que o indivíduo encontra e desenvolve condições para a manutenção da vida ativa, dentro de suas reais possibilidades e limitações, o sentido de viver é resgatado e o projeto de vida ativa é (re)valorizado, sendo esse o principal objetivo da terapia ocupacional.

As abordagens mais comumente usadas na assistência a pacientes em cuidados paliativos são o treino e a orientação das atividades de vida diária e prática: atividades físicas, massagem e exercícios para alívio e controle da queixa dolorosa; orientação para a simplificação das tarefas cotidianas realizadas pelo paciente, a fim de conservar energia e de evitar desgastes desnecessários; estimular atividades físicas (de acordo com o grau de fadiga), a fim de preservar a mobilidade e garantir certo grau de independência; treino dos cuidadores; indicação e confecção de adaptações que facilitem o desempenho ocupacional; posicionamento adequado, no repouso e nas mudanças posturais, a fim de evitar contraturas, deformidades, úlceras por pressão e de facilitar a movimentação ativa e a realização de atividades terapêuticas (expressivas, lúdicas, corporais e artesanais) que auxiliem o processo de elaboração das perdas decorrentes da evolução do quadro clínico.

Segundo Queiroz[2], o plano terapêutico-ocupacional em cuidados paliativos é direcionado para as habilidades remanescentes a partir da compreensão das limitações presentes, das necessidades e dos desejos do paciente e do cuidador. Nesse contexto, o conforto e a qualidade de vida devem ser enfatizados, com base na compreensão das diversas áreas do indivíduo (física, psicossocial e espiritual), permitindo a realização de projetos de curto e médio prazos e dando sentido e significado à vida de quem é cuidado e de quem cuida.

REFERÊNCIAS BIBLIOGRÁFICAS

1. Trombly CA, Ramdoski MV. Terapia ocupacional para disfunções físicas. 5. ed. São Paulo: Santos; 2005.
2. Queiroz MEG. Terapia ocupacional junto aos enlutados. In: Santos FS, et al. Tratado brasileiro sobre perdas e luto. São Paulo: Atheneu; 2014. p.393-9.
3. Galheigo SM. O cotidiano na terapia ocupacional: cultura, subjetividade e contexto histórico-social. Rev Ter Ocup Univ. 2003;14(3):104-9.
4. Pizzi MA. Occupational therapy in hospice care. Am J Occup Ther. 1984;38(4):252-7.

CAPÍTULO 78

ABORDAGEM DO CUIDADOR

Mônica Estuque Garcia de Queiroz

INTRODUÇÃO

Dentro dos princípios norteadores de cuidados paliativos, temos a prática voltada para o paciente, e não para a doença, a aceitação da morte como processo natural, a melhoria da qualidade de vida do paciente no adoecimento e a compreensão de que paciente, família e equipe devem formar uma sociedade[1].

Com base nisso, a família/cuidador e o paciente são compreendidos como um binômio, uma unidade de cuidados na prática paliativista, e o terapeuta ocupacional, assim como outros profissionais da equipe interdisciplinar e multiprofissional, entendem o cuidador como um aliado e um referencial na assistência ao paciente.

ABORDAGEM DO CUIDADOR

Queiroz[2] afirma que:

> Cuidar de alguém é uma tarefa que exige disponibilidade física, emocional e de tempo, dedicação, persistência e envolvimento real e concreto com respeito e dignidade tanto em relação ao outro como a si mesmo. Quando se é incumbido para essa tarefa, muitas vezes, tem-se que abrir mão de sonhos, planos e projetos para se dedicar ao outro. Essa situação se complica quando quem é cuidado está em processo de doença cronificado ou de terminalidade.

O cuidador está presente e acompanha as alterações decorrentes das diferentes etapas do processo evolutivo de doença até a terminalidade. Ele vivencia as perdas significativas (perda da independência e/ou autonomia, perda da imagem corporal, perda financeira, perda da vida social e produtiva, perda do futuro) e acompanha os sofrimentos e desconfortos que impactam, de forma significativa, a vida do paciente e sua própria vida. Desse modo, faz-se necessária uma adaptação contínua e efetiva de suas condições, por isso, ele precisa receber atenção e escuta específica e individualizada, além de suporte técnico, para que possam enfrentar as diferentes situações.

Abordagem do cuidador pelo terapeuta ocupacional

As ações do terapeuta ocupacional têm como meta facilitar e incrementar o fazer dos pacientes, discutindo o que se pretende diante das reais possibilidades de realização e participação familiar e sociocomunitária dentro das limitações e potencialidades inerentes à situação. Nessa perspectiva, o cuidador tem papel fundamental no suporte e no cuidado efetivo.

No trabalho com os cuidadores, o terapeuta ocupacional visa sensibilizar, orientar e/ou capacitar, a fim de facilitar o cuidado realizado, com o objetivo de:

- Oferecer respostas aos questionamentos, dúvidas com relação à realização do cuidado pessoal do paciente, da mobilização e das transferências do paciente, a fim de minimizar receios, inseguranças e angústias que prejudicam a qualidade do cuidado.
- Discutir técnicas facilitadoras para a realização das atividades básicas de vida diária (ABVD – alimentação, higiene, vestuário, locomoção e comunicação), das atividades instrumentais (AIVD) e das atividades avançadas da vida diária (AAVD) dentro da rotina diária de acompanhamento em resposta às necessidades e desejos do paciente.
- Avaliar a possibilidade de utilização de equipamentos adaptativos para a manutenção da autonomia e/ou independência do paciente, dentro de suas limitações e dificuldades.
- Organizar a rotina de cuidado do paciente, a fim de prevenir o desgaste e o estresse físico e emocional do cuidador.
- Instrumentalizar o cuidador para a mediação da comunicação e a expressão de sentimentos.
- Facilitar e simplificar as atividades de cuidado na tentativa de minimizar desconfortos e sofrimentos.
- Auxiliar no enfrentamento da situação de crise e no processo progressivo de perdas.

Essa abordagem ao cuidador objetiva, principalmente, a minimização da sobrecarga advinda do cuidado que traz repercussões de adoecimento físico, psicossocial e espiritual. O cuidador precisa ser acolhido e apoiado, informado sobre possíveis ocorrência de piora, melhora e estabilidade para estar alinhado com a proposta de cuidado da equipe assistencial.

Quando a sobrecarga familiar não consegue ser atenuada por meio de estratégias de cuidado ampliadas e efetivas, acrescido ao isolamento social e à solidão decorrentes desse processo, o adoecimento do cuidador é agravado, assumindo características de sofrimento, o que compromete o cuidado e causa um desequilíbrio familiar com consequências significativas que resultam em ruptura da dinâmica familiar e em crise.

Abordagem do cuidador enlutado

Tratar do cuidador enlutado propõe um desafio que se inicia no processo de adoecimento e de terminalidade, que é a busca do equilíbrio entre o cuidar e o aceitar a morte.

Kóvacs[3] afirma que:

> Especial atenção deve ser dada ao cuidador principal, que, pela grande proximidade com o paciente (...) muitas vezes tem que tomar decisões nem sempre fáceis. Com frequência abandonam suas próprias necessidades e por isso correm grande risco de adoecimento físico e psíquico, já que a carga de sofrimento pode ultrapassar seus recursos internos.

Takatori[4] define que as ações da terapia ocupacional são dirigidas para indivíduos cujo fazer está modificado, alterado em razão de uma doença ou situação que altera a rotina diária. Essa é uma realidade para o enlutado, que sofre mudanças significativas em seu cotidiano individual e social.

O terapeuta ocupacional faz uso de seus referenciais teóricos para compreender o indivíduo a fim de facilitar e melhorar o desempenho ocupacional do enlutado, ao mesmo tempo que este enfrenta o processo de luto com todas as repercussões físicas, psicossociais e espirituais provenientes dele, para que seja reestabelecido o equilíbrio em sua vida pessoal e social.

Nesse sentido, serão abordados prejuízos na autonomia e na independência das atividades cotidianas, de trabalho e lazer, em razão do luto. Sintomas comumente presentes, como a dor e a fadiga, além do distúrbio do sono e da desorganização do cotidiano, serão encarados de maneira específica.

A atuação do terapeuta ocupacional está voltada para a retomada da vida produtiva, afetiva e social apesar da ausência sentida e sofrida, por meio da ressignificação das atividades rotineiras.

Queiroz[2] afirma que:

> A efetividade da atuação do terapeuta ocupacional junto aos pacientes enlutados decorre de um processo terapêutico no qual os diferentes sofrimentos e desconfortos identificados e referidos são abordados. Na medida em que os recursos e as atividades terapêuticas são propostos e realizados em um contexto de significado e sentido para a

vida do paciente, que identificam seu papel e propósitos como cuidadores ou familiares de alguém que partiu e deixou saudades e sentimento de ausência.

CONSIDERAÇÕES FINAIS

A partir da afirmação de Carvalho e Perina[5] de que "o homem não é destruído pelo sofrimento, ele é destruído pelo sofrimento sem significado. É exatamente na dor que avaliamos o verdadeiro significado da nossa vida e as prioridades de nosso viver", podemos compreender o processo terapêutico-ocupacional como uma resposta às demandas, às necessidades e aos desejos do cuidador de reconstruir sua história, ressignificando o processo de cuidar e da despedida.

O cuidador desempenha uma atividade ocupacional que é árdua, que modifica a vida cotidiana e traz à tona sentimentos de angústia, medo, impotência e frustração que podem prejudicar e comprometer o cuidado e causar o adoecimento do cuidador. Ao mesmo tempo, tem-se a presença de sentimentos de retribuição, solidariedade e compaixão que são incrementados pelo compromisso e afeto presentes na relação dual entre o cuidador e o paciente.

REFERÊNCIAS BIBLIOGRÁFICAS

1. De Simone GT. Fundamentos de cuidados paliativos y control de sintomas. Buenos Aires: Pallium Latinoamérica; 2004
2. Queiroz MEG. Terapia ocupacional junto aos enlutados. In: Santos FS, ed. Tratado brasileiro sobre perdas e luto. São Paulo: Atheneu; 2014. p.393-9.
3. Kóvacs MJ. Cuidados paliativos em saúde mental. In: De Carlo MMRP, Queiroz MEG, editors. Dor e cuidados paliativos: terapia ocupacional e interdisciplinaridade. São Paulo: Roca; 2008. p.12-26.
4. Takatori M, Oshiro M, Otashima C. O hospital e a assistência em terapia ocupacional com a população infantil. In: De Carlo MMRP, Luzo MCM, organizers. Terapia ocupacional: reabilitação física e contextos hospitalares. São Paulo: Roca; 2004. p.256-75.
5. Carvalho MVB, Perina EM. Cuidados paliativos pediátricos: a "essência do cuidar" da criança/adolescente/familiares nas situações limites. O Mundo da Saúde. 2003;27(1):97.

CAPÍTULO 79

ADAPTAÇÃO DO AMBIENTE DOMICILIAR

Mônica Estuque Garcia de Queiroz

INTRODUÇÃO

O ambiente domiciliar, "a casa de alguém", é um espaço totalmente personalizado e individualizado, uma vez que faz parte da biografia do indivíduo de forma subjetiva e coletiva, contando a história, os valores, as crenças, as possibilidades e a realidade possível.

Quando os pacientes saem desse espaço em decorrência do processo de adoecimento e/ou de terminalidade e vão para o hospital ou outra estrutura assistencial, perdem sua identidade, sua referência de localização, sua possibilidade de exercício de autonomia e independência. A sensação de "quem manda neste espaço sou eu, esta casa é minha" fica diluída e a subjetividade de pertencer fica prejudicada.

A terapia ocupacional tem em seu rol de atividades a avaliação, a orientação e a proposição de adaptações e modificações no domicílio, visando à permanência do paciente nesse espaço de identificação pelo maior tempo possível, com segurança e conforto.

TERAPIA OCUPACIONAL, PACIENTE E DOMICÍLIO

Com a transferência desses pacientes do hospital para casa desloca-se o local de cuidado, mas mantém-se a filosofia de tratamento centrada em procedimentos técnicos. Ocorre uma redefinição do significado de "lar", pois a presença dos suprimentos e equipamentos médicos pode resultar na descaracterização do ambiente familiar[1]. Observa-se menos a vivência dos benefícios que a permanência no domicílio disponibilizaria, como o convívio social com familiares e amigos e a participação em atividades cotidianas.

Com relação ao paciente adulto ou idoso, existe o complicador de que a casa é resultado de um processo de construção que vai desde a definição do local e do modelo estrutural até a compra de mobiliário e de acessórios que refletem a personalidade e a história dos "donos dessa casa".

A permanência de crianças e adolescentes no ambiente domiciliar transforma o cotidiano de toda a família, envolvendo muitas atividades de ordem prática, como a modificação de horários e rotinas, além da adaptação da casa e dos utensílios de forma geral[1].

O terapeuta ocupacional auxilia na reorganização da nova rotina, adaptando-a aos interesses e às necessidades dos pacientes, ressignificando seu cotidiano e valorizando seu desempenho ocupacional[2], seja durante as atividades básicas de vida diária (ABVD), as atividades instrumentais de vida diária (AIVD), seja nos cuidados com o ambiente doméstico (desde a limpeza até a arrumação), nos momentos de trabalho, estudo ou de lazer.

É importante que o paciente consiga manter suas atividades cotidianas com autonomia e/ou independência dentro das limitações decorrentes do processo de adoecimento.

O ambiente doméstico deve oferecer segurança, conforto e estabilidade para que o desempenho ocupacional seja melhorado e/ou facilitado em um contexto real e repleto de significados.

AVALIAÇÃO DO AMBIENTE DOMICILIAR

Antes de o terapeuta ocupacional iniciar a avaliação do domicílio, ele deve refletir sobre algumas questões norteadoras: qual é o meio a que o paciente pertence com relação a seu desempenho? Quais atividades realiza? Quais realiza com dificuldade e quais não realiza? Em que espaço são desempenhadas e qual o motivo para a existência dessas limitações?

O objetivo é identificar quem é o paciente que está nesse domicílio. Isso estabelecido, será possível buscar soluções, estabelecer metas e propor mudanças e adaptações pertinentes ao contexto, ao paciente e ao domicílio dentro de uma perspectiva realista e funcional. O domicílio é avaliado em seu contexto ampliado, desde a localização, a área, a acessibilidade, a construção externa e interna, o mobiliário e a utilização dos espaços. Haverá a identificação das características físicas (arquitetônicas e estruturais), da organização estrutural e de funcionamento (como ocorre a distribuição dos espaços/cômodos e do mobiliário) e da participação e manutenção do domicílio (participação dos moradores).

Outras questões norteadoras são:

- O paciente pode se movimentar no ambiente? Qual o nível de independência possibilitado?
- O ambiente oferece segurança? Quais os riscos presentes e causadores de insegurança?

- A casa está efetivamente preparada para receber o paciente e suas demandas de cuidados e limitações?

OBJETIVOS DA INTERVENÇÃO

Quando é proposta a adaptação e/ou a modificação do domicílio, objetiva-se a disponibilização de um local conhecido e referenciado que ofereça conforto, segurança e estabilidade, garantindo ao paciente o exercício de sua autonomia e independência, apesar das limitações e das perdas decorrentes da evolução da doença.

A mesma situação está presente para idosos e adultos que podem desenvolver suas atividades em um espaço identificado, reconhecido e repleto de significados. A estrutura, o mobiliário e os pertences são conhecidos e dizem respeito a uma experiência prévia repleta de significados e simbologias. "Esta é minha casa. Este é meu quarto. Esta é minha cama, meu prato, meu sofá... É neste quarto que eu durmo, é este banheiro que eu uso. É nesta cozinha que são preparadas as refeições e onde eu como...".

A sensação de pertencimento e posse identifica o indivíduo e sua história. A participação nas atividades cotidianas amplia as possibilidades para que o indivíduo exerça e mantenha sua autonomia de forma independente ou com algum auxílio. Adaptações de ferramentas, materiais ou equipamentos e também do ambiente domiciliar ampliam a acessibilidade do paciente para a realização de atividades rotineiras e a participação em atividades de lazer[2].

A avaliação abrange as áreas externas e o acesso, com a identificação de escadas, degraus e desníveis; portas e fechaduras, em razão da largura e do manuseio; altura de interruptores e janelas; iluminação; posicionamento de móveis, tapetes e objetos decorativos que possam comprometer o deslocamento, a segurança e o conforto do paciente; a utilização dos espaços, em que local o paciente permanecerá a maior parte do tempo e como está organizado esse espaço.

PRINCIPAIS MODIFICAÇÕES PROPOSTAS

É de fundamental importância que, durante o processo de adaptação do domicílio, tanto o paciente como os familiares e/ou cuidadores estejam envolvidos, colaborando e compreendendo as orientações e mudanças propostas, a fim de que elas possam ser incorporadas de maneira individual e coletiva por todos os presentes e atuantes no contexto.

Busca-se a colaboração do paciente, quando possível, para elaborar coletivamente estratégias para modificações e adaptações nas atividades que ele não seria mais capaz de realizar dadas suas condições clínicas e limitações[2].

A adaptação do ambiente facilita os cuidados e diminui os riscos de acidentes domésticos em virtude do aparato tecnológico presente na residência. Pacientes que mantêm a independência para deambulação, aqueles que têm necessidade de alguma assistência ou que utilizam recursos auxiliares para mobilidade são beneficiados com modificações ou adequações da estrutura física das residências. Destacam-se[3]:

- Instalação de corrimões e barras de apoio nos lados das escadas, dos degraus, das rampas e dos corredores.
- Manutenção de passagens livres, de móveis ou objetos.
- Aplicação de fita antiderrapante e sinalização com cor diferente do piso na beirada de degraus e, principalmente, de degraus isolados, desnivelados e com vãos.
- Instalação de iluminação em locais de circulação, corredores, escadas, degraus, banheiros e cozinha, com interruptores de fácil alcance para facilitar o deslocamento pelos trajetos e reduzir riscos de queda.
- Janelas com altura e manipulação acessíveis para dosar o sol e o vento e garantir conforto térmico e acústico; instalação de grades ou telas.
- Vão de portas livres com 80 cm de largura, para passagem de cadeira de rodas ou higiênica.
- Piso antiderrapante ou tapete de borracha dentro do box ou da banheira.
- Torneiras monocomando em forma de alavanca, para facilitar o controle da temperatura da água.
- Verificação da estabilidade da cama e dos móveis periodicamente; não manter móveis perto da janela.

Algumas orientações simples são importantes para auxiliar na organização da rotina familiar[3] e garantir a segurança do paciente; além disso, devem ser viabilizadas dentro das reais necessidades do paciente, com o uso de materiais de baixo custo e reutilizáveis.

Quarto

- Altura da cama suficiente para que o paciente, sentado, apoie os pés no chão.
- Preferir camas a beliches; caso haja somente beliches, eles devem ter grades de proteção.
- Deixar roupas e acessórios separados e facilmente acessíveis para o banho ou a troca de roupa.

Banheiro

- Cuidado com a temperatura da água, pois queimaduras por água muito quente (principalmente quando se esquenta água no fogão) podem ocorrer.
- Cadeira higiênica: o banho pode se tornar restrito ao leito em razão dos desconfortos decorrentes da doença, como fraqueza muscular, fadiga, magreza ex-

trema devido a desnutrição ou pelo quadro físico causado por danos neurológicos, por exemplo. O uso de cadeiras higiênicas, também chamadas "cadeiras de banho", disponíveis em diferentes tamanhos, com rodas para deslocamento e acesso, podem ser adaptadas com assentos macios adquiridos comercialmente para maior conforto e correto posicionamento. Cadeiras higiênicas adaptadas com apoio para cabeça e tronco, em formato de concha, permitem que pacientes dependentes de tecnologia sejam levados para o banho no chuveiro.

Banheiras: confeccionadas em lona que suporta até 60 kg e apoiadas em suportes são comercializadas e favorecem o banho no quarto do paciente, caso este não possa ser deslocado até o banheiro, como no caso de usuários de ventilação mecânica não invasiva.

- Barras de apoio: possibilitam o banho em pé e auxiliam a transferência para o vaso sanitário.
- Elevador de assento sanitário: facilita o sentar e o levantar ao aumentar a vantagem mecânica dos grupos musculares dos membros inferiores.

Sala

- Poltrona com apoio de cabeça e braços, para descanso e para facilitar os movimentos ao levantar e sentar.
- Fixar a televisão ou mantê-la em móvel alto.
- Tapetes fixados ao chão, sem bordas reviradas, ou de preferência retirados.
- Evitar mesas de centro para melhorar o espaço de circulação.
- Mesas com bordas pontiagudas podem ser adaptadas com protetores de cantos.

As mudanças propostas devem responder às reais necessidades do paciente e seu cuidador, a fim de que sejam resolutivas e facilitadoras do cuidar, possibilitando um planejamento coerente e de acordo com os recursos materiais e estruturais de que se dispõe.

O cuidado desenvolvido no domicílio é mais humanizado e integrador e pode diminuir a imparcialidade e a ausência de personalização hospitalar. A proposta de adaptações visa transformar esse espaço repleto de sentido e significados em um espaço seguro, estável e confortável, e esse aspecto fica refletido na satisfação dos envolvidos e na possibilidade de uma melhor adaptação.

As técnicas e adaptações sugeridas costumam ser de baixo custo, buscando resolução de problemas, eficácia, segurança e conforto. O suporte técnico ao cuidador buscando a facilitação dos cuidados no espaço domiciliar referendado e reconhecido por todos incrementa a qualidade de vida.

CONSIDERAÇÕES FINAIS

Quando o terapeuta ocupacional avalia o ambiente doméstico e propõe as adaptações e/ou mudanças pertinentes a cada situação de forma individual e personalizada, objetiva a melhoria do desempenho ocupacional e funcional, oferecendo suporte efetivo ao cuidador e ao paciente, na perspectiva de oferecer atendimento humanizado construído a partir da visão integral e integrada do paciente que está em um processo de doença evolutivo e limitante ou em terminalidade.

REFERÊNCIAS BIBLIOGRÁFICAS

1. Ferreira NMLA, Souza CLB, Stuchi Z. Cuidados paliativos e família. Rev Ciênc Méd. 2008;17(1):33-42.
2. Cavalcanti A, Galvão C. Adaptação ambiental e doméstica. In: Terapia ocupacional: fundamentação e prática. Rio de Janeiro: Guanabara Koogan. p.421-6.
3. Associação Médica Brasileira. Casa + segura: abrindo as portas para segurança: cartilha infantil [Internet]. [Acesso em: 10 mar 2022]. Disponível em: http://www.issuu.com/emjuninho/docs/cartilha_infantil.

CAPÍTULO 80

ATUAÇÃO FONOAUDIOLÓGICA EM DISFAGIA EM CUIDADOS PALIATIVOS

Gisele Chagas de Medeiros
Juliana Lopes Ferrucci
Laís Alves Jacinto-Scudeiro
Thayna Passarini Bandeira
Higor Simões
Claudia Regina Furquim de Andrade

INTRODUÇÃO

A atuação fonoaudiológica em serviços de cuidados paliativos na área da alimentação, segundo a American Speech-Language-Hearing Association (ASHA), tem como objetivo a adaptação da função da deglutição, englobando o apoio à família e a orientação aos cuidadores, promovendo a qualidade de vida e a segurança no ato de se alimentar.

A alimentação é essencial para a sobrevivência, além de ser um dos maiores prazeres da vida. As alterações de deglutição, além de implicarem o comprometimento da qualidade de vida, podem agravar o sofrimento do paciente e de seus familiares. A atuação fonoaudiológica, dentro da equipe multiprofissional em cuidados paliativos, está pautada na identificação e no tratamento das alterações de deglutição (em todas as suas fases); na definição dos riscos de broncoaspiração e na adaptação das consistências alimentares. A ação fonoaudiológica otimiza o processo de alimentação, oferecendo maior conforto e segurança ao doente.

A Figura 1 apresenta o fluxograma de atendimento aos pacientes em cuidados paliativos no Instituto Central do Hospital das Clínicas da Faculdade de Medicina da Universidade de São Paulo (ICHC-FMUSP).

PACIENTE COM DEMANDA DE ATENDIMENTO FONOAUDIOLÓGICO

A deglutição é uma função fisiológica complexa que necessita do controle e da regulação de todos os níveis do sistema nervoso – córtex, tronco cerebral e níveis periféricos. É um comportamento sensório-motor complexo que coordena a contração e a inibição da musculatura localizada na boca, língua, faringe, laringe e esôfago. Durante a deglutição, diferentes níveis do sistema nervoso central são envolvidos, e muitos músculos estriados inervados pelos nervos cranianos são exci-

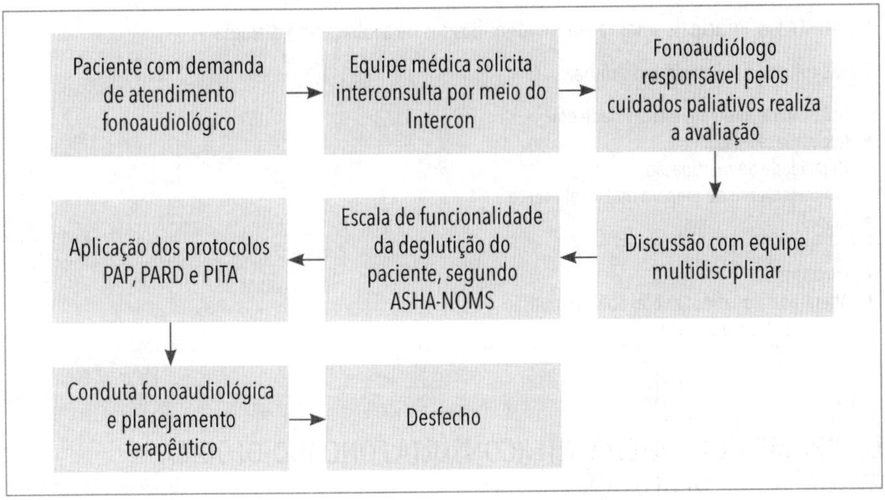

Figura 1 ASHA NOMS: *American Speech-Language-Hearing Association National Outcomes Measurement System*; PARD: Protocolo Fonoaudiológico de Avaliação do Risco da Disfagia; PITA: Protocolo Fonoaudiológico de Introdução e Transição Alimentar.

tados ou inibidos sequencialmente para a execução da passagem do bolo alimentar da boca até o estômago. O comprometimento nesse processo é denominado disfagia orofaríngea.

A disfagia tem alta relevância clínica, é frequente e afeta os pacientes com diferentes diagnósticos clínicos e cirúrgicos. Para muitos pacientes hospitalizados e/ou crônicos, condições subjacentes podem interagir com a disfagia e ter como consequência a aspiração, a pneumonia e outros problemas respiratórios.

Muitas patologias demandam a perspectiva paliativa e podem evoluir com alterações na função da deglutição e levar a disfagia, incluindo acidente vascular cerebral, traumatismo craniano, doenças neurológicas progressivas, câncer de cabeça e pescoço e outras condições clínicas como intubação orotraqueal prolongada (> 48 horas) e a presença de traqueostomia.

São escassos os estudos epidemiológicos abordando a prevalência da disfagia especificamente em pacientes em cuidados paliativos, porém há relatos de que mais da metade de pacientes internados em hospitais cursam com disfagia, sendo um dos principais sintomas que levam os pacientes a procurarem o serviço. Foi verificado também que 90% dos pacientes avaliados durante internação nas enfermarias de um hospital geral apresentam necessidade de preparo especial da dieta por via oral e 56% apresentam modificação de consistência alimentar pelo risco de broncoaspiração.

Diante desse cenário, a equipe multiprofissional que atua na identificação do sintoma deve estar atenta aos sinais mais comuns de disfagia (Quadro 1).

QUADRO 1 Principais sinais a serem identificados na avaliação da disfagia

Sinais clínicos da disfagia orofaríngea
▪ Acúmulo de alimento em cavidade oral ▪ Regurgitação nasal ▪ Dificuldade de mastigação ▪ Prolongamento do preparo oral do alimento ▪ Tosses ▪ Pigarros ▪ Engasgos ▪ Alteração na qualidade vocal após deglutição ▪ Alteração dos sinais vitais

EQUIPE MÉDICA SOLICITA INTERCONSULTA FONOAUDIOLÓGICA – AVALIAÇÃO DA DEGLUTIÇÃO

A avaliação fonoaudiológica nos pacientes em cuidados paliativos é realizada após solicitação médica para investigação do déficit de deglutição. Esse encaminhamento é realizado após a estabilização do quadro clínico, como estabilização hemodinâmica, respiratória, nutricional, cardíaca e/ou neurológica. É importante considerar a normalização dos sinais vitais ou a estabilização da linha de base desses sinais dentro da doença apresentada para a realização dos procedimentos fonoaudiológicos.

As consequências da pneumonia podem variar desde o aumento do tempo de permanência hospitalar, com aumento do custo financeiro devido ao tratamento, até a elevação das taxas de mortalidade. Dessa forma, a identificação precoce de preditores que apontem os pacientes com risco de aspiração é extremamente relevante para a priorização dos atendimentos, com o estabelecimento de condutas adequadas e a promoção do retorno mais breve e seguro para a alimentação oral.

Vários testes estão disponíveis para o diagnóstico da DO, incluindo a avaliação da deglutição em beira de leito, realizada por um fonoaudiólogo, além dos exames de imagem como a videofluoroscopia e a videoendoscopia. Atualmente esses exames são os principais métodos objetivos de avaliação da DO e da presença de aspiração, sendo considerados altamente eficazes. Porém, a utilização na prática clínica e principalmente à beira do leito algumas vezes não é indicada.

Além dos critérios de contraindicação, outras dificuldades, especialmente nos pacientes em cuidados paliativos, estão relacionadas à locomoção do paciente a necessidade de monitorização contínua, a instabilidade clínica e dificuldades de posicionamento.

Apesar das discussões acerca da acurácia dos testes de rastreio, a literatura aponta que, estatisticamente, um avaliador bem treinado é aparentemente capaz de realizar um julgamento adequado sobre os riscos de aspiração. Estudos demonstram que existe a probabilidade até 10 vezes maior de a aspiração estar presente quando o clínico estima a presença desta durante a avaliação completa da deglutição.

A utilização de protocolos que norteiam a atuação fonoaudiológica propicia um gerenciamento adequado da disfagia, iniciando-se por diagnóstico fonoaudiológico pontual e capaz de nortear as condutas posteriores. A fundamentação metodológica de avaliação permite que os dados sejam coletados de maneira preestabelecida, possibilitando análise e definição das condutas. Dentro desse contexto, é observada a necessidade de avaliações fonoaudiológicas proativas, planejadas e controladas, estabelecendo-se métodos objetivos, princípios de avaliação consensuais e de aplicação por profissionais com *expertise* na área.

Na literatura brasileira há a descrição de um protocolo que avalia o risco de broncoaspiração – Protocolo Fonoaudiológico de Avaliação do Risco da Disfagia (PARD-T). O PARD-T é indicado para a avaliação precoce do risco para a disfagia à beira do leito. Sua aplicação inclui a oferta de volumes controlados de água e de purê. O resultado final da avaliação sugere se o paciente tem indicação de receber volumes maiores de líquidos/alimentos e diferentes consistências alimentares, além de apontar se existe a necessidade de monitoramento para a alimentação segura. Os resultados observados durante a aplicação são registrados como "passa" ou "falha" para cada item do protocolo.

Já no gerenciamento da disfagia, a introdução e a modificação da consistência das dietas é um dos primeiros e principais recursos utilizados para favorecer o retorno à deglutição por via oral de forma segura, podendo ser graduada conforme a habilidade de deglutição do paciente, por meio do Protocolo Fonoaudiológico de Introdução e Transição Alimentar (PITA).

Ao avaliar a deglutição de pacientes em cuidados paliativos, o fonoaudiólogo deve atentar principalmente à habilidade de escuta, a fim de permitir compreender quais são as vontades do paciente. O profissional deve compreender as demandas do indivíduo visando manter a sua autonomia, proporcionar conforto e qualidade de vida. A partir da avaliação é possível iniciar a compreensão do real significado da alimentação para o paciente e o quanto a alteração da deglutição pode impactar em sua qualidade de vida.

DEFINIÇÃO DA CAPACIDADE FUNCIONAL DA DEGLUTIÇÃO

Após a avaliação da deglutição, o processo decisório mais importante é a recomendação da introdução da dieta por via oral, usualmente feita pelo fonoaudiólogo baseado nos resultados das avaliações do paciente. Atualmente não existem procedimentos padrões que auxiliem nessa tomada de decisão.

Estudos sugerem que a falta de acurácia na avaliação inicial poderia impactar tanto no nível da dieta prescrita ao paciente quanto na quantidade e tipo de tratamento oferecido. O uso de escalas funcionais para classificação da deglutição na avaliação dos pacientes disfágicos tem emergido nos últimos anos. A escala *American Speech-Language-Hearing Association National Outcomes Measurement System* (ASHA NOMS) é muito difundida e com grande indicação para a área. Essa escala é uma ferramenta multidimensional que verifica o nível de supervisão necessária para a alimentação e as consistências alimentares indicadas para cada paciente atribuindo-se um único número entre 1 e 7 (Quadro 2).

QUADRO 2 Nível funcional da deglutição segundo a American Speech-Language-Hearing Association National Outcome Measurement System (ASHA NOMS)

Nível 1	O indivíduo não é capaz de deglutir nada com segurança por via oral. Toda nutrição e hidratação são recebidas através de via alternativa de alimentação (p. ex., sonda nasogástrica, gastrostomia).
Nível 2	O indivíduo não é capaz de deglutir com segurança por via oral para nutrição e hidratação, mas pode ingerir alguma consistência, somente em terapia, com uso máximo e consistente de pistas. Via alternativa de alimentação é necessária.
Nível 3	Via alternativa de alimentação é necessária, uma vez que o indivíduo ingere menos de 50% da nutrição e hidratação por via oral; e/ou a deglutição é segura com o uso moderado de pistas para uso de estratégias compensatórias; e/ou necessita de restrição máxima da dieta.
Nível 4	A deglutição é segura, mas frequentemente requer uso moderado de pistas para uso de estratégias compensatórias; e/ou o indivíduo tem restrições moderadas da dieta; e/ou ainda necessita de via alternativa de alimentação e/ou suplemento oral.
Nível 5	A deglutição é segura com restrições mínimas da dieta; e/ou ocasionalmente requer pistas mínimas para uso de estratégias compensatórias. Ocasionalmente pode se automonitorar. Toda nutrição e hidratação são recebidas por via oral durante a refeição.
Nível 6	A deglutição é segura e o indivíduo come e bebe de maneira independente. Raramente necessita de pistas mínimas para uso de estratégias compensatórias. Frequentemente se automonitora quando ocorrem dificuldades. Pode ser necessário evitar alguns itens específicos de alimentos (p. ex., pipoca e amendoim); tempo adicional para alimentação pode ser necessário (devido à disfagia).
Nível 7	A habilidade do indivíduo para se alimentar de maneira independente não é limitada pela função de deglutição. A deglutição é segura e eficiente para todas as consistências. Estratégias compensatórias são utilizadas efetivamente quando necessárias.

DISCUSSÃO COM A EQUIPE MULTIPROFISSIONAL

Após avaliação da deglutição, juntamente com a equipe multiprofissional, será discutida a via de alimentação indicada e as consistências alimentares, levando em consideração os benefícios de cada via de alimentação e reconhecendo as influências sociais e culturais que exercem no contexto da alimentação e nutrição, respeitando os desejos dos pacientes e familiares e proporcionando, dessa forma, maior conforto e prazer ao longo da evolução da doença.

Deve-se definir um planejamento terapêutico para o tratamento ou gerenciamento do distúrbio da deglutição, levando em consideração as bases neurológicas, anatômicas e fisiológicas. As escolhas das estratégias terapêuticas, além de serem definidas pelas manifestações da disfagia, estão baseadas também nos aspectos que se relacionam com a doença de base e característicos da evolução clínica, na motivação do paciente, nas habilidades cognitivas, no controle postural, no quadro clínico geral e na dependência para a alimentação.

CONDUTA FONOAUDIOLÓGICA E PLANEJAMENTO TERAPÊUTICO

Com base nos resultados da avaliação é determinado o processo terapêutico para transição alimentar, reabilitação da função ou adaptação das consistências alimentares, com o uso de técnicas diretas e/ou indiretas, visando a posterior reintrodução da alimentação.

Uma série de procedimentos e técnicas está disponível para a reabilitação da deglutição, dividindo-se em terapias direta e indireta. Enquanto a terapia direta é baseada no uso de alimento, mesmo que em volumes mínimos, para proporcionar o treino de deglutição, a terapia indireta tem seu foco na organização muscular pelo uso de exercícios para o treino motor oral.

O fonoaudiólogo trabalha com o paciente e cuidadores para desenvolver estratégias compensatórias que permitirão ao paciente comer por via oral pelo maior tempo possível. Para isso, as manobras e as posturas de proteção de vias aéreas são frequentemente utilizadas. Cada manobra deve ser especificamente empregada, conforme o objetivo e a condição clínica do paciente. Nos Quadros 3 e 4 estão descritas as manobras, os objetivos e a forma de realização.

No gerenciamento da disfagia, a modificação da consistência da dieta oral é um dos primeiros e principais recursos utilizados para favorecer a alimentação por via oral de forma segura, podendo ser graduada conforme a habilidade de deglutição do paciente. Um estudo indicou que, entre os idosos institucionalizados, 91% apresentam a dieta modificada ou com excessivas restrições.

A modificação da consistência da dieta é uma prática muito comum. Apesar disso, existe uma grande variabilidade da nomenclatura e definição das consistências alimentares entre os clínicos e pesquisadores da área. Em 2002, a American Dietetic Association publicou o *National Dysphagia Diet,* buscando estabelecer uma terminologia padronizada, composta por quatro níveis de dietas (Quadro 5).

Na assistência fonoaudiológica aos pacientes em cuidados paliativos, é essencial a orientação aos cuidadores e familiares. Essa orientação visa fornecer informações e esclarecimentos pertinentes sobre a disfagia e os riscos que podem estar presentes na alimentação por via oral. Além disso, devem ser ressaltados os procedimentos que favorecem a alimentação segura do paciente disfágico. Tais esclarecimentos objetivam a adesão do cuidador, propiciando sua participação direta como auxiliadores no processo terapêutico.

QUADRO 3 Manobras posturais e de deglutição

Manobras posturais		
Manobra	Objetivo	Descrição
Cabeça fletida	Proteção da via aérea inferior	Manter a cabeça inclinada para baixo durante a deglutição
Cabeça estendida	Auxiliar a propulsão do bolo	Manter a cabeça inclinada para trás durante a deglutição
Cabeça virada para o lado comprometido	Isolar o comprometimento lateral da parede posterior da faringe ou prega vocal Favorece a passagem do bolo e/ou fechamento glótico	Manter a cabeça virada para o lado que a parede posterior da faringe ou prega vocal esteja comprometida durante a deglutição

QUADRO 4 Manobras de deglutição

Manobras de deglutição		
Manobra	Objetivo	Descrição
Deglutição com esforço	Aumentar a força muscular das estruturas envolvidas	Imprimir força no momento da ejeção oral do bolo durante a deglutição
Deglutição múltipla	Eliminar o bolo alimentar retido na cavidade oral e recessos faríngeos	Deglutir várias vezes consecutivas o mesmo bolo alimentar
Deglutição supraglótica	Maximizar o fechamento das pregas vocais	Inspirar, segurar a inspiração, deglutir e tossir após a deglutição
Deglutição supersupraglótica	Maximizar o fechamento das pregas vocais e ariepiglóticas	Inspirar forçadamente, segurar a inspiração, deglutir e tossir após a deglutição
Manobra de Mendelson	Maximizar a elevação laríngea e a abertura do esfíncter esofágico superior	Manter voluntariamente a elevação da laringe durante a deglutição

QUADRO 5 Níveis de dieta

Nível	Descrição
Nível 1	Alimentos pastosos homogêneos, muito coesivos, sem necessidade de mastigação, somente controle oral do bolo
Nível 2	Alimentos pastosos heterogêneos, coesivos, semissólidos, que requerem alguma habilidade de mastigação
Nível 3	Alimentos macios que requerem maior habilidade de mastigação
Nível 4	Dieta regular. Sem restrições

Um dos maiores riscos da dependência do paciente para a alimentação são as infecções pulmonares, pois estão relacionadas às dificuldades cognitivas, de comunicação (informar desconforto) e dependência do cuidador para interpretar sinais clínicos sugestivos de penetração laríngea e/ou broncoaspiração.

A presença do cuidador/familiar permite ainda que o fonoaudiólogo tenha maior conhecimento sobre questões cognitivas, de comunicação, comportamentais, culturais e sociais do paciente, a fim de favorecer as decisões e orientações a respeito do gerenciamento da deglutição. Fazem parte da orientação fonoaudiológica:

- Informações sobre a postura e o posicionamento para a alimentação.
- Consistências alimentares indicadas.
- O volume de alimento a ser ofertado.
- A necessidade de uso de manobras de deglutição.
- O ritmo da oferta.

DESFECHO FONOAUDIOLÓGICO

Nos cuidados paliativos, o fonoaudiólogo deve ter sua atuação baseada e estruturada conforme a evolução natural da doença, uma vez que o objetivo terapêutico mudará em cada fase. Vale ressaltar que a maior estabilidade clínica, a presença de um cuidador aderente ao processo terapêutico e o prognóstico clínico determinado são fatores importantes para uma atuação fonoaudiológica controlada e direcionada. A compreensão do quadro atual da doença, o uso de instrumentos de avaliação e a prática baseada em evidências são os norteadores do gerenciamento da deglutição.

O atendimento fonoaudiológico em cuidados paliativos possui como um dos principais objetivos otimizar a deglutição dos pacientes. Os fatores sociais, como a alimentação, colaboram para a manutenção do conforto, o prazer e a qualidade de vida dessa população, tornando o fonoaudiólogo um participante ativo no processo de tomada de decisão compartilhada nas questões que envolvam o processo de deglutição.

Pesquisas realizadas pela Divisão de Fonoaudiologia do HCFMUSP, com os pacientes da enfermaria dos cuidados paliativos desse hospital, indicam que:

- 32% dos pacientes internados necessitam de atendimento fonoaudiológico prioritário e 18% necessitam de atendimento fonoaudiológico de apoio.
- A média de atendimentos prioritários é de 4 atendimentos fonoaudiológicos/internação. Para os pacientes de apoio a média é 1,5 atendimento fonoaudiológico/internação.

- A média de dias, para os pacientes em atendimentos prioritários, para o retorno de via oral e de retirada de via alternativa de alimentação é de 1 dia (com até 2 atendimentos).
- A média de dias entre a avaliação fonoaudiológica beira-leito até o desfecho dos casos foi de 11 dias.

REFERÊNCIAS BIBLIOGRÁFICAS

1. Chahda L, Mathisen BA, Carey LB. The role of speech-language pathologists in adult palliative care. International Journal of Spreech-Language Pathology. 2016;1-11.
2. Kapoor AK, Bhatnagar S, Mutneja R. Clinical and socio-demographic profile of hospice admissions: experience from New Delhi. Indian J Palliat Care. 2021:68-75.
3. Leite KKA, Silva CL, Nascimento LT. O papel do fonoaudiólogo. In: Velasco IT, Ribeiro SCC. Cuidados paliativos na emergência. Barueri: Manole; 2021.
4. Lima MS, Sassi FC, Medeiros GC, Jayanthi SK, Andrade CRF. Diagnostic precision for bronchopulmonary aspiration in a heterogeneous population. CoDAS. 2020;32(5):e20190166.
5. Locher JL, Yoels WC, Maurer D, Ells JV. comfort foods: an exploratory journey into the social and emotional significance of food. Food and Foodways. 2005:273-97.
6. Padovani AR, Medeiros GC, Andrade CRF. Protocolo Fonoaudiológico de Introdução e Transição da Alimentação por Via Oral (PITA). In: Andrade CRF de, Limongi SCO. Disfagia: prática baseada em evidências. 2012. p.74-85.
7. Santos LB, Mituuti CT, Luchesi KF. Atendimento fonoaudiológico para pacientes em cuidados paliativos com disfagia orofaríngea. Audiol Commun Res. 2020;25:e2262.
8. Sassi FC, Medeiros GC, Zilberstein B, Jayanthi SK, Andrade CRF de. Screening protocol for dysphagia in adults: comparison with videofluoroscopic findings. Clinics. 2017;72(12):718-22.
9. Venkatasalu MR, Murang ZR, Ramasay DTR, Jagjit SD. Oral health problems among palliative and terminally ill patients: an integrated systematic review. BMC Oral Health. 2020;79

CAPÍTULO 81

A ATUAÇÃO FONOAUDIOLÓGICA EM CUIDADOS PALIATIVOS – ENFOQUE NA COMUNICAÇÃO

Robson Rodrigues
Karoline Kussik de Almeida Leite
Giuliana Reckmann Steiner
Thayná Passarini Bandeira
Claudia Regina Furquim de Andrade

INTRODUÇÃO

A comunicação é um sistema complexo que abrange mais do que o ato de fala: envolve a percepção, a compreensão e a transmissão de mensagens levando em consideração os aspectos culturais, emocionais e a individualidade de cada sujeito. Esse sistema inclui processos de interação, a transmissão de mensagens e é considerado de extrema importância para o tratamento e o bem-estar de pacientes dependentes de cuidados[1]. Nota-se um interesse crescente no treinamento e desenvolvimento de competências comunicativas pelos profissionais da saúde nos últimos anos[2].

Pode-se dividir a comunicação em duas grandes áreas: a verbal e a não verbal. A primeira é baseada no uso de palavras e frases (expressas por emissão vocal ou escritas), enquanto a segunda inclui os gestos, o toque, os olhares, a tonalidade de voz e as expressões faciais[1].

No ambiente hospitalar são desenvolvidas práticas de discussões de casos clínicos e reuniões multidisciplinares que permitem a comunicação entre as equipes de diferentes áreas de atuação como médicos, enfermeiros, fisioterapeutas, nutricionistas, fonoaudiólogos, psicólogos, o que propicia uma visão mais abrangente do paciente e de suas necessidades de cuidado[3]. Além disso, a interação entre a equipe e o paciente é fundamental para os cuidados em saúde, em especial em casos de cuidados paliativos. Nesses casos, a interação efetiva promove contato social e pode proporcionar ao doente a possibilidade de manifestar desejos e decisões em um momento próximo ao fim de sua vida[4].

CUIDADOS PALIATIVOS – A COMUNICAÇÃO HUMANA

O desenvolvimento das habilidades comunicativas em cuidados paliativos pode auxiliar na tomada de decisões, além de propiciar um melhor relacionamento entre o paciente com as pessoas a seu redor. Essas habilidades envolvem a expressividade e a escuta do paciente[5-6].

Em relação à expressividade, considera-se a capacidade do paciente de transmitir seus objetivos, desejos, medos e anseios sobre sua doença, evolução, perspectivas de tratamento, cuidado e outros temas que podem ser importantes para cada paciente.

A escuta também deve estar integrada no processo de comunicação, sendo considerada fundamental para o levantamento das demandas de todos os interessados (paciente, familiares e profissionais envolvidos no cuidado). Todos os profissionais da área da saúde devem ter o conhecimento básico a respeito da comunicação e ter a capacidade de buscar estratégias comunicativas a fim de facilitar as interações e permitir que o paciente esteja envolvido nas decisões de seu plano de cuidado, mantendo sua autonomia perante as decisões a serem tomadas em seu tratamento[7].

No contexto hospitalar, existem alguns fatores que podem criar barreiras e impactar negativamente a função comunicativa do paciente com seus familiares e a equipe assistencial em saúde:

- Altas expectativas dos pacientes e/ou familiares.
- Pouco tempo para a tomada de decisões.
- Grande variedade de pacientes e equipes no mesmo ambiente.
- Uso excessivo de medicamentos que podem influenciar o nível de consciência do paciente.

Além dessas dificuldades comunicativas que podem estar presentes no ambiente de cuidado, o doente ainda pode apresentar alterações de linguagem e/ou cognitivas que prejudicam ainda mais a troca de informações.

As alterações linguísticas ocasionadas por lesões neurológicas adquiridas ao longo da vida de adultos e idosos são caracterizadas como afasias, alterações motoras da fala (disartrias e apraxia de fala) ou alterações cognitivo-linguísticas. Entretanto, as doenças de origem neurológica não são as únicas que podem dificultar a fala ou a linguagem. Patologias que afetam o sistema fonador, como tumores de laringe ou quadros clínicos que demandam o uso de traqueostomia, por exemplo, também podem resultar na comunicação deficitária do paciente[8].

A fonoaudiologia desempenha um papel importante dentro da equipe, atuando nas áreas de comunicação, voz e deglutição. Em relação aos procedimentos para a avaliação da comunicação (fala e linguagem), identificar a presença de distúrbios comunicativos e estabelecer procedimentos que viabilizem a comunicação, a meta é, além de proporcionar alternativas mais eficientes e produtivas de comunicação pessoal, buscar a melhoria de qualidade e conforto para a interação entre o paciente e familiares e entre o paciente e a equipe multidisciplinar. A eficiência da comunicação – dentro das possibilidades individuais – promove a saúde física e mental.

Segundo a American Speech-Language-Hearing (ASHA), diante de um paciente com doença avançada e em terminalidade, cabe ao fonoaudiólogo atuar por meio de estratégias facilitadoras que permitam a comunicação funcional pelo maior tempo possível, preservando da melhor forma sua autonomia durante a progressão da doença[9].

AVALIAÇÃO FONOAUDIOLÓGICA DA COMUNICAÇÃO

A avaliação e a intervenção fonoaudiológica da comunicação têm por objetivo favorecer as práticas entre os pacientes, familiares e equipe multidisciplinar utilizando estratégias que facilitem a compreensão das informações transmitidas e a expressão dos desejos, visando à funcionalidade e à individualidade do paciente.

São utilizados instrumentos e testes que possibilitam indicar as alterações da comunicação presentes em cada indivíduo e que ajudam a permear as questões referentes ao prognóstico, à reabilitação, a estratégias comunicativas e às vontades do doente quanto a seu próprio cuidado.

Pacientes com possíveis alterações comunicativas devem ser avaliados pelo fonoaudiólogo para identificar as alterações de linguagem e as estratégias fundamentais para tornar a comunicação mais eficaz. Podemos destacar as principais alterações comunicativas:

- Afasia: está associada a lesões no hemisfério dominante e afeta a compreensão e a expressão dos aspectos formais da linguagem. As afasias podem ser divididas em fluentes e não fluentes, de acordo com as áreas de lesão e desempenho em tarefas de linguagem espontânea, compreensão e repetição.
- Alterações linguístico cognitivas: associadas a lesão no hemisfério não dominante ou a lesões difusas de caráter focal ou degenerativo. Além dos processamentos formais da linguagem, o distúrbio linguístico-cognitivo afeta os aspectos pragmáticos da linguagem e prosódicos. Alterações em outros domínios cognitivos, como atenção, memória, funções executivas e habilidades visuoespaciais, também podem co-ocorrer com as alterações comunicativas.
- Alterações motoras da fala: decorrem de lesões corticais e subcorticais do sistema sensório-motor. Abrangem os quadros de apraxia de fala e disartria, que acometem a programação e a execução motora da fala, respectivamente. A disartria é subdividida em flácida, espástica, hipocinética, hipercinética, atáxica, do neurônio motor superior unilateral e mista. Os distúrbios motores da fala ocorrem frequentemente com as afasias e as alterações linguístico-cognitivas.
- Barreiras mecânicas: impossibilidade de se comunicar verbalmente por barreira. Exemplos: uso de ventilação mecânica, obstrução de vias aéreas.

Dentre os protocolos utilizados na avaliação da linguagem, tem-se o *Bedside Evaluation Screening Test* (BEST-2) West[10], que possibilita a caracterização rápida das habilidades linguísticas (conversação, nomeação, descrição de objetos, repetição, compreensão oral e leitura) e a mensuração da gravidade dos prejuízos da comunicação.

Também é possível avaliar os aspectos motores da fala. Para tanto, pode-se aplicar a avaliação clínica de disartria que detecta o comprometimento das bases motoras da fala em sujeitos acometidos por lesão no sistema nervoso central ou periférico. As tarefas são realizadas por meio da produção oral e incluem a avaliação das funções de: respiração, fonação, ressonância, articulação e prosódia. E a avaliação clínica de apraxia de fala, que detecta incapacidades de programação do posicionamento da musculatura da fala e da sequência de movimentos musculares para a produção volitiva de fonemas após lesão cerebral. A avaliação possibilita identificar a presença de metátese, antecipação, reiteração, substituição, repetição, omissão e autocorreção por meio de tarefas de produção voluntária da fala.

Além da aplicação de protocolos, é importante iniciar e manter o contato com familiares tanto para coletar informações prévias em anamnese quanto para informar o que for essencial e entender a percepção dos familiares diante da dificuldade de comunicação.

TERAPIA FONOAUDIOLÓGICA

Após a avaliação clínica da comunicação, o fonoaudiólogo, junto à equipe multiprofissional e à família, irá elaborar estratégias que facilitem a comunicação entre eles. É importante ressaltar que a tomada de decisões deverá considerar os valores e desejos do paciente e de seus familiares.

Nesse contexto, as condutas fonoaudiológicas[11] junto ao familiar e/ou cuidador serão realizadas por meio de:

- Facilitação da comunicação oral quando possível o uso de estratégias e de adaptação de comunicação alternativa nos casos em que não for possível a comunicação oral/gestual ou escrita.
- Treino de habilidades comunicativas alteradas observadas na avaliação fonoaudiológica.
- Orientações quanto às estratégias comunicativas usadas com o paciente e pelo paciente junto da equipe multidisciplinar e de familiares.

Por meio da avaliação fonoaudiológica é possível identificar os pontos nos quais o paciente apresenta déficits comunicativos e quais as possibilidades terapêuticas para facilitar a comunicação entre paciente, equipe multiprofissional e familiares/cuidadores. Publicações científicas que analisam as estratégias utilizadas pela fonoaudiologia ainda são escassas, mas têm aumentado com o passar dos anos e envolvem desde técnicas muito baratas até recursos tecnológicos de alto custo[4].

As estratégias comunicativas que a fonoaudiologia pode indicar envolvem[4]:

- Comunicação não verbal.
- Prancha de comunicação suplementar alternativa.
- Equipamentos eletrônicos.
- Válvula fonatória.
- Comunicação verbal.

A comunicação não verbal é aquela que envolve toque afetivo, olhares, gestos, expressões faciais e demais formas de expressão que não utilizam a língua falada. Isso inclui estratégias de comunicação suplementar alternativa (CSA), que podem acontecer por meio de pranchas de comunicação ou por meio de dispositivos eletrônicos com ou sem sintetizador de voz, por exemplo[12].

As válvulas fonatórias são dispositivos que podem ser acoplados em traqueostomia ou em ventilação mecânica e permitem a fonação do paciente por gerar o redirecionamento do fluxo aéreo para a laringe, viabilizando a vibração das pregas vocais e, consequentemente, a emissão vocal necessária para a fala. Considerando os pacientes em cuidados paliativos que apresentam a capacidade de fonoarticu-

QUADRO 1 Estratégias para melhorar a comunicação verbal

Agrupar as ideias sobre um assunto fazendo pausas entre elas	Enfatizar por meio da entoação os conteúdos-chave
Mudar de tópicos utilizando pausas	Tolerar o silêncio da outra pessoa
Utilizar estruturas sintáticas simples	Parafrasear, resumir ou reinterpretar o que foi dito para verificar, elaborar ou manter o tópico
Transmitir uma ideia de cada vez	Verificar o entendimento do cuidador
Colocar informações-chave no fim da sentença	Sutilmente incluir em sua própria emissão palavras que o paciente não consegue emitir
Repetir as palavras-chave	Buscar informação na linguagem corporal
Reelaborar as frases quando não for compreendido	Em caso de perguntas, organizá-las da mais fácil para a mais difícil
Usar referências diretas e não indiretas	Usar o ambiente como tópico (falar sobre o quadro na parede, p. ex.)
Usar pistas verbais para marcar o fim de um tópico ("Pronto, está bem?")	Falar sobre experiências compartilhadas, estimulando a linguagem oral
Usar introduções verbais para iniciar um tópico ("Vamos falar sobre...")	Evitar comentários que sejam julgamentos (inclusive positivos: "Agora você falou bem")
Usar redundância	Realizar atividades juntos e evitar confrontos
Usar frases como "alertas" ou gestos	Estabelecer a igualdade comunicativa e respeitar opiniões

lação, com restrições na expressão oral (limitações nos campos formais da linguagem ou nos aspectos motores de produção de fala), algumas técnicas podem ser implementadas e treinadas com os principais interlocutores do paciente para facilitar a comunicação.

É importante ressaltar que o fonoaudiólogo deverá escolher adequadamente o melhor método para implementação em cada caso. Pacientes com comprometimento cognitivo dificilmente conseguirão fazer uso efetivo de uma prancha de comunicação, do mesmo modo que nem todos os pacientes traqueostomizados conseguirão permanecer em uso de válvula fonatória, por exemplo. Essa heterogeneidade de casos e manifestações reforça a necessidade de uma avaliação fonoaudiológica adequada.

CONSIDERAÇÕES FINAIS

A atuação fonoaudiológica em cuidados paliativos no âmbito da comunicação visa facilitar a expressão das necessidades físicas e emocionais, preferências em relação aos cuidados e decisões dos pacientes que se encontram em cuidados paliativos. Dessa forma, a equipe de fonoaudiologia como parte da equipe multidisciplinar em cuidados paliativos auxilia na proporção de qualidade de vida, conforto e minimização do sofrimento por meio do uso de estratégias comunicativas.

REFERÊNCIAS BIBLIOGRÁFICAS

1. Araújo MMT, Silva MJP. Estratégias de comunicação utilizadas por profissionais de saúde na atenção a pacientes sob cuidados paliativos. Revista da Escola de Enfermagem da USP. 2012 Jun;46(3):626-32.
2. Vleuten CvD, Eertwegh VvD, Giroldi E. Assessment of communication skills. Patient Education And Counseling. 2019 Nov;102(11)2110-3.
3. Coles RA, Goh SJ, Livingstone D, Qasim A. MedShr: improving patient care through clinical case discussion. Minerva Cardioangiol. 2020 Jun;68(3):175-87.
4. Silva CLM, Bertoncelo C, Barros APB, Padovani M. Characterization of the communication resources used by patients in palliative care: an integrative review. Revista Cefac. 2017 Dec;19(6):879-88.
5. World Health Organization (WHO). National cancer control programmes: policies and managerial guidelines. 2nd ed. Geneva: WHO; 2002.
6. Pollens R. Role of the speech-language pathologist in palliative hospice care. Journal of Palliative Medicine. 2004 Oct;7(5):694-702.
7. Carvalho RT, Parsons HA, organizers. Manual de cuidados paliativos ANCP. 2.ed. Porto Alegre: Sulina; 2012.
8. Leite KKA, Lirani-Silva C, Nascimento LT. O papel do fonoaudiólogo. In: Velasco IT, Ribeiro SCC. Cuidados paliativos na emergência. Barueri: Manole; 2021.
9. American Speech-Language-Hearing Association (ASHA). End-of-life issues in speech-language pathology. 2021 [Internet]. [Acesso em 30 out 2021]. Disponível em: https://www.asha.org/slp/clinical/endoflife/.
10. West JF, Sands ES, Ross-Swain D. Bedside Evaluation Screening Test: 2nd Edition (BEST-2). Austin, TX: Pro-Ed; 1998.
11. Bravo ANA, Pedroza RMS. Fonoaudiología en los cuidados paliativos. Revista de La Facultad de Medicina. 2015 Jun 12;63(2):289-300.
12. Barriguinha CIF, Mourão MTC, Martins JC. Dificuldades de comunicação e deglutição em doentes em cuidados paliativos: visão dos doentes e familiares e/ou cuidadores informais. Audiology – Communication Research. 2017;22(1):1-6.

CAPÍTULO 82

AVALIAÇÃO NUTRICIONAL EM CUIDADOS PALIATIVOS

Elci Almeida Fernandes

INTRODUÇÃO

A preservação e/ou melhoria do estado nutricional tem importante efeito na qualidade de vida (QV) e no bem-estar de pacientes em cuidados paliativos submetidos a tratamento clínico. Os objetivos da terapia nutricional (TN) no paciente paliativo incluem prevenção e tratamento da desnutrição; modulação da resposta orgânica e controle dos efeitos adversos ao tratamento clínico[1].

A QV é definida pela Organização Mundial da Saúde (OMS) como a percepção do indivíduo de sua posição na vida, no contexto da cultura e sistemas de valores nos quais vive, e em relação a seus objetivos, expectativas, padrões e preocupações. Trata-se de uma importante ferramenta para avaliar os resultados do tratamento na perspectiva do paciente paliativo.

O acompanhamento nutricional está associado a aliviar os efeitos adversos que podem comprometer o estado físico, imunológico e nutricional, e a TN auxilia no manejo dos sintomas, evitando a caquexia e contribuindo para a melhora da QV do paciente[1].

Nesse sentido, torna-se de grande importância a avaliação do estado nutricional e da QV desses pacientes, a fim de identificar precocemente aqueles que possam apresentar maior risco de complicações durante o tratamento e, assim, garantir intervenções adequadas precocemente.

O nutricionista é um dos profissionais que podem auxiliar na evolução favorável do paciente. Frequentemente, verdadeiros impasses se impõem em relação à conduta dietoterápica. A discussão envolve questões de comunicação com os familiares e o paciente, valores morais e ética profissional, afinal não está bem definido se instituir uma modalidade de TN consiste em um cuidado básico ou em um tratamento médico[2].

Sabe-se que o paciente paliativo sob cuidados clínicos pode ser acompanhado em três fases: fase inicial, que é assintomática; fase sintomática, na qual a doença se encontra em estágio mais avançado; fase terminal, em que a expectativa de vida é curta[3]. Segundo Bachman[4], pacientes com expectativa de vida de menos de 1 mês são considerados em fase de doença terminal, enquanto os com mais de 3 meses ou não respondedores à terapia curativa estão em fase de progressão de doença[4]. Diante dessas considerações, na fase inicial a TN adotada tem como objetivo reduzir o crescimento tumoral, aumentando a sobrevida do paciente. Já em estágios avançados da doença, a TN objetiva reduzir os sintomas ocasionados pela doença e, consequentemente, confere qualidade de vida. Em estágios de doenças terminais, o objetivo é proporcionar conforto ao paciente.

A progressão da doença gera sintomas que impedem o paciente de manter suas atividades diárias. Entre os sintomas mais relevantes para o cuidado nutricional estão a inapetência, o desinteresse pelos alimentos e a recusa daqueles de maior preferência. Consequentemente, podem ocorrer baixa ingestão alimentar, perda ponderal com frequências que podem variar de 31-87%, depleção de tecido magro e adiposo e caquexia. Em contrapartida, os efeitos colaterais dos tratamentos medicamentosos podem causar náuseas, vômitos, diarreia, saciedade precoce, má absorção, obstipação intestinal, xerostomia, disgeusia, disfagia, entre outros[2].

A desnutrição é a principal complicação nutricional nos pacientes em cuidados paliativos e vem sendo apontada como fator de pior prognóstico. Há maior risco em pacientes com doenças em estágio avançado e com práticas terapêuticas mais agressivas presentes. A melhora do estado nutricional parece estar associada com melhor qualidade de vida e com aumento dos escores que medem a capacidade funcional dos pacientes[5]. Dados da literatura sugerem que o estado nutricional adequado está associado com maior sobrevida, menor tempo de hospitalização e maior tolerância ao tratamento paliativo proposto.

As toxicidades decorrentes do tratamento e a presença da própria doença são fatores de risco nutricional importante para o comprometimento da ingestão dietética e, consequentemente, evolução para a desnutrição. Portanto, é necessário empregar TN precoce, visando garantir a ingestão em quantidades adequadas de energia, macro e micronutrientes[5].

Nas fases de doenças terminais, encontramos um quadro nutricional descrito como a síndrome da caquexia. Esta tem sido considerada, em alguns trabalhos de revisão, uma das complicações mais frequentes de pacientes com câncer em estágio avançado[6].

A caquexia tem como manifestação inicial perda de peso acentuada, fraqueza e consumo aumentado de massa muscular, com balanço nitrogenado intensamente negativo. Ocorrem redução progressiva da capacidade funcional, déficit imunológico, intolerância a quimioterapia e radioterapia e complicações infecciosas[6].

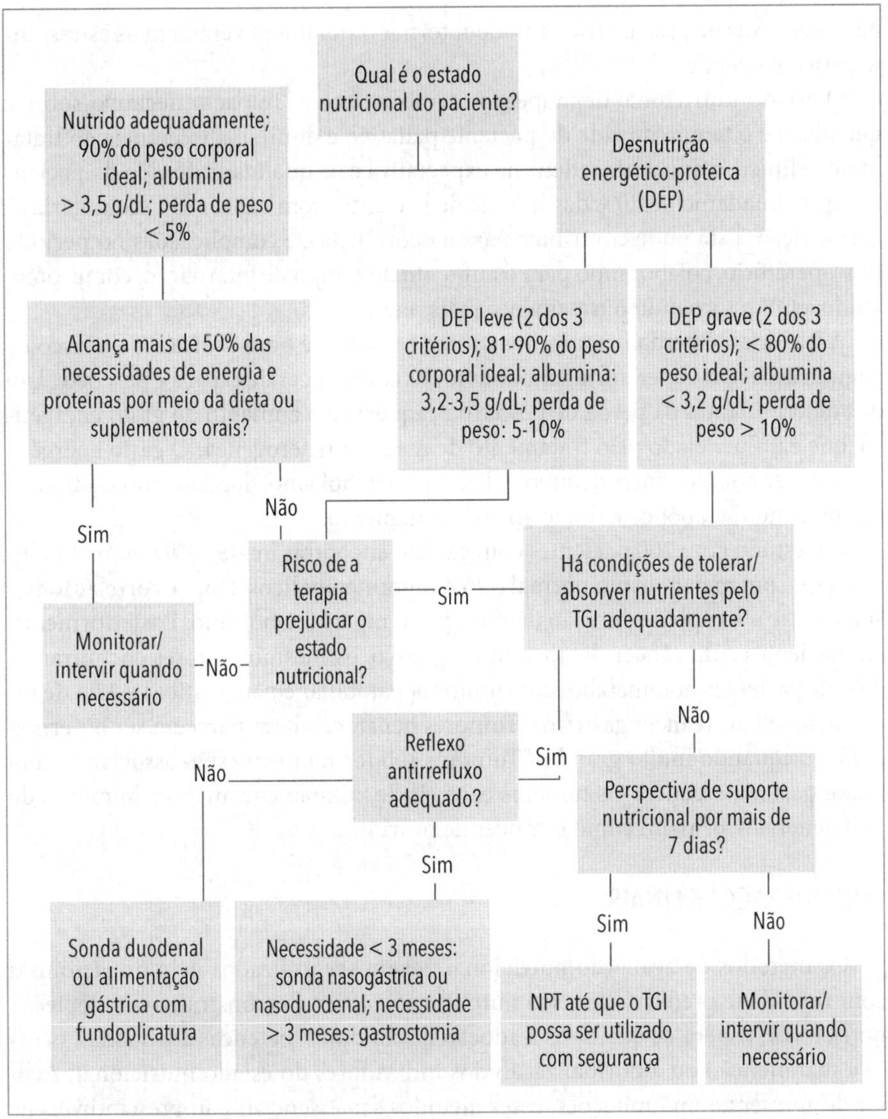

Figura 1 Etapas para escolha do atendimento nutricional.

A desnutrição ou o quadro de caquexia direcionam a equipe para discussões sobre a introdução de TN. Esta deve ser adotada considerando-se a fase de cuidado paliativo vigente, de acordo com a evolução natural da doença de base. A terapia nutricional em pacientes com doenças em estágio terminal deve ser avaliada, modificando-se seus objetivos conforme a evolução clínica do paciente e a progressão da doença[3]. É importante considerar que existem situações em que terapias agressivas não são efetivas e podem tornar o tratamento ainda mais estressante para o paciente[7].

O estado nutricional depauperado também exerce impacto negativo sobre a qualidade e o tempo de vida do paciente paliativo e diminui a tolerância ao tratamento clínico, o que pode refletir na expectativa e na qualidade de vida do paciente. Aproximadamente 20% das mortes de pacientes com câncer são secundárias à desnutrição. Esta pode contribuir para a ocorrência de complicações no período pós-operatório, colaborando para o aumento do tempo de internação, comprometendo a QV e tornando o tratamento mais oneroso.

A história de perda de peso nos últimos 6 meses é bom indicador do risco de complicações pós-operatórias em indivíduos com câncer de cabeça e pescoço[1]. Um dos determinantes da perda de peso e da caquexia é o aumento do gasto energético, que é influenciado pelo tratamento de maneira heterogênea. O gasto energético pode ter componentes de hipo e de hipermetabolismo, dependendo do tipo de catabolismo metabólico e das formas de tratamento.

Em estudo com 200 pacientes com câncer, encontraram-se 33% holometabólicos, 41% com metabolismo normal e 26% hipermetabólicos. Houve correlação positiva entre o tempo de duração da doença e o hipermetabolismo. Posteriormente, em pacientes com câncer do aparelho digestivo, os mesmos autores encontraram 36% de pacientes holometabólicos (tumor hepatobiliar e pancreático) e 22% de hipermetabólicos (câncer gástrico). Tumores hepatocelulares parecem ser hipermetabólicos quando muito grandes. Tumores sólidos também estão associados com maior gasto energético. Os tumores centrais de pulmão cursam com aumento do gasto energético, assim como o câncer de ovário[1].

CONSIDERAÇÕES FINAIS

Os métodos de avaliação nutricional devem ser utilizados pelo nutricionista com finalidade preditiva de risco nutricional e como demonstrativo da depleção nutricional. Espera-se que, após a adoção de condutas dietéticas adequadas, ocorra a manutenção ou a normalização dos indicadores do estado nutricional. Apesar de apresentarem limitações, esses métodos são essenciais e imprescindíveis na prática clínica do nutricionista. Para a avaliação e a monitorização adequada do estado nutricional do paciente deve ser utilizada uma associação dos vários métodos disponíveis.

REFERÊNCIAS BIBLIOGRÁFICAS

1. Benarroz MO, Faillace GBD, Barbosa LA. Bioética e nutrição em cuidados paliativos oncológicos em adultos. Cad Saúde Pública. 2009;25(9):1875-82.
2. Corrêa PH, Shibuya E. Administração da terapia nutricional em cuidados paliativos. Rev Bras Cancerol. 2007;53(3):317-23

3. Instituto Nacional de Câncer (Inca). Cuidados paliativos oncológicos: controle de sintomas. Rio de Janeiro: Ministério da Saúde; 2001.
4. Bachmann P, Marti-Massoud C, Blanc-Vincent MP, Desport JC, Colomb V, Dieu L, et al. Standards, options et recommandations: nutrition en situation palliative ou terminale de l'adulte porteur de cancer évolutif. Bull Cancer. 2001;88:985-1006.
5. Bauer J, Capra S, Ferguson M. Use of the scored patient-generated subjective global assessment (PG-SGA) as a nutrition assessment tool in patients with cancer. Eur J Clin Nutr. 2002:56;779-85.
6. Sanz Ortiz J, Moreno Nogueira JA, Garcia de Lorenzo Mateos A. Protein energy malnutrition (PEM) in cancer patients. Clin Transl Oncol. 2008;10:579-82.
7. Correa-Velez I, Sundararajan V, Brown K, Gifford SM. Hospital utilisation among people born in refugee--source countries: an analysis of hospital admissions, Victoria, 1998-2004. Med J Aust. 2007;186(11):577-80.

CAPÍTULO 83

ADAPTAÇÕES DO SUPORTE NUTRICIONAL EM CUIDADOS PALIATIVOS

Elci Almeida Fernandes

INTRODUÇÃO

Para muitos profissionais que atuam em cuidados paliativos, há um verdadeiro dilema em relação à administração da dieta via oral (VO), terapia nutricional enteral (TNE) e/ou nutrição parenteral (NP) aos pacientes. Entretanto, a nutrição possui diferentes significados, pois depende do indivíduo, dos hábitos alimentares, da procedência e da religião. Entre outros fatores, a alimentação pode envolver afeto, carinho e vida[1].

A dieta VO será sempre preferencial, desde que o trato gastrointestinal (TGI) esteja íntegro e o paciente apresente condições clínicas para realizá-la e assim o deseje. É importante ressaltar que todo o conjunto – paciente, familiares e equipe – deve ser avaliado, e não apenas um fator isoladamente. Portanto, não é recomendado começar ou manter a terapia nutricional (TN) nos últimos momentos de vida por constituir medida fútil e não oferecer conforto. O uso da VO pode ser junto da TNE e da NP. A relação custo-benefício é prioritária, e a TNE é sempre preferencial em relação à NP, desde que haja funcionalidade do TGI[2].

Em relação à administração da TNE e/ou NP, o momento de instituir ou suspender, além do tipo e do volume a ser administrado, envolve questões que geram muitas dúvidas na equipe cuidadora. Nutricionistas e médicos questionam se haveria algum benefício para o paciente, pois é sabido que terapias nutricionais agressivas não são efetivas e podem tornar o tratamento mais oneroso e estressante[3].

O acompanhamento nutricional do paciente paliativo tem como parte do objetivo a avaliação das toxicidades secundárias aos tratamentos, portanto é necessário conhecer os efeitos colaterais com impacto nutricional das terapias antineoplásicas. Aplicar a escala de toxicidade gastrointestinal para avaliar as toxicidades que poderão interferir direta ou indiretamente na alimentação e no estado nutricional do paciente auxilia nesse momento de decisão.

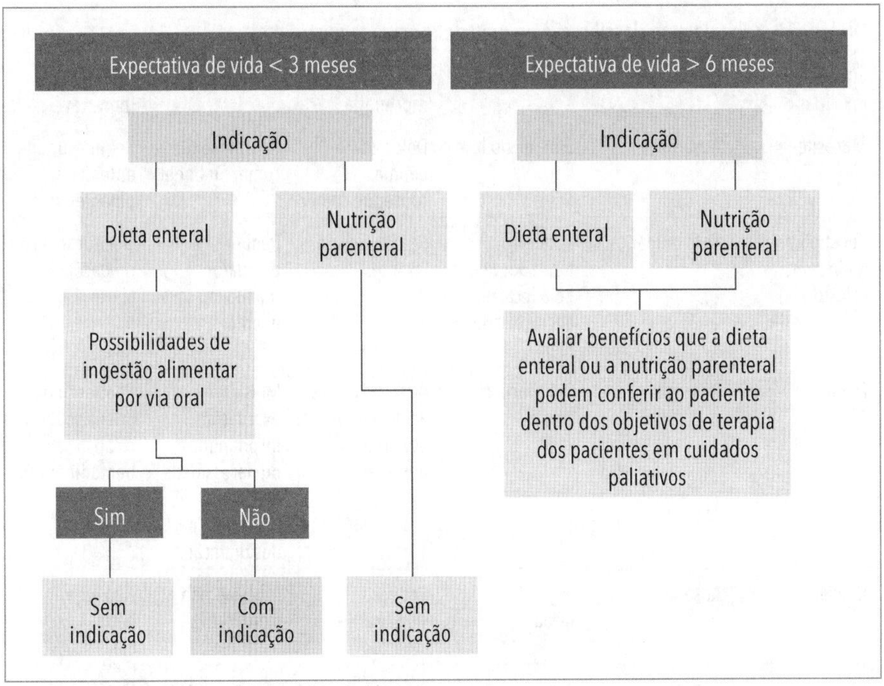

Figura 1 Indicações de terapia nutricional segundo expectativas de vida.

Os efeitos adversos da passagem de sonda ou até mesmo dos riscos do uso de nutrição parenteral devem ser considerados em fases de doenças terminais, pois podem impactar na qualidade de vida (QV) dos pacientes[4-6].

Sutton e Clipp[7], considerando essas questões, apresentaram um algoritmo para auxiliar na decisão relativa à terapia nutricional dos pacientes oncológicos sob cuidados paliativos. O algoritmo apresentado neste capítulo foi baseado em discussões e *guidelines* atualmente existentes para essa proposta (Quadro 1)[8].

SINAIS E SINTOMAS CLÍNICOS QUE AFETAM A EVOLUÇÃO NUTRICIONAL E SUAS RESPECTIVAS CONDUTAS DIETOTERÁPICAS EM CUIDADO PALIATIVO

Alterações da mucosa oral

As alterações da mucosa oral em pacientes com doenças avançadas ocorrem em razão da debilidade orgânica, diminuição da ingestão oral, uso de medicamentos, ansiedade, respiração oral e tumor com ação local. Tais alterações provocam importantes danos, como a redução da alimentação VO, o aumento de doença periodontal, desconforto social, além de predispor a infecções. Como conduta dietoterápica, sugere-se[9,10]:

QUADRO 1 Escala para classificação do grau de toxicidade gastrointestinal[8]

Sítio de toxicidade	Grau 0	Grau 1: leve	Grau 2: moderada	Grau 3: leve	Grau 4: inaceitável
Mucosite	Ausente	Eritema ou leve dor	Doloroso/ edema, consegue comer	Não consegue comer ou beber	Requer suporte enteral ou parenteral
Constipação (pele sem colostomia)	Sem mudança	Requer formador de bolo fecal ou alterações da dieta	Requer uso de laxantes	Requer evacuação manual ou edema	Obstrução ou megacólon tóxico
Diarreia	Ausente	2-4 evacuações ao dia	4-6 evacuações ao dia ou evacuações noturnas	Mais de 7 evacuações, incontinência ou necessidade de suporte parenteral para desidratação	Requer cuidado intensivo ou colapso hemodinâmico
Náusea	Ausente	Ingestão razoável	Redução significativa da ingestão	Ingestão não significativa	Não ingeriu nada
Vômitos	Ausente	1 vez ao dia	2-5 vezes ao dia	Mais de 6 vezes ao dia ou requer hidratação	Requer NPT ou cuidado intensivo ou colapso

NPT: nutrição parenteral total.
Fonte: National Cancer Institute[8].

- Aumentar a oferta hídrica. A recomendação básica de hidratação em idosos é de 20-25 mL/kg de peso/dia de líquidos, contudo não há necessidade de atingir os níveis ideais e sim de garantir o conforto.
- Manter a boca sempre úmida, inclusive com o uso de gaze umedecida em água para hidratação dos lábios.
- Fazer a higiene bucal com escovação de dentes e língua.
- Evitar alimentos ácidos.
- Adequar consistência, temperatura e volume, visando à melhor tolerância e à aceitação alimentar.
- Evitar jejum prolongado.

Constipação, suboclusão e obstrução intestinal

A constipação é um distúrbio bastante comum em pacientes paliativos com doença avançada e apresenta causas multifatoriais, entre elas o uso de medicações para controle da dor, especialmente os opioides; comumente o paciente permanece acamado durante considerável parte do dia; apresenta baixa ingestão alimentar e hídrica, distúrbios hidroeletrolíticos, como hipercalcêmica e hipocalcemia; compressão tumoral intestinal, dependendo do tipo de tumor; danos neurológicos, que alteram a motilidade intestinal; falta de privacidade e desconforto.

Os sintomas mais frequentes em ambos são dor e distensão abdominal, vômitos, redução do apetite, sensação de saciedade precoce e alterações de humor.

O tratamento consiste em aumentar, quando viável, o nível de atividade física do indivíduo, para estimular a motilidade intestinal, fazer alterações na dieta e usar medicamentos laxativos, pois são fatores que comprovadamente melhoram a QV dos pacientes. Nos casos de obstipação, a dietoterapia visa aumentar a hidratação e o teor de fibras alimentares na dieta. O uso de laxantes torna-se obrigatório na prescrição médica; geralmente o paciente necessita desses medicamentos para obter melhora dos sintomas (Figura 2). As principais medidas dietoterápicas que podem ser adotadas são:

- Fracionar a dieta em 6 refeições por dia ou mais, dependendo da aceitação alimentar, e estimular a ingestão de líquidos em cerca de 1-2 L por dia, o que também variará em função da presença de edemas. Pode ser por meio do consumo de preparações e alimentos com maior teor hídrico (preparações com molho, úmidas, frutas e sucos, caldos e sopas).
- Oferecer alimentos fonte de fibras solúveis e principalmente as insolúveis, que apresentam maior efeito laxativo, como verduras e folhas em geral (alface, agrião, rúcula, mostarda, brócolis, almeirão, repolho, entre outras). Se bem tolerado pelo paciente, oferecê-las na forma crua.
- Frutas com casca e/ou bagaço e com maior teor laxativo, como abacaxi, laranja, mamão e ameixa[3].

Diarreia

Em relação à presença de diarreia nos pacientes com doença avançada, deve-se também considerar os medicamentos utilizados, a presença de outras doenças, como colite e doença de Crohn, fístulas enterais, vômitos e radioterapia paliativa em região pélvica.

As recomendações alimentares em geral são:

- Fracionar a dieta em cerca de 6 refeições por dia.
- Evitar o consumo de alimentos com elevado teor de fibras insolúveis, como verduras (cruas ou cozidas) e frutas, especialmente com casca.
- Repor os líquidos e minerais perdidos nas evacuações, ingerindo líquidos várias vezes ao dia, em pequenos volumes.

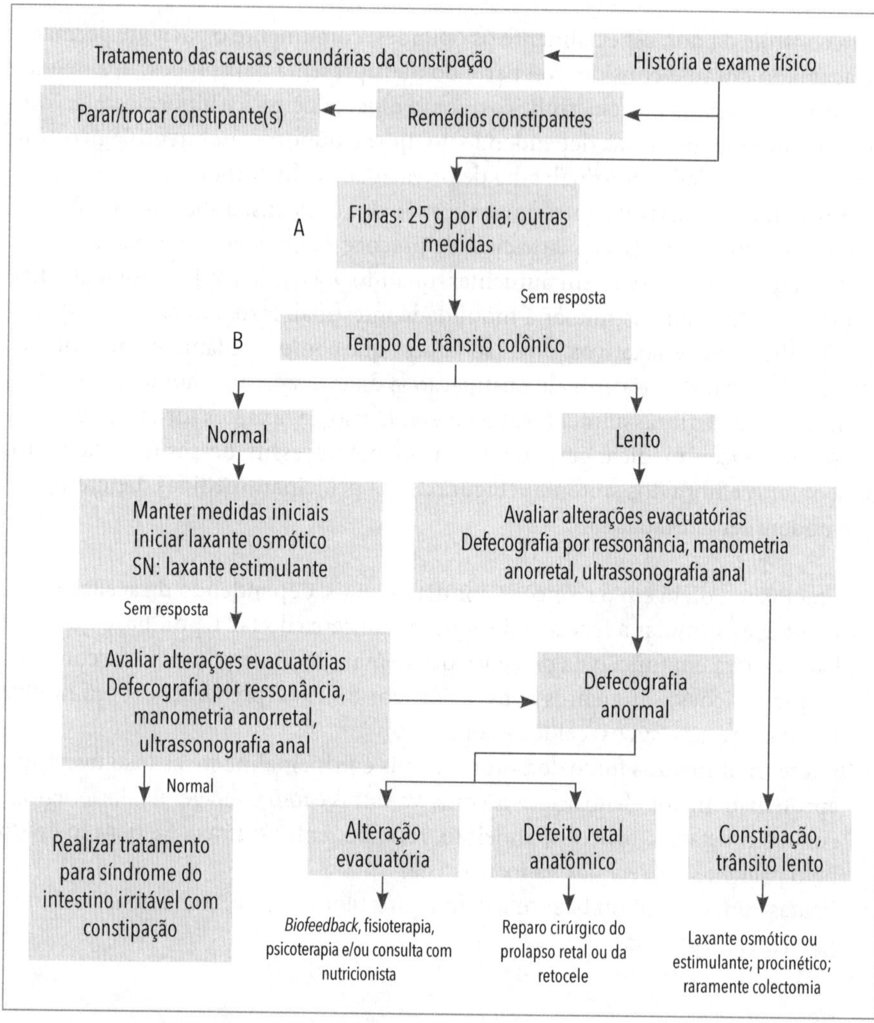

Figura 2 Avaliação e tratamento da constipação.

- Evitar consumir alimentos com elevado teor lipídico, como frituras.
- Evitar o consumo de café, bebidas alcoólicas e chá-preto.
- Evitar o consumo de leite e queijos.
- Optar pelo consumo de iogurtes simples e de leite com teor de lactose reduzido.
- Consumir alimentos e preparações mais obstipantes, como arroz, fubá e tapioca, frutas sem a casca, como maçã, goiaba, maracujá, banana-maçã e prata, limão.
- Utilizar a terapia de reidratação oral (TRO), por meio do uso da solução de reidratação.
- Especialmente para crianças, há necessidade de hidratação e reposição de potássio endovenosa[9].

Inapetência e perda ponderal

A inapetência e a perda ponderal intensa são muitas vezes já esperadas em pacientes com doenças avançadas e podem inclusive ser indicativos de que o final da vida está próximo. A dieta deve oferecer prioritariamente conforto, e não visar à reabilitação do estado nutricional do indivíduo.

Existem medicamentos empregados para melhorar o apetite do indivíduo e, dessa maneira, aumentar sua interação social e o convívio com a família. Os principais são os corticosteroides, os progestágenos (acetato de megestrol) e os canabinoides.

Assim, algumas recomendações nutricionais podem ser realizadas, por exemplo:

- Encarar a dieta como uma opção, ou seja, a família não deve pressionar o paciente a se alimentar se ele não desejar.
- Fracionar a alimentação em cerca de 6 refeições por dia.
- Consumir alimentos com elevado teor calórico e proteico, como preparações acrescidas de queijos, leite integral, mel, açúcar, sorvete, cremes e recheios. É importante ressaltar que, na presença de diabetes mellitus, o uso de preparações e alimentos *diet*, sem sacarose, é recomendado.
- Utilizar suplementos alimentares, 1-3 vezes por dia, sob orientação do nutricionista.
- Realizar as refeições em ambiente agradável, junto à família, com pratos bem decorados e atraentes.
- Não consumir líquidos com as refeições.
- Dar preferência para sucos, vitaminas, líquidos com teor calórico considerável, não apenas água.

Esses são recursos que podem oferecer as necessidades nutricionais para o paciente ter melhor QV[11].

Xerostomia e disgeusia

A xerostomia pode ser advinda do próprio tumor, hidratação inadequada do paciente, tratamento médico com determinados medicamentos e radioterapia aplicada em cabeça e pescoço. O paciente deve sempre manter boa higiene oral e pode utilizar saliva artificial, protetores labiais, evitar respirar pela boca e lamber os lábios. A disgeusia (alteração do paladar) pode ocorrer principalmente em função do uso dos medicamentos, além da administração de quimio e radioterapias paliativas, dependendo da localização do tumor e do tipo de medicação utilizada.

As principais recomendações alimentares são:

- Se bem tolerado, chupar frutas cítricas, para estimular a salivação.

- Ingerir líquidos em pequenos volumes e várias vezes ao dia, inclusive durante as refeições, para facilitar a deglutição e a mastigação.
- Consumir alimentos e preparações mais úmidas, como caldos, molhos, cremes e/ou maionese, por exemplo.
- Evitar alimentos muito condimentados, que exijam excessiva mastigação e sejam secos.
- Utilizar mais temperos nas preparações e oferecer alimentos de maior preferência pelo paciente.
- Os doces podem ser mais bem tolerados; dessa forma, se oferecidos criteriosamente, consistem em mais uma opção[12].

Náuseas e vômitos

Também apresentam causas multifatoriais e são frequentes em pacientes paliativos com doença avançada. A administração de muitos medicamentos em elevadas dosagens, quimio e radioterapias paliativas, especialmente em portadores de tumores que envolvem o TGI, podem agravar esses sintomas. Medicações antieméticas, como metoclopramida ou haloperidol, precisam ser administradas, principalmente se os vômitos forem de difícil controle. A dietoterapia inclui as seguintes medidas:

- Consumir alimentos e preparações de maior preferência, que nauseiem menos.
- Consumir devagar e várias vezes ao dia líquidos em pequena quantidade e que sejam mais bem tolerados (podem ser sucos, chás ou água de coco).
- Evitar cozinhar ou oferecer alimentos e preparações com odores muito fortes e muito temperados.
- Evitar se alimentar se os vômitos forem muitos frequentes e persistentes.
- A NP e/ou hidratação EV deve ser avaliada, para evitar desidratação e distúrbios hidroeletrolíticos.[13]

Disfagia

Em decorrência da desnutrição e da desidratação, surgem inúmeras alterações corporais e metabólicas que, além de piorar o processo da deglutição, afetam os sistemas imunológico e respiratório, além de contribuir para o desenvolvimento da insuficiência cardíaca, a formação de lesões por pressão e a deficiência funcional do TGI. Nesse contexto, os pacientes disfágicos podem estar em risco nutricional e, por isso, necessitam de assistência específica e acompanhamento constante (Figura 3)[9].

Como conduta dietética, ressalta-se[10,14]:

- Adaptar a consistência e o volume da dieta, conforme a tolerância do paciente, o grau de disfagia e as orientações fonoaudiológicas.

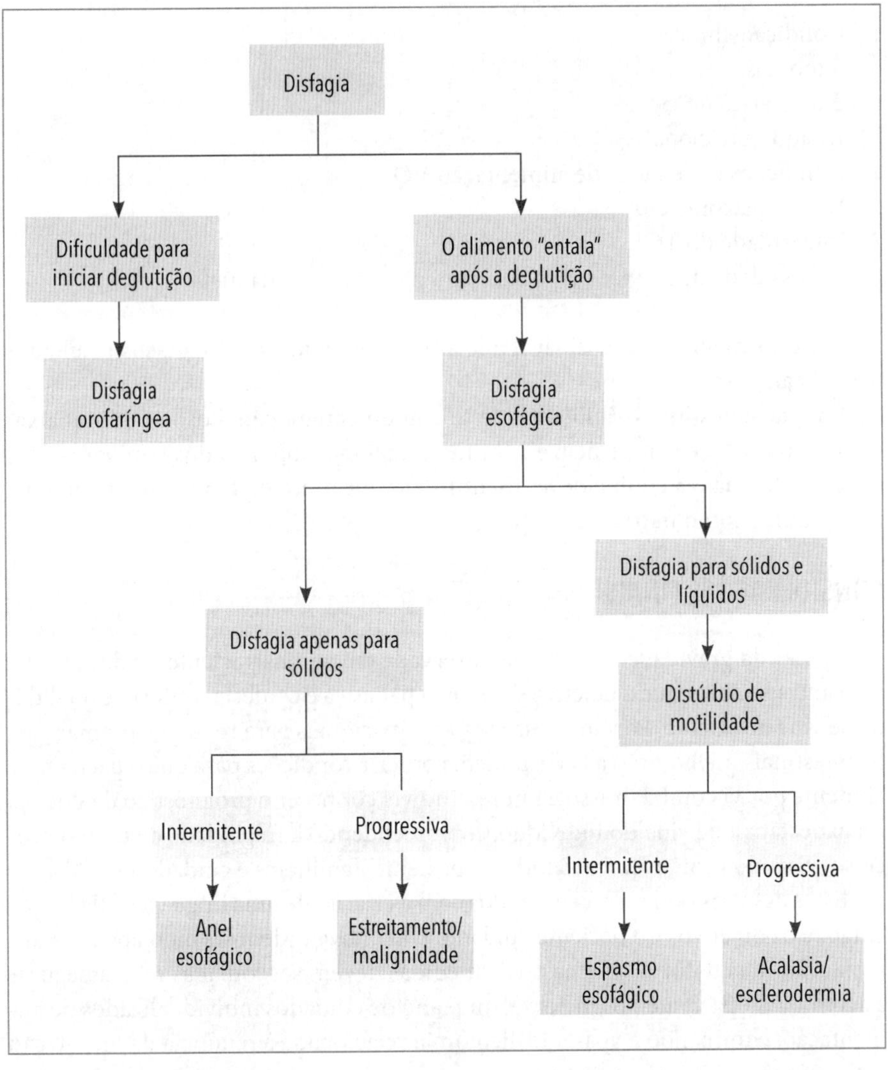

Figura 3 Avaliação da disfagia.

- Indicar o uso de espessantes para líquidos (sob orientação do fonoaudiólogo).
- Fracionar a alimentação em 5-6 refeições/dia, com a oferta de alimentos macios e úmidos.
- Subdividir e amassar alimentos sólidos.

Segundo as diretrizes instituídas de TNE, NP e hidratação para pacientes paliativos com doença em fase terminal, devem ser considerados 8 passos para a tomada de decisão sobre a TN do paciente:

1. Condição clínica.
2. Sintomas.
3. Expectativa de vida.
4. Estado nutricional.
5. Condições e aceitação de alimentação VO.
6. Estado psicológico.
7. Integridade do TGI.
8. Necessidade de serviços especiais para oferecimento da dieta.

Posteriormente, é aconselhável iniciar o tratamento e reavaliar seus resultados periodicamente[15].

Em pacientes impossibilitados de se comunicarem, comatosos, com rebaixamento do nível de consciência ou confusão mental, a opinião dos familiares deve ser considerada e a equipe deve discutir e definir junto da família toda conduta, tanto clínica como nutricional[16].

CONSIDERAÇÕES FINAIS

Apesar da gravidade nutricional observada em alguns pacientes, é de extrema relevância lembrar que o objetivo da terapia paliativa é conferir conforto e qualidade de vida ao doente. Portanto, estratégias nutricionais para reduzir sintomas gastrointestinais melhorarão a QV e podem conferir condições para que o paciente se alimente por via oral. Por isso é imprescindível conhecer o prognóstico da doença e a expectativa de vida do indivíduo, compreendendo a fragilidade de todo o processo, visando promover a acolhida do paciente, familiares e cuidadores.

Esses desafios podem ser superados com a criação de uma linguagem clara, que enfatize os objetivos do paciente cuidado. Uma nova ordem visando apenas à alimentação "de conforto" afirma quais medidas devem ser tomadas para assegurar a acolhida do paciente por meio de um plano de cuidados individualizados de alimentação, eliminando a aparente dicotomia relacionada à renúncia da hidratação e da nutrição artificial.

REFERÊNCIAS BIBLIOGRÁFICAS

1. Reiriz AB, Motter C, Buffon VR, Scatola RP, Fay AS, Manzini M. Nutrição em paciente terminal. Rev Soc Bra Clin Med. 2008;6(4):150-5.
2. Finucane TE, Christmas C, Travis K. Tube feeding in patients with advanced dementia: a review of the evidence. JAMA. 2009;282:1365-70.
3. Eberhardie C. Nutrition support in palliative care. Nurs Stand. 2002;17(2):47-52.
4. Hopkins K. Food for life, love and hope: an exemplar of the philosophy of palliative care in action. Proc Nutr Soc. 2004;63:427-9.
5. Fernandéz-Roldán AC. Nutrición en el paciente terminal: punto de vista ético. Nutr Hosp. 2005;20(2):88-92.

6. Silva DA, Oliveira JR, Santos EA, Mendes FS. Atuação do nutricionista na melhora da qualidade de vida de idosos com câncer em cuidados paliativos. O Mundo da Saúde. 2009;33(3):358-64.
7. Sutton LM, Clipp EC. Management of terminal cancer in the elderly patients. Lancet Oncol. 4:149-57;2003.
8. National Cancer Institute. SEER Cancer Incidence. Public-use database. 1999.
9. Sonsin PB, Silva ALND, Bonfim C, Caruso L. Análise da assistência nutricional a pacientes disfágicos hospitalizados na perspectiva de qualidade. Mundo da Saúde. 2009;33(3):310-9.
10. Marchi DSM, Lienert RSC. Nutrição no idoso em cuidados paliativos. In: Dalacorte RR, Rigo JC, Schneider RH, Schwanke CHA, editors. Cuidados paliativos em geriatria e gerontologia. São Paulo: Atheneu; 2012. p.245.
11. Strasser F. Eating-related disorders in patients with advanced cancer. Support Care Cancer. 2003;11:11-20.
12. Ministério da Saúde. Instituto Nacional de Câncer (Inca). Cuidados paliativos oncológicos: controle de sintomas. Rio de Janeiro; 2001.
13. World Health Organization. Palliative care: symptom management and end-of-life care. Integrated management of adolescent and adult illness. Interim guidelines for first level facility health workers [Internet]. [Acesso em: 2005 dez. 27]. Disponível em: http://www.who.int.
14. Sociedade Brasileira de Geriatria e Gerontologia. Consenso Brasileiro de Nutrição e Disfagia em Idosos Hospitalizados. Barueri: Minha Editora; 2011.
15. Orrevall Y, Tishelman C, Permert J, Cederholm T. The use of artificial nutrition among cancer patients enrolled in palliative home care services. Palliat Med. 2009;23:556-64 [Sage Publications, Los Angeles, London, New Delhi and Singapore].
16. McKinlay AW. Nutritional support in patients with advanced cancer: permission to fall out?. Proc Nutr Soc. 2004;63:431-35.

SEÇÃO 10

TÓPICOS ESPECÍFICOS EM ODONTOLOGIA

CAPÍTULO 84

AVALIAÇÃO OROFACIAL E TRATAMENTO ODONTOLÓGICO

Sumatra Melo da Costa Pereira Jales
Patrícia Domingues Vilas Boas

INTRODUÇÃO

A região orofacial tem características próprias. É toda revestida por mucosa, com grande vascularização e inervação trigeminal complexa, fato que justifica sua grande sensibilidade. Essa região desempenha diversas funções, como falar e mastigar, além de ter grande importância estética e social, e é afetada direta ou indiretamente por uma doença ativa, progressiva ou por seu tratamento; por isso, constitui fonte de dor e desconforto nos pacientes em cuidados paliativos.

Esses pacientes são vulneráveis a doenças bucodentais em razão de piora da saúde global, perda funcional progressiva, polifarmácia e sofrimento. Além disso, não verbalizam todas as suas queixas em relação à saúde bucal, o que dificulta o acesso aos cuidados odontológicos. Por esse motivo, têm qualidade de vida relacionada à saúde bucal comprometida.

A avaliação orofacial frequente e o cuidado bucal são imperativos nos pacientes em cuidados paliativos e têm o objetivo de prevenir ou reduzir a dor e o desconforto, melhorar as funções bucais e a qualidade de vida dos pacientes.

AVALIAÇÃO OROFACIAL

Avaliação global

Na avaliação odontológica, realiza-se primeiramente a avaliação global, que consiste na avaliação do prontuário que contém os dados sociodemográficos, a avaliação social, o histórico da doença pregressa e atual detalhado, a revisão dos sistemas, a presença de morbidades associadas, o uso de dispositivos auxiliares, alergia medicamentosa, medicações em uso e escalas específicas de cuidados paliativos, como a escala de avaliação de sintomas de Edmonton e a escala de *performance* paliativa (PPS).

Ao atender um paciente com uma doença progressiva e avançada, é de suma importância entender todo o contexto em que ele está inserido, e isso inclui, além dos aspectos físicos, também os aspectos sociais, psicológicos e espirituais. Deve-se conhecer a estrutura familiar, quem realiza o cuidado diário do paciente, sua relação com a saúde geral e bucal ao longo da vida e as crenças que podem impactar no tratamento médico e/ou odontológico.

Também é primordial entender a queixa do paciente. Muitas vezes, ao exame clínico, são observadas alterações e/ou doenças bucais que não trazem desconforto ao paciente e, considerando a fase de evolução da doença, não têm indicação de serem abordadas/tratadas.

Avaliação regional

Realiza-se a avaliação regional por meio da ficha odontológica do Núcleo Técnico Científico em Cuidados Paliativos do Hospital das Clínicas da Faculdade de Medicina da Universidade de São Paulo (HCFMUSP) (Figura 1), em que são avaliadas as estruturas extrabucais, bucais e adjacentes de cabeça e pescoço, além de sinais e sintomas orofaciais. O paciente deve ser avaliado inicialmente na região extrabucal, observando-se assimetrias, integridade da pele, presença de sinais flogísticos e/ou infecciosos, presença de linfonodos palpáveis nas cadeias submandibular, submentual e cervical, avaliação da amplitude de movimento mandibular, presença de ruídos articulares e palpação dos músculos da mastigação.

Em seguida, deve-se realizar o exame bucal sistemático por meio do exame dentoalveolar, com o intuito de identificar sinais de cáries e, se necessário, lançar mão dos testes térmicos (frio e calor) para determinar o estado de inflamação pulpar, realizar percussão dentária vertical e horizontal para avaliar a presença de dor no dente ou em seu periápice. Observar os contatos dentários em oclusão e durante os movimentos mandibulares, assim como o estado de próteses dentárias ou das áreas desdentadas sem a reposição por próteses. Realizar a sondagem dos tecidos periodontais à procura de bolsas, verificar mobilidade dentária e sangramento gengival.

A consistência das glândulas salivares maiores deve ser avaliada, bem como a fluidez e a coloração do fluxo salivar. As mucosas, os lábios, a língua e o assoalho bucal devem ser inspecionados à procura de lesões ou ressecamento.

Em relação aos exames complementares, deve-se considerar a condição sistêmica e, sobretudo, cognitiva do paciente ao solicitá-los. No caso de pacientes com doenças neurodegenerativas, quando acompanhados desde o início de sua evolução, o ideal é que sejam solicitados esses exames de forma preventiva, com o intuito de facilitar abordagens odontológicas futuras, em caso de necessidade. Pode-se solicitar a radiografia panorâmica, que é um exame de baixo custo e de fácil reali-

Núcleo de Cuidados Paliativos do HCFMUSP
Hospital Auxiliar de Cotoxó/Escola de Administração em Saúde/PROAHSA

Início: _____ / _____ / _____

Cole aqui a etiqueta	Telefone:
	Endereço:
	Cuidador responsável:

1. Queixa principal:
2. Diagnóstico principal:
3. Morbidades associadas:
4. Medicações em uso:

5. Higiene oral:	( ) Satisfatória	( ) Regular	( ) Insatisfatória	( ) Dentifrício	( ) Escova
	( ) Fio Dental	( ) Paciente	( ) Cuidador	( ) Colutório	( ) Gaze
	( ) Swab	Frequência:			
6. Exame físico:	( ) Contactuante	( ) Não contactuante	( ) Acamado	( ) Cadeirante	( ) Deambulante
	( ) Oral	( ) SNE	( ) Gastrostomia	( ) O_2 dependente	( ) Intubado
	( ) TQT	( ) Vent. mec.			

Pele da face:

Cavidade oral: Mucosas ressecadas: ( ) sim ( ) não Lábios ressecados: ( ) sim ( ) não

Língua:

Sangramento oral: ( ) sim ( ) não

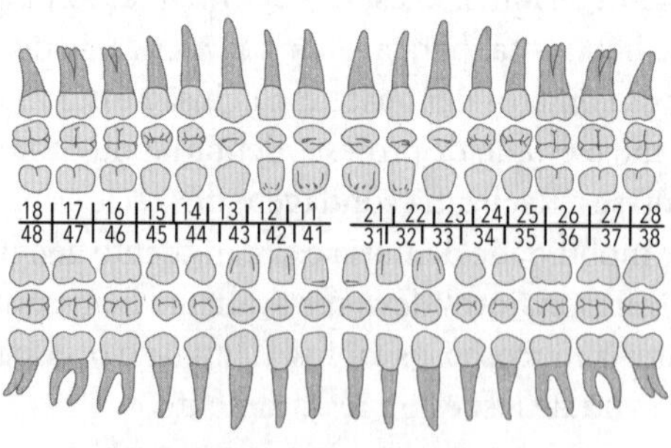

( ) Cárie	( ) Raiz residual
( ) Cálculo dentário	( ) Gengivite
( ) Hipossalivação	( ) Sialorreia/ babação
( ) Candidíase oral	( ) Herpes simples
( ) Disfagia	( ) Disgeusia
( ) Mobilidade dentária/grau	
CPO-D	( )
( ) Uso de prótese: ( ) Sim	( ) Não
PT: ( ) superior	PPR: ( ) superior

7. Diagnóstico odontológico:
8. Conduta e planejamento:

Figura 1 Ficha odontológica.

EVOLUÇÃO CLÍNICA		
DATA	% melhora	Evolução

Figura 1 (*continuação*) Ficha odontológica.

zação, indicado para a análise das estruturas ósseas faciais, articulações temporomandibulares e dentes. Permite identificar infecções dentárias, periodontais ou ósseas e anormalidades articulares. Para uma avaliação dentária e peridentária mais precisa, a radiografia periapical deve ser utilizada.

A partir da avaliação inicial do paciente é estabelecido o diagnóstico e indicada a terapêutica mais adequada, que consiste em cuidados básicos, de acordo com medidas preventivas, curativas e paliativas. Após o tratamento odontológico, os pacientes são novamente avaliados e, a partir daí, estabelecem-se períodos contínuos de reavaliação.

É comum observar durante a avaliação odontológica de pacientes em cuidados paliativos que nem sempre as queixas principais dos doentes representam todos os problemas encontrados, visto que eles nem sempre se queixam espontaneamente de seus problemas e desconfortos com a boca, por acreditarem serem próprios da doença ou dos medicamentos em uso ou por apresentarem outras queixas mais significativas no restante do corpo. Por isso, devem ser feitas reavaliações frequentes para a detecção precoce da dor e de outros sintomas que tendem a surgir ou aumentar com a progressão da doença.

IMPACTO DO DECLÍNIO FUNCIONAL NA SAÚDE BUCAL

O impacto do declínio funcional na saúde bucal pode diferir em pacientes com trajetórias de morte distintas. Para Chen e Kistler (2015), do ponto de vista odontológico, a piora da condição de saúde bucal na fase final da vida pode ser geralmente classificada em três padrões: a trajetória da morte inesperada, a trajetória do câncer avançado e a trajetória da perda funcional progressiva.

Os indivíduos que morrem inesperadamente por doenças agudas ou acidentes não costumam apresentar perda substancial do autocuidado bucal antes da morte. A deterioração da saúde bucal pode não ser clinicamente significativa nesses indivíduos se a higiene bucal e os cuidados dentários regulares forem mantidos antes do óbito.

Nos pacientes oncológicos na fase final de vida, o tratamento antineoplásico pode causar xerostomia grave, que aumenta o risco de cárie dentária, afeta a função bucal e compromete substancialmente a qualidade de vida. Candidíase bucal, mucosite, dor orofacial e outras complicações também são comuns nesses pacientes.

Pacientes com falências orgânicas ou fragilidade avançada podem apresentar declínio funcional progressivo antes da morte. Embora suas trajetórias sejam diferentes, esses indivíduos partilham um padrão semelhante de alterações de saúde bucal na fase final da vida. Como resultado da perda funcional e/ou negligência em relação à condição dentária ao longo do tempo, esses indivíduos apresentam piora da condição de saúde bucal antes da morte. Neles, pode-se observar má higiene bucal, aumento da dor e infecção dentária, perdas dentárias, lesões em mucosas e dentaduras mal adaptadas, que podem acelerar o processo de morte por acarretar complicações sistêmicas graves.

As diferentes trajetórias de morte têm impactos distintos sobre a capacidade de autocuidado bucal e os padrões de doenças bucodentais. Por isso, diferentes estratégias de cuidados odontológicos devem ser utilizadas para cada indivíduo.

O TRATAMENTO ODONTOLÓGICO NORTEADO NA FASE DE VIDA DO PACIENTE

Enquanto tratamentos invasivos e desnecessários são habitualmente fornecidos a pacientes que estão em fase final de vida, outros pacientes em condições clínicas semelhantes e com demandas odontológicas não recebem nenhuma atenção à saúde bucal antes da morte.

Em relação ao excesso de tratamento, o que ocorre muitas vezes é a falta de compreensão do cirurgião-dentista acerca do momento de evolução da doença em que se encontra o paciente e seu prognóstico. Sobre a falta de tratamento odontológico em pacientes em cuidados paliativos, dois fatores podem contribuir para esse cenário, como o fato de 40% dos pacientes em fase final de vida perderem a capacidade de expressar suas necessidades de saúde bucal a seus cuidadores e, portanto, sofrerem com dor ou infecção em cavidade bucal que poderia ser tratada; e/ou o fato de os pacientes e seus familiares não priorizarem o tratamento odontológico em razão da sobrecarga de cuidado, do impacto de doenças, de dificuldades de transporte e de sofrimento psíquico no final da vida.

Por isso, a saúde bucal deve ser considerada parte do plano de cuidados a pacientes em cuidados paliativos, mas deve-se avaliar sua condição clínica ao planejar o tipo de atendimento odontológico a ser realizado, norteado na fase de vida em que esses doentes se encontram, priorizando o alívio de sintomas, o controle de focos de infecção e a dor.

Didaticamente, as ações em cuidados paliativos podem ser divididas em quatro fases, de acordo com a evolução da doença de base. O papel do cirurgião-dentista durante esse processo, basicamente, apresenta-se da seguinte forma:

- **Primeira fase (início da evolução da doença de base):** idealmente deveria ser realizada por qualquer cirurgião-dentista (formação e experiência em pacientes com alterações sistêmicas). O foco é a prevenção, por meio da higiene oral e do preparo de boca previamente a alguns tratamentos curativos, como radioterapia de cabeça e pescoço, quimioterapia ou transplantes (órgãos sólidos ou medula óssea), pois sabe-se que isso evita complicações durante e após o tratamento da doença de base. A partir do momento em que a pessoa inicia o tratamento da doença de base, geralmente há muito tratamento curativo, o que pode trazer várias consequências para a cavidade bucal, entre elas, a xerostomia e/ou hipossalivação, e o aparecimento de infecções oportunistas e odontogênicas, mais comuns devido à queda de imunidade. O tratamento odontológico deve ser pensado de acordo com o tempo hábil antes do tratamento da doença de base e nas possíveis restrições, como alterações de coagulação e maior risco à disseminação de infecções, por exemplo.
- **Segunda fase (progressão da doença / cronicidade):** cirurgião-dentista capacitado para o atendimento a um nível maior de complexidade, como aqueles com formação em pacientes com necessidades especiais, odontologia hospitalar e/ou cuidados paliativos. Os cuidados de higiene, reabilitação quando possível e tratamento de infecções oportunistas se mantêm importantes. Observa-se queixa crescente de xerostomia nos pacientes oncológicos, devido à ação da

quimioterapia e da radioterapia, e em pacientes crônicos pela polifarmácia. O planejamento do caso deve ser pensando na evolução da doença e na resposta satisfatória ou não das terapias curativas; isso evita complicações bucais futuras. É feito então o acompanhamento durante e após a radioterapia, a quimioterapia e o transplante.

- **Terceira fase (terminalidade):** dentista inserido na equipe de cuidados paliativos, e idealmente com formação na área. Sobretudo a partir dessa fase, existe muito a ser trabalhado com o paciente e sua família além dos fatores físicos. Podem aparecer outras demandas psicológicas, espirituais e sociais, com as quais um cirurgião-dentista clínico geral não está instrumentalizado a lidar e a trabalhar. O tratamento será baseado nas queixas e na prevenção de complicações sistêmicas e de desconfortos futuros. Pensando nas complicações clínicas críticas, a cavidade bucal pode ser responsável por esse processo, como a pneumonia por aspiração. Portanto, reforça-se ainda mais a importância de manter uma boa higiene oral. Além da xerostomia e da hipossalivação, os pacientes podem vir a apresentar babação, principalmente causada pela piora da disfagia (pacientes com sequelas / doenças neurológicas) ou por aumento do tumor na região de cabeça e pescoço, por exemplo. Nos pacientes oncológicos, vem principalmente a preocupação com as complicações crônicas decorrentes do tratamento antioneoplásico (trismo, cárie de radiação), e, nos transplantados, da imunossupressão. Em relação às próteses, começa-se a pensar no reparo, ajuste e reembasamento das próteses, pois para que seja confeccionada uma nova prótese são necessárias diversas sessões, além de ajustes, deslocamento do paciente ao consultório, e um tempo considerável para tudo isso. Portanto, cada caso deve ser avaliado. Uma opção, quando existe tempo hábil, é a confecção de próteses provisórias.
- **Quarta fase (fim de vida):** foco na sintomatologia do paciente. Não há mais sentido em realizar próteses novas (não há tempo hábil para isso), restaurar e reabilitar diversos dentes sem que o paciente tenha queixa. Os cuidados com as infecções oportunistas, o controle de secreções e da higiene oral se mantêm importantes, aqui pensando na higiene oral não só pelo risco de pneumonia ou de infecções, mas por questão de conforto também. Muitos pacientes ficam inconscientes ou alternam com períodos de lucidez. Além disso, têm menor ingestão alimentar e hídrica, e começa a haver falência renal, portanto é importante o uso de lubrificantes intra e extraorais. Atentar a fatores traumáticos. Nesse momento, realizam-se geralmente o arredondamento de bordos cortantes de dentes fraturados e o reembasamento das próteses, caso o paciente esteja consciente e queira utilizá-las.

Há, entretanto, certa dificuldade em implementar essas estratégias pela dificuldade em estimar a sobrevida do doente em alguns casos, especialmente em idosos frágeis com declínio funcional lento. Para tanto, tornam-se estritamente necessários o conhecimento e a experiência no atendimento a esses pacientes, além da adequada troca de informações com o paciente, a família e a equipe multiprofissional.

Atualmente, o envolvimento e a experiência de cirurgiões-dentistas no atendimento de pacientes em cuidados paliativos são incipientes. Existe demanda de atendimento, porém, poucos interessados no cuidado a esse tipo de paciente.

O atendimento e a discussão interdisciplinar auxiliam os dentistas a compreender o prognóstico do paciente e a definir os cuidados de saúde bucal necessários para cada caso. Assim, minimiza-se o tratamento odontológico fútil e promove-se melhoria da qualidade dos cuidados oferecidos.

Nos cuidados paliativos, há grande preocupação a respeito do excesso de tratamento. O que ocorre muitas vezes é uma abordagem agressiva ao paciente em seus últimos meses de vida, porém, ele não terá tempo de ser beneficiado por esse tratamento. Tratamentos potencialmente dispensáveis fazem os pacientes passarem por dor, desconforto e sofrimento físicos desnecessários, além de aumentar o risco de desenvolverem complicações sistêmicas durante o tratamento dentário, especialmente no tratamento invasivo. Portanto, a decisão sobre a realização de qualquer tratamento odontológico deve basear-se na necessidade real de intervir em cada caso e na avaliação de quais seriam os pontos positivos e negativos de cada procedimento e/ou orientação.

INTERAÇÃO ENTRE A EQUIPE MULTIPROFISSIONAL

No contexto de uma equipe multiprofissional, que trabalha e planeja em conjunto, sinais e sintomas bucais podem e devem ser identificados por profissionais de outras áreas de atuação. O cuidador deve ser considerado um integrante dessa equipe e, muitas vezes, é a pessoa que mais conhece e identifica as demandas odontológicas do paciente. Entre as percepções sobre a cavidade bucal, podem aparecer: queixas do paciente durante uma consulta, observação de dentes em mau estado, próteses desadaptadas, lesões/traumas em cavidade oral, má higiene bucal, dificuldade de mastigação, halitose, sialorreia/babação, ranger de dentes, hipossalivação e infecção sem foco definido.

Da mesma forma que outros profissionais podem observar alguma alteração em relação à boca do paciente e levantar a necessidade de uma avaliação odontológica mais detalhada, o cirurgião-dentista deve ter conhecimento básico sobre os aspectos físicos, sociais, psicológicos e espirituais, que podem aparecer durante sua atuação, a fim de acolher o paciente adequadamente. Essas demandas geralmente crescem em importância quanto mais avançada a doença e mais complexo o cuidado do paciente e de sua família.

Para que isso seja possível, é necessária uma troca constante entre os profissionais da equipe, além de educação e treinamento contínuos voltados para o cuidado de pacientes clinicamente complexos e em cuidados paliativos.

CONSIDERAÇÕES FINAIS

A cavidade bucal não é rotineiramente avaliada nos pacientes em cuidados paliativos e tem sido subestimada em vários estudos da área, apesar do comprovado impacto negativo de complicações bucais na qualidade de vida dos pacientes. Por isso, deve-se realizar uma avaliação sistemática e uma abordagem terapêutica personalizada que priorize os sintomas dos pacientes sobre os achados diagnósticos, em uma perspectiva de cuidado paliativo. São estritamente necessários o conhecimento e a experiência no atendimento a esses pacientes, além da adequada troca de informações com o paciente, a família e a equipe multiprofissional.

REFERÊNCIAS BIBLIOGRÁFICAS

1. Chalmers J, Pearson A. Oral hygiene care for residents with dementia: a literature review. J Adv Nurs. 2005;52:410-9.
2. Chen X, Chen H, Douglas C, Preisser JS, Shuman SK. Dental treatment intensity in frail older adults in the last year of life. J Amer Dent Assoc. 2013;144(11):1234-42.
3. Chen X, Clark JJ, Preisser JS, Naorungroj S, Shuman SK. Dental caries in older adults in the last year of life. J Amer Geriatric Soc. 2013;61(8):1345-50.
4. Chen X, Kistler CE. Oral health care for older adults with serious illness: when and how? J Am Geriatr Soc. 2015;63(2):375-8.
5. Chen X, Naorungroj S, Douglas CE, et al. Self-reported oral health and oral health behaviors in older adults in the last year of life. J Gerontol A Biol Sci Med Sci. 2013;68:1310-15.
6. Cheng KK, Molassiotis A, Chang AM, Wai WC, Cheung SS. Evaluation of an oral care protocol intervention in the prevention of chemotherapy-induced oral mucositis in paediatric cancer patients. Eur J Cancer. 2001;37(16):2056-63.
7. Dhaliwal JS, Murang ZR, Haji Husaini HA, Idris DR, Venkatasalu MR. The need for oral assessment and referral practices tool for palliative patients in Brunei Darussalam: a cross-sectional study. Nursing Open. 2021;8:39-47.
8. Jales SMCP. Avaliação da efetividade de um protocolo de cuidados odontológicos no alívio da dor, sintomas bucais e melhora da qualidade de vida em pacientes com câncer de cabeça e pescoço em cuidados paliativos: ensaio clínico não controlado. São Paulo: Universidade de São Paulo; 2011.
9. Jales SMCP, Siqueira JTT. Papel do dentista em cuidado paliativo. In: Pinto AC, et al. Manual de cuidados paliativos. Rio de Janeiro: Diagraphic; 2009. p.241-4.
10. Lunney JR, Lynn J, Foley DJ, Lipson S, Guralnik JM. Patterns of functional decline at the end of life. JAMA. 2003;289:2387-92.
11. Matsuo K, Watanabe R, Kanamori D, Nakagawa K, Fujii W, Urasaki Y, et al. Associations between oral complications and days to death in palliative care patients. Support Care Cancer. 2016 Jan;24(1):157-61.
12. Mol RP. The role of dentist in palliative care team. Indian J Palliat Care. 2010;16(2):74-8.
13. Oneschuk D, Hanson J, Bruera E. A survey of mouth pain and dryness in patients with advanced cancer. Support Care Cancer. 2000;8:372-6.
14. Siqueira JTT, Ching LH. Dificuldades no diagnóstico diferencial de dores dentárias referidas à face: conduta clínica e considerações sobre uma amostra. JBC. 1997;1(2):11-8.

15. Soileau K, Elster N. The hospice patient's right to oral care: making time for the mouth. Journal of Palliative Care. 2018;33(2):65-9.
16. Stump PRNAG, Siqueira SRDT. Avaliação do paciente com dor orofacial. In: Siqueira JTT, Teixeira MJ, organizadores. Dores orofaciais: diagnóstico e tratamento. São Paulo: Artes Médicas; 2012. p.117-23.
17. Sweeney MP, Bagg J, Baxter WP, Aitchison TC. Oral disease in terminally ill cancer patients with xerostomia. Oral Oncol. 1998;34:123-6.
18. Venkatasalu MR, Murang ZR, Ramasamy DTR, Dhalival JS. Oral health problems among palliative and terminally ill patients: an integrated systematic review. BMC Oral Health. 2020;20:79.
19. Vilas Boas PD. Avaliação da condição bucal e da qualidade de vida em pacientes em cuidados paliativos [Monografia]. São Paulo: Aprimoramento profissional em odontologia hospitalar do Hospital das Clínicas da Faculdade de Medicina da Universidade de São Paulo; 2015.

CAPÍTULO 85

SAÚDE BUCAL E IMPLICAÇÕES SISTÊMICAS

Gisele Maria Campos Fabri

INTRODUÇÃO

Compreender a complexa interação entre saúde bucal e as implicações sistêmicas nos conduz a uma análise dos mecanismos que participam do processo de adoecimento e, também, de recuperação. Inevitavelmente, somos impulsionados a refletir sobre a finitude da vida, que pode ser abreviada pelo processo de uma doença grave. Ao mesmo tempo, somos movidos pelo desejo de conhecer os fatores que podem interferir na progressão dessa doença e, também, melhorar a resposta a uma terapia e, assim, contribuir para o alívio e o bem-estar.

Nesse contexto, ter ciência da profusa e diversa microflora que abriga a cavidade bucal nos auxilia na compreensão desse processo saúde-doença. No Projeto Microbioma humano foram identificados mais de 1.200 diferentes tipos de micróbios na boca humana.[1] A cavidade bucal é a parte inicial do trato digestivo, seguida pelo esôfago, estômago, intestino e cólon. A composição do microbioma é diferente em cada parte desse trato e dependente do ambiente único de cada órgão.[2-4] Dentre os órgãos digestivos, a cavidade bucal apresenta características peculiares pela presença de dentes, tecidos duros e mucosa de revestimento e especializada, além de diferentes nichos com composições microbianas variadas devido às condições ambientais distintas de cada sítio[5].

As bactérias podem se disseminar a partir da cavidade bucal em decorrência de uma variedade de condições odontológicas, tais como cáries profundas, lesões periapicais, gengivite e periodontite, e também de procedimentos, tais como extração de dentes, tratamentos endodônticos e cirurgia oral. Até mesmo a simples escovação ou mastigação pode induzir bacteremia transitória[1,6].

A propagação da infecção odontogênica tende a seguir as linhas de menor resistência, determinadas pelo osso e pelo periósteo, músculo e fáscias[7]. Muitas complicações graves são descritas na literatura científica, como angina de Ludwig, empiema torácico, mediastinite, fasceíte necrotizante, trombose do seio cavernoso, abscesso cerebral, meningite e septicemia entre outras[7-8].

A infecção odontogênica aguda é caracterizada por quadro clínico exuberante que inclui dor, edema, febre e mal-estar, o que motiva a procura por atendimento médico-odontológico de urgência e, eventualmente, emergencial[9].Por outro lado, a infecção crônica é normalmente silenciosa e assintomática, apresenta implicação sistêmica e pode tornar-se aguda. Por ser assintomática, o "foco infeccioso" é motivo frequente de investigação médica, principalmente quando o paciente é refratário ao tratamento de sua doença ou está sob investigação médica[9].

Consequentemente, como a saúde oral pode impactar na resposta à terapêutica médica[10] e na qualidade de vida[11-13], é fundamental que seja criteriosamente avaliada e instituída nos diferentes protocolos de avaliação de pacientes, principalmente naqueles em cuidados paliativos. Um impactante aspecto a ser avaliado é a presença de processos crônicos, algumas vezes subclínicos e/ou pouco valorizados pelos pacientes e, até mesmo, pelos profissionais que atendem esses doentes.

QUANDO A BOCA ADOECE O CORPO PADECE

São inegáveis a importância e os riscos de um processo infeccioso dentoalveolar *agudo* para a saúde do doente, entretanto ainda existe um amplo campo de investigação para desvendar o papel do foco dentário de natureza *crônica*, a exemplo das lesões periapicais e das doenças periodontais[14].

Considerando o caso clínico descrito a seguir, vamos percorrer as trilhas de raciocínio que poderiam conduzir ao agravamento do quadro sistêmico do doente.

O dente é um órgão com características únicas no organismo. Trata-se de uma estrutura dura, com uma parte imersa em tecido conjuntivo e a outra exposta ao ambiente externo e suscetível à colonização bacteriana (Figura 1). Diferentemente de outras partes expostas do corpo humano, não sofre descamação. Além disso, as bactérias ou seus produtos interagem continuamente com o epitélio gengival e estimulam uma resposta do hospedeiro[15-16]. Essas bactérias compõem o biofilme dental, uma organização complexa e estruturada aderida à superfície do dente, formada por células microbianas unidas umas às outras e rodeadas por uma matriz polimérica extracelular. Biofilmes bacterianos são altamente resistentes ao tratamento com antibióticos e às respostas imunes [17].

No caso clínico descrito, observa-se a evolução desfavorável do adoecimento das estruturas dentárias e infecção progredindo para os tecidos subjacentes (osso alveolar) com repercussão nos hábitos alimentares do paciente e provocando dor intensa. Os aspectos clínicos observados revelam que, embora a infecção estivesse aguda, as lesões dentárias eram crônicas. A evolução da destruição dentária por microrganismos patogênicos e a resposta inflamatória foram progressivas e contínuas, culminando com a destruição do osso alveolar e supuração. Estudos sobre os

CASO CLÍNICO:

- Paciente masculino, de 67 anos, com diagnóstico de tumor de próstata (PSA inicial de 75,17 NG/mL).
- Exames de estadiamento: cintilografia óssea + TC abdome total: metástases ósseas e linfonodais.
- Tratamento cirúrgico: orquiectomia subcapsular bilateral.
- Biopsia de próstata: adenocarcinoma Gleason acometendo todos os fragmentos.
- Tratamento paliativo: hormonioterapia + inibidorosteólise: bicalutamida + aredia.
- Quimioterapia: ciclofosfamida + bicalutamida + aredia
- O paciente apresentava-se com caquexia e compareceu para controle após quimioterapia com queixa de dificuldade de alimentação e dor em cavidade bucal generalizada. Apresentava-se febril (37,8 °C) e desanimado. Relatou dor intensa pela escala numérica de dor (9-10).
- Foram solicitados exames hematológicos (figura 1), e o exame clínico odontológico (figura 2) revelou raízes residuais e abscesso odontogênico extenso com supuração em região de incisivos centrais superiores.

SÉRIE VERMELHA		
Hemácias	3,0 milhões/mm^3	
Hemoglobina	9,1 g/dL	
Hematócrito	27,1%	
Vol. Glob. Médio	90,3 u^3	
Hem. Glob. Médio	30,3 pg	
C. H. Glob. Médio	33,6%	
SÉRIE BRANCA		
Leucometria global	11,400/mm^3	
Basófilos	0,0%	0/mm^3
Eosinófilos	3,0%	342/mm^3
Proemielócitos	0,0%	0/mm^3
Mielócitos	0,0%	0/mm^3
Metamielócitos	0,0%	0/mm^3
Bastonetes	0,0%	0/mm^3
Segmentados	56,0%	6.384/mm^3
Linfócitos	39,0%	4.446/mm^3
Monócitos	2,0%	228/m^3
(Método: automação Coulter T-890)		
PLAQUETAS		
Contagem global	172.000/mm^3	
(Método: mm^3 VR: 150.000 a 450.000/mm^3)		

Figura 1 Exame hematológico.

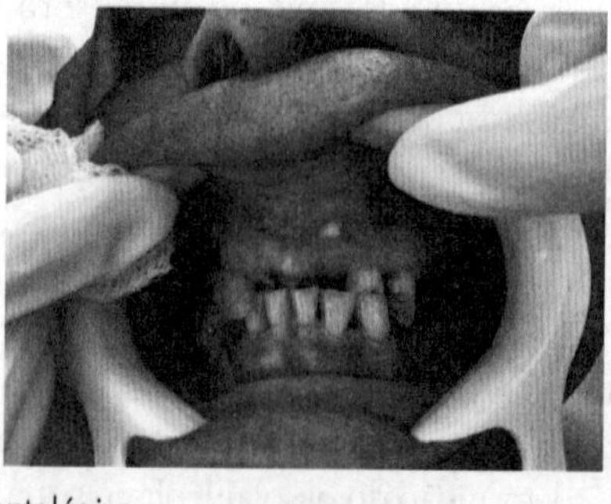

Figura 2 Exame clínico odontológico.

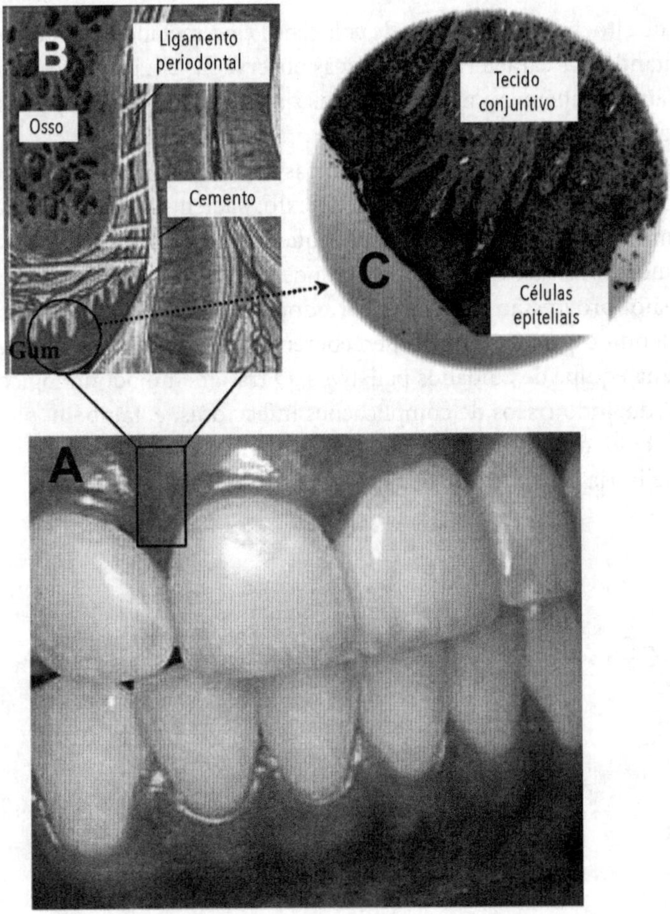

Figura 3 A: dente e gengiva saudável; B: estrutura periodontal; C: epitélio e conjuntivo gengival.
Adaptada de Fabri et al., 2014.

aspectos fisiopatológicos envolvidos na patogênese das doenças infecciosas orais, com ativação da cascata imunoinflamatória, ação de toxinas microbianas, bacteremia, biologia molecular e diversos estudos clínicos são as evidências científicas que ajudam a compreender a real implicação sistêmica[18-19].

A periodontite crônica, altamente prevalente na população, é uma doença insidiosa, de progressão lenta. Muitas vezes o paciente apresenta essa doença infecciosa, não diagnosticada, por muitos anos. Tal aspecto a coloca em destaque nas principais pesquisas que avaliam a associação entre as doenças orais e as morbidades sistêmicas.

A agressão microbiana, os modificadores ambientais da resposta imune e a variação genética do hospedeiro podem ter repercussão local e sistêmica[20]. Esses efeitos induzirão mudanças no tecido conjuntivo (migração de células inflamatórias, produção de citocinas e destruição de colágeno) e no metabolismo ósseo (reabsorção), resultando nas características clínicas observadas em pacientes com doenças periodontais e também em muitas doenças sistêmicas (Figura 4), por exemplo, as doenças reumatológicas[16].

Por outro lado, muitas doenças sistêmicas constituem importante fator de risco para doença periodontal[21-23]. Nesse contexto, pacientes em cuidados paliativos apresentam uma complexidade de fatores que os colocam, muitas vezes, em estado de imunossupressão. Essa reduzida resposta contra a agressão polimicrobiana permite maior progressão da doença periodontal e de outras infecções bucais[23].

Entendendo esses argumentos perceberemos por que um dentista deve fazer parte de uma equipe de cuidados paliativos. O tratamento odontológico pode ser curativo, reduzindo riscos de complicações infecciosas, e, também, pode se concentrar em cuidados bucais preventivos e de alívio da dor e desconforto com expressiva melhoria da qualidade de vida do paciente.

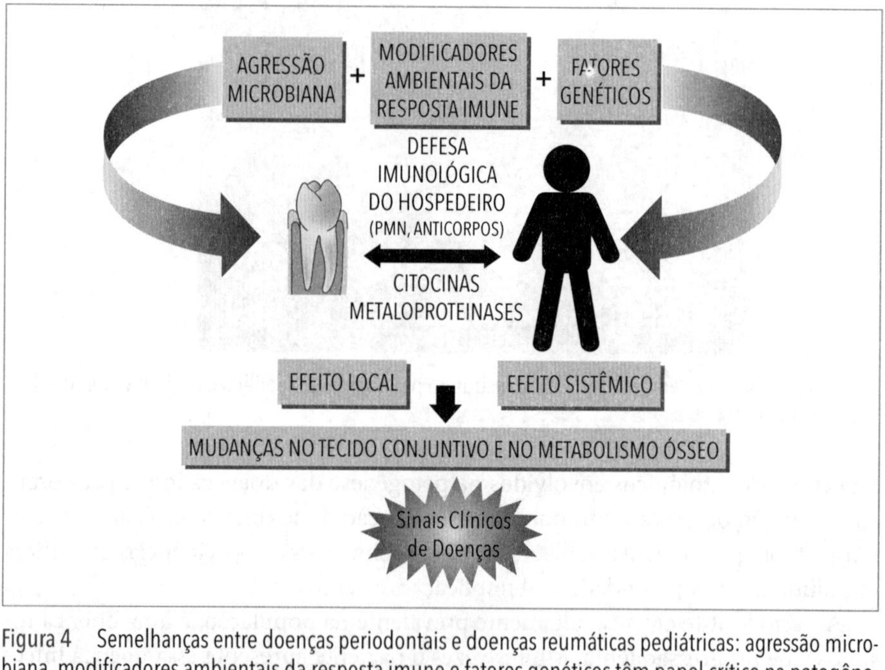

Figura 4 Semelhanças entre doenças periodontais e doenças reumáticas pediátricas: agressão microbiana, modificadores ambientais da resposta imune e fatores genéticos têm papel crítico na patogênese de ambas as doenças. A inflamação do hospedeiro, com a produção de anticorpos, leucócitos polimorfonucleares (PMN), citocinas e metaloproteinases, tem efeitos locais e sistêmicos e dá início a mudanças no tecido conjuntivo e no metabolismo ósseo, com notáveis sinais clínicos de doenças.
Adaptada de Fabri et al., 2014.

EXPLORANDO A CORRELAÇÃO ENTRE A SAÚDE BUCAL E AS IMPLICAÇÕES SISTÊMICAS

Numerosos estudos epidemiológicos, transversais, caso-controle e de coorte sugerem que a periodontite está associada com doença cardiovascular aterosclerótica, independentemente de fatores de confusão, como o tabagismo e a obesidade[24-26]. Além disso, estudos clínicos de intervenção indicam que o tratamento da periodontite reduz a inflamação sistêmica e tem efeitos favoráveis nos marcadores subclínicos da aterosclerose, incluindo a melhora da função endotelial[26-28]. Além disso, a melhora na saúde periodontal está relacionada com a diminuição da progressão da aterosclerose da carótida em humanos[20,29]. (Figura 5).

Estudos epidemiológicos e clínicos sugerem que mães com periodontite podem ter risco aumentado de eventos adversos na gravidez, tais como baixo peso ao nascer, nascimento pré-termo e aborto espontâneo[20-31]. Similarmente à aterogênese, fo-

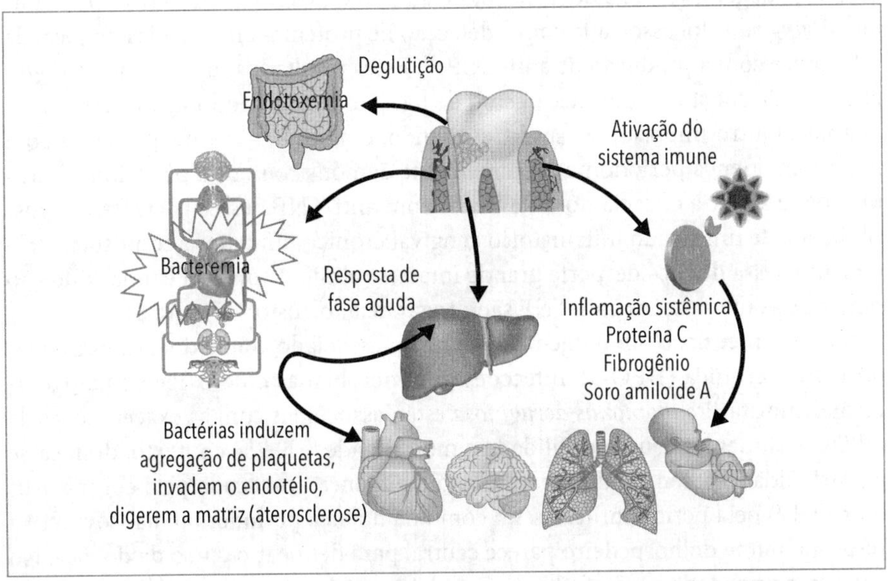

Figura 5 Mecanismos biológicos da associação entre doenças orais e condições sistêmicas. Nas infecções odontogênicas, citocinas pró-inflamatórias produzidas localmente podem entrar na circulação sistêmica e induzir uma resposta de fase aguda no fígado caracterizada pelo aumento dos níveis de proteína C-reactiva (CRP), fibrinogênio e soro amiloide A e contribuir para a aterosclerose ou inflamação intrauterina. Ocorre também liberação de neuropeptídeos associados à inflamação neurogênica, como substância P e óxido nítrico. Por outro lado, os microrganismos são constantemente ingeridos e geram endotoxemia no intestino, que também gera inflamação sistêmica. Além disso, ulceração gengival em bolsas periodontais permite a disseminação sistêmica de bactérias. Embora independentes, os eventos descritos podem ocorrer simultaneamente e provocar alterações nos diferentes órgãos e sistemas.

ram propostos dois principais mecanismos biológicos plausíveis: em primeiro lugar, patógenos periodontais que disseminam sistemicamente podem atravessar a placenta para a circulação fetal e o fluido amniótico; em segundo lugar, mediadores inflamatórios que são produzidos localmente no periodonto têm acesso à circulação sistêmica e estimulam uma resposta de fase aguda, podendo, assim, afetar negativamente a placenta e o feto (Figura 5).

Algumas pesquisas indicam associação epidemiológica entre periodontite e artrite reumatoide (AR), mesmo após o ajuste para fatores de risco comuns, tais como tabagismo[32]. Os anticorpos anticitrulinados (Anti-CCPs) atuam como marcadores de diagnóstico que são detectados no soro antes do aparecimento da doença, e seus níveis de soro correlacionam-se fortemente com a atividade de doença[33]. Um estudo recente mostrou que os pacientes com artrite reumatoide – particularmente aqueles com artrite reumatoide anti-CCPs positivo – têm maior incidência de periodontite do que os pacientes controles. Além disso, nesses doentes, a detecção de *Porphyromonas gingivalis*, um importante patógeno periodontal, em amostras de biofilme subgengival foi associada com o aumento dos níveis de anti-CCPs[34]. Então, *P. gingivalis* foi associada com a detecção de proteínas citrulinadas no local da infecção, e com a produção de anti-CCPs[35]. Esses resultados sugerem que a *P. gingivalis* pode constituir um mecanismo de ligação entre periodontite e artrite reumatoide. Outro importante estudo, avaliando, longitudinalmente, pacientes com AR e com doença periodontal, recentemente demonstrou que a periodontite crônica pode afetar a eficácia do tratamento com anti-TNF nesses pacientes. A possibilidade de um estado inflamatório gengival crônico dificultar a resposta ao tratamento dessa doença desperta grande interesse clínico, pois esta é uma condição tratável e as medicações anti-TNF são drogas de alto custo[10] (Figura 5).

O foco infeccioso odontogênico é também associado com a doença pulmonar obstrutiva crônica (DPOC). Infecções polimicrobianas com o agente patogênico oportunista *Pseudomonas aeruginosa* estão associadas com as exacerbações da DPOC e aumentam sua morbilidade e mortalidade[36]. Nesse contexto, destaca-se a possibilidade potencial do agravamento da doença provocada pelo coronavírus (Covid-19) pela periodontite. Assim como na doença periodontal, na Covid-19 a resposta imune do hospedeiro parece central para delinear o curso da doença. No entanto, a gravidade e o desfecho da Covid-19 podem estar associados à produção excessiva de citocinas pró-inflamatórias, "tempestade de citocinas", levando à síndrome do desconforto respiratório agudo. Nesse sentido, é plausível refletir sobre a possibilidade de um efeito somatório, gerando um fenótipo hiperinflamatório que poderia piorar o prognóstico. As periodontites são capazes de causar inflamação sistêmica e bacteremia, que podem impactar na gravidade da doença sistêmica. Assim, é plausível considerar a progressão da Covid-19 em pacientes com periodontite, e, também, as alterações periodontais por desregulação imunológica em pacientes com Covid-19 podem ser mais graves[37-38].

Pacientes diabéticos e que apresentam doença periodontal apresentam pior controle glicêmico, como tem sido explorado em muitos ensaios clínicos, e o tratamento periodontal melhora os níveis sanguíneos de hemoglobina glicada[39].

É interessante, também, destacar que, além de a periodontite interferir nas doenças crônicas descritas e agravá-las, nosso grupo demonstrou que a periodontite grave pode estar relacionada à dor craniofacial refratária. Nessa pesquisa, o tratamento periodontal de pacientes com dor crônica craniofacial reduziu a dor (intensidade e frequência) em 80% dos pacientes. Esses doentes apresentavam queixas de dor refratária ao tratamento medicamentoso e sofriam por períodos que variavam entre 2-10 anos[40]. A periodontite é uma doença infecciosa e expressa neurotransmissores relacionados à inflamação neurogênica, que aumenta a sensibilização central e desencadeia alterações neuroplásticas presentes nos pacientes com dor crônica.

Também relacionado ao sistema nervoso central, é crucial enfatizar que infecções orais e dor orofacial são mais frequentes em pacientes com doença de Alzheimer do que em pessoas saudáveis, e o tratamento das infecções odontogênicas melhora a cognição nesses pacientes. Assim, o exame odontológico deve ser rotineiramente realizado em pacientes com doença de Alzheimer. Identificar e tratar condições patológicas que precisam ser resolvidas melhora a qualidade de vida, tão comprometida pela demência nesses pacientes[41].

Então, a exposição sistêmica a patógenos oportunistas presentes em um biofilme dental, a suas toxinas e a mediadores inflamatórios liberados em resposta à agressão microbiana pode ter efeito deletério em diferentes órgãos ou sistemas. Foram descritos três mecanismos pelos quais a infecção periodontal pode influenciar a saúde sistêmica: infecção metastásica (causada pela translocação de bactérias Gram negativas da bolsa periodontal para a corrente sanguínea), lesão metastásica (p. ex., lesões vasculares causadas pelos efeitos das toxinas microbianas e mediadores pró-inflamatórios circulantes) e inflamação metastásica (em decorrência da resposta imunológica aos patógenos periodontais e a suas toxinas)[21].

DEFININDO AÇÕES E PRIORIDADES

A abordagem do paciente em cuidados paliativos deve valorizar uma criteriosa avaliação da cavidade oral. Todas as estruturas orais, moles e duras, devem ser exploradas e todas as queixas valorizadas. A conduta a ser adotada depende de uma percepção muito acurada do profissional e deve ser discutida com toda a equipe multiprofissional, principalmente com o médico que acompanha o paciente.

Nesse contexto, os sinais e sintomas das condições crônicas devem ser enfatizados, pois muitas vezes não são valorizados pelos pacientes e podem ser negligenciados.

Os principais sintomas da doença periodontal crônica são: sangramento gengival, retrações gengivais, alteração da posição dos dentes, mobilidade dentária, inchaço gengival e mudança de sua coloração para vermelho vivo a arroxeado e dor. Essa dor periodontal é um fenômeno pouco estudado e pouco compreendido, e muitas vezes pode ser referida a outras estruturas da face. A dor periodontal pode ser desencadeada pela mastigação, pela impacção de alimentos ou quando se torna aguda[14].

Além disso, o tratamento de infecções polimicrobianas organizadas em biofilme é, ainda atualmente, um grande desafio. Antibioticoterapia, por si só, muitas vezes é insuficiente[17]. Assim, a abordagem odontológica com debridamento mecânico é essencial para auxiliar no controle dessa condição (Quadro 1).

QUADRO 1 Ações e prioridades na abordagem odontológica do paciente com comprometimento sistêmico e foco infeccioso odontogênico

Ações	Prioridades
Conhecer	Fisiopatologia do processo infeccioso oral
Definir	Riscos de bacteremia e inflamação sistêmica
Associar	Comorbidades sistêmicas que aumentam o risco de infecções
Abordar	Orientar cuidados locais e gerais, introduzir antibioticoterapia quando indicado, controlar a dor

CONCLUSÃO

Comunidades microbianas na cavidade bucal, organizadas em biofilme, resistem à ação da resposta imune e criam condições permissivas para o crescimento em um ambiente favorável. Esses patógenos têm a virulência aumentada, já que constituem uma infecção polimicrobiana, porém seu impacto no hospedeiro depende da predisposição genética e de fatores modificadores locais (como redução de fluxo salivar, próteses etc.). Pacientes em cuidados paliativos apresentam uma complexidade de fatores que os colocam, muitas vezes, em estado de imunossupressão, e dessa forma são mais suscetíveis a infecções odontogênicas. Por outro lado, a resposta imunoinflamatória contra a agressão bacteriana oral causa danos locais e tem repercussão sistêmica, podendo agravar outras doenças. Então, em cuidados paliativos, a abordagem do paciente deve valorizar uma criteriosa avaliação da cavidade bucal, diminuindo o agravamento de outras doenças sistêmicas e melhorando a qualidade de vida do paciente.

REFERÊNCIAS BIBLIOGRÁFICAS

1. Dewhirst FE, Chen T, Izard J, Paster BJ, Tanner ACR, Yu W-H, et al. The human oral microbiome. J Bacteriol. 2010 Oct 1;192(19):5002–17.
2. Segata N, Haake SK, Mannon P, Lemon KP, Waldron L, Gevers D, et al. Composition of the adult digestive tract bacterial microbiome based on seven mouth surfaces, tonsils, throat and stool samples. Genome Biol. 2012;13, R42.9.
3. Zhou Y, Gao H, Mihindukulasuriya KA, La Rosa PS, Wylie KM, Vishnivetskaya T, et al. Biogeography of the ecosystems of the healthy human body. Genome Biol. 2013;14, R1.

4. Yamashita Y, Takeshita T. The oral microbiome and human health. J Oral Sci. 2017;59(2):201-206. doi: 10.2334/josnusd.16-0856. PMID: 28637979.
5. Mager DL, Ximenez-Fyvie LA, Haffajee AD, Socransky SS. Distribution of selected bacterial species on intraoral surfaces. J Clin Periodontol. 2003;30:644-54.
6. Smith DA, Nehring SM. Bacteremia. 2020 Nov 20. In: StatPearls [internet]. Treasure Island (FL): StatPearls Publishing; 2021 Jan. PMID: 28723008.
7. Uluibau IC, Jaunay T, Goss AN. Severe odontogenic infections. Aust Dent J. 2005;50(4 Suppl 2):S74-81.
8. Arias-Chamorro B, Contreras-Morillo M, Acosta-Moyano A, Ruiz-Delgado F, Bermudo-Anino L, Valiente-Alvarez A. Multiple odontogenic abscesses. Thoracic and abdomino-perineal extension in an immuno competent patient. Med Oral Patol Oral Cir Bucal. 2011.
9. Siqueira JTT, Fabri GMC. Dor, infecção odontogência e implicações sistêmicas. In: Dores orofaciais: diagnóstico e tratamento. São Paulo: Artes Médicas Ltda; 2012. p.358-95.
10. Savioli C, Ribeiro AC, Fabri GM, Calich AL, Carvalho J, Silva CA, et al. Persistent periodontal disease hampers anti-tumor necrosis factor treatment response in rheumatoid arthritis. J Clin Rheumatol. 2012 Jun;18(4):180-4.
11. McGrath C, Bedi R. Can dental attendance improve quality of life? Br Dental J. 2001;190(5):262-5.
12. Needleman I, McGrath C, Floyd P, Biddle A. Impact of oral health on the life quality of periodontal patients. J Clin Periodontol. 2004;31(6):454-7.
13. Fabri GMC, Savioli C, Siqueira JTT. Periodontal treatment and quality of life of chronic facial pain patients. Int J Odontostomat. 2014;8(2):247-52.
14. Siqueira JTT, Teixeira MJ. Dores orofaciais: diagnóstico, terapêutica e qualidade de vida. São Paulo: Artes Médicas; Curitiba: Editora Maio; 2001.
15. Handfield M, Baker HV, Lamont RJ. Beyond good and evil in the oral cavity: insights into host-microbe relationships derived from transcriptional profiling of gingival cells. J Dent Res. 2008;87:203-23.
16. Fabri GM, Savioli C, Siqueira JT, Campos LM, Bonfá E, Silva CA. Periodontal disease in pediatric rheumatic diseases. Rev Bras Reumatol. 2014 Jul/Aug;54(4):311-7.
17. Wu H, Moser C, Wang HZ, Høiby N, Song ZJ. Strategies for combating bacterial biofilm infections. Int J Oral Sci. 2015 Mar 23;7(1):1-7.
18. Schmalz G, Ziebolz D. Special Issue "Oral Health and Systemic Diseases". J Clin Med. 2020 Sep 29;9(10):3156. doi:10.3390/jcm9103156. PMID: 33003467 PMCID: PMC7599825.
19. Wong FMF, Ng YTY, Leung WK. Oral health and its associated factors among older institutionalized residents: a systematic review. Int J Environ Res Public Health. 2019 Oct 26;16(21):4132. doi:10.3390/ijerph16214132. PMID: 31717812; PMCID: PMC6861909.
20. Hajishengallis G. Periodontitis: from microbial immune subversion to systemic inflammation. Nat Rev Immunol. 2015 Jan;15(1):30-44. doi:10.1038/nri3785. Review. PubMed PMID: 25534621; PubMed Central PMCID: PMC4276050.
21. Teng YT. The role of acquired immunity and periodontal disease progression. Crit Rev Oral Biol Med. 2003;14:237-52.
22. Altamash M, Kingle B, Engström PE. Periodontal conditions and oral symptoms in gutka-chewers with and without type 2 diabetes. Taylor&Francis online. 2008 Mar;66:268-27. https://doi.org/10.1080/00016350802286725.
23. Borgnakke WS, Ylöstalo PV, Taylor GW, Genco RJ. Effect of periodontal disease on diabetes: systematic review of epidemiologic observational evidence. J Periodontol. 2013 Apr;84(4 Suppl):S135-52. doi: 10.1902/jop.2013.1340013. PMID: 23631574.
24. Kebschull M, Demmer RT, Papapanou PN. Gum bug leave my heart alone: epidemiologic and mechanistic evidence linking periodontal infections and atherosclerosis. J Dent Res. 2010;879–902.
25. Bahekar AA, Singh S, Saha S, Molnar J, Arora R. The prevalence and incidence of coronary heart disease is significantly increased in periodontitis: a meta-analysis. Am Heart J. 2007;154:830–7.
26. Friedewald VE, Kornman KS, Beck JD, Genco R, Goldfine A, Libby P, et al. The American Journal of Cardiology and Journal of Periodontology Editors' Consensus: periodontitis and atherosclerotic cardiovascular disease. Am J Cardiol. 2009;104:59–68.
27. Tonetti MS, D'Aiuto F, Nibali L, Donald A, Storry C, Parkar M, et al. Treatment of periodontitis and endothelial function. N Engl J Med. 2007;356:911–20.

28. Offenbacher S, Beck JD, Moss K, Mendoza L, Paquette DW, Barrow DA, et al. Results from the Periodontitis and vascular events (Pave) study: a pilot multicentered, randomized, controlled trial to study effects of periodontal therapy in a secondary prevention model of cardiovascular disease. J Periodontol. 2009;80:190–201.
29. Desvarieux M, Demmer RT, Jacobs DR, Papapanou PN, Sacco RL, Rundek T. 2013. Changes in clinical and microbiological periodontal profiles relate to progression of carotid intima-media thickness: the oral infections and vascular disease epidemiology study. J Am Heart Assoc. 2013;2:e000254.
30. Sanz M, Kornman K. Periodontitis and adverse pregnancy outcomes: consensus report of the Joint EFP/AAP workshop on periodontitis and systemic diseases. J Clin Periodontol. 2013;40(Suppl 14):164–9.
31. Madianos PN, Bobetsis YA, Offenbacher S. Adverse pregnancy outcomes (APOs) and periodontal disease: pathogenic mechanisms. J Clin Periodontol. 2013;40:S170–S180,
32. Scher JU, Bretz WA, Abramson SB. Periodontal disease and subgingival microbiota as contributors for rheumatoid arthritis pathogenesis: modifiable risk factors? Curr Opin Rheumatol. 2014;26:424–9.
33. Suwannalai P, Trouw LA, Toes RE, Huizinga TW. Anti-citrullinated protein antibodies (ACPA) in early rheumatoid arthritis. Mod Rheumatol. 2012;22:15–20.
34. Mikuls TR, Payne JB, Yu F, Thiele GM, Reynolds RJ, Cannon GW, et al. Periodontitis and porphyromonas gingivalis in patients with rheumatoid arthritis. Arthritis Rheumatol. 2014;66:1090–100.
35. Lundberg K, Kinloch A, Fisher BA, Wegner N, Wait R, Charles P, et al. Antibodies to citrullinated α-enolase peptide 1 are specific for rheumatoid arthritis and cross-react with bacterial enolase. Arthritis Rheum. 2008;58:3009–19.
36. Peter KP, Mute BR, Doiphode SS, Bardapurkar SJ, Borkar MS, Raje DV. Association between periodontal disease and chronic obstructive pulmonary disease: a reality or just a dogma? J Periodontol. 2013;84:1717–23.
37. Fabri GMC. Potential link between Covid-19 and periodontitis: cytokine storm, immunosuppression, and dysbiosis. OHDM. 2020 Dec;19(7).
38. Marouf N, Cai W, Said KN, Daas H, Diab H, Chinta VR, et al. Associação entre periodontite e gravidade da infecção por Covid-19: um estudo de caso-controle. J Clin Periodontol. 2021 Feb 1. doi:10.1111 / jcpe.13435.
39. Fabri GM, D'Alleva PSR, Lottemberg SA, Savioli C, Puerta MY, Siqueira JTT. Periodontitis and metabolic control: a preliminary study. Int J Odontostomat. 2014 Sep;8(2).
40. Fabri GM, Siqueira SR, Simione C, Nasri C, Teixeira MJ, Siqueira JT. Refractory craniofacial pain: is there a role of periodontal disease as a comorbidity? Arq Neuropsiquiatr. 2009 Jun;67(2B):474-9.
41. Rolim TS, Fabri GM, Nitrini R, Anghinah R, Teixeira MJ, Siqueira JT, et al. Evaluation of patients with Alzheimer's disease before and after dental treatment. Arq Neuropsiquiatr. 2014 Dec;72(12):919-24.
42. Huang TT, Tseng FY, Liu TC, Hsu CJ, Chen YS. Deep neck infection in diabetic patients: comparison of clinical picture and outcomes with nondiabetic patients. Otolaryngol Head Neck Surg. 2005;132(6):943-7.
43. Sessle BJ. Acute and chronic craniofacial pain: brainstem mechanism of nociceptive transmission and neuroplasticity, and their clinical correlates. Crit Rev Oral Biol Med. 2000;11:57-91.

CAPÍTULO 86

HIGIENE BUCAL EM CUIDADOS PALIATIVOS

Isabela Castro
Monira Samaan Kallás

INTRODUÇÃO

A má condição da saúde bucal pode levar a complicações como dor, desconforto, dificuldade na ingestão alimentar e dificuldade para manifestar sentimentos e emoções por comprometimento das expressões faciais, distorção da autoimagem e piora da qualidade de vida. É dever da equipe envolvida no cuidado assegurar que as necessidades dos pacientes sejam supridas e que, com isso, os riscos de doença bucal e sistêmica sejam reduzidos.

O foco da higiene bucal são o bem-estar e o autocuidado. Deve-se avaliar o grau de dependência do paciente, ou seja, sua funcionalidade, para adequar a atuação odontológica em face dessa atividade, seja na orientação a pacientes independentes, no auxílio ou na supervisão a pacientes parcialmente dependentes ou em sua realização pelo cuidador quando o paciente é dependente, pois, apesar de a higiene oral ser uma tarefa simples, pode ser considerada altamente desgastante para alguém debilitado.

Apesar da simplicidade da tarefa, a higiene bucal desses pacientes envolve vários itens que se inter-relacionam durante todo o tratamento dos pacientes (Figura 1).

EXAME CLÍNICO – CLASSIFICAÇÃO DE RISCO E RETORNO

Faz parte do exame clínico avaliar a queixa principal do paciente, descrever o diagnóstico das condições observadas no exame físico, apresentar um plano terapêutico adequado a suas condições e, principalmente, estabelecer sua classificação de risco para problemas bucodentais. Também deve ser feita a prescrição de higiene bucal e marcada a data de retorno ao profissional para a reavaliação dessa prescrição.

O cuidado com essa etapa do tratamento previne complicações, reduz os custos com tratamentos de urgência e, principalmente, aumenta o bem-estar e o conforto do paciente.

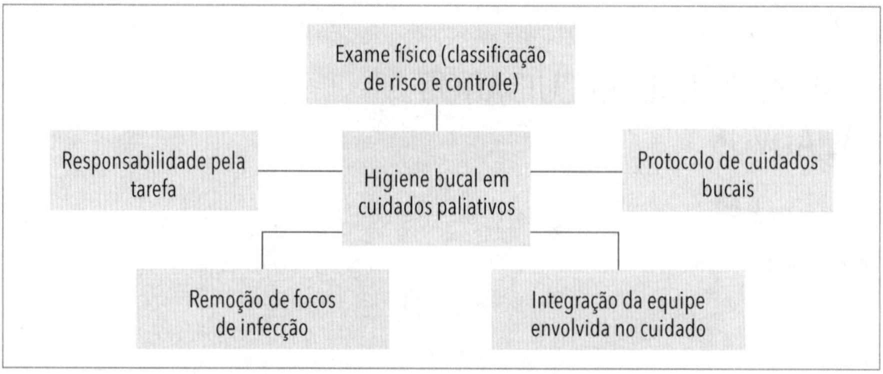

Figura 1 Complexidade da higiene bucal nos pacientes em cuidados paliativos.

PROTOCOLO DE CUIDADOS DE HIGIENE BUCAL

O protocolo de cuidados de higiene bucal deve ser prescrito pelo cirurgião-dentista com base nos itens do Quadro 1.

QUADRO 1 Higiene bucal de pacientes em cuidados paliativos

Escovas de dentes

- Usar escova de dentes com cerdas extramacias.
- Usar escova elétrica quando há dificuldades motoras do paciente ou para facilitar o trabalho do cuidador.
- Usar escova com cerdas duras nas próteses.

Limpeza interdental

- Fio / fita dental através do passa-fio dental.
- Escovas interproximais.

Limpeza da língua

- Raspadores de língua.
- Gaze embebida em colutório antimicrobiano.

Colutórios

- Para prevenção de cáries: fluoretados a 0,05%.
- Para doenças gengivais: gluconato de clorexidina a 0,12%.
- Para hidratação: enzimáticos (nesse caso, usar também saliva artificial).

Responsável pela higiene bucal

- No paciente totalmente dependente para a realização de higiene bucal, orientar o cuidador responsável quanto à forma de higiene bucal (cuidará das próteses e placas de bruxismo para que não haja perda desses dispositivos). Terá contato direto com o dentista em caso de emergência (quebra, fratura e dor na mastigação).

Acondicionamento dos dispositivos de higiene bucal

- Lavar e secar as escovas de dentes após o uso.
- Guardar os utensílios de higiene bucal em caixa exclusiva para esse fim.

A existência de um arsenal de dispositivos de higiene bucal no mercado (escovas, enxaguatórios bucais, limpadores interdentais e raspadores de língua) torna fácil a escolha de bons produtos direcionados às demandas de cada caso. Porém, o profissional deve atentar para as condições sociais e financeiras do paciente, bem como para quem realizará a higiene bucal.

REMOÇÃO DE FOCOS DE INFECÇÃO

A higiene bucal deve ter como alvo a remoção do biofilme dental, fator de risco para o desenvolvimento de doenças bucodentais, como cárie e doença periodontal. Cabe ao dentista avaliar, diagnosticar e tratar os sinais e sintomas bucais. No entanto, os demais integrantes da equipe, como médicos e enfermeiros, podem perceber alterações não específicas e solicitar o dentista para validar tal achado por meio de uma consulta especializada. Sob essa ótica, o índice *bedside oral care* classifica a disfunção bucal do paciente crítico de acordo com 8 categorias. Cada paciente recebe um escore final que varia entre 8-24 e que o classifica como normal, com disfunção moderada ou com disfunção grave (Quadro 2).

Ressalta-se que, embora esse índice tenha sido criado para a unidade de terapia intensiva, serve como modelo para o rastreamento de alterações na cavidade bucal de pacientes em qualquer ambiente, seja domiciliar, hospitalar ou instituições de longa permanência. Constitui um modelo de fácil acesso e entendimento que pode funcionar como ferramenta facilitadora ou de incentivo à busca de alterações na boca por parte da equipe multiprofissional.

Pacientes considerados sem disfunção por essa classificação têm pontuação entre 8-10. Já os pacientes com disfunção moderada têm pontuação entre 11-14 e, finalmente, aqueles considerados com disfunção grave têm pontuação de 15-24.

Pacientes considerados sem disfunção por essa classificação (pontuação 8-10) devem receber o seguinte protocolo de cuidados:

- Escovação dentária 2 vezes ao dia e de dentaduras e/ou próteses removíveis 1 vez ao dia.
- Cuidados com as mucosas quando necessário.

Já os pacientes com disfunção moderada (pontuação 11-14) devem receber o seguinte protocolo de higiene bucal:

- Escovação dentária 2 vezes ao dia e de dentaduras e/ou próteses removíveis 1 vez ao dia.
- Cuidados com a mucosa bucal a cada 4 horas.

QUADRO 2 Classificação numérica e descritiva dos sintomas bucais

Categoria	Métodos de mensuração	Normal	Disfunção moderada	Disfunção grave
Deglutição	Observar reflexos de tosse quando o paciente deglute	Deglutição normal	Dor ou dificuldade para engolir	Incapaz de engolir
Lábios	Observar deglutição do paciente; checar reflexos de tosse	 Rosados, úmidos	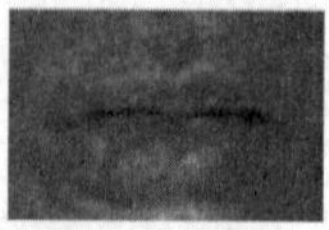 Secos ou rachados	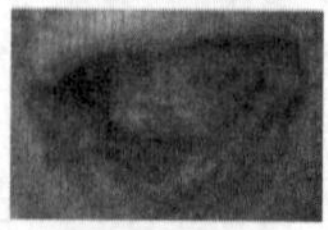 Ulcerados ou sangrantes
Língua	Observar aparência do tecido	 Rosa, úmida, papilas presentes	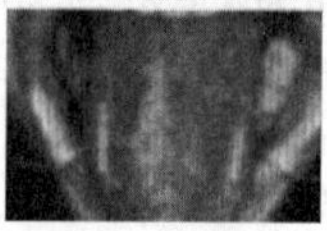 Espessa ou com perda de papilas com aparência brilhante, com ou sem vermelhidão	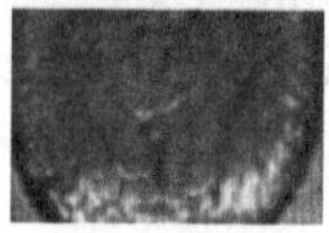 Bolhosa, fistulada ou sangrante
Saliva	Observar; usar uma lâmina tocando o centro da língua e o céu da boca (opcional)	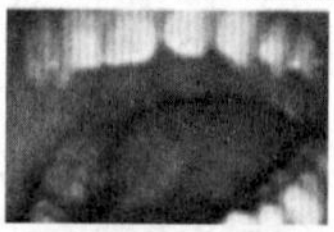 Aquosa	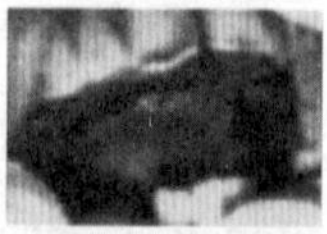 Espessa	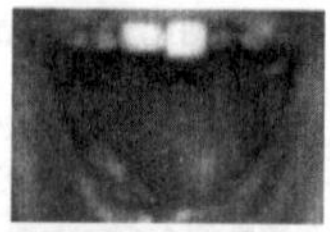 Ausente
Membrana da mucosa	Observar aparência do tecido	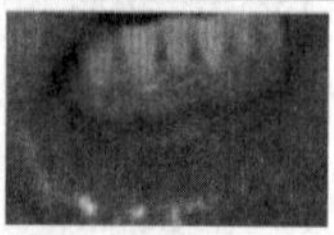 Rosa, úmida	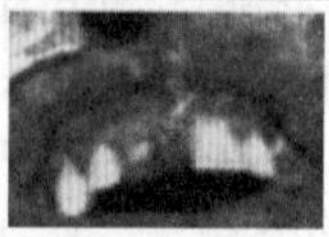 Vermelha e revestida/sem úlceras	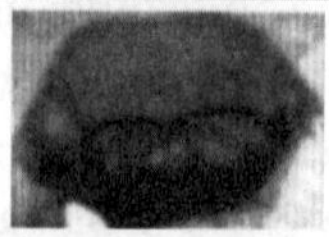 Úlceras com ou sem sangramento
Gengiva	Observar; usar uma lâmina, pressionando suavemente com a ponta dela (opcional)	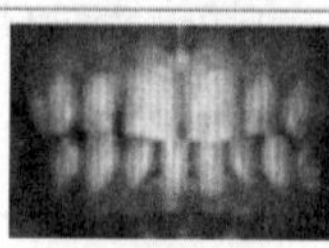 Rosa, úmida	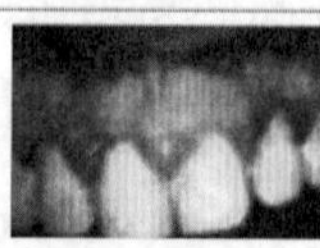 Edema, com ou sem sangramento	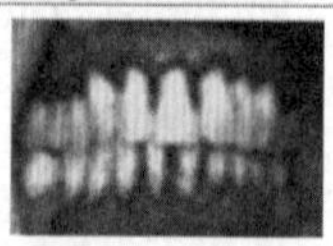 Sangra com facilidade
Dentes ou próteses	Observar aparência dos dentes ou da dentadura	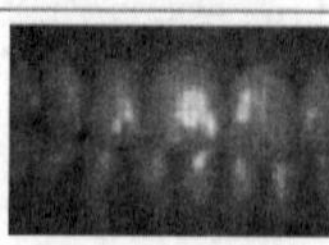 Limpos ou sem dentes	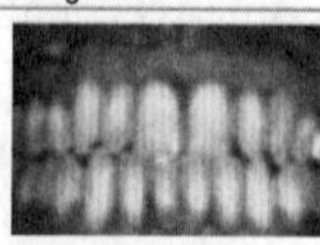 Debridamentos locais (entre os dentes)	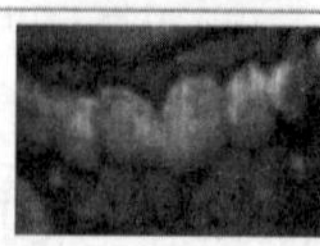 Debridamentos gerais, cáries
Hálito	Cheirar	Ausência de odor	Odor moderado	Odor forte

Adaptada de: Prendergast et al., 2013.[1]

Os pacientes considerados com disfunção grave (pontuação 15-24) devem receber o seguinte protocolo de higiene bucal:

- Escovação dentária 2 vezes ao dia e de dentaduras e/ou próteses removíveis 1 vez ao dia.
- Cuidados com a mucosa bucal a cada 2 horas.
- Gluconato de clorexidina a 0,12% (enxaguatório bucal) na superfície das gengivas e dos dentes 1 hora após a escovação dentária.

As técnicas de escovação dentária e de cuidados com as mucosas estão descritas a seguir.

- Escovação dentária: embeber a haste com esponja com o colutório, raspar a língua do dorso para a ponta, usar creme dental sem espuma e solução enzimática de trás para a frente e de fora para dentro por 2 minutos, concluir com cuidados para a mucosa e a aplicação de uma fina camada de vaselina nos lábios.
- Cuidados com as mucosas: limpar a boca usando haste com esponja umedecida no enxaguatório bucal, e utilizar uma esponja nova para aplicar enzimáticos. Aplicar uma camada fina de vaselina nos lábios. Em caso de debris difíceis de serem removidos, deve-se embeber a esponja com solução enzimática, esperar 1 minuto para remover esses debris e aplicar uma nova camada de solução enzimática.
- A escovação de dentaduras deve ser feita a cada 24 horas com uma escova de cerdas duras, e esta deve ser acondicionada em um porta-prótese.

Orientações para o armazenamento de suprimentos e estocagem de todos os materiais de higiene bucal:

- Suprimentos: escova dental pediátrica, escova dental elétrica, haste com esponja. Solução enzimática para os protocolos moderados e graves e gluconato de clorexidina a 0,12% para pacientes intubados.
- Estocagem: armazenar em recipiente fechado acondicionado em uma gaveta ou armário. Observação: não armazenar os suprimentos de higiene bucal no ambiente do banho.

RESPONSABILIDADE PELA TAREFA

Em alguns estudos, a tarefa de higiene bucal é considerada difícil, não prazerosa e a equipe de enfermagem muitas vezes é carente de treinamentos específicos sobre higiene bucal e sobre a escolha dos melhores dispositivos para sua realização. Esses fatores, somados a uma questão cultural de desvalorização da cavidade bucal, fazem com que a realização de higiene bucal seja facilmente negligenciada.

Instituições que estudaram e trabalharam na implantação de protocolos de higiene bucal mostraram resultados excelentes no que se refere à melhora das condições bucais dos pacientes, à satisfação da equipe que realiza essa tarefa e ao custo-efetividade da implantação desses protocolos. A falta de protocolos permite a realização de uma higiene bucal insatisfatória, que pode acarretar dor, periodontite, cáries e estomatites.

Muitos serviços optam pela remoção da prótese dentária por algumas razões, entre as quais podemos citar: intubação orotraqueal, dieta via enteral ou parenteral, instabilidade clínica com provável intubação orotraqueal nas próximas horas, paciente em últimas horas de vida ou ainda em pacientes não contactuantes e/ou com deficit cognitivo.

São frequentes as queixas das famílias em hospitais ou instituições de longa permanência em relação à perda desses dispositivos. Certamente, a remoção de próteses dentárias apenas para que elas não sejam perdidas não é uma boa alternativa para a solução do problema. Um paciente não deve ficar sem a prótese dentária apenas porque a equipe envolvida no cuidado não estabeleceu um fluxo efetivo para seu manejo e acondicionamento, que é fundamental para uma mastigação adequada e para sua socialização.

CONSIDERAÇÕES FINAIS

Pacientes em cuidados paliativos são suscetíveis a problemas na cavidade oral, como dor, infecções fúngicas, disfagia, problemas nutricionais relacionados a causas mastigatórias, xerostomia e próteses mal adaptadas. Todos esses fatores levam à disfunção oral, que pode ocasionar extremo desconforto e dor, construindo um cenário que compromete a qualidade de vida do paciente.

Tradicionalmente, cirurgiões-dentistas raramente são incluídos no cuidado, apesar de alguns estudos sugerirem que 75% dos pacientes no final da vida apresentam pelo menos um sintoma em cavidade oral.

Dados da literatura aliados a nossa experiência clínica nos levam a acreditar fortemente que esses pacientes necessitam de atenção especial à saúde bucal, desde uma higiene oral satisfatória até a realização de procedimentos restauradores. Dessa forma, há a cobertura tanto de demandas físicas quanto de aspectos emocionais relacionados ao bem-estar e à qualidade de vida.

O fim da vida requer abordagem multiprofissional para prover um cuidado apropriado e completo aos pacientes. Apenas com a inclusão da cavidade oral no cuidado esse objetivo será amplamente alcançado, com a promoção da saúde e do conforto aos pacientes nessa fase.

REFERÊNCIAS BIBLIOGRÁFICAS

1. Abe S, Ishihara K, Adachi M, Okuda K. Tongue-coating as risk indicator for aspiration pneumonia in edentate elderly. Arch Gerontol Geriatr. 2008;47(2):267-75.
2. Aïssaoui Y, Zeggwagh AA, Zekraoui A, Abidi K, Abouqal R. Validation of a behavioral pain scale in critically ill, sedated, and mechanically ventilated patients. Anesth Analg. 2005;101:1470-6.
3. Alotaibi AK, Alshayiqi M, Ramalingam S. Does the presence of oral care guidelines affect oral care delivery by intensive care unit nurses? A survey of saudi intensive care unit nurses. Am J Infect Control. 2014;42(8):921-2.
4. Ames NJ, Sulima P, Yates JM, McCullagh L, Gollins SL, Soeken K, et al. Effects of systematic oral care in critically ill patients: a multicenter study. Am J Crit Care. 2011;20(5):e103-14.
5. Arpin S, Brodeur JM, Corbeil P. Dental caries, problems perceived and use of services among institutionalized elderly in 3 regions of Quebec, Canada. J Can Dent Assoc. 2008;74(9):807.
6. Baumgartner W, Schimmel M, Müller F. Oral health and dental care of elderly adults dependent on care. Swiss Dent J. 2015;125(4):417-26.
7. Berkey DB, Scannapieco FA. Medical considerations relating to the oral health of older adults. Spec Care Dent Off Publ Am Assoc Hosp Dent Acad Dent Handicap Am Soc Geriatr Dent. 2013;33(4):164-76.
8. Bezinelli LM, de Paula Eduardo F, da Graça Lopes RM, Biazevic MGH, de Paula Eduardo C, Correa L, et al. Cost-effectiveness of the introduction of specialized oral care with laser therapy in hematopoietic stem cell transplantation. Hematol Oncol. 2014;32(1):31-9.
9. Cabov T, Macan D, Husedzinović I, Skrlin-Subić J, Bosnjak D, Sestan-Crnek S, et al. The impact of oral health and 0.2% chlorhexidine oral gel on the prevalence of nosocomial infections in surgical intensive--care patients: a randomized placebo-controlled study. Wien Klin Wochenschr. 2010;122(13-14):397-404.
10. Fatahzadeh M, Glick M. Stroke: epidemiology, classification, risk factors, complications, diagnosis, prevention, and medical and dental management. Oral Surg Oral Med Oral Pathol Oral Radiol Endodontology. 2006;102(2):180-91.
11. Franco An, Runho HF, Siqueira JTT, Comparis CM. Medical conditions and body pain in patients presenting orofacial pain. Arq Neuropsiquiatr. 2012;70(5):348-35.
12. Franco JBF, Jales SM da CP, Zambon CE, Fujarra FJC, Ortegosa MV, Guardieiro PFR, et al. Higiene bucal para pacientes entubados sob ventilação mecânica assistida na unidade de terapia intensiva: proposta de protocolo. Arq Med Hosp Fac Cienc Med St Casa São Paulo. 2014;59(3):126-31.
13. Huskinson W, Lloyd H. Oral health in hospitalised patients: assessment and hygiene. Nurs Stand R Coll Nurs G B. 2009;23(36):43-7.
14. Jales SMP e Siqueira. O papel do dentista na equipe. In: Carvalho RT, Parsons HA. Manual de cuidados paliativos. ANCP (Academia Nacional de Cuidados Paliativos). 2.ed. Porto Alegre: Meridional; 2012.
15. Kallás MS, da Silva Santos PS, Jales SM da CP, Parsons HA. Dental management of oral self-injury in a stroke patient: case report and literature review. J Palliat Care Med. [Internet]. [Acesso em: 2016 ago.12]. Disponível em: http://www.omicsgroup.org/journals/dental-management-of-oral-selfinjury-in-a-stroke-patient-case-report-and-literature-review-2165-7386.1000163.php?aid=20139.
16. Katz RV, Smith BJ, Berkey DB, Guset A, O'Connor MP. Defining oral neglect in institutionalized elderly: a consensus definition for the protection of vulnerable elderly people. J Am Dent Assoc. 2010;141(4):433-40.
17. Kim EK, Jang SH, Choi YH, Lee KS, Kim YJ, Kim SH, et al. Effect of an oral hygienic care program for stroke patients in the intensive care unit. Yonsei Med J. 2014;55(1):240.
18. Kumar PS. Oral microbiota and systemic disease. Anaerobe. 2013;24:90-3.
19. Leibovitz A, Carmeli Y, Segal R. Effect of various antibacterial preparations on the pathogenic oral flora in elderly patients fed via nasogastric tube. Antimicrob Agents Chemother. 2005;49(8):3566-8.
20. Lin HL, Yang LY, Lai CC. Factors related to compliance among critical care nurses with performing oral care protocols for mechanically ventilated patients in the intensive care unit. Am J Infect Control. 2014;42(5):533-5.
21. Lo EC, Luo Y, Dyson JE. Oral health status of institutionalised elderly in Hong Kong. Community Dent Health. 2004;21(3):224-6.
22. Maddi A, Scannapieco FA. Oral biofilms, oral and periodontal infections, and systemic disease. Am J Dent. 2013;26(5):249-54.

23. McMillan AS, Wong MC, Lo EC, Allen PF. The impact of oral disease among the institutionalized and non-institutionalized elderly in Hong Kong. J Oral Rehabil. 2003;30(1):46-54.
24. Mersel A. Oral health status and dental needs in a geriatric institutionalized population in Paris. Gerodontology. 1989;8(2):47-51.
25. Prendergast V, Hagell P, Hallberg IR. Electric versus manual tooth brushing among neuroscience ICU patients: is it safe? Neurocrit Care. 2011;14(2):281-6.
26. Prendergast V, Jakobsson U, Renvert S, Hallberg IR. Effects of a standard versus comprehensive oral care protocol among intubated neuroscience ICU patients: results of a randomized controlled trial. J Neurosci Nurs J Am Assoc Neurosci Nurses. 2012;44(3):134-46; quiz 147-8.
27. Prendergast V, Kleiman C, King M. The bedside oral exam and the bar- row oral care protocol: translating evidence-based oral care into practice. Intensive Crit Care Nurs. 2013;29(5):282-90.
28. Rello J, Koulenti D, Blot S, Sierra R, Diaz E, Waele JJ, et al. Oral care practices in intensive care units: a survey of 59 European ICUs. Intensiv Care Med. 2007;33(6):1066-70.
29. Ronald LE. The role of dentist in geriatric palliative care. J Amer Geriatric Soc. 2012;(60):367-8.
30. Santos PSS, Mariano M, Kallas MS, Vilela MCN. Impacto da remoção de biofilme lingual em pacientes sob ventilação mecânica [Impact of tongue biofilm removal on mechanically ventilated patients]. Rev Bras Ter Intensiv. 2013;25(1):44-8.
31. Siqueira SRDT, Rolim TS, Teixeira MJ, Nitrini R, Anginah R, Siqueira JTT. Oral infection and orofacial pain in Alzheimer's disease: case report and review. Dement Neuropsychol. 2010;4(2):145-50.
32. Stout M, Goulding O, Powell A. Developing and implementing an oral care policy and assessment tool. Nurs Stand R Coll Nurs G B. 2009;23(49):42-8.
33. Wiseman M. The treatment of oral problems in the palliative patient. J Can Dent Assoc. 2006;72(5):453-8.
34. Wiseman MA. Palliative care dentistry. Gerodontology. 2000;(17):49-51.

CAPÍTULO 87

SINTOMAS BUCAIS NO IDOSO

Almir Oliva Filho

INTRODUÇÃO

A avaliação odontológica do paciente idoso visa adequar o plano de tratamento odontológico à preservação da capacidade de alimentação pela boca. A partir da avaliação geriátrica ampla, multidimensional e interdisciplinar, o conhecimento sobre as deficiências e incapacidades é compartilhado entre os profissionais da equipe para que as decisões terapêuticas sejam compatíveis com a capacidade funcional do paciente. A capacidade funcional é "definida como a aptidão do idoso para realizar uma determinada tarefa que lhe permita cuidar de si mesmo e ter uma vida independente"[1].

A evidência de um declínio funcional pode estar relacionada com o agravamento da doença ou como efeito colateral de um tratamento. Instrumentos de avaliação como o *palliative performance scale* (PPS) devem ser utilizados para o monitoramento adequado e facilitar a comunicação entre profissionais, pois ao utilizá-los a equipe consegue ter um registro da condição clínica do paciente no momento da avaliação[2].

Na avaliação funcional, as condições de autonomia e independência são questões determinantes. A autonomia está relacionada à capacidade de tomar decisões e de comandar suas ações, respeitando suas convicções. A independência se refere à capacidade de execução com recursos próprios.

A saúde bucal pode ter um efeito adverso na qualidade de vida, sendo a população idosa a mais afetada, porém, os problemas não são causados pela idade avançada.

As doenças bucais são mais prevalentes quando há um declínio da saúde geral e um déficit cognitivo. Existem mais de 100 doenças sistêmicas com manifestações bucais, que apresentam uma relação bidirecional de causa e efeito[3].

A avaliação dos sintomas bucais é a parte clínica odontológica da avaliação gerontológica. Realizada pelo cirurgião-dentista, deve ser parte integrante da avaliação geriátrica ampla.

SINTOMAS BUCAIS

O manejo dos sintomas relacionados à hidratação, higiene oral, desconforto e dor são as prioridades na atenção odontológica dos pacientes em cuidados paliativos. Esses sintomas podem ser relatados pelos próprios pacientes ou ser constatados por familiares, cuidadores ou profissionais de saúde envolvidos no cuidado do paciente.

A hidratação e a higiene oral inadequadas são frequentemente relacionadas com desconforto na boca, sendo a intervenção do cirurgião-dentista necessariamente acompanhada de capacitação dos envolvidos, com educação interativa, que permite ações resolutivas de baixo custo e alto impacto[3] (Figura 1).

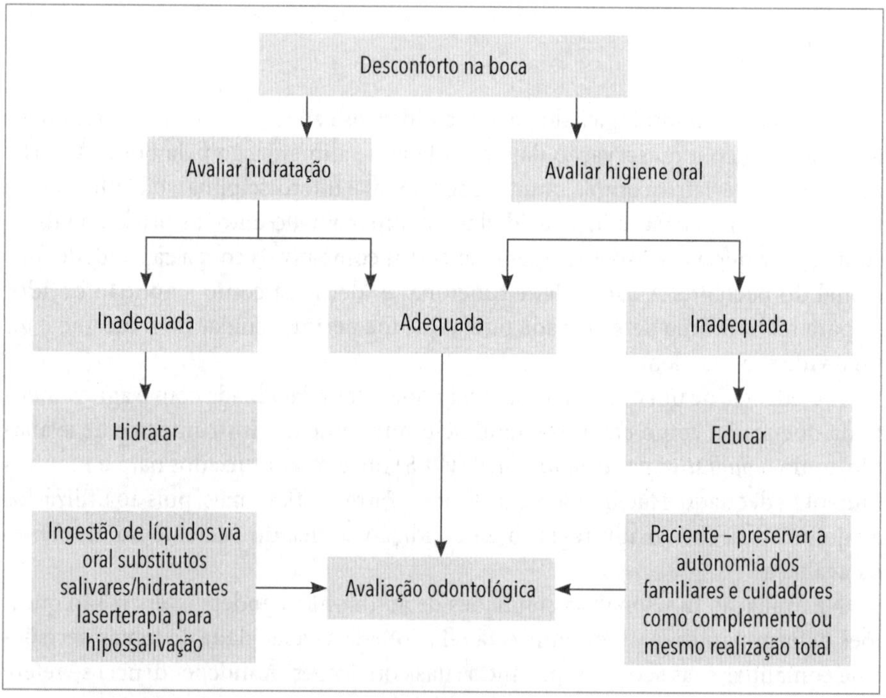

Figura 1 Algoritmo para avaliação odontológica de idosos em cuidados paliativos.
Fonte: adaptada de Oliva e Castro[4].

HIDRATAÇÃO

A hidratação afetará diretamente a produção salivar, sendo modulada também pelo uso de medicações. O uso da polifarmácia pela população idosa é reflexo da presença de múltiplas morbidades, que necessitam de diferentes medicações para tratar doenças distintas.

As funções principais da saliva incluem a proteção e a manutenção da integridade dos dentes com o mecanismo de tamponamento pelos íons fluoretados e das mucosas a partir da hidratação e lubrificação, ação bactericida e antiviral, além de viabilizar a ingestão alimentar[5].

A composição da saliva é complexa, tendo em seus elementos vários biomarcadores que sofrem a interferência de diversas condições sistêmicas. As interações medicamentosas produzem efeitos colaterais com repercussões diretas na salivação, podendo causar aumento do fluxo, a sialorreia ou a diminuição do fluxo, a hipossalivação.

A sialorreia é um sintoma que deve ser avaliado com critério, levando em consideração o histórico médico e os sintomas de doenças como Parkinson. O excesso de saliva não é causado somente pelo aumento do fluxo salivar, frequentemente relacionado às medicações em uso, podendo ser consequência de uma combinação de fatores como a disfagia e a disautonomia. Medidas terapêuticas devem ser implementadas, envolvendo desde a indicação do fonoaudiólogo para o tratamento da disfagia, como o uso de fármacos anticolinesterásicos como a atropina e a escopolamina. Há situações em que o uso prolongado dessas drogas, a necessidade de aumentar as doses ou mesmo os riscos dos efeitos colaterais exigem uma abordagem diferente[6].

A injeção de toxina botulínica no interior de glândulas salivares guiadas por ultrassom é uma abordagem segura e eficiente para a diminuição da produção salivar. Essa neurotoxina atua na redução da produção de saliva inibindo a liberação de acetilcolina nas junções neurossecretórias pré-sinápticas das glândulas salivares.[6]

A hipossalivação deve ser avaliada e tratada mesmo que o paciente não refira desconforto ou dificuldades na fala, mastigação e deglutição. O diagnóstico da hipossalivação muitas vezes é feito em função de suas sequelas, como o aumento da incidência de cárie, lesões na mucosa, dificuldade na fala e alimentação.

Terapêuticas não farmacológicas como a laserterapia em glândulas salivares[7] e a utilização de sialogogos podem evitar a hipossalivação, que é a redução do fluxo salivar, condição considerada fator de risco para a rápida deterioração da saúde oral[8].

Algumas pessoas que têm o fluxo salivar normal apresentam xerostomia, assim como também existem pessoas com diminuição do fluxo salivar que não relatam xerostomia, sintoma muito frequente em pacientes em estágio de doença avançada[9].

A síndrome da ardência bucal secundária é caracterizada pela sensação contínua de queimação ou ardência intensa nos tecidos bucais, que pode afetar a língua, mucosas e palato, sem nenhuma injúria ou lesão característica. Decorre da polifarmácia, da diminuição do fluxo salivar, bem como de algumas condições sistêmicas, como diabetes, anemia, hipotireoidismo e síndrome de Sjögren[10].

Essas alterações dificultam a ingestão oral, eventualmente inviabilizam a deglutição e elevam o risco elevado de broncoaspiração.

HIGIENE ORAL

A higiene oral é uma das atividades instrumentais da vida diária mais complexas, que envolve questões socioculturais, habilidades motoras e capacidades cognitivas. Pacientes idosos com demência apresentam muitas dificuldades nos cuidados pessoais de higiene. Sendo a higiene oral mais complexa, frequentemente é a mais prejudicada e negligenciada.

As orientações de higiene oral devem ser feitas de forma individualizada e de acordo com a condição da dentição, a presença ou ausência de próteses fixas ou removíveis. Pacientes totalmente edêntulos (sem dentes) necessitam de instruções adequadas, pois é frequente a ideia de que, pelo fato de não se ter dentes, a higiene oral se restringe à remoção de resíduos sólidos da alimentação.

Avaliar a higiene oral do idoso permite o acesso à informação precisa sobre a capacidade de autocuidado do paciente. Quando bem mantida, é resultado das capacidades cognitivas e da coordenação motora bem preservadas. Por outro lado, a falta de cuidados no asseio pessoal está associada a déficits cognitivos e à depressão.

Pacientes parcialmente dependentes e totalmente dependentes necessitam de familiares ou de cuidadores capacitados para auxiliar ou mesmo executar totalmente os cuidados de higiene oral. Instruções por escrito no receituário e vídeos individualizados são indispensáveis para a compreensão e a motivação para os cuidados bucais.

Instruções direcionadas aos pacientes que preservam a autonomia e a independência devem ser realizadas de forma interativa. Instruções individualizadas gravadas em vídeo facilitam a comunicação e a lembrança ao paciente dos cuidados necessários.

DOR

A avaliação, o diagnóstico e o tratamento da dor, especialmente a dor crônica, são fundamentais na avaliação funcional. Pacientes que apresentam dor de origem bucal têm mais dificuldade em manter a alimentação via oral, sendo frequente causa de internação hospitalar, devido à necessidade de hidratar e nutrir os pacientes de forma paraenteral, especialmente os pacientes em tratamento oncológico (Figura 2).

Devido ao maior tempo de permanência dos dentes na boca, alterações fisiológicas em resposta ao uso e às condições ambientais são mais evidentes na população idosa.

A retração gengival causada pela doença periodontal e pelo trauma oclusal são fatores que favorecem a destruição das estruturas dentárias como consequência da produção de ácido pelas bactérias cariogênicas. Pacientes idosos são mais suscetíveis a cárie, devido às dificuldades de realizar higiene adequada, alterações salivares e dietéticas, condições sociais e educacionais.[11]

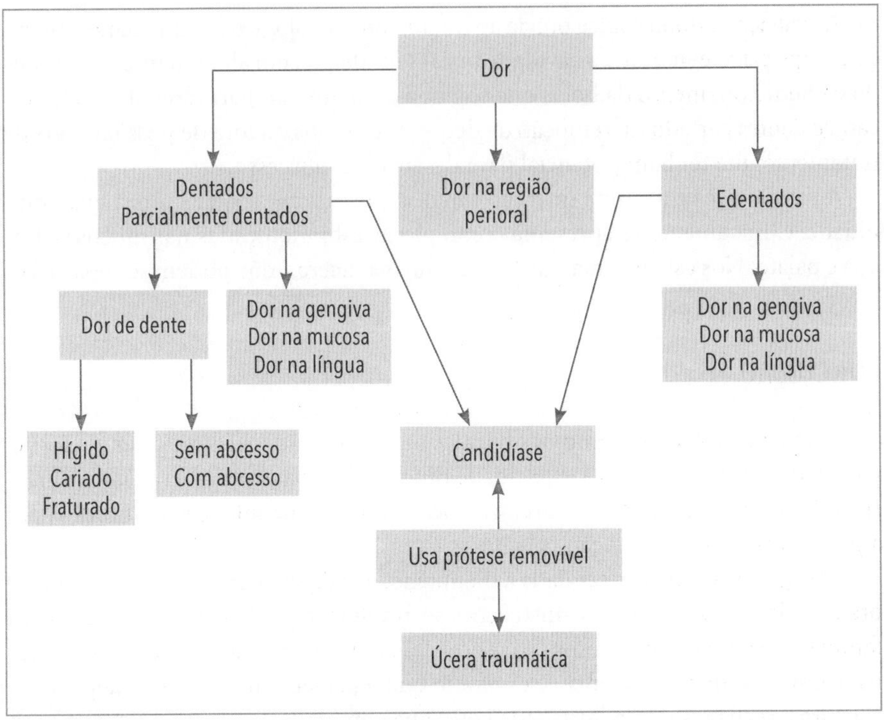

Figura 2 Algoritmo para avaliação da dor de idosos em cuidados paliativos.
Fonte: adaptada de Oliva e Castro[4].

Alteração de cor, perda de esmalte por abrasão, erosão e atrição oclusal levam a maior exposição da dentina e do cemento, o que contribui para maior incidência de cárie. Nos estágios iniciais a presença de cárie é assintomática, em parte pela diminuição da sensibilidade pulpar em função da deposição de dentina secundária, que diminui a câmara pulpar[12].

A dor de origem dentária pode ser causada pela cárie quando atinge a dentina, porém, na população idosa a destruição coronária causada pela cárie leva a bordas pontiagudas e cortantes, que podem gerar feridas dolorosas nas mucosas e na língua.

Abcessos de origem endodôntica ou periodontal devem ser tratados com a medicação antibiótica em acordo com proposta terapêutica do paciente, além da necessária intervenção local. Nos estágios iniciais são assintomáticos, porém com potencial risco de dor aguda com a progressão.

Feridas na mucosa de pacientes parcialmente dentados ou edêntulos são frequentemente causadas por próteses mal adaptadas, que podem ser dolorosas e suficientes para interferir na ingestão alimentar. O ajuste da prótese deve ser acompanhado do condicionamento do tecido. A hidratação é fundamental para a retenção e a estabilização da prótese.

A avaliação odontológica prévia ao tratamento oncológico em um planejamento de equipe pode evitar que a cavidade bucal seja afetada em alta intensidade, fazendo o condicionamento da boca, que engloba o tratamento periodontal, a restauração de dentes cariados, a remoção de dentes fraturados ou fora de possibilidade de tratamento que tenham potencial para desenvolver abscesso.

A candidíase oral é uma infecção fúngica que está associada a uma baixa imunidade. Clinicamente se apresenta como placas esbranquiçadas nas mucosas, língua e palato. Nos estágios mais avançados forma úlceras, que podem ser dolorosas.

CONCLUSÃO

Com a avaliação dos sintomas bucais em idosos, pode-se direcionar, de forma adequada e de acordo com a capacidade funcional do paciente, a terapêutica, priorizando o controle da dor, a hidratação necessária e a manutenção da função com a preservação da alimentação pela boca.

Atenção especial deve ser dada à manutenção adequada da hidratação e higiene oral, sendo necessário que as instruções sejam devidamente compartilhadas com familiares e cuidadores, mesmo para aqueles com capacidade funcional preservada. Com o avançar da doença, é esperado que o paciente tenha maior dependência para a realização dessa atividade cotidiana complexa.

O acompanhamento ativo do cirurgião-dentista na equipe de cuidados paliativos deve estar em acordo com o plano terapêutico proposto, respeitando as capacidades e as limitações do paciente. Ao identificar os sintomas bucais afetados pela doença de base ou como sequela do tratamento, o cirurgião-dentista pode intervir ou mesmo suspender uma terapêutica para promover alívio do sofrimento, contribuindo para o bem-estar e a qualidade de vida do paciente.

REFERÊNCIAS BIBLIOGRÁFICAS

1. Freitas EV, Mohallem KL, Gamarski R, Pereira SRM. Manual prático de geriatria. Rio de Janeiro: Guanabara; 2013.
2. Anderson F, Downing GM, Hill J, Casorso L, Lerch N. Palliative performance scale (PPS): a new tool. Journal of Palliative Care. 1996;12(1):5-11.
3. Haumschild MS, Haumschild RJ. The importance of oral health in long-term care. Journal of the American Medical Directors Association. 2009;10(9):667-71.
4. Oliva Filho AG, Castro I. Sintomas bucais em geriatria. In: Manual da residência de cuidados paliativos: abordagem multidisciplinar. Barueri: Manole; 2018. p.932-40.
5. Nunes LA, Mussavira S, Bindhu OS. Clinical and diagnostic utility of saliva as a non-invasive diagnostic fluid: a systematic review. Biochemia Medica. 2015;25(2):177-92.
6. Franck JB, Fernandes RCL, Costa FHR, Rosso ALZ. Toxina botulínica para tratamento da sialorreia nos pacientes com doença de Parkinson. Revista Brasileira de Neurologia. 2018;54.
7. Gonnelli FA. Laser de baixa potência para mitigação de xerostomia e hipofluxo salivar em pacientes portadores de câncer de cabeça e pescoço submetidos à radioterapia e quimioterapia. Radiologia Brasileira. 2016;49:89-91.

8. Storbeck KS, Dodge JE, Fulmer T, Helgeson MJ, Marchini L, Wu B, et al. Pandemic-driven disruptions in oral health: 10 transformative trends in care for older adults. University of Iowa, 2021.
9. Wiseman MA. Palliative care dentistry. Gerodontology. 2000;17(1):49-51.
10. Nam Y, Kim NH, Kho HS. Geriatric oral and maxillofacial dysfunctions in the context of geriatric syndrome. Oral Diseases. 2018;24(3):317-24.
11. Guiglia R, Musciotto A, Compilato D, Procaccini M, Russo L, Ciavarella D, et al. Aging and oral health: effects in hard and soft tissues. Current Pharmaceutical Design. 2010;16(6):619-30.
12. Lamster IB, Asadourian L, Del Carmen T, Friedman PK. The aging mouth: differentiating normal aging from disease. Periodontology 2000. 2016;72(1):96-107.

CAPÍTULO 88

SINTOMAS BUCAIS EM PACIENTES ONCOLÓGICOS

Sumatra Melo da Costa Pereira Jales

INTRODUÇÃO

Pacientes com câncer avançado sofrem com a progressão da doença, que afeta sua qualidade de vida. Nesses casos, a manutenção da saúde bucal desempenha um papel essencial na qualidade de vida porque os sintomas nessa região afetam funções primordiais, que podem ter impacto na conduta médica.

Pacientes oncológicos em cuidados paliativos apresentam complicações bucais resultantes do tratamento do câncer, como dor, deformidades e toxicidade tardia, bem como complicações resultantes do avanço da doença, como feridas neoplásicas; estas, quando aparecem em pacientes em cuidados paliativos, tornam-se subnotificadas e subtratadas.

Apresentam sérias restrições funcionais e grande comprometimento das funções bucais particularmente quando a doença atinge a cavidade bucal, como no câncer de cabeça e pescoço. Nessa condição, os sintomas habituais agravam-se e nem sempre são curáveis, necessitando de atenção e de cuidados especiais.

Podem ser observadas as seguintes condições bucais na Figura 1: dor, hipofunção de glândula salivar, infecções oportunistas, alterações na percepção do paladar, ulceração bucal e doenças bucodentais (cárie e doença periodontal), que podem contribuir para dor orofacial, instabilidade de dentaduras, disfagia, comprometimento da ingestão de alimentos e da fala. Essas complicações podem comprometer a qualidade de vida dos pacientes.

Em estudo realizado por Jales em 2011, foram avaliados pacientes com câncer de cabeça e pescoço em cuidados paliativos. Os sinais mais frequentemente encontrados foram as feridas tumorais, a babação, o edema de língua e as infecções oportunistas. O sintoma orofacial mais frequente foi a dor.

Neste capítulo serão abordados: a dor orofacial, a xerostomia, as alterações na percepção do paladar, as infecções fúngicas e odontogênicas e seus respectivos tratamentos não farmacológicos e farmacológicos.

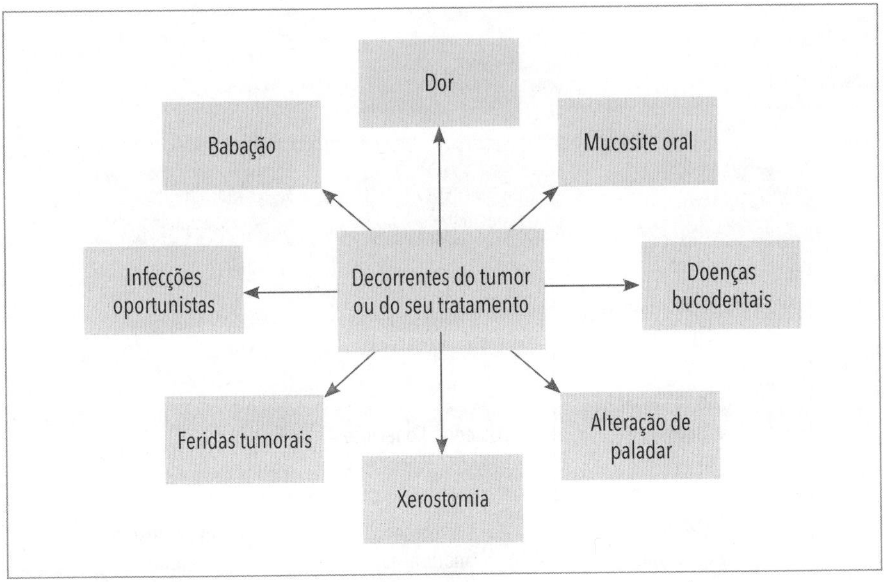

Figura 1 Sinais e sintomas orofaciais no pacientes oncológicos em cuidados paliativos.

DOR OROFACIAL

A dor é uma das principais queixas de doentes com câncer em todas as fases da doença. No Brasil, a prevalência de dor pode estar presente em 60-90% dos pacientes com câncer avançado. Nos casos de câncer de boca avançado, 80-90% desses doentes sofrem de dor em razão de controle inadequado.

A dor orofacial no paciente oncológico em cuidados paliativos tem etiologia multifatorial (Figura 2), pois pode ser decorrente do avanço da doença, de seu tratamento ou de morbidades associadas. Quando secundária ao avanço da doença, pode ser em razão da massa tumoral, compressão, ulceração, inflamação e invasão de tecidos. Entre todos os tipos de câncer, o de cabeça e pescoço é o que provoca mais dor, fato que pode ser justificado pela grande vascularização e inervação trigeminal complexa da região de cabeça e pescoço e também por afetar inúmeras funções cotidianas, como a fala, a mastigação, a deglutição e a expressão de emoções.

Entre as dores decorrentes do tratamento da doença, a cirurgia provoca lesão dos nervos e tecidos, que pode resultar em dor crônica pós-operatória. A dor musculoesquelética pós-operatória crônica pode afetar o ombro (31-38,5%), o pescoço (4,9-34,9%), a articulação temporomandibular (4,9-20,1%), a cavidade bucal (4,2-18,7%) e outras regiões da face e da cabeça (4,2-15,6%). Outra condição que merece destaque nesse grupo é a mucosite oral (ver detalhes no capítulo sobre o assunto), definida como uma inflamação da mucosa de todo o trato digestivo resultante

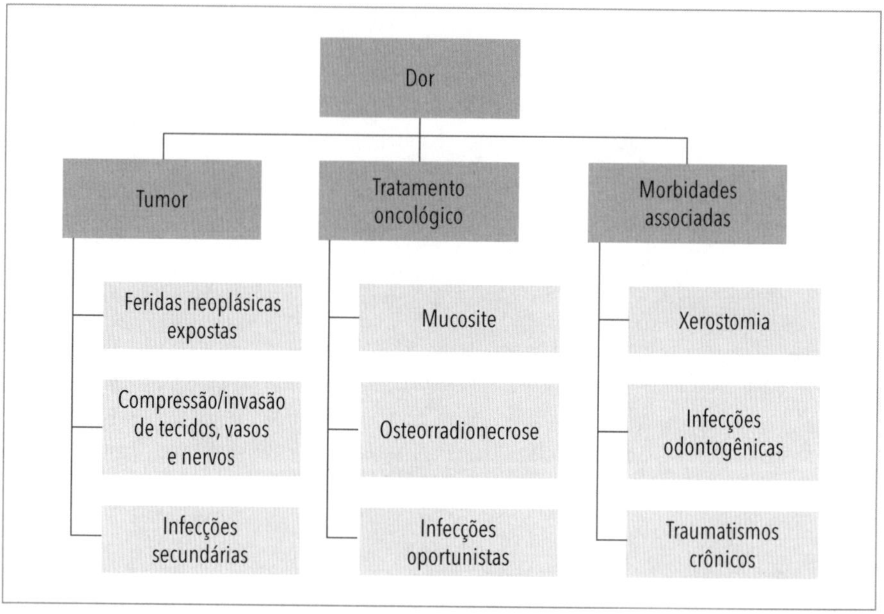

Figura 2 Etiologia da dor orofacial em pacientes oncológicos em cuidados paliativos.

da terapia oncológica e que tem como principal morbidade a dor intensa, que obriga muitos pacientes a fazer uso de opioides para alívio da dor.

A osteorradionecrose dos maxilares é uma lesão decorrente da falha na cicatrização óssea após a radioterapia na região da cabeça e pescoço. Afeta mais comumente a mandíbula, e a dor é a queixa mais frequente; disestesia e parestesia podem ocorrer ao comprometer o nervo alveolar inferior. As lesões que envolvem osso cortical podem progredir para fratura patológica e fístula extrabucal.

Entre as dores decorrentes de morbidades associadas estão o agravamento de condições bucais preexistentes, como a cárie, as raízes dentárias infectadas e a doença periodontal, que são doenças infecciosas; boca seca e traumatismos crônicos, sejam eles por próteses dentárias desadaptadas ou por bordas cortantes de dentes ou próteses. Essas condições contribuem para agravar o estado de saúde e a dor total desses pacientes, por isso devem ser diagnosticadas e tratadas.

O tratamento da dor deve contemplar as dores nociceptiva e neuropática, para que seja direcionado a sua fisiopatologia. O uso de adjuvantes é fundamental no controle da dor por estar direcionado aos componentes neuropáticos.

Tratamento não farmacológico

É fundamental o diagnóstico de todas as afecções ou morbidades associadas para a compreensão da dor total do paciente com câncer, principalmente quando afeta a boca. Nesse caso, é fundamental avaliar, além da ferida tumoral, todas as estruturas que compõem a cavidade bucal, pois assim as anormalidades que estiverem causando dor podem ser identificadas, como feridas ulceradas ou expostas, infecções secundárias, doenças dentárias (cárie e doença periodontal) e próteses mal adaptadas. Nessas condições, a simples higiene bucal já previne o agravamento de complicações. A eliminação de focos odontogênicos também contribui para o controle das complicações e da dor no paciente com câncer de cabeça e pescoço. A realização de higiene oral e o uso de analgésicos tópicos diminuem a necessidade de medicações sistêmicas para o controle da dor.

Para o controle não farmacológico da dor, pode-se utilizar o chá de camomila, que tem propriedades anti-inflamatórias, antibacterianas e antifúngicas, proporcionando um efeito analgésico e calmante na mucosa bucal. O *laser* terapêutico de baixa potência é outro recurso que pode ser útil no controle da dor local ou para auxiliar no processo cicatricial.

Tratamento farmacológico

O controle farmacológico da dor baseia-se na escala analgésica da Organização Mundial da Saúde (OMS), estando indicados analgésicos, anti-inflamatórios e drogas adjuvantes.

Nesses pacientes, os cuidados locais podem ser benéficos, como o uso de colutórios analgésicos e antissépticos. Siqueira et al. citam a água fenicada a 2% por seu efeito antisséptico e analgésico tópico.

A benzidamina é um anti-inflamatório não esteroidal utilizado com bochechos e tem atividade local anti-inflamatória, analgésica, anestésica e antimicrobiana.

A morfina também pode ser utilizada com bochechos a 1, 2 e 5%, com alívio significante da dor local. Para o controle da dor em feridas abertas, preconiza-se o uso de gel anestésico, como a lidocaína, a 2%.

XEROSTOMIA

A importância clínica do comprometimento da saúde bucal em pacientes com câncer em fase final de vida é demonstrada em um estudo em que a xerostomia é classificada como o terceiro sintoma mais angustiante após a falta de energia e a dor.

O relato de sua alta prevalência nesse grupo de pacientes não é surpreendente, já que o estado de hidratação, a utilização de múltiplos medicamentos para os cuidados de conforto, incluindo opioides, bem como a radioterapia prévia da região de cabeça e pescoço contribuem para a hipofunção salivar e afeta significativamente a função bucal e a interação social.

A hipofunção salivar contribui para a estomatite, a irritação dos tecidos e a ulceração, a cárie dentária, a disfagia, a dificuldade de mastigação, além de aumentar o risco de candidíase bucal. O capítulo sobre xerostomia apresenta maiores detalhes sobre características clínicas, complicações, tratamentos farmacológico e não farmacológico.

ALTERAÇÃO NA PERCEPÇÃO DO PALADAR

A alteração do paladar ocorre de três diferentes formas: redução do paladar (hipogeusia), ausência do paladar (ageusia) ou distorção do paladar (disgeusia). Sua prevalência é relatada em 44-50% dos pacientes com câncer avançado. É relativamente comum em pacientes com câncer da cabeça e pescoço e extremamente comum naqueles que receberam radioterapia na região da cabeça e do pescoço.

Existe uma variedade de etiologias para essas alterações em pacientes oncológicos:

- Relacionado ao câncer, como lesões das papilas gustativas, dos nervos cranianos ou do sistema nervoso central.
- Relacionado ao tratamento do câncer, cirurgia local, radioterapia local ou quimioterapia sistêmica.
- Problemas bucais, como disfunção de glândula salivar, saburra lingual e candidíase.
- Problemas neurológicos, lesões de nervos cranianos, lesões do sistema nervoso central.
- Problemas metabólicos, como desnutrição, deficiência de zinco e disfunção renal.
- Outras causas, como envelhecimento, menopausa e tratamento medicamentoso.

Os pacientes podem queixar-se de uma única forma, como a ageusia, para todos os alimentos, ou de uma combinação delas, como a hipogeusia para alguns e a disgeusia para outros alimentos. Davies e Kaur estudaram as alterações de paladar em pacientes com câncer avançado e observaram que 40% deles relataram ageusia, 31%, hipogeusia, e 53%, disgeusia. Pacientes com disgeusia podem relatar uma variedade de sensações diferentes, mas, invariavelmente, relatam que o alimento tem gosto desagradável. A ageusia pode ser associada à anorexia, redução da ingesta nutricional e perda de peso. A alteração do paladar pode levar a outros problemas físicos, psicológicos e sociais, que, por sua vez, contribuem para a piora da qualidade de vida.

A avaliação das alterações do paladar envolve a realização de exames clínicos e complementares para uma investigação adequada.

Tratamento não farmacológico

A orientação dietética envolve o reforço do sabor da comida (utilização de sal, açúcar e outros aromas), a abordagem da forma de apresentação dos pratos, o cheiro, a consistência e a temperatura dos alimentos. O paciente deve ser avaliado por um nutricionista, uma vez que a intervenção dietética requer uma abordagem individualizada. Estudos com a reposição de zinco têm produzido resultados conflitantes, pois essa reposição é eficaz para algumas, mas não para todas as causas de alterações do paladar.

Tratamento farmacológico

O controle das alterações do paladar envolve o tratamento da causa subjacente, a orientação dietética, a terapia de zinco e/ou outras terapias. Alguns estudos mostraram que os estimulantes do fluxo salivar melhoram tanto a xerostomia quanto a alteração do paladar a ela associada. No entanto, em muitos casos não é possível identificar e/ou tratar a causa subjacente da alteração do paladar.

INFECÇÕES ODONTOGÊNICAS

As doenças bucais têm impacto sobre a alimentação e a deglutição. A presença de dentes com mobilidade, cáries, fraturas e dor interfere em todas as funções bucais, particularmente na mastigação.

Essas infecções são comuns em pacientes com câncer avançado. A presença de infecções oportunistas já está bem documentada na literatura especializada, porém, poucos estudos avaliaram outras infecções bucais nesse grupo de pacientes. A prevalência de cárie dentária tem sido relatada em 20-51% dos pacientes e a gengivite em 36% deles.

A maioria das complicações dentárias observadas no paciente oncológico pode ser atribuída às alterações na quantidade e na qualidade da saliva, que é mais observada em pacientes que se submetem à radioterapia para tratamento de câncer na região de cabeça e pescoço. Essa alteração qualitativa promove a redução da capacidade tampão e dos íons presentes na saliva, que, aliada à mudança dietética e de flora local, predispõe à colonização da boca por bactérias cariogênicas (*Streptococcus mutans* e espécies *Lactobacillus*), além de favorecer a desmineralização e a ocorrência de cárie dentária.

A ocorrência de periodontite crônica tem se mostrado progressiva em pacientes submetidos à radioterapia da região de cabeça e pescoço. A perda do ligamento periodontal é maior quando os maxilares estão incluídos na área irradiada.

Tratamento não farmacológico

A manutenção da higiene bucal é importante para a manutenção da qualidade de vida em pacientes com câncer e outras doenças ameaçadoras à vida.

Como tratamento não farmacológico para a cárie, preconiza-se, dependendo da presença de dor associada, do grau de destruição coronária, do grau de envolvimento da polpa dentária e da fase de vida em que o paciente se encontra, a realização de tratamento odontológico de rotina.

Em relação à doença periodontal, preconizam-se a raspagem e o alisamento coronorradicular e a higiene bucal meticulosa com a finalidade de eliminar a inflamação dos tecidos de suporte. Na presença de periodontite grave, com mobilidade dentária acentuada por perda importante dos tecidos de suporte, a extração dentária pode ser indicada.

Tratamento farmacológico

Para o controle da dor decorrente das infecções odontogênicas, seguir as orientações do tópico de tratamento farmacológico da dor. Para alguns pacientes, o controle mecânico da placa bacteriana é extremamente difícil por causa do grau de debilidade e/ou pela presença de doença bucal. Em tais casos, o controle químico da placa dentária pode ser considerado para a manutenção da higiene bucal.

Atualmente o agente mais eficaz é a clorexidina. É liberada lentamente a partir das superfícies dentárias, de modo que mantém sua atividade antimicrobiana (substantividade). Geralmente é utilizada sob a forma de colutório 0,12-0,2% (10-15 mL, duas vezes ao dia). É preciso saber que a clorexidina não removerá a placa bacteriana (biofilme dental), e que isso só será realizado mecanicamente com a escova de dente.

Pode ser usada em doentes com comprometimento médico, predispostos a infecções bucais, e em pacientes com longa estadia em hospitais e idosos, a fim de prevenir e controlar infecções bucais e sistêmicas.

INFECÇÕES FÚNGICAS

Pacientes com câncer avançado são suscetíveis a infecções oportunistas na cavidade bucal e na orofaringe em razão da redução do fluxo salivar aliada à imunossupressão provocada pelo tratamento oncológico ou pela debilidade dos pacientes. Sua prevalência varia entre 8-83%. As espécies de *Candida* são responsáveis por quase todas as infecções fúngicas na cavidade bucal, apesar de certas espécies serem consideradas organismos comensais dentro da boca. A *Candida albicans* é a espécie mais comum, embora outras espécies possam estar envolvidas, como a *C. glabrata* e a *C. dubliniensis*.

A candidíase bucal geralmente decorre de alterações no hospedeiro e/ou fatores locais. Os fatores predisponentes para infecções fúngicas são: má higiene bucal, xerostomia, imunossupressão, uso de corticosteroides ou antibióticos de largo espectro, estado nutricional, diabete melito e uso de próteses dentárias. É muito comum em pacientes com disfunção de glândula salivar e naqueles que utilizam prótese dentária, particularmente na arcada superior.

Pode apresentar-se de diferentes formas clínicas, acompanhada ou não de sintomas bucais. Além disso, esses sintomas podem ser decorrentes de infecção ou de morbidades associadas, como a hipossalivação.

A forma pseudomembranosa é o tipo mais comum. É caracterizada pela presença de placas esbranquiçadas sobre a mucosa bucal, que podem ser facilmente removidas, sendo geralmente assintomática.

A forma eritematosa é relativamente comum. Os pacientes queixam-se frequentemente de dor ou desconforto localizado. Geralmente envolve a língua e se apresenta como uma área de inflamação na mucosa.

A estomatite protética é um tipo muito comum de candidíase bucal. Está associada ao uso de próteses dentárias. Em geral é assintomática, embora alguns pacientes relatem desconforto no palato. É caracterizada por diversos graus de inflamação do palato duro: a lesão pode consistir em uma pequena área de inflamação irregular ou confluir formando áreas maiores e/ou áreas de hiperplasia.

A queilite angular é relativamente comum, particularmente em pacientes desdentados, envolve invariavelmente ambos os ângulos da boca e apresenta-se com fissuras, inflamação da mucosa e da pele; pode ser coberta com uma crosta. Os pacientes muitas vezes se queixam de desconforto localizado, e as lesões podem eventualmente sangrar. A estomatite protética está frequentemente associada à queilite angular.

A candidíase esofágica é uma complicação frequente da forma bucal. Caracteriza-se por odinofagia (dor ao engolir) e disfagia (dificuldade para engolir).

O diagnóstico da candidíase bucal deve ser baseado em uma combinação de características clínicas e investigações microbiológicas. Seu tratamento envolve a eliminação da infecção, de sua causa e de seus sintomas, caso estejam presentes.

Muitos pacientes apresentam recorrência da infecção por falta de tratamento da causa subjacente, como a candidíase secundária a hipossalivação. Os estudos mostram que o tratamento da disfunção da glândula salivar reduz significativamente a prevalência de candidíase bucal.

O tratamento da estomatite protética e da queilite angular depende de uma combinação de tratamento com drogas antifúngicas e desinfecção da prótese.

Tratamento não farmacológico

Como tratamento não farmacológico recomenda-se manter criteriosa higiene bucal e das próteses dentárias, o que é essencial para prevenir a recorrência dessas infecções (ver o capítulo sobre higiene bucal). Para a desinfecção das próteses, os pacientes devem ser orientados a removê-las à noite e deixá-las em solução antisséptica, como clorexidina a 0,12%, por 30 minutos ou em solução com cloro a 2% (5 mL ou 1 colher de chá de alvejante em 250 mL ou 1 copo de água).

Tratamento farmacológico

Uma variedade de tratamentos tópicos e sistêmicos está disponível para o tratamento de candidíase bucal (Quadros 1 e 2). A utilização de medicamentos sistêmicos deve ser reservada para os casos em que os agentes tópicos são ineficazes, pois podem causar toxicidade renal ou hepática.

QUADRO 1 Agentes antifúngicos tópicos para o tratamento da candidíase bucal

Grupo farmacológico	Droga	Posologia recomendada
Poliênicos	Nistatina	▪ 5 mL da suspensão (100.000 UI/mL), 4 vezes ao dia, ou 1-2 pastilhas (200.000 UI/pastilha), 4 vezes ao dia. ▪ Duração do tratamento: 7-14 dias.
	Anfotericina B	▪ 10 mg, 4 vezes ao dia; 1 mL da suspensão (100 mg/mL), 4 vezes ao dia. ▪ Duração do tratamento: 10-15 dias.
Azóis	Miconazol	▪ 5-10 mL do gel oral (20 mg/g), 4 vezes ao dia. ▪ Duração do tratamento: 7-14 dias.
	Clotrimazol	▪ 10 mg, 5 vezes ao dia, por 7-14 dias. ▪ Creme (1%): aplicar sobre a dentadura 3-4 vezes ao dia, por 7 dias.
	Cetoconazol	▪ Creme (2%): aplicar nas comissuras labiais 2-3 vezes ao dia, por 14 dias.

QUADRO 2 Agentes antifúngicos sistêmicos para o tratamento da candidíase bucal em casos persistentes, recorrentes, generalizados ou em pacientes imunocomprometidos

Grupo farmacológico	Droga	Posologia recomendada
Azóis	Fluconazol	▪ 50-200 mg, 1 vez ao dia (cápsula ou suspensão oral), por 7-14 dias
	Itraconazol	▪ 100-200 mg por dia (cápsula ou solução oral), por 7-14 dias
	Voriconazol	▪ Opção para casos refratários
	Posaconazol	▪ Opção para casos refratários

Os tratamentos de dose única são ineficazes no tratamento da candidíase bucal. A droga antifúngica deve ser prescrita em doses elevadas, uma vez que as doses mais baixas podem promover resistência.

Se a infecção fúngica for persistente, recomenda-se a realização de micológico e de cultura para fungos, visto que há relatos na literatura de espécies resistentes na cavidade bucal de pacientes em fase final de vida.

Para tratamento da queilite angular, recomenda-se, em razão do risco de uma infecção bacteriana coexistente, a lavagem da área com sabão antimicrobiano antes de aplicar o creme antifúngico.

CONSIDERAÇÕES FINAIS

A condição bucal de pacientes oncológicos em cuidados paliativos é clinicamente significativa e afeta as atividades funcionais relacionadas à qualidade de vida.

As complicações bucais observadas no paciente oncológico em cuidados paliativos têm impacto negativo na nutrição e na hidratação. Os cuidados com a saúde bucal são essenciais, visto que uma boca limpa, livre de infecção e dor facilita a manutenção do suporte nutricional e melhora a qualidade de vida dos pacientes.

É importante que esses problemas sejam identificados e controlados por meio de protocolos clínicos bem estabelecidos, destinados a esse grupo de pacientes, norteados em sua fase de vida.

REFERÊNCIAS BIBLIOGRÁFICAS

1. Jales SMCP, Siqueira JTT. Papel do dentista em cuidado paliativo. In: Academia Nacional de Cuidados Paliativos. Manual de cuidados paliativos. Rio de Janeiro: Diagraphic; 2009. p.241-4.
2. Epstein JB, Thariat J, Bensadoun RJ, Barasch A, Murphy BA, Kolnick L, et al. Oral complications of cancer and cancer therapy: from cancer treatment to survivorship. CA Cancer J Clin. 2012;62(6):400-22.
3. Wiseman MA. Palliative care dentistry. Gerodontology. 2000;17(1):49-51.
4. Jales SMCP. Avaliação da efetividade de um protocolo de cuidados odontológicos no alívio da dor, sintomas bucais e melhora da qualidade de vida em pacientes com câncer de cabeça e pescoço em cuidados paliativos: ensaio clínico não controlado. São Paulo: Universidade de São Paulo; 2011.
5. Bonica JJ. Treatment of cancer pain: current status and future needs. Pain. 1985;9:589-616.
6. Pimenta CAM, Koizumi MS, Teixeira MJ. Dor no doente com câncer: características e controle. Rev Bras Cancerol. 1997;43(1). [Internet]. [Acesso em: 2016 ago. 15]. Disponível em: http://www.inca.gov.br/rbc/n_43/v01/artigo2_completo.html.
7. Connelly ST, Schmidt BL. Evaluation of pain in patients with oral squamous cell carcinoma. J Pain. 2004;5(9):505-10.
8. Benoliel R, Epstein J, Eliav E, Jurevic R, Elad S. Orofacial pain in cancer: part I – mechanisms. J Dent Res. 2007;86(6):491-505.
9. van den Beuken-van Everdingen MH, de Rijke JM, Kessels AG, Schouten HC, van Kleef M, Patijn J. Prevalence of pain in patients with cancer: a systematic review of the past 40 years. Ann Oncol. 2007;18(9):1437-49.
10. Katz MR, Irish JC, Devins GM, Rodin GM, Gullane PJ. Psychosocial adjustment in head and neck cancer: the impact of disfigurement, gender and social support. Head Neck. 2003;25(2):103-12.
11. Gellrich NC, Schimming R, Schramm A, Schmalohr D, Bremerich A, Kugler J. Pain, function, and psychologic outcome before, during, and after intraoral tumor resection. J Oral Maxillofac Surg. 2002;60:772-7.
12. Lalla RV, Saunders DP, Peterson DE. Chemotherapy or radiation: induced oral mucosites. Dent Clin N Am. 2014;58:341-9.
13. Migliorati CA, Woo S, Hewson I, Barasch A, Elting LS, Spijkervet FKL, Brennan MT. Bisphosphonate osteonecrosis section, oral care study group, multinational association of supportive care in cancer (MASCC) / International Society of Oral Oncology (ISOO). A systematic review of bisphosphonate osteonecrosis (BON) in cancer. Supp Care Cancer. 2010;18:1099-106.

14. Epstein JB, Lunn R, Le N, Stevenson-Moore P. Periodontal attachment loss in patients after head and neck radiation therapy. Oral Surg Oral Med Oral Pathol Oral Radiol Endod. 1998;86:673-77.
15. Sweeney MP, Bagg J. The mouth and palliative care. Am J Hosp Palliat Care. 2000;17(2):118-24.
16. Epstein JB, Elad S, Eliav E, Jurevic R, Benoliel R. Orofacial pain in cancer: Part II – Clinical perspectives and management. J Dent Res. 2007; 86(6):506-18.
17. Jales SMCP, Siqueira JTT. Cuidados paliativos odontológicos em pacientes oncológicos. In: Dores orofaciais: diagnóstico e tratamento. São Paulo: Artes Médicas; 2012. p.518-32.
18. Kwong KK. Prevention and treatment of oropharyngeal mucositis following cancer therapy: are there new approaches? Cancer Nurs. 2004;27(3):183-205.
19. Walsh IJ. The current status of low level laser therapy in dentistry. Part
20. Soft tissue applications. Austr Dent J. 1997;42(4):247-54.
21. Guiblin ML. Tratamento farmacológico. In: 1º Consenso Nacional de Dor Oncológica. São Paulo: Editora de Projetos Médicos; 2002. p.1:51-66.
22. Siqueira JTT, Siqueira SRDT, Fujarra F, Camparis CM, Savioli C, Teixeira MJ. Dor orofacial: experiência interdisciplinar em hospital universitário. Rev Dor. 2003;4(3):122-35.
23. Epstein JB, Silverman S Jr, Paggiarino DA, Crockett S, Schubert MM, Senzer NN, et al. Benzydamine HCl for prophylaxis of radiation-induced oral mucositis: results from a multicenter, randomized, double-blind, placebo-controlled clinical trial. Cancer. 2001;92(4):875-85.
24. Cerchietti LC, Navigante AH, Korte MW, Cohen AM, Quiroga PN, Villaamil EC, et al. Potential utility of the peripheral analgesic properties of morphine in stomatitis-related pain: a pilot study. Pain. 2003;105(1-2):265-73.
25. Seaman S. Dressing selection in chronic wound management. J Am Podiatr Med Assoc. 2002;92(1):24-33.
26. Davies AN, Broadley K, Beighton D. Xerostomia in patients with advanced cancer. J Pain Symptom Manage. 2001;22(4):820-5.
27. Fischer DJ, Epstein JB, Yao Y, Wilkie DJ. Oral health conditions affect functional and social activities of terminally ill cancer patients. Supp Care Cancer. 2014;22(3):803-10.
28. Wiseman M. The treatment of oral problems in the palliative patient. J Can Dent Assoc. 2006;72(5):453-8.
29. Smidt D, Torpet LA, Nauntofte B, Heegaard KM, Pedersen AM. Associations between labial and whole salivary flow rates, systemic diseases and medications in a sample of older people. Community Dent Oral Epidemiol. 2010;38(5):422-35.
30. Davies AN, Brailsford SR, Beighton D, Shorthose K, Stevens VC. Oral candidosis in community-based patients with advanced cancer. J Pain Symptom Manage. 2008;35:508-14.
31. Ripamonti C, Fulfaro F. Taste alterations in cancer patients. J Pain Symptom Manage. 1998;16(6):349-51.
32. Shorthose K, Davies A. Symptom prevalence in palliative care. Palliat Med. 2003;17(8):723-24.
33. Davies AN, Kaur K. Taste problems in patients with advanced cancer. Pall Med. 1998;12:482-3.
34. Rydholm M, Strang P. Physical and psychosocial impact of xerostomia in palliative cancer care: a qualitative interview study. Int J Palliat Nurs. 2002;8(7):318-23.
35. Komurcu S, Nelson KA, Walsh D. The gastrointestinal symptoms of advanced cancer. Supp Care Cancer. 2001;9(1):32-9.
36. Davies AN, Singer J. A comparison of artificial saliva and pilocarpine in radiation-induced xerostomia. J Laryngol Otol. 1994;108(8):663-5.
37. Jales SMCP, Siqueira JTT. O papel do dentista na equipe. In: Carvalho RT, Parsons HA, editores. Manual de cuidados paliativos. Academia Nacional de Cuidados Paliativos. 2.ed. Porto Alegre: Meridional; 2012.
38. Aldred MJ, Addy M, Bagg J, Finlay I. Oral health in the terminally ill: a cross-sectional pilot survey. Spec Care Dentist. 1991;11:59-62.
39. Jobbins J, Bagg J, Finlay IG, Addy M, Newcombe RG. Oral and dental disease in terminally ill cancer patients. BMJ. 1992;304:1612.
40. Gordon SR, Berkey DB, Call RL. Dental need among hospice patients in Colorado: a pilot study. Gerodontics. 1985;1:125-9.
41. Epstein JB, Chin EA, Jacobson JJ, Rishiraj B, Le N. The relationships among fluoride, cariogenic oral flora, and salivary flow rate during radiation therapy. Oral Surg Oral Med Oral Pathol Oral Radiol Endod. 1998;86:286-92.

42. Houston S, Hougland P, Anderson JJ, LaRocco M, Kennedy V, Gentry LO. Effectiveness of 0,12% chlorhexidine gluconate oral rinse in reducing prevalence of nosocomial pneumonia in patients undergoing heart surgery. Am J Crit Care. 2002;11(6):567-70.
43. Oude Lashof AM, De Bock R, Herbrecht R, de Pauw BE, Krcmery V, Aoun M, et al. An open multicentre comparative study of the efficacy, safety and tolerance of fluconazole and itraconazole in the treatment of cancer patients with oropharyngeal candidiasis. Eur J Cancer. 2004;40(9):1314-9.
44. Finlay IG. Oral symptoms and candida in the terminally ill. Br Med J. 1986;292(6520):592-3.
45. Davies NA. Oxford textbook of palliative medicine. Oxford: Oxford University Press; 2015. p.447-56.
46. Davies A, Finlay I. Oral Care in Advanced Disease. Oxford: University Press, Oxford, 2005.
47. Sweeney MP, Bagg J, Baxter WP, Aitchison TC Oral disease in terminally ill cancer patients with xerostomia. Oral Oncol. 1998;34(2):123-6.
48. Samonis G, Mantadakis E, Maraki S. Orofacial viral infections in the immunocompromised host. Oncol Rep. 2000;7:1389-94.
49. Davies AN, Brailsford SR, Beighton D. Oral candidosis in patients with advanced cancer. Oral Oncol. 2006;42:698-702.
50. Pappas PG, Kauffman CA, Andes D, Benjamin DK Jr, Calandra TF, Edwards JE Jr, et al. Clinical practice guidelines for the management of candidiasis: 2009 update by the Infectious Diseases Society of America. Clin Infect Dis. 2009;48(5):503-35.

SEÇÃO 11

ASSISTÊNCIA À FASE FINAL DA VIDA

CAPÍTULO 89

IDENTIFICAÇÃO DA FASE FINAL DA VIDA E O PROCESSO ATIVO DE MORTE

Célia Maria Kira

INTRODUÇÃO

A fase final de vida é definida na literatura como as últimas duas semanas de vida, a última semana ou as últimas 48 horas de vida. A terminologia depende do estudo conduzido, porém o que importa é que, nessa fase avançada e irreversível de doença, seja oncológica ou não, o paciente entra em estado de catabolismo acelerado. Isso ocorre em razão da ação de várias citocinas, principalmente de interleucinas (IL-1 e IL-6) e do fator de necrose tumoral (TNF). A Figura 1 mostra essa cascata de eventos que culmina com perda de massa gorda inicialmente e depois de massa magra (muscular), com evolução para caquexia e queda de energia vital e posterior evolução para falência de múltiplos órgãos.

O que determina os sintomas mais exuberantes na fase final de vida e o quadro clínico de morte depende da doença de base. No câncer, essa queda de estado funcional é acentuada e perceptível; nas doenças crônico-degenerativas, como na insuficiência cardíaca, pulmonar, renal, hepática, doenças neurológicas e na Aids, essa queda pode ser menos evidente e muitas vezes ser confundida com mais uma exacerbação grave da doença. É importante valorizar os sinais de deterioração clínica: intercorrências clínicas cada vez mais frequentes, piora progressiva da doença de base, emagrecimento progressivo (perda de peso > 10% do peso dos últimos 6 meses e/ou queda da albumina sérica, muitas vezes não acompanhada de perda ponderal importante), aparecimento de sinais e sintomas de insuficiências em outros órgãos e múltiplas úlceras por pressão (ver o capítulo sobre prognósticos em cuidados paliativos).

Outro ponto a salientar em pacientes não oncológicos, especialmente nas doenças de longa evolução, é que o prognóstico de sobrevida pode variar de horas a dias até semanas de vida, pois, além do estado físico-funcional e espiritual do paciente/família, o que pesa muito é a qualidade do cuidado que o paciente recebe.

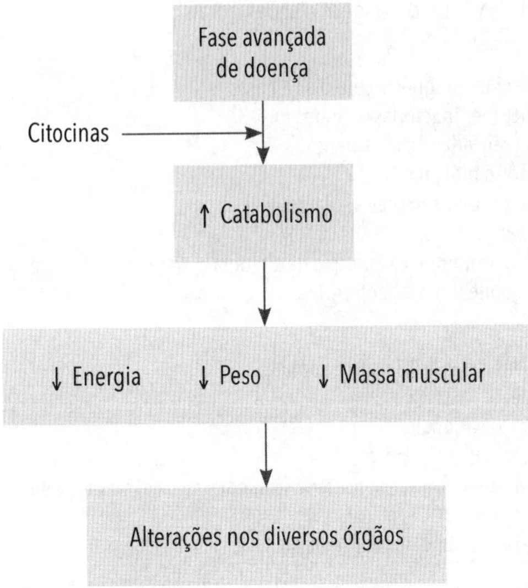

Figura 1 Fisiopatologia da fase final de vida.
Fonte: Currow D, Abernethy A. Pathophysiology of life-limiting illnesses. In: Mitchell G. Palliative care: a patient-centered approach. CRC Press; 2008.

No processo de morte (últimos dias e horas de vida), o paciente se torna cada vez mais cansado, mais fraco e sonolento, cada vez menos interessado em sair da cama, em receber visitas ou no que está acontecendo ao seu redor. Muitas vezes fica confuso e pode também ficar agitado. É importante frisar que vários pacientes mantêm a consciência e a lucidez até os últimos momentos, sendo capazes de tomar a medicação por via oral, de verbalizar suas despedidas (cada um a seu modo) ou simplesmente de ir-se durante o sono.

A literatura mostra que principalmente nos últimos dias vários sintomas novos podem surgir e sintomas anteriores podem mudar em número e em intensidade, tanto em pacientes oncológicos como em não oncológicos. A atenção e os manejos adequados no controle dos sintomas são fundamentais; caso contrário, o paciente e sua família poderão sofrer desnecessariamente e o processo de morte, prolongar-se. Na medida do possível, é necessário preparar o paciente, a família e a equipe de saúde para os eventos futuros, ou seja, todos devem estar a par do que está para ocorrer, a fim de antever as novas necessidades do paciente/família e de reorganizar os cuidados necessários e as ações cabíveis.

No Quadro 1 estão resumidas a abordagem geral e as ações mais importantes nessa fase. O Quadro 2 apresenta o quadro clínico dos últimos dias de vida. Condutas específicas e tratamento estão esmiuçados no capítulo sobre assistências às últimas horas de vida.

QUADRO 1 Fase final de vida: abordagem e ações gerais

Abordagem geral: ▪ Identificação de final de vida: prognóstico de dias a horas. ▪ Previsão do tipo da morte (ver trajetórias de morte*). ▪ Discussão de diretrizes avançadas de tratamento. ▪ Preparação para uma morte próxima. ▪ Escolha do local da morte (discussão prévia, se possível). ▪ Cuidado e conforto do paciente. ▪ Segurança para a família: acolhimento, controle de sintomas, controle da dor, presença ativa, parte burocrática (atestado de óbito, funeral, enterro).
Ações gerais: ▪ Reforço no cuidar e nas medidas de higiene e conforto. ▪ Presença ativa da equipe. ▪ Controle da dor e de outros sintomas. ▪ Medicação somente essencial. ▪ Rever vias de administração: oral, retal, subcutânea (hipodermóclise) ou intravenosa. ▪ Sedação paliativa, se necessário. ▪ Parte burocrática: atestado de óbito, funeral, enterro.

* Ver o capítulo "Indicações de cuidado paliativo: os cuidados paliativos recomendados para cada paciente".

QUADRO 2 Quadro clínico dos últimos dias de vida

- Diminuição da atividade social: paciente mais fraco, sonolento, apático.
- Diminuição da ingestão de alimentos e líquidos: não sente mais sede ou fome.
- Alterações neurológicas: o paciente pode ficar confuso, entrar em coma ou ficar agitado (*delirium*).
- Alterações circulatórias: a pele se torna mais fria e cinzenta, as extremidades ficam cianóticas, há queda da frequência cardíaca e da pressão arterial.
- Alterações respiratórias (com ou sem respiração de Cheyne-Stokes), broncorreia evoluindo para respiração agônica até o ronco da morte (*sororoca*).
- Perda de controle esfincteriano: redução do volume urinário e constipação; podem ocorrer incontinências.
- Perda da habilidade de engolir, facilitando a broncoaspiração e a sensação de asfixia.
- Perda da habilidade de fechar os olhos, principalmente em pacientes muito emagrecidos.

SINAIS E SINTOMAS DE MORTE IMINENTE

Quando a morte se aproxima, geralmente há alguns sinais e sintomas sinalizadores. A equipe de saúde deve estar atenta para identificá-los e comunicar os familiares. É possível, algumas vezes, que tais sintomas não ocorram sequencialmente e que a morte aconteça rapidamente; no entanto, eles costumam ocorrer principalmente se a doença for progressiva. Os sinais e sintomas que sugerem uma morte iminente estão listados no Quadro 3.

Quando são detectados esses sinais e sintomas sinalizadores de morte, deve-se explicar aos familiares o que está ocorrendo e que a despedida final pode dar-se em questão de poucos dias a horas. Para o controle da broncorreia e do ronco da morte (*sororoca*), orienta-se um estado de hipo-hidratação, diminuindo o volume de líquidos, seja por via oral ou enteral (sondas), o uso de anticolinérgicos (para diminuir secreções) e um adequado posicionamento da cabeça e colocação de cabeceira mais elevada. Reiteram-se as orientações de conforto e da disponibilidade para retirada de dúvidas e chamados.

Importante salientar, quando não se conhece a história médica evolutiva do paciente, que alguns sinais de proximidade da morte podem ser confundidos com outras causas, por isso é fundamental realizar os diagnósticos diferenciais (Quadro 3).

As decisões quanto ao que fazer e quando fazer, se tal medida é dispensável ou não, devem ser sempre fundamentadas no princípio básico risco *versus* benefício (Quadro 4).

QUADRO 3 Sinais de proximidade da morte – diagnósticos diferenciais

- Analgesia inadequada.
- Desidratação.
- Distúrbios eletrolíticos: glicose, sódio, cálcio.
- Depressão.

QUADRO 4 Decisões e questões éticas – princípios básicos

Princípios norteadores
- Beneficência.
- Não maleficência.
- Autonomia.
- Prognóstico.
- Tratamento dispensável.

Pontos a serem discutidos – discussão de diretrizes avançadas de tratamento
- Hidratação parenteral.
- Nutrição parenteral.
- Diálise.
- Unidade de terapia intensiva.
- Manobras de reanimação cardiopulmonar (RCP).
- Retirada de equipamentos/medicações.
- Sedação paliativa.
- Permanência ou não no hospital.

REFERÊNCIAS BIBLIOGRÁFICAS

1. Cherny N, Fallon M, Kaasa S, Poternoy R, Currow DC. In: Oxford textbook of palliative medicine. 5.ed. Oxford University Press; 2015.
2. Currow D, Abernethy A. Pathophysiology of life-limiting illnesses. In: Mitchell G. Palliative care: a patient-centered approach. CRC Press; 2008.
3. Kira CM. As últimas 48 horas. In: Conselho Regional de Medicina do Estado de São Paulo. Cuidado paliativo. São Paulo; 2005. [Internet]. [Acesso em: 2021 mai. 8]. Disponível em: http://www.cremesp.org.br/library/modulos/publicacoes/pdf/livro_cuidado%20paliativo.pdf.
4. WHO Palliative Care: symptom management and end-of-life care. 2004. [Internet]. [Acesso em: 2021 mai. 8]. Disponível em: https://www.who.int/3by5/capacity/palliative/en/.

CAPÍTULO 90

ASSISTÊNCIA ÀS ÚLTIMAS HORAS DE VIDA

Célia Maria Kira

INTRODUÇÃO

O objetivo principal na fase final de vida é diminuir o sofrimento e o desconforto do paciente e de seus familiares por meio do controle dos sintomas e do oferecimento de suporte psicoemocional, evitando-se assim o prolongamento do sofrimento e do processo de morte. A família precisa de atenção especial nesse momento, pois é também objeto de cuidado nessa fase de terminalidade, na qual vêm à tona vários sentimentos, conflitos, medos, dúvidas e emoções.

Os cuidados ao final da vida abrangem uma série de ações, farmacológicas e não farmacológicas, que devem ser tomadas por toda a equipe multidisciplinar. De maneira global, listam-se no Quadro 1 as principais ações a serem implementadas nos últimos dias de vida e, ao final do capítulo, sugestões de tratamento a depender dos sintomas clínicos. Ao longo do texto serão pontuadas ações específicas de cuidado.

QUADRO 1 Ações a serem implementadas na fase final da vida

Ações gerais:

- Preparar a família para a morte, explicando o que está ocorrendo.
- Reforçar os cuidados nas medidas de higiene e conforto.
- Reforçar a presença da equipe de saúde.
- Certificar-se que a dor está controlada (usar a escada analgésica da OMS).
- Controlar os outros sintomas.
- Administrar somente medicação essencial.
- Rever vias de administração: oral, retal, subcutânea (hipodermóclise) ou intravenosa.
- Preparação para a morte e o local da morte.
- Administrar sedação paliativa, se necessário.
- Orientar a parte burocrática: atestado de óbito, funeral, enterro.

QUADRO 1 Ações a serem implementadas na fase final da vida (continuação)

Reforço do cuidado e do conforto:
- Hidratar os lábios, a boca e os olhos.
- Manter o paciente limpo e seco.
- Preparar-se para as possíveis incontinências (fraldas).
- Orientar o paciente informando que comer menos é normal nessa fase.
- Mudar o decúbito a cada 2 horas, se possível, para prevenir úlceras por pressão.
- Oferecer maior privacidade no momento da morte.

Fonte: WHO, 2004.

PREPARAÇÃO PARA O ENFRENTAMENTO DA MORTE

A preparação para enfrentar o processo de morte (Quadro 2) deve ser realizada estando o paciente internado em um hospital, em um *hospice* ou no domicílio. Ela terá melhores resultados quanto maior for o vínculo com a equipe de saúde; em casos de adoecimento agudo, infelizmente é maior a dificuldade de aceitação e às vezes o tempo de preparo é inexistente.

QUADRO 2 Preparar a família para o processo da morte

- Relembrar e repetir quais são os objetivos do cuidado nesta fase final de vida (discutir medidas dispensáveis e diretrizes avançadas de tratamento).
- Encorajar a comunicação entre os familiares.
- Procurar saber quais são os desejos pessoais do paciente.
- Encorajar os familiares a dizer ao paciente que ele é amado e será lembrado.
- Falar sobre a morte no contexto espiritual e cultural da família e do paciente.
- Ajudar o paciente e a família a lidar com sentimentos de culpa ou de arrependimento que possam existir.
- Discutir assuntos preocupantes, como custódia de filhos, escola, renda familiar, local e custos do funeral.

Fonte: WHO, 2004.

Dependendo do contexto familiar, da espiritualidade e de experiências anteriores de morte vivenciadas, haverá famílias que solicitarão maior atenção que outras. É necessário fazer avaliações nas diversas esferas do cuidar, para identificar como esse paciente e a família lidam com esse enfrentamento da morte (Quadro 3) e com a escolha do local da morte (Quadros 4 e 5). Tentar conversar da maneira mais aberta e sensível possível com todos, respeitando seus limites, começando com o próprio paciente (desde que ele deseje conversar sobre a morte), que deverá ter sua autonomia, desejos e opiniões respeitados.

Sobre a questão de onde será o local da morte: muitos pacientes e familiares querem permanecer no hospital quando se detecta a fase final de vida, e outros pacientes desejam ir para casa. Em outros momentos, o paciente é transferido de local, por necessidade e decisão da equipe de saúde. Os Quadros 4 e 5 resumem essas situações.

QUADRO 3 Avaliações nas diversas esferas – paciente e família

Esferas psicológica e emocional:
- Perdas anteriores.
- Risco de luto complicado.
- Relação familiar prévia.
- Relação hierárquica.
- Respeito à autonomia do paciente.
- Tempo de doença *versus* tempo de sofrimento.
- Tipo de doença (câncer ou não).
- Esgotamento (*burnout*).

Esfera espiritual:
- Crença religiosa ou não, do paciente ou da família.
- Possibilidade de resgates pessoais.
- Possibilidade de despedidas.
- Manutenção do papel do paciente como pessoa em sua globalidade: na família, no trabalho, na sociedade.

Esferas física e funcional:
- Do paciente:
  - Sofrimento.
  - Controle da dor e outros sintomas.
  - Quadro clínico provável da morte.
- Da família:
  - Sofrimento global.
  - Esgotamento.

Esfera social:
- Recursos financeiros do paciente/família.
- Possibilidade de ajuda dentro da família.
- Recursos na comunidade.

QUADRO 4 Local da morte: vantagens e desvantagens do local do óbito

Hospital ou *hospice* como escolha do local da morte:
- Melhor controle de sintomas difíceis (dor incontrolável, dispneia, sangramentos maciços).
- Melhor conforto e higienização do paciente.
- Quadros clínicos dramáticos.
- Necessidade de sedação paliativa contínua e profunda.
- Família sem estrutura e suporte para um óbito em casa.
- Risco de luto complicado pela família.

Domicílio como escolha do local da morte:
- Proporciona a manutenção da individualidade e de seu papel (seu espaço, pertences, história etc.).
- Oferece acolhimento.
- Oferece conforto.
- Oferece segurança.

QUADRO 5 Mudança de escolha do local da morte: do domicílio para o hospital ou *hospice*

Pelo paciente:
- Sintomas de difícil controle: dor refratária, dispneia intratável, náuseas e vômitos incoercíveis, sangramento maciço, *delirium* agitado.
- Inadequação do cuidado

Pela família:
- Ansiedade e angústia de difícil manejo.
- Alto risco de luto complicado.

Ajuda psicológica e suporte espiritual

Os suportes psicoemocional e espiritual são itens fundamentais em qualquer fase do cuidado, mas especialmente nessas últimas horas de vida. Podem e devem ser oferecidos por qualquer membro da equipe multidisciplinar e baseiam-se principalmente em ouvir atentamente as dúvidas e os medos. É importante acolher essas emoções e questionamentos, entender as reações de perdas (as diferentes fases do luto, muitas vezes antecipado) e estar preparado para absorver as reações (Quadro 6).

QUADRO 6 Cuidados na fase final da vida – ajuda psicológica e suporte espiritual

- Ouvir atentamente e acolher as dúvidas e queixas.
- Prover suporte social e emocional.
- Em relação ao suporte espiritual, são necessários alguns cuidados:
  - Aprender a ouvir com empatia.
  - Entender as reações de perdas (as diferentes fases do luto, muitas vezes antecipado) e estar preparado para absorver essas reações.
  - Providenciar auxílio específico para quem necessite.
  - Não impor um ponto de vista.
- Ajudar a família na mudança de foco do cuidado ao final da vida, novas informações e explicações, ensinando técnicas, aconselhando.
- Encaminhar os casos necessários para o serviço de psicologia/psiquiatria.

Fonte: Freemon, 1981.

Reforço do cuidar, das medidas de higiene e do conforto

Outras ações devem ser privilegiadas na fase morredoura, visando deixar o paciente o mais confortável possível: reforçar as ações do cuidar geral e as medidas básicas de higiene e conforto (Quadro 7). Também é um bom momento para orientar a família sobre as despedidas, sobre as possibilidades de resgastes, como pedir perdão, dividir momentos e lembranças, dizer obrigado e adeus.

Lembrar os familiares de que a audição é o último sentido a ser perdido e que devem ter cuidado sobre como falar e o que falar na presença do paciente.

QUADRO 7 Cuidados na fase final da vida – o cuidar, medidas de conforto e higiene

Conforto geral: ▪ Deixar o ambiente o mais tranquilo possível. ▪ Roupas limpas e secas são importantes para o paciente. Utilizar roupas escuras se houver sangramentos ou secreções. ▪ Não esquecer da higiene pessoal (bucal/corporal)
Contato físico: ▪ Toque leve. ▪ Massagem.

Fonte: WHO, 2004.

Reforço da presença da equipe de saúde

A equipe que fornece os cuidados paliativos em geral está muito presente ao longo do tratamento da doença. Entretanto, nos últimos dias a necessidade de estar presente se torna maior, principalmente se o paciente estiver no domicílio. Quando não for possível estar presente fisicamente, usar um contato telefônico. O médico, além de alterar a prescrição médica para melhor controle dos sintomas, costuma ser requisitado pela família para tirar dúvidas e conversar. A equipe multiprofissional deve ficar disponível para orientar e explicar ao paciente, aos familiares e cuidadores as causas dos sintomas e como lidar com eles; promover o esclarecimento de dúvidas; reorientar posicionamentos do paciente e propor novas estratégias de ações que visem a seu conforto.

Rotas de morte e controle dos sintomas nas últimas 48 horas de vida

A Figura 1 mostra as possíveis rotas de evolução para a morte: uma rota mais tranquila e outra mais conturbada, com vários sintomas de agitação, que evolui depois para o coma e para a morte. Ciente disso, é dever de toda a equipe de saúde intervir para o melhor controle de sintomas e promover uma morte mais tranquila e digna ao paciente.

Quando a morte se aproxima, alguns sinais e sintomas sinalizadores aparecem, e a equipe de saúde deve estar atenta para eles: queda importante da funcionalidade, alterações respiratórias e cardiovasculares (ver mais detalhes em capítulo específico). Deve-se explicar aos familiares o que está ocorrendo e informar que pode ser questão de poucos dias a horas até a despedida final. Algumas vezes os sintomas não aparecem sequencialmente e a morte acontece rapidamente.

Os sintomas mais prevalentes nessa fase final de vida são geralmente dor, sintomas neurológicos (mioclonias, convulsões e *delirium*), sintomas respiratórios (broncorreia, dispneia, ronco da morte – *sororoca*) e constipação. Em relação ao tratamento desses sintomas, no Quadro 8 há uma síntese das medidas de controle. A dor física pode se tornar mais exuberante e as outras dores, emocional, espiritual e

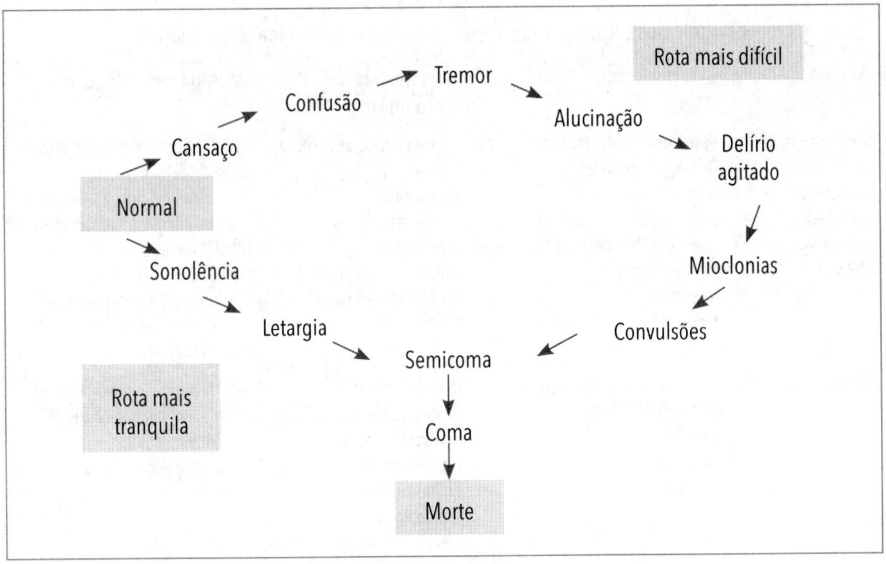

Figura 1 As duas rotas para morrer.
Fonte: adaptada de Freemon, 1981.

QUADRO 8 Controle dos sintomas mais comuns na fase final de vida

Sintomas	Causas principais	Tratamento não farmacológico	Tratamento farmacológico
Convulsões (10% dos pacientes na fase terminal podem apresentá-las)	▪ Hipertensão intracraniana, tumor ou metástase SNC pós-neurocirurgia. ▪ Distúrbios hidreletrolíticos (Na, Ca, Mg, glicemia). ▪ Abstinência de anticonvulsivantes.	Explicar o que é a convulsão e quais são as causas.	▪ Exame neurológico e FO. ▪ Se tumor: dexametasona 4 mg a cada 6 horas. ▪ Corrigir distúrbios hidroeletrolíticos. ▪ Drogas: benzodiazepínicos, anticonvulsivantes (doses habituais). ▪ Manter anticonvulsivantes VR, midazolam 5-10 mg SC ou fenobarbital SC (deve ser diluído 1:10).
Constipação	▪ Inatividade, fraqueza. ▪ Menor ingestão alimentar e de líquidos. ▪ Obstrução intestinal pelo tumor. ▪ Hipercalcemia. ▪ Confusão, depressão. ▪ Efeito colateral de medicações.	▪ Movimentar os membros inferiores. ▪ Realizar massagem abdominal no sentido horário.	Rever medicação: ▪ Codeína (dose). ▪ Morfina, antidepressivos tricíclicos. ▪ Óleo mineral, 1 medida 2 vezes ao dia. ▪ Bisacodil (Dulcolax® 5-10 mg, até 2 vezes ao dia). ▪ Lactulose 10 mL, 2 vezes ao dia (máximo 30 mL 3x/dia). ▪ Outros laxativos orais. ▪ Enteroclismas, se necessário.

(continua)

QUADRO 8 Controle dos sintomas mais comuns na fase final de vida (*continuação*)

Sintomas	Causas principais	Tratamento não farmacológico	Tratamento farmacológico
Delirium (mais de 40% vão apresentar confusão mental ou delírio)	▪ Fase terminal da doença. ▪ Alterações do nível de consciência. ▪ Encefalopatia metabólica. ▪ Distúrbios hidroeletrolíticos: Na, Ca, glicose. ▪ Infecção. ▪ Efeito colateral da morfina.	▪ Suporte emocional e psicológico. ▪ Presença de familiares. ▪ Presença de calendário e relógio. ▪ Ambiente tranquilo. ▪ Música suave.	▪ Neurolépticos em geral; olanzapina, risperidona e quetiapina. ▪ Haloperidol é a droga de escolha: 5-10 mg/2,5 mg no idoso, até a cada 8 horas). ▪ Benzodiazepínicos: midazolam (15 mg/noite), lorazepam (1- 2 mg/dia), diazepam (2,5-5 mg 1-2 vezes ao dia).
Broncorreia	▪ Hipersecreção pela doença de base (DPOC, ICC, anasarca). ▪ Incapacidade de tossir ou deglutir secreção.	▪ Reposicionamento na cama/cadeira; manter estado de hipo-hidratação. ▪ Se indicado: aspiração de vias aéreas com sonda.	▪ Tratar infecção, se presente e se indicado, utilizar diuréticos pra diminuir edemas. ▪ Drogas anticolinérgicas (ver "ronco da morte").
Dispneia (avaliar sempre a causa-base)	▪ Linfangite carcinomatosa/ metástases pulmonares. ▪ Ansiedade ou pânico. ▪ Infecção pulmonar. ▪ Derrame pericárdico com tamponamento. ▪ Acidose metabólica com falência de múltiplos órgãos. ▪ Derrame pleural. ▪ Anemia.	▪ Reposicionar o paciente na cama ou cadeira. ▪ Elevar o decúbito. ▪ Abrir janelas. ▪ Ventilar o paciente. ▪ Oxigênio suplementar: O_2 contínuo, CPAP.	▪ Corticoides nas linfangites e compressões tumorais. ▪ Broncodilatores, se necessário. ▪ Morfina (iniciar com 2,5-5 mg, VO, a cada 4 horas; ou 2 mg, SC, a cada 4 horas). ▪ Sedação paliativa, se houver dispneia incontrolável (a primeira opção é midazolam associado a morfina).
Mioclonias	Efeito colateral de medicações: metoclopramida, opioides, (dose alta), neurolépticos, abstinência de álcool, benzodiazepínicos, barbitúricos, anticonvulsivantes por hipóxia SNC.	Explicar o que é a mioclonia e quais são suas causas.	▪ Rever medicações. ▪ Rever dose de opioides. ▪ Sedar com midazolam 5-10 mg, SC, a cada hora, até cessar e depois 20-30 mg/dia. ▪ Alternativa: diazepam 10-20 mg, VR, a cada hora.
Ronco da morte (sororoca) – em inglês, *death rattle*: ocorre em 25-92% na fase final de vida	Secreção acumulada na garganta por não conseguir deglutir – geralmente paciente já inconsciente ou quase.	▪ Explicar o significado do ruído à família/ cuidador. ▪ Eventualmente fazer aspiração de vias áreas superiores com sonda de calibre fino.	▪ Hioscina, homatropina ou escopolamina 30 gotas na boca, 6/6 horas, ou escopolamina 20 mg EV/SC, a cada 6 horas ou até a cada 4 horas. ▪ Atropina colírio a 1% em mucosa oral, 1-2 gotas (= 0,5-2 mg) a cada 6-8 horas. ▪ Propantelina gel a 1% tópico em região retroauricular até 4 vezes ao dia. ▪ Se disponível: adesivo de escopolamina.

DPOC: doença pulmonar obstrutiva crônica; ICC: insuficiência cardíaca congestiva; SC: via subcutânea; SNC: sistema nervoso central; VO: via oral; VR: via retal.
Fonte: Kira, 2008; Kira, 2012.

social, também devem ser consideradas e tratadas. Lembrar sempre de verificar se a analgesia está adequada (causa, intensidade e doses adequadas das medicações e as vias de administração possíveis). A sedação paliativa está sempre indicada nos casos de *sintomas refratários*: dor refratária, dispneia intratável e delírio agitado, entre outros (para maiores detalhes, ler o capítulo sobre sedação paliativa). Para o controle da broncorreia e do ronco da morte (*sororoca*), orienta-se um estado de hipo-hidratação, com menor volume de líquidos, seja por via oral ou enteral (sondas); uso de anticolinérgicos (para diminuir secreções) e adequado posicionamento da cabeça. Reiteram-se as orientações de conforto e a necessidade de estar disponível para dirimir dúvidas e atender a chamados.

Revisando medicações e vias de administração

No processo de morte ocorre diminuição da aceitação alimentar e muitas vezes das medicações. Medicações antes consideradas essenciais no curso de uma doença (anti-hipertensivos, hipoglicemiantes, hormônios) não são mais necessárias na fase final de vida. Devem ser substituídas por uma "nova lista essencial", que contém analgésicos (de diferentes potências), antieméticos, sedativos e drogas anticonvulsivantes (Quadro 9). As vias de administração também precisam ser revistas (Quadro 10). A via subcutânea é uma opção simples e eficiente para a via oral, assim como a via retal. É importante lembrar que muitos pacientes mantêm a consciência e a lucidez até os últimos momentos e são capazes de tomar a medicação por via oral até quase a morte, e outros não.

QUADRO 9 Revisão de medicações na fase final da vida

Medicações não essenciais (suspender):

- Anti-hipertensivos.
- Antidepressivos.
- Laxativos.
- Antiulcerosos.
- Anticoagulantes.
- Antibióticos de longa permanência.
- Ferro.
- Vitaminas.
- Albumina.

Medicações previamente essenciais (considerar suspensão):

- Esteroides.
- Hormônios (p. ex., tetroides).
- Hipoglicemiantes.
- Insulina.
- Diuréticos.
- Antiarrítmicos.

Fonte: Kira, 2008.

QUADRO 10 Sugestão mínima de conjunto de medicações na fase final da vida e vias de administração

Novas medicações	Drogas	Via de administração
Opioide	Morfina	VO, VR, SC, IV
Anticolinérgico	Hioscina	SC, IM
Antiemético/ansiolítico	Haloperidol	SC, IM, IV
Tranquilizante/sedativo	▪ Midazolam. ▪ Diazepam.	SC, IM, IV, VR
Antifúngico	Nistatina em solução oral	VO

IM: intramuscular; IV: intravenosa; SC: subcutânea; VO: via oral; VR: via retal.
Fonte: Kira, 2008.

Preparando-se para a morte e os trâmites de óbito

Se o paciente está em seu domicílio, existem algumas particularidades relativas ao processo de morte e a respeito do que é preciso ser feito ou não, em que há urgência ou não. Orientações específicas devem ser dadas se ocorrer o óbito: o que fazer, para quem ligar, para onde ir (Quadro 11).

Algumas vezes é necessário eleger algum familiar ou amigo que demonstre estar em melhores condições emocionais para receber essas orientações e garantir o melhor resultado possível. Outras orientações para o paciente que estiver em domicílio são: manter a calma e diminuir o ritmo, deixando o paciente e o ambiente mais tranquilos; respeitar a vontade do paciente de comer menos ou comer pouco; adequar e fracionar a dieta.

A medicação essencial pode ser administrada em forma de gotas na boca, via retal (se for aceitável), comprimidos amassados e misturados aos alimentos e eventualmente por hipodermóclise. Nos pacientes que já estão com alimentação enteral (sonda nasoenteral em posição gástrica ou gastrostomia), a medicação é mantida por essa via.

QUADRO 11 Orientações gerais de trâmites de óbito no domicílio

- Explicar os sinais iminentes de morte.
- Ensinar os sinais clássicos de morte: parada da respiração e dos batimentos cardíacos, pupilas fixas e dilatadas.
- Quando a morte ocorrer, não existe mais pressa; não há necessidade de chamar o serviço de resgate ou a polícia.
- Para quem ligar se o óbito ocorrer em casa: médico de família ou da equipe, se existir essa disponibilidade.
- Orientar outra ação possível ou ir à delegacia de polícia notificar a morte.
- É permitido fazer despedidas: tocar, banhar e preparar o corpo.
- Fornecer o telefone do serviço social do hospital para outras orientações administrativas.

Fonte: WHO, 2004.

De qualquer modo, há várias ações a executar, estando o paciente hospitalizado ou não, visando ao maior conforto, privacidade e segurança para o paciente e família. No Quadro 12 estão listadas as ações a serem implementadas seja no ambiente hospitalar ou fora dele.

QUADRO 12 Ações possíveis na fase final da vida e no local em que o paciente está

Ambiente hospitalar (hospital, enfermaria de cuidados paliativos, *hospice*):
▪ Privacidade. ▪ Flexibilização dos horários de visitas. ▪ Permissão de manifestação religiosa. ▪ Acolhimento e suporte emocional. ▪ Presença ativa da equipe que cuida. ▪ Oxigenioterapia, se necessário. ▪ Rever as vias de administração de medicação (somente essencial). ▪ Sedação paliativa, se necessário.
Ambiente domiciliar (domicílio, hospedaria):
▪ Prover segurança para a família. ▪ Presença ativa da equipe que cuida (visitas domiciliares mais frequentes, contato telefônico). ▪ Acolhimento e suporte emocional. ▪ Oxigenioterapia, se necessário. ▪ Rever as vias de administração de medicação: via oral, subcutânea (hipodermóclise), via retal. ▪ Medicação: somente o essencial. ▪ *Kit* conforto (opioides, sedativos, anticolinérgicos). ▪ Sedação paliativa, se necessário.

REFERÊNCIAS BIBLIOGRÁFICAS

1. Cherny N, Fallon M, Kaasa S, Poternoy R, Currow DC. In: Oxford textbook of palliative medicine. 5.ed. Oxford University Press; 2015.
2. Freemon FR. Delirium and organic psychosis. In: Freemon FR. Organic mental disease. Jamaica: SP Medical and Scientific Books; 1981. p.81-94.
3. Instituto Nacional de Câncer (Inca). Cuidados paliativos oncológicos: controle de sintomas. Rev. Bras. de Cancerologia. 2002;48(2):191-211. [Internet]. [Acesso em: 2021 mai. 8]. Disponível em: http://www1.inca.gov.br/rbc/n_48/v02/pdf/condutas3.pdf.
4. Kira CM. As últimas 48 horas. In: Conselho Regional de Medicina do Estado de São Paulo (Cremesp). Cuidado paliativo. São Paulo; 2008. [Internet]. [Acesso em: 2021 mai. 8]. Disponível em: http://www.cremesp.org.br/library/modulos/publicacoes/pdf/livro_cuidado%20paliativo.pdf.
5. Kira CM. Tabela de controle de sintomas não dor. In: Manual de cuidados paliativos. 2.ed. ANCP/Meridional; 2012.
6. World Health Organization. Palliative care: symptom management and end-of-life care. 2004. [Internet]. [Acesso em: 2021 mai. 8]. Disponível em: https://www.who.int/hiv/pub/imai/genericpalliativecare082004.pdf?ua=1.

ÍNDICE REMISSIVO

A

B

C

D

E

F

Q

R

S

T

U

V

X

Z